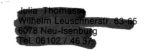
Ernst G. Jung
Dermatologie

D1669978

Die überdurchschnittliche Ausstattung
dieses Buches wurde durch die großzügige
Unterstützung von drei Unternehmen
ermöglicht, die sich seit langem als Partner
der Mediziner verstehen. Wir danken der

MLP Marschollek, Lautenschläger & Partner AG,

Alte Leipziger Lebensversicherungsgesellschaft aG,

Hallesche Nationale Krankenversicherung aG.

Nähere Informationen hierzu siehe am Ende des Buches.

Duale Reihe

Dermatologie

Herausgegeben von Ernst G. Jung

unter Mitarbeit von F. A. Bahmer, A. Bojanovsky, H. Boonen, P. Girbig,
M. Grimmel, E. Herz, H. Hofmann, U. Hoppe, X. Miller, I. Moll,
A. Rauterberg, V. Voigtländer, J. Weiß

315 Abbildungen in 356 Einzeldarstellungen, 89 Tabellen

 Hippokrates Verlag Stuttgart

CIP-Titelaufnahme der Deutschen Bibliothek:

Dermatologie / hrsg. von Ernst G. Jung. Unter Mitarb. von F.
Bahmer... – Stuttgart: Hippokrates Verl., 1989
(Duale Reihe)
ISBN 3-7773-0839-0
NE: Jung, Ernst G. [Hrsg.]; Bahmer, Friedrich A. [Mitverf.]

Anschrift des Herausgebers:

Prof. Dr. med. Ernst G. Jung
Direktor der Hautklinik
Klinikum der Stadt Mannheim
Theodor-Kutzer-Ufer
6800 Mannheim

Anschrift der Reihenherausgeber:

Dr. med. Alexander Bob   Dr. med. Konstantin Bob
Lutherstraße 25   Bahnhofstraße 20
6940 Weinheim   6940 Weinheim

Zeichnungen:
Gerhard Kohnle, Hauptstraße 23, 7542 Schömberg

Wichtiger Hinweis

Medizin als Wissenschaft ist ständig im Fluß. Forschung und klinische Erfahrung
erweitern unsere Kenntnisse, insbesondere was Behandlung und medikamentöse
Therapie anbelangt. Soweit in diesem Werk eine Dosierung oder eine Applikation
erwähnt wird, darf der Leser zwar darauf vertrauen, daß Autoren, Herausgeber und
Verlag größte Mühe darauf verwandt haben, daß diese Angabe genau dem **Wissensstand bei Fertigstellung** des Werkes entspricht. Dennoch ist jeder Benutzer aufgefor-
dert, die Beipackzettel der verwendeten Präparate zu prüfen, um in eigener Verant-
wortung festzustellen, ob die dort gegebene Empfehlung für Dosierungen oder die
Beachtung von Kontraindikationen gegenüber diesem Buch abweicht. Das gilt nicht
nur bei selten verwendeten oder neu auf den Markt gebrachten Präparaten, sondern
auch bei denjenigen, die vom Bundesgesundheitsamt (BGA) in ihrer Anwendbarkeit
eingeschränkt worden sind.
Geschützte Warennamen (Warenzeichen) werden nicht besonders kenntlich
gemacht. Aus dem Fehlen eines solchen Hinweises kann also nicht geschlossen werden, daß es sich um einen freien Warennamen handele.

ISBN 3-7773-0839-0

Printed in Germany 1989.
Satz: Fotosatz Sauter, 7334 Süßen. Druck: Druckerei Kohlhammer, 7000 Stuttgart 61
Schrift: 9/10 Punkt Times (Berthold)

Inhalt

Autorenverzeichnis 14
Vorwort der Reihenherausgeber 15
Vorwort des Herausgebers.. 16

1   Unsere dynamische Haut, *I. Moll* 17

1.1   Makroskopische Struktur der Haut 17
1.2   Mikroskopische Struktur und Differenzierung der Haut 18
1.2.1   Epidermis 18
1.2.2   Dermoepidermale Junktionszone 23
1.2.3   Haarfollikel 23
1.2.4   Drüsen der Haut 25
1.2.5   Dermis 26
1.3   Funktionen der Haut 28

2   Effloreszenzen und Untersuchung, *E. G. Jung* 30

2.1   Effloreszenzenlehre 31
2.2   Entzündungszeichen an der Haut 34

3   Die Körperabwehr, *A. Rauterberg* 36

3.1   Das Immunsystem 36
3.1.1   Der lymphatische Apparat 36
3.1.2   Zellen des Immunsystems 36
3.1.3   Humorale Faktoren 38
3.2   Die Immunantwort 40
3.3   Effektorreaktionen 43
3.4   Gewebeabstoßung 43

4   Allergische Krankheiten, *V. Voigtländer* 44

**4.1   Typ I: Reaktion vom Soforttyp (Reaktion vom
         anaphylaktischen Typ)** 46
4.1.1   Urtikaria und Quincke-Ödem 46
4.1.1.1 Urtikaria... 46
4.1.1.2 Quincke-Ödem 47
4.2   Typ II: Reaktion vom zytotoxischen Typ 52
4.3   Typ III: Reaktion vom Immunkomplex-Typ 52
4.3.1   Vasculitis allergica 52
4.3.2   Serumkrankheit 55
4.3.3   Allergische Alveolitis 55
4.4   Typ IV: Reaktion vom Spättyp, Ekzemkrankheiten 56
4.4.1   Ekzemkrankheiten 56

4.4.1.1   Allergisches Kontaktekzem 56
4.4.1.2   Toxische Kontaktekzeme 60
4.4.1.3   Nummuläres Ekzem 63
4.4.1.4   Seborrhoisches Ekzem 64
4.4.1.5   Seborrhoische Säuglingsdermatitis 64
4.4.1.6   Dyshidrotisches Ekzem 65
4.5   **Arzneiexantheme** 66
4.5.1   Ampicillin-Exanthem 67
4.5.2   Purpura chronica progressiva 68
4.5.3   Erythema nodosum 69
4.5.4   Fixes Arzneiexanthem 70
4.5.5   Erythema exsudativum multiforme 71
4.5.6   Epidermolysis acuta toxica (Lyell-Syndrom) 73
4.5.7   Photoallergische Reaktionen 74

5   **Autoimmunkrankheiten** 77

5.1   **Lupus erythematodes**, *A. Rauterberg* 77
5.1.1   Lupus erythematodes visceralis 77
5.1.2   Lupus erythematodes integumentalis 81
5.1.3   Lupus erythematodes profundus 84
5.2   **Progressive systemische Sklerodermie (PSS)**, *I. Moll* 85
5.3   **Dermatomyositis**, *I. Moll* 91

6   **Physikalisch und chemisch bedingte
            Hauterkrankungen**, *E. G. Jung* 94

6.1   **Mechanische Hautschäden** 94
6.2   **Hautveränderungen durch Temperatur, Strahlen und chemische
            Einwirkungen** 94

7   **Erregerbedingte Hautkrankheiten** 97

7.1   **Mykosen der Haut**, *A. Bojanovsky* 97
7.1.1   Allgemeines 97
7.1.2   Dermatophytosen 98
7.1.2.1   Epidermomykose 99
7.1.2.2   Trichomykosen 99
7.1.2.3   Onychomykosen (Nagelmykosen) 102
7.1.3   Biphasische Pilze als Erreger von Systemmykosen 102
7.1.4   Kandidose 107
7.1.5   Pityriasis versicolor 110
7.1.6   Kryptokokkose 110
7.2   **Viruskrankheiten der Haut**, *M. Grimmel* 112
7.2.1   Molluscum contagiosum 112
7.2.2   Hand-Fuß-Mund-Exanthem 113
7.2.3   Herpangina Zahorsky 113
7.2.4   Melkerknoten 114
7.2.5   Ecthyma contagiosum 114
7.2.6   Maul- und Klauenseuche 115
7.2.7   Zoster 116
7.2.8   Variola 118
7.2.9   Masern 118
7.2.10   Röteln 119

7.2.11   Erythema infectiosum 119
7.2.12   Exanthema subitum 120
7.2.13   Acrodermatitis papulosa eruptiva infantilis 120
7.2.14   Infantiles akrolokalisiertes papulo-vesikuläres Syndrom 121
7.2.15   Varizellen 122
7.2.16   Infektionen durch Herpes-simplex-Virus 122
7.2.16.1 Gingivostomatitis herpetica 123
7.2.16.2 Vulvovaginitis herpetica 124
7.2.16.3 Eczema herpeticatum 124
7.2.16.4 Herpes simplex und Herpes simplex recidivans in loco 124
7.2.16.5 Herpes genitalis 125
7.2.17   Erkrankungen durch Papillomviren 125
7.2.17.1 Plane Warzen 126
7.2.17.2 Verrucae vulgares 126
7.2.17.3 Verrucae plantares 127
7.2.17.4 Condylomata acuminata 128
7.2.17.5 Epidermodysplasia verruciformis 129
7.3   Bakterielle Erkrankungen, *H. Hofmann* 129
7.3.1   Die mikrobiologische Besiedelung der Haut 129
7.3.2   Pathogenese von bakteriellen Infektionen 130
7.3.3   Erkrankungen durch Bakterien der Standortflora 130
7.3.3.1   Erythrasma 130
7.3.3.2   Trichobacteriosis palmellina 130
7.3.3.3   Keratolysis sulcata plantaris 131
7.3.3.4   Hidradenitis suppurativa 131
7.3.3.5   Kutane Aktinomykose 132
7.3.4   Primär bakterielle Infektionen der Haut – Pyodermien 132
7.3.4.1   Impetigo contagiosa 133
7.3.4.2   Ecthyma 134
7.3.4.3   Erysipel 134
7.3.4.4   Follikulitis 135
7.3.4.5   Phlegmone 136
7.3.4.6   Panaritium 137
7.3.4.7   Staphylogenes Lyell-Syndrom 137
7.3.5   Sekundäre bakterielle Infektionen der Haut – Superinfektionen . 138
7.3.6   Systemische bakterielle Infektionen mit Hautbeteiligung 138
7.3.6.1   Borrelia-burgdorferi-Infektion 138
7.3.6.2   Erysipeloid 142
7.3.6.3   Anthrax 143
7.3.6.4   Toxisches Schocksyndrom 143
7.4   Mykobakteriosen, *F. A. Bahmer* 144
7.4.1   Hauttuberkulosen 144
7.4.1.1   Primäre Inokulationstuberkulose (tuberkulöser Primärkomplex
          der Haut) 145
7.4.1.2   Sekundäre Tuberkulose 146
7.4.1.3   Hämatogene Tuberkulose 147
7.4.1.4   Tuberkulide 147
7.4.2   Erythema induratum (Bazin) 148
7.4.2.1   Atypische Mykobakteriosen 148
7.4.2.2   Schwimmbadgranulom 148
7.4.2.3   Ulcus tropicum (Buruli-Ulkus) 149
7.4.3   Lepra 149
7.5   Leishmaniosen, *F. A. Bahmer* 153
7.6   Parasitäre Hauterkrankungen (Epizoonosen), *H. Hofmann* 155
7.6.1   Hauterkrankungen durch Milben 155
7.6.1.1   Skabies 155
7.6.1.2   Trombidiose 157
7.6.2   Erkrankungen durch Läuse 158

7.6.2.1 Pediculosis capitis 158
7.6.2.2 Pediculosis vestimentorum 158
7.6.2.3 Pediculosis pubis 158
7.6.3   Erkrankungen durch Wanzen 159
7.6.4   Erkrankungen durch Flöhe 160
7.6.5   Erkrankungen durch Zeckenbisse 160

7.7   Sexuell übertragene Krankheiten, *H. Hofmann* 161
7.7.1   Sexuell übertragene Krankheiten durch Bakterien 161
7.7.1.1 Gonorrhö 161
7.7.1.2 Genitale Chlamydieninfektionen 164
7.7.1.3 Genitale Mykoplasmeninfektionen 168
7.7.1.4 Syphilis 168
7.7.1.5 Ulcus molle 174
7.7.2   Sexuell übertragene Krankheiten durch Viren 175
7.7.2.1 HIV-Infektion 175
7.7.2.2 Genitale Infektionen durch humane Papillomviren (HPV) 181

7.8   Andrologie, *H. Hofmann* 182
7.8.1   Anatomie und Physiologie der männlichen Geschlechtsorgane . 182
7.8.2   Endokrine Regulation der männlichen Reproduktionsorgane ... 183
7.8.3   Ursachen männlicher Fertilitätsstörungen 184
7.8.4   Andrologische Diagnose 186
7.8.5   Laboruntersuchungen 187
7.8.6   Therapie der männlichen Fertilitätsstörungen 190

8   Benigne Tumoren und Nävi, *E. G. Jung* 194

8.1   Benigne Tumoren 194
8.1.1   Seborrhoische Warzen 194
8.1.2   Fibrome 196
8.1.3   Keloide 196
8.1.4   Zysten 196
8.1.5   Andere Tumoren 198

8.2   Nävi 198
8.2.1   Epidermale melanozytäre Nävi 198
8.2.2   Dermale melanozytäre Nävi 199
8.2.2.1 Nävuszellnävi 200
8.2.2.2 Das Syndrom der dysplastischen Nävi (DNS) 202
8.2.3   Epidermale Nävi 203
8.2.4   Talgdrüsen-Nävus 204
8.2.5   Gefäßnävi und Hämangiome 205
8.2.5.1 Naevus flammeus 205
8.2.5.2 Hämangiome 206

9   Maligne Tumoren und Paraneoplasien, *E. Herz* 209

9.1   Präkanzerosen 209
9.1.1   Aktinische Präkanzerose 209
9.1.2   Bowenoide Präkanzerose 210
9.1.3   Erythroplasie Queyrat 210
9.1.4   Morbus Paget 211
9.1.5   Lentigo maligna 212
9.1.6   Leukoplakie 213

9.2   Spinaliom – Basaliom 214
9.2.1   Spinaliom 214
9.2.2   Basaliom 219

9.3	**Malignes Melanom**	223
9.4	**Mesenchymale maligne Tumoren der Haut**	232
9.4.1	Fibrosarkom	232
9.4.2	Dermatofibrosarkom	232
9.4.3	Hämangiosarkom	233
9.4.4	Lymphangiosarkom	233
9.4.5	Kaposi-Sarkom	234
9.4.5.1	Disseminiertes Kaposi-Sarkom bei AIDS (DKS)	235
9.4.5.2	»Klassisches« idiopathisches Kaposi-Sarkom	236
9.4.6	Kutane Metastasen	237
9.5	**Paraneoplastische Syndrome der Haut**	238
9.5.1	Obligate kutane paraneoplastische Syndrome	238
9.5.2	Fakultative kutane paraneoplastische Syndrome	240
9.6	**Pseudokanzerosen**	241
9.6.1	Keratoakanthom (KA)	241
9.6.2	Pseudokarzinomatöse Hyperplasie	242
9.6.3	Bowenoide Papulose des Genitales	242

10	**Maligne Lymphome,** *J. Weiß*	244
10.1	**Morbus Hodgkin**	244
10.2	**Mycosis fungoides**	245
10.3	**Sézary-Syndrom**	248
10.4	**Immunozytom**	248
10.5	**Hochmaligne non-Hodgkin-Lymphome der Haut**	249
10.6	**Adult-T-cell-lymphoma/leukemia (ATLL)**	250
10.7	**Pseudolymphome**	250
10.7.1	Lymphozytom	250
10.7.2	Lymphomatoide Papulose	251
10.7.3	Aktinisches Retikuloid	252
10.8	**Leukosen der Haut**	253
10.8.1	Lymphadenosis cutis circumscripta	253
10.8.2	Hautveränderungen bei akuten Leukosen	253
10.8.3	Hautveränderungen bei der Monozytenleukämie	254
10.8.4	Leukämide	254
10.9	**Histiozytosen**	254
10.9.1	Juveniles Xanthogranulom	255
10.9.2	Histiozytosis X	255
10.10	**Mastozytosen**	257

11	**Granulomatöse Erkrankungen,** *H. Boonen*	259
11.1	**Sarkoidose**	259
11.2	**Granuloma anulare**	264
11.3	**Melkersson-Rosenthal-Syndrom**	265
11.4	**Granuloma faciale eosinophilicum**	266
11.5	**Necrobiosis lipoidica (diabeticorum)**	267
11.6	**Lichen nitidus**	268
11.7	**Noduli rheumatosi**	269

12   Blasenbildende Erkrankungen, *I. Moll* 270

12.1	**Pemphigus-Erkrankungen**	270
12.1.1	Pemphigus vulgaris	270
12.1.2	Pemphigus vegetans	273
12.1.3	Pemphigus foliaceus	274
12.1.4	Pemphigus erythematosus	275
12.1.5	Brasilianischer Pemphigus foliaceus	276
12.2	**Pemphigoid-Gruppe**	276
12.2.1	Bullöses Pemphigoid	277
12.2.2	Vernarbendes Schleimhautpemphigoid	278
12.2.3	Herpes gestationis	279
12.3	**Dermatitis herpetiformis Duhring**	280
12.4	**Lineare IgA-Dermatose**	282
12.5	**Pemphigus chronicus benignus familiaris**	283

13   Exanthemische Hautkrankheiten, *E. G. Jung* 284

13.1	**Parapsoriasis-Gruppe**	284
13.1.1	Pityriasis lichenoides	284
13.1.2	Parapsoriasis en plaques (Brocq)	285
13.2	**Lichen ruber**	286
13.3	**Pityriasis rosea**	289
13.4	**Morbus Reiter**	291
13.5	**Morbus Behçet**	293
13.6	**Polymorphe Lichtdermatose (PLD)**	294
13.7	**Prurigo-Gruppe**	295
13.7.1	Prurigo acuta	295
13.7.2	Prurigo simplex subacuta	296

14   Umschriebene Dermatosen, *E. G. Jung* 298

14.1	**Lichen Vidal**	298
14.2	**Zirkumskripte Sklerodermie**	299
14.3	**Lichen sclerosus et atrophicans**	300

15   Ablagerungskrankheiten, *H. Boonen* 302

15.1	**Metallablagerungen**	302
15.1.1	Argyrose	302
15.1.2	Hydrargyrose	302
15.1.3	Hämochromatosen	303
15.2	**Kalzinosen**	303
15.3	**Hyalinosen**	304
15.4	**Purinstoffwechselstörungen**	305
15.4.1	Gicht	305
15.4.2	Lesch-Nyhan-Syndrom	306
15.5	**Tätowierungen**	306
15.6	**Störungen im Fettstoffwechsel**	307
15.6.1	Xanthomatosen	307

15.6.2   Systemische Lipidablagerungskrankheiten mit normalem
         Lipoidspiegel 309

15.7   **Amyloidosen** 310

15.8   **Muzinosen** 311
15.8.1   Diffuses Myxödem 312
15.8.2   Myxoedema circumscriptum praetibiale symmetricum 312
15.8.3   Mucinosis follicularis 313
15.8.4   Mucinosis erythematosa reticularis 314
15.8.5   Lichen myxoedematosus 314
15.8.6   Skleromyxödem (Arndt-Gottron) 315

16   **Erbkrankheiten der Haut** 316

16.1   **Neurofibromatosis generalisata**, *E. G. Jung* 316

16.2   **Tuberöse Hirnsklerose**, *E. G. Jung* 317

16.3   **Xeroderma pigmentosum (XP)**, *E. G. Jung* 319

16.4   **Vergreisungssyndrome**, *E. G. Jung* 320

16.5   **Die Porphyrinkrankheiten**, *E. G. Jung* 322
16.5.1   Erythropoetische Protoporphyrie (EPP) 323
16.5.2   Porphyria crythropoctica congenita (CEP) 325
16.5.3   Porphyria cutanea tarda (PCT) 325

16.6   **Ichthyosen**, *V. Voigtländer* 327
16.6.1   Ichthyosis vulgaris (ADI) 327
16.6.2   X-chromosomale Ichthyose (XRI) 328
16.6.3   Bullöse Erythrodermia congenitalis ichthyosiformis 329
16.6.4   Nichtbullöse Erythrodermia congenitalis ichthyosiformis 330
16.6.5   Ichthyosiforme Erythrodermie mit Oligophrenie und spastischer
         Di-Tetraplegie (Sjögren-Larsson-Syndrom) 330
16.6.6   Lamelläre Ichthyosen 331
16.6.7   Ichthyosis hystrix 331
16.6.8   Ichthyosis linearis circumflexa (Comèl) 331
16.6.9   Ichthyosis bei Heredopathia atactica polyneuritiformis (Refsum) 331
16.6.10 Symptomatische Ichthyosen 333

16.7   **Hereditäre Epidermolyse**, *V. Voigtländer* 333
16.7.1   Epidermolysis bullosa simplex (Köbner) 334
16.7.2   Epidermolysis bullosa hereditaria letalis (Herlitz) 334
16.7.3   Epidermolysis bullosa hereditaria-dystrophica
         (Hallopeau-Siemens) 335
16.7.4   Epidermolysis bullosa dystrophica inversa (Gedde-Dahl) 336

16.8   **Palmoplantarkeratosen**, *V. Voigtländer* 338

16.9   **Erythrokeratodermien**, *V. Voigtländer* 340

16.10 **Follikularkeratosen**, *V. Voigtländer* 340
16.10.1 Keratosis follicularis 340
16.10.2 Dyskeratosis follicularis (Darier) 341

17   **Formenkreis der Atopien** 343

17.1   **Atopische Dermatitis**, *V. Voigtländer* 343

17.2   **Respirations-Atopien**, *U. Hoppe* 348
17.2.1   Pollenallergie 348
17.2.2   Andere Inhalationsallergien 351
17.2.3   Spezifische Hyposensibilisierung 352

18   Psoriasis, *E. G. Jung* 356

19   Akne und akneähnliche Erkrankungen, *P. Girbig* 364

19.1   **Acne vulgaris** 364
19.2   **Rosazea** 369
19.3   **Periorale Dermatitis** 372

**20   Venen und Venenkrankheiten einschließlich
        Proktologie,** *F. A. Bahmer* 375

20.1   **Anatomie, Physiologie und Pathophysiologie der
        Venenkrankheiten** 375
20.2   **Venenkrankheiten** 378
20.2.1 Primäre Varikose 378
20.2.2 Oberflächliche Thrombophlebitis 379
20.2.3 Phlebothrombose 380
20.2.4 Chronisch-venöse Insuffizienz (CVI) und Folgezustände 381
20.3   **Proktologie** 383
20.3.1 Analekzem 383
20.3.2 Mariske 384
20.3.3 Analthrombose 385
20.3.4 Hämorrhoiden 385
20.3.5 Analfissur 386
20.3.6 Rektumkarzinom 387
20.3.7 Verschiedene Krankheitsbilder 387

21   Erkrankungen der Arterien, *F. A. Bahmer* 388

21.1   **Anatomie und Physiologie der Gefäßversorgung der Haut** 388
21.2   **Erkrankungen mit permanenter Gefäßerweiterung** 388
21.2.1 Primäre, lokalisierte und generalisierte Teleangiektasen 389
21.2.1.1 Spider-Nävus (Naevus araneus) 389
21.2.1.2 Hereditäre hämorrhagische Teleangiektasie (Morbus Osler) 389
21.2.1.3 Ataxia teleangiectatica (Louis-Bar-Syndrom) 390
21.3   **Funktionelle Gefäßkrankheiten** 390
21.3.1 Akrozyanose 390
21.3.2 Erythrocyanosis crurum puellarum 391
21.3.3 Livedo reticularis 391
21.3.4 Erythromelalgie 392
21.3.5 Raynaud-Phänomen 392
21.3.6 Akrodynie (Feer-Krankheit) 393
21.4   **Organische Angiopathien** 394
21.4.1 Periarteriitis nodosa 394
21.4.2 Wegener-Granulomatose 395
21.4.3 Arteriitis cranialis 395
21.4.4 Arteriolitiden 396
21.4.4.1 Vasculitis allergica 396
21.4.4.2 Dermatitis ulcerosa (Pyoderma gangraenosum) 396
21.4.4.3 Livedo racemosa 397
21.4.5 Arterielle Verschlußkrankheit 397
21.4.6 Thrombangiitis obliterans (v. Winiwarter-Buerger) 399
21.4.7 Diabetes mellitus und Haut 399

22   **Die Erkrankungen der Haare,** *X. Miller* 401

22.1   **Entwicklung, Aufbau und Wachstum des Haares** 401
22.2   **Alopezien** 402
22.2.1   Diffuse Alopezien 402
22.2.1.1 Diffuse kongenitale Alopezien 402
22.2.1.2 Erworbene diffuse Alopezien 402
22.2.2   Alopezien bei subakuten und chronischen Krankheiten 408
22.2.3   Zirkumskripte Alopezien 408
22.2.3.1 Nichtvernarbende zirkumskripte Alopezien 408
22.2.3.2 Vernarbende zirkumskripte Alopezien 411
22.3   **Veränderungen des Haarschaftes** 413
22.3.1   Kongenitale Veränderungen 413
22.3.2   Erworbene Haarschaftveränderungen 415
22.4   **Hypertrichose** 416
22.5   **Hirsutismus** 417

23   **Nagelveränderungen,** *E. G. Jung* 418

24   **Pigmentstörungen der Haut,** *E. G. Jung* 420

24.1   **Hyperpigmentierungen** 420
24.2   **Depigmentierungen** 421

25   **Dermatologische Lokalbehandlung,** *E. G. Jung* 423

Literatur 428

Sachverzeichnis 429

Autorenverzeichnis

Priv.-Doz. Dr. med. Friedrich A. Bahmer, Leitender Oberarzt der
Univ.-Hautklinik Homburg/Saar, 6650 Homburg/Saar

Prof. Dr. med. Anna Bojanovsky, Oberärztin der Univ.-Hautklinik,
Klinikum Mannheim der Universität Heidelberg,
Postfach 100023, 6800 Mannheim

Dr. med. Hugo Boonen, Ernst-Ludwig-Weg 28, 6111 Bickenbach

Dr. med. Pia Girbig, Univ.-Hautklinik, Klinikum Mannheim der
Universität Heidelberg, Postfach 100023, 6800 Mannheim

Dr. med. Margitta Grimmel, Univ.-Hautklinik, Klinikum Mannheim der
Universität Heidelberg, Postfach 100023, 6800 Mannheim

Dr. med. Elisabeth Herz, Hautärztin, Markt 21, 5040 Brühl

Dr. med. Heidelore Hofmann, Oberärztin der Univ.-Hautklinik
Homburg/Saar, 6650 Homburg, Saar

Dr. med Ulrike Hoppe, Leitende Ärztin der Allergieteststelle der
Univ-Hautklinik, Klinikum Mannheim der Universität Heidelberg,
Postfach 100023, 6800 Mannheim

Prof. Dr. med. Ernst G. Jung, Direktor der Univ.-Hautklinik,
Klinikum Mannheim der Universität Heidelberg,
Postfach 100023, 6800 Mannheim

Dr. med. Xavier Miller, 27, Cité Bourschterbach, L–9029 Warken

Priv-Doz. Dr. med. Ingrid Moll, Oberärztin der Univ.-Hautklinik,
Klinikum Mannheim der Universität Heidelberg, Postfach 100023,
6800 Mannheim

Dr. med. Astrid Rauterberg, Univ.-Hautklinik, Klinikum Mannheim der
Universität Heidelberg, Postfach 100023, 6800 Mannheim

Prof. Dr. med. Volker Voigtländer, Leitender Oberarzt der Univ.-Hautklinik
Klinikum Mannheim der Universität Heidelberg, Postfach 100023,
6800 Mannheim

Dr. med. Jürgen Weiß, Univ.-Hautklinik, Klinikum Mannheim der
Universität Heidelberg, Postfach 100023, 6800 Mannheim

Vorwort der Reihenherausgeber

Vorwort der Reihenherausgeber

Heute gibt es beinahe zu jedem medizinischen Spezialgebiet mehrere Lehrbücher unterschiedlichen Umfanges. Die Lerninhalte, die ein Student bewältigen muß, werden jährlich umfangreicher, und in demselben Trend bewegen sich auch die meisten Lehrbücher. Dies hat dazu geführt, daß die Studenten während des Semesters ein ausführliches Lehrbuch benutzen, zur Prüfungsvorbereitung aus Zeitgründen aber auf sowohl vom Inhalt wie auch von der Ausstattung her oftmals unbefriedigende »Skripten« zurückgreifen müssen.

Die Lerninhalte, die ein Student bewältigen muß, werden jährlich umfangreicher, und in demselben Trend bewegen sich auch die meisten Lehrbücher.

In Zusammenarbeit mit dem Hippokrates Verlag haben wir daher ein didaktisches Konzept erstellt, welches gegenüber herkömmlichen Lehrbüchern eindeutige Vorzüge hat. Das Quentchen »mehr und besser« setzt sich zusammen aus dem Repetitorium, der großen Zahl an Abbildungen, den klinischen Fällen, der konsequenten formalen Didaktik und der Überprüfung der Prüfungsrelevanz des Repetitoriums durch Medizinstudenten.

Wir haben ein didaktisches Konzept erstellt, welches gegenüber herkömmlichen Lehrbüchern eindeutige Vorzüge hat.

Üppig ausgestattete Bücher sind häufig teuer und nicht selten für Studenten *zu* teuer. Um diesem Dilemma zu entgehen, haben wir uns gemeinsam mit dem Hippokrates Verlag nach einem Sponsor umgesehen. Das war nicht leicht, denn der Partner sollte im Medizinbereich tätig sein, über einen tadellosen Ruf verfügen, und erhaben sein über den Verdacht der Einflußnahme auf den Inhalt der Bücher. Wir freuen uns daher, daß es gelungen ist die Firma MLP und die assoziierten Versicherungen für die Unterstützung der Reihe und mithin der Medizinstudenten zu gewinnen. Die Kooperation mit diesen Unternehmen ermöglichte eine ungeschmälerte Realisation des Konzeptes und einen, aus unserer Sicht, konkurrenzlosen Preis für diese Bücher. Wir verweisen in diesem Zusammenhang gerne auf die Seiten am Ende des Bandes.

Die Kooperation mit MLP ermöglichte eine ungeschmälerte Realisation des Konzeptes und einen, aus unserer Sicht, konkurrenzlosen Preis für diese Bücher.

Unser Dank für konstruktive Beiträge gilt zuerst Herrn Albrecht Hauff, dem Verleger des Hippokrates Verlages, – nicht nur dafür, daß er ein solch aufwendiges Unterfangen mit uns gewagt hat, sondern besonders für die Professionalität, mit der alle Probleme gemeistert wurden.

Auch den übrigen Mitarbeitern des Hippokrates Verlages schulden wir Dank, namentlich Frau Dorothee Seiz für ihr Engagement und ihre Vermittlungstätigkeit zwischen Herausgeberwünschen und Verlagsrealität sowie Herrn Bruno Feuerbacher für seine herstellerische Akribie und Liebe zum Detail, die zu der guten Benutzbarkeit des Konzeptes entscheidend beigetragen haben. Es macht Freude mit einem solchen Team zusammenzuarbeiten.

Nicht zuletzt bedanken wir uns bei den zahlreichen Medizinstudenten, die uns bei der konkreten Arbeit an den Bänden behilflich waren, indem sie diese auf Prüfungsrelevanz und Verständlichkeit testeten.

Prüfungsrelevanz und Verständlichkeit wurden von Studenten überprüft.

Wir hoffen, mit diesem Lehrbuchkonzept einen Beitrag zur Bewältigung der ständig wachsenden Wissensfülle geleistet zu haben, mit der sich die jungen Mediziner, angehende wie fertige, konfrontiert sehen.

Eine enge Zusammenarbeit mit den Lesern ist uns sehr wichtig. Bitte machen Sie regen Gebrauch von der Möglichkeit, uns Ihre Erfahrungen mit dem Konzept mitzuteilen (siehe letzte Buchseite).

Bitte nützen Sie unsere Leserumfrage auf der letzten Seite.

Für Ihre Medizinerlaufbahn die besten Wünsche!

Dr. med. Alexander Bob   Dr. med. Konstantin Bob

Vorwort

Ein neues Lehrbuch vorzulegen ist bei der Fülle des Vorhandenen ein Wagnis. Und dennoch zeigt die tägliche Erfahrung als Hochschullehrer, daß jede Zeit auch ihre eigenen Bücher braucht. Diese Erkenntnis mag als Beweggrund und zusammen mit der bestechenden Konzeption der Reihe sowie der Tatkraft der Mitwirkenden auch als Rechtfertigung für das Unterfangen dienen.

Es stellte eine verlockende Herausforderung dar, in der neu konzipierten Lehrbuch-Reihe, welche die gesamte Breite des Medizinstudiums abdecken wird, den Band über die Dermatologie und Venerologie als einen der ersten zu gestalten. Im Zuge der Vorbereitung hat sich die Freude hinzugesellt. Das Konzept der Dualen Reihe »Lehrbuch und Repetitorium mit gemeinsamen, integrierten Illustrationen«, stammt von den Gebrüdern Drs. *Alexander* und *Konstantin Bob.* Es ist aus deren studentischer Erfahrung, gepaart mit großem medientechnischen Geschick, entstanden und in steter Prüfung ideal auf die studentischen Bedürfnisse zugeschnitten worden. Das Konzept überzeugt und dient in bester Weise dem Leitsatz akademischen Lehrens, umfangreichen Stoff einfach und gut zugänglich anzubieten. Es zeigt eine gute Abstimmung auf den Lernzielkatalog, ohne diesem ungebührlich zu verfallen. Mitgewirkt haben an dem Buch Dozenten und Fachärzte der Dermatologie und Venerologie, Damen und Herren in gleicher Zahl, die mich als Mitarbeiter und als akademische Schüler in Heidelberg und Mannheim viele Jahre begleitet haben. Zudem verbindet uns, direkt oder indirekt, der gemeinsame Lehrer *Urs Walter Schnyder.* Ihm haben wir viel an Didaktik und Pragmatismus zu verdanken. Ganz besonders aber vermochte er in uns die Liebe zu unserem Fach zu festigen und die Begeisterung, dieses an die akademische Jugend weiterzugeben.

Die Abbildungen entstammen der Photosammlung der Mannheimer Hautklinik (Photographin: Frau *K. Mayer*) und den Sammlungen der Universitäts-Hautkliniken Heidelberg, Zürich, Homburg und Essen. Wir danken den Photographen und den Kollegen *U. W. Schnyder, D. Petzoldt, H. O. Zaun* und *M. Goos* für die aussagekräftigen Bilder und die reichhaltigen Hilfen. Die Zeichnungen wurden von Herrn *G. Kohnle,* Schömberg ausgeführt, die Schreibarbeiten durch Frau *D. Wagner,* Mannheim. Beiden danken wir sehr herzlich für die gute Arbeit.

Das Buch wird unseren Medizinstudenten zur Verfügung gestellt. Es möge gut aufgenommen werden und hilfreich wirken. Wenn es neben dem Zugang zur Dermatologie und Venerologie auch noch helfen kann, den jungen Kollegen ihre Berufswahl zu rechtfertigen und ihre Arztpersönlichkeit zu formen, so ist unsere Absicht erreicht. Gerne hoffen wir, daß unser Buch die jungen Kollegen begleiten wird und zur Beibehaltung der einmal gewonnenen Sicherheit verhilft. Man darf nie vergessen, daß unsere Patienten nicht nur kompetente und gewissenhafte Mediziner brauchen, sondern auch ausgeglichene, verständige und fröhliche Menschen.

Mannheim – Heidelberg, im Juli 1989 *Ernst G. Jung*

1 Unsere dynamische Haut

1.1 Makroskopische Struktur der Haut

Die Haut stellt die äußere Begrenzung des Menschen zu seiner Umwelt dar. Mit einer Gesamtfläche von 1,5-2 m², die von Größe und Gewicht abhängig ist, überzieht sie das Individuum. Das äußere Erscheinungsbild der Haut ist gekennzeichnet durch Furchen und Falten sowie Felder, beziehungsweise Leisten. Grobe Furchen treten in Form von Bewegungsfurchen an den Gelenken auf und als mimische Furchen im Gesicht. Verliert die Haut durch Alterung oder Abmagerung ihre Elastizität, so entstehen ebenfalls Furchen und auch Falten. Durch feine Furchen, in deren Schnittpunkten die Haarfollikel liegen, wird das gesamte Integument mit Ausnahme der Palmae und Plantae in polygonale Felder eingeteilt, daher die Bezeichnung **Felderhaut.** Die Anordnung dieser Felder ist genauso individuell wie die der Papillarleisten in der **Leistenhaut** der Palmae und Plantae. Die Individualität der Papillarleistenmuster wird vielfältig von Anthropologen, Kriminologen und Genetikern benutzt. Unterbrechungen der Leisten kommen bei Dermatosen, wie zum Beispiel beim M. Darier, vor.

Von größerer klinischer Bedeutung sind die **Langer-Spaltlinien** der Haut *(Syn. 1).* Sie werden bei kreisförmigen Exzisionen daran erkennbar, daß diese sich rasch elliptisch mit der Längsachse in Richtung dieser Linien verziehen.

> Die Schnittführung bei Operationen sollte längs dieser Spaltlinien verlaufen, da die Wunden weniger klaffen.

Synopsis 1: Verlauf der Hautspaltlinien: Viele Effloreszenzen sind entlang dieser Spaltlinien ausgerichtet.

1.1 Makroskopische Struktur der Haut

Das äußere Erscheinungsbild der Haut ist gekennzeichnet durch Furchen, Falten und Felder bzw. Leisten.

Die **Felderhaut** kommt am gesamten Integument vor mit Ausnahme der **Leistenhaut** an Palmae und Plantae. In Richtung der **Langer-Spaltlinien** verziehen sich kreisförmige Exzisionen elliptisch, und die Effloreszenzen vieler Dermatosen sind längs dieser Spaltlinien angeordnet *(Syn. 1).*

◀ Merke

Auch die Effloreszenzen vieler Dermatosen ordnen sich in diesen Linien an. Verursacht sind die Langer-Spaltlinien durch die Struktur und Anordnung der Kollagen- und elastischen Fasern in der darunterliegenden Dermis.

1.2 Mikroskopische Struktur und Differenzierung der Haut

gefäßlos (handwritten)

1.2.1 Epidermis

1.2 Mikroskopische Struktur und Differenzierung der Haut

1.2.1 Epidermis

Definition ▶

> **Definition.** Die Epidermis ist ein mehrschichtiges, verhorntes Plattenepithel, dessen Dicke in Abhängigkeit von Lokalisation, Alter und Geschlecht zwischen 0,8 und 1,4 mm variiert. Die Haupt-Zellpopulation sind die Keratinozyten.

Daneben sind:
- Merkel-Zellen
- Melanozyten
- Langerhans-Zellen und
- Lymphozyten

in wesentlich geringerer Zahl vorhanden. Zusätzlich kommen Nerven vor, jedoch **keine Gefäße.** Die Versorgung erfolgt durch Diffusion von der darunterliegenden gefäßreichen Dermis aus. Dermis und Epidermis sind miteinander dreidimensional verzapft. Epidermale Reteleisten ragen in die Dermis und bindegewebige dermale Papillen liegen dazwischen.

Histologisch ist die Epidermis ein mehrschichtiges verhorntes Plattenepithel *(Syn. 2)* und besteht aus:
- **Stratum basale** (einschichtig),
- **Stratum spinosum** (vielschichtig),

Histologischer Aufbau. Im histologischen Bild sind mehrere Schichten zu unterscheiden *(Syn. 2)*.
- Das **Stratum basale** ist eine Schicht kubischer Zellen mit großen Kernen und relativ wenig Zytoplasma. Diese Zellen werden Basalzellen genannt.
- Darüber befindet sich das vielschichtige **Stratum spinosum**, in dem die Keratinozyten größer und polygonal werden und sich in höheren Schichten abflachen. Untereinander sind diese Zellen durch multiple stachelartige Inter-

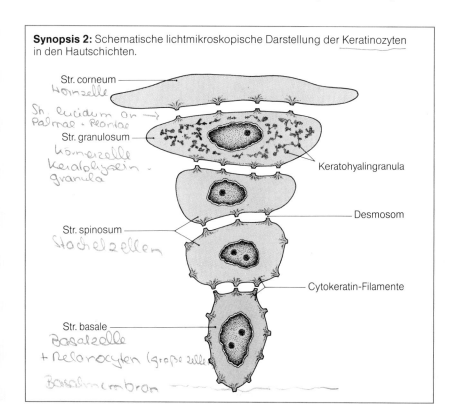

Synopsis 2: Schematische lichtmikroskopische Darstellung der Keratinozyten in den Hautschichten.

Str. corneum

Hornzelle (handwritten)

Sh. lucidum an → Palmar - Plantae (handwritten)

Str. granulosum

Hornzelle Keratohyalein - granula (handwritten)

Keratohyalingranula

Desmosom

Str. spinosum

Stachelzellen (handwritten)

Cytokeratin-Filamente

Str. basale

Basalzelle + Melanocyten (große zelle Basalmembran (handwritten)

zellulärbrücken, die Desmosomen, verbunden, weshalb sie auch Stachelzellen heißen. Die Verbreiterung, vornehmlich des Stratum spinosum, nennt man **Akanthose.**

- Das **Stratum granulosum** mit seinen Körnerzellen bildet eine bis mehrere Schichten aus. Die Körnerzellen enthalten basophile Keratohyalingranula und sind deutlich abgeflacht. **Hypergranulose** ist die Verbreiterung des Stratum granulosum.

- Es schließt sich das **Stratum corneum** an, bestehend aus ganz flachen, fest gepackten, kernlosen Hornzellen, die dicht gefüllt sind mit Tonofilamenten und einer amorphen Matrix. Die Dicke dieser Schicht beträgt zwischen 8–13 µm. Das Stratum lucidum, ausgeprägt an Palmae und Plantae, ist die unterste Zellage dieser Schicht, in der die Zellen optisch dichter erscheinen.

Die Epidermis ist ein klassisches Proliferationsgewebe, d.h. sie unterliegt einer dauernden Erneuerung. Die Mitosen erfolgen normalerweise nur im Stratum basale **(Kompartiment der Proliferation).** An Palmae und Plantae sowie unter pathologischen Bedingungen finden Zellteilungen jedoch auch suprabasal statt. Eine postmitotische Tochterzelle bleibt basal als Stammzelle erhalten. Sie teilt sich erneut. Die andere Tochterzelle wird in suprabasale Schichten entlassen **(Kompartiment der Differenzierung)** und wandert unter Veränderung ihrer Struktur (Stachelzelle, Körnerzelle, Hornzelle) zur Hautoberfläche, wo sie als Hornschuppe abgeschilfert wird. Diese komplexen Vorgänge werden terminale epidermale Differenzierung genannt. Die Turn-over-Zeit vom Stratum basale bis zum Stratum granulosum beträgt normalerweise zwei bis drei Wochen, vom Stratum granulosum bis zur Hornschuppe nochmals zwei Wochen. Die Regulationsmechanismen der Epidermopoese und Differenzierung sind noch unbekannt. Sicher ist es jedoch ein Zusammenspiel von Dermis und Epidermis.

Im folgenden sollen die epidermalen Zellpopulationen besprochen werden:

a) Keratinozyten

Die Keratinozyten, die im Laufe der terminalen Differenzierung ihre Gestalt wandeln (Basalzelle, Stachelzelle, Körnerzelle, Hornzelle) und schließlich als kernlose Zellfragmente das Stratum corneum bilden, sind das Parenchym der Epidermis. Diese Art der Verhornung, bei der ein kernloses Stratum corneum entsteht, nennt man **orthokeratotische Verhornung (»Orthokeratose«),** im Gegensatz zur parakeratotischen Verhornung (**»Parakeratose«),** bei der in den Hornzellen des Stratum corneum Kerne erhalten bleiben. Parakeratotische Verhornung tritt unter manchen pathologischen Bedingungen auf.

Das **Keratin** ist als wesentlicher Bestandteil des Stratum corneum schon seit langem bekannt. Es entsteht nicht in den toten Zellen dieser Schicht, sondern ist bereits in den Basalzellen in Form der Tonofilamente (oder Keratinfilamente) vorhanden und wird im Laufe der terminalen Differenzierung lediglich verändert. Im elektronenmikroskopischen Bild durchziehen die **Tonofilamente** gebündelt das Zytoplasma der Keratinozyten, ähnlich einem Netz, weshalb sie auch als Zytoskelett bezeichnet werden *(Syn. 3).* Der Filamentdurchmesser beträgt 7–10 nm, ihre Länge einige µm. Chemisch bestehen die Tonofilamente aus einer Familie von eng verwandten Polypeptiden, die **Zytokeratine** heißen. Sie werden in den Keratinozyten in einer spezifischen Kombination (beim Menschen 7 Polypeptide) und in einer bestimmten Reihenfolge im Laufe der Differenzierung exprimiert (die höhermolekularen Polypeptide werden erst im Stratum spinosum synthetisiert). Verankert sind die Tonofilamente an den **Desmosomen,** den interzellulären Haftplatten, die sich aus einem intrazellulären und einem extrazellulären Anteil zusammensetzen *(Syn. 4).* An gegenüberliegenden Plasmamembran-Abschnitten lagern sich intrazellulär die Haftplatten an, die als Verankerung der Tonofilamente dienen. Von dort ziehen transmembranöse glykoproteinreiche Filamente in den interzellulären Raum, wo sie elektronenmikroskopisch als sogenannte Mittelschicht erkennbar sind. Biochemisch sind die Desmosomen durch mehrere Proteinkomponenten charakterisiert, wovon Desmoplakine die Hauptkomponente sind. Im Laufe der Verlagerung der Keratinozyten ins Stratum corneum werden die Desmosomen gelöst und zwischen anderen Zellen neu gebildet. Daneben sind die üblichen zytoplasmatischen Zellorganellen (Mitochondrien, Golgiapparat, endoplasmatisches Retikulum, Ribosomen, Pinozytosevesikel und Lipidtropfen) in den Basalzellen vorhanden.

- **Stratum granulosum** (ein- bis mehrschichtig),

o St. lucidum an Plantae + Palmae (Glanzschicht)

- **Stratum corneum.**

Die Epidermis ist ein Proliferationsgewebe. Die Mitosen erfolgen im Stratum basale.

Unter gesetzmäßiger Veränderung ihrer Struktur durchwandern die Keratinozyten die suprabasalen Schichten bis zum Stratum corneum. Das ist die terminale epidermale Differenzierung. Die Turn-over-Zeit beträgt ca. vier Wochen.

Die epidermalen Zellpopulationen im einzelnen:

a) Keratinozyten
Die Verhornung, bei der ein kernloses Stratum corneum entsteht, nennt man **orthokeratotisch.** Im Gegensatz dazu ist die Verhornung, bei der Kerne im Stratum corneum erhalten bleiben, die **parakeratotisch.** [patholog]

Keratine sind bereits in den Basalzellen in Form der Tonofilamente vorhanden. Diese Tonofilamente (Keratinfilamente) durchziehen die Keratinozyten *(Syn. 3).*

Chemisch sind die Tonofilamente aus **Zytokeratin-Polypeptiden** aufgebaut.

Die **Desmosomen** sind die interzellulären Haftplatten, an denen auch die Tonofilamente ansetzen *(Syn. 4).*

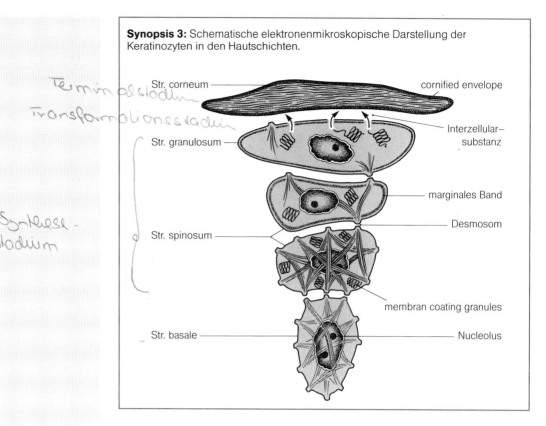

Synopsis 3: Schematische elektronenmikroskopische Darstellung der Keratinozyten in den Hautschichten.

Handschriftliche Notizen: Terminalstadium / Transformationsstadium / Synthese-Stadium

Labels: Str. corneum — cornified envelope — Interzellular-substanz — Str. granulosum — marginales Band — Desmosom — Str. spinosum — membran coating granules — Str. basale — Nucleolus

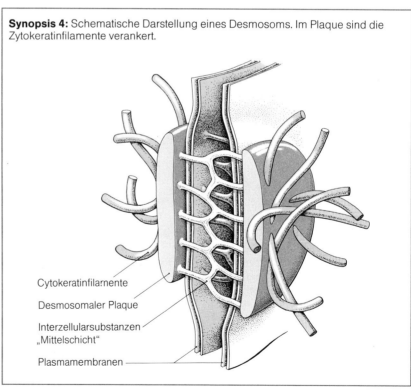

Synopsis 4: Schematische Darstellung eines Desmosoms. Im Plaque sind die Zytokeratinfilamente verankert.

Labels: Cytokeratinfilarnente — Desmosomaler Plaque — Interzellularsubstanzen „Mittelschicht" — Plasmamembranen

Im unteren Stratum spinosum beginnt die **terminale epidermale Differenzierung.** Sie besteht aus drei Stadien

Die Keratinozyten oberhalb des Stratum basale unterliegen der **terminalen epidermalen Differenzierung**. Dieser Prozeß kann eingeteilt werden in Synthese-, Transformations- und Terminalstadium.

Am Anfang des **Synthesestadiums** der Keratinozyten im unteren Stratum spinosum steht eine deutliche Zunahme des Zytoplasmavolumens und der Zahl der Organellen, die Ausdruck einer intensiven Synthese sind (rauhes endoplasmatisches Retikulum, Ribosomen, Mitochondrien). Dieser Syntheseprozeß manifestiert sich im Auftreten der typischen epidermalen Differenzierungsprodukte: Dichtgebündelte Tonofilamente, membrane coating granules (Keratinosomen, Odland-Körper), Keratohyalingranula und marginales Band *(Syn. 3)*. Es werden zunächst intensiv Zytokeratin-Polypeptide synthetisiert, die ein höheres Molekulargewicht haben als die der basalen Keratinozyten und welche die dicht gebündelten Tonofilamente (Tonofibrillen) aufbauen. Die Tonofilamente zusammen mit den Desmosomen bewirken die mechanische Widerstandsfähigkeit der Epidermis. Die membrane coating granules, die spezifische Organellen verhornender Epithelien sind, treten im unteren Stratum spinosum auf. Sie sind lichtmikroskopisch nicht sichtbare (Durchmesser etwa 200 nm), lamelläre Körperchen, die von einer Plasmamembran umgeben und mit Lipiden angefüllt sind. Bei weiter fortgeschrittener Differenzierung, im Stratum granulosum, entstehen die Keratohyalingranula. Sie sind lichtmikroskopisch erkennbare (Durchmesser bis einige µm), amorphe und sehr irregulär geformte Partikel ohne umgebende Membran. Die Keratohyalingranula bestehen im wesentlichen aus Proteinen, ein wichtiges ist das histidinreiche Filaggrin ist. Die Funktion dieses Proteins ist noch unbekannt. Am Ende des Synthesestadiums bildet sich zuletzt das sogenannte **marginale Band,** das sich der Plasmamembran innen anlegt.

Daran schließt sich das **Transformationsstadium** an, d.h. die Umwandlung lebender Keratinozyten in tote Hornzellen, die sehr flach sind. Eingeleitet wird der Prozeß durch Enzymfreisetzung, wodurch alle Organellen lysiert werden. Die membrane coating granules werden in den Interzellularraum ausgeschleust, wo sie die fest verhaftende Interzellularsubstanz ergeben *(Syn. 3)*. Aus Keratohyalingranula entstehen im wesentlichen die amorphen Bestandteile des Stratum corneum. Das marginale Band wird dicht vernetzt zur sehr stabilen Hülle der Hornzellen (cornified envelope) Nach weiteren Umbauprozessen folgt schließlich das **Terminalstadium.** Aus Hornzellen bildet sich das äußere Stratum corneum, welches degradierte Filamente, Zellhüllenreste der Hornzellen und amorphe Substanzen umfaßt.

b) Merkel-Zellen

Die Merkel-Zellen sind einzeln oder gruppiert in der Basalschicht der Epidermis und der äußeren Wurzelscheide liegende Zellen mit ovalärer Form und kurzen Fortsätzen *(Syn. 5)*. Ihre Dichte variiert zwischen 20 und 300/mm^2, besonders zahlreich sind sie in den Fingerbeeren und Zehenballen. Charakteristisch sind von einer Membran umgebene Granula mit elektronendichtem Zentrum (neurosekretorische Granula; Durchmesser 100 nm). Der elektronenmikroskopische Nachweis dieser Granula erlaubt die Identifizierung dieser Zellen, die lichtmikroskopisch nicht erkennbar sind. Ihr Zytoplasma wird von locker gebündelten Zytokeratinfilamenten durchzogen, die sich jedoch biochemisch völlig von den Zytokeratinfilamenten der Keratinozyten unterscheiden und den Filamenten von Drüsenepithelien entsprechen. Mit benachbarten Keratinozyten sind sie durch Desmosomen verbunden *(Syn. 5)*. Die epidermalen Merkel-Zellen des Erwachsenen sind größtenteils mit einem Neuriten synapsenartig assoziiert. Dieser Merkel-Zell-Axon-Komplex könnte eine Perzeptionsfunktion haben. Beim Menschen wird seit langem eine langsam adaptierende Mechanorezeption postuliert, wofür Beweise jedoch fehlen. Ebenso ist der Inhalt der spezifischen Granula und dessen endokrine oder parakrine Funktion noch unbekannt. Embryologische Untersuchungen sprechen für die Entstehung der Merkel-Zellen innerhalb der Epidermis. Maligne Merkel-Zelltumoren sind bekannt.

c) Melanozyten

Die Melanozyten sind in der Basalschicht der Epidermis, in der äußeren Wurzelscheide und im Bulbus des Haarfollikels lokalisiert. Ihre Dichte ist individuell und lokalisationsabhängig sehr stark variabel. Durchschnittlich beträgt sie 1100–1500/mm^2. Vereinzelte Melanozyten kommen auch in der Dermis vor. Lichtmikroskopisch sind diese großen hellen Zellen mit Dendriten oft nicht sicher zu erkennen. Sie lassen sich jedoch elektronenmikroskopisch anhand der

● **Synthesestadium**

Ausdruck dieses Syntheseprozesses ist das Auftreten der typischen epidermalen Differenzierungsprodukte:

**Tonofilamente,
membrane coating granules,**

bei weiterer Differenzierung
Keratohyalingranula

und am Ende des Synthesestadiums bildet sich das **marginale Band.**

● **Transformationsstadium**
Die Umwandlung vitaler Keratinozyten in tote Hornzellen erfolgt hier.

● **Terminalstadium**
Es bildet sich das Stratum corneum aus Hornzellen.

b) Die **Merkel-Zellen** kommen in der Basalschicht der Epidermis und der äußeren Wurzelscheide vor *(Syn. 5)*.

Typisch für die Merkel-Zellen sind neurosekretorische Granula.

Merkel-Zellen entstehen in der Epidermis.
Beim Erwachsenen gibt es maligne Merkel-Zelltumoren.

c) Melanozyten kommen in der Basalschicht der Epidermis und im Haarfollikel vor *(Syn. 5)*.

Synopsis 5: Schematische elektronenmikroskopische Darstellung der dendritischen epidermalen Zellen (Merkelzelle, Melanozyt, Langerhans-Zelle) und der Keratinozyten.

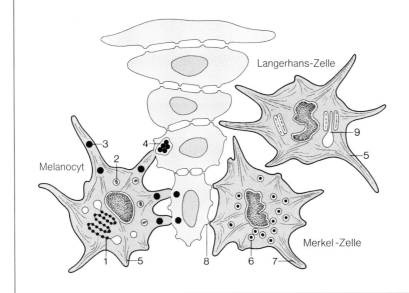

1 Golgi-Apparat
2 Prämelanosom
3 Melanosom
4 Melanosomen-Komplex im Keratinozytom
5 Gimentinfilamente
6 Neurosekretorische Granula
7 Zytokeratinfilamente
8 Desmosom
9 Birbeck-Granula

Sie enthalten **Melanosomen,** in denen Melanin synthetisiert und gespeichert wird. Sie geben die Melanosomen auch an benachbarte Keratinozyten ab.

Die sogenannte **epidermale Melanineinheit** ist die strukturelle und funktionelle Einheit aus Melanozyt und der von ihm versorgten Keratinozyten.

Melanozyten wandern in der Fetogenese von der Neuralleiste in die Haut ein.

d) Langerhans-Zellen
Sie kommen suprabasal in der Epidermis und in der äußeren Wurzelscheide des Haarfollikels vor. Schematisch dargestellt in *Synopsis 5.*

Typisch sind **Birbeck-Granula.**

Langerhans-Zellen entstammen dem Knochenmark. Sie spielen eine Rolle bei manchen allergischen Reaktionen (z.B. allergisches Kontaktekzem).

charakteristischen, pigmentierten, strukturlosen Organellen, der **Melanosomen,** oder deren pigmentlosen Vorstufen, den Prämelanosomen, identifizieren *(Syn. 5).* Ihr Zellkern ist groß, der Golgiapparat, wie bei allen sekretorisch aktiven Zellen, gut entwickelt. Daneben sind ultrastrukturell Filamente erkennbar, die biochemisch als Vimentinfilamente charakterisiert wurden. Desmosomen zu benachbarten Keratinozyten sind nicht vorhanden.

Die Melanozyten synthetisieren und speichern das Hautpigment, Melanin, in den Melanosomen und geben die Melanosomen auch an die benachbarten Keratinozyten ab. Sie sind somit sekretorisch aktive Zellen. Die strukturelle und funktionelle Einheit aus Melanozyt und der mit ihm verbundenen Keratinozyten heißt **epidermale Melanineinheit.** Im Mittel versorgt ein Melanozyt 36 Keratinozyten.

Die Melanozyten wandern im Laufe des dritten Fetalmonats von der Neuralleiste in die Haut ein.

d) Langerhans-Zellen
Die Langerhans-Zellen sind ebenfalls dendritische Zellen, die suprabasal in der Epidermis und in der äußeren Wurzelscheide des Haarfollikels oberhalb des Ansatzes des Musculus arrector pili lokalisiert sind. Ihre Dichte ist sehr variabel. Im Mittel beträgt sie 450/mm^2 Haut. Lichtmikroskopisch ist ihre Darstellung sehr schwer. Sie werden elektronenmikroskopisch anhand ihrer eingekerbten Kerne und der charakteristischen Granula, der **Birbeck-Granula** identifiziert, die tennisschlägerartig geformt und etwa 1 µm lang sind *(Syn. 5).* Im Zytoplasma sind reichlich Mitochondrien und wenige locker angeordnete Vimentinfilamente vorhanden. Mit den benachbarten Keratinozyten sind sie nicht durch Desmosomen verbunden.

In letzter Zeit wurden Antikörper hergestellt, die eine immunfluoreszenzmikroskopische Darstellung der Langerhans-Zellen erlauben. Dies gelingt zum Beispiel durch Antikörper gegen die Vimentinfilamente oder durch Antikörper gegen Zellmembranantigene unreifer T-Lymphozyten (T-6, die in der Epidermis nur auf den Langerhans-Zellen vorkommen).

Langerhans-Zellen entstehen aus Monozyten, die vom Knochenmark in die Haut einwandern und sich dort zu Langerhans-Zellen differenzieren. Sie spielen bei der Entstehung von allergischen Typ-IV-Reaktionen (z.B. allergisches Kontaktekzem) eine wesentliche Rolle bei der Antigenpräsentation.

1.2.2 Dermoepidermale Junctionszone

Die **Basalmembranen** sind ubiquitäre extrazelluläre Matrixstrukturen, die unterschiedliche Gewebe trennen. Ihre Aufgaben sind vielfältig. Sie kontrollieren den Austausch von Zellen und Molekülen zwischen verschiedenen Geweben. Sie spielen auch eine Rolle bei Wundheilungsprozessen und bei der Tumorinvasion und -metastasierung.

Die Basalmembran ist eine dünne Lamelle (Durchmesser 30–150 nm) epidermaler Genese, die aus zwei Hauptschichten, der Lamina lucida und der Lamina densa besteht *(Syn. 6)*. Anchoring fibrils und Mikrofibrillenbündel verbinden die Lamina densa mit der Dermis, Verankerungsfilamente mit der Plasmamembran. Die Basalzellen der Epidermis haften durch Hemidesmosomen (Halbdesmosomen) an der Lamina lucida. Beide Laminae sowie anchoring fibrils, Mikrofibrillen, dermale feine Kollagenfasern und Matrix zusammen bilden die lichtmikroskopisch sichtbare Basalmembran, die der dermoepidermalen Junctionszone entspricht. Unter pathologischen Bedingungen findet im Bereich der Junctionszone eine Form der Blasenbildung (subepidermale Blasen) statt. Elektronenmikroskopische Untersuchungen zeigten, daß die Abtrennung der Epidermis in mehreren Ebenen: im Bereich der Fibrillen, zwischen oder innerhalb der Laminae oder in der oberen Dermis erfolgen kann. In allen Fällen sind es lichtmikroskopisch subepidermale Blasen. Die Unterteilung der Dermatosen mit subepidermaler Blasenbildung erfolgt nach der Lokalisation der Trennebene *(Kap. 12)*.

Häufig ist die **Blasenbildung** durch autoimmunologische Prozesse bedingt, wobei Komponenten der einzelnen Schichten als Antigene wirken. Die biochemischen Hauptkomponenten sind Typ-IV-Kollagen, Laminin, Heparansulfat-Proteoglykane, Fibronektin und bullöses Pemphigoid-Antigen.

1.2.2 Dermoepidermale Junctionszone

Die **Basalmembranen** kontrollieren als Grenzmembranen den Austausch von Zellen und Molekülen. Struktur siehe *Synopsis 6.*

In der dermoepidermalen Junctionszone erfolgt die subepidermale Blasenbildung.

Häufig ist die **Blasenbildung** durch autoimmunologische Prozesse bedingt, wobei Komponenten der Basalmembran als Antigene wirken. Biochemische Hauptkomponenten sind Typ-IV-Kollagen, Laminin und andere.

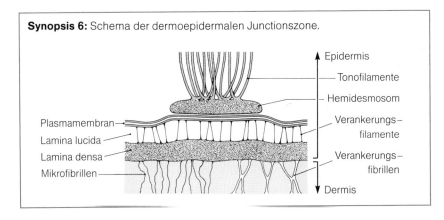

Synopsis 6: Schema der dermoepidermalen Junctionszone.

Epidermis
Tonofilamente
Hemidesmosom
Verankerungs-filamente
Verankerungs-fibrillen
Dermis

Plasmamembran
Lamina lucida
Lamina densa
Mikrofibrillen

1.2.3 Haarfollikel

> **Definition.** Als Haarfollikel bezeichnet man das Haar selbst zusammen mit seiner Wurzel, Talgdrüse und dem Musculus arrector pili.

Die Haare haben beim Menschen keine wesentliche biologische Funktion mehr zu erfüllen, dennoch spielen sie aus ästhetischen Gründen eine wichtige Rolle.

Entwicklung. Schon im frühen Fetalstadium um die 12. Schwangerschaftswoche sprossen Epidermiszapfen in die Dermis ein, an ihrer Spitze verdichtet sich das Mesenchym zur Haarpapille. Schließlich umhüllt der Epidermiszapfen die Papille, die später als gefäß- und nervenführendes Organ der Ernährung dient. Beide zusammen werden Bulbus genannt, der somit epitheliale und mesenchymale Anteile vereint. Das die Papille umgebende Epithel ist die Haarmatrix, die das Haar bildet. Ab etwa der 20. Schwangerschaftswoche sind im Follikel Lanugohaare enthalten. **Nach der Geburt entstehen keine neuen Follikel mehr.** Die Haarfollikel durchlaufen dann Zyklen mit Haarwachstum und -ausfall.

1.2.3 Haarfollikel

◄ Definition

Entwicklung
Die Haarfollikel entwickeln sich im frühen Fetalstadium aus Epidermiszapfen, die in die Dermis einsprossen, und aus mesenchymalen Verdichtungen, die die dermale Haarpapille ergeben.

Nach der Geburt entstehen keine neuen Haarfollikel mehr.

Haartypen
Man unterscheidet:
● fetales Lanugohaar
● Velushaar
● Terminalhaar

Aufbau des Haarfollikels
Der Follikel besteht aus:
– Haarschaft
– Haarwurzel
– Wurzelscheide
– Haarbalg *(Syn. 7)*

Die Matrixzellen des unteren Bulbus (um die dermale Haarpapille) sind das germinative Epithel, dessen Zellen sich teilen und in Haarschaft und innere Wurzelscheide differenzieren.

Haartypen. Die fetalen **Lanugohaare** werden nach der Geburt durch **Velushaare**, die pigmentarm und marklos sind, ersetzt. Erst nach der Pubertät entsteht unter hormonellem Einfluß das **Terminalhaar** im Bereich des Caput, der Axillen, der Genitalregion, an den Brauen und Wimpern sowie weniger dicht an den Extremitäten und am Stamm. Dieses Haar ist dicker und markhaltig.

Aufbau des Haarfollikels. Der Follikel besteht aus dem **Haarschaft**, dem aus der Hautoberfläche herausragenden Haaranteil, **der Wurzel**, die in der Haut liegt, sowie den **Wurzelscheiden** und dem bindegewebigen **Haarbalg** *(Syn. 7)*.

Im **Haarschaft**, der totes, differenziertes Gewebe ist, findet sich zentral das Mark (Medulla), das aus avitalen, großen, polygonalen Zellen besteht. Bei kindlichen und dünnen Haaren fehlt es. Peripher schließt sich die verhornte Wurzelrinde (Kortex) an. Ihre längsorientierten spindeligen Zellen sind in differenziertem Zustand angefüllt mit massenhaft gebündelten Keratinfilamenten, die sich chemisch deutlich von den epidermalen Zytokeratinfilamenten unterscheiden, und mit amorpher Matrix. Daneben beinhalten sie Melanosomen. Bedeckt wird die Rinde vom Oberhäutchen (Kutikula), das aus flachen gewölbten Hornzellen besteht, die eine dachziegelartige Anordnung zeigen. Die **Haarwurzel**, deren unterster aufgetriebener Anteil der Bulbus ist, beinhaltet mesenchymalen und epithelialen Anteil. Mesenchymal sind die ganz an der Basis lokalisierte dermale Haarpapille und die damit in Verbindung stehende äußerste bindegewebige Hülle des Follikels, die auch **Haarbalg** genannt wird *(Syn. 7)*. Epithelial sind alle übrigen Bestandteile des Follikels.

Die sich im Bulbus um die Haarpapille herum befindlichen, kleinen, wenig differenzierten Matrixzellen sind das germinative Epithel, dessen Zellen sich etwa zweimal pro Tag teilen. Daraus differenzieren sich der Haarschaft (siehe oben) und die **innere Wurzelscheide**, die verhornt und in Höhe der Talgdrüsenmündung abbröckelt.

Nach außen schließt sich die aus 2–6 Schichten plattenepithelialer Zellen bestehende, **äußere Wurzelscheide** an, die kontinuierlich in die Epidermis übergeht und wie diese von der Basalmembran umgeben wird *(Syn. 7)*. Man unterscheidet drei Abschnitte, den oberflächlichen Abschnitt oberhalb der Talgdrüsenmündung (Infundibulum), der wie die Epidermis differenziert, einen mittleren Abschnitt, der sich bis zum Bulbus erstreckt und den tiefsten Abschnitt, der den Bulbus umschließt. Die beiden letzteren Abschnitte zeigen keine epidermale Verhornung.

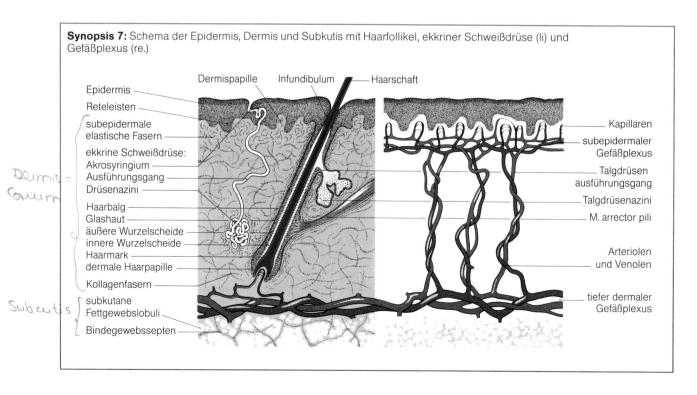

Synopsis 7: Schema der Epidermis, Dermis und Subkutis mit Haarfollikel, ekkriner Schweißdrüse (li) und Gefäßplexus (re.)

Dermispapille   Infundibulum   Haarschaft

Epidermis
Reteleisten
subepidermale elastische Fasern
ekkrine Schweißdrüse:
Akrosyringium
Ausführungsgang
Drüsenazini
Haarbalg
Glashaut
äußere Wurzelscheide
innere Wurzelscheide
Haarmark
dermale Haarpapille
Kollagenfasern
subkutane Fettgewebslobuli
Bindegewebssepten

Dermis = Corium

Subcutis

Kapillaren
subepidermaler Gefäßplexus
Talgdrüsen ausführungsgang
Talgdrüsenazini
M. arrector pili
Arteriolen und Venolen
tiefer dermaler Gefäßplexus

In den Follikel mündet eine Talgdrüse *(Syn. 7)* und an manchen Lokalisationen auch eine apokrine Drüse.

1.2.4 Drüsen der Haut

In der Haut kommen die bereits erwähnten, mit dem Haarfollikel verbundenen Talg- und apokrinen Drüsen vor und daneben sehr zahlreich ekkrine Schweißdrüsen ohne Beziehung zum Haarfollikel.

a) Talgdrüsen

[handschriftlich: Zellen gehen während Sekretbildung zugrunde]

Die Talgdrüsen sind lobulär aufgebaute Drüsen ohne Lumen, die **holokrin** sezernieren und in den Haarfollikelkanal einmünden. Am aktivsten und größten sind sie im Gesicht und am oberen Thorax. Die durch Zellteilung aus den äußeren Basalzellen entstandenen Tochterzellen wandern innerhalb von zwei Wochen zum Talgdrüsenausführungsgang. Im Laufe dieser talgigen Differenzierung wird das Zytoplasma zunehmend mit Lipoidtröpfchen ausgefüllt, das Zellvolumen nimmt zu, während die Organellen untergehen. Schließlich platzt die Zelle unter Freisetzung des Talges. Der Talg ist ein gelbliches, dünnflüssiges Gemisch aus Triglyzeriden, Fettsäuren und Wachsestern. Er dient der Einfettung der Hautoberfläche und der Haare. Bei verminderter Talgproduktion werden Haut und Haare trocken. Dies wird als **Sebostase** bezeichnet. Die vermehrte Talgproduktion heißt **Seborrhö**. Die Ernährung hat kaum Einfluß auf die Talgproduktion.

Es gibt auch ektopische (freie) Talgdrüsen, die nicht follikelgebunden sind, und vornehmlich in der Mund- und Lippenschleimhaut, am Präputium und an den Labia minora lokalisiert sind *(Syn. 8)*.

b) apokrine Drüsen *[handschriftlich: „Schweißdrüsen"]*

Die **apokrinen** Drüsen entstehen im vierten Schwangerschaftsmonat als Ausstülpung des Haarfollikels und gehören damit zum Follikelapparat. Beim Menschen kommen sie nur im Anogenitalbereich, in den Axillen sowie in der Perimamillarregion und im Gehörgang vor *(Syn. 8)*. Es handelt sich um knäuelartig geformte Drüsen im tiefen Corium mit weiten Endstücken, die aus inneren sekretorischen Zellen und äußeren Myoepithelzellen bestehen. Der Ausführungsgang verläuft gestreckt und mündet oberhalb des Talgdrüsenausführungsgangs in das Infundibulum des Haarfollikels.

Sie sezernieren ein wenig visköses Sekret, das vornehmlich Fette enthält. Das Sekret ist damit kein Schweiß im eigentlichen Sinn weshalb die Bezeichnung apokrine Drüse zu bevorzugen ist. Die Sekretion ist hormonell abhängig. Sie beginnt erst in der Pubertät und ist im Alter eingeschränkt. Das Sekret ist geruchlos. Der typische »apokrine Schweißgeruch«, z.B. der Axillen, entsteht erst durch bakterielle Zersetzung des Sekretes an der Hautoberfläche. Die Funktion der apokrinen Drüsen beim Menschen ist unbekannt. Bei Tieren spielen sie eine Rolle beim Sexualverhalten.

c) ekkrine Schweißdrüsen *[handschriftlich: ohne Zellverlust]*

Ekkrine Schweißdrüsen entstehen ab der 15. Schwangerschaftswoche aus Epidermisknospen ohne Beziehung zu Haarfollikeln. Sie kommen am gesamten Integument vor, besonders zahlreich in der Leistenhaut der Palmae und Plantae. Ihre Gesamtzahl wird auf etwa 2 Mill. geschätzt. Es sind Drüsen mit stark aufgeknäulten Endstücken aus hellen und dunklen sekretorischen Zellen und umgebenden Myoepithelzellen im tiefen Corium, einem gestreckten dermalen Ausführungsgang und einem spiralig gewundenen intraepidermalen Ausführungsgang, der Akrosyringium genannt wird. An Palmae und Plantae sind die Mündungen auf dem Grat der Leisten mit der Lupe erkennbar.

Der Schweiß ist eine wäßrige Salzlösung, die vorwiegend Natriumchlorid enthält. Die Funktion der Schweißdrüsen liegt in der Thermoregulation durch Erzeugung von Verdunstungskälte an der Hautoberfläche. Daneben führen auch emotionale Reize zur Schweißproduktion.

1.2.4 Drüsen in der Haut

Es gibt Talg- und apokrine Drüsen (mit dem Haarfollikel verbunden) und ekkrine Schweißdrüsen.

a) Talgdrüsen
Sie kommen am gesamten Integument vor.

[handschriftlich: Sind mit Haarfollikel verbunden]

Sie sezernieren holokrin ein Gemisch aus Triglyzeriden, Fettsäuren und Wachsestern in den Haarfollikelkanal.
Die verminderte Talgproduktion ist eine **Sebostase,** die vermehrte eine **Seborrhö.**
Die Verteilung von ektopischen Talgdrüsen, die nicht an Haarfollikel gebunden sind, zeigt *Synopsis 8.*

a) apokrine Drüsen *[handschriftlich: Abstülpung d. apikalen Zellmembran]*
Zur Verteilung siehe *Synopsis 8.*
Die apokrinen Drüsen gehören zum Haarfollikel. Beim Menschen beschränkt sich das Vorkommen auf
– den Anogenitalbereich
– die Axillen
– die Perimamillarregion
– den Gehörgang.

Sie sezernieren ein fettiges Sekret in das Infundibulum des Haarfollikels.
Die Sekretion ist hormonell abhängig. Das Sekret ist geruchslos. Der typische »apokrine Schweißgeruch« entsteht erst durch bakterielle Zersetzung.

c) ekkrine Schweißdrüsen
Sie kommen am gesamten Integument vor, besonders zahlreich an Palmae und Plantae.

Ekkrine Schweißdrüsen sezernieren den Schweiß, eine wäßrige Natriumchloridlösung. Sie dienen der Thermoregulation.

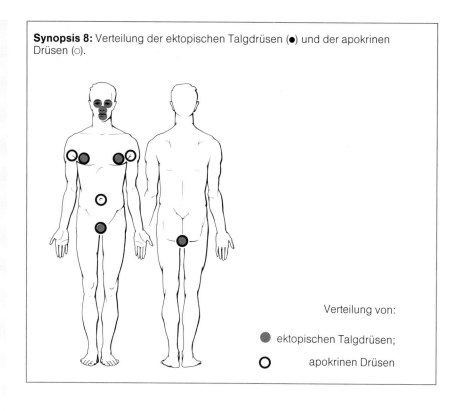

Synopsis 8: Verteilung der ektopischen Talgdrüsen (●) und der apokrinen Drüsen (○).

Verteilung von:

● ektopischen Talgdrüsen;

○ apokrinen Drüsen

1.2.5 Dermis

Die Dermis ist das Bindegewebe unter der Epidermis *(vgl. Syn. 7).* Ihre **Hauptkomponenten** sind:

a) dermale Zellen
Fibroblasten: Sie synthetisieren Fasern und amorphe Matrix.

Histiozyten (Makrophagen): Sie phagozytieren und sind immunologisch aktiv.

Mastzellen: Sie vermitteln allergische und entzündliche Reaktionen. Sie enthalten u.a. Histamin, Heparin und Serotonin.

In der Dermis kommen auch wenige Melanozyten vor.

b) dermale Fasern
Die wichtigsten Fasern sind die **Kollagenfasern,** die mengenmäßig das Haupt-Strukturprotein des Bindegewebes sind *(Syn. 7).*

1.2.5 Dermis

Die Dermis ist das unter der Epidermis gelegene Bindegewebe, das sich in die Tiefe bis zum subkutanen Fett erstreckt *(vgl. Syn. 7).* Die Dicke der Dermis ist sehr variabel in Abhängigkeit von der Lokalisation. Ihre **Hauptkomponenten** sind Zellen und Bindegewebsfasern, die in eine gelartige Grundsubstanz eingebettet sind:

a) dermale Zellen
Die dominierenden Zellen sind die **Fibroblasten** (ihre inaktive Form wird Fibrozyt genannt). Es sind spindelförmige Zellen mit langen Zellfortsätzen, die ein Netz bilden. Ihr ausgeprägtes rauhes endoplasmatisches Retikulum und der sehr gut entwickelte Golgiapparat sprechen für hohe Syntheseaktivität. Sie synthetisieren die Fasern und die Matrix der Dermis.

Recht zahlreich sind auch **Histiozyten.** Ihre Vorläufer, die Monozyten, wandern vom Knochenmark über die Blutbahn ein und differenzieren in der Dermis zu Histiozyten. Die aktive phagozytierende Form des Histiozyten, die viele Lysosomen enthält, wird Makrophage genannt. Sie phagozytieren und speichern abgestorbene Zellen, anfallende Abbaustoffe wie Melanin, Fette, Proteine. Sie speichern auch Antigene, produzieren Interferon und nehmen an immunologischen Reaktionen teil.

Die **Mastzellen** sind in der gesamten Dermis verstreut. Es sind große Zellen, die neben den üblichen Organellen lange Mikrovilli und nach Toluidin-Blau-Färbung metachromatische Granula erkennen lassen. Diese charakteristischen Granula enthalten u.a. Histamin, Heparin und Serotonin, welche eine wichtige Rolle bei der Entstehung allergischer und anderer entzündlicher Prozesse in der Dermis spielen.

Daneben kommen in der Dermis wenige Melanozyten vor.

b) dermale Fasern
Die wichtigsten Fasern der Dermis sind die **Kollagenfasern,** die sich aus Kollagenfibrillen zusammensetzen. Sie formen ein Netzwerk, das vornehmlich parallel zur Hautoberfläche ausgerichtet ist *(vgl. Syn. 7).*

Elektronenmikroskopisch zeigen die Kollagenfibrillen eine typische Querstreifung (Periode etwa 70 nm). Biochemisch bestehen sie aus Kollagen, dem wichtigsten Strukturprotein des Bindegewebes überhaupt. Das Molekulargewicht beträgt 290 000 D. Jeweils drei Polypeptidketten, wobei jede dritte Position durch Glycin und jede fünfte durch Prolin (oder Hydroxyprolin) besetzt ist, sind zu einer Tripelhelix verdrillt. Die Synthese verläuft bis zur Tripelhelix, die Prokollagen genannt wird, intrazellulär in den Fibroblasten. Erst das Prokollagen wird aus der Zelle abgegeben. Im Extrazellularraum entsteht nach enzymatischer Abspaltung terminaler Peptide das Kollagen, das dann zu Fibrillen vernetzt wird. Die Fibrillen wiederum aggregieren zu den Kollagenfasern.

Die Kollagene verschiedener Bindegewebsformen, wie Dermis, Knochen, Knorpel sind biochemisch nicht identisch. Ihre Prokollagenmoleküle sind aus unterschiedlichen Polypeptidketten aufgebaut. Es sind mindestens 7 Kollagene bekannt (Typ-I–VII-Kollagen). In der Dermis herrscht Typ-I-Kollagen vor, daneben kommt auch Typ-III-Kollagen vor.

Die Kollagenfasern bedingen die mechanische Stabilität der Dermis.

Die Routinefärbung der Kollagenfasern erfolgt mit Eosin.

> **Die Kollagenfasern bedingen die mechanische Stabilität der Dermis.**

Die **Retikulinfasern** (auch Retikulumfasern oder wegen ihrer Anfärbbarkeit durch Silber auch argyrophile Fasern genannt) sind sehr zarte Fasern, die die Hautangangsgebilde sowie die Basalmembran umgeben. Wahrscheinlich stellen sie eine andere Art von Kollagenfasern dar, aufgebaut allein aus Typ-III-Kollagen.

> **Retikulinfasern** sind sehr zarte Fasern, die die Hautanhangsgebilde sowie die Basalmembran umgeben.

Die **elastischen Fasern** sind neben den Kollagenfasern, mit denen sie häufig verbunden sind, die wichtigsten Fasern. Sie sind im gesamten Corium verteilt. Subepidermal bilden sie ein feines Netz, den Elastikaplexus *(vgl. Syn. 7)*, in der tieferen Dermis hingegen bilden sie gewellt verlaufende Bänder. Elastische Fasern sind besonders zahlreich im Gesicht und im Nacken. Ihre Dimensionen sind sehr variabel, teils sind sie nach speziellen Färbungen (Orcein, Resorcin-Fuchsin) lichtmikroskopisch erkennbar. Ultrastrukturell setzen sie sich aus zwei Komponenten zusammen, einem hohen amorphen Anteil (vorherrschendes Protein: Elastin) und fibrillären Strukturen. Die Fibrillen dienen als Gerüst, an dem sich die Elastinmoleküle in einer Faserstruktur ausrichten können

> **Die elastischen Fasern** sind für die Festigkeit und Elastizität der Dermis verantwortlich.

Die elastischen Fasern sind für die Festigkeit und Elastizität der Dermis wesentlich verantwortlich. Auf welche Weise dies errreicht wird, ist noch unklar. Ab dem 30. Lebensjahr werden sie reduziert, was die schlaffe Altershaut mitbedingt.

> **Die Reduktion ab dem 30. Lebensjahr bedingt die schlaffere Altershaut mit.**

Als letzte Faserart sind noch die »**anchoring fibrils**« zu erwähnen. Sie ziehen von der Lamina densa der Basalmembran zu Kollagenfasern in der obersten Dermis. Es sind einzelne quergestreifte Fibrillen, deren chemische Natur unbekannt ist. Ihre Hauptfunktion ist die Verankerung der Epidermis in der Dermis *(Syn. 6)*.

> **Anchoring fibrils** sind Fibrillen, deren Hauptfunktion die Verankerung der Epidermis in der Dermis ist.

c) dermale Matrix

> **◄ Definition**

> **Definition.** Die Zellen und Fasern sind eingebettet in ein poröses Gel, das sich aus vielen Komponenten zusammensetzt. Das Gerüst bilden Proteoglykane, fadenartige Makromoleküle mit polysaccharidhaltigen Seitenketten.

Die Poren des Gels sind angefüllt mit Wasser, Proteinen, Kohlenhydraten, anorganischen Ionen sowie Histamin sowie Serotonin. Die Bewegungen dieser Moleküle und auch der Zellen und Fasern in der Dermis werden durch die Porengröße und elektrische Spannungsgradienten reguliert.

Histologischer Aufbau. Die beschriebenen Fasern und Zellen der Dermis sind in zwei Schichten angeordnet: Stratum papillare und Stratum reticulare. Das oberflächliche schmale **Stratum papillare** erstreckt sich in die Räume (Dermispapillen) zwischen den epidermalen Reteleisten *(Syn. 7)*. Es überwiegen Matrix, Zellen und Kapillaren (siehe unten), die Fasern treten in den Hintergrund. Die feinen elastischen Fasern bilden einen papillären Elastikaplexus, und zarte Retikulumfasern ziehen in die Basalmembran.

> **Histologischer Aufbau**
> Die **Dermis** besteht aus zwei Schichten:
> ● **Stratum papillare** und

● Stratum reticulare.

Darunter liegt das
Unterhautfettgewebe.

Blutgefäß-Plexus und Nerven
Es gibt zwei Gefäß-Plexus, einer ist
tief (an der Grenze zur Subkutis)
und der andere **oberflächlich (sub-
papillar** dermal gelegen *(Syn. 7).*

Die Gefäß-Plexus dienen der metabolischen Versorgung der Haut und
der Temperatur- und Blutdruckregulation des Körpers.
In der Haut kommen sensible und
vegetative **Nerven** vor.

1.3 Funktionen der Haut

Schutzfunktion
Die Haut bietet eine mechanische
und chemische Schutzfunktion und
schützt vor Austrocknung, Hitze-
und Lichteinwirkung.

Haut saure

Austauschfunktion
Die wichtigste Austauschfunktion
der Haut ist die Wärmeabgabe an
die Umgebung. Dies geschieht
durch Schweißbildung und Wasser-
diffusion.

Das breite **Stratum reticulare** ist vollgepackt mit kräftigen Kollagenfaserbün-
deln und elastischen Fasern, die in dicken, gewellten Bändern angeordnet sind.
Zellen und Blutgefäße sind rar. Im tiefen Stratum reticulare entspringen die
Haarfollikel sowie die Schweißdrüsen, deren Ausführungsgänge die Dermis
durchziehen *(Syn. 7).*

Darunter schließt sich die Tela subcutanea an, das **Unterhautfettgewebe.** Es
besteht aus Fettgewebe, das durch lockeres, lamellär angeordnetes Bindegewebe unterteilt wird.

Blutgefäß-Plexus und Nerven. Die Dermis enthält ein ausgedehntes
System von **Blutgefäßen.** Es sind zwei parallel zur Hautoberfläche gelegene Plexus, ein tiefer dermaler und ein **oberflächlicher subpapillärer Plexus,** zu unterscheiden. Der tiefe dermale Plexus besteht aus kleinen bis mittelgroßen Arterien und Venen und verläuft an der Grenze zur Subkutis. Er gibt viele zur Oberfläche verlaufende Arteriolen ab *(Syn. 7).* Diese Arteriolen versorgen den subpapillären Plexus, aus dem in jede Dermispapille Schlingen ziehen. Jede Dermis-
Papille enthält demnach Papillarschlingen von 0,2 bis 0,4 mm Länge. Zusätzlich
kommen in der Dermis im Bereich der Akren noch arteriovenöse Anastomosen
vor, die eine Umgehung der Kapillaren ermöglichen. Damit kann der Blutdurch-
fluß reguliert werden. Neben der metabolischen Versorgung von Dermis und
Epidermis dient dieses Gefäßsystem der Temperatur- und Blutdruckregulation
der Körpers.

In der Haut treten weitverzweigt sensible und vegetative **Nerven** auf, die in
der oberen Dermis vornehmlich marklos, in der tieferen Dermis dagegen markhaltig sind. In der Leistenhaut, insbesondere der Fingerbeeren und Zehenballen, kommen in den Dermispapillen Meissner-Tastkörperchen vor, das sind
mit Nervenfasern assoziierte, birnenförmig geformte Zellen, die als Tast- und
Druckrezeptoren dienen.

1.3 Funktionen der Haut

Schutzfunktion. Die Haut bietet einen ausgezeichneten Schutz vor **mechanischen** Einwirkungen, da sie stark elastisch und verformbar ist, zugleich aber
auch eine große Zugfestigkeit aufweist. Zugfestigkeit, Dehnbarkeit und Elastizität können an Hautstreifen gemessen werden.

Durch das Stratum corneum, ihre Dicke und ihren von den Talgdrüsen pro-
duzierten Fettfilm verhindert die Haut teilweise das Eindringen von **chemischen**
Agenzien. Die Hautoberfläche reagiert sauer (pH 5, 7). Dieser sogenannte Säureschutzmantel hat eine Pufferkapazität.

Eine sehr bedeutende Aufgabe der Epidermis ist der Schutz vor **Austrocknung.** Man errechnet eine Wasserverdunstung von 20 l pro Tag bei einem Menschen ohne Epidermis, deshalb ist bereits bei relativ kleinflächigen Hautläsionen eine Flüssigkeitssubstitution nötig.

Auch gegenüber **Strahleneinwirkungen** bietet die Haut Schutz. Sie reflektiert
den größten Teil des Lichtes. Der Rest wird absorbiert und verursacht photochemische Reaktionen, die in unterschiedlicher Weise schädigen. Die Schutz-
mechanismen der Haut bestehen aus ihrer Möglichkeit zur Melaninsynthese,
zur Reparatur der lichtbedingten DNA-Schäden sowie zur Akanthose und
Hyperkeratose der Epidermis (Lichtschwiele).

Austauschfunktion. Die Wärmeabgabe an die Umgebung, um die Körpertemperatur aufrechtzuerhalten, ist die wichtigste Austauschfunktion der Haut.
Dabei ist der Wärmeabstrom durch Verdunstung von Schweiß (glanduläre, sensible Wasserabgabe) und von Wasser, das durch die Hautoberfläche diffundiert
(insensible Wasserabgabe), bei weitem am wichtigsten. Die trockene Wärmeabgabe durch Leitung und Konvektion sowie Strahlung ist deutlich geringer.
Die Strahlung kann bei sehr kalten Lufttemperaturen und Sonnenbestrahlung
auch umgekehrt in das Körperinnere gerichtet sein.

Der Austausch von Gasen, Schlacken oder Nahrungsstoffen spielt beim Menschen keine Rolle mehr. Eine Bedeutung hat lediglich die perkutane Resorption
großflächig aufgetragener Substanzen, besonders wenn diese gut fettlöslich
sind. Die Resorption kann über die Epidermis, die Haarfollikel oder über die

Schweißdrüsen erfolgen (z.B. therapeutische Wirkstoffe, Allergene). Dagegen werden wasserlösliche Substanzen, wie zum Beispiel Zucker oder Elektrolyte, kaum resorbiert. Die verhornte Epidermis ist für die Resorption vieler Stoffe ein starkes Hindernis. Hingegen ist die Resorption leichter möglich durch die tiefen Anteile des Haarfollikels, die kein Stratum corneum aufweisen. Die Passage durch die Schweißdrüsen spielt lediglich für Wasser eine gewisse Rolle.

Reizaufnahme. Die Haut ist in der Lage, verschiedene Sinnesempfindungen zu vermitteln. Man unterscheidet Tastsinn (Mechanorezeptoren), Temperatursinn (Thermorezeption) und Schmerzsinn (Nozizeption).

Dem **Tastsinn** dienen unterschiedliche spezialisierte Endkörperchen (Meissner-Körperchen, Tastscheiben), die ein unterschiedliches Zeitverhalten (sehr rasch, rasch, langsam adaptierend) und verschiedene Lokalisationen zeigen.

Die **Temperatur-Rezeption** erfolgt durch freie Nervenendigungen. Zwischen »warm« und »kalt« besteht im menschlichen Erleben nicht nur ein qualitativer, sondern auch ein quantitativer Unterschied. Dies spiegelt sich auch in zweierlei Rezeptoren wieder. Es gibt Kälte- und Wärmerezeptoren in der Haut, wobei das Aktionsspektrum der Wärmerezeptoren bei höheren Temperaturen liegt als das der Kälterezeptoren. Die Aktivität dieser Rezeptoren hängt von der absoluten Temperatur und auch von der Änderungsgeschwindigkeit der Temperatur ab.

Der **Schmerzsinn** ist die Wahrnehmung aller auf den Körper einwirkenden Noxen (Nozirezeptoren). Es gibt unterschiedliche Schmerzrezeptoren, die auf die verschiedensten Reize – chemische, mechanische oder thermische – oder nur auf spezifische Reize ansprechen. Alle diese Reize führen zu Schmerzen. Im Erleben läßt sich ein heller, gut lokalisierbarer und ein dumpfer, mehr diffuser Schmerz unterscheiden. Die zwei Schmerzarten sind mit verschiedenen Schmerzfasern verknüpft. Den hellen Schmerz leiten markhaltige Fasern, den dumpfen marklose. Ein Charakteristikum der Nozirezeptoren ist ihre geringe Adaption, was ihrer Aufgabe, dem Schutz des Körpers vor Schädigung, entspricht.

Auch der **Juckreiz** gehört hierzu, da er von denselben marklosen Fasern geleitet wird. Geringe Reize erzeugen Juckreiz, stärkere Schmerzen.

Hautfunktionsteste. Klinisch am bedeutsamsten zur Bewertung der intakten Schutzfunktion gegenüber chemischen Noxen ist der Alkaliresistenztest nach Burckhardt. Die Testung erfolgt mit 0,5 N NaOH, die auf die Innenseite des Unterarms getropft und mit Glasblöckchen bedeckt wird. Treten bereits nach 10 Min. Rötung und Erosionen auf, so ist sie stark vermindert. Das deutet auf erleichtertes Eindringen von chemischen Noxen durch Funktionsminderung des Säureschutzmantels hin. Toxische Schädigung mit erhöhter Ekzematisierungsbereitschaft sowie Kontaktsensibilisierung sind die Folgen dieser chronischen toxischen Schädigung.

Reizaufnahme
Die Haut kann Tast-, Temperatur- und Schmerzempfindungen vermitteln.
Der **Tastsinn** wird durch verschiedene Endkörperchen vermittelt.

Die **Temperatur-Rezeption** erfolgt durch freie Nervenendigungen. Es existieren Kälte- und Wärmerezeptoren.

Der **Schmerzsinn** ist die Wahrnehmung aller auf den Körper einwirkenden Noxen (Nozirezeption). Schmerz kann durch chemische, mechanische oder thermische Reize entstehen.
Erlebt werden ein heller, gut lokalisierbarer und ein dumpfer mehr diffuser Schmerz.

Geringe Reize erzeugen **Juckreiz**.

Hautfunktionsteste
Der Alkaliresistenztest dient der Bewertung der intakten Schutzfunktion der Haut gegenüber chemischen Noxen. Hierbei wird die Reaktion auf Exposition mit 0,5 N NaOH beurteilt.

**2 Effloreszenzen
und Untersuchung**

Die Dermatologie beschäftigt sich
mit den Veränderungen und Erkrankungen der Haut, der Hautanhangsgebilde und der angrenzenden
Schleimhäute sowie der angrenzenden Lymphknotenstationen.

Merke ▶

Die Hautveränderungen werden als
Effloreszenzen bezeichnet.
Das Erkennen der krankhaften
Hautveränderungen sowie deren
korrekte Bezeichnung ermöglicht
die Verständigung untereinander.

Die **Untersuchung** eines Hautkranken umfaßt die gesamte Haut und
angrenzende Schleimhäute, ergänzt
durch die **Anamnese.**

Neben der **Inspektion** erfolgt häufig
eine Beurteilung durch:
● **Palpation** – zur Beurteilung von
  Konsistenz, Dicke und Tiefensitz
● **Reiben** – zur Beurteilung der
  Reaktion der Blutgefäße (Dermo-
  graphismus).

**Unter Glasspateldruck kann die
Eigenfarbe der Effloreszenz
beurteilt werden, nachdem die Blutgefäße leergedrückt sind.**

● **Kratzen** – zur Prüfung der
  Beschaffenheit und der Haftbarkeit
  der Schuppung sowie der Verletzlichkeit der Epidermis.

Die Effloreszenzen sind in ihrer Zahl,
Lokalisation, scharfen oder
unscharfen Begrenzung, Gliederung
sowie in ihrer Farbe zu beurteilen.

Die Begrenzung einer Effloreszenz
ist bei oberflächlichem Sitz relativ
scharf und wird deutlich unschärfer
bei tieferer Lokalisation. Sitzt eine

2 Effloreszenzen und Untersuchung

Die Dermatologie beschäftigt sich mit den Veränderungen und Erkrankungen der Haut, der Hautanhangsgebilde und der angrenzenden Schleimhäute. Dazu gehören auch die hautnahen Lymphknotenstationen. Zur Dermatologie gehört auch die Venerologie, die sich mit den Geschlechtskrankheiten befaßt, welche sich an den inneren und äußeren Geschlechtsorganen, aber auch im ganzen Organismus und wiederum besonders an der Haut abspielen und manifestieren.

Die Kenntnisse der normalen Ausbildung, der Strukturen und des gesunden Aspektes dieser Organe sind wichtig, da sich die Krankheiten in aller Regel durch Abweichungen davon äußern. Dabei treten sichtbare (objektivierbare) und spürbare (subjektive) Veränderungen und Erscheinungen auf.

> Obschon es eine große Vielzahl von Krankheiten an Haut und Geschlechtsorganen gibt, ist die Zahl der krankhaften Veränderungen begrenzt und definierbar. Diese Veränderungen müssen erkannt, eingeordnet und mit einer ärztlich-dermatologischen sowie international verständlichen Nomenklatur (Bezeichnung) versehen werden.

Die Hautveränderungen wurden früher als Blüten der Haut bezeichnet, worauf die jetzige Bezeichnung **Effloreszenzen** beruht. Das Erkennen der krankhaften Hautveränderungen respektive das Lesen der Effloreszenzen auf der Haut sowie deren Erkennung und korrekte Bezeichnung ist das Ziel des Untersuchungsganges und garantiert die Verständigung untereinander sowie auch die Möglichkeit, Fachliteratur gezielt beizuziehen. Die Lehre der Effloreszenzen ist international erfreulich einheitlich und in vielen Sprachen verständlich.
Untersuchung: Die Untersuchung eines Hautkranken umfaßt die gesamte Haut und die angrenzenden Schleimhäute. Sie ergänzt die eingehende Erhebung der Vorgeschichte (**Anamnese**). Manchmal ist es besser, die Anamnese vor der Untersuchung zu erheben, während in anderen Fällen die Untersuchung der Haut zweckmäßigerweise vor dem eingehenden Gespräch erfolgt. Bei der Wahl des Vorgehens spielt das Temperament des Arztes wie auch dasjenige des Patienten eine Rolle.

Die Untersuchung umfaßt eine **Inspektion** der gesamten Haut und der einsehbaren Schleimhäute unter Zuhilfenahme einer Lupe und, falls notwendig, einer Tageslichtbeleuchtung. Die **Palpation** ermöglicht eine Beurteilung der Konsistenz, der Dicke und des Tiefensitzes von erkannten Effloreszenzen. Sie dient auch der Beurteilung der Empfindlichkeitsstörungen derselben (Berührungsschmerz). Durch **Reiben** kann die Reaktion der Blutgefäße (Dermographismus) beurteilt werden und die Erektibilität von Effloreszenzen.

> Unter Glasspateldruck kann die Eigenfarbe der Effloreszenz beurteilt werden, nachdem die Blutgefäße leergedrückt sind. Mit der Knopfsonde kann die Verletzlichkeit der Hautoberfläche und ebenfalls die Empfindlichkeit geprüft werden.

Durch **Kratzen** mit dem Fingernagel oder besser mit einem entsprechenden Instrument (Brocqsche Kürette) kann die Beschaffenheit und die Haftbarkeit der Schuppung sowie die Verletzlichkeit der obersten Epidermisschicht geprüft werden.

Die krankhaften Veränderungen an Haut und einsehbarer Schleimhaut, die Effloreszenzen, sind in ihrer **Zahl** (einzelne, mehrere oder in Vielzahl exanthematisch über den ganzen Körper verstreut), mit Besonderheiten der **Lokalisation** (Streckseitenbetonung, Beugestellenbetonung, akrale Lokalisation, streifige Anordnung etc.), in ihrer scharfen oder unscharfen **Begrenzung,** in der **Gliederung** (gruppiert oder wahllos) sowie in ihrer **Farbe** (entzündliche Rötung, exogene oder endogene Pigmente) zu beurteilen.

Die Untersuchung ermöglicht auch eine Aussage über die Tiefe der Lokalisation der Effloreszenzen in Beziehung zur Haut und deren Schichten. Die Begrenzung einer Effloreszenz ist bei oberflächlichem Sitz relativ scharf und wird deutlich unschärfer bei tieferer Lokalisation. Sitzt eine Effloreszenz im subkutanen Fettgewebe oder tiefer, so ist die Haut darüber verschieblich. Ähnliches gilt für die Beurteilung einer entzündlichen Rötung, die bei oberflächlichem Sitz hellrot erscheint und livide bis blaurot, wenn die Entzündung in den tiefen Hautschichten lokalisiert ist.

2.1 Effloreszenzenlehre

Die **Makel,** Macula oder Fleck ist eine reine Farbveränderung ohne Konsistenzoder Niveauänderung *(Abb. 1)*. Sie kann durch Entzündung rot erscheinen oder durch Pigmenteinlagerung alle Farben annehmen und auch durch Fehlen von Farbe als weiße Makel imponieren. Eine flächenhafte Rötung wird **Erythem,** eine Rötung der gesamten Hautoberfläche **Erythrodermie** genannt.

Die **Quaddel,** Urtica oder Nessel stellt eine flüchtige, unscharf begrenzte, über das Hautniveau erhabene Effloreszenz dar, bedingt durch ein Ödem in der oberen Dermis *(Abb. 2)*. Die Farbe ist bei Spannung zuerst weiß und später rot. Sitzt das Ödem in der Epidermis, so kommt das histologische Phänomen der Spongiose zustande. Hat das Ödem seinen Sitz in der tiefen Dermis und in der Subkutis, so führt dies zu einer unscharf begrenzten, weichen, teigigen Schwellung.

Das **Knötchen oder die Papel** stellt eine umschriebene Verdickung oder Auftreibung der Haut dar. Eine epidermale Papel kommt durch Verbreiterung der Epidermis (Akanthose) zustande, während eine dermale Papel durch Infiltrat oder Einlagerung in der oberen Dermis zustande kommt *(Abb. 3)*. Papeln können sich verändern und zu plattenartigen, größeren Gebilden (Plaques) ausweiten. Zentral gedellte Papeln weiten sich in der Regel zu ringförmigen Papeln aus (anuläre Anordnung).

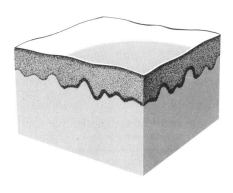

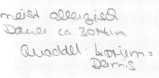

Abb 1: Makel (Fleck), Farbveränderung ohne Substanzunterschied.

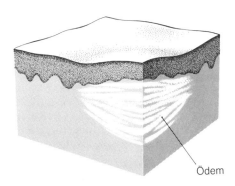

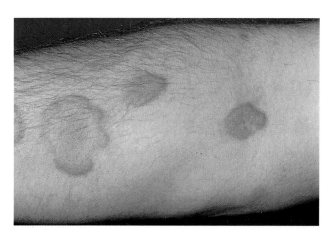

Abb. 2: Quaddel, umschriebenes Ödem der oberen Dermis.

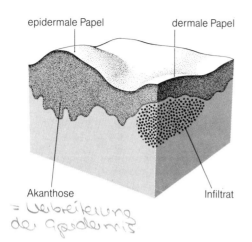

epidermale Papel   dermale Papel

Akanthose   Infiltrat

= Verbreiterung der epidermis

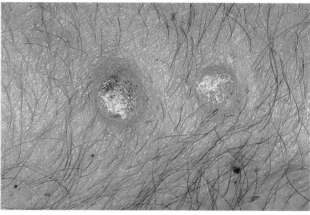

a)

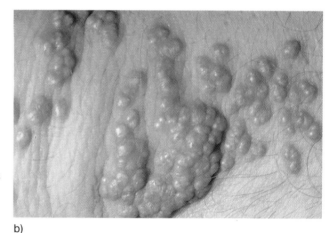

b)

Abb. 3: Knötchen oder Papel
a) epidermale Papel mit Substanzvermehrung der Epidermis (Akanthose).
b) dermale Papel mit Substanzvermehrung in der oberen Dermis durch Infiltrat oder Tumor

Bitte im Haupttext lesen ▶

Erosion: Epidermis Papillarkörper erhalten

Der **Knoten**, Nodus, ist eine umschriebene Substanzvermehrung in oder unter der Haut, die größer als eine Papel (größer als erbsgroß) imponiert *(Abb. 4)*. Epidermale Knoten sind in der Regel über das Hautniveau erhaben (exophytisch), während dermale und subkutane Knoten mehr durch die Substanzvermehrung in der Tiefe der Haut bei der Palpation imponieren.

Bläschen oder Vesiculae sind in der Epidermis gelegene, leicht vorgewölbte, kleine, mit Flüssigkeit gefüllte Hohlräume, oft in Gruppen angeordnet *(Abb. 5)*.

Die **Blase** oder Bulla ist ebenfalls eine mit Flüssigkeit gefüllte, in der Regel erhabene Effloreszenz größerer Art und entsteht oft aus Bläschen. Die Blase sitzt intraepidermal oder beruht auf einer subepidermalen Spaltbildung *(Abb. 6)*.

Die **Pustel** ist ein mit Eiter (Leukozyten und/oder Mikroorganismen) angefülltes Bläschen oder eine Blase *(Abb. 7)*.

Diese Effloreszenzen werden als primäre Effloreszenzen bezeichnet, da sie auf gesunder Haut direkt entstehen können. Durch Fortschreiten der krankhaften Veränderungen, durch degenerative und reparative Prozesse sowie durch Einwirkungen von außen kommt es zu sekundären Effloreszenzen. Dazu gehören die verschiedenen Arten der **Schuppung** (Squama), durch übermäßige oder pathologische Verhornung (Hyperkeratose, Parakeratose) und die serum- oder blutgetränkte **Kruste,** die **Nekrose** (Schorf) sowie die **Erosion** als Oberflächengewebedefekt, die **Exkoriation** als Gewebedefekt mit Verletzung des Papillarkörpers (punktförmige Blutungen, zum Beispiel Abschürfungen). Das **Ulkus** (Geschwür) mit einem tiefen Gewebedefekt *(Abb. 8)*, die Atrophie (Schwund des Gewebes) und die Narbe (Cicatrix).

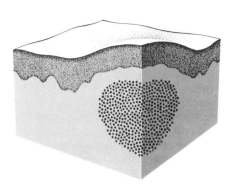 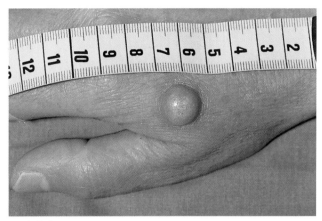

Abb. 4: Knoten, knotige Auftreibung in der unteren Dermis oder noch tiefer.

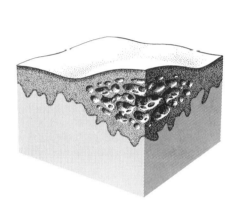 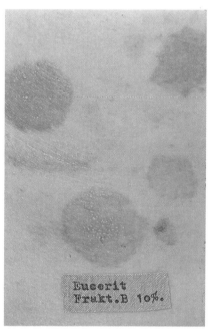

Abb. 5: Spongiotisches Bläschen, gekammertes Ödem in der Epidermis

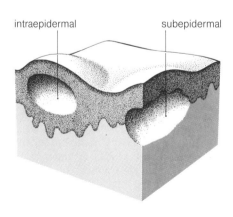 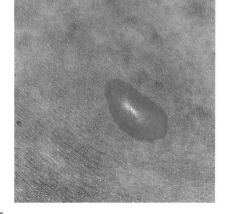

Abb. 6: Blase, umschriebene Flüssigkeitsansammlung in der Epidermis (intraepidermale Blase) oder zwischen Epidermis und Dermis (subepidermale Blase).

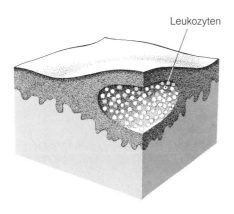
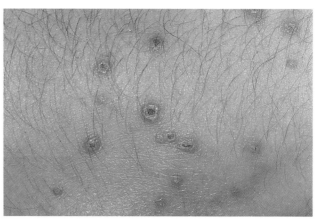

Abb. 7: Pusteln mit Eiter (Leukozyten und evtl. Erreger) gefülle Blase

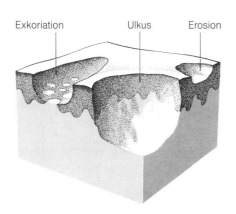
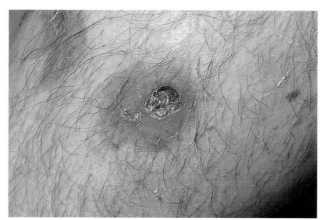

Abb. 8: Substanzdefekte: Erosion (oberflächlich), Exkoriation (Epidermis betreffend) und Ulkus (auch die Dermis betreffend).

2.2 Entzündungszeichen an der Haut

Die Unterscheidung entzündlicher von nichtentzündlichen Effloreszenzen ist differentialdiagnostisch von Bedeutung.

Die Entzündungszeichen und deren Wertung sind aus *Tabelle 1* ersichtlich.

2.2 Entzündungszeichen an der Haut

Auch an der Haut sind die klassischen Entzündungszeichen erkennbar und zur Unterscheidung der entzündlichen von den nichtentzündlichen Effloreszenzen von Bedeutung. Die Entzündung als Körperreaktion auf einen Schaden an Zellen oder Gewebe ist charakterisiert durch die **Hyperämie,** bedingt durch die Vasodilatation und erkennbar durch die Rötung. Der nächste Schritt ist die **Exsudation** durch Austritt von Blutflüssigkeit aus den Blutgefäßen, seröse Exsudation, oder zusammen mit Erythrozyten als hämorrhagische Exsudation. Verlassen auch Entzündungszellen die Blutbahn, so kommt es zur Ausbildung eines entzündlichen, **zellulären Infiltrates** und dessen Folgereaktionen, entweder perivaskulär oder in breiter Ausprägung extravaskulär. Entzündungen verursachen in der Regel auch subjektive Symptome wie lokale **Schmerzen** und vor allem **Juckreiz.** In besonderen Fällen kommt es zur Bildung von Granulomen durch Ansammlung und Reaktion des Histiozyten-Makrophagen-Systems. Die Entzündungszeichen und deren Wertung sind aus der *Tabelle 1* ersichtlich.

Sie lassen in der Regel keinen Schluß auf Anlaß, Ursache oder Auslösung der entzündlichen Körperreaktionen zu. Als solche kommen Verletzungen, physikalische Einflüsse, Fremdstoffe oder Fremdkörper, Infektionen und auch Veränderungen körpereigener Strukturen (Tumorzellen, Alterungvorgänge), Störungen der Blutversorgung oder pathologische Stoffwechselprozesse in Frage.

Tabelle 1: Entzündungszeichen an der Haut in der Reihenfolge der diagnostischen Bedeutung		
Rubor	Rötung	Entzündliche Vasodilatation
Tumor	Schwellung	Exsudative Entzündung und Infiltration
Calor	Überwärmung	Hyperämie
Dolor	Juckreiz, Schmerz	Differenzierte Reizung der afferenten Schmerzfasern
Functio laesa	Funktionsverlust	Exsudative Entzündung und Infiltration führen zur Durchlässigkeit der Haut

3 Die Körperabwehr

Einleitung

Über unspezifische und spezifische Abwehrmechanismen eliminiert der Organismus Material, das er als »fremd« vom »selbst« unterscheiden kann und erhält so seine Unversehrtheit.
Stoffe, die eine spezifische Immunantwort auslösen und mit gegen sie gerichteten **Antikörpern (Ak)** reagieren, sind **Antigene (Ag)**.

3.1 Das Immunsystem

3.1.1 Der lymphatische Apparat
Zu den primären lymphatischen Organen gehören Thymus und Knochenmark, zu den sekundären Milz und Lymphknoten, Appendix, Tonsillen und Peyer-Plaques.

3.1.2 Zellen des Immunsystems

Man unterscheidet:

● Lymphozyten
● Mononukleäre Phagozyten
● Dendritische Zellen
● Granulozyten.

Lymphozyten
Lymphozyten sind für die Spezifität der Immunantwort zuständig.
T- (60–80 %) und **B-Lymphozyten** (5–20 %) bilden den Hauptteil der Lymphozyten. Sie stammen von einer gemeinsamen Stammzelle im Knochenmark ab. In den primären lymphatischen Organen findet die antigenunabhängige Differenzierung zu immunkompetenten T-und B-Lymphozyten statt, in den sekundären lymphatischen Organen die antigenabhängige Differenzierung zu spezifisch sensibilisierten Effektor- und Gedächtniszellen oder Plasmazellen.

Aufgrund bestimmter Oberflächenstrukturen lassen sich T- und B-Lymphozyten unterscheiden. Eine Übersicht gibt *Tabelle 2*. Subpopulationen von T-Zellen sind zytotoxische T-Zellen, Helfer-und Suppressor-T-Zellen.

B-Zellen tragen Immunglobulinmoleküle als Antigenrezeptoren sowie Fc- und C3-Rezeptoren auf ihrer Membran.

3 Die Körperabwehr

Einleitung

Die Körperabwehr schützt den Organismus vor Infektionen. Unspezifische, entwicklungsgeschichtlich ältere und spezifische, kompliziertere Abwehrmechanismen eliminieren körperfremdes Material und garantieren die Integrität und Individualität des Organismus. Voraussetzung dafür ist die Unterscheidung zwischen »Selbst« und »Nicht-Selbst«. Stoffe, die als fremd erkannt werden und eine spezifische Immunantwort auslösen, nennt man **Antigene (Ag)**. Sie induzieren die Bildung von **Antikörpern (Ak)**. Toleranz ist die spezifische Nichtreaktivität des Immunsystems gegenüber einem Antigen.

Greift das Immunsystem körpereigene Gewebe an, manifestiert sich dies als Autoimmunkrankheit.

3.1 Das Immunsystem

3.1.1 Der lymphatische Apparat

Das Immunsystem umfaßt primäre und sekundäre lymphatische Organe. Zu den primären gehören Thymus und Knochenmark, zu den sekundären Lymphknoten, Peyer-Plaques, Milz, Appendix und Tonsillen.

3.1.2 Zellen des Immunsystems

Man unterscheidet:

● Lymphozyten
● Mononukleäre Phagozyten
● Dendritische Zellen
● Granulozyten.

Lymphozyten. Sie sind für die Spezifität der Immunantwort zuständig.

Es existieren **zwei Hauptklassen** von Lymphozyten: die T- (60–80%) und die **B-Lymphozyten** (5–20%). Beide entwickeln sich aus pluripotenten hämatopoetischen Stammzellen, die sich während der Fetalzeit in der Leber, postnatal im Knochenmark autonom teilen. In den primären lymphatischen Organen findet die antigenunabhängige Differenzierung zu immunkompetenten Lymphozyten statt. Vorläufer von T-Lymphozyten entwickeln sich im Thymus unter Einfluß bestimmter, vom Thymusepithel sezernierter Polypeptide zu reifen T-Zellen. Der Reifungsprozeß der B-Vorläuferzelle spielt sich vermutlich disseminiert im Knochenmark ab. Reife T- und B-Zellen werden in die Blutbahn ausgeschleust.

In den sekundären lymphatischen Organen, den Lymphknoten und der Milz, Tonsillen, Appendix und Peyer-Plaques löst der Kontakt mit dem Antigen die weitere Differenzierung der Lymphozyten aus.

Ein reifer Lymphozyt trägt – schon vor Ag-Kontakt jeweils spezifische Erkennungsstrukturen für nur ein Antigen. Jedes Antigen selektiert aus der gesamten Lymphozytenpopulation, also einer Vielzahl unterschiedlicher Klone (Diversität), diejenigen Lymphozyten, die passende Rezeptoren für dieses Antigen besitzen (klonale Selektionstheorie).

Morphologisch gleichen sich T- und B-Lymphozyten. Mit Hilfe monoklonaler Ak lassen sich jedoch Differenzierungsantigene auf der Lymphozytenoberfläche darstellen, die diese während bestimmter Reifungsstadien erwerben. Eine Auswahl zeigt *Tabelle 2*. Es lassen sich mehrere **Subpopulationen von T-Lymphozyten** unterscheiden, denen unterschiedliche biologische Funktionen zukommen: Zytotoxische T-Zellen, Helfer- und Suppressor-T-Zellen.

B-Lymphozyten tragen Immunglobulinmoleküle auf ihrer Oberfläche, die als Rezeptoren für das Ag dienen. Diese Ag-Rezeptoren besitzen etwa dieselbe Struktur wie die Ak, die die B-Zelle nach ihrer Differenzierung zur Plasmazelle sezerniert. Weitere Oberflächenstrukturen der B-Zellen sind Fc-Rezeptoren, C3b-Rezeptoren (CR1) und C3d-Rezeptoren (CR2).

Tabelle 2: Eigenschaften von T- und B-Lymphozyten		
	T	**B**
Differenzierungsantigene:		
T3, T11	+ (alle)	−
T4	+ (T_H)	−
T8	+ (T_S, T_c)	−
Ig	−	+
Oberflächenrezeptoren für:		
C3b (CR1)	−	+
C3d (CR2)	−	+
Fc von IgG	−	+
T_H = T-Helfer-Zellen T_S = T-Suppressor-Zellen T_C = zytotoxische T-Zellen	+ vorhanden − nicht vorhanden	

Etwa 5% der Lymphozyten weisen weder B- noch T-Zell-Marker auf. Die Funktion dieser sogenannten **Null-Zellen** – wahrscheinlich eine heterogene Zellgruppe, die auch die großen, granulierten Lymphozyten (large granular lymphocytes – LGL) umfaßt – ist noch ungeklärt. Vermutlich spielen letztere eine Rolle bei der antikörpervermittelten, zellulären Zytotoxizität (ADCC) und als »natural killer cells« bei der spontanen Lyse von Tumor- und virusinfizierten Zellen.

Null-Zellen sind weder T- noch B-Zellen. Sie scheinen die Effektorzellen bei der ADCC und der Lyse von Tumor- und virusinfizierten Zellen zu sein.

Mononukleäre Phagozyten. Das mononukleäre Phagozytensystem – MPS – umfaßt phagozytotisch aktive Zellen in Blut (Monozyten) und Gewebe (Makrophagen), die von einer gemeinsamen Vorläuferzelle im Knochenmark (Monoblast) abstammen. Zu ihnen gehören die Histiozyten im Bindegewebe, die Kupffer-Zellen der Leber, Alveolar-Makrophagen in der Lunge, die Mikrogliazellen des ZNS sowie Makrophagen in Lymphknoten, Milz, Pleura und Peritoneum. Durch ihre Fähigkeit, körperfremdes Material wie Bakterien, Pilze und Viren aufzunehmen und abzubauen, erfüllen die Makrophagen eine wichtige Aufgabe bei der unspezifischen Abwehr. Die Phagozytose wird erheblich erleichtert, wenn das Antigen (Ag) mit spezifischen Antikörpern (Ak) und Komplement (C3b) beladen ist **(Opsonisierung).**

Eine entscheidende Bedeutung kommt Makrophagen auch bei der Induktion und Regulation der spezifischen Immunantwort zu: Sie fangen das Ag ab, verarbeiten es und präsentieren es den Lymphozyten. Bei der Mehrzahl der Antigene ist die Immunantwort von einer solchen Makrophagenkooperation abhängig. Außerdem sezernieren sie eine Vielzahl verschiedener Substanzen, wie Enzyme (z.B. Kollagenase), Komplementfaktoren, Phospholipide (z.B. Arachidonsäurederivate) und Zytokine, wie den Tumor necrosis factor (TNF) und Interleukin 1. Viele dieser Faktoren modulieren die Funktion anderer Immunzellen.

Mononukleäre Phagozyten
Zu den mononukleären Phagozyten gehören Monozyten und Makrophagen.

Sie phagozytieren körperfremde Partikel, und dies besonders effektiv, wenn diese mit Ak und Komplement beladen sind **(Opsonisierung).** Zudem erfüllen sie bei der Induktion der spezifischen Immunantwort als Ag-präsentierende Zellen eine entscheidende Aufgabe. Über die Sekretion verschiedener Mediatorsubstanzen beeinflussen sie die Funktion anderer Immunzellen.

Dendritische Zellen. Dendritische Zellen, die durch weit ausgestreckte Fortsätze gekennzeichnet sind, lassen sich trotz ihrer Ähnlichkeit mit Makrophagen nicht eindeutig dem MPS zuordnen. Sie kommen in allen lymphatischen Geweben vor. In der Epidermis findet man sie als sogenannte **Langerhans-Zellen.** Wesentliche Funktion dieser Zellen ist wahrscheinlich die Konzentrierung antigenen Materials. Wegen ihrer großen Oberfläche sind sie zur Ag-Präsentierung besonders geeignet. Ihre Phagozytoseleistung ist wenig ausgeprägt.

Dendritische Zellen
Dendritische Zellen, wie z.B. die Langerhans-Zellen der Epidermis, konzentrieren antigenes Material und präsentieren es den Lymphozyten.

Granulozyten. Neutrophile Granulozyten bewirken bei einer akuten bakteriellen Entzündung eine sehr schnelle, unspezifische zelluläre Abwehr der Keime. Sie wandern – dem chemotaktischen Reiz von aktivierten Komplementfaktoren oder bakteriellen Produkten folgend – in das Entzündungsgebiet ein, phagozytieren die Erreger und bauen sie intrazellulär durch oxidative Mechanismen ab. Dabei setzen sie Arachidonsäurederivate wie Prostaglandine und Leukotriene oder Sauerstoffradikale frei, die für die typischen Entzündungszeichen verantwortlich sind.

Granulozyten
Neutrophile Granulozyten sind wichtige unspezifische Entzündungszellen, die durch Phagozytose von Keimen und Freisetzung von Arachidonsäurederivaten und Sauerstoffradikalen bakterielle Infektionen rasch bekämpfen.

3.1.3 Humorale Faktoren

Man unterscheidet:
● Antikörper
● Komplement
● Lymphokrine.
Antikörper oder Immunglobuline (Ig) werden von Plasmazellen sezerniert. Sie reagieren spezifisch mit dem Ag, das ihre Bildung induzierte.
Ig bestehen in ihrer Grundstruktur aus 2 leichten (L-Ketten) und 2 schweren (H-Ketten) Polypeptidketten, die über Disulfidbrücken zu einem y-förmigen Molekül verbunden sind *(Syn. 9)*
Es gibt 5 Klassen von Ig: IgA, IgD, IgE, IgG und IgM. Sie unterscheiden sich in der Primärstruktur der schweren Ketten. Durch enzymatische Spaltung mit Papain bzw. Pepsin erhält man folgende Fragmente:

3.1.3 Humorale Faktoren

Man unterscheidet:
● Antikörper
● Komplement
● Lymphokine.

Antikörper. Antikörper oder Immunglobuline (Ig) werden von Plasmazellen sezerniert. Sie reagieren spezifisch mit dem Antigen, welches ihre Bildung induzierte.

Die Grundstruktur (Monomer) aller Ig ist gleich: Sie besteht aus 4 Polypeptidketten, 2 leichten (light chain = L-Kette) und 2 schweren (heavy chain = H- Kette), die über Disulfidbrücken miteinander zu einem y-förmigen Molekül verbunden sind. Die Struktur des IgG ist schematisch in *Synopsis 9* dargestellt.

Es gibt fünf Klassen von Immunglobulinen (Ak-Isotypen), die sich in der Primärstruktur ihrer H-Ketten unterscheiden: IgA, IgD, IgE, IgG und IgM. Die Charakteristika der Ig-Klassen sind in *Tabelle 3* aufgeführt. Die enzymatische Spaltung mit Papain beziehungsweise Pepsin erlaubt eine Zuordnung von biologischen Funktionen zu bestimmten Abschnitten des IgG-Moleküls.

Tabelle 3: Charakteristika der Immunglobuline

	IgG	IgA	IgM	IgD	IgE
Schwere Kette	γ	α	μ	δ	ε
Molekulargewicht	150 000	160 000	970 000	184 000	188 000
Halbwertszeit (in Tagen)	21	6	5	3	2
Mittlere Konzentration (mg/ml)	9–18	1,5–3	1,5	0,03	0,00005
Komplementaktivierung	+	–	+	–	–
Plazentapassage	+	–	–	–	–

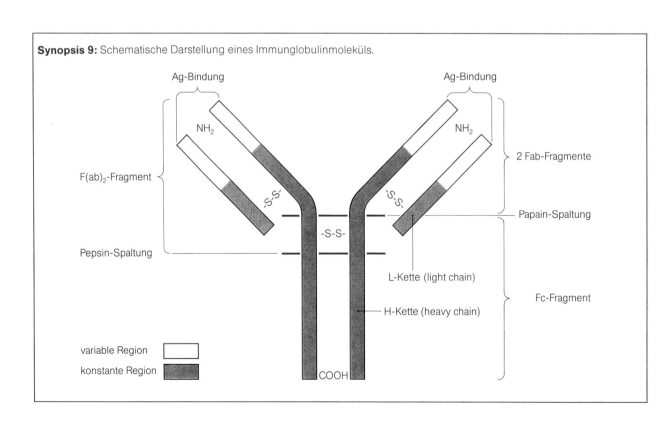

Synopsis 9: Schematische Darstellung eines Immunglobulinmoleküls.

In den **Fab**-Teilen (antigen binding fragment) ist die Spezifität des Ak lokalisiert. Hier, am N-terminalen Ende der Ketten, unterscheiden sich Antikörper gegen verschiedene Antigene. Dies ist die variable Region, die das Ag bindet.

Der **Fc**-Teil (fragment crystalline) besitzt für jede Ig-Klasse eine konstante Aminosäuresequenz und ist für die Vermittlung von Effektorfunktionen zuständig, z.B. die Komplementaktivierung über den klassischen Weg und die Beeinflussung verschiedener zellulärer Funktionen nach Bindung an Fc- Rezeptoren auf Granulozyten und Makrophagen, Mastzellen und Lymphozyten.

Die variablen Regionen des Ig-Moleküls tragen den Ak-Idiotyp. Sie können ihrerseits als Ag fungieren und die Bildung von Antikörpern induzieren. Solche **antiidiotypischen Antikörper** sind also gegen die Ag-Bindungsstelle eines Ak-Moleküls gerichtet. Sie können dessen Interaktion mit dem »eigentlichen« Ag hemmen. Idiotypen und Antiidiotypen bilden ein kompliziertes Netzwerk, das eine regulatorische Funktion bei der Immunantwort hat (Netzwerktheorie nach Jerne).

Komplement. Das Komplementsystem (C) besteht aus etwa 20 Serumproteinen. Es ist das wichtigste Mediator-System spezifischer und unspezifischer entzündlicher Reaktionen und bewirkt Aktivierung von Immunzellen, Opsonisierung von Antigenen und Lyse von Zielzellen.

Ähnlich dem Gerinnungssystem werden die einzelnen C-Komponenten, die im Serum in inaktiver Form als Proenzyme oder Kofaktoren vorliegen, kaskadenartig aktiviert. Eine schematische Darstellung zeigt *Synopsis 10*.

Zwei Aktivierungswege existieren: der klassische und der alternative.

Der **klassische Weg** umfaßt die Komponenten C 1–C 9 und wird durch Ag-Ak-Komplexierung in Gang gesetzt, aber auch unspezifisch durch eine Reihe von Substanzen, darunter Medikamente. Proteine des **alternativen Weges** sind C3, die Faktoren B, D und P. Eine unkontrollierte Aktivierung wird durch die Faktoren I und H verhindert.

Oberflächen und Substanzen, die die Wirkung von I und H behindern, wie z.B. bakterielle Lipopolysaccharide, bewirken eine Aktivierung über den alternativen Weg.

Die Spaltung von C3, das von allen Komponenten die höchste Konzentration im Serum besitzt, ist der zentrale Schritt der Sequenz. Mit Aktivierung von C5 beginnt die Effektorphase.

Durch Einlagerung des C5b-9-Komplexes in die Zielzellmembran kommt es zur Bildung von elektronenmikroskopisch sichtbaren »Löchern« in der Membran und damit zur Lyse der Zielzelle.

Im Laufe der Aktivierung entstehen biologisch hochaktive Spaltprodukte (C3a, C4a, C5a), die Anaphylatoxine. Sie bewirken eine Histaminfreisetzung aus Mastzellen, C5a auch Anlockung von Entzündungszellen. Ag-Ak-Komplexe, die C3b gebunden haben, können sich an Zellen anlagern, die Rezeptoren für C3b (CR1) besitzen, z.B. Erythrozyten, neutrophile Granulozyten und Monozyten (Immunadhärenz).

Die Aufnahme des Ag in die phagozytierende Zelle wird durch diesen engen räumlichen Kontakt gesteigert (Opsonisierung).

Lymphokine. Lymphokine sind Mediatorsubstanzen, die von sensibilisierten Lymphozyten und von Makrophagen sezerniert werden. Sie regulieren als »Botenmoleküle« unter anderem die Funktion anderer Lymphozyten (z.B. Interleukin 2), die von Makrophagen (z.B. Makrophagen aktivierender Faktor MAF) und von polymorphkernigen Granulozyten (z.B. Leukozyten inhibierender Faktor).

Jeder **Fab**-Teil bindet mit seiner variablen Region das Antigen.

Der **Fc**-Teil, der für jede Ig-Klasse eine konstante Aminosäuresequenz aufweist, vermittelt Effektorfunktionen, z.B. die Komplementaktivierung.

Antiidiotypische Ak sind Ak, die gegen die Ag-Bindungsstelle eines körpereigenen Ig-Moleküls gerichtet sind. Sie haben eine regulatorische Funktion bei der Immunantwort.

Komplement
Das Komplementsystem (C) besteht aus 20 Serumproteinen. Es ist das wichtigste Mediatorsystem spezifischer und unspezifischer entzündlicher Reaktionen.
Die einzelnen, im Serum in inaktiver Form vorliegenden Komponenten werden kaskadenartig aktiviert (Syn. 10).
Es existieren zwei Aktivierungswege:
Die Komplementaktivierung auf **klassischem Weg** erfolgt durch Ag-Ak-Komplexe.
Der **alternative Weg** wird u.a. durch bakterielle Lipopolysaccharide in Gang gesetzt.
Regulatorproteine verhindern eine unkontrollierte Aktivierung des Komplementsystems.
Auf die Aktivierung folgt die Effektorphase mit Bildung eines zellytischen Komplexes.

Bei der Aktivierung entstehen hochaktive Entzündungsmediatoren, die Anaphylatoxine (C3a, C4a, C5a).

Ag-Ak-Komplexe können erheblich effektiver phagozytiert werden, wenn sie mit Komplementkomponenten beladen sind (Opsonisierung).

Lymphokine
Lymphokine werden von sensibilisierten Lymphozyten und Makrophagen sezerniert und beeinflussen als Botenstoffe die Funktion anderer Immunzellen.

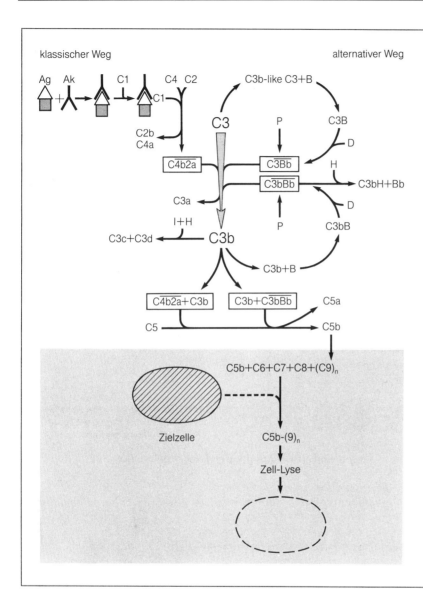

klassischer Weg   alternativer Weg

Synopsis 10: Schematische Darstellung des Komplementsystems mit der Aktivierungs- und der Effektorphase. Das Komplementsystem (C) ist das wichtigste Mediatorsystem entzündlicher Reaktionen. Es besteht aus etwa 20 im Serum in inaktiver Form vorliegenden Proteinen. Die Komplementaktivierung erfolgt auf klassischem (z.B. durch Antigen-Antikörper-Komplexe) oder alternativem Weg (z.B. durch bakterielle Lipopolysaccharide). Die einzelnen C-Komponenten werden kaskadenartig durch Spaltung und/oder Komplexbildung aktiviert (aktivierte Komponenten sind durch einen Querstrich gekennzeichnet).
Beide Wege »münden« nach Spaltung von C3 in die Effektorphase, in deren Verlauf es zur Lyse der Zielzelle, z.B. eines Bakteriums, kommt.
Die Spaltprodukte C3a, C4a und C5a sind biologisch hochaktive Entzündungsmediatoren (Anaphylatoxine).

3.2 Die Immunantwort

Definition ▶

3.2 Die Immunantwort

Definition. Die Immunantwort ist die Auseinandersetzung eines Organismus mit körperfremden Substanzen, in deren Verlauf es zur Aktivierung und klonalen Proliferation spezifisch sensibilisierter Lymphozyten und/oder der Bildung von spezifischen Ak kommt.

Bei Erstkontakt mit einem Ag reagiert der Körper nach fünf bis zehn Tagen mit der Bildung spezifischer IgM-Antikörper beziehungsweise spezifisch stimulierter Effektorenzellen (Primärreaktion).

Bei erneutem Kontakt mit demselben Ag steigen Ak-Spiegel (jetzt Ak der IgG-Klasse) beziehungsweise Effektorzellkonzentration sehr viel schneller an, erreichen höhere Werte und fallen langsamer wieder ab (Sekundärreaktion). Ein typischer Ak-Titerverlauf ist in *Synopsis 11* dargestellt.

Die schnellere und effektivere Antwort des Immunsystems bei Zweitkontakt, der Booster-Effekt, beruht auf der Ausbildung von Gedächtniszellen anläßlich der Primärreaktion.

T-Lymphozyten vermitteln die zelluläre Immunität, B-Lymphozyten die humorale. Eine enge Zusammenarbeit zwischen B- und T-Zellen ist jedoch notwendig.

Antigenerkennung und Lymphozytenaktivierung. (Syn. 12) Die meisten Antigene aktivieren Lymphozyten unter Mithilfe akzessorischer Zellen wie Makrophagen und Langerhans-Zellen. Voraussetzung für die Zusammenarbeit zwischen akzessorischen Zellen und Lymphozyten ist die genetische Identität beider Zellen. Das »Selbst« von Ag-präsentierender und Ag-reaktiver Zelle wird durch bestimmte Oberflächenstrukturen signalisiert, den Ia-Antigenen, die von Genen des Haupthistokompatibilitätskomplexes (major histocompatibility complex MHC) kodiert werden. Die Möglichkeit der Ag-Erkennung durch T-Lymphozyten wird dadurch eingeschränkt (MHC-Restriktion): T-Lymphozyten erkennen mittels ihres Antigenrezeptors nur mit MHC-Strukturen assoziiertes, nicht aber freies Antigen. Nach Ag-Erkennung kommt es zur Differenzierung und Expansion des für das Ag spezifischen Lymphozytenklones.

B-Zellen differenzieren sich nach Bindung des Antigens an ihr Oberflächen-Ig und meist unter Einfluß von Makrophagen und T-Helfer-Zellen zu Ak-produzierenden Plasmazellen und Gedächtniszellen. Zunächst sezernieren die Plasmazellen Ak der IgM-Klasse, nach einiger Zeit IgG- bzw. IgA- oder IgE-Ak desselben Idiotyps (Ig-class switch).

T-Zellen wandeln sich antigenabhängig in zytotoxische T-Lymphozyten und in DTH-Zellen (**d**elayed **t**ype **h**ypersensitivity) oder in T-Gedächtniszellen um. Ermöglicht wird dies durch Faktoren (Interleukin 2), die von T-Helfer-Zellen sezerniert werden. Eine andere Subpopulation, die Suppressor-T-Zellen, wirkt sich hemmend auf Ak-Produktion und T-Zell-Differenzierung aus. Durch ein Antigen werden meist humorale **und** zelluläre Immunreaktionen induziert, jedoch in sehr unterschiedlichem Ausmaß.

Intrazellulär lebende Keime, z.B. Mykobakterien, Pilze, Protozoen und Viren, werden bevorzugt zellulär abgewehrt, an und in der Haut ganz besonders wegen der starken Präsentierung durch Langerhans-Zellen. Pyogene grampositive Kokken und gramnegative Bakterien lösen dagegen eher eine humorale Immunantwort aus.

Antigenerkennung und Lymphozytenaktivierung *(Syn. 12)*
In den meisten Fällen wird antigenes Material den Lymphozyten durch akzessorische Zellen (Langerhans-Zellen, Makrophagen) präsentiert. Das Ag kann von den Lymphozyten nur in Assoziation mit körpereigenen MHC-kodierten Zelloberflächenstrukturen (Ia-Antigenen), die das »Selbst« signalisieren, erkannt werden (MHC-Restriktion).

B-Zellen wandeln sich antigenabhängig in Ak-sezernierende Plasmazellen und Gedächtniszellen um,

T-Lymphozyten in zytotoxische T-Zellen, in DTH-Zellen und T-Gedächtniszellen. T-Helfer-Zellen unterstützen die Lymphozytendifferenzierung durch Sekretion von Lymphokinen (z.B. Interleukin 2), Suppressor-T-Zellen wirken sich hemmend auf die Immunantwort aus.
Intrazellulär lebende Keime (Mykobakterien, Pilze, Protozoen und Viren) werden bevorzugt zellulär abgewehrt. Pyogene grampositive Kokken und gramnegative Bakterien lösen dagegen eher eine humorale Immunantwort aus.

Synopsis 11: Schematische Darstellung eines typischen Antikörper-Titer-Verlaufs bei der Primär- und Sekundärreaktion.

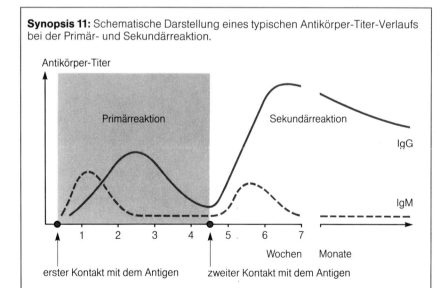

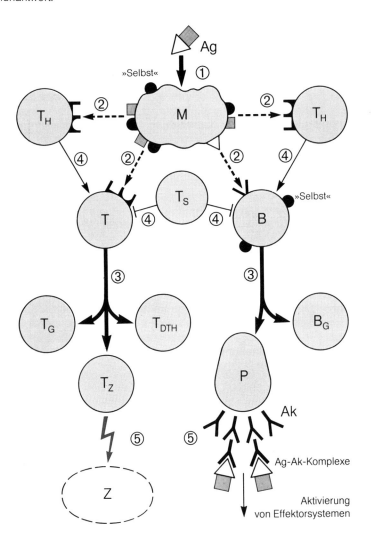

Synopsis 12: Schematische Darstellung der zellulären Interaktionen bei der Immunantwort.

1. Antigen-Präsentierung: Akzessorische Zellen wie Makrophagen oder Langerhans-Zellen fangen das Antigen ab, verarbeiten es und präsentieren es den Lymphozyten.

2. Antigen-Erkennung mittels Antigen-Rezeptoren auf T- bzw. Oberflächen-Immunglobulinen auf B-Lymphozyten. Voraussetzung für die Zusammenarbeit der verschiedenen Zellen ist ihre genetische Identität, die durch Ia-Antigene (»Selbst«) signalisiert wird.

3. Lymphozytendifferenzierung zu spezifisch sensibilisierten Effektorzellen (zytotoxische T- und DTH-Zellen bzw. Plasmazellen) und Gedächtniszellen.

4. Regulation der Immunantwort durch T-Lymphozyten: T-Helfer-Zellen fördern durch Sekretion von Lymphokinen, z.B. Interleukin 2, die Lymphozytendifferenzierung, Suppressor-T-Zellen hemmen sie.

5. Effektorreaktionen: Zytotoxische T-Zellen lysieren antigentragende Zielzellen, Plasmazellen sezernieren Antikörper, die nach Bindung des Antigens Effektorsysteme (z.B. Komplement) aktivieren.

3.3 Effektorreaktionen

Spezifische und unspezifische Effektorreaktionen führen direkt zur Eliminierung antigenen Materials.

Spezifische Effektorreaktionen. Ak können mit Ag reagieren und Ag-Ak-Komplexe bilden. Nach Komplementbindung erfolgt eine beschleunigte Phagozytose durch neutrophile Granulozyten und Makrophagen (Opsonisierung). Ak können Toxine und einige Viren direkt neutralisieren, so daß diese nicht mehr Zielzellen schädigen oder infizieren können.

Sensibilisierte zytotoxische T-Zellen lysieren Ag-tragende Zielzellen (z.B. virusinfizierte Zellen) unter Bildung von Effektor-Zielzellkonjugaten.

Bei der antikörpervermittelten Zytotoxizität (**a**ntibody **d**ependent **c**ellular **c**ytotoxicity ADCC) erkennen Fc-Rezeptoren tragende Killer-Zellen die Target-Zelle »via« spezifische Ak, die primär an die Target-Zelle gebunden sein müssen. Der Kontakt führt zur Lyse der Zielzelle.

Unspezifische Effektorreaktionen. Polymorphkernige Granulozyten und mononukleäre Phagozyten vernichten eingedrungene Mikroorganismen oder hemmen deren Vermehrung.

Die Phagozytose opsonierter oder nicht opsonierter Fremdpartikel ist die phylogenetisch älteste und wichtigste Abwehrfunktion überhaupt.

3.4 Gewebeabstoßung

Die Implantation von fremdem Gewebe induziert beim Empfänger eine spezifische Immunreaktion, die die Abstoßung der Transplantates bewirken soll.

Bei Implantation, z.B. fremder Haut, kommt es nach anfänglichen Kapillareinsprossungen in das übertragene Gewebe zur Infiltration mit polymorphkernigen Granulozyten, am fünften bis siebten Tag mit Lymphozyten und Makrophagen, später zum interstitiellen Ödem mit Mikrozirkulationsstörungen und schließlich zur Nekrose und zum irreversiblen Transplantatverlust am zehnten Tag. Das Ausmaß und der zeitliche Verlauf der Abstoßungsreaktion sind dabei vom Fremdheitsgrad zwischen Spender und Empfänger und der immunologischen Abwehrbereitschaft des Empfängers abhängig. Die Antigene, die die Abstoßung auslösen, bezeichnet man als Histokompatibilitätsantigene. Das Haupthistokompatibilitätssystem des Menschen ist das **HLA-System** (human leucocyte antigen). HLA-Antigene werden von Genloci auf dem 6. Chromosom, dem **major histocompatibility complex (MHC)** kodiert und existieren auf fast allen Körperzellen.

Wegen ihres ausgeprägten Polymorphismus hat jeder Mensch ein anderes HLA-Muster. Für den Transplantationserfolg entscheidend ist aber eine möglichst weitgehende Übereinstimmung im HLA-System von Spender und Empfänger. Diese muß vor einer Transplantation durch serologische Typisierung überprüft werden.

Der Mechanismus der Transplantatabstoßung ist noch unklar. Man nimmt an, daß die Gewebeabstoßung im wesentlichen von spezifisch sensibilisierten zytotoxischen T-Lymphozyten vermittelt wird.

Wird Gewebe übertragen, das sehr viel immunkompetente Lymphozyten enthält, kann es zu einer vom Transplantat ausgehenden Immunreaktion gegen den Wirtsorganismus kommen. Die Gefahr dieser »**graft-versus-host**«-Reaktion (GvHR) besteht z.B. bei allogenen Knochenmarkstransplantationen.

Im Bereich der MHC-Gene wird auch die Immunreaktivität gegen Antigene determiniert. So verwundert es nicht, daß einige Autoimmunkrankheiten, z.B. der Lupus erythematodes, eine enge Assoziation mit bestimmten HLA-Mustern zeigen.

3.3 Effektorreaktionen

Effektorreaktionen führen zur Eliminierung antigenen Materials.

Spezifische Effektorreaktionen
Ak binden spezifisch das Ag und erleichtern so seine Phagozytose. Toxine und einige Viren werden von Ak direkt neutralisiert.

Zytotoxische T-Zellen lysieren spezifisch die Ag-tragende Zielzelle.

Unspezifische Effektorreaktionen
Die unmittelbare Phagozytose von Ag durch Granuloyzten und Makrophagen ist die wichtigste Abwehrfunktion.

3.4 Gewebeabstoßung
am 10.d. Transplantatverlust

Abhängig vom Fremdheitsgrad zwischen Spender und Empfänger induziert die Implantation von fremdem Gewebe beim Empfänger eine spezifische Immunreaktion, die die Abstoßung des Transplantates bewirkt.

Der Fremdheitsgrad wird von den Histokompatibilitätsantigenen bestimmt, deren wichtigste beim Menschen die **HLA-Antigene** sind.

Für den Transplantationserfolg entscheidend ist eine möglichst weitgehende Übereinstimmung im HLA-System von Spender und Empfänger.

Bei der »**graft-versus-host**«-Reaktion richtet sich die Immunreaktion des Transplantates (z.B. allogenes Knochemark) gegen den Wirtsorganismus.
Bestimmte Krankheitsbilder sind mit definierten HLA-Mustern assoziiert, z.B. der Lupus erythematodes.

4 Allergische Krankheiten

Allgemeine Vorbemerkungen

Allergie

Definition ▶

4 Allergische Krankheiten

Allgemeine Vorbemerkungen

Allergie

Definition. Allergien sind Ausdruck einer gestörten immunologischen Auseinandersetzung des Organismus mit einer körperfremden Substanz. Im Gegensatz zur Immunität verläuft bei der Allergie der Erstkontakt mit dem Fremdstoff klinisch stumm, der Zweitkontakt aber mit Symptomen von Krankheitswert. Allergien sind Immunreaktionen, die keinen Schutz, sondern Schaden hervorrufen. Die besondere Empfindlichkeit gegenüber Allergenen aus der Umwelt ist streng spezifisch und wird durch den Prozeß der Sensibilisierung erworben.

Eine Allergie ist somit eine erworbene spezifische Änderung der Reaktionsfähigkeit des Organismus gegenüber einer körperfremden Substanz infolge einer immunologischen Reaktion.

Prinzipiell kann jedes Organ Schauplatz eines allergischen Geschehens sein. Ca. 80% aller Allergien spielen sich an der Haut und den angrenzenden Schleimhäuten ab. Dort findet auch die Hauptauseinandersetzung des Organismus mit Fremdstoffen statt. Die Häufigkeit der Allergien in den Industrieländern nimmt zu. Der steigende Medikamentenkonsum, die fortschreitende »Chemisierung« unserer Umwelt, die Schädigung der Schleimhautbarrieren durch Luftverschmutzung und psychovegetative Faktoren (»Streß«) werden für diese Entwicklung verantwortlich gemacht.

Pseudoallergie

Definition ▶

Pseudoallergie

Definition. Pseudoallergische Reaktionen zeigen klinisch die Symptome einer Allergie, sind aber nicht immunologisch bedingt. Da eine Sensibilisierungsphase fehlt, können sie schon bei Erstkontakt mit der auslösenden Substanz auftreten. Eine immunologische Erkennung des Fremdstoffes erfolgt nicht und damit gewinnen pathogenetisch neben einer direkten Histaminfreisetzung unspezifische und antikörperunabhängig aktivierbare Effektorsysteme (Arachidonsäuremetabolismus, Fibrinolyse, Kininsystem, Komplement) an Bedeutung. Die häufigsten Auslöser pseudoallergischer Reaktionen zeigt *Tabelle 4*.

Tabelle 4: Häufige Auslöser pseudoallergischer Reaktionen
● Analgetika, Antiphlogistika
● i.v.-Anästhetika
● kolloidale Plasmaersatzmittel
● Lokalanästhetika
● Muskelrelaxanzien
● Röntgenkontrastmittel

Klassifikation pathogener Immunreaktionen und Einteilung allergischer Krankheiten

Coombs und Gell haben 1963 krankmachende Immunreaktionen in 4 Typen eingeteilt und damit eine Klassifikation geschaffen, die sich bis heute behauptet hat. Diese stellt eine Vereinfachung dar – eine Immunantwort erfolgt nie eingleisig –, sie hat sich aber didaktisch bewährt und ist bisher durch keine bessere ersetzt worden.

Die Immunreaktionen lassen sich didaktisch vereinfacht in vier Typen einteilen *(Tab. 5, Syn. 13)*.

Synopsis 13: Die 4 Haupttypen pathogener Immunreaktionen (Coombs und Gell)

Typ 1: IgE-tragende Mastzellen setzen nach Antigenbindung Mediatoren frei.
Typ 2: Zellgebundene Antikörper aktivieren Komplement.
Typ 3: Zirkulierende oder gewebsständige Immunkomplexe aktivieren Komplement.
Typ 4: Sensibilisierte T-Lymphozyten sezernieren nach Antigenkontakt Lymphokine.

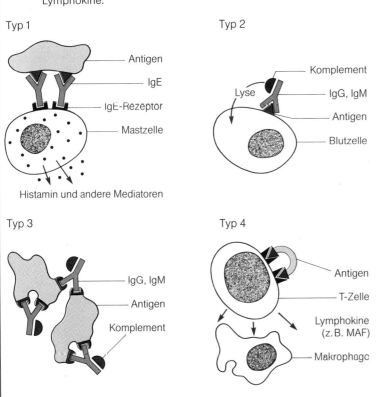

Tabelle 5: Pathogene Immunreaktionen (Coombs und Gell)

Typ der Immunreaktion	vermittelt durch	klinische Beispiele
1. anaphylaktisch	IgE	Schock, Urtikaria, Insektengiftallergie, Pollinosis
2. zytotoxisch	IgG, IgM	Agranulozytose, thrombopenische Purpura, hämolytische Anämie
3. Immunkomplexe	IgG, IgM	Vasculitis allergica, Serumkrankheit, allergische Alveolitis
4. zellvermittelte	T-Lymphozyten	allergisches Kontaktekzem, makulo-papulöses Arzneiexanthem

4.1 Typ I: Reaktion vom Soforttyp

IgE, Mastzelle und Histamin sind die wichtigsten Träger der allergischen Soforttyp-Reaktion. Ohne Vernetzung (»bridging«) benachbarter IgE-Moleküle erfolgt keine Mastzellendegranulation. Der wichtigste Mediator, Histamin, kann das ganze Symptomenspektrum allergischer Reaktionen auslösen.

Bei einer allergeninduzierten Mastzellendegranulation werden außer Histamin weitere Mediatoren freigesetzt oder neu gebildet: Prostaglandine, Leukotriene, der plättchenaktivierende Faktor (PAF), der eosinophil-chemotaktische Faktor (ECF) u.a.

Klinische Beispiele einer Typ-I-Reaktion sind die allergische Rhinitis und das allergische Asthma bronchiale, die Urtikaria und der anaphylaktische Schock.

4.1.1   Urtikaria und Quincke-Ödem

4.1.1.1 Urtikaria

Definition ▶

4.1 Typ I: Reaktion vom Soforttyp (Reaktion vom anaphylaktischen Typ)

Typ-I-Reaktionen werden durch IgE-Antikörper vermittelt. Diese sind als zytophile Antikörper über einen Rezeptor an die Membran von **Mastzellen** und basophilen Leukozyten gebunden. Die Überbrückung (»bridging«) mindestens zweier benachbarter IgE-Moleküle durch ein (bivalentes) Antigen ist das Signal, welches die Degranulation dieser Zellen auslöst und damit die **Freisetzung vasoaktiver Mediatoren.** Der wichtigste ist **Histamin,** welches das ganze **Symptomenspektrum einer allergischen Sofortreaktion** auszulösen vermag:

- Vasodilatation (Erythem),
- Steigerung der Gefäßpermeabilität (Ödem),
- Kontraktion der glatten Muskulatur (Bronchospasmus, Koliken),
- Hypersekretion der Schleimhäute (Rhinitis) und
- Juckreiz.

Mastzellen und basophile Leukozyten sezernieren aber noch weitere Mediatoren, die modulierend in die allergische Reaktion eingreifen können: Prostaglandine (PGD_2 und PGE_2), den chemotaktischen Faktor für Eosinophile (ECF), den plättchenaktivierenden Faktor (PAF) und Leukotriene, welche wie die Prostaglandine dem Arachidonsäuremetabolismus entstammen. Der früher als slow reacting substance of anaphylaxis (SRS-A) bezeichnete Mediator stellt nach heutiger Erkenntnis ein Gemisch der Leukotriene C_4, D_4 und E_4 dar. Deren Hauptwirkungen bestehen in einer langanhaltenden Kontraktion der glatten Muskulatur (Bronchospasmus) und einer Permeabilitätssteigerung der Gefäße (Ödem).

Klinische Beispiele einer Typ-I-Reaktion sind die allergische Rhinitis und das allergische Asthma bronchiale, die Urtikaria, die Nahrungsmittelallergie, die Insektengiftallergie und als Maximalvariante der anaphylaktische Schock. Die Reaktionszeit beträgt Sekunden bis wenige Minuten. Eine verzögerte Freisetzung oder Neubildung von Mediatoren kann eine längere Latenz (ca. sechs Stunden) bis zum Auftreten erster klinischer Symptome bewirken.

4.1.1   Urtikaria und Quincke-Ödem

4.1.1.1 Urtikaria

Synonyme. Nesselsucht, Nesselfieber.

> **Definition.** Die Urtikaria (Urtica = Brennnessel) ist ein durch flüchtige, jukkende Quaddeln (Ödeme im oberen Korium) gekennzeichneter Hautausschlag unterschiedlichster Ätiologie, der fast ausnahmslos durch Histamin vermittelt wird.

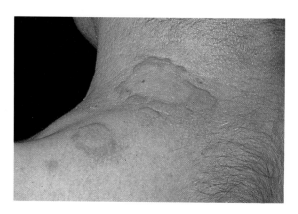

Abb. 9: Urtikaria (li. Schulter): Randbetonte, Quaddeln, zentral durch den Ödemdruck abgeblaßt.

Klinik. Die Einzeleffloreszenz ist ein rasch aus einem umschriebenen Erythem entstehender ödematöser, leicht erhabener, juckender und kurzlebiger Herd mit peripherer Ausbreitungstendenz *(Abb. 9)*. Sie kann nur linsengroß sein und isoliert stehen, oder großflächig und zu landkartenartigen Mustern konfluieren (Urticaria geographica, *Abb. 10*). Sie entstehen durch eine umschriebene kutane Histaminfreisetzung. Die Quaddelschübe treten bevorzugt in den Abend- und Nachtstunden auf, was wahrscheinlich mit der tagesrhythmisch verminderten körpereigenen Kortisolproduktion zusammenhängt. Nach dem **Verlaufstyp** wird eine akute Urtikaria (vier bis maximal sechs Wochen) von einer chronischen Urtikaria (über sechs Wochen) unterschieden, wobei letztere chronisch rezidivierend (erscheinungsfreie Intervalle) oder chronisch kontinuierlich (tägliche Schübe) verlaufen kann. Eine akut intermittierende Urtikaria liegt dann vor, wenn es nach größeren Zeiträumen völliger Symptomfreiheit zu Quaddelschüben kommt. Bei dieser Form ist die ätiologische Abklärung am aussichtsreichsten, da die häufig identischen Auslösebedingungen auf die verdächtige Substanz hinweisen. Die akute Urtikaria hat eine hohe Spontanheilungsrate (ca. 90% innerhalb von 4 Wochen). Chronische Verläufe können sich über Jahre hinziehen, in Einzelfällen über Jahrzehnte.

Klinik
Eine Quaddel juckt, hat eine Bestandsdauer von nur wenigen Stunden und entsteht durch eine umschriebene kutane Histaminfreisetzung *(Abb. 9 und 10).*

Nach dem **Verlaufstyp** werden eine akute, eine akut intermittierende und eine chronische Urtikaria unterschieden.

Eine akute Urtikaria heilt fast immer (90%) spontan ab.

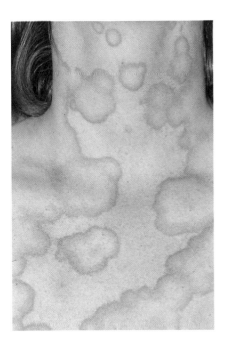

Abb. 10: Großflächig konfluierende Quaddeln: Urticaria geographica

4.1.1.2 Quincke-Ödem

Synonym. Angioödem.

> **Definition.** Das Quincke-Ödem ist ein Ödem der Subkutis, das gleichzeitig mit einer Urtikaria oder isoliert auftreten kann. Es bevorzugt vor allem das Gesicht (Augenlider, Lippen) und kann dort zu monströsen Entstellungen führen *(Abb. 11)*.

Sind die oberen Luftwege betroffen (Larynxödem), so besteht Erstickungsgefahr. Ein Quincke-Ödem tritt immer anfallsartig auf und benötigt zur Rückbildung ein bis drei Tage. Von der seltenen hereditären Form abgesehen, entsprechen die ätiopathogenetischen Faktoren im wesentlichen denen der Urtikaria.

Ätiologie und Pathogenese. Urtikaria und Quincke-Ödem haben vielfältige Ursachen *(Tab. 6)*.

4.1.1.2 Quincke Ödem

◀ **Definition**

Ein Quincke-Ödem tritt immer anfallsartig auf, kann zu grotesken Gesichtsschwellungen führen und bedeutet im Kehlkopfbereich Lebensgefahr *(Abb. 11).*

Ätiologie und Pathogenese
Urtikaria und Quincke-Ödem haben vielfältige Ursachen, *Tabelle 6.*

Tabelle 6: Urtikaria- und Quincke-Ödem-Klassifikation nach Ätiologie
immunologisch – anaphylaktischer Typ – Immunkomplex-Typ
pharmakologisch – Histaminliberatoren – Aspirin-Additiva-Intoleranz
physikalisch – mechanisch, thermisch u.a.   (21 Typen)
hereditäres Quincke-Ödem
ungeklärt (»idiopathisch«)

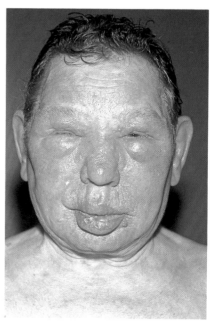

Abb. 11: Quincke-Ödem mit entstellenden Gesichtsschwellungen.

Immunologisch bedingte Urtikaria

a) IgE-vermittelte Urtikaria

Dieser Urtikariatyp entspricht einer Typ-I-Reaktion und wird vor allem durch Nahrungsmittelallergene ausgelöst, z.B. durch Hülsenfrüchte, Gewürze, Fisch oder Schalentiere. Auch parasitäre und mikrobielle Antigene kommen in Frage. Unter den medikamentösen Ursachen steht Penicillin an erster Stelle. Die IgE-vermittelte Urtikaria geht nicht selten mit Quincke-Ödemen einher. Sie kann im Vorfeld oder im Rahmen eines anaphylaktischen Schocks auftreten.

b) Immunkomplex-vermittelte Urtikaria

Die Histaminfreisetzung erfolgt bei diesem Urtikariatyp IgE-unabhängig und wird durch die Anaphylatoxine C3a und C5a bewirkt, die im Zuge einer Immunkomplex-bedingten Komplementaktivierung gebildet werden. Beispiele sind die Urtikaria im Rahmen einer Serumkrankheit oder eines systemischen Lupus erythematodes.

Pharmakologisch bedingte Urtikaria

a) Urtikaria durch Histaminliberatoren

Röntgenkontrastmittel, bestimmte Plasmaexpander, i.v.-Anästhetika, Muskelrelaxanzien u.a. können bei entsprechend disponierten Personen (»Mastzellenlabilität«, gesteigerte »releasability« = Freisetzbarkeit von Mediatoren) ohne IgE-Vermittlung Quaddeleruptionen allein oder im Rahmen einer anaphylaktoiden Reaktion hervorrufen.

b) Azetylsalizylsäure-Additiva-Intoleranz

20 bis 30% aller Patienten mit chronischer Urtikaria können durch Azetylsalizylsäure (Aspirin®) und/oder Nahrungsmittelkonservierungs- und -farbstoffe (Additiva) zu einem Urtikariaschub provoziert werden (Aspirin-Additiva-Intoleranz). Aspirin stellt dabei nur selten die alleinige Ursache der Urtikaria dar, am häufigsten ist es Teilursache (Intoleranzprovokation). Auch Asthmaanfälle und Rhinitisattacken können bei Patienten mit entsprechender Grundkrankheit durch Aspirin ausgelöst werden *(Tab. 7)*. Unabhängig von einer solchen Intoleranzprovokation gibt es ein Intoleranzsyndrom (Rhinokonjunktivitis, Flush,

---

Immunologisch bedingte Urtikaria

a) IgE-vermittelte Urtikaria
Sie wird vor allem durch Nahrungsmittel und Medikamente ausgelöst und entspricht einer Typ-I-Reaktion.

b) Immunkomplex-vermittelte Urtikaria
Für die Urtikaria im Rahmen der Serumkrankheit sind Immunkomplexe verantwortlich, die IgE-unabhängig zur Histaminfreisetzung führen.

Pharmakologisch bedingte Urtikaria

a) Urtikaria durch Histaminliberatoren
IgE-unabhängig können bestimmte Pharmaka (z.B. Plasmaexpander, i.v.-Anästhetika) Histamin aus Mastzellen freisetzen und so Quaddeleruptionen hervorrufen.

b) Azetylsalizylsäure-Additiva-Intoleranz
20–30% aller Patienten mit chronischer Urtikaria haben eine Aspirin-Additiva-Intoleranz. Bei ihnen kann durch Aspirin oder Nahrungsmittelkonservierungs- und -farbstoffe ein Urtikariaschub ausgelöst werden.

Urtikaria, Schockfragmente), das isoliert bei sonst völlig gesunden Personen, aber auch zu Beginn einer Intoleranzprovokation auftreten kann *(Abb. 12)*. Kreuzreaktionen mit anderen nicht-steroidalen Entzündungshemmern (z.B. Indometacin) sind häufig. Immunologische Faktoren spielen bei der Intoleranzprovokation und beim Intoleranzsyndrom keine Rolle. Es handelt sich um eine typische **Pseudoallergie**. Pathogenetisch wird eine Störung im Arachidonsäurestoffwechsel angenommen.

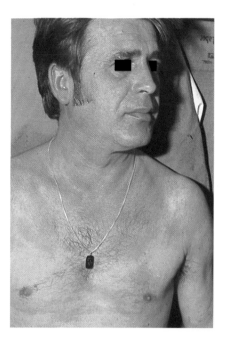

Abb. 12: Flush-artiges Erythem 15 min nach Aspirineinnahme (Intoleranz-Syndrom).

Intoleranzprovokation und Intoleranzsyndrom sind **Pseudoallergien.** Leitsubstanz dieser Reaktionen ist das Aspirin *(Abb. 12).*

Tabelle 7: Manifestationen der Aspirin-Intoleranz (Intoleranzprovokation)

Chronische Rhinitis	+ Aspirin	→	Fließschnupfen
Chronisches Asthma	+ Aspirin	→	Asthma-Anfall
Chronische Urtikaria	+ Aspirin	→	Urtikaria-Schub

Physikalische Urtikaria

Diese große Gruppe umfaßt nach heutiger Kenntnis mindestens 21 verschiedene Typen, von denen nur die wichtigsten kurz besprochen werden sollen. Die Pathomechanismen sind in den meisten Fällen nicht genau bekannt.

a) Urticaria factitia (urtikarieller Dermographismus)
Entlang einer Druck-Reibe-Einwirkung (Büroklammer, Holzspatel) entsteht wenige Minuten später eine scharf begrenzte Quaddel *(Abb. 13)*.

b) Druckurtikaria
Starke Druckeinwirkung verursacht nach längerer Latenz (20 Minuten bis Stunden) Quaddeln oder schmerzhafte Ödeme (Handteller, Fußsohlen).

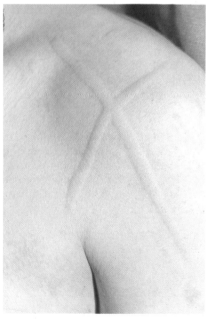

Abb. 13: Urticaria factitia.

Physikalische Urtikaria

15–20% aller Urtikarien sind physikalischer Genese. Von den mehr als 21 verschiedenen Typen sind die wichtigsten:

a) Urticaria factitia (urtikarieller Dermographismus durch Druck-Reibe-Wirkung, *Abb. 13)*

b) Druckurtikaria

c) cholinergische (Wärmereflex-) Urtikaria

d) Kältekontakturtikaria *(Abb. 14)*

e) Lichturtikaria

c) cholinergische Urtikaria (Wärmereflex-Urtikaria)

Bei körperlicher Anstrengung, Schwitzen oder emotioneller Erregung entstehen dicht ausgestreute, bis linsengroße Quaddeln.

d) Kältekontakt-Urtikaria

Kälteexposition verursacht am Einwirkungsort Quaddel- bzw. Ödembildung *(Abb. 14)*. Der kritische Temperaturbereich variiert von Patient zu Patient. Es besteht Lebensgefahr beim Sprung ins kalte Wasser.

e) Lichturtikaria

Licht einer bestimmten Wellenlänge löst Quaddelschübe aus (Sonnenbad, Solarium).

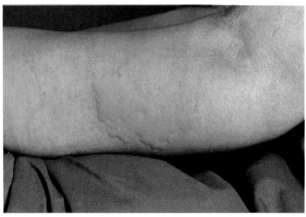

Abb. 14: Kältekontakt-Urtikaria: Starke urtikarielle Reaktion (li. Oberarm) 20 min. nach Anlegen einer Eismanschette.

Hereditäres Quincke-Ödem

Basisdefekt des hereditären Quincke-Ödems ist ein **Mangel des C1-Inaktivators.** Dieser schützt den Organismus vor einer unkontrollierten Komplementaktivierung. Beim Mangel oder nach Traumen kommt es scheinbar spontan zu gefährlichen Ödemattacken.

Antihistaminika und Kortikoide sind wirkungslos. Inzwischen steht jedoch ein gereinigter C1-Inaktivator zur Verfügung. Die Langzeitprophylaxe erfolgt mit dem Androgen Danazol.

Ungeklärte (idiopathische) Formen

Es bleibt eine große Gruppe ätiopathogenetisch unklarer Urtikariafälle, z.B. im Rahmen von Infektionen.

Diagnostik
Akute Urtikaria: Diagnostische Bemühungen sind nur bei gezieltem anamnestischem Verdacht sinnvoll, da eine hohe Spontanheilungsrate besteht.

Hereditäres Quincke-Ödem

Das hereditäre Quincke-Ödem wird autosomal dominant vererbt und beruht auf einem **Mangel des C1-Inaktivators** (C1-Esterase-Inhibitor). Dieser schützt den Organismus vor einer unkontrollierten Komplementaktivierung. Beim hereditären Quincke-Ödem funktioniert dieser Kontrollmechanismus nur unzureichend und es kommt scheinbar spontan oder nach Bagatelltraumen zu massiven, lebensbedrohlichen Ödemattacken (früher ca. 25% Mortalität), besonders im Bereich des Gesichts und der oberen Luftwege. Diese treten schon in früher Kindheit auf. Quaddeln und Juckreiz fehlen. Als verantwortlicher Mediator wird ein Spaltprodukt der zweiten Komplementkomponente mit kininähnlicher Aktivität (C2b) angesehen, welches die anfallsartige Steigerung der Gefäßpermeabilität bewirkt. Die Behandlung mit Antihistaminika oder Kortikosteroiden ist unwirksam. Inzwischen steht ein gereinigter C1-Inaktivator (C1-Inaktivator Behring-Werke) zur Verfügung, der im akuten Anfall oder prophylaktisch (z.B. vor Zahnextraktionen) appliziert werden kann. Zur Langzeitprophylaxe werden attenuierte Androgene (Danazol) eingesetzt.

Ungeklärte (idiopathische) Formen

In diese Gruppe gehören ätiopathogenetisch unklare Fälle, z.B. die Urtikaria in der präkterischen Phase einer Virushepatitis, bei Mononucleosis infectiosa, bei Schilddrüsen- und Magen-Darm-Erkrankungen, bei Pilzinfektionen, Fokalinfekten, bei Dysproteinämien und malignen Tumoren.

Diagnostik. Der Abklärungserfolg bei der Urtikaria hängt wesentlich vom Verlaufstyp ab. Je länger eine Urtikaria besteht, um so geringer ist die Aussicht, die Ursache zu ermitteln. Wegen der hohen Spontanheilungsrate der **akuten Urtikaria** kann zunächst mit diagnostischen Maßnahmen abgewartet werden, es sei denn es besteht ein konkreter Verdacht, z.B. auf ein bestimmtes Nahrungs-

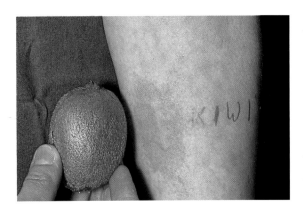

Abb. 15: Positiver Haut-test (Scratch-Test) auf Kiwi. Ablesung nach 15 min mit Quaddel und Reflexerythem.

mittel *(Abb. 15)* oder Medikament (z.B. Penicillin). Bei der **chronischen Urtikaria** ist der Abklärungserfolg mäßig. Wenn man die physikalischen Urtikarien aus-nimmt, so kann in nur knapp 10% ein alleiniges Agens ermittelt werden. Am ergiebigsten ist die Suche nach einer Aspirin-Additiva-Intoleranz (20 bis 30% der Fälle).

Eine **sorgfältige Anamnese** versucht die örtlichen und zeitlichen Begleitum-stände eines urtikariellen Schubs zu erfahren, wie eingenommene Medika-mente und Nahrungsmittel, aktuelle Infekte und Grundkrankheiten. Bei leerer Anamnese empfiehlt sich folgendes Vorgehen:
- **Ausschluß einer physikalischen Auslösung** durch thermische und mechani-sche Provokationstests.
- **Stuhluntersuchung** auf Candida und Wurmeier.
- **Ausschluß einer Penicillinallergie** mittels Hauttest und RAST (Penicillin ist ein häufig »verborgenes« Allergen, z.B. in Nahrungsmitteln).
- **Expositionstestung mit Aspirin und Lebensmitteladditiva.** Diese erfolgt unter stationären Bedingungen und an quaddelfreien Patienten (nach Kartoffel-Reis-Diät oder Tee-Zwieback-Pause).
- **Fokussuche,** vor allem auf HNO- und zahnärztlichem Gebiet.

Außerdem sollte eine orientierende internistische Durchuntersuchung veran-laßt werden, da insbesondere Erkrankungen der Schilddrüse und des Magen-Darm-Trakts überzufällig häufig mit einer Urtikaria einhergehen.

Therapie. Urtikaria und Quincke-Ödeme sprechen sehr gut auf **Antihistami-nika (H_1-Antagonisten)** an. Ausnahmen sind die insgesamt sehr seltenen, nicht Histamin-vermittelten, hereditären Formen der Wärmeurtikaria, der Kälteurti-karia und des Quincke-Ödems sowie die Druckurtikaria. Bei einer akuten Urti-karia, die eine häufige Notfallsituation darstellt, ist stets auf begleitende Quincke-Ödeme (Larynxödem) zu achten. In schwereren Fällen (quälender Juckreiz, Atemnot, Übelkeit, Hypotonie) sind **Kortikosteroide** in hoher Dosie-rung und ggf. Adrenalin angezeigt. Erstes Ziel der Behandlung ist jedoch die Ermittlung und die Elimination der verantwortlichen Substanz im Sinne einer Expositionsprophylaxe. Liegt eine Aspirin-Additiva-Intoleranz vor, so sind diä-tetische Maßnahmen sinnvoll (additivafreie Kost).

Anaphylaktischer Schock

Der anaphylaktische Schock ist die lebensbedrohliche Maximalvariante einer Typ-I-Reaktion. Sekunden bis wenige Minuten nach Allergenkontakt kommt es zu generalisiertem Juckreiz, Flush, Urtikaria, Ödemen, Bronchospasmus, Nau-sea, Krämpfen, Urin- und Stuhlabgang, Blutdruckabfall bis hin zum Atem- und Kreislaufstillstand. Ein typisches Alarmsyndrom kann das dramatische Gesche-hen einleiten: Brennen, Jucken und Hitzegefühl auf und unter der Zunge, im Rachen und besonders in den Handtellern und Fußsohlen. Es kann jedoch auch ohne jegliche Vorwarnung durch Hautsymptome direkt zum anaphylaktischen Schock kommen. Die häufigsten Auslöser sind Arzneimittel (Penicillin, Pyrazo-lone), Nahrungsmittel und Insektengift (Biene, Wespe).

Chronische Urtikaria: Versuch einer ätiologischen Abklärung mit Hilfe eines standardisierten Suchpro-gramms.

Hierzu gehören:
– Ausschluß einer physikalischen Auslösung durch Provokationstests
– Ausschluß einer Penicillinallergie
– Stuhluntersuchung auf Candida und Wurmeier
– Suche nach einem Fokus, vor allem auf HNO- und zahnärztlichem Gebiet.

Therapie
Fast jede Urtikaria spricht auf **Anti-histaminika** an. Ausnahmen sind die sehr seltenen nicht Histamin-vermit-telten Urtikariaformen. Bei Larynxödem und Vorzeichen eines anaphylaktischen Schocks sind hochdosierte **Kortikosteroide** angezeigt. Erstes Ziel der Behandlung ist jedoch die Ermittlung und Eliminie-rung der verantwortlichen Substanz.

Anaphylaktischer Schock

Der anaphylaktische Schock kün-digt sich oft durch Juckreiz und Kribbeln im Bereich der Mund-schleimhaut sowie in den Hand-tellern und Fußsohlen an.
Das therapeutische Stufenschema umfaßt die i.v.-Gabe eines Antihist-aminikums, Kortikosteroiden und Adrenalin. Beim Vollbild des ana-phylaktischen Schocks ist die sofor-tige Gabe von Adrenalin zwingend.

Therapeutisch ist bei leichteren Verläufen (stabiler Kreislauf) die i.v.-Injektion eines Antihistaminikums (z.B. Tavegil), eventuell zusammen mit einem Kortikosteroid (z. B. 50 mg Solu-Decortin H) zunächst ausreichend. Bei progredienter Symptomatik sind Kortikosteroide in hohen Dosen (z. B. 500 mg Solu-Decortin H) angezeigt, bei durch Bronchospasmus bedingter Atemnot kann zusätzlich Theophyllin (z.B. Euphyllin) gegeben werden.

Liegt das Vollbild des Schocks vor, muß sofort **Adrenalin** (1 ml Suprarenin auf 10 ml physiol. NaCl verdünnt) unter Puls- und Blutdruckkontrolle langsam i.v. injiziert werden. **Volumensubstitution** und stationäre Überwachung für ca. 24 Stunden.

Anaphylaktoide Reaktionen

Anaphylaktoide Reaktionen

Anaphylaktoide Reaktionen sind Pseudoallergien mit den klinischen Zeichen einer Anaphylaxie. Pathogenetisch kommen in erster Linie eine direkte Histaminfreisetzung und eine antikörperunabhängige Aktivierung von Mediatorsystemen (z.B. Komplement) in Frage.

Anaphylaktoide Reaktionen unterscheiden sich klinisch nur unwesentlich von anaphylaktischen Reaktionen, sind jedoch nicht immunologisch bedingt und gehören damit zu den Pseudoallergien. Pathogenetisch kommen in erster Linie eine direkte Histaminfreisetzung und eine antikörperunabhängige Aktivierung von Mediatorsystemen (z.B. Komplement) in Frage. Häufige Beispiele sind die anaphylaktoiden Reaktionen durch Röntgenkontrastmittel, i.v.-Anästhetika, Plasmaexpander (z.B. Gelatine) u.a. *(Tab. 4)*. Die Therapie entspricht der des anaphylaktischen Schocks.

4.2 Typ II: Reaktion vom zytotoxischen Typ

4.2 Typ II: Reaktion vom zytotoxischen Typ

Typ-II-Reaktionen sind häufig medikamentös bedingt und spielen sich als Komplement-vermittelte Zytolyse in erster Linie an Blutzellen ab.

Dieser immunologische Reaktionstyp spielt sich in erster Linie an Blutzellen ab und interessiert weniger den Hautarzt als den Hämatologen. Die Zellzerstörung geschieht entweder direkt durch den Antikörper selbst oder durch aktiviertes Komplement nach Antigen-Antikörperreaktion an der Zielzelle. In diese Gruppe gehören medikamentös induzierte hämolytische Anämien, Agranulozytosen und Thrombozytopenien (z.B. durch Analgetika, Antibiotika, Antikonvulsiva). Zytotoxische Mechanismen sind wahrscheinlich auch bei bestimmten Autoimmunkrankheiten (Lupus erythematodes, Pemphigus vulgaris, bullöses Pemphigoid) beteiligt.

4.3 Typ III: Reaktion vom Immunkomplex-Typ

4.3 Typ III: Reaktion vom Immunkomplex-Typ

Arthus-Reaktion und Serumkrankheit sind die klassischen Modelle einer Immunkomplexreaktion.

Typ-III-Reaktionen entsprechen zwei klassischen Modellen aus der experimentellen Immunologie, der **Arthus-Reaktion** und der **Serumkrankheit.** Verantwortlich sind zirkulierende oder gewebsständige Immunkomplexe, die präzipitierende Antikörper vom IgM- oder IgG-Typ enthalten. Im Zuge der Immunkomplex-induzierten **Komplementaktivierung** werden hochwirksame Entzündungsmediatoren (insbesondere C3a und C5a) gebildet, die Freisetzungsreaktionen aus Mastzellen und Basophilen bewirken und Granulozyten anlocken (Chemotaxis). Bei der Phagozytose der Immunkomplexe durch Granulozyten werden lysosomale Enzyme (Kollagenase, Elastase, Myeloperoxydase u.a.) sezerniert, die das Gewebe schädigen. Klinische Beispiele für eine Typ-III-Reaktion sind die allergische Vaskulitis, Gefäß- und Gewebeschäden beim Lupus erythematodes und den sogen. Immunvaskulitiden, die allergische Alveolitis und die Serumkrankheit.

Die Gewebeschädigung erfolgt durch lysosomale Enzyme aus chemotaktisch angelockten Granulozyten. Klinische Beispiele sind die allergische Vaskulitis, die allergische Alveolitis und die Serumkrankheit.

4.3.1 Vasculitis allergica

4.3.1 Vasculitis allergica

Synonyme. Leukozytoklastische Vaskulitis, anaphylaktoide Purpura, Purpura Schoenlein-Henoch.

Definition ▶

> **Definition.** Sammelbegriff für petechiale Exantheme, denen histologisch eine leukozytoklastische Vaskulitis und pathogenetisch eine Immunkomplexreaktion (Typ III) an kleinen und mittleren Gefäßen zugrunde liegt.

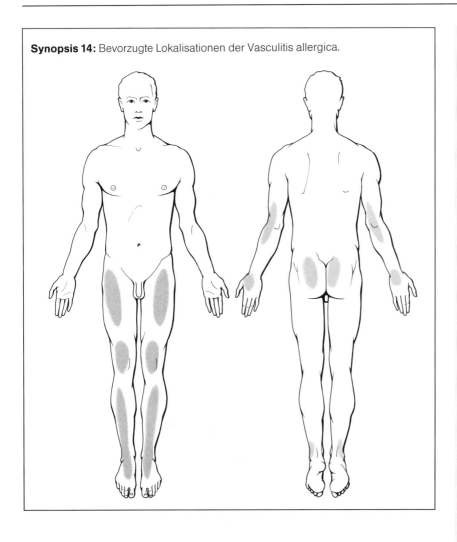

Synopsis 14: Bevorzugte Lokalisationen der Vasculitis allergica.

Klinik. **Grundeffloreszenz** ist die entzündlich veränderte **Petechie** (»Blut-sprosse«), ein kleinfleckiges, durch den Glasspatel nicht wegdrückbares Ery-them *(Abb. 16)*. Klinisch-morphologisch können ein hämorrhagischer, ein papulo-nekrotischer und ein polymorph-nodulärer Typ unterschieden werden *(Abb. 17)*. Das Exanthem tritt meist akut auf, kann ein einmaliges Ereignis sein oder in Schüben rezidivieren. Bevorzugte Lokalisation sind die Streckseiten der Beine, insbesondere der Unterschenkel *(Syn. 14)*. Auch lokale Faktoren (Auflie-gestellen) scheinen die Manifestation zu begünstigen. Im Schub ist der Rumpel-Leede-Test positiv. **Allgemeinerscheinungen** wie Abgeschlagenheit, Arthralgien und Fieber können hinzukommen. Eine **systemische Beteiligung** betrifft vor allem den Magen-Darm-Trakt (Blutstühle, Koliken) und die Nieren (hämorrha-gische Glomerulonephritis). Die Abheilung der Hautherde nimmt meistens mehrere Wochen in Anspruch, bei zentraler Nekrotisierung mehrere Monate.

Ätiologie und Pathogenese. In ca. 80% der Fälle wird die allergische Vas-kulitis durch medikamentöse und bakterielle Antigene (Streptokokken) ausge-löst. Besonders häufig gehen Infekte der oberen Luftwege voraus. Fast alle Medikamente können eine allergische Vaskulitis verursachen, besonders aber Antiphlogistika, Antibiotika und Diuretika (Thiazide). Andere Ursachen (Che-mikalien, Fremdproteine u.a.) sind selten *(Tab. 8)*.

Klinik
Grundeffloreszenz ist die entzünd-lich veränderte **Petechie,** ein klein-flächiges, durch den Spatel nicht wegdrückbares Erythem *(Abb. 16)*. Akute Manifestation in einem oder mehreren Schüben. Die Heilungs-dauer ist vom Gewebeschaden abhängig. Unterschenkelstreck-seiten bevorzugt *(Syn. 14)*. **Allge-meinerscheinungen** wie Fieber und Arthralgien können hinzukommen. Eine **systemische Beteiligung** betrifft vor allem den Magen-Darm-Trakt (Blutstühle, Koliken) und die Nieren (hämorrhagische Glomerulonephri-tis).

Ätiologie und Pathogenese
Häufigste Ursachen sind Medika-mente und bakterielle Infektionen, besonders durch Streptokokken. Einen Überblick über die Ursachen gibt *Tabelle 8*.

Tabelle 8: Vasculitis allergica – Ursachen	
Medikamente	Antibiotika, Antiphlogistika, Thiazide u.a.
Infekte	Bakterien, Viren
Fremdproteine	Immunseren, Hyposensibilisierungslösungen
Grundkrankheiten	Kollagenosen, Hepatopathien, maligne Tumoren

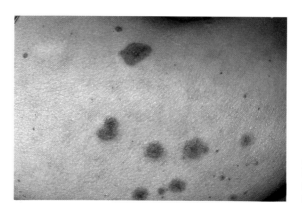

Abb. 16: Entzündliche Petechien: Einzelelemente der allergischen Vaskulitis.

Die allergische Vaskulitis entspricht einer **Reaktion vom Arthus-Typ.**

Pathogenetisch entspricht die Vasculitis allergica dem experimentellen Modell der **Arthus-Reaktion.** Dabei wird einem sensibilisierten Tier das entsprechende Antigen intrakutan erneut zugeführt. Das injizierte Antigen und die entsprechenden Antikörper aus der Zirkulation diffundieren nun aufeinander zu und präzipitieren in der Gefäßwand und im perivaskulären Gewebe als Immunkomplexe. Die nun folgende Komplementaktivierung leitet die Elimination der Immunkomplexe ein, ein Prozeß, der nicht ohne Gewebsschädigung abläuft und in einer enzymatischen Zerstörung der Gefäße der Endstrombahn resultiert.

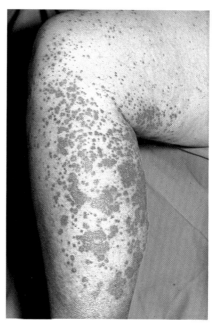

Abb. 17: Allergische Vaskulitis – hämorrhagischer Typ.

Histologie
Histologisches Merkmal ist die Leukozytoklasie (zerfallende Neutrophile; *Abb. 18).*
In der Gefäßwand lassen sich Immunglobuline (IgG, IgM) und Komplementkomponenten nachweisen.

Histologie. Das histologische Bild ergibt sich aus den pathogenetischen Vorgängen. Betroffen sind vor allem die postkapillären Venolen im oberen Korium. Kennzeichnend ist das perivaskuläre Infiltrat, welches vorwiegend aus zerfallenden Granulozyten (Leukozytoklasie) besteht *(Abb. 18).* Die Gefäßwand ist fibrinös durchtränkt und wird von Erythrozyten durchwandert (Erythrozytendiapedese).

Immunfluoreszenzmikroskopisch lassen sich Immunglobuline (IgG, IgM) und Komplementkomponenten (C3) in der Gefäßwand nachweisen.

Laboruntersuchungen
Thrombozytenzahl und Gerinnungsstatus sind normal.
Häufig findet sich eine erhöhte BKS und eine Leukozytose.

Laboruntersuchungen. Häufig findet sich eine erhöhte BKS und eine Leukozytose, gelegentlich eine Proteinurie und Mikrohämaturie. Thrombozytenzahl und Gerinnungsstatus sind unauffällig.

Therapie. Bettruhe bzw. Ausschaltung disponierender Einflüsse wie Kälte und statische Überbelastung. Elimination der verdächtigen Medikamente. Fokussanierung und, wenn möglich, gezielte Behandlung des Infekts (Rachenabstrich). Außerdem gibt man kurzfristig Kortikosteroide per os in mittlerer bis hoher Dosierung (z.B. Urbason 40-60 mg/die), gegebenenfalls in Kombination mit gezielter Antibiotikagabe.

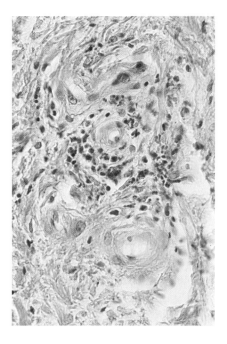

Abb. 18: Vasculitis allergica: perivaskuläres leukozytoklastisches Infiltrat (»Kernstaub«, HE, x 400)

Therapie
Elimination verdächtiger Medikamente und Fokussanierung. Kortikosteroide per os, ggf. mit Antibiotika kombiniert.

4.3.2 Serumkrankheit

Die Serumkrankheit entsteht durch zirkulierende Immunkomplexe mit konsekutiver Komplementaktivierung. Heterologe Antiseren (z.B. Tetanus) stellten früher die häufigste Antigenquelle dar, heute sind es vor allem parenteral verabreichte Antibiotika (z.B. Penicillin), die nach Bindung an körpereigene Proteine die Eigenschaften von Fremdseren erlangen. 7 bis 14 Tage nach Antigenapplikation kommt es zu Urtikaria, Fieber, Arthralgien, Myalgien, Lymphknotenschwellungen und Proteinurie. Oft entsteht eine Quaddel am Ort der Injektion *(Abb. 19)*. Die Serumkrankheit ist selbstlimitiert. Nach Elimination der Immunkomplexe, die ca. drei Wochen in Anspruch nimmt, bilden sich die Symptome folgenlos zurück.

4.3.2 Serumkrankheit

Die Serumkrankheit entsteht durch zirkulierende Immunkomplexe mit konsekutiver Komplementaktivierung. Auch Medikamente können eine Serumkrankheit auslösen. Etwa 7–14 Tage nach Antigenapplikation kommt es zu Urtikaria, Fieber, Arthralgien, Myalgien, Lymphknotenschwellungen und Proteinurie. Die Serumkrankheit ist selbstlimitiert (ca. 3 Wochen, *Abb. 19*).

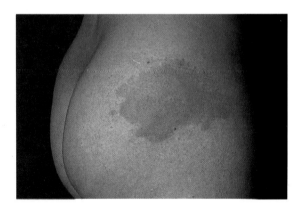

Abb. 19: Serumkrankheit durch ein Penicillin-Depot-Präparat. Quaddelbildung an der Injektionsstelle fünf Tage nach Behandlungsbeginn.

4.3.3 Allergische Alveolitis

Sechs bis acht Stunden nach Antigenkontakt (z.B. Schimmelpilzsporen aus feuchtem Heu, Proteine aus Vogelkot) entwickelt sich ein grippeähnliches Bild mit Fieber, Kopfschmerzen, Husten, Dyspnoe, welches nach Stunden bis wenigen Tagen von selbst wieder abklingt. Bekannteste Beispiele sind die Farmerlunge und die Vogelhalterlunge. Die allergische Alveolitis wird häufig verkannt. Bei chronischen Verläufen besteht die Gefahr einer Lungenfibrose. Die Immunkomplexreaktion spielt sich im Bereich der alveolären Basalmembran ab.

4.3.3 Allergische Alveolitis

Hier spielt sich die Immunkomplexreaktion an der alveolären Basalmembran ab. 6–8 Stunden nach Antigenkontakt entwickelt sich ein grippeähnliches Bild mit Fieber, Kopfschmerzen, Husten, Dyspnoe, welches nach Stunden bis Tagen wieder von selbst abklingt.

4.4 Typ IV: Reaktion vom Spättyp, Ekzemkrankheiten

Die Typ-IV-Reaktion wird durch spezifisch **sensibilisierte T-Lymphozyten** vermittelt (zelluläre Allergie). Klinische Beispiele sind die Tuberkulinreaktion, die Transplantatabstoßung und das allergische Kontaktekzem.

4.4.1 Ekzemkrankheiten

Ekzeme sind mit einem Anteil von 20% weltweit die häufigsten Hautkrankheiten.

In *Tabelle 9* sind die wichtigsten Ekzemtypen aufgeführt.

Definition ▶

[handschriftliche Notizen:]
Ekzem:
unscharf
knötchen
Blaschen
Schuppen
Crusten
keratose
Pruritus

4.4.1.1 Allergisches Kontaktekzem

Das allergische Kontaktekzem ist der häufigste Ekzemtyp.

Klinik
Erythem, Ödem und Papulovesikeln kennzeichnen das akute, Hyperkeratosen, Lichenifikation und Rhagaden das chronische allergische Kontaktekzem *(Abb. 20 bis 23)*.

Merke ▶

4.4 Typ IV: Reaktion vom Spättyp: Ekzemkrankheiten

Nicht Antikörper, sondern spezifisch **sensibilisierte T-Lymphozyten** bestimmen diesen Reaktionstyp (zellulärer Typ). Es werden ein Tuberkulintyp und ein Ekzemtyp unterschieden. Das klinische Bild entwickelt sich erst 24 bis 48 Stunden nach Antigenexposition. Häufigstes Beispiel ist das allergische Kontaktekzem. Weiter gehören die Tuberkulinreaktion, die Transplantatabstoßung und zahlreiche Arzneiexantheme in diese Gruppe.

4.4.1 Ekzemkrankheiten

Ekzeme sind mit einem Anteil von 20% weltweit die häufigsten Hautkrankheiten. Der Ekzembegriff ist ständigem Wandel unterworfen. In den angelsächsischen Ländern hat sich inzwischen die Bezeichnung »Dermatitis« durchgesetzt. Im deutschsprachigen Raum wird »Dermatitis« im allgemeinen für akutere Zustandsbilder und »Ekzem« mehr für chronische Verläufe verwendet. Auf den Versuch einer Klassifikation – jedes Lehrbuch hat eine andere – wird hier bewußt verzichtet. In *Tabelle 9* sind die wichtigsten Ekzemtypen aufgeführt.

Definition. »Ekzem ist eine nicht kontagiöse Epidermodermitis,… klinisch charakterisiert durch Rötung, Knötchen, Bläschen, Nässen, Schuppenbildung, Lichenifikation, histologisch durch herdförmige Spongiose, Akanthose und Parakeratose. Subjektiv besteht ein mehr oder weniger ausgeprägter Pruritus« (Miescher 1962).	**Tabelle 9: Häufige Ekzemtypen** ● Kontaktekzem – allergisch – toxisch ● atopisches Ekzem ● nummuläres Ekzem ● seborrhoisches Ekzem ● Stauungsekzem ● dyshidrotisches Ekzem

4.4.1.1 Allergisches Kontaktekzem

Das allergische Kontaktekzem ist der häufigste Ekzemtyp und die bekannteste klinische Manifestation einer Immunreaktion vom Typ IV.

Klinik. Das akute Kontaktekzem zeigt im Einwirkungsbereich des Allergens Zeichen einer lebhaften Entzündung: Rötung, Ödem, aufschießende Papulovesikeln, die rasch erodieren und großflächig nässen *(Abb. 20, 21 u. 22)*. Es besteht starker Juckreiz. Später kommen Schuppen und Krusten hinzu. Bei chronischem Verlauf, d.h. nach wiederholter Exposition, treten die entzündlichen Erscheinungen in den Hintergrund, und Hyperkeratosen, Rhagaden und Lichenifikation bestimmen das Bild *(Abb. 23)*.

> ***Merke.*** Bei längerer und sehr intensiver Antigenexposition muß das Ekzem nicht mehr auf den Ort der Einwirkung begrenzt bleiben, es kann in die gesunde Umgebung und in kontaktferne Regionen streuen.

Ursache dafür ist die lymphogene oder hämatogene Verschleppung des Allergens oder der nach dem T-Lymphozyten-Allergenkontakt entstandenen Lymphokine. Besonders streufreudig sind Kontaktekzeme im Bereich der Unterschenkel. Prädilektionsorte für Streuherde sind das Gesicht (Periorbitalregion) und die Streckseiten der Oberarme. In seltenen Fällen kann das Allergen primär auf hämatogenem Weg in die Haut gelangen (hämatogenes Kontaktekzem). Aber auch durch Stäube (Zementstaub, Holzstaub) und Dunststoffe (Parfumsprays, Dämpfe, ätherische Öle) können diffuse Kontaktekzeme an den exponierten Stellen entstehen, vor allem im Gesicht, das auf geringere Allergenkonzentrationen empfindlicher reagiert als die übrigen Körperregionen (Dunstekzem, »airborne contact dermatitis«). Allergische Kontaktekzeme sind bei Kin-

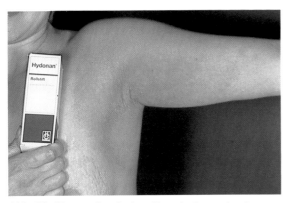

Abb. 20: Akutes allergisches Kontaktekzem durch ein Antihidrotikum.

Abb. 21: Akutes allergisches Kontaktekzem zwei Tage nach Anwendung einer »Gesichtspackung« mit Schwellung, Rötung und Papulovesikeln. ▶

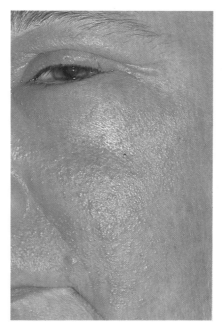

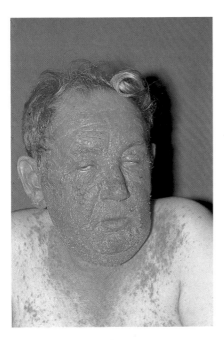

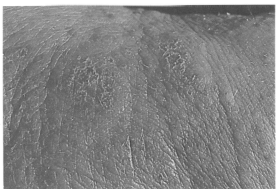

Abb. 22: Chronisches Kontaktekzem. Detailaufnahme vom re. Handrücken mit ausgeprägter Lichenifikation.

◀**Abb. 23:** Akutes allergisches Kontaktekzem mit Superinfektion und Streuung im Hals-Brust-Bereich.

dern sehr selten und nehmen im Laufe des Lebens mit Dauer und Intensität der lokalen Allergenexposition zu. Besonders gefährdet sind Patienten mit Unterschenkelgeschwüren, die jahrelang den verschiedensten Externa ausgesetzt sind. 70–80% dieser Patienten weisen eine epidermale Sensibilisierung gegen eine oder mehrere Kontaktsubstanzen auf.

Histologie. Das feingewebliche Substrat des akuten Kontaktekzems ist die Spongiose, d.h. die schwammartige Auflockerung der Epidermis, bedingt durch ein interzelluläres Ödem. Aus einem lympho-mono-histiozytären Infiltrat im oberen Korium wandern Zellen (Lymphozyten, eosinophile und neutrophile Granulozyten) in die Epidermis ein. Beim chronischen Kontaktekzem stehen Akanthose und Parakeratose im Vordergrund.

70–80% aller Patienten mit einem Ulcus cruris haben eine Kontaktallergie.

Histologie
Führendes histologisches Merkmal ist die Spongiose der Epidermis mit der Bildung intraepidermaler Bläschen (Ekzembläschen).

Ätiologie und Pathogenese
Das häufigste Kontaktallergen in
Mitteleuropa ist Nickelsulfat. Prinzi-
piell kann jede Kontaktsubstanz eine
Sensibilisierung auslösen.

Ein allergisches Kontaktekzem entwickelt sich in zwei Schritten:
1. Sensibilisierungsphase
– Antigenbildung durch Hapten-Protein-Koppelung.
– Antigenpräsentation durch Langerhans-Zellen.

– Proliferation spezifisch sensibilisierter T-Lymphozyten.

2. Auslösungsphase
Sekretion von Lymphokinen durch
sensibilisierte T-Lymphozyten. Nach
erneutem Antigenkontakt Anlockung
von Entzündungszellen.

Diagnose
Eine sorgfältige Anamnese versucht
die Kontaktsubstanzen aus Beruf,
Haushalt, Hobby und Körperpflege
zu ermitteln. Die Lokalisation des
Ekzems kann den Verdacht auf ein
bestimmtes Allergen lenken
(Tab. 10).

Wichtigste Nachweismethode einer
Kontaktallergie ist die **Epikutantestung:** Dabei wird eine mit der
verdächtigen Substanz beschickte
Kammer mit Hilfe eines Spezial-
pflasters auf den Rücken gebracht
(Abb. 24). Bei positivem Ausfall findet sich eine umschriebene Ekzemreaktion *(Abb. 25)*.
Routinemäßig werden die häufigsten
Allergene getestet *(Tab. 11)*.

Ätiologie und Pathogenese. Die häufigsten Allergene sind Metalle (Nik-
kel, Chromat), Epoxidharze, Gummihilfsstoffe (Antioxidantien, Vulkanisier-
stoffe), Desinfizienzien und Konservierungsstoffe (Formalin, Parabene), Kosmetika, Medikamente und Salbengrundlagen (Wollfettester). Die Popularität
pflanzlicher Externa brachte in den letzten Jahren eine Häufigkeitszunahme
phytogener Kontaktallergien mit sich, vor allem durch Korbblütler (Chrysan-
theme, Arnika, Ringelblume).

Ein allergisches Kontaktekzem entwickelt sich in zwei Schritten:

1. Sensibilisierungsphase: Kontaktallergene sind Haptene (Halbantigene), die
wegen ihrer geringen Molekülgröße allein nicht immunogen wirken. Erst nach
Bindung an ein epidermales Trägerprotein (Hapten-Protein-Koppelung) entwik-
keln Haptene antigene Eigenschaften. Das Antigen wird nun durch den Makrophagen der Epidermis, die Langerhans-Zelle, verarbeitet und zur immunogenen
Erkennung den T-Lymphozyten weitergegeben (Antigenpräsentation). Es folgt
die durch Sekretionsprodukte der Langerhans-Zellen (Interleukin-1) stimulierte
Proliferation von T-Lymphozyten, speziell von Klonen, die Erkennungsstrukturen (Rezeptoren) für das Allergen tragen bzw. zu deren Bildung genetisch befä-
higt sind. Das geschieht in den parakortikalen Zonen der regionalen Lymphknoten. Die spezifisch sensibilisierten Lymphozyten gelangen in die Haut und in
weitere Lymphknoten, wo ebenfalls eine klonale Lymphozytenproliferation einsetzt, so daß der Prozeß der Sensibilisierung nach und nach den gesamten Organismus erfaßt. Eine Spättyp-Sensibilisierung benötigt mindestens fünf bis sieben Tage.

2. Auslösungsphase: Nach erneutem Antigenkontakt der spezifisch sensibilisierten T-Lymphozyten erfolgt die Sekretion von Lymphokinen, welche vor allem
mononukleäre Zellen anlocken mit dem Ziel, das Allergen zu eliminieren. Die
Akkumulation und Aktivität der Entzündungszellen am Antigenort bestimmen
das klinische Bild.

Ob und wann es zu einer Sensibilisierung kommt, hängt von zahlreichen Faktoren ab: von Dauer und Intensität des Kontakts, von der Sensibilisierungspo-
tenz des Allergens, vom Hautzustand (Barrierefunktion) und von der individuellen, wahrscheinlich genetisch bedingten Disposition.

Diagnose. Eine sorgfältige **Anamnese** versucht die Kontaktsubstanzen aus
Beruf, Haushalt, Hobby und Körperpflege zu ermitteln. Allein die Lokalisation
des Ekzems kann schon den Verdacht auf das schuldige Allergen lenken
(Tab. 10). Allergologische Anamnese = Produkt aus der ärztlichen Fragekunst
und dem Erinnerungsvermögen des Kranken (Bandmann).

Tabelle 10: Ekzemlokalisation und Ekzematogen (Beispiele)	
Behaarter Kopf	Haarpflegemittel, Friseursubstanzen
Augenlider	Shampoos, Kosmetika, Lokaltherapeutika, Sprays (Dunstekzem)
Ohren	Schmuck, Brillengestell, Hörgerät
Gesicht	Kosmetika, Rasierwasser
Hals	Kragen, Schmuck, Shampoos, Parfum
Axillen	Desodoranzien, Schweißblätter
Unterschenkel	Gummistrümpfe, Salben (Ulkustherapie)
Füße	Leder (Chrom), Antimykotika

Das wichtigste diagnostische Verfahren ist die **Epikutantestung**. Dabei wird
eine mit der verdächtigen Substanz beschickte Kammer mit Hilfe eines Spezial-
pflasters auf den Rücken gebracht *(Abb. 24)*. Nach 24, 48 und 72 Stunden wird
abgelesen. Bei positivem Ausfall findet sich eine umschriebene Ekzemreaktion
im Bereich der Teststelle *(Abb. 25)*. Es ist üblich, routinemäßig eine Standard-
reihe mit den häufigsten Allergenen *(Tab. 11)* in nicht toxischer Verdünnung
aufzukleben und mitgebrachte Externa, Kosmetika und Berufsstoffe zusätzlich
mitzutesten. Dabei kann man positive Reaktionen gegen mehrere verwandte
Substanzen aufdecken, die strukturchemische Gemeinsamkeiten haben (Gruppenallergie). Praktisch bedeutsam ist die Gruppenallergie gegen sogenannte

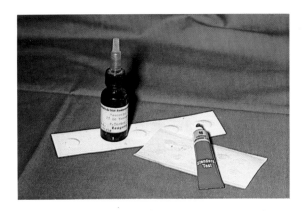

Abb. 24: Epikutan-
testung. Standardisierte
Testsubstanzen und
-pflaster.

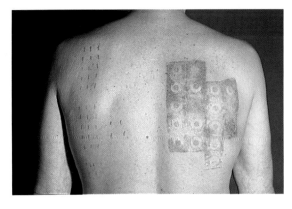

Abb. 25: Epikutantest
nach 24 Stunden. Zahl-
reiche positive Reaktio-
nen. Eine zusätzliche
Testpflasterallergie läßt
eine korrekte Ablesung
nicht zu.

Parastoffe (z.B. Lokalanästhetika, Sulfonamide). Der Testzeitpunkt darf nicht zu
früh gewählt werden, da sonst die Haut noch unspezifisch irritierbar (»angry
back«) und eine korrekte Ablesung der Testreaktion nicht möglich ist. Bei positiven Epikutantests wird ein Allergiepaß ausgestellt. Hat sich eine positive Reaktion auf einen Berufsstoff ergeben, so ist der Arzt verpflichtet, die zuständige
Berufsgenossenschaft darüber zu informieren (Hautarztbericht). Schon der
begründete Verdacht ist meldepflichtig. Eine gewerbedermatologische Begut-
achtung hat dann zu klären, ob durch spezielle Maßnahmen ein Verbleiben im
Beruf möglich oder eine Berufsaufgabe unumgänglich ist.

Eine Kontaktallergie auf Berufsstoffe
ist meldepflichtig.

Differentialdiagnose. Die Unterscheidung von einem toxischen Kontaktekzem kann schwierig sein. Dieses ist scharf begrenzt, streut nicht in die angrenzende gesunde Haut und juckt weniger, als daß es brennt. Eine Mykose muß
ausgeschlossen werden, insbesondere wenn Handteller oder Fußsohlen betroffen sind. Auch an ein atopisches Handekzem muß gedacht werden. Ein Erysipel kann ähnlich aussehen, schmerzt aber und offenbart sich fast immer als
fieberhafte Allgemeinerkrankung. Therapieresistente chronische Ekzemherde
können u.a. mit einem Morbus Bowen, einem Morbus Paget oder einem Lupus
vulgaris verwechselt werden.

Differentialdiagnose
Bei Hand- und Fußekzemen muß
immer eine Mykose ausgeschlossen
werden.
Die Abgrenzung vom toxischen
Kontaktekzem kann schwierig sein;
dieses ist meist schärfer begrenzt,
streut nicht und schmerzt mehr, als
es juckt.

Therapie. Die Therapie des akuten allergischen Kontaktekzems ist eine
Domäne der externen Kortikosteroide. Voraussetzung für eine dauerhafte
Abheilung jedoch ist die Ermittlung und Elimination des schuldigen Allergens.
Die Wahl der Grundlage hat sich nach dem jeweiligen Hautzustand zu richten.
Nässende Flächen werden am besten mit Lotiones oder feuchten Umschlägen
behandelt (»feucht auf feucht«). Bei hyperkeratotisch-rhagadiformen Ekzemen
mit starker Austrocknung sind Fettsalben angezeigt. Durch die Anwendung von
Kortisonpräparaten wird der Patient rasch von seinen mitunter quälenden
Symptomen befreit, und der weitere Verlauf wird erheblich abgekürzt (Zeitraf-
fereffekt der Kortikosteroide). Es empfiehlt sich, zunächst mit stark wirksamen
(fluorierten) Kortikoiden zu beginnen und nach einer ersten Besserung rasch
auf nebenwirkungsarme, schwächere Zubereitungen (Hydrokortisonderivate)
überzugehen. Bei chronischen Kontaktekzemen ist die Anwendung von fetten-

Therapie
Lokalkortikosteroide helfen rasch,
sind aber keine Dauertherapie.
Voraussetzung für eine dauerhafte
Abheilung jedoch ist die Ermittlung
und Elimination des schuldigen
Allergens.
Die Grundlage des Externums muß
dem Hautzustand angepaßt werden.

Tabelle 11: Standardreihe der 20 häufigsten Allergene mit Angabe der Testkonzentrationen	
Kaliumdichromat	0,5%
Benzocain	5%
Tetramethylthiuramdisulfid	1%
Formaldehyd	1%
Adeps lanae	30%
Eucerin	100%
Neomycinsulfat	20%
Kaliumdichromat	0,1%
Perubalsam	25%
Nickelsulfat	2,5%
Kobaltsulfat	2,5%
Kolophonium	20%
p-tert-Butylphenol (Formaldehydharz)	1%
p-Phenylendiamin	1%
Cetylstearylalkohol	20%
Mafenid	10%
Parabene (Methyl- und Propylester je 5%)	10%
N-Isopropyl-N'-phenyl-p-phenylendiamin	1%
Clioquinol (Chlorjodhydroxychinolin)	5%
Epoxidharz	1%
	(in Vaseline)

den Salben mit Ichthyol und Teerzusätzen sinnvoll. Langfristiges Ziel ist die strikte Allergenkarenz und die Wiederherstellung der häufig gestörten Barrierefunktion der Haut. Eine erfolgreiche Ekzembehandlung erfordert Geduld und viel Erfahrung.

Rehabilitation der Hautfunktion durch konsequente Hautpflege.

4.4.1.2 Toxische Kontaktekzeme

Definition ▶

> **Definition.** Toxische Kontaktekzeme sind die Folge einer direkten Hautschädigung durch chemische oder physikalische Noxen. Im Gegensatz zur Allergie sind alle Personen betroffen, die diesen Stoffen ausgesetzt sind, in Abhängigkeit jedoch von der individuellen Belastbarkeit der Haut.

Akutes toxisches Kontaktekzem

Klinik. Direkt hautschädigende Substanzen (Säuren, Laugen, Seifen, Lösungsmittel, UV-Strahlen) lösen im Einwirkungsbereich eine akute Entzündung (Dermatitis) aus, die mit Rötung, Ödem und Bläschenbildung beginnt und nach Elimination der Noxe über ein krustöses und schließlich desquamatives Stadium folgenlos abheilt. Bei starker Hautschädigung können Blasen und sogar Nekrosen auftreten. Die Hautveränderungen bleiben streng auf den Einwirkungsbereich beschränkt, Streuphänomene fehlen. Im Gegensatz zum allergischen Kontaktekzem brennen oder schmerzen diese zunächst, Pruritus stellt sich erst im weiteren Verlauf ein. Bekanntestes Beispiel einer akuten toxischen Kontaktdermatitis ist der Sonnenbrand (Dermatitis solaris, *Abb. 26*).

Therapie. Therapie der Wahl sind Lokalkortikoide, die sehr rasch helfen und mit denen nicht gespart werden sollte. Eine Nachbehandlung mit rückfettenden Externa zur »Rehabilitation« der Haut sollte über mindestens 14 Tage durchgeführt werden.

4.4.1.2 Toxische Kontaktekzeme

Definition ▶

Akutes toxisches Kontaktekzem

Klinik
Akute toxische Kontaktekzeme sind auf den Einwirkungsbereich der schädigenden Noxe (z.B. Säuren, Laugen) begrenzt. Es finden sich Zeichen der akuten Entzündung (Rötung, Ödem, Bläschen) und bei starker Hautschädigung Blasen und Nekrosen. Streuphänomene fehlen! Bekanntestes Beispiel einer akuten toxischen Kontaktdermatitis ist der Sonnenbrand *(Abb. 26)*.

Therapie
Lokalkortikoide und rückfettende Externa zur Nachbehandlung.

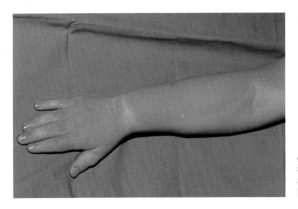

Abb. 26: Dermatitis solaris: Prototyp einer akuten toxischen Kontaktdermatitis.

Windeldermatitis

Synonym. Dermatitis ammoniacalis.

Klinik. Die Windeldermatitis ist eine Sonderform des toxischen Kontaktekzems. Sie beginnt bevorzugt in den Leistenbeugen und perianal, juckt oder schmerzt und durchläuft alle Stadien einer akuten Dermatitis *(Abb. 27)*. Bei sehr schweren Verläufen kommt es zu erythematosquamösen Streuherden außerhalb des Windelbereiches.

Ätiologie und Pathogenese. Stuhl und Urin stellen eine schwere Belastung für die zarte Säuglingshaut dar. Die mazerativ geschädigte Haut (»Andauung« der Epidermis) zusammen mit dem Mikroklima der feuchten Kammer des Windelpakets schaffen ideale Bedingungen für die Vermehrung von pathogenen Keimen. So sind ca. 75% aller Windeldermatitiden mit Hefepilzen besiedelt, seltener mit Staphylokokken. Zur Windeldermatitis führen Pflegefehler, der zu seltene Windelwechsel (verlängerter Kontakt mit Stuhl und Urin), Infekte und Antibiotika *(Tabelle 12)*, die die Darmflora verändern (Überwuchern mit Hefepilzen).

Tabelle 12: Windeldermatitis – begünstigende Faktoren
● Pflegefehler
● Infekte
● Antibiotika
● Durchfälle

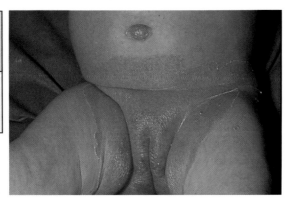

Abb. 27: Windeldermatitis.

Differentialdiagnose. Gelegentlich kann sich hinter einer Windeldermatitis auch eine infantile Psoriasis, eine atopische oder eine seborrhoische Dermatitis verbergen.

Therapie. Die meistens nässende Entzündungsfläche muß trockengelegt werden (z.B. mit Eosin 1%), danach Weiterbehandlung mit einer schützenden Paste (z.B. Pasta zinci mollis). Bei Candida-Superinfektion lokal Antimykotika, wobei die perorale Darmsanierung nicht vergessen werden darf. Außerdem häufiger Windelwechsel und Ausschalten von Pflege- und Ernährungsfehlern. Nach neuerer Erkenntnis bringen Baumwollwindeln keine Vorteile gegenüber den modernen Einmalwindeln auf Zellulosebasis.

Windeldermatitis

Die Windeldermatitis stellt eine Sonderform des toxischen Kontaktekzems dar *(Abb. 27)*.

Ätiologie und Pathogenese
Pflegefehler, Infekte und systemische Behandlung mit Antibiotika sind die häufigsten Ursachen einer Windeldermatitis.
Ca. 75% aller Windeldermatitiden sind mit Hefepilzen besiedelt.
Begünstigende Faktoren siehe *Tabelle 12*.

Differentialdiagnose
Eine infantile Psoriasis, eine atopische sowie eine seborrhoische Dermatitis müssen ausgeschlossen werden.

Therapie
Die meist nässende Entzündung muß trockengelegt werden (z.B. mit Eosin 1%), danach Weiterbehandlung mit schützender Paste.
Mykotische Superinfektionen sind mitzubehandeln.

Kumulativ-toxisches Kontaktekzem

Kumulativ-toxisches Kontaktekzem

Synonyme. Toxisch-degeneratives Ekzem, traumiteratives Ekzem, Abnutzungsdermatose, Hausfrauenekzem.

Definition ▶

Definition. Die chronische Form des toxischen Kontaktekzems ist das Ergebnis einer Summation unterschwelliger schädlicher Reizeinwirkungen auf die Haut. Dabei ist die Toxizität der verantwortlichen Substanzen sehr gering, die Einwirkungszeit jedoch langfristig.

Klinik
Fast ausnahmslos sind die Hände betroffen. Rötung, Schuppung, Rhagaden und Juckreiz bestimmen das Bild *(Abb. 28)*.

Klinik. Fast ausnahmslos sind die Hände betroffen. Rötung, Schuppung, Rhagaden und Juckreiz bestimmen das Bild *(Abb. 28)*. Akute Exazerbationen können zu nässend-krustösen, sehr schmerzhaften Episoden führen. Eine in dieser Weise dauerhafte Schädigung der Haut ist gegenüber einer sekundären Kontaktsensibilisierung besonders anfällig, es kann ein sog. gemischtes Kontaktekzem entstehen.

Ätiologie und Pathogenese
Die Haut ist trocken, rissig und schuppt meist als Folge von ständigem Kontakt mit Wasser, Seifen, Wasch- und Spülmitteln.
Die Alkaliresistenz ist vermindert.

Ätiologie und Pathogenese. Fast immer ist der ständige Kontakt mit Wasser, Seifen, Wasch- und Spülmitteln bei gleichzeitiger Vernachlässigung von Schutzmaßnahmen für die Entwicklung eines chronisch-toxischen Kontaktekzems verantwortlich. Die Haut trocknet aus, die Hornschicht wird rissig, und die Pufferkapazität der Haut nimmt ab. Die Alkaliresistenz (gemessen als Erythemreaktion auf 0,5 N NaOH an der Innenseite des Unterarms in Abhängigkeit von der Zeit) ist vermindert.

Therapie
Kurzfristig Lokalkortikoide, später Teersalben und konsequente Hautschutzmaßnahmen.

Therapie. Kurzfristig Kortikosteroide in fetten Grundlagen, dann Übergang auf Teersalben bis hin zu Behandlungszyklen mit reinem Steinkohlenteer. Es dauert Monate, manchmal Jahre, bis die Haut der Hände wieder eine normale Qualität (Säuremantel, Barrierefunktion) erreicht hat. Dieses Ziel kann ohne eine Expositionsprophylaxe verbunden mit Hautschutzmaßnahmen (Handschuhe, Arbeitsschutzsalben, konsequente Rückfettung nach Kontakt mit Wasser und Reinigungsmitteln) nicht realisiert werden.

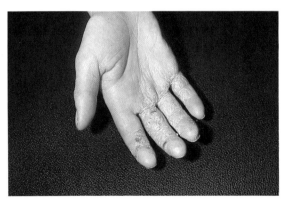

Abb. 28: Kumulativ-toxisches Kontaktekzem: Schuppen und Rhagadenbildung der Finger.

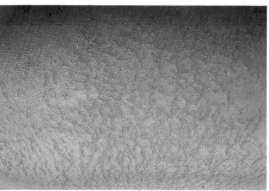

Abb. 29: Exsikkationsekzem (Eczéma craquelé): Feine Hornschichteinrisse führen zu Entzündung und Juckreiz.

Exsikkationsekzem

Das Exsikkationsekzem (Austrocknungsekzem) ist eine vor allem bei älteren Menschen in der kalten Jahreszeit auftretende charakteristische Variante einer kumulativ-toxischen Kontaktdermatitis. Für die Hauterscheinungen ist fast immer ein falsches Bade- und Waschverhalten (häufiges Duschen mit schäumenden Badeessenzen, Bürsten) verantwortlich. Patienten mit einer Ichthyosis vulgaris sind besonders betroffen. Der Lokalbefund ist charakteristisch: Feine, netzförmig angeordnete Hornschichteinrisse *(Abb. 29)* ergeben ein Bild, das gerne mit der Oberflächenbeschaffenheit einer antiken Vase oder mit einem eingetrockneten Flußbett verglichen wird **(sogen. Eczéma craquelé).**

Therapeutisch muß vor allem das Mißverhältnis zwischen Entfettung und Rückfettung korrigiert werden. Ölbäder und rückfettende Maßnahmen nach jedem Wasserkontakt reichen meistens aus. Bei akuter Ekzematisierung mit starkem Juckreiz ist der kurzfristige Einsatz von Steroidsalben rasch hilfreich.

4.4.1.3 Nummuläres Ekzem

Synonym. Nummulär-mikrobielles Ekzem.

> **Definition.** Durch münzförmige (nummuläre) Herde gekennzeichneter Ekzemtyp, der zu mikrobieller Besiedelung und chronischem Verlauf neigt.

Klinik. Einzeleffloreszenz ist ein scheibenförmiger, scharf begrenzter, erythematöser, mit Papulovesikeln oder Schuppenkrusten besetzter Herd *(Abb. 30)*, der häufig sehr stark juckt und mikrobiell überlagert ist. Die Einzelherde konfluieren nur selten. Prädilektionsstellen sind die Extremitätenstreckseiten, vor allem in ihren distalen Anteilen und auch der Stamm. Der Verlauf ist chronisch, gelegentlich schubweise. Durch die langdauernde Lokaltherapie ist das Risiko einer aufgepfropften allergischen Kontaktdermatitis erhöht.

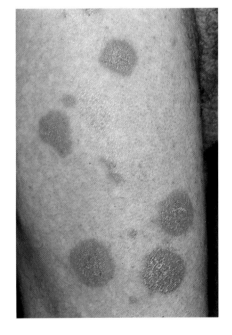

Abb. 30: Nummuläres Ekzem: Münzgroße, entzündlich gerötete und schuppende Herde.

Ätiologie und Pathogenese. Ätiologisch wird eine lokale Sensibilisierung gegenüber mikrobiellen Antigenen diskutiert, auch bakterielle Foci (Tonsillitis, Sinusitis) werden angeschuldigt.

Differentialdiagnose. Von einigen Autoren wird das mikrobiell-parasitäre Ekzem (weniger, dafür aber größere Einzelherde, mehr Polymorphie) als eigenständiges Krankheitsbild abgegrenzt. Außerdem kann ein allergisches Kontaktekzem nummuläre Streuherde entwickeln, und ein Exsikkationsekzem kann einen nummulären Gestaltwandel durchmachen. Eine oberflächliche Trichophytie ist klinisch von einem nummulären Ekzem nicht immer sicher zu unterscheiden und muß mikroskopisch bzw. kulturell ausgeschlossen werden.

Exsikkationsekzem

Das Exsikkationsekzem *(Abb. 29)* entsteht fast immer durch übertriebene Hautreinigungsmaßnahmen. Patienten mit Ichthyosis vulgaris sind besonders betroffen. Die feinen, netzförmig angeordneten Hornschichteinrisse ergeben ein Bild, das einem eingetrockneten Flußbett ähnlich ist. **(Eczéma craquelé).**

Therapeutisch werden Ölbäder und Rückfettung nach jedem Wasserkontakt verordnet.

4.4.1.3 Nummuläres Ekzem

◄ **Definition**

Klinik
Das nummuläre Ekzem betrifft vor allem die Streckseiten der Extremitäten *(Abb. 30)*. Die scharf begrenzte scheibenförmige Einzeleffloreszenz juckt sehr stark.

Ätiologie
Ursächlich wird eine lokale Sensibilisierung gegenüber mikrobiellen Antigenen diskutiert.

Differentialdiagnose
Eine Abgrenzung gegenüber nummulären Streuherden eines allergischen Kontaktekzems oder gegenüber einem Exsikkationsekzem kann schwierig sein.
Eine oberflächliche Trichophytie muß ausgeschlossen werden.

Therapie
Kurzfristige Lokalbehandlung mit Kortikosteroiden und Antibiotika, gefolgt von Ichthyol- bzw. teerhaltigen Präparaten.

Therapie. Favorisiert wird eine kurzfristige Lokalbehandlung mit Kortikoid-Antibiotika-Kombinationen, die durch ichthyol- bzw. teerhaltige Präparate abgelöst werden sollen. Fokussuche und gegebenenfalls Sanierung bakterieller Foci im HNO-Bereich führt in Einzelfällen zu schlagartiger Abheilung. Auch eine PUVA-Behandlung kann versucht werden.

4.4.1.4 Seborrhoisches Ekzem

4.4.1.4 Seborrhoisches Ekzem

Synonyme. Dysseborrhoisches Ekzem, Morbus Unna.

Definition ▶

> *Definition.* Chronisch-rezidivierende, das männliche Geschlecht bevorzugende Dermatose der seborrhoischen Areale in Form schuppender Erytheme.

Klinik
Das seborrhoische Ekzem ist sehr häufig und betrifft vor allem das Gesicht (Nasolabialfalten, Augenbrauen) und den Kopf (starke Schuppung; *Abb. 31).*

Klinik. Das seborrhoische Ekzem ist durch wenig entzündliche, kaum infiltrierte, braun-rötliche (»vergilbte«) Herde gekennzeichnet, die mäßig jucken. Die bevorzugten Lokalisationen sind die Nasolabialfalten *(Abb. 31),* die medialen Augenbrauenpartien, der Stirn-Haar-Ansatz, die Retroaurikulärregion und die vordere Schweißrinne (Prästernalregion). Fast immer ist eine starke, diffuse Kopfschuppung assoziiert. Das seborrhoische Ekzem ist eine der häufigsten Hautkrankheiten überhaupt.

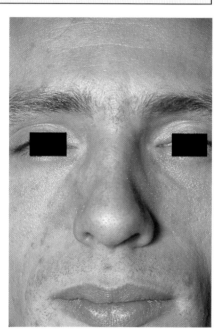

Ätiologie und Pathogenese
Das seborrhoische Ekzem verläuft sehr wechselhaft und zeigt eine deutliche Abhängigkeit von Klima und Psyche.

Ätiologie und Pathogenese. Die Ursachen des seborrhoischen Ekzems sind nicht bekannt. Betroffene Personen müssen nicht notwendigerweise Seborrhoiker sein. »Lükken« im Säuremantel der Haut und mikrobielle Faktoren werden diskutiert. Es besteht eine sehr deutliche Abhängigkeit von Klima (Besserung im Sommer, im Gebirge und an der See) und Psyche (»Streß«).

Abb. 31: Seborrhoisches Ekzem: Diskret schuppende Erytheme (paranasal, Augenbrauen).

Differentialdiagnose
Meist ist eine Blickdiagnose möglich. Eine seborrhoide Psoriasis muß ausgeschlossen werden.

Differentialdiagnose. Meist ist eine Blickdiagnose möglich. Bei sehr ausgeprägtem Befall muß eine seborrhoide Psoriasis ausgeschlossen werden, zu der die Übergänge fließend sein können (Seborrhiasis).

Therapie
Lokalkortikoide, evtl. mit antibakteriellem Zusatz. Langfristig Schwefelpräparate.

Therapie. Das seborrhoische Ekzem ist außerordentlich kortikoidempfindlich. In den meisten Fällen reicht ein Hydrokortisonpräparat mit antibakteriellem Zusatz aus. Zur langfristigen Stabilisierung des Hautbefundes sind vor allem schwefelhaltige Präparate geeignet. Aufenthalte an der frischen Luft und in der Sonne wirken sich fast immer sehr günstig aus.

4.4.1.5 Seborrhoische Säuglingsdermatitis

4.4.1.5 Seborrhoische Säuglingsdermatitis

Synonym. Dermatitis seborrhoides infantum.

Klinik
Die seborrhoische Säuglingsdermatitis bevorzugt die Mittellinie (Nase, Stirn- und Kopfmitte) und die großen Körperfalten *(Abb. 32).* Sie tritt meist schon innerhalb der ersten Lebenswochen auf.

Klinik. Die seborrhoische Säuglingsdermatitis tritt im Gegensatz zur atopischen Dermatitis meistens schon innerhalb der ersten vier Lebenswochen auf. Sie kann sich allein in einer fettigen, ziemlich fest haftenden Schuppung des Kopfes (»Gneis«) äußern. Bei stärker ausgeprägtem Befall sind vor allem die großen Körperfalten (Leisten, Axillen; *Abb. 32)* betroffen mit erythematosquamösen Herden, die zu mikrobieller Besiedelung (vor allem Hefen) und zu nummulären, später konfluierenden Streureaktionen neigen. In seltenen Fällen kann es zu einer Erythrodermie (Erythrodermia desquamativa Leiner) kommen, für deren Genese eine funktionell insuffiziente fünfte Komplementkomponente verantwortlich gemacht wird.

Therapie. Der kurzfristige Einsatz von Hydrokortisonderivaten und die gezielte Elimination der fast regelmäßig vorhandenen Hefebesiedelung stellen die Grundlagen einer erfolgreichen Behandlung dar.

Therapie
Kurzfristig Hydrokortisonderivate, bei Superinfektion mit Hefen Antimykotika.

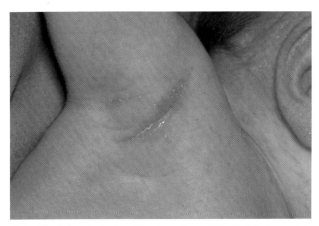

Abb. 32: Seborrhoische Säuglingsdermatitis: Befall der rechten Axille.

4.4.1.6 Dyshidrotisches Ekzem

4.4.1.6 Dyshidrotisches Ekzem

Definition. Das dyshidrotische Ekzem ist ein polyätiologisches Krankheitsbild, gekennzeichnet durch juckende, sagoartige Bläschen im Bereich der Fingerseitenflächen, der Handteller und Fußsohlen.

◀ **Definition**

Klinik. Die dyshidrotische Reaktion stellt ein typisches Reaktionsmuster der Haut der Hände *(Abb. 33)* und Füße dar. Die Bläschen können akut oder chronisch rezidivierend auftreten, haben zunächst wasserhellen Inhalt und können zu großen Blasen konfluieren. Eine Hyperhidrose ist eine häufige Begleiterscheinung. Die Bläschen können sich bakteriell und mykotisch superinfizieren.

Klinik
Die dishydrotische Reaktion stellt ein typisches Reaktionsmuster der Haut der Hände und Füße dar *(Abb. 33)*.

Tabelle 13: Dyshidrotisches Ekzem – Ursachen

- allergisches Kontaktekzem
- Arzneiexanthem
- dyshidrosiforme Mykose
- Streureaktion einer Mykose (Mykid)
- Atopie

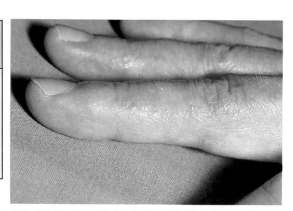

Abb. 33: Dyshidrotisches Ekzem: Juckende Bläschen der Fingerkanten.

Histologie
Das dyshidrotische Bläschen ist ein
spongiotisches Bläschen.

Ätiologie und Pathogenese
Das dyshidrotische Ekzem hat keine
einheitliche Ursache *(Tab. 13)*.

Therapie
Die Behandlungsmöglichkeiten
reichen von lokaler oder systemischer Kortikosteroidapplikation
über austrocknende Maßnahmen
bis zur lokalen PUVA-Therapie.

4.5 Arzneiexantheme

Definition ▶

Häufigkeit
Antibiotika sind die häufigsten Auslöser von Arzneiexanthemen.

Klinik
Die morphologische Vielfalt der Arz-
neiexantheme ist nahezu unbegrenzt
(Tab. 15).

Pathogenese
Die Pathogenese der Arzneiexantheme bleibt häufig unklar.

Histologie. Das dyshidrotische Bläschen ist durch eine Spongiose bedingt und geht nicht, wie lange angenommen, von den intraepidermalen Schweißdrüsenausführungsgängen aus. Weiter findet sich ein perivaskuläres Rundzelleninfiltrat im oberen Korium.

Ätiologie und Pathogenese. Das dyshidrotische Ekzem hat vielfältige Ursachen *(Tab. 13)*. Es kann auf dem Boden einer Kontaktallergie (Nickel), eines Arzneiexanthems und einer Mykose entstehen. Es kann außerdem Ausdruck eines Mykids sein, d. h. einer Streureaktion nach Exazerbation oder Anbehandlung einer Mykose (vor allem in der warmen Jahreszeit). Die Existenz einer genuinen Dyshidrose wird in Frage gestellt.

Differentialdiagnose. Das klinische Bild ist unverwechselbar. Entfernte Ähnlichkeit können eine Skabies, eine mechanische Bullose sowie ein bullöses Pemphigoid haben.

Therapie. Abhängig von der Grundkrankheit. Bei schweren dyshidrotischen Schüben kurzfristig Kortikosteroide per os. Austrocknende Maßnahmen mit Schüttelmixturen oder gerbenden Handbädern (Tannolact). Bei Nachweis einer Nickelsensibilisierung nickelarme Diät. Eine lokale PUVA-Therapie ist gelegentlich erfolgreich.

4.5 Arzneiexantheme

Definition. Arzneiexantheme betreffen Haut und angrenzende Schleimhäute, werden durch Medikamente in therapeutisch üblicher Dosierung ausgelöst und zeichnen sich durch eine außergewöhnliche morphologische Vielfalt aus.

Häufigkeit. Etwa 5% aller stationären Aufnahmen sind bedingt durch Arzneimittelnebenwirkungen, und bei etwa 15% der hospitalisierten Patienten treten solche im Laufe der Behandlung auf. In 80% sind die Haut und/oder die angrenzenden Schleimhäute beteiligt. Der steigende Medikamentenkonsum und die ständige Neuentwicklung pharmazeutischer Präparate erklären die hohe Inzidenz und weitere Zunahme der Arzneiexantheme. Am häufigsten sind Arzneiexantheme durch Ampicillin und Sulfonamide in Kombination mit Trimethoprim (5-6 Fälle/100 behandelte Patienten; *Tab. 14*). Es folgen Penizilline, Cephalosporine, Salizylate, Pyrazolone, Hydantoine und Barbiturate.

Klinik. Die morphologische Vielfalt der Arzneiexantheme ist nahezu unbegrenzt *(Tab. 15)*. Viele Hautkrankheiten können durch Arzneiexantheme imitiert werden, vor allem infektiöse Exantheme (Masern, Scharlach, Röteln), das Erythema exsudativum multiforme, das Erythema nodosum, der Lupus erythematodes u.a. Nur ganz wenige Morphen (z.B. die Purpura chronica progressiva) erlauben Rückschlüsse auf das schuldige Medikament bzw. die schuldige Medikamentengruppe. Da die Pathomechanismen vielfach noch ungeklärt sind, ist auch heute noch eine Gruppierung der Arzneiexantheme nach morphologischen Gesichtspunkten üblich (z.B. rubeoliform, makulopapulös, urtikariell).

Pathogenese. An erster Stelle steht die allergische Genese, wobei alle klassischen Reaktionstypen (Typ I–IV nach Coombs und Gell 1963) durch ein Arzneimittel realisiert werden können. In vielen Fällen ist ein allergischer Mechanismus wahrscheinlich, jedoch nicht nachweisbar. Häufige Voraussetzung für die Manifestation eines Arzneiexanthems ist ein gleichzeitig bestehender fieberhafter Infekt. Dieser Umstand erklärt, warum die erneute Einnahme des angeschuldigten Medikaments in krankheitsfreien Intervallen nicht selten folgenlos bleibt. Unter den zahlreichen nichtallergischen Mechanismen überwiegen die toxischen und die pseudoallergischen.

Tabelle 14: Arzneiexantheme – häufigste Auslöser	**Tabelle 15: Arzneiexantheme – morphologische Vielfalt**
1. Sulfonamide (Sulfamethoxazol-Trimethoprim) 2. Ampicillin 3. Halbsynthetische Penizilline 4. Penizillin G 5. Cephalosporine 6. Pyrazolone 7. Salizylate 8. Hydantoine 9. Barbiturate	● skarlatiniform, morbilliform, rubeoliform ● makulopapulös, makulourtikariell ● erythematovesikulös, -bullös -hämorrhagisch ● akneiform, nodös, lichenoid ● fixes Arzneiexanthem ● progressive Pigmentpurpura u.a.

Diagnose und Differentialdiagnose. Eine sorgfältige Anamnese versucht alle eingenommenen Medikamente zu ermitteln, außerdem die zeitlichen Zusammenhänge, frühere Unverträglichkeitsreaktionen sowie aktuelle Begleiterkrankungen (Virusinfekte) und Grundkrankheiten. Grundsätzlich sollte angestrebt werden, das schuldige Medikament im Hauttest zu finden, was allerdings nur relativ selten gelingt. Je nach klinischem Reaktionstyp und Arzneimittel sind der Prick-, der Scratch-, der Intrakutan- oder der Epikutantest einzusetzen. Da auch bei Sofortreaktionen häufig eine Sensibilisierung von T-Lymphozyten erfolgt, ist grundsätzlich die Epikutantestung zu empfehlen. Dabei sollte der Testzeitpunkt möglichst früh nach dem Ereignis gewählt werden. Die In-vitro-Diagnostik von Arzneimittelunverträglichkeiten ist insgesamt unbefriedigend. Für die Penicillin-Allergie steht der RAST-Test zur Verfügung (radioimmunologischer Nachweis allergenspezifischer IgE-Antikörper). Der Lymphozytentransformationstest ist sehr aufwendig und bleibt den wenigen Fällen vorbehalten, bei denen die Identifikation des verantwortlichen Medikaments besonders große Bedeutung hat (z.B. beim Lyell-Syndrom).

Differentialdiagnostisch kommen sehr viele Hautkrankheiten in Frage. Am häufigsten sieht man sich mit der Notwendigkeit konfrontiert, ein Virusexanthem abzugrenzen. Dazu müssen vor allem die zeitlichen Beziehungen zwischen Exposition, Exanthem und Fieberbeginn exakt ermittelt werden. Die Morphologie der Einzeleffloreszenzen erlaubt keine Rückschlüsse, und der Juckreiz (bei Virusinfekten seltener) ist kein zuverlässiges Kriterium. Die Bestimmung des Blutbildes und die serologische Virusdiagnostik helfen dagegen oft weiter.

Therapie. Erstes therapeutisches Ziel ist die Erkennung und Elimination des auslösenden Medikaments. Antihistaminika mit sedierender Wirkung verringern den Juckreiz, bei sehr ausgeprägten Haut- und Schleimhauterscheinungen sind Kortikosteroide per os angezeigt. Die Lokalbehandlung soll antipruriginös wirken (z.B. Menthol-Lotio 1%, Lotio alba). Bei stark entzündlichen Veränderungen oder Ekzematisierung sind Kortikoid-Lotionen sinnvoll. Auch wenn es nicht gelingt, das schuldige Medikament zu identifizieren, ist die Ausstellung eines Allergiepasses zu empfehlen, in dem der Verdacht vermerkt wird.

4.5.1 Ampicillin-Exanthem

> **Definition.** Häufigstes Arzneiexanthem, das nach einer charakteristischen Latenz von 7 bis 10 Tagen (»Exanthem des 10. Tages«) stammbetont auftritt.

Klinik. Das Exanthem spart in der Regel das Gesicht aus, ist kleinfleckig und makulopapulös *(Abb. 34)*, der Juckreiz ist nur mäßig. Typisch ist die Latenz von sieben bis zehn Tagen zwischen Ersteinnahme des Medikaments und Ausbruch des Exanthems.

Diagnose und Differentialdiagnose Eine sorgfältige Anamnese ist unverzichtbar.

Der Nachweis des schuldigen Medikaments im Hauttest gelingt nur selten.

Bei der Penicillin-Allergie ist eine In-vitro-Diagnostik durch den RAST-Test möglich.

Die schwierigste Differentialdiagnose stellen **Virusexantheme** dar. Oft helfen Blutbildbestimmung und serologische Virusdiagnostik weiter.

Therapie Verdächtige Medikamente sind abzusetzen. Antihistaminika, bei ausgedehnten Hauterscheinungen auch orale Kortikosteroide.

4.5.1 Ampicillin-Exanthem

◀ Definition

Klinik Das Ampicillin-Exanthem ist makulopapulös. Charakteristisch ist das Auftreten 7–10 Tage nach Ersteinnahme.

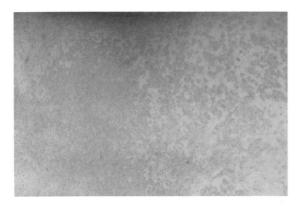

Abb. 34: Kleinfleckiges Ampicillin-Exanthem (Detail).

Pathogenese
Nichtallergische Genese ist wahrscheinlich. Eine Ampicillin-Therapie bei infektiöser Mononukleose führt in nahezu 100% der Fälle zum Ampicillin-Exanthem.

Therapie
Das Absetzen des Medikaments genügt meist. Eventuell zusätzlich juckreizstillende Maßnahmen.

Der interessante Fall ▶

4.5.2 Purpura chronica progressiva

Definition ▶

Klinik
Feinste Punktblutungen ergeben das charakteristische rostbraune Kolorit der progressiven Pigmentpurpura *(Abb. 35).*

Ätiologie und Pathogenese
Häufigste Auslöser sind (bromhaltige) Sedativa.

Pathogenese. Allergische Mechanismen spielen wahrscheinlich keine Rolle. Das Exanthem kann trotz Weiterverabreichung des Ampicillins abklingen. Toxische Effekte von Krankheitserregern, die durch das Medikament angegriffen werden (Toxine), zusammen mit einem fieberhaften Infekt werden diskutiert. Dafür spräche auch die Beobachtung, daß Ampicillin-Exantheme bei der Mononucleosis infectiosa obligat, d.h. in nahezu 100% der behandelten Fälle auftreten. Auch bei Salmonelleninfektionen ist die Rate der Ampicillin-Exantheme ungewöhnlich hoch.

Therapie. Lokal wird juckreizstillend behandelt. In schweren Fällen zusätzlich orale Gabe von Antihistaminika. Meistens genügt jedoch das Absetzen des Medikaments.

Der interessante Fall. Ein 17jähriges Mädchen wird wegen einer Mononucleosis infectiosa (Pfeiffer-Drüsenfieber) mit nichteitriger Angina, schmerzhafter Lymphknotenschwellung im Hals- und Thoraxbereich, Fieber und Abgeschlagenheit mit Ampicillin oral behandelt. Die Krankheit wird dadurch in ihrem Ablauf nicht beeinflußt, es kommt aber am achten Tag der Ampicillin-Behandlung zu einem Spannungsgefühl der hautnahen Lymphknoten und einer kribbelnden und brennenden Sensation der ganzen Haut. Einen Tag später bricht am Oberkörper, im Gesicht und an den Armen ein makulopapulöses Exanthem auf, das sich bald auf den ganzen Körper ausdehnt und juckt. Diagnose: Ampicillin-Exanthem bei Mononucleosis infectiosa (Abb. 4–26).
Merke: 97-100% aller Patienten mit Mononucleosis infectiosa, die mit Ampicillin behandelt werden, machen ein Ampicillin-Exanthem (Exanthem des 10. Tages) durch, das nach Absetzen einige Tage persistiert und oft noch schwächere Exanthemschübe wellenförmig nach sich zieht.

4.5.2 Purpura chronica progressiva

Synonyme. Progressive Pigmentpurpura, Adalinexanthem.

> **Definition.** Fast ausschließlich an den Beinen lokalisierte, schubweise auftretende, durch feinste Punktblutungen mit sekundärer Hämosiderose gekennzeichnete Dermatose, die häufig durch Sedativa ausgelöst wird.

Klinik. Die stecknadelkopfgroßen Einzeleffloreszenzen erscheinen zunächst hellrot. Im weiteren Verlauf pigmentieren sie und ergeben das typische rostbraune Kolorit *(Abb. 35).* Die einzelnen Elemente können fleckförmig oder großflächig konfluieren.

Histologie. Subepidermal finden sich ein perivaskuläres lymphohistiozytäres Infiltrat und diskrete Erythrozyten-Extravasate um die subpapillären Venen. Außerdem finden sich Hämosiderinablagerungen im oberen Korium.

Ätiologie und Pathogenese. Am häufigsten werden Purpuraschübe durch bromhaltige Sedativa ausgelöst. Auch weitere, überwiegend sedierend wirkende Substanzen können verantwortlich sein (Diazepame, Barbiturate, Analgetika,

Antiepileptika). Auch Kontaktstoffe (z.B. Textilappreturen) können im Einwirkungsbereich eine Pigmentpurpura hervorrufen.

Diagnose und Differentialdiagnose. Die klinische Diagnose ist leicht zu stellen. Bei weitem nicht immer kann man das schuldige Agens ermitteln. Die Epikutantestung fällt in ca. 25% der Fälle positiv aus, was für einen Spättyp-Mechanismus spricht. Differentialdiagnostisch muß eine Stauungspurpura bei chronisch venöser Insuffizienz (»Dermite jaune d'ocre«) ausgeschlossen werden.

Therapie. Oberstes Gebot ist die Ermittlung und Elimination des Allergens. Die Abheilung kann Monate dauern. Eine Einzelgabe des verantwortlichen Medikaments kann erneut Schübe von wochenlanger Dauer auslösen. Bei stärkeren Beschwerden (Juckreiz) und Ausdehnung der Dermatose auf den Stamm ist eine PUVA-Therapie angezeigt. Zur Lokalbehandlung können heparinoidhaltige Salben eingesetzt werden.

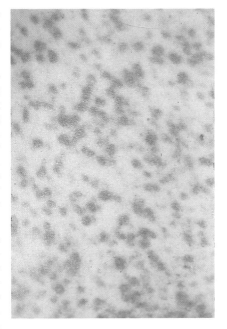

Abb. 35: Purpura chronica progressiva. Stecknadelkopfgroße Effloreszenzen mit typischem rostbraunen Kolorit.

Therapie
Die spontane Abheilung kann viele Wochen beanspruchen.
Bei stärkeren Beschwerden (Juckreiz) und Ausdehnung der Dermatose ist eine PUVA-Therapie indiziert.

4.5.3 Erythema nodosum

Synonyme. Erythema contusiforme, Knotenrose.

4.5.3 Erythema nodosum

Definition. Das Erythema nodosum ist ein polyätiologisches Krankheitsbild, gekennzeichnet durch schmerzhafte subkutane, symmetrisch im Bereich der Unterschenkelstreckseiten lokalisierte Knoten.

◄ **Definition**

Klinik. Die subkutanen Knoten treten akut auf, sind sehr druckschmerzhaft, von teigiger Konsistenz und beulen die Haut leicht aus. Nach anfangs hochroter Färbung durchlaufen die Knoten alle Farbschattierungen eines Hämatoms (Erythema contusiforme) von blau über grün bis gelb. Prädilektionsstellen sind die Unterschenkelstreckseiten *(Abb. 36)*. In seltenen Fällen, vor allem bei medikamentöser Genese, findet man typische Knoten auch an den Oberschenkeln, den Armen und am Stamm. Das Krankheitsbild ist häufig von Fieber und Arthralgien begleitet. Frauen erkranken deutlich häufiger als Männer an einem Erythema nodosum.

Klinik
Es treten sehr schmerzhafte, subkutane Knoten im Bereich der Unterschenkelstreckseiten auf. Frauen sind bevorzugt betroffen *(Abb. 36)*.

Fieber und Arthralgien können die Hauterscheinungen begleiten.

Histologie. Der Schwerpunkt der Veränderungen findet sich in der Subkutis in Form einer akuten Pannikulitis mit entzündlichen Infiltraten entlang der fibrösen subkutanen Septen. Ein Charakteristikum sind septale histiozytäre Knötchen mit radiärer Anordnung um eine zentrale Lücke (Miescher-Radiärknötchen). Entzündliche Gefäßveränderungen in Form einer Phlebitis.

Histologie
Pannikulitis und Vaskulitis (Phlebitis).

Ätiologie und Pathogenese. Infektionen (Bakterien, Viren, Pilze) spielen die Hauptrolle. Früher war die Tuberkulose die häufigste Ursache des Erythema nodosum, heute sind es Streptokokkeninfektionen und die Sarkoidose. Ca. $1/3$ aller Sarkoidosepatienten erkrankt an einem Erythema nodosum, besonders im Rahmen eines Löfgren-Syndroms. Eine Vielzahl von Infektionskrankheiten wie Ornithose, Psittakose, infektiöse Mononukleose, Viruspneumonien u.a. können mit einem Erythema nodosum einhergehen. In den letzten Jahren wurde die Yersiniose als häufige Grundkrankheit bei einem Erythema nodosum identifiziert *(Tab. 16)*. Medikamentöse Ursachen sind insgesamt seltener als die infektallergischen. Penizilline, Sulfonamide, Pyrazolone, Ovulationshemmer u.a.

Ätiologie und Pathogenese
Sarkoidose (früher Tuberkulose), Infekte (Streptokokken, Yersinien) und Medikamente (Antibiotika, Sulfonamide) sind die häufigsten Ursachen *(Tab. 16)*.

können ein Erythema nodosum auslösen. Dieses ist weniger streng auf die Unterschenkelstreckseiten beschränkt, auch Oberschenkel und Arme sind betroffen, und es finden sich nicht nur subkutane Knoten sondern auch makulo-papulöse Elemente.

Diagnose und Differentialdiagnose
In ca. 25% der Fälle kann keine Ursache ermittelt werden. Differentialdiagnostisch sind eine Periarteriitis nodosa, eine noduläre Pannikulitis und das Sweet-Syndrom auszuschließen.

Diagnose und Differentialdiagnose. Die sorgfältige Suche nach einer Grundkrankheit ist unerläßlich. In ca. 25% der Fälle bleibt diese Suche jedoch erfolglos. Differentialdiagnostisch muß in erster Linie an ein Sweet-Syndrom (akute febrile neutrophile Dermatose), an eine noduläre Pannikulitis (bei Pankreaserkrankungen) und eine kutane Periarteriitis nodosa gedacht werden.

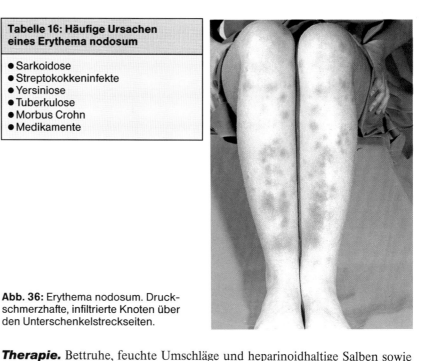

Tabelle 16: Häufige Ursachen eines Erythema nodosum
● Sarkoidose
● Streptokokkeninfekte
● Yersiniose
● Tuberkulose
● Morbus Crohn
● Medikamente

Abb. 36: Erythema nodosum. Druckschmerzhafte, infiltrierte Knoten über den Unterschenkelstreckseiten.

Therapie
Eine symptomatische Therapie mit nichtsteroidalen Antiphlogistika (Salizylate) reicht meist aus. Bei sehr starken Beschwerden kurzfristig Kortikosteroide.

Therapie. Bettruhe, feuchte Umschläge und heparinoidhaltige Salben sowie nichtsteroidale Antiphlogistika reichen häufig zur symptomatischen Behandlung eines Erythema nodosum aus. Bei starker Schmerzhaftigkeit und erheblichen Allgemeinerscheinungen können kurzfristig systemisch gegebene Kortikosteroide den Verlauf erheblich abkürzen. Voraussetzung ist allerdings, daß eine infektallergische Genese ausgeschlossen oder der Infekt gleichzeitig gezielt behandelt wird.

4.5.4 Fixes Arzneiexanthem

4.5.4 Fixes Arzneiexanthem

Definition ▶

Definition. Das fixe Arzneiexanthem ist durch einen oder mehrere scharf begrenzte, brennende Flecken gekennzeichnet, die nach anfänglicher Rötung pigmentieren und nach einer einmaligen Dosis des verantwortlichen Medikaments in konstanter Lokalisation rezidivieren.

Klinik
Das fixe Arzneiexanthem tritt immer an gleicher Stelle auf und bleibt lange als münzgroßer, bräunlicher Fleck erkennbar *(Abb. 37).*

Klinik. Das fixe Arzneiexanthem bevorzugt die gelenknahen Regionen und die Schleimhäute (Mundschleimhaut, Genitalschleimhaut). In den meisten Fällen findet sich nur ein solitärer Herd, der münzgroß ist, scharf begrenzt, intensiv gerötet ist und ein leichtes Brennen verursacht. Im weiteren Verlauf nimmt der Herd einen charakteristischen bräunlichen Farbton an, der zu monatelanger Persistenz neigt *(Abb. 37).* Die Aufflammreaktionen erfolgen 24 bis 48 Stunden nach Einnahme des verantwortlichen Medikaments und (fast) immer in gleicher (fixer) Lokalisation. Das fixe Arzneiexanthem war schon Ende des letzten Jahrhunderts bekannt und wurde vor allem nach Einnahme von Antipyrin, des ersten Pyrazolons, beobachtet. Apolant (1898) zitiert den Fall eines Kollegen »mit der ans Wunderbare grenzenden Neigung zu lokalen Rezidiven, bei dem

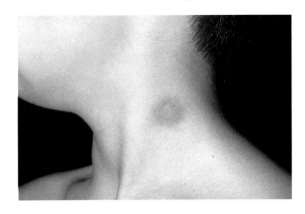

Abb. 37: Fixes Arzneiexanthem (linke Hals-
seite). Zweites Rezidiv
nach Einnahme von
Propyphenazon.

nach jedesmaligem Antipyringebrauch ausschließlich ein talergroßer Fleck am distalen Ende der rechten Tabatière auftritt.«

Ätiologie und Pathogenese. Fixe Exantheme können durch eine Vielzahl von Medikamenten ausgelöst werden, vor allem durch Pyrazolone, Salizylate und Antibiotika. Die Pathogenese ist nicht geklärt. Es finden sich Elemente einer zellvermittelten Reaktion. Auch antikörpervermittelte zytotoxische Mechanismen werden diskutiert. Man nimmt an, daß – bisher noch nicht nachgewiesene – Antikörper an umschriebenen Stellen der Haut fixiert sind und daß nur dort die Reaktion klinisch manifest wird.

Ätiologie und Pathogenese
Analgetika, Antiphlogistika und Antibiotika sind die häufigsten Ursachen eines fixen Arzneiexanthems.

Diagnose. Wenn man das Krankheitsbild kennt und daran denkt, ist die Diagnose einfach. Der Nachweis der schuldigen Substanz kann im Epikutantest gelingen, wenn dieser im Herdbereich aufgelegt wird und dort eine lokale Aufflammreaktion induziert.

Die **Diagnose** ist leicht zu stellen, wenn an das Krankheitsbild gedacht wird.

Therapie. Eine dauerhafte Heilung gelingt nur nach Erkennung und Meidung der auslösenden Substanz. Lokalkortikosteroide können die Abheilung beschleunigen.

Therapie
Die Meidung der auslösenden Substanz ist wesentlich.

4.5.5 Erythema exsudativum multiforme

4.5.5 Erythema exsudativum multiforme

Synonyme. Erythema multiforme, Kokarden-Erythem.

Kein dermatologisches Krankheitsbild hat eine solche nomenklatorische Verwirrung gestiftet wie das Erythema exsudativum multiforme (EEM).

Die mit zahlreichen Eigennamen versehenen klinischen Varianten (Dermato Stomatitis Baader, Fiessinger-Rendu-Syndrom, Sydroma muco-cutaneo-oculare Fuchs, Stevens-Johnson-Syndrom) stellen nach heutiger Erkenntnis alle schwerere Verlaufsformen des EEM mit ausgeprägter Schleimhautbeteiligung dar.

> **Definition.** Akut auftretendes Exanthem mit charakteristischen konzentrischen Läsionen (Kokarden) und häufigem Schleimhautbefall mit Blasen und schmerzhaften Erosionen.

◄ **Definition**

Klinik. Typische Einzeleffloreszenz ist die Kokarde, ein aus zwei, manchmal drei konzentrischen Ringen aufgebautes, durchschnittlich münzgroßes Erythem. Zentral findet sich eine Papel, die sich zur Blase weiterentwickeln kann, der Rand ist erythematös und mitunter durch eine blasse Zone von der zentralen Blase abgegrenzt *(Abb. 38)*. Konfluenz ist möglich. Das Exanthem bevorzugt die Extremitäten, insbesondere die distalen Partien *(Syn. 15)*. Auch die Handflächen können betroffen sein (Typus inversus). Je nach Schwere des Krankheitsbildes wird eine Minor- von einer Majorform unterschieden. Bei der Majorform ist das Allgemeinbefinden gestört und der Schleimhautbefall erheblich. Im Vordergrund steht dabei eine erosive Stomatitis. Die schwerste Verlaufsform ist das **Stevens-Johnson-Syndrom** *(Abb. 39)*. Dabei kommt es zu schmerzhaften Ero-

Klinik
Die typische Einzeleffloreszenz ist kokardenförmig. Zentral findet sich eine Papel, die sich zur Blase weiterentwickeln kann. Der Rand ist erythematös *(Abb. 38)*.

Schwere Verlaufsformen (Majorform) gehen mit einem schmerzhaften Schleimhautbefall einher. Die schwerste Verlaufsform ist das **Stevens-Johnson-Syndrom** *(Abb. 39)*.

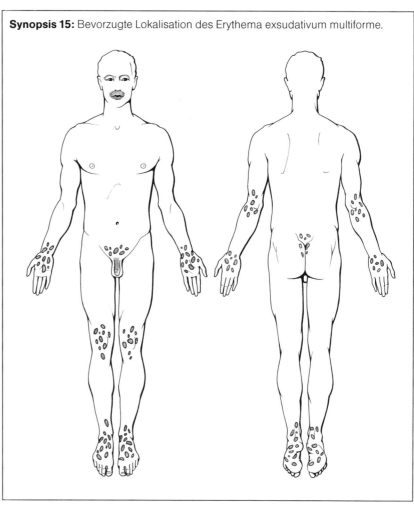

Synopsis 15: Bevorzugte Lokalisation des Erythema exsudativum multiforme.

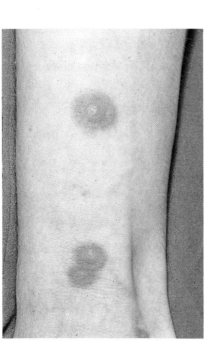

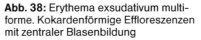

Abb. 38: Erythema exsudativum multiforme. Kokardenförmige Effloreszenzen mit zentraler Blasenbildung

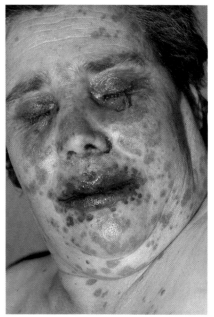

Abb. 39: Stevens-Johnson-Syndrom. Erytheme, Blasen und Erosionen, besonders in der Mund- und Augenumgebung. Hämorrhagische Stomatitis.

sionen der hautnahen Schleimhäute (Mund, Augen, Genitalbereich) mit der Gefahr narbiger Synechienbildungen. Die Schwere des Verlaufs wird durch den Befall der Schleimhäute bestimmt mit dem Risiko von Sekundärinfektionen. Ein katarrhalisches Vorstadium ist häufig.

Histologie. Charakteristisch sind die subepidermale Blasenbildung und das Ödem im Korium. Außerdem finden sich perivaskuläre Rundzellinfiltrate in der oberen Dermis sowie degenerative Epidermisveränderungen (einzelne nekrotische Keratinozyten).

Ätiologie und Pathogenese. Das EEM ist ein polyätiologisches Krankheitsbild *(Tab. 17)*. Am häufigsten liegt eine Herpes-simplex-Infektion zugrunde. Als weitere Auslöser kommen Arzneimittel (Sulfonamide, Pyrazolone, Hydantoine) und bakterielle Infekte in Frage. Selten einmal kann ein EEM Ausdruck einer Paraneoplasie sein. Pathogenetisch handelt es sich um eine Immunkomplexreaktion im Bereich der Gefäße des oberen Koriums.

Tabelle 17: Ätiologie des Erythema exsudativum multiforme
● viral (Herpes simplex)
● bakteriell (Streptokokken)
● medikamentös (Antibiotika, Pyrazolone, Hydantoine u.a.)
● paraneoplastisch (sehr selten)
● »idiopathisch«

Diagnose und Differentialdiagnose. Das klinische Bild des Erythema exsudativum multiforme (EEM) ist bei Vorliegen typischer Kokardenelemente unverkennbar. Stehen Schleimhautveränderungen im Vordergrund, müssen ein Pemphigus vulgaris, ein Lichen ruber mucosae und eine Gingivostomatitis herpetica ausgeschlossen werden.

Therapie. Die Behandlung erfolgt mit Kortikoiden per os (30-40 mg Urbason/die), Mundspülungen (Kamillosan, Bepanthen), ophthalmologischem Konsil (Gefahr der Symblepharonbildung), breiige Kost und der Verhinderung von Sekundärinfektionen (z.B. durch Candida).

4.5.6 Epidermolysis acuta toxica (Lyell-Syndrom)

> **Definition.** Das »Syndrom der verbrühten Haut« ist mit einer Letalität von ca. 30% die schwerste Arzneimittelnebenwirkung an Haut und Schleimhäuten, gekennzeichnet durch großflächige Epidermisablösung und Schleimhauterosionen.

Klinik. Oft geht ein banaler Infekt mit Arzneimitteleinnahme voraus. Das Krankheitsbild entwickelt sich stürmisch aus kleinen, rasch konfluierenden Erythemen, die sich blasig umwandeln und schließlich zu einer Epidermisablösung in großen »Fetzen« führen, die den erodierten Flächen »wie ein nasses Tuch« aufliegen *(Abb. 40)*. Das Nikolski-Phänomen ist positiv. Die Schleimhäute sind ausgedehnt befallen in Form einer Stomatitis, Konjunktivitis und einer erosiven Entzündung der Genital- und Analschleimhaut. Die Augenlider sind fast immer betroffen. Die Erosionen sind hämorrhagisch verkrustet und bluten leicht. Häufig kommt es zu gastrointestinalen Blutungen und weiteren Komplikationen an inneren Organen (z.B. Hepatitis, Bronchopneumonie, Glomerulonephritis). Regelmäßig bestehen hohes Fieber und ein schweres Krankheitsgefühl.

Histologie. Man findet subepidermale Blasen mit einer flächenhaften Nekrose der Epidermis, ein perivaskuläres entzündliches Infiltrat und Ödem im oberen Korium.

Ätiologie und Pathogenese. Unter den auslösenden Medikamenten stehen Pyrazolone und Sulfonamide an erster Stelle *(Tab. 18)*. Patienten mit bereits bekannter Arzneimittelallergie erkranken häufiger. Fast immer besteht gleich-

Histologie
Es zeigen sich eine subepidermale Blasenbildung und ein Koriumödem.

Ätiologie und Pathogenese
Am häufigsten ist das postherpetische EEM *(Tab. 17)*. Pathogenetisch handelt es sich um eine Immunkomplexreaktion im Bereich der dermalen Gefäße.

Diagnose und Differentialdiagnose
Die Kokarde ist das Erkennungszeichen des EEM. Bei ausgeprägten Schleimhautveränderungen müssen ein Pemphigus vulgaris, ein Lichen ruber mucosae und eine Gingivostomatitis herpetica ausgeschlossen werden.

Therapie
Intern Kortikoide und intensive Lokalbehandlung der befallenen Schleimhäute.

4.5.6 Epidermolysis acuta toxica (Lyell-Syndrom)

◄ Definition

Klinik
Großfetzige Epidermisablösung und Erosionen der Schleimhäute sind für das Krankheitsbild charakteristisch *(Abb. 40)*.
Die Schleimhäute sind hämorrhagisch verkrustet und bluten leicht.

Histologie
Subepidermale Blasen und Epidermisnekrose kennzeichnen das histologische Bild.

Ätiologie und Pathogenese
Medikamente, vor allem Pyrazolone und Sulfonamide.

Tabelle 18: Häufigste Auslöser einer Epidermolysis acuta toxica (Lyell)
1. Sulfonamide
2. Pyrazolone
3. Penizilline
4. Hydantoine
5. Barbiturate

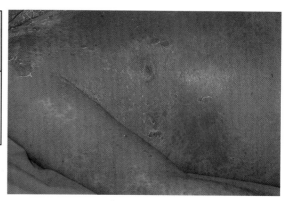

Abb. 40: Epidermolysis acuta toxica (Lyell). Syndrom der »verbrühten Haut« mit großflächiger Ablösung der Epidermis.

Häufig besteht gleichzeitig ein Virusinfekt.
Der Pathomechanismus ist unklar, wahrscheinlich zelluläre Immunreaktion (Allergie vom Spättyp, Typ IV).

Diagnose und Differentialdiagnose
Die wichtigste Differentialdiagnose ist das staphylogene Lyell-Syndrom, das vor allem bei Neugeborenen auftritt.
Schwere Formen des Erythema exsudativum multiforme (Stevens-Johnson-Syndrom) können in ein Lyell-Syndrom übergehen.

Therapie
Die Behandlung erfolgt nach intensivmedizinischen Gesichtspunkten, wobei insbesondere ein Ausgleich des Flüssigkeits- und Eiweißverlustes wesentlich ist. Ophthalmologisches Konsil (Symblepharon-Prophylaxe).

4.5.7 Photoallergische Reaktionen

Definition ▶

Klinik
Einige Stunden nach Allergenkontakt mit zusätzlicher Belichtung tritt an diesen Stellen eine allergische Spättypreaktion auf, mit einem Maximum nach 24 bis 48 Stunden.

zeitig eine Virusinfektion, so daß ein Kombinationsgeschehen vermutet wird. Die Pathogenese ist unklar. Neben einer zellulären Immunreaktion wird auch eine toxische Medikamentenwirkung und ein infektallergischer Mechanismus angenommen.

Diagnose und Differentialdiagnose. Der fulminante Verlauf, die großflächige Epidermisablösung und die Schwere der Allgemeinerscheinungen verbunden mit dem histologischen Nachweis einer Epidermisnekrose sichern die Diagnose. Differentialdiagnostisch muß vor allem ein staphylogenes Lyell-Syndrom (Dermatitis exfoliativa neonatorum Ritter) ausgeschlossen werden. Dieses tritt vor allem bei Neugeborenen auf, verläuft weniger schwer, zeigt fast nie Schleimhauterscheinungen und spricht gut auf eine antibiotische Therapie an. Histologisch liegt die Spaltebene höher als beim Lyell-Syndrom, die Epidermis bleibt ohne nennenswerte nekrobiotische Veränderungen. Auch schwere Formen des Erythema exsudativum multiforme (Stevens-Johnson-Syndrom) sind auszuschließen. Dieses zeigt ebenfalls ausgeprägte Schleimhauterosionen und Allgemeinsymptome und kann in ein Lyell-Syndrom übergehen.

Therapie. Die Therapie des Lyell-Syndroms hat wie bei großflächigen Verbrennungen nach intensivmedizinischen Gesichtspunkten zu erfolgen (Behandlung des Flüssigkeits- und Eiweißverlustes, Herz-Kreislauf-Kontrolle, Infektionsprophylaxe). Die hochdosierte Gabe von Kortikosteroiden ist umstritten. Eine Infektionsprophylaxe mit einem wenig sensibilisierenden Breitspektrum-Antibiotikum (z.B. Tetrazykline) ist erforderlich. Die sehr starken Schmerzen bei der Nahrungsaufnahme können eine parenterale Ernährung notwendig machen. Die Lokalbehandlung kann mit antibiotikahaltiger Gaze oder Farbstoffpinselungen (z.B. Eosin 1%) erfolgen. Sehr wichtig ist die Vorbeugung eines Symblepharons im Bereich der Augen- und Genitalschleimhaut mit lokalen Antibiotika-Kortikoid-Kombinationen.

4.5.7 Photoallergische Reaktionen

Definition. Photoallergische Reaktionen stellen Sonderformen der Ekzemreaktion dar.

Häufigkeit. Etwa 1-2% der allergischen Spättypreaktionen sind photoallergischer Art.

Klinik. Im Falle des Allergenkontaktes mit der Haut tritt einige Stunden nach der zusätzlichen Lichtexposition an den allergen- und lichtexponierten Stellen ein fleckförmiges oder flächiges, unscharfes, aber durch die Exposition deutlich begrenztes Erythem auf mit deutlichem Ödem der Haut. Die Erscheinungen jucken stark. Innerhalb 24 bis 48 Stunden werden die Veränderungen verstärkt, es schießen in den betroffenen Bereichen Papeln und Papulovesikeln auf. Das befallene Areal wird zunehmend dicht besetzt, und am Rand kann sich die photoallergische Reaktion auch auf nicht lichtexponierte Hautflächen ausdehnen. Nach 48 Stunden beginnt der Prozeß abzuklingen und heilt nach Wochen ab. Zurück bleibt eine posteruptive Pigmentierung geringen Ausmaßes. Bei wiederholtem oder persistentem Kontakt mit dem Allergen und erneuter Sonnenexposition kommt es zu einer explosionsartigen Verstärkung der Hautveränderung mit gewaltigem Ödem und großblasigen, juckenden und selten brennenden Elementen.

> Bei wiederholter Auslösung kann es zu großblasigen juckenden Veränderungen kommen.

Histologisch findet sich eine perivaskuläre lymphozytäre Infiltration im oberen und mittleren Korium, die ihren Höhepunkt nach 48–96 Stunden hat. Spongiotische Bläschen in der Epidermis treten nach 24 bis 48 Stunden auf und bilden sich vor dem Infiltrat wieder zurück.

> **Histologie**
> Es findet sich eine perivaskuläre lymphozytäre Infiltration im mittleren und oberen Korium mit Begleitspongiose.

Ätiologie und Pathogenese. Photoallergische Reaktionen sind lymphozytenvermittelte, allergische Spätreaktionen der Haut (Typ IV). Die Besonderheit liegt darin, daß das Allergen als kleinmolekulares Hapten nur unter Lichteinfluß (Energiezufuhr) eine chemische Reaktion mit Trägerproteinen eingeht, wodurch das vollwertige Antigen entsteht. Diese photochemische Reaktion kann eine Haptenaktivierung, eine Präparierung des Trägermoleküls oder eine Aktivierung der umgebenden Substrate sein und mag in vielen Fällen mehrere dieser Reaktionswege betreffen. Die auslösenden Wellenlängen liegen im UVA-Bereich, gelegentlich ausgeweitet in den sichtbaren und auch in den UVB-Bereich.

> **Ätiologie und Pathogenese**
> Die photoallergische Reaktion ist eine Sonderform der lymphozytenvermittelten allergischen Spätreaktion vom Typ IV. Die Hapten-Trägerproteinbindung geschieht nur unter Energieaufnahme (UVA) und kann mehrere photochemische Reaktionswege betreffen.

Diagnose. Die anamnestisch und klinisch vermutete Diagnose einer Photoallergie wird nach Abklingen derselben durch den **belichteten epikutanen Läppchentest** gestellt und bewiesen. Dabei wird in Analogie zum epikutanen Läppchentest die getestete Haut nach Entfernen der 24 Stunden aufgelegten Testpflaster mit einer suberythematösen Bestrahlung belichtet. Bei Verwendung von reinem UVA erfolgt die Belichtung mit 10–20 Joule/cm^2. Eine parallel und symmetrisch aufgelegte zweite Testreihe wird nicht belichtet und dient als Dunkelkontrolle. Die Teststellen werden 24 und 48 Stunden nach der Belichtung abgelesen und in Analogie zum epikutanen Läppchentest beurteilt. Photoallergien können auch gegen mehrere verwandte und nichtverwandte Substanzgruppen auftreten. Die photochemische Allergenbildung in der Haut kann nach lokaler und nach systemischer Haptenzufuhr in die Haut erfolgen.

> **Diagnose**
> Die anamnestische und klinische Vermutung wird bestätigt durch den belichteten epikutanen Läppchentest mit paralleler Dunkelkontrolle.

Photoallergien sind bekannt durch eine Reihe von Medikamenten (systemisch oder lokal zugeführt) wie: Sulfonamide, Diuretika, Psychopharmaka, Antibiotika und nichtsteroidale Antirheumatika. Als lokale Photoallergene kommen antimikrobielle Substanzen, optische Aufheller, Lichtschutzstoffe, Duftstoffe und Pflanzenextrakte in Frage.

> Bekannte **Photoallergene** sind: Sulfonamide, Diuretika, Psychopharmaka, Antibiotika, nicht-steroidale Antirheumatika, antimikrobielle Substanzen, Lichtschutzstoffe, Duftstoffe und Pflanzenextrakte.

Differentialdiagnose. Photoallergische Reaktionen unterscheiden sich anamnestisch, pathogenetisch und klinisch von phototoxischen Reaktionen *(Tab. 19)*. Die Unterscheidung von kontaktallergischen Reaktionen erfolgt durch das lichtexponierte Verteilungsbild und die differenzierte belichtete und nichtbelichtete Läppchentestung.

> **Differentialdiagnose**
> Die Unterscheidung zur phototoxischen Reaktion ist aus *Tabelle 19* ersichtlich.

Tabelle 19: Klinische Unterschiede zwischen phototoxischer und photoallergischer Reaktion		
Effloreszenz	photoallergische Reaktion	phototoxische Reaktion
Erythem	+	+++
Ödem	+++	+
Papel	+	−
Papulovesikel	++	−
Blasen	+	−

Therapie
Allergenkarenz und Vermeidung weiterer Lichtexpositionen führen zum spontanen Abklingen der Erscheinungen. Lokale Steroide können dies beschleunigen.

Prognose
Photoallergische Reaktionen heilen ab. Bei wiederholten Auslösungen können **Folgereaktionen** auftreten:

Bei 30% der Photoallergien mit wiederholten Auslösungen treten **persistente Lichtreaktionen** auf mit Auslösungen auf Belichtungen allein. Die Lichtempfindlichkeit ist deutlich gesteigert.

Bei etwa 5–10% der persistenten Lichtreaktionen tritt ein **aktinisches Retikuloid** als lichtprovozierbares, gutartiges Pseudolymphom auf mit langer Persistenz.

Therapie. Das wichtigste ist die Karenz von potentiellen Photoallergenen und eine strikte und absolute Vermeidung von Lichtexpositionen. Danach klingt eine akute photoallergische Reaktion spontan ab. Dies kann durch lokale Steroide beschleunigt werden. Die anschließende Photoallergietestung führt zur dauernden Elimination der verdächtigen und der nachgewiesenen Photoallergene. Vorsichtigerweise sind Lichtexpositionen noch Wochen bis Monate danach zu vermeiden respektive durch Kleidung und angepaßtes Verhalten abzuschwächen. Bis zu einem gewissen Maße können hier auch externe Lichtschutzmittel mit einem hohen UVA-Schutzanteil eingesetzt werden.

Prognose. Photoallergische Reaktionen heilen ab. Die photoallergische Sensibilisierung persistiert aber jahrelang bis lebenslang. Bei wiederholten Expositionen und photoallergischen Schüben heilen diese immer langsamer ab und gehen in **Folgereaktionen über:**

Persistente Lichtreaktion: Etwa 30% der Patienten mit nachgewiesenen Photoallergien leiden nach wiederholter Auslösung von Photoallergien an persistenten Lichtreaktionen mit chronisch lichenoiden, stark juckenden Ekzemen der belichteten Hautstellen. Diese verschlechtern sich unter Lichtexposition (UVA) jedesmal, auch ohne erneute Antigenexposition. Die Lichtempfindlichkeit der Patienten findet sich um das 5- bis 10fache gesteigert (UVA und UVB).

Aktinisches Retikuloid: Etwa 5-10% der persistenten Lichtreaktionen entwickeln an den lichtexponierten Stellen im Bereich der lichenoiden Reaktionen flächige, knotige oder lichenoide Infiltrate, die lichtprovozierbar sind, stark jucken und histologisch einem gutartigen, reaktiven, polyklonalen Pseudolymphom entsprechen.

Sowohl die persistente Lichtreaktion wie das aktinische Retikuloid persistieren über Jahre, können aber eine spontane Rückbildung und auch eine Normalisierung der Lichtempfindlichkeit erfahren. Voraussetzung ist eine lange Allergenkarenz und eine absolute Vermeidung von Lichtprovokationen. Übergänge in maligne Lymphome sind nicht bekannt.

5 Autoimmunkrankheiten

5.1 Lupus erythematodes

Der Lupus erythematodes bietet ein Spektrum verschiedener mit Autoimmunphänomenen assoziierter Krankheitsbilder. Er kann sich als bedrohliche Multisystemkrankheit (systemischer Lupus erythematodes, SLE) oder als lediglich auf die Haut beschränkte, vergleichsweise harmlose Form (diskoider Lupus erythematodes, DLE) manifestieren. Zwischenformen und Übergänge existieren.

5.1.1 Lupus erythematodes visceralis

Synonym. Systemischer Lupus erythematodes, SLE.

Definition. Lebensbedrohliche, generalisierte Autoimmunkrankheit, die sämtliche Organe des Körpers betreffen kann. Charakteristisch sind hohe Titer von Autoantikörpern gegen körpereigene Strukturen, Ablagerung von Immunkomplexen und Defekte in zellulärer und humoraler Immunität.

Epidemiologie. Der SLE ist überwiegend eine Krankheit jüngerer Frauen um das 30. Lebensjahr. Die Prävalenz beträgt für weiße Frauen 16,8, für Männer 2,9 pro 100 000. Familiäre Häufung wurde beschrieben.

Klinik. Der SLE kann ganz unterschiedliche Symptome hervorrufen. Eine Hilfestellung bei der klinischen Diagnose bieten die 1982 revidierten Kriterien der American Rheumatological Association (ARA). Die Diagnose gilt als sehr wahrscheinlich, wenn mindestens vier der in *Tabelle 20* gezeigten Kriterien erfüllt sind. Sensitivität und Spezifität sollen 96% betragen.

Tabelle 20: Revidierte Kriterien (1982) für die Diagnostik des SLE

- Schmetterlingserythem
- DLE-Herde
- Lichtempfindlichkeit
- orale Ulzerationen
- Arthritis (nicht deformierende Polyarthritis)
- Serositis (Pleuritis und/oder Perikarditis)
- pathologische Nieren- und Urinbefunde (Proteinurie > 0,5 g/die, Zell-Zylinder)
- neurologische Veränderungen (Psychosen und/oder Krampfanfälle)
- hämatologische Veränderungen (Leukopenie oder Lymphopenie, hämolytische Anämie, Thrombozytopenie)
- immunologische Auffälligkeiten (Anti-DNS, Anti-Sm, LE-Zellen, falsch positive Lues-Serologie)
- antinukleäre Antikörper (ANA)

Hauterscheinungen treten bei 70-80% der Patienten auf. Typisch ist ein unscharf begrenztes, makulöses bis urtikarielles Erythem im Gesicht (**Schmetterlingserythem**; *Abb. 41*). Am Rumpf, bevorzugt an Brust und Rücken, finden sich **uncharakteristische disseminierte Exantheme**, die an Masern, Scharlach oder an Röteln erinnern. An den Akren, besonders an der Dorsalseite der Finger, beobachtet man fleckige, gerötete, zum Teil auch keratotische Hautveränderungen, am Nagelfalz und an den Fingerspitzen Teleangiektasien und kleine Hämorrhagien. Raynaud-Symptomatik ist häufig. Der diffuse Haarausfall am Kapillitium ist im allgemeinen reversibel. An der Mundschleimhaut sieht man ödematöse Erytheme, auch einzelne oder multiple kleinere Erosionen und Ulzera. Insgesamt ist die dermatologische Symptomatik außerordentlich vielgestalt. Häufigstes Symptom des SLE sind **Arthralgien** (92%), die meist die kleinen Gelenke der Hand und die Knie betreffen. Gelenkdeformitäten sind selten. Über **Myalgien** klagt etwa die Hälfte der Patienten. Generalisierte **Lymphknotenschwellungen** kommen bei 50% vor.

5 Autoimmunkrankheiten

5.1 Lupus erythematodes

Der Lupus erythematodes ist eine Autoimmunerkrankung. Man unterscheidet die bedrohliche systemische Form von der diskoiden Form, die sich auf die Haut beschränkt.

5.1.1 Lupus erythematodes visceralis

◄ Definition

Epidemiologie
Der SLE befällt überwiegend jüngere Frauen.

Klinik
Die Diagnose gilt als gesichert, wenn mindestens vier der in *Tabelle 20* aufgeführten Kriterien vorhanden sind.

An **Hauterscheinungen**, die sehr vielgestaltig sein können, beobachtet man ein Gesichtserythem (**Schmetterlingserythem**; *Abb. 41*), uncharakteristische disseminierte **Exantheme** am Rumpf, fleckig gerötete, schuppende Herde an den Fingern, Hämorrhagien und Teleangiektasien am Nagelfalz.

Sehr häufig treten **Arthralgien, Myalgien** und generalisierte **Lymphknotenschwellungen** auf, seltener eine **Pleuritis** oder **Perikarditis**.

Entscheidend für die Prognose sind Art und Ausmaß des **Nierenbefalls** (Lupusnephritis), der 70% der Patienten betrifft.
Auch ZNS-Veränderungen werden beobachtet. Einen zusammenfassenden Überblick gibt *Synopsis 16.*

Der Befall der serösen Häute kann sich als **Pleuritis** oder **Perikarditis** manifestieren. Die verruköse Endokarditis Libman-Sacks ist sehr selten. Eine **Nierenbeteiligung** (Mikrohämaturie und/ oder Proteinurie) tritt bei 70% der Patienten auf, zur Nierenfunktionseinschränkung kommt es jedoch nur bei etwa 15%. Verlauf und Schweregrade der Lupusnephritis können sehr unterschiedlich sein, je nachdem, ob es sich um eine membranöse oder mesangiale, eine fokal oder diffus proliferative oder nekrotisierende Glomerulonephritis handelt. Diverse neuropsychiatrische Symptome wie Kopfschmerzen, epileptiforme Anfälle, psychotische Zustände, depressive Verstimmungen, auch periphere Neuropathien, weisen auf eine Beteiligung des **Nervensystems** hin. Einen zusammenfassenden Überblick gibt *Synopsis 16.*

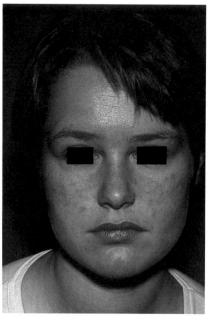

Abb. 41: Schmetterlingsförmiges Erythem über Nase und Gesicht bei einem systemischen Lupus erythematodes.

Ätiologie

Letztlich ungeklärt. Es handelt sich um eine **Autoimmunkrankheit** mit gestörter Immunregulation. Genetische und exogene Faktoren (z.B. UV-Licht oder bestimmte Medikamente) sind wahrscheinlich an der Krankheitsentstehung beteiligt.

Pathogenetisch bedeutsam sind Immunkomplexe, die sich an Basalmembranen von Gefäßen, aber auch von Nierenglomeruli ablagern oder dort entstehen und Komplementfaktoren aktivieren.

Ätiologie. Der SLE ist der Prototyp einer **Autoimmunkrankheit.** Diagnostisch, wahrscheinlich auch pathogenetisch bedeutsam sind Autoantikörper gegen körpereigene Gewebe und Zellen. Wie es zur Autoantikörperbildung kommt, ist letztlich noch ungeklärt. Verschiedene Immundefekte sind wahrscheinlich an der gestörten Immunregulation beteiligt. Man konnte bei SLE-Patienten eine auffällige Hyperaktivität der B-Zellen nachweisen, außerdem eine defekte Suppressor-T-Zell-Funktion, die möglicherweise durch Autoantikörper gegen Suppressor-T–Zell-Vorläufer bedingt ist. Der Gewebeschaden in den befallenen Organen wird zumindest teilweise durch **Immunkomplexe** gesetzt, die sich an Basalmembranen von Gefäßen, aber auch von Nierenglomeruli ablagern oder dort entstehen und eine Komplementaktivierung induzieren.

Für eine genetische Disposition sprechen Ergebnisse der Zwillingsforschung (z.B. 70% Konkordanz bei eineiigen Zwillingen) und enge Beziehungen zwischen einem SLE und bestimmten HLA-Typen (HLA-DRw 2 und -DRw 3). Vermutlich sind mehrere Gene für die Krankheitsdisposition verantwortlich. Eine virale Ätiologie konnte bisher nicht bewiesen werden.

Exogene Faktoren wie bestimmte Medikamente (drogeninduzierter LE), UV-Licht und Hormone sind sicherlich für die klinische Manifestation des SLE mit verantwortlich.

Histopathologie

In der Epidermis sind Hyperkeratose, Atrophie und hydropische Degeneration der Basalzellen typisch, in der Dermis ein lockeres, vorwiegend lymphozytäres Infiltrat neben stark exsudativen Veränderungen.

Histopathologie. Hyperkeratose, Atrophie des Stratum spinosum und hydropische Degeneration der Basalzellen in der Epidermis sowie eine Quellung der PAS-reaktiven Basalmembran sind typisch.

An dermalen Veränderungen stehen bei SLE neben einem lockeren entzündlichen Infiltrat (vorwiegend lymphozytär) exsudative Erscheinungen wie stark dilatierte Blut- und Lymphgefäße und ein massives Ödem im Vordergrund.

Immunhistologie

Charakteristisch ist das »Lupusband« – granuläre IgG- und C3-Ablagerungen, bandförmig entlang der epidermalen Basalmembran *(Abb. 42).*
Diese Veränderungen sind beim SLE in kranker **und** gesunder Haut zu finden.

Immunhistologie. In befallener Haut zeigen sich in ca. 95% fluoreszenzmikroskopisch (direkte Immunfluoreszenz) an der dermo-epidermalen Junktionszone wolkige oder grob granuläre Ablagerungen von IgG und IgM, seltener IgA sowie von C3b und (stärker) C3d in bandförmiger Anordnung. Dieses »Lupusband« (siehe auch bei DLE, *Abb. 42)* ist in vielen Fällen von SLE auch in normaler sonnenexponierter Haut (60-80%) und auch in unveränderter nicht sonnenexponierter Haut (40%) nachweisbar. Letzteres gilt als prognostisch ungünstiges Zeichen: Hier ist mit einer Nierenbeteiligung zu rechnen.

Autoantikörper

Sie haben in der Diagnostik des SLE eine besondere Bedeutung *(Tab. 21).*

Autoantikörper. Ihnen kommt in der Diagnostik des SLE eine besondere Bedeutung zu. Eine Übersicht der Autoantikörper bei SLE zeigt *Tabelle 21.*

Synopsis 16: Schema des Befalls beim systemischen Lupus erythematodes.

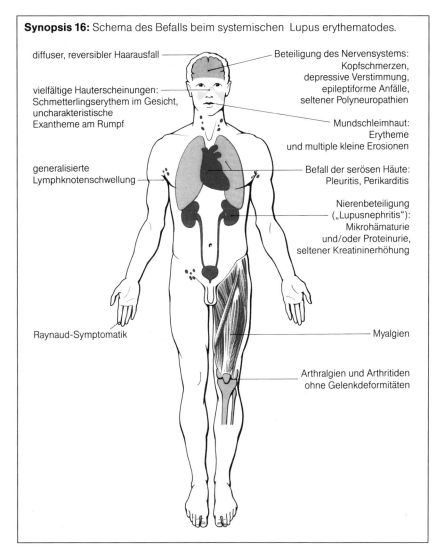

diffuser, reversibler Haarausfall

vielfältige Hauterscheinungen: Schmetterlingserythem im Gesicht, uncharakteristische Exantheme am Rumpf

generalisierte Lymphknotenschwellung

Raynaud-Symptomatik

Beteiligung des Nervensystems: Kopfschmerzen, depressive Verstimmung, epileptiforme Anfälle, seltener Polyneuropathien

Mundschleimhaut: Erytheme und multiple kleine Erosionen

Befall der serösen Häute: Pleuritis, Perikarditis

Nierenbeteiligung („Lupusnephritis"): Mikrohämaturie und/oder Proteinurie, seltener Kreatininerhöhung

Myalgien

Arthralgien und Arthritiden ohne Gelenkdeformitäten

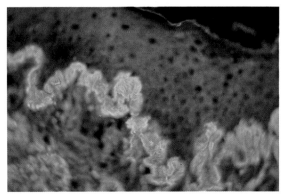

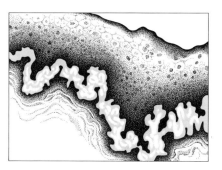

Abb. 42: Immunfluoreszenzmikroskopische Darstellung des »Lupusbandes« bei DLE im befallenen, lichtexponierten Bereich.

> **Tabelle 21: Autoantikörper bei SLE**
>
> ● **Antikörper gegen Zellkern-Antigene**
>   – antinukleäre Antikörper (ANA)
>   – definierte Zellkernbestandteile:
>   native Doppelstrang-DNS (dsDNS)
>   Einzelstrang-DNS (ssDNS)
>   RNS
>   extrahierbare nukleäre Antigene (ENA)
>   Sm-Antigen
>
> ● **Antikörper gegen zytoplasmatische Antigene**
>   Mitochondrien
>   Ribosomen (ARA)
>   verschiedene andere zytoplasmatische Proteine
>
> ● **Antikörper gegen Blutzellen**
>   Erythrozyten
>   T-Lymphozyten
>   B-Lymphozyten
>   Thrombozyten
>
> ● **Antikörper gegen andere gewebsspezifische Antigene**
>   Thyreoglobulin
>   Magenschleimhaut
>   Leber
>   Muskel

95% der Patienten haben antinukleäre Antikörper (ANA) im Serum.

Antinukleäre Antikörper (ANA) sind gegen verschiedene Zellkernbestandteile gerichtet. 95% aller Patienten mit SLE haben Autoantikörper dieser Gruppe. Positive ANA beweisen keinen SLE, negative schließen ihn aber weitgehend aus. Sie werden mit der indirekten Immunfluoreszenz nachgewiesen. Bei dieser Methode wird das Substrat – meist Kryostatschnitte von Rattenleber oder -niere, seltener Hep2-Zellen (Kulturzellen) – für 30 Minuten mit verdünntem Patientenserum inkubiert und anschließend gewaschen. Haben sich ANA aus dem Patientenserum an die Substratzellkerne gebunden, können sie in einem zweiten Schritt mit fluoresceinmarkierten Antikörpern gegen humanes Gammaglobulin gekennzeichnet werden. Auf diese Weise werden ANA fluoreszenzmikroskopisch sichtbar.

Es gibt, je nachdem an welche Kernantigene sich die ANA binden, verschiedene Ablagerungsmuster der ANA in den Substratzellkernen, z.B. homogen, ringförmig, gesprenkelt oder nukleolär. Bei SLE wird meist ein ringförmiges oder homogenes Fluoreszenzmuster gefunden. Innerhalb der ANA-Gruppe gibt es Autoantikörper gegen biochemisch genauer definierte Zellkernstrukturen. Sie können mit spezifischeren Methoden (z.B. RIA, ELISA) nachgewiesen werden. Von diesen sind **Antikörper gegen native Doppelstrang-DNS** (dsDNS) charakteristisch für den SLE. Als pathognomonisch gelten Antikörper gegen ein weiteres nukleäres Antigen, das Sm-Antigen (bei ca. 25% der Patienten zu finden).

Charakteristisch für den SLE sind **Antikörper gegen native Doppelstrang-DNS.**

Bei den **LE-Zellen** handelt es sich um neutrophile Granulozyten, die das Kernmaterial von durch Autoantikörper geschädigten Zellen phagozytiert haben. Als diagnostisches Kriterium hat der LE-Zell-Nachweis heute kaum noch Bedeutung.

Laborwerte
Man findet Leukopenie, Anämie, Thrombozytopenie, BSG-Erhöhung, α_2-Globulin- und γ-Globulinvermehrung und Hypalbuminämie, erniedrigtes Serum-Komplement.

Laborwerte. Leukopenie, Anämie und Thrombozytopenie sind die typischen Blutbildveränderungen des SLE. Die BSG ist in aktiven Krankheitsphasen deutlich erhöht. In der Elektrophorese zeigen sich α_2-Globulin und Gammaglobulinvermehrung sowie eine Hypalbuminämie. Rheumafaktoren sind in 20-40% positiv. Die hämolytische Komplementaktivität (CH50) ist in akuten Phasen erniedrigt.

Differentialdiagnose
Diese umfaßt die primär chronische Polyarthritis, andere Kollagenosen,

Differentialdiagnose. Oligosymptomatische Verläufe können die Diagnose außerordentlich erschweren. Bei isolierten Arthralgien muß der SLE von einer primär chronischen Polyarthritis abgegrenzt werden. Die Krankheit kann auch mit anderen Kollagenosen verwechselt werden, z.B. der Dermatomyositis oder der systemischen Sklerodermie. Zur Unterscheidung dieser Krankheitsbilder vergleiche die *Synopsen 17 und 18.*

Therapie. Die Therapie sollte dem jahrelangen Verlauf der Krankheit angepaßt sein. Bei milden Symptomen, fehlender Nierenbeteiligung und positiven ANA ohne andere serologische Auffälligkeiten kann ein Therapieversuch mit nichtsteroidalen Entzündungshemmern (z.B. Azetylsalizylsäure) und Chloroquin beziehungsweise Hydroxychloroquin versucht werden. Im Falle ernsterer Manifestationen wie Nieren- oder ZNS-Beteiligung sind systemische Gaben von Kortikosteroiden erforderlich. Sie sollten anfangs hoch dosiert (100-200 mg Prednisolon) und dann auf eine möglichst geringe Erhaltungsdosis reduziert werden. Zusätzlich können in schweren Fällen **Immunsuppressiva** (z.B. Cyclophosphamid, Azathioprin) gegeben werden.

Bei der Kontrolle des Therapieerfolges können sinnvolle Laborparameter wie Antikörper gegen dsDNS, Komplementspiegel (CH50), BSG und α_2-Globulin die klinische Beobachtung ergänzen.

Verlauf und Prognose. Die Krankheit erstreckt sich in der Regel über Jahre. Sie verläuft meist in Schüben, zwischen denen wochen- und monatelange Remissionsphasen liegen können.

Die Prognose ist abhängig von Art und Ausmaß des Organbefalls, insbesondere der Nieren. Die Fünfjahres-Überlebensrate beträgt etwa 90%. Todesursachen sind meist unbeherrschbare Infektionen aufgrund therapie- oder krankheitsbedingter Abwehrschwäche sowie Nierenversagen.

5.1.2 Lupus erythematodes integumentalis

Synonym. Diskoider Lupus erythematodes, DLE.

> **Definition.** Chronisch verlaufende entzündliche Dermatose vorwiegend des Gesichtes, gekennzeichnet durch scheibenförmige (diskoide) gerötete, schuppende Plaques, die mit zentraler Atrophie abheilen.

Epidemiologie. Es erkranken überwiegend jüngere Erwachsene im Alter von 20 bis 40 Jahren. Frauen sind zwei- bis dreimal häufiger betroffen als Männer. Familiäre Häufung kommt vor.

Klinik. Vorwiegend an Nase, Stirn und Wangen, aber auch an anderen lichtexponierten Arealen (Ohrmuscheln, Brust, Schultern, Nacken) finden sich scheibenförmige, scharf begrenzte, leicht elevierte Erytheme, die mit fest haftenden rauhen Schuppen bedeckt sind. Entfernt man eine Schuppe, ist an ihrer Unterseite ein keratotischer Sporn zu erkennen. Dieses sogenannte **Tapeziernagelphänomen** ist typisch für den DLE und bedingt durch eine **follikuläre Hyperkeratose**. Die Herde dehnen sich langsam zentrifugal aus und heilen im Zentrum unter Hinterlassung atrophischer, blasser Hautareale ab *(Abb. 43).* Teleangiektasien, fleckige Hypo- und Hyperpigmentierungen sind häufig zu beobachten.

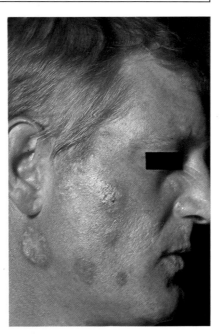

Abb. 43: Hyperkeratotische Papeln mit follikulären Keratosen und entzündlichem Randsaum, multiple Einzelherde im Gesicht bei einem DLE.

insbesondere die Dermatomyositis. Zur Unterscheidung dieser Krankheitsbilder vergleiche die *Synopsen 17 und 18.*

Therapie
Azetylsalizylsäure und Chloroquin sind die Mittel der Wahl bei mildem Verlauf.

Im Falle ernsterer Manifestationen z.B. mit Nieren- und ZNS-Beteiligung werden Kortikosteroide systemisch gegeben, eventuell zusätzlich Immunsuppressiva.

Prognose
Schubweiser Verlauf über Jahre ist kennzeichnend.

Die Prognose ist abhängig von der Nierenbeteiligung.
Die Fünfjahres-Überlebensrate beträgt 90%.

5.1.2 Lupus erythematodes integumentalis

◀ Definition

Epidemiologie
Betrifft vorwiegend Frauen zwischen 20–40 Jahren.

Klinik
Vorwiegend an lichtexponierten Arealen (Gesicht) finden sich scheibenförmige, gerötete, keratotische Plaques, die im Zentrum atrophisch werden *(Abb. 43).* Typisch ist das **Tapeziernagelphänomen** und die Hyperästhesie der Herde. Ferner entstehen Teleangiektasien, Hyper- und Hypopigmentierungen sowie erosive Veränderungen an der Mundschleimhaut.

Synopsis 17: Gegenüberstellung von systemischem Lupus erythematodes (SLE) li und diskoidem Lupus erythematodes (DLE) re. Teil A   SLE

Histopathologie:

Epidermis: Hyperkeratose, Atrophie des Stratum spinosum, hydropische Degeneration der Basalzellen, Quellung der epidermalen Basalmembran

Dermis: lymphozytäres Infiltrat, beim DLE dichter als beim SLE

Immunologische Befunde:

Immunhistologie: »Lupusband, d.h. granuläre IgG- und C3d-Ablagerungen bandförmig an der epidermalen Basalmembran in befallener und unbefallener Haut.

Autoantikörper: ANA, Ak gegen native dDNS, Ak gegen Sm-AG u.a.

Kernfluoreszenzmuster:

 homogen   ringförmig

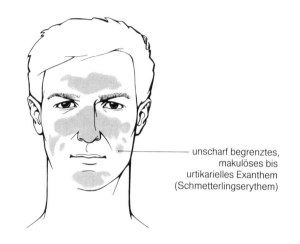

unscharf begrenztes, makulöses bis urtikarielles Exanthem (Schmetterlingserythem)

Verlauf:

über Monate und Jahre mit Remissionsphasen. Prognose: ernst.

Therapie

Intern: bei mildem Verlauf: Azetylsalizylsäure, Chloroquin,

Sonst: Glukokortikoide systemisch, Immunsuppressiva

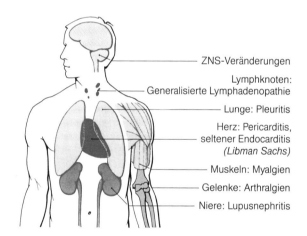

ZNS-Veränderungen

Lymphknoten: Generalisierte Lymphadenopathie

Lunge: Pleuritis

Herz: Pericarditis, seltener Endocarditis *(Libman Sachs)*

Muskeln: Myalgien

Gelenke: Arthralgien

Niere: Lupusnephritis

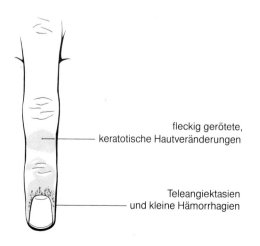

fleckig gerötete, keratotische Hautveränderungen

Teleangiektasien und kleine Hämorrhagien

Fortsetzung Synopsis 17. Teil B Diskoider Lupus erythematodes

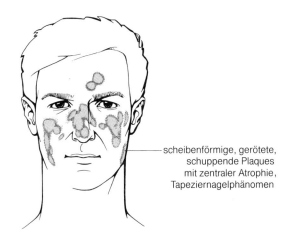

scheibenförmige, gerötete,
schuppende Plaques
mit zentraler Atrophie,
Tapeziernagelphänomen

Histopathologie:

Epidermis: Hyperkeratose, follikuläre Hyperkeratose, Atrophie des Stratum spinosum, hydropische Degeneration der Basalzellen, Quellung der epidermalen Basalmembran

Dermis: lymphozytäres Infiltrat, dichter als beim SLE.

Immunologische Befunde:

Immunhistologie: »Lupusband, d.h. granuläre IgG- und C3d-Ablagerungen bandförmig an der epidermalen Basalmembran nur in befallener Haut.

Autoantikörper: keine

Verlauf:

chronisch.
Prognose: gut.

Therapie
Intern: Chloroquin
Lokal: Glukokortikoide

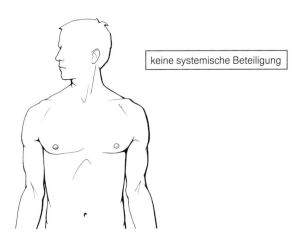

keine systemische Beteiligung

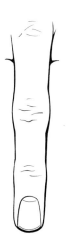

Charakteristisch ist ferner die gesteigerte Berührungsempfindlichkeit der Effloreszenzen.

Am behaarten Kopf kommt es zur narbigen Alopezie (Pseudopelade). An der Mundschleimhaut können sich erythematöse oder erosive Läsionen bilden.

Allgemeinsymptome fehlen.

Gelegentlich beobachtet man zahlreiche disseminierte, erythematöse, fein schuppende, scharf begrenzte Herde im Gesicht, an Brust und Rücken. Diese Form kann mit viszeraler Beteiligung einhergehen und stellt möglicherweise eine Übergangsform zum SLE dar.

Allgemeinsymptome fehlen.

Diagnose. Für die Diagnostik sind neben den klinischen Erscheinungen *(Synopsis 17)* die histopathologische und die immunhistologische Untersuchung entscheidend.

Histopathologie. Die histopathologischen Veränderungen der Haut beim DLE entsprechen prinzipiell denen des SLE.

Man erkennt in der **atrophischen Epidermis** eine Orthohyperkeratose mit konischen keratotischen Pfröpfen der Haarfollikel. Im Stratum basale fällt die hydropische Degeneration der Zellen und ödematöse Auflockerung der Basalmembran auf. Die Dermis ist von einem dichten, überwiegend lymphozytären Infiltrat mit perivasaler und perifollikulärer Betonung durchsetzt.

Immunhistologie. In Biopsien aus erkrankter Haut zeigen sich in der direkten Immunfluoreszenz granuläre bzw. wolkige Ablagerungen von IgG und IgM, seltener IgA sowie von C3b und C3d bandförmig entlang der epidermalen Basalmembran *(Abb. 42)*. Dieses sogenannte »Lupusband« ist in 90–95% der Fälle zu beobachten, findet sich aber auch gelegentlich bei anderen Hautkrankheiten, wie Rosazea, polymorpher Lichtdermatose, Lichen ruber, Porphyria cutanea tarda. Die gesunde Haut ist frei von derartigen Ablagerungen.

Laborwerte. Abgesehen vom seltenen Auftreten niedriger ANA-Titer und einer mäßigen Leukopenie sind die Laborwerte normal.

Therapie. Bei kleineren Herden ist eine Lokaltherapie mit Kortikosteroid-Externa offen oder unter Okklusivverbänden meist erfolgreich. Möglich ist auch die intraläsionale Injektion einer verdünnten Kortikosteroidkristallsuspension.

Systemisch gibt man **Chloroquin** in möglichst geringer Dosierung oder Hydroxychloroquinsulfat. Gefürchtete Nebenwirkung von Chloroquin ist eine Retinopathie. Regelmäßige augenärztliche Kontrollen sind daher notwendig.

Systemische Kortikosteroidgaben und Immunsuppressiva sollten Ausnahmefällen vorbehalten bleiben.

Prognose und Komplikationen. Die Prognose ist gut.

In etwa 5% der Fälle geht aber ein DLE in einen SLE über. Dabei ist unklar, ob es sich hier nicht um eine Zwischenform handelt. Die DLE-Herde heilen unter Hinterlassung atrophischer, gelegentlich mutilierender Narben ab. In sehr seltenen Fällen wurde das Auftreten spinozellulärer Karzinome beschrieben.

5.1.3 Lupus erythematodes profundus

> **Definition.** Tiefe schmerzhafte Knoten im Gesicht, am Gesäß und an den Oberschenkeln, die mit eingezogenen Narben abheilen, sind – neben typischen DLE-Herden – kennzeichnend für diese seltene Form des kutanen LE.

Ätiologie. Unbekannt. Wahrscheinlich handelt es sich um eine auf die Haut beschränkte Autoimmunerkrankung. Auf den Zusammenhang mit dem SLE wurde bereits hingewiesen. Vermutlich manifestiert sich das Krankheitsbild bei vorhandener genetischer Prädisposition durch zusätzliche exogene Triggermechanismen, wie UV-Licht, mechanische Traumen, Infektionen, Streß und anderes.

Marginalia (left column)

Diagnose
Für die Diagnostik sind neben den klinischen Erscheinungen *(Syn. 17)*. die histopathologische und die immunhistologische Untersuchung entscheidend.

Histopathologie
Die histopathologischen Veränderungen der Haut beim DLE entsprechen prinzipiell denen des SLE. Das Bild umfaßt: Epidermisatrophie und hydropische Degeneration der Basalzellen, follikuläre Hyperkeratose.

Immunhistologie
Das »Lupusband« (s.o.) findet sich **nur** in befallener Haut *(Abb. 42)*.

Laborwerte
Die Laborwerte sind unauffällig.

Therapie
Bei kleineren Herden ist eine Lokaltherapie mit Kortikosteroid-Externa offen oder unter Okklusivverbänden meist erfolgreich. Möglich ist auch die intraläsionale Injektion einer verdünnten Kortikosteroidkristallsuspension. Systemisch gibt man niedrigdosiert Chloroquin.

Prognose
Die Prognose ist gut. In 5% der Fälle geht ein DLE in einen SLE über.

5.1.3 Lupus erythematodes profundus

Definition ▶

Ätiologie
Unbekannt. Wahrscheinlich handelt es sich um eine auf die Haut beschränkte Autoimmunkrankheit.

5.2 Progressive systemische Sklerodermie (PSS)

Synonyme. Diffuse Sklerodermie, Systemsklerose, systemische Sklerodermie (Sklerose), Akrosklerose.

> **Definition.** Chronische Erkrankung des Bindegewebes, die in zwei Phasen, einer ödematös entzündlichen und einer sklerotisierenden, abläuft und zu diffuser Sklerose der Haut und innerer Organe führt.

Epidemiologie. Die progressive systemische Sklerodermie ist selten. Bevorzugt betroffen sind 40–60jährige, wobei Frauen deutlich überwiegen. Jugendliche sind im Gegensatz zur Morphaea *(vgl. Kap. 14.2)* extrem selten betroffen. Ungefähr 95% der Patienten weisen die akrosklerotische Form auf und nur 5% die zentrosklerotische.

Klinik. Die progressive systemische Sklerodermie zeigt sehr unterschiedliche Krankheitsverläufe und Ausprägungen. Entsprechend der Kardinalsymptome und Lokalisation können die drei Formen unterschieden werden, die allerdings oft Überlappungen zeigen:
- **die Akrosklerodermie** (Akrosklerose, vaskulofibröse Form) zeigt eine Beteiligung innerer Organe meist erst nach langem Verlauf.
- **diffuse Sklerodermie** (zentrosklerotischer Typ), Beteiligung innerer Organe häufig.

- **CRST-Syndrom.** Oft gehen vasomotorische Störungen, wie Raynaud-Symptomatik, Parästhesien und Akrozyanose der eigentlichen Krankheitsmanifestation jahrelang voraus. Erste Krankheitszeichen bei der PSS können Müdigkeit, Kopfschmerzen, subfebrile Temperaturen und Arthralgien sein.

Akrosklerodermie

Diese Verlaufsform ist am häufigsten (~ 95%). Eine Raynaud-Symptomatik geht praktisch immer voraus. Ein anderes Frühsymptom sind periunguale Teleangiektasien. Die Hautsklerose beginnt akral an den Händen und im Gesicht und breitet sich zentripetal aus. Die Füße sind seltener betroffen. Es treten zunächst eine teigig-ödematöse Schwellung und Rötung der Hände und Finger auf **(Stadium oedematosum)**. Im späteren Krankheitsstadium entsteht eine gespannte, spiegelnd glänzende Haut **(Stadium sclerosum)**. Durch sklerotische Schrumpfung wird die Gelenkbeweglichkeit eingeschränkt, und es können völlig unbewegliche Gelenke (Beugekontrakturen) entstehen. An den Fingerendgelenken entstehen Nekrosen, Verstümmelungen und Verschmälerungen der Endglieder (Madonnenfinger) häufig mit Akroosteolysen *(Abb. 44)*.

Ein zweiter Ausgangspunkt der Sklerose ist das Gesicht, was im fortgeschrittenen Stadium zur typischen Physiognomie der Patienten führt. Straffung und Sklerose der Haut verkleinern das Gesicht und dieses verliert sein mimisches Spiel. Die Mundöffnung und die Lippen werden ebenfalls kleiner **(Mikrostomie,** Mikrocheilie), die Nase wird spitz und von glänzender Haut überzogen. Die Wangen sind gerafft, die Stirn kann nicht mehr gefaltet werden *(Syn. 18)*. Später breiten sich die Sklerosen auf Hals und die proximalen Extremitäten aus und zunehmend auch auf den Stamm. Letztlich wird der Patient wie von einem Panzer eingemauert.

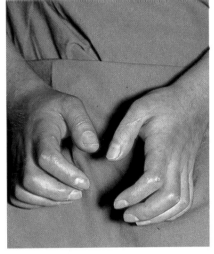

Abb. 44: Starre Beugehaltung der Finger bei der progressiven systemischen Sklerodermie vom Typ der Akrosklerose mit derber Sklerose der Finger (wie zu enge Handschuhe).

5.2 Progressive systemische Sklerodermie (PSS)

◀ **Definition**

Epidemiologie
Die PSS ist selten, vorwiegend sind Frauen betroffen.

Klinik
Die PSS läßt sich weiter untergliedern. Man unterscheidet drei Verlaufsformen:

- die Akrosklerodermie,

- die diffuse Sklerodermie,

- das CRST-Syndrom.

Unspezifische Symptome wie Raynaud-Symptomatik, Parästhesien, Müdigkeit, subfebrile Temperaturen und Arthralgien können bei der PSS erste Krankheitszeichen sein.

Akrosklerodermie

Eine Raynaud-Symptomatik geht oft voraus, und die Sklerose beginnt akral.

Die Erkrankung verläuft in zwei Stadien:
- **Stadium oedematosum:** teigige Rötung und Schwellung der Finger.
- **Stadium sclerosum:** an den Fingern kommt es zu verhärteter, geschrumpfter Haut mit Nekrosen und Beugekontrakturen (Madonnenfinger, *Abb. 44)*. Perioral entsteht die typische **Mikrostomie** mit Faltenbildung und mimischer Starre *(Syn. 18)*.

Im weiteren Verlauf breiten sich die Sklerosen auf die gesamte Extremitäten und den Stamm aus.

Synopsis 18: Gegenüberstellung der Sklerodermie und der Dermatomyositis

Sklerodermie

Histopathologie:

Stadium oedematosum: lymphozytäres Infiltrat in der Dermis, ödematös verquollene Kollagenfaserbündel.

Stadium sclerosum: verbreiterte und homogenisierte Kollagenfaserbündel, wenig Fibroblasten, Atrophie der Haarfollikel

Immunologische Befunde:

Immunhistologie: nicht spezifisch.

Autoantikörper: ANA (insbesondere Scl 70-Antikörper, Zentromeren-Antikörper bei CRST-Syndrom).

Kernfluoreszenzmuster: nukleolär oder gesprenkelt

Verlauf:

meist langsam progredient über Jahre und Jahrzehnte, selten auch sehr rasch letal (akute maligne Form)

Therapie:

intern: Glukokortikoide, Immunsuppressiva (Azathioprin), Gestagene, D-Penicillamin, durchblutungsfördernde Medikamente,

extern: physikalische Therapie, hyperämisierende Externa.

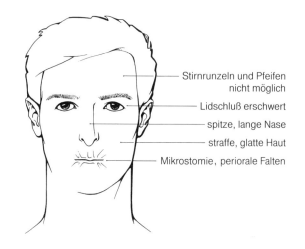

- Stirnrunzeln und Pfeifen nicht möglich
- Lidschluß erschwert
- spitze, lange Nase
- straffe, glatte Haut
- Mikrostomie, periorale Falten

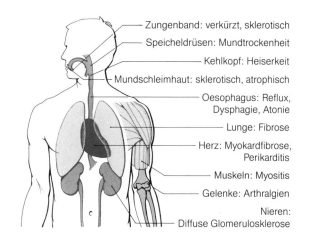

- Zungenband: verkürzt, sklerotisch
- Speicheldrüsen: Mundtrockenheit
- Kehlkopf: Heiserkeit
- Mundschleimhaut: sklerotisch, atrophisch
- Oesophagus: Reflux, Dysphagie, Atonie
- Lunge: Fibrose
- Herz: Myokardfibrose, Perikarditis
- Muskeln: Myositis
- Gelenke: Arthralgien
- Nieren: Diffuse Glomerulosklerose

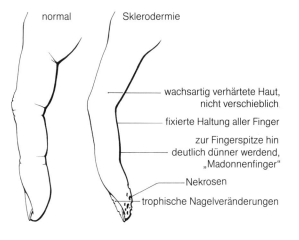

normal   Sklerodermie

- wachsartig verhärtete Haut, nicht verschieblich
- fixierte Haltung aller Finger
- zur Fingerspitze hin deutlich dünner werdend, „Madonnenfinger"
- Nekrosen
- trophische Nagelveränderungen

Fortsetzung Synopsis 18

Dermatomyositis

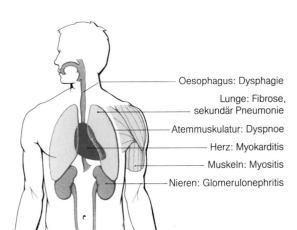

Hypomimie

Facies myopathica

ödematöse,
fliederfarbene Erytheme

Histopathologie:

im Frühstadium – Epidermis: Atrophie, Basalzell-
degeneration, Dermis: Ödem, lymphozytäres Infiltrat.
Im Spätstadium – Dermis: Fibrose, Sklerose.
Muskulatur: Herdförmige, ödematöse Verquellung,
Vakuolisierung bis zum völligen Muskelzerfall.
Leere Sarkolemm-Schläuche.

Immunologische Befunde:

Immunhistologie: nicht spezifisch.

Autoantikörper: ANA – negativ (in einigen Fällen
Antikörper gegen andere Zellkernstrukturen)

Verlauf:

sehr unterschiedlich; rasch progredient bis
extrem chronisch

Therapie:

Tumorsuche!
Intern: Glukokortikoide, Immunsuppressiva
(Azathioprin).
Extern: physikalische Therapie.

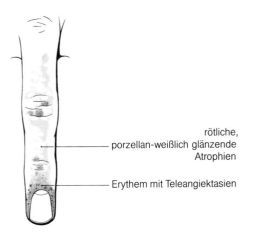

Oesophagus: Dysphagie

Lunge: Fibrose,
sekundär Pneumonie

Atemmuskulatur: Dyspnoe

Herz: Myokarditis

Muskeln: Myositis

Nieren: Glomerulonephritis

rötliche,
porzellan-weißlich glänzende
Atrophien

Erythem mit Teleangiektasien

Diffuse Sklerodermie

Typisch sind stammlokalisierte Ödeme (Stadium oedematosum) und nachfolgend Sklerosen (Stadium sclerosum) und ein **frühzeitiger Organbefall.**

Bei beiden Formen kommen zusätzlich vor:

• **Calcinosis cutis,**
• **Atrophie der Haut-Adnexe.**
• **Schleimhaut-Sklerosen** z.B. als Verdickung und Verkürzung des Zungenbändchens.

Beteiligte innere Organe *(Syn. 18)* Der **Ösophagus** ist am häufigsten betroffen.

In etwa ⅔ der Fälle ist die **Lunge** beteiligt. Meist kommt es durch eine Lungenfibrose zu restriktiven Störungen. Klinisch fällt die Belastungsdyspnoe auf.
Gelegentlich sind beteiligt: Herz, Niere, Muskulatur, Kehlkopf.

Laborbefunde
Diagnostisch wichtig ist der Nachweis von verschiedenen nukleären Antikörpern wie ANA, SCL 70 und Zentromeren-Antikörpern.

Diffuse Sklerodermie

Die diffuse Sklerose beginnt hauptsächlich im Schulter- und Thoraxbereich und dehnt sich rasch zentrifugal aus. Bald fühlen sich die Patienten wie in einem Panzer und klagen über Atemnot. Die Hautsklerose und der **Organbefall** schreiten rascher fort als beim Akrosklerose-Typ. Dabei treten nicht selten febrile arthritische Schübe auf. Im Gegensatz zur Akrosklerodermie findet sich ein Raynaud-Symptom erst in späten Krankheitsphasen, wenn sich die Sklerose **zentrifugal** auf die Hände ausgedehnt hat.

Weitere Hautsymptome, die bei **beiden Formen** auftreten:
Bei 10% der Patienten lagert sich vornehmlich in Gelenknähe und an den Akren kutan und/oder subkutan Kalk ab, der sich nach außen entleeren kann **(Calcinosis cutis).** Auch die **Haut-Adnexe** werden oft atrophisch, dabei beeinträchtigen besonders die sklerodermatische Alopezie und Störungen der Schweißsekretion. Zugleich treten Hypo- und Hyperpigmentierungen sowie Teleangiektasien auf. Schleimhaut: Pathognomonisch ist die oft frühzeitig nachweisbare Sklerose und Verkürzung des Zungenbändchens. Später wird die Zunge zunehmend verkleinert und bewegungseingeschränkt. Der Mitbefall der Speicheldrüsen bedingt eine Mundtrockenheit. Die Mundschleimhaut wird ebenfalls sklerotisch und atrophisch, zuweilen sind auch die Genitalschleimhäute befallen.

Befall innerer Organe bei PSS *(Syn. 18)*
Der **Verdauungstrakt** ist in den meisten Fällen mitbetroffen, dabei am häufigsten der **Ösophagus**. Es bestehen Reflux und Dysphagie. Röntgenologisch zeigen sich Atonie und reduzierte Peristaltik sowie Schleimhautatrophie und Ulzerationen. Bei Mitbefall des Ileums und Kolons kommt es zu Dyskinesien, welche Diarrhö, Obstipation oder Ileus zur Folge haben. Der Magen ist seltener betroffen. Bei Dünndarmbefall geht die Schleimhautatrophie mit einer Malabsorption einher.
Lunge: Pathologische Lungenfunktionsprüfungen haben zwei Drittel der Patienten. Hierfür verantwortlich ist eine interstitielle diffuse Lungenfibrose, die Restriktion, Erstarrung und Diffusionsstörungen bedingt. Röntgenologisch ist dann eine Reduktion des Parenchyms zugunsten des interstitiellen Bindegewebes erkennbar. Klinisch fällt die Belastungsdyspnoe auf.
Kehlkopf: Sklerosen der Stimmbänder bedingen Heiserkeit und rauhe Stimme.
Herz: Es besteht eine diffuse interstitielle Fibrose mit nachfolgender Degeneration der Herzmuskelfasern, auch eine Herdmyositis ist möglich. Dadurch wird die Kontraktionskraft des Myokards deutlich verschlechtert. Die Lungenfibrose kann auch sekundär eine Herzbeteiligung nach sich ziehen (Cor pulmonale). Weiterhin kommt eine Perikarditis vor. Unterschiedliche EKG-Auffälligkeiten bestehen bei 50% der Patienten.
Nieren: Das erste klinische Zeichen einer Nierenbeteiligung ist eine Proteinurie, erst viel später folgen Insuffizienz und maligner Hypertonus. Es handelt sich um eine interstitielle Fibrose, Atrophie der Tubuli und nachfolgende Schrumpfniere. Die Hälfte der Sklerodermie-Patienten stirbt an den Folgen der Nierenbeteiligung.
Muskulatur: Es kommt eine Myositis vor, die dann entsprechend histologisch, enzymchemisch und elektromyographisch nachweisbar ist. Jedoch kann auch in Folge der Herdsklerose eine Muskelatrophie auftreten.

Laborbefunde. Diagnostisch bedeutsam sind Autoantikörper im Serum (positive antinukleäre Antikörper, ANA). Diese Autoantikörper gegen verschiedene Zellkernantigene sind bei der diffusen Verlaufsform fast immer und bei etwa der Hälfte der Akrosklerosen nachweisbar. 70% dieser Autoantikörper sind wahrscheinlich gegen eine nukleoläre RNA-Polymerase gerichtet. Sie färben deshalb in der indirekten Immunfluoreszenz nur die Nukleoli (nukleoläres Muster). Ein zweiter häufiger Autoantikörper reagiert mit einem basischen Kernprotein (Molekulargewicht 70 000). Er wird SCL 70 genannt (gesprenkeltes Kernmuster in der indirekten Immunfluoreszenz). In 20–30% kommen bei der progressiven systemischen Sklerodermie schließlich noch Autoantikörper gegen

Proteine der Zentromerenregion der Chromosomen vor (ebenfalls gesprenkeltes Kernmuster in der indirekten Immunfluoreszenz). Gelegentlich sind Rheumafaktoren und auch Kälteagglutinine positiv. In akuten Schüben sind allgemeine Entzündungsparameter nachweisbar: erhöhte BSG, Dysproteinämie und C-reaktives Protein. Bei Organbefall weisen eine Proteinurie und die Retention harnpflichtiger Substanzen auf eine Nierenbeteiligung hin, erhöhte Muskelenzyme auf eine Myositis.

Histopathologie. Die ersten Veränderungen sind ein lymphozytäres Infiltrat in der Dermis und oft auch in den Bindegewebssepten der Subkutis. Die Kollagenfaserbündel sind ödematös verquollen (Stadium oedematosum). Nach dieser Entzündungsphase entwickelt sich das Sklerosestadium (Stadium sclerosum). Die Entzündungszellen und Fibroblasten verschwinden, die Kollagenfaserbündel sind verbreitert, homogenisiert und parallel zur Hautoberfläche ausgerichtet. Dieses faserreiche Bindegewebe ersetzt zunehmend das subkutane Fettgewebe. Das elastische Fasernetz wird rarefiziert. Die Haarfollikel mit Talgdrüsen atrophieren und verschwinden, die ekkrinen Schweißdrüsen liegen eingemauert in der Dermis. Die Epidermis ist häufig verschmälert.

Ätiologie. Die Ursache der progressiven systemischen Sklerose ist nicht bekannt. Verschiedene Hypothesen werden diskutiert:

1. Regulationsstörung der Kollagensynthese. Histologische, elektronenmikroskopische und biochemische Befunde deuten auf eine Störung des Kollagenmetabolismus hin. Es findet sich nämlich bei Sklerodermiepatienten eine Vermehrung dünner, aber strukturell normaler Kollagenfibrillen. In der Kultur zeigen Fibroblasten von Patienten eine erhöhte Kollagensyntheserate.

2. Immunphänomen. Das häufige Vorkommen von Autoantikörpern sowie die manchmal nachgewiesene Depression der T-Lymphozytenfunktion weisen auf Immunprozesse hin, wobei umstritten ist, ob diese Prozesse primärer oder sekundärer Natur sind.

3. Genetische Disposition. HLA B8 kommt gehäuft bei schwerem Krankheitsverlauf vor. In Familien von Sklerodermiepatienten sind Chromosomenanomalien vermehrt.

4. Vaskulopathie. Insbesondere die oft vorbestehende Raynaud-Symptomatik weist auf eine primäre Vaskulopathie hin, der später erst entzündliche Veränderungen und Fibrose folgen.

Was letztlich die im Zentrum des pathogenetischen Geschehens stehende Vermehrung des Bindegewebes induziert, ist noch ungeklärt.

Diagnose und Differentialdiagnose. Raynaud-Symptomatik zusammen mit ödematöser Schwellung der Finger und in fortgeschrittenen Fällen Sklerosen der Finger, der Mundregion und des Zungenbändchens lassen klinisch an die Akrosklerodermie denken. Derbe, flächige Ödeme am Stamm mit zentrifugaler Ausdehnung sprechen für die diffuse Sklerodermie. Die Diagnose wird bestätigt durch den Nachweis von antinukleären Antikörpern, histologischen Befunden und Durchuntersuchung, ob ein Organbefall vorliegt.

Abzugrenzen sind, insbesondere bei akutem Verlauf, der systemische Lupus erythematodes und die Dermatomyositis aufgrund des klinischen Bildes und insbesondere der immunologischen Befunde (Vergleiche hierzu die *Synopsen 17 und 18).*

Therapie. Die Therapie soll allgemein antiinflammatorisch sein, die gesteigerte Kollagensynthese reduzieren und durchblutungsfördernd wirken.

Als antientzündliche Medikamente kommen in erster Linie Kortikoide (hochdosiert im Schub, danach in niedriger Dosis) in Betracht, aber auch andere Antiphlogistika, wie Indometacin oder Naproxen.

Immunsuppressiva wie Azathioprin (Imurek®) sind teilweise erfolgreich, was für eine immunologische Genese spricht.

Präparate, die im Experiment die Kollagenfaserbildung hemmen, werden häufig mit gutem Erfolg eingesetzt, wie Gestagene (Primolut nor 5–20 mg pro Tag oder zyklusgerecht) oder **D-Penicillamin.** D-Penicillamin nimmt eine wichtige Stellung ein, da es durch Chelatbildung Metallionen abfängt, welche für enzymatische Prozesse bei der Kollagensynthese benötigt werden, die dadurch

Histopathologie
siehe *Synopsis 18.*

Ätiologie
Die Ursache der PSS ist nicht bekannt. Diskutiert werden eine Regulationsstörung der Kollagensynthese, ein Immunphänomen, eine genetische Disposition und eine Vaskulopathie.

Diagnose und Differentialdiagnose
Der klinische Verdacht (Raynaud-Symptomatik, Ödeme der Finger, schließlich Sklerose auch des Zungenbändchens) wird durch den Nachweis von antinukleären Antikörpern bestätigt *(Syn. 18).*

Therapie
Die Palette umfaßt Kortikosteroide, Immunsuppressiva, Gestagene, D-Penicillamin, durchblutungsfördernde Substanzen.

reduziert wird. D-Penicillamin hat jedoch häufig ernste Nebenwirkungen, wie Blutbildveränderungen, Nierenschäden, Pemphigus-Induktion, Exantheme und Übelkeit. Als **durchblutungsfördernde Substanzen** kommen Pentoxifyllin, Dextran 40, Azetylsalizylsäure, Prostaglandine oder Ca-Antagonisten in Betracht.

Überaus wichtig sind **physikalische Therapiemaßnahmen.** Wärmeanwendung, Bewegungsübungen, Massagen und Bäder sowie hyperämisierende Externa sind zur Besserung der Beweglichkeit nötig.

> Wichtig sind auch begleitende physikalische Maßnahmen zur Erhaltung der Beweglichkeit.

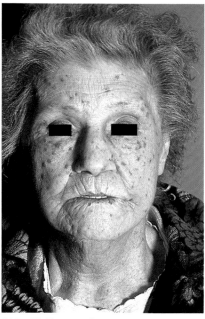

Abb. 45: Progressive systemische Sklerodermie, CRST-Syndrom mit Mikrostomie und Teleangiektasien im Gesicht.

CRST-Syndrom

> **CRST-Syndrom**

Es handelt sich um eine benigne Verlaufsform der diffusen Sklerodermie vom Akrosklerodermie-Typ, bei der vier Symptome im Vordergrund stehen, die auch zur Diagnosebezeichnung führten:
C – für Calcinosis,
R – für Raynaud-Symptomatik,
S – für Sklerodaktylie,
T – für Teleangiektasie *(Abb. 45).*

> Es handelt sich um eine benigne Verlaufsform der diffusen Sklerodermie.

Häufig ist die Ösophagusbeteiligung (dann auch CREST genannt mit »E« für Esophagus), ansonsten treten Organmanifestationen erst sehr spät auf. Die manchmal familiär gehäuft vorkommende Erkrankung bevorzugt Frauen des mittleren Erwachsenenalters.

Pathognomonisch sind die bei der überwiegenden Zahl der Patienten nachweisbaren Autoantikörper, die gegen die Zentromere der Chromosomen gerichtet sind (Zentromerenantikörper).

Die **Therapie** entspricht der Therapie bei progressiver systemischer Sklerodermie.

> Häufig ist die Ösophagusbeteiligung (dann CREST-Syndrom).

> **Diagnose**
> Pathognomonisch sind Antikörper gegen die Zentromeren.

> **Therapie**
> Wie bei der PSS.

> **Der klinische Fall ▶**

Der klinische Fall. Die 45 Jahre alte Patientin hat seit vier Jahren eine Raynaud-Symptomatik, eine zunehmende Steifigkeit und Verschmälerung der Finger mit wiederholt schlecht heilenden Ulzerationen an den Fingerkuppen. Außerdem klagt sie über straffe Wangenhaut. Die klinische Untersuchung zeigt eine Mikrostomie und periorale Faltenbildung, Sklerosen an beiden Wangen und ein verkürztes, sklerotisches Zungenbändchen und eine atrophische Zungenoberfläche. An den Unterarmen ist eine ausgeprägte Sklerose erkennbar, daneben besteht eine Sklerodaktylie *(Abb. 46).*
Die Blutuntersuchungen ergaben eine BSG von 30/72, antinukleäre Faktoren positiv 1:640 und SCL 70 positiv 1:128, CPK 8 (U/l). Der histologische Befund zeigte ein Infiltrat und verquollene Kollagenfaserbündel in der Dermis. Bei Ösophagus-Breipassage wurde eine reduzierte Peristaltik und eine Ösophagusdilatation beobachtet.
Diese Befunde sichern die klinische Verdachtsdiagnose einer systemischen Sklerodermie.

5.3 Dermatomyositis

Synonym. Lila-Krankheit

> **Definition.** Generalisierte entzündliche Erkrankung des Mesenchyms, die neben der Skelettmuskulatur und der Haut auch andere Organe (Niere, Herz, Lunge) befällt. Typisch sind erhöhte Kreatinphosphokinase (CPK), Lactatdehydrogenase (LDH), Aldolase und Kreatin im Serum. Die Dermatomyositis tritt bei Erwachsenen häufig zusammen mit Malignomen auf.

Epidemiologie. Selten. Sie kann sich in jedem Lebensalter manifestieren, zeigt aber Häufigkeitsgipfel um das zehnte und zwischen dem 30. und 50. Lebensjahr. Frauen sind häufiger betroffen.

Klinik. Hautsymptome: Periorbital, an den Wangen, am oberen Rücken und im Dekolleté sowie an den proximalen Extremitäten herrschen die typischen fliederfarbenen Erytheme vor, die anfänglich ödematös sind und später in flache, porzellan-weißlich glänzende Plaques übergehen *(Abb. 47)*. Hypomimie bedingt den charakteristischen, traurigen Gesichtsausdruck. An den Fingerrücken bestehen striär rötliche Atrophien mit porzellanfarben-lichenoidem Glanz. Typisch sind ferner an den Fingern periunguale Erytheme mit Teleangiektasien *(Abb. 48)*. Diffuse atrophische Plaques am Stamm und an den Extremitäten mit Hyper- und Depigmentierung geben ein poikilodermatisches Bild (Poikilodermatomyositis). In späteren Stadien entstehen Kalkablagerungen in der Subkutis (Calcinosis cutis), die ulzerieren können.

Muskulatur: Die Myositis kann den Hautsymptomen nachfolgen oder vorausgehen. Progrediente Schwäche und Schmerzhaftigkeit, besonders der proximalen Extremitätenmuskeln, sind typisch. Häufig können zuerst die Arme nicht mehr über den Kopf gehoben werden. Gefährlich ist die Beteiligung der Schlund- und Atemmuskulatur, die zu Dysphagie und Dyspnoe führen.

Innere Organe *(Syn. 18):* Häufig sind Glomerulonephritis, Myokarditis, selten ist auch die Lunge mitbefallen (Fibrose, sekundäre Pneumonie).

Laborwerte: In akuten Schüben sind erhöht: Transaminasen (GPT, GOT), LDH und Aldolase sowie die CPK, wobei der CPK-Spiegel ein Maß für den Muskelzerfall darstellt. Zugleich ist Kreatin im Serum vermehrt und wird entsprechend im Urin verstärkt ausgeschieden. Die BSG ist in akuten Phasen erhöht. Bei Nierenbeteiligung besteht eine Proteinurie oder Hämaturie. In manchen Fällen sind im Serum nicht näher charakterisierte Autoantikörper gegen Zellkernstrukturen nachweisbar. ANF und Rheumafaktoren sind jedoch negativ. Im Elektromyogramm (EMG) zeigt sich die für Muskelkrankheiten typische Potentialverkürzung bei erhaltener Darstellung der Einzelpotentiale.

Histopathologie. Die histologischen Befunde der Haut sind anfangs häufig unspezifisch, manchmal vom subakuten systemischen LE nicht zu unterscheiden. Die Epidermis zeigt Atrophie, vakuolige Basalzelldegeneration und eine verbreiterte Basalmembran. In der Dermis besteht ein Ödem und ein ausgeprägt perivasal betontes, lymphozytäres Infiltrat. Später überwiegen Fibrose und Sklerose des dermalen Bindegewebes. Die Muskulatur ist typischerweise herdförmig befallen. Die Muskelfasern zeigen zunächst eine ödematöse Quellung, degenerieren und zerfallen schließlich völlig, so daß leere Sarkolemm-Schläuche übrig bleiben. Im Interstitium ist ein lymphohistiozytäres Infiltrat vorhanden.

Ätiologie und Pathogenese. Die Ätiologie ist unbekannt. In einigen Fällen sind Autoantikörper gegen Zellkernstrukturen vorhanden, manchmal auch Immunkomplexablagerungen in den Gefäßwänden, deren pathogenetische Bedeutung jedoch unklar ist. Deshalb kann die Dermatomyositis derzeit nicht zu den Autoimmunerkrankungen gezählt werden. Bei Erwachsenen besteht eine auffallende Syntropie von Dermatomyositis mit Malignomen (bevorzugt des Gastrointestinaltrakts, weiblichen Genitaltrakts, der Lunge oder Mamma). Bei 20-70% der Dermatomyositis-Patienten wird ein maligner Tumor gefunden. Nach Tumorentfernung heilt sie oft ab, bei Tumorprogression rezidiviert auch die Dermatomyositis. Dabei kann die Dermatomyositis zugleich mit der Diagnose des Malignoms gefunden werden, jedoch auch vorausgehen oder

5.3 Dermatomyositis

◀ Definition

Epidemiologie
Die Erkrankung ist selten, sie betrifft Kinder und Erwachsene, bevorzugt Frauen.

Klinik
Typisch sind fliederfarbene, später porzellan-weißlich glänzende Erytheme in der Periorbitalregion, an den Wangen *(Abb. 47)*, im Dekolleté und striär angeordnete Erytheme an den Fingerrücken. Typisch sind ferner an den Fingern periunguale Erytheme mit Teleangieektasien. Diffuse atrophische Plaques am Stamm und den Extremitäten ergeben ein poikilodermatisches Bild. In späteren Stadien finden sich Kalkablagerungen in der Subkutis (Calcinosis cutis).

Muskulatur
Myositis kann den Hautsymptomen nachfolgen oder vorausgehen. Es besteht ein herdförmiger Befall, bevorzugt der proximalen Extremitäten.

Organbeteiligung
Niere, Herz, Lunge *(Syn. 18)*.

Laborwerte
In akuten Schüben sind erhöht: BSG, CPK, LDH, Aldolase und Kreatin. Bei Nierenbeteiligung besteht eine Proteinurie oder Hämaturie. ANF und Rheumafaktoren sind negativ. Im Elektromyogramm zeigt sich die für Muskelkrankheiten typische Konstellation.

Histologie
Die Epidermis ist atrophisch mit vakuoliger Basalzelldegeneration. In der Dermis ist anfangs ein lymphozytäres Infiltrat vorhanden, später Fibrose und Sklerose. Die Muskeln zeigen eine herdförmige Myositis.

Ätiologie
Unbekannt.

20–70% der Patienten haben einen malignen Tumor.

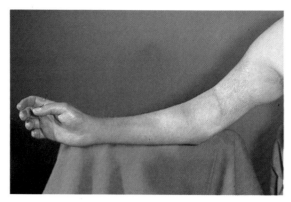

Abb. 46: Progressive systemische Sklerodermie vom Typ der Akrosklerose mit starrer Beugehaltung der Finger, Fingerkuppennekrosen und straffer Sklerose der Haut am Vorderarm. Die Haut der Ellenbeuge und der Axilla sind wenig befallen und treten deshalb hernienartig hervor.

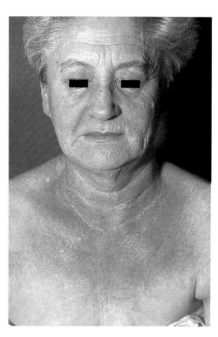

Abb. 47: Akuter Schub einer Dermatomyositis mit Rötung und Schwellung im Hals-Brust-Bereich, weniger im Gesicht. Die Rötung ist unscharf begrenzt. Die Mimik des Gesichtes »verplumpt«.

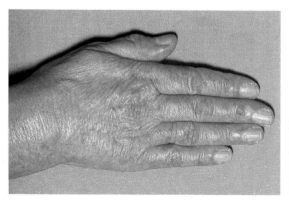

Abb. 48: Dermatomyositis am Handrücken mit lividen, leicht keratotischen Infiltraten über den Streckseiten der Fingergelenke und der Fingergrundgelenke.

nachfolgen. Die Pathogenese solcher Zweiterkrankungen bei Malignomen ist noch unklar. Denkbar sind die Bildung von Tumortoxinen, die direkte Bindegewebsnoxen sind, oder von Tumorantigenen, welche die Produktion von Antikörpern anregen, die zugleich gegen Bestandteile der Dermis und der Muskeln gerichtet sind.

Diagnose und Differentialdiagnose. Siehe hierzu auch *Synopsen 17 und 18.* Kraftminderung, zunehmende Muskelschmerzen und erythematöse Hauteffloreszenzen, besonders im Gesicht und Dekolleté, aber auch an den Händen, weisen auf eine Dermatomyositis hin. Die Diagnose wird bestätigt durch erhöhte Enzymspiegel: CPK, LDH, Aldolase, GOT, GPT und erhöhtes Kreatin. Die histologische Untersuchung von Haut und Muskel, die lymphohistiozytäre Infiltrate perivasal und im Bindegewebe zeigen, sowie das EMG, das eine myogene Schädigung zeigt, unterstützen die Diagnose. Röntgenuntersuchungen sowie die Bestimmung der Nierenfunktion klären die Beteiligung innerer Organe.

> **Merke.** Bei Erwachsenen ist immer eine komplette Durchuntersuchung zum Ausschluß eines malignen Tumors angezeigt.

·Wesentlich ist die Abtrennung von der progressiven systemischen Sklerodermie, vom systemischen Lupus erythematodes und vom Sharp-Syndrom sowie von Muskelerkrankungen (Muskeldystrophie, rheumatische Muskelerkrankung, Myasthenia gravis) und Trichinose.

Die Trichinose verläuft in nur sieben bis acht Wochen. Anfangs zeigt sie ebenfalls Myalgien, Gesichtsödeme sowie Fieber. Jedoch sind in der vierten Woche Trichinellen im Blut und in der Muskulatur nachweisbar, die die Diagnose sichern.

Therapie. Eine Tumorsuche und die Therapie des Tumors sind unbedingt notwendig. Initial sind Steroide die Mittel der Wahl, um einen raschen antiinflammatorischen Effekt zu erreichen. Die Anfangsdosis ist 40–80 mg Methylprednisolon. Ihre Reduktion richtet sich nach dem klinischen Verlauf und den Serumparametern (CPK, LDH, Aldolase, Kreatin). Meist ist eine jahrelange Therapie notwendig. Zugleich ist eine immunsuppressive Behandlung mit Azathioprin (Imurek®) zur Einsparung von Steroiden angezeigt. Physiotherapeutische Maßnahmen verhindern Kontrakturen.

Prognose. Die Behandlung mit Kortikosteroiden und Immunsuppressiva hat die früher extrem schlechte Prognose deutlich gebessert. Die Mortalität während der ersten zwei Jahre nach der Manifestation beträgt etwa 30%. Im Vordergrund stehen jetzt die interkurrenten Infekte, bedingt durch die langfristige Kortikoid- und immunsuppressive Therapie sowie Pneumonien, bedingt durch Ateminsuffizienz und Aspiration.

Der interessante Fall. Seit neun Monaten bemerkt die 58jährige Patientin zunehmend eine Rötung der Wangen, der Finger und des Dekolletés *(Abb. 47).* Zugleich war eine Schwäche beim Anheben der Arme und eine Kraftminderung aufgefallen. Stark erhöhte Werte für BSG, Lactatdehydrogenase, Aldolase, Transaminasen und Kreatinphosphokinose sprachen für eine Dermatomyositis. Das EMG mit polyphasischen Potentialen bestätigte die Muskelbeteiligung. Die Durchuntersuchung ergab keinen Anhalt für ein Malignom. Mit Steroiden (anfangs 60 mg Prednisolon) und Azothioprin (Imurek®, 100 mg täglich) trat rasch eine Besserung ein, so daß das Prednisolon innerhalb von vier Monaten auf 8 mg täglich reduziert werden konnte. Nach weiteren sechs Monaten kam es zu einer deutlichen Befundverschlechterung, die sich unter hohen Steroid-Dosen wieder gut besserte. Die erneute Durchuntersuchung erbrachte nun ein duktales Mamma-Karzinom, dessen vollständige Operation zu einer Remission der Dermatomyositis führte.

Diagnose und Differentialdiagnose
Vergleiche hierzu auch *Synopsen 17 und 18.* Die Diagnosesicherung erfolgt bei klinischem Verdacht und Laborveränderungen (LDH–, CPK-Erhöhungen) durch Muskelbiopsie. Das EMG zeigt eine myogene Schädigung.

◄ **Merke**

Therapie
Eine Tumorsuche und eventuelle Tumortherapie sind unbedingt notwendig.
Therapeutisch kommen Kortikoide und Immunsuppressiva (Azathioprin) in Betracht, welche die Prognose bessern.

Prognose
Ist schlecht. 30% Mortalität in den ersten zwei Jahren trotz Verbesserung der therapeutischen Maßnahmen.

◄ **Der interessante Fall**

6 Physikalisch und chemisch bedingte Hauterkrankungen

6.1 Mechanische Hautschäden

Zur **Blasenbildung** kann es durch Druck oder Reibung kommen.

Zu **Schwielenbildung** kommt es bei chronischem Reiz mit Ausformung von **Klavi** (Hühneraugen).

Bei punktuellem Druck kommt es zu Blutung (Tenniszehe, *Abb. 49)* oder Onycholysis haemorrhagica.

Granuloma fisuratum (Druck-schwiele) entsteht durch Brillendruck hinter dem Ohr.

Therapie
Druckentlastung, Abtragen von Schwielen und Hühneraugen.

6.2 Hautveränderungen durch Temperatur, Strahlen und chemische Einwirkungen

Die Hautveränderungen durch Hitze, Kälte, durch Verätzungen und Strahlung (UV- u. ionisierende Strahlung) zeigen eine dosisabhängige Drei-gliederung *(Tab. 22)*.

6 Physikalisch und chemisch bedingte Hauterkrankungen

6.1 Mechanische Hautschäden

Durch Druck, Scheuern und Reiben kommt es zur **Blasenbildung** (Marsch-blase, Druckblase, Reibeblase). Bei chronisch wiederholter unterschwelliger Schädigung kommt es zu **Schwielenbildung** (Kallus) mit Ausbildung eines zentralen keratotischen Pfropfs, der einem Fremdkörper gleicht und schmerzhaft auf die Unterlage drückt: **Klavus** (Hühnerauge).

Schwielen und Klavi treten an den mechanischen Druckstellen der Hände in Zusammenhang mit Arbeitsgeräten, Instrumenten und Sportartikeln auf sowie an den Füßen im Zusammenhang mit engem Schuhwerk, punktueller Belastung bei sportlichen Besonderheiten und in der Umgebung der Fußsohlenwarzen.

Bei besonderer punktueller Überlastung kann es zu wiederholten Hämatomen kommen: Tenniszehe *(Abb. 49)* oder Onycholysis haemorrhagica (blutige Nagellösung).

Durch Brillendruck kann es hinter dem Ohr oder am Nasenrücken zu Druck-schwielen mit schmerzhaftem Granulationsgewebe kommen **(Granuloma fisuratum)**.

Die **Therapie** besteht in jedem Fall in der Druckentlastung oder Druckverteilung. Blasen sind steril zu punktieren, Schwielen und Hühneraugen abzutragen. Die Entfernung des zentralen Propfes ist oft schwierig und beinhaltet die Gefahr der Fistelbildung (besonders bei Diabetes und bei Durchblutungsstörungen).

6.2 Hautveränderungen durch Temperatur, Strahlen und chemische Einwirkungen

Die Hautveränderungen durch Hitze, Kälte, durch Verätzungen, Säuren und Alkalien sowie durch Strahlung (ultraviolette und ionisierende Strahlung) zeigen eine typische dosisabhängige Dreigliederung *(Tab. 22)*.

Tabelle 22: Grundeinteilung von Verbrennungswunden

Grad der Verbrennung	Symptome/Konsistenz	Bemerkungen
1	Haut gerötet (Erythem) und geschwollen/weich	Die Schädigung beschränkt sich auf die oberste Schicht der Epidermis; das Erythem ist Folge der Hyperämie. Restitutio ad integrum.
2 a	Blasenbildung; Haut rot, Oberfläche feucht/weich	Die gesamte Epidermis ist betroffen; bei tiefen Verbrennungen (2 b) zweiten Grades können auch Teile des Koriums zerstört sein. **Zerstörung der Hautanhangsgebilde. Subepidermale Blasen**
2 b	Haut am Blasengrund weiß/derber, teilweise nekrotisch.	Restitutio ad integrum. Sehr schmerzhaft, Infektionsgefahr.
3	Haut trocken, grau, weiß oder tiefrot, eventuell mit schwarzem Schorf bedeckt/lederartig.	Vollständige Zerstörung von Epidermis und Korium, auch die Subkutis kann mitbetroffen sein. Heilung per granulationem mit Narbenbildung und Schrumpfung. Nach dem Trauma analgetisch, da die Nervenendigungen mitver-brennen, Infektionsgefahr.

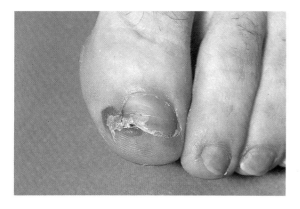

Abb. 49: »Tenniszehe«. Durch wiederholten Schuhdruck kommt es zur subepidermalen und intraepidermalen Blasenbildung, die sich erst nach Wochen nach außen abschilfert.

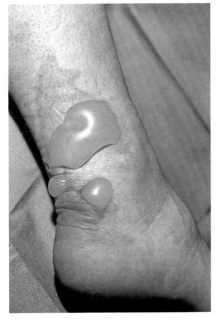

Abb. 50: Verbrennung 2. Grades mit prall gefüllten Blasen und umgebender Rötung (Verbrennung 1. Grades der Umgebung).

1. Grad – Schmerzhaftes **Erythem** mit Ödem im betroffenen Bereich. Spontane Abheilung nach Tagen bis Wochen ohne Narben. Posteruptive Hyperpigmentierung ist möglich.

2. Grad – Schmerzhafte, entzündliche Rötung mit flächigen oder herdförmigen **Blasenbildungen** *(Abb. 50).* Abheilung nach Wochen und Monaten ohne Narbenbildung (cave Superinfektion) mit der Möglichkeit der posteruptiven Pigmentinkontinenz.

3. Grad – Tiefgreifende **Gewebezerstörung** mit weißlichem oder schwärzlichem Schorf, gelegentlich hämorrhagisch durchsetzt. Die betroffenen Bereiche sind analgetisch. Abheilung nach spontaner oder chirurgischer Entfernung der Nekrosen (cave Superinfektion) nach Monaten mit Narbenbildung, Pigmentverlust und Keloidgefahr.

1. Grad – Erythem

2. Grad – Blasenbildung *(Abb. 50)*

3. Grad – Gewebsnekrose

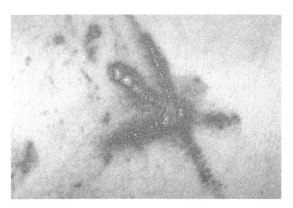

Abb. 51: Wiesengräserdermatitis mit streifiger Rötung und daraufsitzenden prallen, kleinen und mittelgroßen Blasen.

Tabelle 23: Strahlenschäden der Haut			
Auslösung	**Latenzzeit für Erythem und Blasen (Grad 1+2)**	**Klinische Beispiele**	**Folgezustände**
UVB	12–24 Stunden	Sonnenbrand	Pigmentierung
UVA und Sensibilisator	48–72 Stunden	Wiesengräserdermatitis *(Abb. 51)*, PUVA-Verbrennung	Pigmentierung
Ionisierende Strahlen (Röntgenstrahlen)	3–4 Wochen	Zustand nach Röntgentherapie, Röntgenschäden	Pigmentierung, Hautatrophie; Fibrose

Während nach Verbrennung, Unterkühlung und Verätzungen die Schäden sofort auftreten und nach wenigen Tagen ihre endgültige Ausdehnung erkennen lassen, zeigen die Strahlenschäden eine charakteristische Latenzzeit. Diese sind in *Tabelle 23* zusammengestellt.

Therapie
Verbrennungen und Verätzungen sollen mit Wasser gekühlt und gespült werden. Erfrierungen sind langsam aufzuwärmen.
Bei Veränderungen 1. bis 2. Grades (Erythem und Blasenbildung) reicht die lokale Behandlung. Bei großflächigem Befall werden kurzfristig systemische Steroide oder Antirheumatika eingesetzt.
Bei Veränderungen 3. Grades sind die Nekrosen abzutragen und die Defekte nach der Säuberung plastisch zu decken.

Therapie. Die Verbrennungen und Verätzungen sollten sofort gekühlt und mit reichlich Wasser gespült werden. Neutralisationsversuche sind wenig sinnvoll. Erfrierungen sind langsam aufzuwärmen. Bei Veränderungen 1. Grades reichen lokale antientzündliche Maßnahmen, gelegentlich unterstützt durch kurzfristige systemische Gabe von Steroiden oder nichtsteroidalen Antirheumatika. Dasselbe gilt für Veränderungen 2. Grades. Dabei sollten die Blasen steril eröffnet werden (Blasendecke als Verband verwenden). Die Lokalbehandlung ist desinfizierend oder antibiotisch zu führen. Bei Schädigungen 3. Grades ist eine schonende Entfernung der Nekrosen anzustreben. Nekrolytische Lokalanwendungen sind hilfreich, oft muß die Nekrose in mehreren Schritten chirurgisch entfernt werden. Großflächige Schäden gehören zur Akutbehandlung und zur plastisch-rekonstruktiven Deckung in ein chirurgisches Verbrennungszentrum.

7   Erregerbedingte Hautkrankheiten

7.1   Mykosen der Haut

7.1.1 Allgemeines

> *Definition.* Pilze sind eukaryontische, chlorophyllose Thallophyten (Lager-
> pflanzen), eine primitive Gruppe des Pflanzenreiches. Unter Eukaryonten
> werden die Organismen verstanden, die ihre Trägersubstanz der Vererbung
> (DNS) in Chromosomen verpackt und im Kern eingeschlossen besitzen; die
> Fortpflanzung erfolgt sexuell. Bei den größeren Eukaryontenzellen, z.B. bei
> Pilzen, sind zusätzlich Organellen enthalten, die prokaryontische Merkmale
> aufweisen, d.h., ihre DNS ist nicht von Protein umhüllt, sie liegt frei im Zyto-
> plasma; die Vermehrung erfolgt durch Spaltung. Pilze als Thallophyten bil-
> den einen Vegetationskörper in Form von Fäden (= Hyphen), die in ihrer
> Gesamtheit als Myzelium bezeichnet werden. Im Myzelium finden die
> Wachstums- und Fortpflanzungsprozesse (Sporulation oder Fruktifikation)
> statt. Die Sporulation kann ohne Kernphasenwechsel (asexuelle Fruktifika-
> tion) oder unter Plasmogamie, Kernpaarung und Reduktionsteilung
> (sexuelle Fruktifikation) entstehen. Man unterscheidet bei der sexuellen
> Fruktifikation zwischen homo- und heterothallischen Pilzen. Die homothal-
> lischen Pilze enthalten im Thallus männliche und weibliche Anteile, die
> heterothallischen dagegen sind in männliche und weibliche Thalli getrennt.

Die **Pilze unterscheiden sich von Pflanzen** durch einige Eigenschaften: Sie besitzen kein Chlorophyll und haben deshalb einen kohlenstoffheterotrophen Stoff-
wechsel; in den Zellwänden ist keine Zellulose, wie bei Pflanzen, sondern Chi-
tin, wie bei manchen Tieren; sie produzieren als Nährstoffreserve Glykogen, wie
Tiere, und nicht Stärke, wie Pflanzen; die Glukane und Polysaccharide sind
anderer Art als die bei Tieren oder Pflanzen.

Systematik und Nomenklatur. Die systematische Einteilung der medizi-
nisch wichtigen Pilze ist bis heute nicht restlos beendet. Da sich die sexuellen
Organe bei manchen Mikromyzeten nicht erkennen lassen, wurden diese Pilze
zu einer Gruppe sogenannter Fungi imperfecti geordnet. Die Pilze in der Medi-
zin werden mit vereinfachter Taxonomie in 5 Klassen unterteilt: Myxo-, Phyco-,
Asco-, Basidio- und Deuteromycetes. Im medizinisch-dermatologischen
Gebrauch werden sie in 3 Gruppen gegliedert: **Dermatophyten, Hefen und
Schimmelpilze (D-H-S-System).** Die Klassifizierung der Pilze stützt sich auf
ontogenetische, physiologische und somatisch-morphologische Merkmale. Die
Dermatophyten (Fadenpilze) sind durch etwa 40 Arten vertreten und sind in 3
Gattungen unterteilt:
- Epidermophyton, • Mikrosporum, • Trichophyton.

Von diesen sog. imperfekten Formen der Dermatophyten sind die perfekten
Formen nur bei Microsporum als Nanizzia und bei Tricophyton als Arthro-
derma bekannt.

Pathogenese. Entscheidend für die Pathogenese einer Pilzerkrankung ist das
Gleichgewicht zwischen den pathogenen Potenzen des Erregers und den
Abwehrmechanismen des Makroorganismus. Bei obligat pathogenen Pilzen,
z.B. der zoophilen Dermatophytenspezies Histoplasma capsulatum, entwickelt
sich eine **primäre Mykose** im Gewebe, welches anatomisch und funktionell
gesund ist. Eine **sekundäre Mykose** entwickelt sich, wenn abnorme anatomische
oder funktionelle Verhältnisse im Gewebe vorbestehen.

Das günstige Milieu für das Wachstum eines Pilzes wird durch exogene Faktoren (Kontakt mit Chemikalien, Feuchtigkeitsstau durch Bekleidung) und
endogene Faktoren (Endokrinopathie, konsumierende Krankheiten, Immuno-
pathien, Medikamente, Zirkulationsanomalien) bedingt.

Klinische Nomenklatur. In der Praxis wird nach der Feststellung von Pilzfä-
den im Nativpräparat an den Wortstamm des jeweils betroffenen Anteils der
Haut bzw. des Hautanhangsgebildes oder eines anderen Organs die Endung
»-mykose« angefügt (z.B. Epidermomykose, Onychomykose, Ophthalmomy-

**Pilze unterscheiden sich von
Pflanzen** und Tieren.

Systematik
Die medizinisch relevanten Myzeten
sind in drei Gruppen
(D-H-S-System) unterteilt:
- **Dermatophyten,**
- **Hefen,**
- **Schimmelpilze.**

Die Dermatophyten (Fadenpilze)
können mit ca. 40 Arten in 3 Gattun-
gen unterteilt werden:
- Epidermophyton,
- Mikrosporum,
- Trichophyton.

Pathogenese
Primäre Mykose: Befall eines
gesunden Gewebes (Virulenz des
Erregers).
Eine **sekundäre Mykose** entwickelt
sich im funktionell veränderten
Gewebe (Abwehrkraft des Wirtes
erniedrigt).
Begünstigt wird das Pilzwachstum
durch exogene und endogene Fak-
toren. Beispiele sind konsumierende
Krankheiten oder Chemikalien.

Klinische Nomenklatur
Im Falle eines positiven Präparates
wird die Endung »-mykose« zu dem
betroffenen Organ zugefügt.

Bei den sichtbaren Mykoseformen werden die Effloreszenz und die Lokalisation beschrieben (z.B. Trichomycosis vesiculobullosa).
Die Präzisierung der Mykose erfolgt nach dem Kulturergebnis durch Anfügung der Endung »-ose« zur jeweiligen Erregergattung.
Mit **Tinea** wird eine umschriebene erythematosquamöse Veränderung der Haut bezeichnet.

7.1.2 Dermatophytosen

Definition ▶

Klinische Einteilung in 3 Gruppen:
- Epidermomykose,
- Trichomykose,
- Onychomykose.

kose, Otomykose). Anschließend werden bei den sichtbaren Mykoseformen die Effloreszenzen und die Lokalisation beschrieben (z.B. Trichomycosis vesiculobullosa, Epidermomycosis inguinalis).

Nach dem Kulturergebnis kann die Diagnose durch Anfügung der Erregerbezeichnung komplementiert werden. Die ätiologische Bezeichnung wird durch Anfügung der Endung »-ose« an den Wortstamm der jeweiligen Erregergattung gebildet, z.B. Candidose, Aspergillose etc.

Die Bezeichnung **Tinea,** die zur Umschreibung morphologischer Veränderungen der Haut benutzt wird, ist, obschon ungenau, im angelsächsischen Schrifttum weit verbreitet.

7.1.2 Dermatophytosen

Definition. Infektion mit Fadenpilzen der Gattungen Trichophyton, Mikrosporum und Epidermophyton.

Sie werden aus der klinischen Sicht in
- Epidermomykosen,
- Trichomykosen und
- Onychomykosen eingeteilt, wobei als Erreger im mitteleuropäischen Raum in 60% das Trichophyton rubrum, in 35% Trichophyton mentagrophytes und in 5% Epidermomyces (Epidermophyton) vertreten sind.

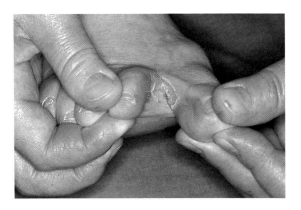

Abb. 52: Zehen-zwischenraum-Mykose als weiß aufgequollene Haut mit Rhagaden.

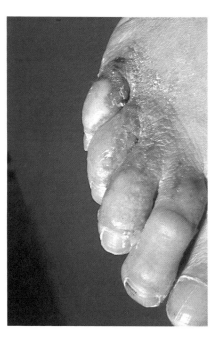

Abb. 53: Vesikulo-mazerative Variante einer Epidermomykose.

7.1.2.1 Epidermomykosen

Die **Epidermomykose** ist durch Ausbreitung des Pilzes in der Hornschicht der Epidermis (Zwischenzehenraum, Palmae, Plantae) oder gleichzeitig auch im infundibulären Abschnitt des Follikels an der lanugobehaarten Haut (Inguina, Glutäalregion) gekennzeichnet. Die klinische Symptomatik einer **Zehenzwischenraummykose** ist durch das Mikroklima an der Haut geprägt (Feuchtigkeit, Druck, bakterielle Begleitkeime) und äußert sich als vesikulös-mazerative Variante *(Abb. 52 u. 53).*

Palmoplantare Mykosen gehen mit einer Hornhautverdickung, Schuppung, Rhagadenbildung einher *(Abb. 54).* Bei Epidermomykosen der lanugobehaarten Haut bilden sich erythematopapulo-squamöse Herde, die ein landkartenartiges Aussehen mit scharfer Abgrenzung und verblaßten Zentren aufweisen. Epidermomykosen sind durch starken **Juckreiz** gekennzeichnet.

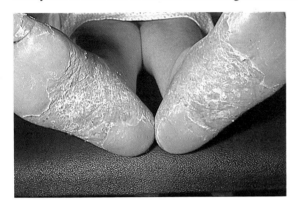

Abb. 54: Erythemato-squamöse plantare Epidermomykose.

7.1.2.1 Epidermomykosen

Die Ausbreitung des Pilzes erfolgt in der Hornschicht der Epidermis und im infundibulären Abschnitt des Follikels an der lanugobehaarten Haut (Inguina).
Klinisch beeinflußt wird die Zehenzwischenraummykose durch bakterielle Begleitkeime, Feuchtigkeit, und Druck. Sie äußert sich als vesikulösmazerative Variante *(Abb. 52 u. 53).* Palmoplantare Mykosen gehen mit einer Hornhautverdickung, Schuppung und Rhagadenbildung einher *(Abb. 54).* Epidermomykosen sind durch starken **Juckreiz** gekennzeichnet.

7.1.2.2 Trichomykosen

Die **Trichomykosen** sind durch Ausbreitung des Pilzerregers in der Hornschicht und in den Follikeln charakterisiert, wobei in unterschiedlichem Maße das Bindegewebe beteiligt ist. Der Anteil dieser Bindegewebsreaktion bildet zusammen mit der Entzündung die klinische Symptomatik, die sich von einer akut-entzündlichen über die subakut-diffuse bis zur granulomatösen Form präsentieren kann. Bei einer ausgesprochenen Störung der Infektabwehr des Wirtes können sich granulomatöse Formen und subkutane Abszesse bilden. Aber auch die **Herkunft des Erregers** beeinflußt die klinischen Formen. Die zoophilen (animalen) und geophilen Myzeten rufen meistens akut-entzündliche und abszedierende Veränderungen hervor, während die anthropophilen Pilze eine schwache Entzündungsreaktion verursachen.

Erreger. Alle Arten der Gattung Trichophyton und Mikrosporon.

Die Trichomykosen können grundlegende klinische Unterschiede aufweisen, die aus der Wechselwirkung zwischen Erreger (Antigen-Präsentation, leukotaktische Fähigkeit, Keratinolyse) und der dadurch abgerufenen Entzündungsreaktionen des Wirtes (Phagozytose, Immunreaktion vom Spättyp, granulomatöse Reaktionen) erklärt werden können. In *Tabelle 24* sind die 3 klinisch wichtigsten Formen auseinandergehalten:

Die klinisch unterscheidbaren Formen der Trichomykosen *(Tab. 24)* **im einzelnen:**

Trichomykosen mit starker, akuter Entzündung

Oberflächliche Trichomykose

Follikulär gebundene Papeln und Pusteln stehen auf einem meist kreisförmigen oder girlandenförmigen Areal. Die Oberfläche der scharf abgegrenzten Herde ist mit feinlamellösen Schuppen bedeckt, manchmal verkrustet, die Intensität der Entzündungsreaktion ist am Rand am stärksten und breitet sich zentrifugal aus *(Abb. 55).* Es besteht unterschiedlich starker Juckreiz.

7.1.2.2 Trichomykosen

Der Pilz breitet sich in der Hornschicht der Epidermis und des Follikels aus. Klinisch beeinflußt wird die Trichomykose durch die Entzündung, die Bindegewebsreaktion und die Herkunft des Pilzes (zoophil, geophil, human). Bei Störung der Infektabwehr des Wirtes können sich subkutane Abszesse bilden.

Als **Erreger** kommen alle Arten der Gattung Trichophyton und Mikrosporon vor.
Die Trichomykosen können grundlegende klinische Unterschiede aufweisen. *Tabelle 24* zeigt die 3 klinisch wichtigsten Formen.

Die klinisch unterscheidbaren Formen der Trichomykosen *(Tab. 24)* **im einzelnen:**

Trichomykosen mit starker, akuter Entzündung

Oberflächliche Trichomykose

Erythematopapulöse, kreisförmige, oft verkrustete und scharf begrenzte Herde kennzeichnen die oberflächliche Trichomykose.

Tabelle 24: Klinische Einteilung der Trichomykosen
I. Trichomykosen mit starker, akuter Entzündung (selbstheilend nach Monaten) – Trichophytia superficialis – Trichophytia profunda (Kerion Celsi)
II. Trichomykosen mit mäßiger, akuter Entzündung – Favus – Mikrosporie
III. Trichomykosen mit chronisch-granulomatöser Entzündung – Trichomycosis nodularis

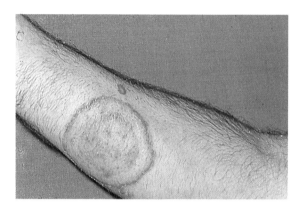

Abb. 55: Oberflächliche Trichomykose (Tinea superficialis).

Die Intensität der Entzündungsreaktion ist am Rand am stärksten und breitet sich zentrifugal aus (Abb. 55).

Differentialdiagnostisch muß an die Psoriasis vulgaris, Lichen ruber planus, Erythematodes chronicus discoides und figurierte Erytheme gedacht werden, die ebenfalls scharf begrenzte schuppende Herde verursachen können.

Tiefe Trichomykose

Tiefe, knotige Infiltrate mit kleinen oberflächlichen Pusteln besät (Abb. 56). Die bevorzugte Lokalisation ist der Bartbereich (Trichophytia barbae) und der Kinderkopf.
Häufig auch allgemeines Krankheitsgefühl und regionale Lymphknotenbeteiligung.
Erreger: Trichophytonarten.

Tiefe Trichomykose (Kerion Celsi, Sykosis parasitaria)

Mehrere bis viele, tief follikulär angesiedelte Knoten (Furunkel, Karbunkel) mit Verschmelzungen untereinander, treten auf mit zentraler, eitriger Einschmelzung (Abb. 56).
Die bevorzugte Lokalisation ist der Bartbereich der Männer (Tinea oder Trichophytia barbae) und der Kinderkopf. Die starke perifollikuläre Entzündungsreaktion erstreckt sich bis tief ins Fettgewebe. Die Oberfläche der Infiltrate ist mit kleinen Pusteln besetzt und oft verkrustet. Unter Schmerzen und **allgemeinem Krankheitsgefühl** sind auch die **regionalen Lymphknoten** beteiligt. Erreger sind Trichophyton-Arten – Stämme animaler Herkunft.

Differentialdiagnose
Pyodermien, Aktinomykose, Nocardiose. Trichomykosen mit mäßiger, akuter Entzündung:

Differentialdiagnose. Pyodermien, Aktinomykose, Nocardiose kommen bei ähnlichen klinischen Bildern in Betracht.

Favus (Trichophytia scutularis)

Favus (Trichophytia scutularis)

Definition ▶

Definition. Unter Favus wird eine Trichomykose mit besonderer Schuppenbildung (Scutulum) verstanden; es handelt sich um gelbe, 2 bis 4 mm große, zentral gedellte, peripilär gelagerte Serokrusten, die manchmal zusammenhängen, so daß größere schwefelgelbe Auflagerungen entstehen können.

Der Favus ist am behaarten Kopf lokalisiert.

Der häufigste Erreger ist Trichophyton Schoenleini, aber auch andere Arten (Trichophyton mentagrophytes, Trichophyton verrucosum, Trichophyton quinckeanum und Microsporum gypseum) können Favus-artige Bilder machen. **Der Favus ist am behaarten Kopf lokalisiert.**

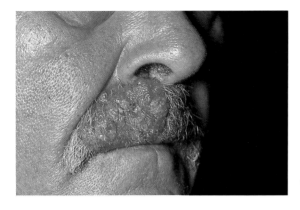

Abb. 56: Tiefe Trichomykose (Tinea profunda).

Mikrosporie

Die Mikrosporie ist durch kreisrunden bis diffusen Befall des behaarten Kopfes
gekennzeichnet. An den erkrankten Stellen entwickelt sich ein leichtes Erythem, feine Schuppung und später haarlose, schuppige Herde mit schwarzen
Punkten, die abgebrochenen Haaren im Niveau der Haut entsprechen *(Abb. 57).*
An der nicht behaarten Haut bilden sich scharf begrenzte erythematosquamöse
Herde. Der Verlauf ist chronisch, die Erkrankung in Kinderkollektiven hochin-
fektiös. Die Erreger sind Mikrosporum-Arten (Microsporum canıs; Microsporum audouini; Microsporum gypseum). Ähnliche klinische Erscheinungen können auch andere Myzeten hervorrufen, so daß die Bezeichnung Mikrosporie nur
nach kultureller Sicherung berechtigt ist.

Mikrosporie

Die Mikrosporie ist durch kreisförmigen Haarausfall mit schuppiger Haut
und Haarstümpfen, die als schwarze
Punkte imponieren *(Abb. 57),*
gekennzeichnet.

Trichomykosen mit chronisch-granulomatöser Entzündung

Trichomycosis granulomatosa nodularis cruris

Die Krankheit verläuft unter Bildung
von follikulären Knötchen, die mit
Hornpfropfen angefüllt und ausgeweitet sind. Die umgebende Haut
weist eine chronische Entzündung
auf. Das Substrat im Bindegewebe
bildet gemischte peripiläre, epitheloidzellige Granulome, die Ausdruck
einer abgeschwächten Immunreaktion vom Spättyp auf Pilze sind. Eine
Disposition für diese Erkrankung ist
in Lymphopathien, hormonellen Störungen und Kälteempfindlichkeit zu
suchen.

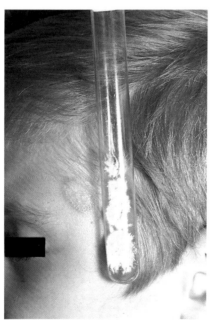

Abb. 57: Microsporia capitis
(Microsporum gypseum).

**Trichomykosen mit chronisch-
granulomatöser Entzündung**

**Trichomycosis granulomatosa
nodularis cruris**
Perifollikulär gebundene Knötchen
mit chronisch entzündeter Umgebung.
Die Erkrankung ist Ausdruck einer
abgeschwächten Immunreaktion
vom Spättyp.

7.1.2.3 Nagelmykosen (Onychomykosen)

7.1.2.3 Nagelmykosen (Onychomykosen)

Voraussetzung ist eine funktionelle Basisläsion des Nagelwachstums. Ursache ist z.B. enges Schuhwerk.

In 5% liegt die **eponychiale Form** der Infektion mit Trübung und Aufrauhung der Nagelplatte vor.
In 95% **hyponychiale Form** der Infektion mit Nagelverformung, Bildung eines weißlichen Netzes und Auflockerung der Nagelplatte.

Zur mikroskopischen Diagnostik der häufigsten Mykoseerreger siehe *Synopsis 19 und Abbildung 58.*

Voraussetzung für eine mykotische Besiedelung der Nagelplatte sind Schädigungen des Nagelwachstums, die einen mechanischen (Schwiele), traumatischen (Schuhwerk), chemischen, zirkulatorischen (Onycholyse, Onychodystrophie), nervalen oder endokrinen Charakter haben können. Der Befall der Nagelplatte erfolgt entweder vom Ep- oder Hyponychium her. Die hyponychiale Form kommt in 95% vor, die restlichen 5% bilden die eponychialen Onychomykosen.

Bei der **eponychialen** Form entwickelt sich eine umschriebene Trübung und Aufrauhung an den proximalen und lateralen Teilen der Nagelplatte.

Bei der **hyponychialen** Form siedeln sich Myzeten im subungualen Spalt an und drängen matrixwärts in die Nagelplatte unter deren Verformung und Auflockerung sowie Bildung eines weißlichen Netzes in der Nagelplatte. Die feingewebliche Untersuchung der Nagelplatte läßt die Ausbreitung leicht erkennen und gegen die Besiedelung durch Sproßpilze abgrenzen, die immer von den Rändern ausgeht.

Zur mikroskopischen Diagnostik der häufigsten Mykoseerreger siehe *Synopsis 19* und *Abbildung 58.*

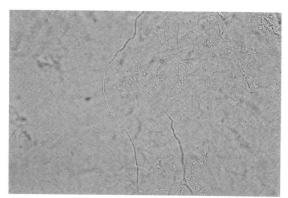

Abb. 58: Nativpräparat (x 25 =) einer Hautschuppe. Septierte Dermatophyten-Fäden in I-Anordnung neben »Mosaik-Fungi« (schweißbedingte kristalline Veränderung der Keratinozyten).

7.1.3 Biphasische Pilze als Erreger von Systemmykosen

7.1.3 Biphasische Pilze als Erreger von Systemmykosen

Definition ▶

> *Definition.* Die biphasischen Pilze stellen botanisch-mykologisch eine heterogene Gruppe dar; sie besitzen aber einen gemeinsamen Modus des Wachstums im Wirts-Organismus als Hefephase (kreisförmig) und in der Kultur als Schimmelphase). Zu den einzelnen Erregern siehe *Synopsis 20.*

Synopsis 19: Mikroskopische Diagnostik der häufigsten Mykoseerreger
Die Differenzierung einer Kultur muß durch die Mikrostruktur erhärtet werden.

Trichophyton rubrum

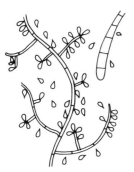

Hyphen:
1–3 μm breit, verzweigt, septiert, gerade, gebogen, leicht gelb-braun pigmentiert *(Abb. 58)*

Makrokonidien:
Länglich, schmal, 4–6 x 15–30μm, 2–8-kammerig, selten, lokalisiert lateral an den undifferenzierten Hyphen.

Mikrokonidien:
Birnenförmig, monomorph, 2–3 x 3–5 μm.

Trichophyton mentagrophytes

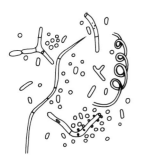

Hyphen:
2–4 μm breit, septiert, gerade, gebogen, spiralig.

Makrokonidien:
Keulenförmig, 6–8 x 20–50 μm, dünn und glattwandig, mehrkammerig.

Mikrokonidien:
Überwiegend rund bis keulenförmig, 3–20 μm, traubenförmige Anordnung, polymorph gestaltet.

Epidermophyton floccosum = Epidermomyces

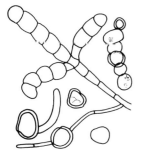

Makrokonidien
Dünnwandig, 6–10 x 8–15 μm, mit abgerundeten distalen Enden, keine Mikrokonidien, bei älteren Kulturen zahlreiche Chlamydosporen (7–15 μm).

Microsporum canis

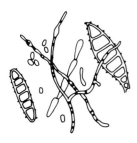

Makrokonidien:
Dickwandige, stachelige, spindelförmige Gebilde, bis 40 μm groß.

Mikrokonidien:
Rund bis elliptisch, groß. 3–5μm.

Makrokonidien = Sporen, große

Mikrokonidien = kleine Dauersporen

Synopsis 20: Biphasische Pilze

Nordamerikanische Blastomykose

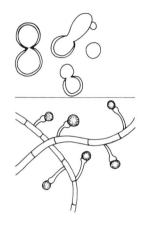

H-Phase
Blastosporen
7–95 µm

S-Phase
Septierte Hyphen
2–4 µm
Blastosporen
3–10 µm

Erreger: Blastomyces dermatitidis.
(Geichrist und Stokes, 1898)
Erregerreservoir: Erdreich
Nach der Infektion über den Respirationstrakt entwickeln sich nekrotisierende pneumonische Herde, die hämatogen zur Aussaat auf alle Organe führen können. Die Haut reagiert mit Bildung von multiplen, subkutanen Infiltraten, die ulzerieren und als vegetierende Prozesse persistieren. Bei der Eintrittspforte durch die Haut entwickelt sich unter Einbeziehung der Lymphbahnen ein Primärkomplex.

Südamerikanische Blastomykose

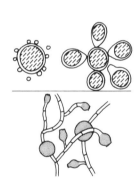

H-Phase
Blastosporen
5–30–60 µm mit
multikolaren
Sprossen, die
Steuerradformen
bilden

S-Phase
Hyphen 2–4 µm
Chlamydosporen
0–10 µm

Erreger: Paracoccidioides brasiliensis
Erregerreservoir: Erdreich.
Eine meistens primäre Lungeninfektion breitet sich vorwiegend lymphogen aus und manifestiert sich klinisch mit Schleimhautentzündung der Mundhöhle, die einen gummös-infiltrativ bis ulzerativ-vegetierenden Charakter annimmt. An der Haut finden sich impetigoartige und verruköse Effloreszenzen.

Keloidblastomykose

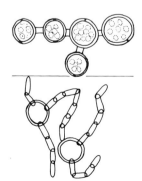

H-Phase
Ketten von 8–10 µm,
sphärische Zellen
mit kurzen Hälsen.

S-Phase
Septische Hyphen
mit interkalaren
Chlamydosporen

Erreger: Blastomyces (Paracoccidioides) Loboi. Geographisch an die Amazonasgebiete gebunden. Die Erkrankung ist auf die Haut beschränkt und durch keloidartige Wucherungen mit Ulzerationen geprägt.

Fortsetzung Synopsis 20

Histoplasmose

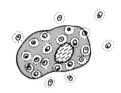

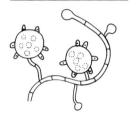

H-Phase
In- und außerhalb
des Histiozyten
rundliche 1–3 µm,
mit hellem Hof

S-Phase
15 µm sternförmige
Chlamydosporen mit
warziger Oberfläche
und Fetttröpfchen
in der Mitte

Erreger: Histoplasma capsulatum (Darling, 1906)
Histoplasma duboisii (wahrscheinlich Variante
von Histoplasma capsulatum)
Erregerreservoir: In den Nistplätzen von
Vögeln und Fledermäusen.
Nach Einatmen des Erregers treten influenzaartige
Symptome auf. Zuerst bilden sich in den Lungen
Bronchiektasen, Abszesse, Kavernen, später
entwickeln sich diese Prozesse an allen Organen.
An der Haut äußern sich papillomatöse,
verruköse, zystisch-destruierende Prozesse.

Kokzidioidomykose

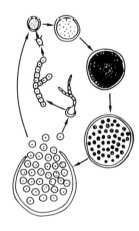

H-Phase
Sporangium
30–70 µm mit
Endosporen 2–5 µm
groß

S-Phase
Lange, rektanguläre
oder faßförmige
Arthrosporen
2–4 µm x 3–6 µm
in Ketten

Erreger: Coccidioides immitis (Wüsten-
rheumatismus).
Erregerreservoir: Erdreich.
Unter der Symptomatik der Entzündung der
Atemwege, Abgeschlagenheit und erhöhter
Temperatur treten multiformartige Exantheme
und Erythema nodosum auf. Je nach der Abwehrlage des Patienten bilden sich Bronchiektasien,
Kavernen oder Kokzidioidgranulome in
verschiedenen Organen. Primär können an
der Haut verrukös-ulzerös-vegetierende Herde
entstehen.

Sporotrichosis

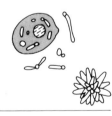

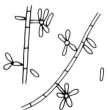

H-Phase
Intrazelluläre
Partikel, schlanke
Sporen (Cigar
bodies), myzeliale
Fragmente,
Asteroidkörperchen

S-Phase
Hyphen 1,5–2,5 µm
mit blumenartiger
Anordnung von
Konidien

Erreger: Sporothrix schenckii (Hetkoen und
Perkins, 1900).
Infektionsporte: Kleine Verletzungen mit
lividen, knotigen Infiltraten, die verschmelzen
und ulzerieren können. Die Infitrate können
begrenzt bleiben (lokalisierte Form) oder in
den abführenden Lymphbahnen unter
Entwicklung von schnurartig angeordneten
Knoten ansteigen (lymphatische Form).
Selten kommt eine disseminierte Form vor,
die alle Organe befällt.

Die *Tabellen 25* und *26* fassen den aktuellen Stand der lokalen und systemischen antimykotischen Therapie zusammen.

Die *Tabellen 25* und *26* fassen den aktuellen Stand der lokalen und systemischen antimykotischen Therapie zusammen.

Tabelle 25: Systemische Antimykotika

a) dermatophytenwirksame Antimykotika

	Imidazol-Derivate	Griseofulvin	Allylamine
Wirkmechanismus in der Pilzwand	Blockierung von a) Hydroxymethylglutaryl-CoA-Reduktase b) Methlytransferase	Blockierung der DNS-Synthese sowie Succin-dehydrogenase und Aminopeptidase	Blockierung der Squalen-epoxidase
Effekt	fungistatisch	fungistatisch	fungistatisch
Elimination	metabolisiert (Leber)	metabolisiert	metabolisiert
Dosierung	15–40 mg/kg/Tag Ketoconazol 2 x 200 mg/Tag	5–7,5 mg/kg/Tag der mikrokristallinen Form	250 mg/Tag

b) hefewirksame Antimykotika

	Amphotericin	5–Fluorozytosin	Imidazol-Derivate	Allylamine
Wirkmechanismus	Permeabilität, Steigerung der Zellmembran	Unterdrückung der Pyrimidinsynthese in in Pilzzellen	s.o.	s.o.
Effekt	fungizid	fungistatisch	fungistatisch	
Elimination	Galle	Urin	metabolisiert(Leber)	
Dosierung	0,2–0,5 mg/kg/Tag	150 mg/kg/Tag in 4 Einzeldosen	15–40 mg/kg/Tag Ketoconazol 2 x 200 mg/Tag	2 x 200 mg/Tag

Liquordurchgängig ist nur 5-Fluorozytosin. Vorteilhafte Kombination: Amphotericin B ($\frac{1}{3}$ Dosis) und 5-Fluorozytosin. Bei gleichzeitiger Verabreichung von Imidazolkörpern ist Amphotericin B unwirksam (Entzug des Substrats).

Tabelle 26: Lokale Antimykotika

Dermatophytenwirksame Antimykotika
Imidazol-Derivate, Allylamine (Exoderil®), Ciclopiroxolamin (Batrafen®), Tolnaftat (Tonoftal®), Tolciclat (Fungifos®).

Hefewirksame Antimykotika
Nystatin (Moronal®, Multilind®, Nystatin®), Natamycin (Pimafucin®), Imidazolkörper, Allylamine (Exoderil®), Amphotericin B (Ampho-Moronal Lotio®).
Handelsnamen von Imidazolkörpern:
Canesten® (Clotrimazol), Daktar® (Miconazol), Epi-Pevaryl® (Econazol), Itraconazol, Mycospor® (Bifonazol), Nizoral® (Ketoconazol), Oceral® (Oxiconazol), Tioconazol, Travogen® (Isoconazol).
Handelsnamen von Griseofulvin:
Polygris®, Fulcin S®, Likuden M®, (Produkte von Penicillium griseofulvum).
Von den Chemotherapeutika mit breiter antimyzetischer Wirkung ist eine ganze Reihe von Substanzen bekannt:
Salizylsäure und -derivate, Karbonsäure und -derivate, Phenol und -derivate, oberflächenaktive Substanzen (quarternäre Ammoniumbasen), 8-Oxychinolin und -derivate, Triphenylmethanfarbstoffe, organische Quecksilberverbindungen, anorganische und organische Schwefelverbindungen.
Die lokalen Antimykotika stehen in zahlreichen Darreichungsformen und Kombinationen zur Verfügung.

7.1.4 Kandidose

Synonyme. Moniliasis, Soor.

> **Definition.** Die Kandidose als entzündliche Erkrankung wird durch Sproß-
> pilze hervorgerufen, am häufigsten durch Candida albicans, seltener durch
> Candida tropicalis, Candida stellatoidea, Candida parapsilosis, Candida pul-
> cherrima.

Mikrobiologie und Pathogenese. Erregernachweis: Mikroskopisch, kulturell und serologisch.

Mikroskopisch: In Abstrich- und Ausstrichpräparaten sind Hefezellen in
myzelialer Phase, die als parasitäre Phase zu betrachten ist, nach zweiminütiger
Färbung mit Methylenblau leicht zu sehen *(Abb. 59)*. Die **Kulturen** von Sproßpilzen sind auf vielen Nährböden von Blutplatten bis zu Selektivnährböden
anzüchtbar. Zur Abgrenzung gegen nicht pathogene Hefen eignet sich neben
den Fermentations- und Assimilations-Testen die Auswertung der Mikrostruk-
turen von Sproßpilzen auf einer Reis-Agar-Platte und die Agglutination der
Candida albicans mit Candida-Antisera auf einem Objektträger.

Serologisch: Zur zuverlässigen Diagnose einer akuten Kandidose eignet sich
der Candida-Hämagglutinationstest; zur Kontrolle eines Therapieerfolges setzt
man den Candida-Immunfluoreszenztest ein. Die Normaltiter liegen bei
Serumverdünnungen bei 1:160 bzw. 1:250.

Titer: Die hohen Titer sind nicht nur Ausdruck einer Immunantwort beim
kommensalen Wachstum von Sproßpilzen, sondern signalisieren eine Infektion,
deren **Titerdynamik** kontrolliert werden soll, besonders bei negativen Kulturbe-
funden. Beim Befall des ZNS soll neben den serologischen Untersuchungen der
Quotient der Albuminkonzentration Serum/Liquor bestimmt werden, der hier
von der Norm = 160 abfällt.

Erregerreservoir. Candida albicans lebt als Saprophyt (Hefephase) an der
Haut in 20% der gesunden Probanden. Die Besiedelung des orointestinalen
Traktes bei Gesunden liegt bei 30 bis 60%, wobei für die Pathogenese einer Kandidose die Keimdichte richtungweisend ist. Die Keimzahlen Sputum: 10^3/ml,
Stuhl: $>10^4$–10^6/ml sind als unbedeutend deklariert. Das mäßige Wachstum der
Candida albicans (Stuhl: 10^4–10^6/ml) ist als kritische Schwelle zu betrachten. Ein
massiver Befall des orointestinalen Traktes bleibt immunbiologisch nicht unbe-
antwortet, hier steigen bei mehr als 50% der Probanden die kontrollbedürftigen
und hohen Candida-Antikörpertiter an. Bei massivem Befall besteht die Gefahr
einer direkten Resorption der Sproßpilzzellen. Von einem geschlossenen
Hyphenteppich der Darmschleimhaut kann es zu direktem und invasivem
Wachstum in das Lymph- und Gefäßsystem kommen.

Pathogenese. Ein Wandel der saprophytären (Hefe-)Phase in die parasitäre
(myzeliale) Phase von Candida vollzieht sich unter krankheitsspezifischen (z.B.
Diabetes) und therapeutischen Einflüssen. Dysregulationen, die pathogenetisch
von Bedeutung sind, findet man in mehreren Systemen: im zellulären System
Peroxidaseverminderung, im humoralen Bereich Antikörpermangel sowie

Kandidose (Soor)

◄ **Definition**

Mikrobiologie
Erregernachweis: mikroskopisch,
kulturell, serologisch
Hefezellen sind nach Färbung mit
Methylenblau leicht zu sehen *(Abb.
59)*.
Die kulturelle Anzüchtung erfolgt auf
Blutplatten und Selektivnährböden.

Serologische Tests eignen sich zur
Diagnose. Der Normaltiter liegt bei
1:160. Bei v.a. Candidiosis sollte insbesondere auf ansteigende Titer
geachtet werden.

Erregerreservoir (Infektionsquelle)
Candida albicans lebt als Saprophyt
der Haut in 20% der gesunden Probanden. Bei Gesunden liegt die oro-
testinale Besiedelung bei 30–60%.
Der Sanierungsbedarf des Erreger-
reservoirs ist von der Keimdichte
abhängig.

Bei massivem Befall besteht die
Gefahr einer direkten Resorption der
Sproßzellen in das Lymph- und
Gefäßsystem.

Pathogenese
Die Umwandlung der saprophytären
Phase in eine parasitäre Phase von
Candida albicans vollzieht sich unter
krankheitsspezifischen (Diabetes
mellitus) und therapeutischen Einflüssen (Antibiotika).

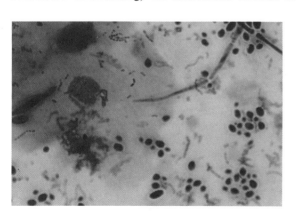

Abb. 59: Mundhöhlen-
Ausstrich mit Sproß-
pilzen in hefeartiger
(runder) und faden-
artiger (myzelialer)
Phase. Gram-Färbung,
Verg. 1000 x.

Leukotaxisinhibitoren, in ökologischen Biotopen des menschlichen Organismus Verlust von H_2O_2-Bildern (vergrünende Streptokokken, Laktobazillen), die unter Einwirkung von Peroxidase (Leukozyten, Makrophagen) und Halogeniden einen kandidaziden Effekt ausüben.

Zur Prophylaxe einer Kandidose ist eine Korrektur der Grundkrankheit anzustreben. Bei antibiotisch, zytostatisch und kortisonbehandelten Patienten sowie bei Drogenabhängigen ist eine Überwachung des Eisenstoffwechsels und des Vitamin-B-Haushaltes durchzuführen.

Klinik. Eine Kandidose manifestiert sich entweder auf der Haut, auf den Schleimhäuten oder an verschiedenen Organen. Die **Organkandidose** ist durch gestörte Funktion des befallenen Organs gekennzeichnet. Mit einer Organmykose muß gerechnet werden bei überschießendem Wachstum im Oropharynx, was oft zur Metastasierung von Sproßzellen (Uveitis, Osteoarthritis, Chorioretinitis) besonders bei Risikopatienten (i.v.-Katheter, Drogenabhängige) führt.

Die **akute Hautkandidose** entsteht im feuchtwarmen Milieu der Hautfalten. Die primären Morphen sind Vesikulopusteln, die bald austrocknen und als rötliche, juckende Herde mit zentraler Ablösung der Hornschicht, peripherer Schuppung und papulopustulösen Satelliten in der Umgebung imponieren *(Abb. 60 u. 61).*

Die **chronische Hautkandidose** kommt als angeborene granulomatöse Erkrankung bei Endokrinopathien und als erworbene Krankheit vor. Hier werden neben den scharf begrenzten Erythemen vor allem papulöse und knotige Effloreszenzen ausgebildet, die bevorzugt oral und an den Nägeln lokalisiert sind. Am Nagel bilden sich granulomatöse Paronychien, während die Nagelplatte, aufgrund der schwachen Keratinolyse der Sproßpilze, nicht durchwachsen ist *(Abb. 62).*

Klinik
Eine Manifestation findet sich entweder auf der Haut, auf den Schleimhäuten oder an Organen.

Organkandidosen mit hämatogener Aussaat finden sich bei Risikopatienten. Eine Organmykose kann zur Metastasierung von Sproßzellen (Uveitis, Osteoarthritis) führen. Ein Risiko stellen i.v.-Katheter dar. Die **akute Hautkandidose** der feuchtwarmen Faltenregionen imponieren durch Rötung, Pusteln und Juckreiz *(Abb. 60 u. 61).* Die **chronische Hautkandidose** kommt als angeborene granulomatöse Erkrankung bei Endokrinopathien und als erworbene Krankheit vor. Hier finden sich neben den scharf begrenzten Erythemen vor allem papulöse und knotige Effloreszenzen bevorzugt oral und an den Nägeln. Am Nagel finden sich granulomatöse Pyodermien *(Abb. 62).*

Differentialdiagnose
Pyodermien: Im direkten Ausstrich finden sich Bakterien, positiver Kulturbefund.
Virusinfekte: (Herpes, Coxsackie) im direkten Ausstrichpräparat Nachweis von Viruszellen. Serologische Bestätigung.
Parasitäre Hautkrankheiten: Im direkten Ausstrich Nachweis von Milben, Leishmanien, Larven.
Granulomatöse Dermatosen: Histologische Untersuchung.

Differentialdiagnose.
1. **Pyodermien:** Im direkten Ausstrich Bakteriennachweis, positiver Kulturbefund.
2. **Viruserkrankungen** (Herpes, Coxsackie, Parainfluenza): Im direkten Ausstrichpräparat Nachweis von Viruszellen, serologische Bestätigung.
3. **Parasitäre Erkrankungen:** Im direkten Ausstrich Nachweis von Milben, Leishmanien, Larven.
4. **Granulomatöse Dermatosen:** Im direkten Ausstrich Nachweis von anderen Pilzen, säurefesten Stäbchen. Die histologische Untersuchung und die Kulturbefunde sind entscheidend.

Kandidose der Schleimhaut und des Übergangsepithels
Erscheinungsformen:

● **Anguli infectiosi** der Mundwinkel

● **Kandidose der Mundhöhle**

● **Vulvovaginitis**

● **Balanitis**

Kandidose der Schleimhaut und des Übergangsepithels

Es existieren folgende Erscheinungsformen:

● **Anguli infectiosi candidamycetici:** Rötung, leichte Schwellung, Mazeration, evtl. Infiltration im Bereich des Mundwinkels. Akute Formen finden sich bei jüngeren Patienten, die an Allgemeinkrankheiten (Malignome, Autoimmunprozesse, Morbus Cushing, Diabetes) leiden; die chronische Variante kommt häufig bei älteren Zahnprothesenträgern vor.
● **Candidosis mucosae oris:** Weißliche, abwischbare, lamellöse Auflagerungen an der Mundhöhlenschleimhaut, die nach der Entfernung einen geröteten ev. erosiven Untergrund hinterlassen mit leichter Blutungsneigung.
● **Vulvovaginitis candidamycetica:** Rötung und Schwellung der Schleimhaut von Vulva und Vagina, die gelegentlich weißliche Beläge aufweist und mit bröckelig-weißem Fluor sowie quälendem Juckreiz einhergeht. In den umliegenden Hautarealen finden sich häufig Erytheme mit Pusteln und colleretteartiger Schuppung. Begünstigend wirken Diabetes mellitus, atrophische Genitalveränderungen, Schwangerschaft und Therapien mit Antibiotika und Kortikoiden.
● **Balanitis candidamycetica:** Bildung von entzündlichen Papeln und Bläschen an der Glans oder Präputialfalte, die leicht platzen können unter Ausbildung von Erosionen, die mit weißlich-krümeligen Belägen bedeckt sind. Wenn sich die Effloreszenzen bis an die Vorhaut erstrecken, spricht man von einer **Balanoposthitis.**

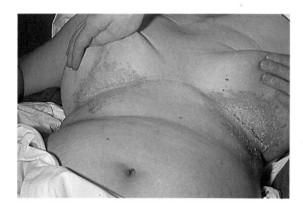

Abb. 60: Submammäre Kandidose mit weißlich verquollener Haut zentral und zahlreichen Pusteln an der Peripherie des Herdes.

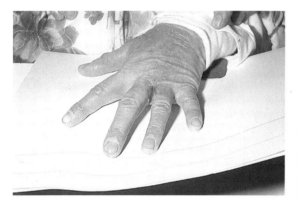

Abb. 61: Integrale Kandidose mit grau-weißlich mazerierter Haut und dunkelrot glänzender Fläche zwischen 2 Fingern.

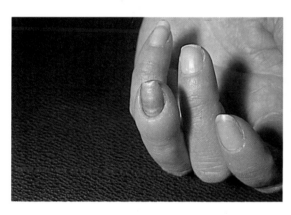

Abb. 62: Paronychia candidamycetica; Anschwellung und Infiltration der Umgebung der Nagelplatte.

In der **Differentialdiagnostik** dieser Kandidosen sind die bakteriellen, viralen und parasitären Affektionen in Betracht zu ziehen. Neben den Artefakten und Kontaktekzemen sind hier auch Dermatosen wie Psoriasis und Erythroplasie Queyrat zu berücksichtigen.

Therapie. Siehe *Tabellen 25* und *26*.

Die Differentialdiagnostik der Kandidosen umfaßt bakterielle, virale und parasitäre Affektionen.

7.1.5 Pityriasis versicolor

Definition ▶

Häufigkeit und Mikrobiologie
Die Häufigkeit dieser Sproßpilz-
erkrankung ist im feucht-warmen
Klima wesentlich häufiger als in
Europa.

Klinik
Pityriasis versicolor
Bei dieser rötlich-braune Tönung,
linsengroße bis landkartenartige
Flecken *(Abb. 63)*. Die Tönungen
innerhalb der Herde variieren, daher
»versicolor«. Ein Strich über den
Herd hinterläßt eine weißliche, zer-
splitterte Schuppe **(Hobelspanphä-
nomen)**. Es besteht kaum Juckreiz.
Lokalisation
Prädilektionsstellen sind am oberen
Rumpf, an Schultern und Hals.

Pityriasis versicolor alba
Hier finden sich depigmentierte Flek-
ken mit charakteristischem Verteilungsmuster *(Abb. 64)*.

Pityrosporum-Follikulitis
Diese Form kommt häufig bei jungen
Leuten mit geschwächter Abwehr
vor. Es entstehen papulopustulöse
Follikulitiden.

Im Tesa-Abriß findet sich der Erreger
in der dimorphen Phase *(Abb. 65)*.
(Sporen- und Fadennachweis).

Therapie
Lokale Antimykotika und Haarwäsche mit Selendisulfit.

7.1.6 Kryptokokkose
Mikrobiologie
Diese auch europäische Blastomykose genannte Erkrankung findet
sich weltweit. Cryptococcus neoformans lebt als fakultativ pathogener
Keim im Verdauungstrakt domesti-
zierter Vogelarten.

7.1.5 Pityriasis versicolor

Synonym. Tinea versicolor.

Definition. Oberflächliche nicht entzündliche Pilzerkrankung mit Pityro-
sporon-Spezies (Malassezia furfur), die mit kleinfleckigen Hypo- oder
Hyperpigmentierungen einhergeht.

Häufigkeit und Mikrobiologie. Diese Sproßpilzerkrankung, durch lipophile
Pityrosporum-Spezies verursacht, ist weltweit verbreitet. Die Häufigkeit hängt
von Wärme und Feuchtigkeit der Haut ab, in europäischen Ländern kommt sie
in 0,5–5%, in den Tropen in 60% der Bevölkerung vor. Der Befall der Haut durch
Pityrosporum manifestiert sich als Pityriasis versicolor, Pityriasis versicolor alba
und Pityrosporum folliculitis.

Klinik.
Pityriasis versicolor

Erste Hauterscheinungen beginnen mit scharf umschriebenen, rötlich-brau-
nen Flecken, linsen- bis pfennigstückgroß, die zu größeren, landkartenartigen
Herden konfluieren. Die Tönungen innerhalb der Herde variieren, daher »versicolor«. Die Oberfläche der Effloreszenzen ist manchmal glatt, manchmal kleie-
artig schuppig. Ein Strich über den Herd hinterläßt eine weißliche, zersplitterte
Schuppe: **Hobelspanphänomen.** Es besteht kaum Juckreiz.

Lokalisation. Am häufigsten bilden sich die Effloreszenzen am oberen
Rumpf (Brust und Rücken), den Schultern und am Hals aus. Gelegentlich können die Veränderungen auch auf die Arme und mittleren Abschnitte des Stammes übergreifen *(Abb. 63)*.

Pityriasis versicolor alba
Entspricht morphologisch und verteilungsmäßig der Pityriasis versicolor, aber
die befallenen Stellen zeigen eine homogene und vollständige Depigmentierung *(Abb. 64)*. Aufgrund experimenteller Arbeiten wird angenommen, daß der
Erreger Substanzen produziert (Decarboxylsäuren C_9, C_{12}, C_{14} Azelainsäure),
welche durch Hemmung der Tyrosinase-Dopa-Reaktion zur Pigmentstörung
führen.

Pityrosporum-Follikulitis
Diese kommt bei jungen Leuten mit geschwächter Abwehr nach Zytostatikaap-
plikation vor. Es entstehen papulöse Follikulitiden, die oft kleine, pustulöse Einschmelzungen tragen. Die entzündliche Komponente und der Juckreiz sind
abhängig von der Ruptur der Follikelwand mit nachfolgender zellulärer Infiltration. Pityrosporum orbiculare ist ein häufiger Sproßpilz der Hautoberfläche in
einer Hefe-Phase als sporenartiges Gebilde von 2–4 µm Größe. In den Tesa-
Abrissen von erkrankten Stellen findet sich der Erreger in einer dimorphen
Phase: Sporen sind hier zu Haufen gruppiert und zeigen teilweise kurze Fäden
4–5 x 10–25 µm groß *(Abb. 65)*. Die Kultur des Erregers gelingt in ölhaltigen
Nährböden in seiner Hefe-Phase. Unter Zusatz von Aminosäuren (Glycin) und
Cholesterol-Estern läßt sich in der Kultur zudem die myzeliale Phase induzie-
ren.

Therapie. Lokalbehandlung mit Imidazolantimykotika oder Selendisulfit; mit
gleichzeitiger Haarwäsche 2 x wöchentlich, um eine Erreger-Persistenz in den
Haarfollikeln zu verhindern.

7.1.6 Kryptokokkose

Mikrobiologie. Die Busse-Buschke-Krankheit, auch europäische Blastomykose genannt, kommt weltweit vor. Der Erreger Cryptococcus neoformans lebt
als fakultativ pathogener Keim im Verdauungstrakt von **domestizierten Vogelarten,** die durch ihre Körpertemperatur (41–43 °C) dessen Vermehrung verhindern. Im Erdreich befindet er sich in Pflanzen und Früchten.

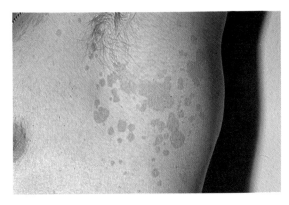

Abb. 63: Pityriasis versicolor am Rumpf.

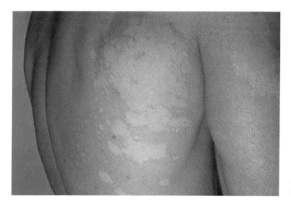

Abb. 64: Pityriasis versicolor alba am Rücken.

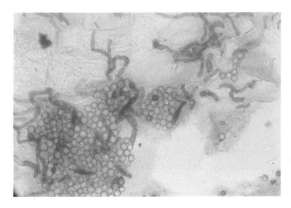

Abb. 65: Tesa-Abriß mit Pityrosporum orbiculare in dimorpher Phase (x 400).

Klinik. Die Umwandlung des Erregers in eine pathogene Phase ist durch gestörte Immunlage des Wirtes bedingt. Bei Inhalation des Erregers entwickeln sich bronchopulmonale Herde, die durch Lymph- und Blutwege in innere Organe, vor allem auf das ZNS übergreifen können (Leptomeningitis, Enzephalitis). Bei der mukokutanen Form bilden sich akneiforme, abszeßartige bis ulzerös-vegetierende Läsionen.

Im Gewebe präsentiert sich der Erreger in der gelatinösen Form, wobei das Gewebe stark zerstört und von kapseltragenden Erregern durchsetzt ist, oder in epitheloidzelligen Granulomen mit spärlichen, kapsellosen Erregern.

Erregernachweis. 1. **Mikroskopisch:** In Ausstrichen von nativem Material finden sich die Pilzzellen 4–20 µm groß mit lipoidartigen lichtbrechenden Granula und einer großen Kapsel. Diese Schleimkapsel ist gut in der Färbung mit chinesischer Tusche darstellbar *(Abb. 66).*

2. **Kulturell:** Bei seinem anspruchslosen Wachstum auf gebräuchlichen Medien (25–37 °C) präsentiert er sich als Hefezellen (3–8 µm) mit zahlreichen

Klinik
Die Umwandlung in eine pathogene Phase ist durch eine gestörte Immunlage des Wirtes möglich. Gefürchtet ist die systemische Form mit bronchopulmonalen und zerebralen Herden.
Die mukokutane Form bildet akneiforme abszeßartige Läsionen.

Erregernachweis
1. Mikroskopisch
Siehe *Abbildung 66.*

2. Kulturell
Siehe *Abbildung 67* und *68.*

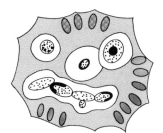

Abb. 66: Kapseltragende Kryptokokken in einer Riesenzelle

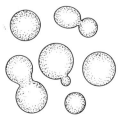

Abb. 67: Kryptokokken-Kultur auf dem Sabourendagar.

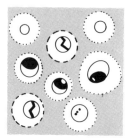

Abb. 68: Kryptokokken mit Kapselbildung auf dem Nährboden mit o-Diphenolen.

3. Serologisch
Nachweis durch KBR, Agglutinations- und Immundiffusionstest.

Therapie
Siehe Tabelle 25.

7.2   Viruskrankheiten der Haut

7.2.1 Molluscum contagiosum

Definition ▶

Ätiologie
DNA-Virus der Pockengruppe.
Die Übertragung erfolgt von Mensch zu Mensch. Über kleine Epitheldefekte gelangt das Virus in die Haut.

Epidemiologie
Die Erkrankung kommt weltweit vor und betrifft vorwiegend Kinder und Jugendliche, bevorzugt männlichen Geschlechts.

Klinik
Die Einzeleffloreszenz ist eine hautfarbene, halbkugelige, vorgewölbte Papel mit zentraler Delle *(Abb. 69)*. Aus dieser läßt sich durch Druck das Molluscumkörperchen exprimieren (s.u.). Bevorzugt werden Gesicht, Augenlider, Hals, Axillen, Stamm und Genitalregion befallen. Es kann zu bakterieller Superinfektion und zu starkem Juckreiz kommen.

intrazytoplasmatischen Einschlüssen *(Abb. 67)*. Die Schleimkapsel entwickelt sich nur in Medien mit o-Diphenolen, *(Abb. 68)*.

   3. Serologisch läßt sich die Kryptokokkose durch die Komplement-Bindungsreaktion, den Agglutinations- und den Immundiffusionstest nachweisen.

Therapie. Siehe *Tabelle 25.*

7.2   Viruskrankheiten der Haut

7.2.1 Molluscum contagiosum

Synonyme. Dellwarze, Epithelioma contagiosum, Epithelioma molluscum.

Definition. Es handelt sich um eine häufige, streng epidermotrope, virale Erkrankung, die durch perlartige, derbe, zentral gedellte Papeln gekennzeichnet ist.

Ätiologie. Das Krankheitsbild wird durch ein quaderförmiges DNA-Virus der Pockengruppe hervorgerufen. Das eigentliche Erregerreservoir ist nicht bekannt. Die Inkubationszeit beträgt zwei bis sieben Wochen. Die Übertragung erfolgt von Mensch zu Mensch. Über kleine Epitheldefekte gelangt das Virus in die Haut.

Epidemiologie. Die Erkrankung tritt weltweit auf, vorwiegend bei Kindern und Jugendlichen mit Bevorzugung des männlichen Geschlechts.

Klinik. Es finden sich isoliert oder in Gruppen stehende, stecknadelkopf- bis erbsgroße, hautfarbene, relativ harte, halbkugelig vorgewölbte **Papeln mit zentraler Delle** *(Abb. 69)*. Aus diesen lassen sich durch seitlichen Druck **Molluscumkörperchen** (Epidermiszellen voller Viren) exprimieren. Bevorzugt werden Gesicht, Augenlider, Hals, Axillen, Stamm und Genitalregion befallen. Es kann zur bakteriellen Superinfektion der Mollusca und zu starkem Juckreiz kommen.

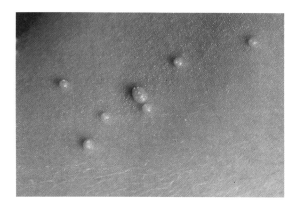

Abb. 69: Mollusca contagiosa mit typischen Molluscum-Körperchen in der Kuppel der Papeln.

Bei immungeschwächten Patienten können durch Autoinokulation Hunderte von Mollusca entstehen (Eczema molluscatum).

Histologie. Die Epidermis ist hypertroph und hyperplastisch. Oberhalb der normal erscheinenden Basalzellschicht finden sich sackartige Läppchen, die durch dünne, radiär gestellte Bindegewebssepten getrennt sind und Pakete von virusinfizierten Epithelzellen umschließen. Aus den zylindrischen Basalzellen türmen sich zahlreiche basophile Zellen auf, die im Zytoplasma massenhaft DNA-haltige **Einschlußkörperchen** (Viren) enthalten. Die Gesamtheit dieser veränderten Zellen imponiert als **Molluscum-Körperchen**.

Differentialdiagnose. Milien, Warzen oder Hydrozystome.

Therapie. Ausdrücken der Knötchen mit einer gebogenen Pinzette oder Abtragen mit dem scharfen Löffel. Anschließend Desinfektion mit Polyvinyl-pyrrolidon-Jod.

7.2.2 Hand-Fuß-Mund-Exanthem

Synonyme. Hand-foot-mouth-disease, falsche Maul- und Klauenseuche.

Definition. Akut auftretende, sehr hartnäckige Coxsackie-Virus-Infektion (Typ A) mit vesikulärer Stomatitis und Bläschen an Hand- und Fußflächen.

Ätiologie. Als häufigster Erreger wurde der Enterovirus Coxsackie Typ A 16 isoliert. Die Inkubationszeit beträgt drei bis sechs Tage. Die Übertragung erfolgt durch Sekrete des Nasen-Rachen-Raumes oder auf dem fäkal-oralen Weg.

Epidemiologie. Weltweit vorkommende Epidemien und kleinere regionale Endemien, hauptsächlich bei Kindern bis zum zehnten Lebensjahr.

Klinik. Vorausgehen kann ein 12–24stündiges Prodromalstadium mit leichter Temperaturerhöhung, Übelkeit und Bauchschmerzen. Nach anfänglichen Hals-schmerzen treten in der Mundhöhle Bläschen auf, die bald erodieren. Sie finden sich gehäuft an Zunge, Gaumen und an der Wangenschleimhaut. Gleichzeitig oder kurz darauf erscheinen an Handflächen, Fingern, Zehen und Fußsohlen, sehr selten auch am Stamm, erythematöse Papeln oder Makulae.
Die Krankheit klingt nach sieben bis zehn Tagen komplikationslos ab.

Histologie. Eine charakteristische Histopathologie ist nicht gegeben.

Differentialdiagnose. Herpangina Zahorsky, Erythema exsudativum multi-forme, Maul- und Klauenseuche (beim Menschen sehr selten).

Therapie. Symptomatisch mit milden Mundspülungen. Nur bei stärkerer bak-terieller Sekundärinfektion werden Antibiotika notwendig.

7.2.3 Herpangina Zahorsky

Synonyme. Herpetic pharyngitis, Pharyngitis vesicularis, ulzerative Pharyngitis.

Definition. Ausschließlich auf die Schleimhaut der Gaumenbögen, Uvula und Tonsillen beschränkte, durch Coxsackie-Typ-A-Viren ausgelöste Erkrankung mit Ausbildung kleiner Bläschen auf gerötetem Grund.

Ätiologie. Coxsackie-A-Virus (über 20 verschiedene Typen). Die Infektion erfolgt häufig fäkal-oral oder über Ausscheidungen des Respirationstraktes. Die Viren können in den Fäzes bis 47 Tage nach der Infektion persistieren.
Die Inkubationszeit beträgt vier (zwei bis neun) Tage.

Histologie
Sackartige Läppchen mit virus-infizierten Epithelzellen sind durch Bindegewebssepten gefaßt.

Differentialdiagnose
Milien, Warzen, Hydrozystome.

Therapie
Ausdrücken der Knötchen oder Kürettage mit anschließender Desinfektion.

7.2.2 Hand-Fuß-Mund-Exanthem (falsche Maul- und Klauenseuche)
◀ Definition

Ätiologie
Coxsackie-A-Virus (Typ A 16).
Die Übertragung erfolgt durch Sekrete des Nasen-Rachen-Raumes oder auf fäkal-oralem Weg.

Klinik
Nach dem Prodromalstadium kommt es zum Auftreten von Bläschen in der Mundhöhle, gleichzeitig oder kurz darauf erscheinen erythema-töse Papeln oder Makulae an Hand-flächen und Fußsohlen.
Komplikationslose Abheilung nach 7–10 Tagen.

Differentialdiagnose
Herpangina, Erythema exsudativum multiforme, Maul- und Klauen-seuche. Die Therapie erfolgt symp-tomatisch.

7.2.3 Herpangina Zahorsky (ulzerative Pharyngitis)
◀ Definition

Ätiologie
Coxsackie-A-Virus.
Übertragungsweg: fäkal-oral oder über Ausscheidungen des Respirationstraktes.

Epidemiologie
Es handelt sich um einen vorwiegend bei Kindern und Jugendlichen auftretenden endemischen oder epidemischen Racheninfekt.

Klinik
Die Herpangina beginnt plötzlich mit hohem Fieber und Störung des Allgemeinbefindens. An Gaumenbogen, Uvula und Tonsillen Auftreten von sagoähnlichen Bläschen, die erodieren und ulzerieren. Komplikationslose Abheilung.

Differentialdiagnose
Gingivostomatitis herpetica, Masernenanthem, Diphtherie, Soor.

Therapie
Symptomatisch.

7.2.4 Melkerknoten

Definition ▶

Ätiologie
Virus der Pockengruppe.

Epidemiologie
Weltweites Vorkommen, sporadisch. Lebenslange Immunität.

Klinik
An der Inokulationsstelle treten linsengroße livide Flecken auf, die sich zu erbsgroßen Knötchen entwickeln. Die Abheilung erfolgt ohne Narbenbildung.

Histologie
Der Befund zeigt eine Akanthose und Hyperparakeratose mit ballonierender Degeneration.

Differentialdiagnose
Schankriforme Pyodermie, Tuberculosis cutis verrucosa, Panaritien, Granuloma pyogenicum, Ecthyma contagiosum.

Therapie
Symptomatisch.

7.2.5 Ecthyma contagiosum (atypische Schafpocken)

Definition ▶

Epidemiologie. Die Erkrankung tritt vorwiegend bei Kindern oder Jugendlichen sporadisch, endemisch oder epidemisch auf mit Häufigkeitsgipfel im Spätsommer und Herbst.

Klinik. Die Herpangina beginnt plötzlich mit hohem Fieber bis 40 °C, das mehrere Stunden, aber auch bis zu vier Tagen dauern kann. Häufig klagen die Kinder über Allgemeinsymptome wie Übelkeit, Appetitlosigkeit, Kopf- und Halsschmerzen und Schluckbeschwerden. Im Anschluß an die Prodromi bilden sich an Gaumenbögen, Uvula und Tonsillen stecknadelkopf- bis linsengroße, grauweißliche, sagoähnliche Bläschen, die von einem roten Hof (Areola) umgeben sind. Im Verlauf von zwei bis drei Tagen nimmt die Areola zu, die Bläschen vergrößern sich, erodieren und bilden flache, grau-gelbliche Ulzerationen, die nach zehn bis 14 Tagen komplikationslos abheilen. Häufig subklinische oder inapparente Infektionen.

Differentialdiagnose. Gingivostomatitis herpetica, Masernenanthem, Diphtherie, Soor.

Therapie. Symptomatisch.

7.2.4 Melkerknoten

Synonyme. Paravakzine Knoten, Melkerpocken.

> *Definition.* Melkerknoten stellen eine gutartige, virale Erkrankung dar, die durch einen oder zahlreiche Knoten an den Händen und Unterarmen gekennzeichnet ist. Die Übertragung erfolgt durch direkten Kontakt mit an Pseudokuhpocken infizierten Kühen.

Ätiologie. Hautinfektion durch spiralenförmiges Virus der Pockengruppe. Es besteht keine Kreuzimmunität mit dem Vaccinia-Virus.

Epidemiologie. Weltweites Vorkommen; die meisten Fälle sind sporadisch. Die Infektion führt zu lebenslanger Immunität.

Klinik. Nach einer Inkubationszeit von vier bis 14 Tagen entwickeln sich an der Inokulationsstelle bis zu linsengroße, livide Flecken, die sich innerhalb von Tagen zu bräunlich-roten, derben, halbkugeligen Knötchen von Erbsgröße entwickeln. Zentral findet sich eine nabelförmige Einsenkung. Die umgebende Haut ist reizlos. Die Abheilung erfolgt nach sechs bis acht Wochen, zentral beginnend unter bräunlich-schwarzer Krustenbildung ohne Narben.

Histologie. Es findet sich eine Akanthose mit Hyperparakeratose der Epidermis; ballonierender Degeneration und zahlreichen eosinophilen Einschlußkörperchen.

Differentialdiagnose. Schankriforme Pyodermie, Tuberculosis cutis verrucosa, Panaritien, Granuloma pyogenicum, Ecthyma contagiosum.

Therapie. Symptomatische, austrocknende Therapie.

7.2.5 Ecthyma contagiosum

Synonyme. Orf, atypische Schafpocken, Ecthyma infectiosum, Lippengrind der Schafe.

> *Definition.* Ecthyma contagiosum ist eine unter Schafen und Ziegen endemisch vorkommende, weltweit verbreitete Viruserkrankung. Sie kann auf den Menschen durch Schmierinfektion übertragen werden und äußert sich in rötlich nässenden Knoten.

Ätiologie. Ecthyma infectiosum wird durch ein langgestrecktes, quaderförmiges, sehr widerstandsfähiges DNA-Virus der Pockengruppe hervorgerufen.

Epidemiologie. Die Infektion erfolgt durch Kontakt mit infizierten Tieren, meist nach vorangegangenen Traumen. Die harmlose und spontan abheilende Erkrankung gilt als Berufserkrankung der Schafhirten.

Klinik. Nach einer Inkubation von drei bis elf Tagen kommt es überwiegend an den Händen und Unterarmen zu einem umschriebenen Erythem, aus dem sich dann ein schmerzloser, fester, genabelter Knoten entwickelt. Meistens handelt es sich um eine Solitärläsion. Durch blasige Abhebung des Zentrums entsteht eine Kokardenform mit zentraler Nekrose.

Nach Abtrocknung heilt die Effloreszenz innerhalb von fünf Wochen spontan und narbenlos ab. Durch bakterielle Superinfektion ist eine Komplikation mit narbiger Abheilung möglich.

Histologie. Hyperkeratose der Epidermis mit ballonierender Degeneration der oberen Keratinozytenlagen. Subepidermal findet sich ein Ödem mit stellenweisem Übergang in Blasenbildung sowie ein entzündliches Infiltrat.

Diagnose. Anamnese und Klinik; elektronenmikroskopischer Nachweis der Erreger in der Negativkontrastierung.

Differentialdiagnose. Melkerknoten und Melkergranulom, Granuloma pyogenicum, Spinaliom.

Therapie. Die Therapie erfolgt symptomatisch mit Ruhigstellung und lokal desinfizierenden Maßnahmen zur Vermeidung einer Superinfektion.

7.2.6 Maul- und Klauenseuche

Synonyme. Foot-and-mouth-disease, Stomatitis epidemica, Aphthenseuche.

Definition. Die Maul- und Klauenseuche ist eine virale Zoonose der Huftiere, die sehr selten auf den Menschen übertragen wird und durch fieberhafte Aphthen gekennzeichnet ist.

Ätiologie. Maul- und Klauenseuche-Virus (MKS-Virus) aus der Picornavirusgruppe.

Epidemiologie. Es handelt sich um eine weltweit vorkommende hoch kontagiöse Zoonose der großen und kleinen Huftiere. Eine Infektion beim Menschen ist selbst bei engstem Kontakt mit erkrankten Tieren sehr selten. Inapparente Erkrankungen sind möglich. Eintrittspforte sind Haut oder Schleimhäute des oberen Respirations- und des Verdauungstraktes.

Klinik. Nach einer Inkubationszeit von drei bis acht Tagen erfolgen uncharakteristische Prodromalerscheinungen wie Fieber, Abgeschlagenheit und Kopfschmerzen.

Am Ort der Infektion entwickelt sich eine primäre Blase, der nach einer zwei- bis dreitägigen Virämie linsengroße Sekundäraphthen folgen. Betroffen sind vor allem die Schleimhäute des Mund- und Rachenraumes, jedoch auch Fußsohlen, Handflächen und Fingerspitzen. Der Rumpf und die Extremitäten bleiben meistens erscheinungsfrei. Es besteht starker Juckreiz. Haut- und Schleimhautläsionen überhäuten sich nach 10-14 Tagen und heilen, falls keine bakterielle Sekundärinfektion erfolgt, narbenlos ab.

Histologie. Intraepidermales Bläschen mit eosinophiler Zellpyknose und vakuoliger Degeneration.

Ätiologie
DNA-Virus der Pockengruppe.

Epidemiologie
Die Infektion erfolgt durch Kontakt mit infizierten Tieren nach vorangegangenen Traumen.

Klinik
Es entsteht ein umschriebenes Erythem mit Bildung eines schmerzlosen, festen, genabelten Knotens, meistens Solitärläsion. Berufserkrankung der Schafhirten.

Histologie
Ballonierende, degenerative Epidermis mit stellenweiser Blasenbildung.

Diagnose
Anamnese und Klinik. Elektronenmikroskopisch.

Differentialdiagnose
Melkergranulom, Granuloma pyogenicum, Spinaliom.

Therapie
Symptomatisch mit Ruhigstellung und lokal desinfizierenden Maßnahmen zur Vermeidung einer Superinfektion.

7.2.6 Maul- und Klauenseuche (Aphthenseuche)

◀ Definition

Ätiologie
Virus der Picornavirusgruppe.

Epidemiologie
Es handelt sich um eine hochkontagiöse Zoonose, eine Infektion beim Menschen ist sehr selten. Eintrittspforte sind Haut oder Schleimhäute des oberen Respirations- und Verdauungstraktes.

Klinik
An der Inokulationstelle entsteht eine primäre Blase. Nach einer Virämie treten Sekundäraphthen an den Schleimhäuten des Mund- und Rachenraumes auf.
Es besteht starker Juckreiz.

Die Abheilung erfolgt narbenlos.

Histologie
Intraepidermales Bläschen mit eosinophiler Zellpyknose und vakuoliger Degeneration.

Diagnose
Anamnese und Klinik. KBR.
Meldepflicht.

Differentialdiagnose
Herpangina, Hand-foot-mouth-dis-ease, atypische Fälle von Erythema exsudativum multiforme.

Die Therapie erfolgt symptomatisch insbesondere gegen den Juckreiz gerichtet.

7.2.7 Zoster (Gürtelrose)

Definition ▶

Ätiologie
Varizellen-Zoster-Virus. Die Erstin-fektion führt zu Windpocken (Vari-zella).

Epidemiologie
Weltweites, sporadisches Vorkom-men. Betrifft vorwiegend Erwach-sene zwischen 50 und 70 Jahren. Die Zosterinfektion, besonders der **Zoster generalisatus,** kann Aus-druck einer Immunsuppression sein.

Klinik
Nach **uncharakteristischen Pro-dromi** treten stecknadelkopf- bis reiskorngroße, wasserklare **Bläs-chen** auf einem scharf umschriebe-nen Erythem auf *(Abb. 70).* Zu Nar-benbildung kommt es durch Sekun-därinfektion. Im allgemeinen erfolgt eine Abheilung nach 2–3 Wochen. Postzosterische **Neuralgien** sind als Komplikation gefürchtet.

Die Zosterinfektion kann jedes Ner-vensegment betreffen *(Syn. 21).* **Die Zosterneuralgien können Monate bis Jahre nach der Infektion persistieren.** Bei Befall des ersten Trigeminus-astes besteht die Gefahr einer Kon-junktiva- und Korneabeteiligung. Zoster-Enzephalitis und Zoster generalisatus sind Komplikationen.

Histologie
Ballonierende Degeneration mit intranukleären Einschlußkörperchen und vielkernigen Riesenzellen.

Therapie
Virustatische Therapie mit Aciclovir (Zovirax®) i.v. oder per os fünf Tage lang.

Diagnose. Verdachtsdiagnose durch Anamnese und Klinik. Nachweis durch Serologie (KBR), **Meldepflicht** an den zuständigen Tierarzt.

Differentialdiagnose. Die Art der Effloreszenzen machen den Ausschluß einer Herpangina der Hand-foot-mouth-disease und von atypischen Fällen von Erythema exsudativum multiforme nötig.

Therapie. Symptomatische Behandlung insbesondere des Juckreizes, um nicht durch Kratzeffekte einer Superinfektion Vorschub zu leisten.

7.2.7 Zoster

Synonyme. Herpes zoster, Gürtelrose, Zona, Shingles.

> *Definition.* Der Zoster ist die Zweitinfektion mit Varizellen-Zoster-Virus mit halb- und beidseitigem Befall eines oder mehrerer Hautnervensegmente und ist durch schmerzhafte und gruppiert stehende Bläschen auf gerötetem Grund gekennzeichnet.

Ätiologie. Varizellen-Zoster-Virus. Die Erstinfektion mit diesem Virus führt zu Windpocken (Varizella). Die Zoster-Erkrankung ist Ausdruck einer Reinfek-tion mit diesem Virus bei Teilimmunität oder Folge einer Reaktivierung latent im Organismus vorhandener Varizellen-Zoster-Viren.

Epidemiologie. Weltweites Vorkommen. Die meisten Fälle sind sporadisch. Vorwiegend erkranken Erwachsene, der Gipfel liegt zwischen dem 50. und 70. Lebensjahr. Die Infektion führt zu lebenslanger Immunität. Die Zosterinfek-tion, besonders der **Zoster generalisatus,** kann Ausdruck einer Immunsuppres-sion oder einer Paraneoplasie sein.

Klinik. Nach einer Inkubationszeit von 7–18 Tagen entwickelt sich nach **uncha-rakteristischen Prodromalerscheinungen** wie Abgeschlagenheit, Müdigkeit, neuralgiformen **Schmerzen** ein nur leicht erhabenes, scharf umschriebenes Ery-them. Im folgenden schießen innerhalb dieses Erythems stecknadelkopf- bis reiskorngroße, wasserklare, prall gespannte, perlartige Bläschen auf *(Abb. 70).* Das Aufschießen der **herpetiformen Bläschen** ist gewöhnlich innerhalb von zwei bis drei Tagen abgeschlossen. Nach zwei bis sieben Tagen trübt sich der Inhalt eitrig gelblich ein und die Rötung klingt ab. Nach einer Woche beginnt die Aus-trocknung der Bläschen unter Bildung einer bräunlichgelblichen Borke. Im all-gemeinen heilt der Zoster nach zwei bis drei Wochen ab. Narbenbildungen sind häufig, besonders wenn es zu nekrotisierender Entzündung oder zu Sekundär-infektionen gekommen ist. Die Zosterinfektion kann jedes Nervensegment betreffen *(Syn. 21).* Am häufigsten ist der Zoster im Bereich eines Thorakal- oder Lumbalnervensegments. Häufig findet sich eine regionale Lymphknoten-schwellung. **Gefürchtet sind die Neuralgien des Zoster, die Monate bis Jahre nach der Infektion als postzosterische Neuralgien persistieren.** Die Wahrschein-lichkeit dieser Neuralgien nimmt mit dem Lebensalter zu. Bei Befall des ersten Trigeminusastes besteht die Gefahr einer Beteiligung der Konjunktiva und der Kornea, so daß eine augenärztliche Untersuchung vorgenommen werden sollte. Eine Zoster-Enzephalitis oder Generalisierung (Zoster generalisatus) sind schwere Komplikationen.

Histologie. Es findet sich eine herdförmige Kolliquation der Retezellen und eine ballonierende Degeneration hauptsächlich der Basalzellen mit Bildung von intranukleären Einschlußkörperchen und vielkernigen Riesenzellen.

Therapie. Virustatische Therapie mit Aciclovir (Zovirax®) i.v. oder per os fünf Tage lang. Lokal eintrocknende antiinfektiöse Therapie; bei Neuralgien: Anal-getika, Carbamazepin und evtl. Kortison.

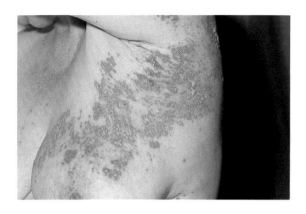

Abb. 70: Herpes zoster mit typischer Anordnung einer »Gürtelrose« Th 2–4.

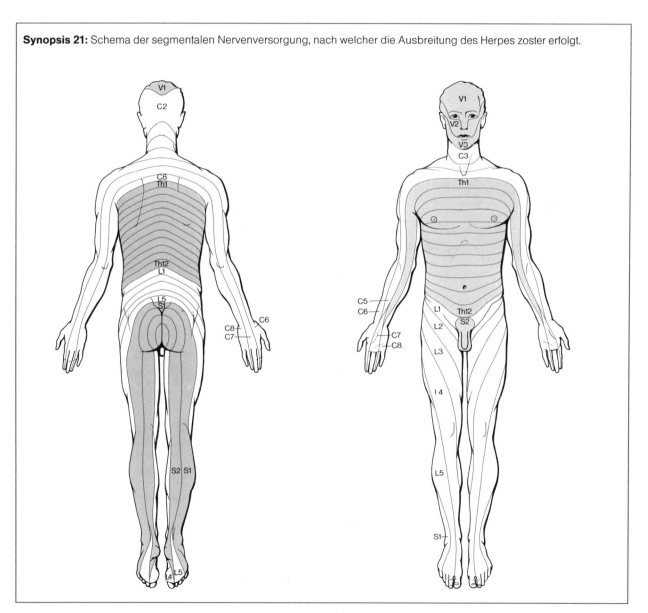

Synopsis 21: Schema der segmentalen Nervenversorgung, nach welcher die Ausbreitung des Herpes zoster erfolgt.

7.2.8 Variola (Pocken)

Definition ▶

Epidemiologie
Hochinfektiöse Erkrankung mit **Meldepflicht**.
Die Pocken gelten als erloschen.

Klinik
Nach einem fieberhaften Prodromalstadium bildet sich ein erythematöses Exanthem aus, das sich nach Besserung des Allgemeinbefindens über **Bläschen** in **mehrkammerige Pusteln** mit Eindellung umwandelt. Betroffen sind Gesicht, Extremitäten und Akren. Bei Abheilung **schüsselförmige Narbenbildung.**

Histologie
Intraepidermale, mehrkammerige Pustel, Guarnieri-Einschlußkörperchen neben den Zellkernen.

Diagnose
Der Erregernachweis erfolgt aus Bläschen im Lichtmikroskop oder elektronenmikroskopisch. Der kulturelle Nachweis gelingt im Hühnerembryo oder in der Gewebekultur.

Differentialdiagnose
Lues II, Varizellen, Arzneiexantheme.
Therapie
Symptomatisch. Isolierung.

7.2.9 Masern (Morbilli)

Definition ▶

Ätiologie
Masernvirus.
Epidemiologie
Weltweite Erkrankung, vorwiegend bei Kindern.

Klinik
Nach katarrhalischem Stadium tritt zunächst ein Enanthem an Gaumen, Tonsillen und Uvula auf. Außerdem punktförmige reinweiße Flecken mit rotem Hof an der Wangenschleimhaut **(Koplik-Flecken).** Danach beginnt das exanthematische Sta-

7.2.8 Variola

Synonyme. Pocken, Variola vera, echte Pocken, Blattern, Small pox.

> **Definition.** Die Pocken sind eine schwer verlaufende Viruserkrankung mit hoher Letalität bei nicht Immunisierten. Sie sind durch genabelte Bläschen gekennzeichnet, die nach Abheilung Pockennarben hinterlassen. Pocken gelten als erloschen.

Ätiologie. Quaderförmiges, 150–260 nm großes Pockenvirus.

Epidemiologie. Hochinfektiöse Erkrankung mit **Meldepflicht**, die durch Tröpfchen- oder Schmierinfektion übertragen wird. **Pocken wurden 1979 von der WHO für erloschen erklärt.**

Klinik. Nach einer Inkubationszeit von acht bis 18 Tagen und einem fieberhaften Prodromalstadium bildet sich ein erythematöses Exanthem aus. Nach Absinken der Temperatur und Besserung des Allgemeinbefindens Umwandlung des Exanthems in klare **Bläschen,** die sich in **mehrkammerige Pusteln mit Eindellung** umwandeln. Besonders betroffen sind Gesicht, Kopf, Extremitäten und Akren. An diesen Körperstellen finden sich die Effloreszenzen im selben Entwicklungsstadium. Bei nicht letalem Ausgang trocknen die Pusteln mit dicker Kruste ab und hinterlassen **schüsselförmige eingezogene Narben mit Depigmentierung.** Prognostisch ungünstig ist die Entwicklung hämorrhagischer Pusteln (schwarze Blattern).

Histologie. Intraepidermale, mehrkammerige Pustel mit ballonierender Degeneration des Stratum spinosum.
Im Zytoplasma finden sich neben den Zellkernen Guarnieri-Einschlußkörperchen. Diese stellen das das Pockenvirus umhüllende Reaktionsprodukt dar.

Diagnose. Der Erregernachweis aus Bläschen gelingt nach Färbung im Lichtmikroskop oder elektronenmikroskopisch durch Negativkontrastierung. Der kulturelle Nachweis erfolgt auf der Chorionallantois-Membran des Hühnerembryos oder in der Gewebekultur, der tierexperimentelle Nachweis an der Kaninchenkornea.

Differentialdiagnose. Lues II, Varizellen, Arzneiexantheme.

Therapie. Symptomatisch. Isolierung.

7.2.9 Masern

Synonyme. Morbilli, Measles.

> **Definition.** Es handelt sich um eine hochkontagiöse virale Erkrankung des Kindesalters, die nach einem katarrhalischen Stadium durch ein erythematöses, morbilliformes Exanthem gekennzeichnet ist.

Ätiologie. Masernvirus.

Epidemiologie. Die Erkrankung tritt weltweit, vorwiegend bei Kindern auf, Rückgang der Inzidenz durch Vakzination.

Klinik. Nach einer Inkubation von elf Tagen tritt das katarrhalische Stadium auf mit Fieber, Rhinitis, Konjunktivitis, Pharyngitis und Tracheitis mit trockenem Husten. Am zweiten oder dritten Tag erscheinen punktförmige, reinweiße, nicht wegwischbare Flecken mit rotem Hof auf der Wangenschleimhaut oberhalb der Molaren **(Koplik-Flecke).** Danach Auftreten des exanthematischen Stadiums, das mit einem Enanthem an Gaumen, Tonsillen und Uvula beginnt. **Beginn des Exanthems im Gesicht und hinter den Ohren, dann Befall des Halses, des**

Rumpfes und der Extremitäten. Die Flecken tendieren zur Konfluenz. Nach einigen Tagen Abblassen des Exanthems in der Reihenfolge des Auftretens.

Häufige **Komplikationen** sind Bronchopneumonien und Otitis media. Seltene, sehr gefürchtete Komplikationen sind Masern-Krupp und Enzephalitis.

Diagnose. Die Diagnose erfolgt klinisch und wird laborchemisch durch den Hämagglutinations-Hemmtest (HHT) bestätigt.

Differentialdiagnose. Arzneiexantheme, Röteln, Scharlach.

Therapie. Symptomatisch.

7.2.10 Röteln

Synonyme. Rubeola, German measles.

> **Definition.** Röteln ist eine Viruserkrankung von geringer Kontagiosität und ist gekennzeichnet durch ein makulo-papulöses Exanthem mit Lymphknotenschwellung. Infektion im ersten Schwangerschaftstrimenon führt häufig zur Embryopathia rubeolica mit Mißbildungen.

Ätiologie. Rötelnvirus mit einem Durchmesser von 50–100 nm, RNA-Virus aus der Togagruppe.

Epidemiologie. Weltweit vorkommende Erkrankung übertragen durch Tröpfcheninfektion mit geringer Kontagiosität. Klinisch inapparente Infektionen sind häufig. Infektiosität besteht zwei Tage vor und fünf Tage nach Auftreten des Exanthems.

Klinik. Nach einer Inkubationszeit von 14–23 Tagen tritt zunächst im Gesicht ein schmetterlingsförmiges, makulo-papulöses Exanthem auf, das sich rasch über den Rumpf und die Extremitäten ausbreitet und nach drei Tagen verschwindet. Gleichzeitig mit dem Exanthem kommt es zu Lymphknotenschwellungen okzipital, zervikal und retroaurikulär. Gefürchtet ist die Rötelnembryopathie bei nicht immunisierten Schwangeren.

Diagnose. Klinisches Bild; serologisch durch Hämagglutinations-Hemmtest (HHT) oder rötelnspezifische IgM-Antikörper.

Differentialdiagnose. Masern, Scharlach, Lues II, Mononukleose.

Therapie. Symptomatisch.

7.2.11 Erythema infectiosum

Synonyme. Ringelröteln, Fünfte Krankheit.

> **Definition.** Seltene, endemisch auftretende komplikationslose Viruserkrankung, die durch gyrierte Erytheme gekennzeichnet ist.

Ätiologie. Parvovirus.

Epidemiologie. Sporadisch oder endemisch vorkommende, wenig kontagiöse Erkrankung des Kindes oder im jungen Erwachsenenalter unter Bevorzugung des weiblichen Geschlechtes.

Klinik. Nach einer Inkubationszeit von 6–17 Tagen kommt es zum Auftreten eines Exanthems, begleitet von subfebrilen Temperaturen. Prodromalerscheinungen fehlen in der Regel. Das Exanthem beginnt unter Aussparung der Mundpartie als diffuse oder figurierte, elevierte, livide Rötung, meistens auf die

dium mit konfluierenden Makulae an Gesicht, Hals, Rumpf und den Extremitäten.
Häufige **Komplikationen** sind Bronchopneumonien und Otitis media.

Diagnose
Klinisch; Hämagglutinations-Hemmtest (HHT).

Differentialdiagnose
Arzneiexantheme, Röteln, Scharlach.

Therapie
Symptomatisch.

7.2.10 Röteln (Rubeola)

◄ Definition

Ätiologie
Rötelnvirus.

Epidemiologie
Weltweit vorkommende Erkrankung mit geringer Kontagiosität. Infektiosität besteht 2 Tage vor und 5 Tage nach Auftreten des Exanthems.

Klinik
Schmetterlingsförmiges makulo-papulöses Exanthem, das sich über den Rumpf und die Extremitäten ausbreitet. Gleichzeitig kommt es zu Lymphknotenschwellung okzipital, zervikal und retroaurikulär.

Diagnose
Klinisch. Serologisch HHT oder rötelnspezifische AK (IgM).

Differentialdiagnose
Masern, Scharlach, Lues II, Mononukleose.

Therapie
Symptomatisch.

7.2.11 Erythema infectiosum (Ringelröteln)

◄ Definition

Ätiologie
Parvovirus.

Epidemiologie
Sporadisch oder endemisch, wenig kontagiös, das weibliche Geschlecht wird bevorzugt.

Klinik
Unter Aussparung der Mundpartie erscheint eine diffuse, livide Rötung am gesamten Körper, begleitet von subfebrilen Temperaturen. Stunden

oder Tage später treten große, scharf begrenzte Makulae auf, die nach Konfluenz girlandenförmige Plaques bilden. Nach einer Woche Abheilung ohne nachfolgende Schuppung oder Pigmentierung.

Differentialdiagnose
Arzneimittelexanthem, Enterovirusinfektion, Masern, Röteln.

Therapie
Keine

7.2.12 Exanthema subitum (Dreitagefieber)

Definition ▶

Ätiologie
Virusgenese wird vermutet.

Epidemiologie
Weltweit vorkommend, geringe Kontagiosität.

Klinik
Es kommt zu plötzlichem Fieberanstieg auf 40 °C ohne Beeinträchtigung des Allgemeinbefindens. Nach 3 Tagen folgt ein Temperaturabfall und rötelnähnliche Makulae treten an Rumpf und Extremitäten auf. **Das Gesicht bleibt ausgespart.**

Differentialdiagnose
Röteln, Masern, Scharlach, Erythema infectiosum, Enterovirusinfektion.

7.2.13 Acrodermatitis papulosa eruptiva infantilis (Gianotti-Crosti-Syndrom)

Definition ▶

Ätiologie
Häufig Ausdruck einer Erstinfektion mit Hepatitis-B-Virus.

Epidemiologie
Bevorzugt werden männliche Kleinkinder im Alter von 2–6 Jahren befallen.

Klinik
Nach uncharakteristischen Prodromi treten akut rötliche Papeln *(Abb. 71)* an den akralen Bereichen unter Aussparung der Armbeugen und Kniekehlen ohne Juckreiz auf. Abheilung erfolgt nach 2–8 Wochen. Laborchemisch zeigt sich häufig eine Erhöhung der Transaminasen und der Nachweis von Hbs-Ag.

Wangen oder den Nasenrücken beschränkt. Stunden oder Tage später erscheinen große, scharf begrenzte, intensiv rote, zum Teil quaddelförmige Makulae, die nach Konfluenz girlandenförmige Plaques oder landkartenähnliche Figuren bilden. Oft sind die äußeren Ringe unvollständig und halbmondförmig. Nach einer Woche verschwindet das Exanthem ohne nachfolgende Schuppung oder Pigmentierung. Infektionen bei nicht immunisierten Schwangeren stellen möglicherweise ein erhöhtes fetales Risiko dar (Hydrops fetalis).

Differentialdiagnose. Arzneimittelexanthem, Masern, Röteln, Enterovirusinfektion.

Therapie. Keine.

7.2.12 Exanthema subitum

Synonyme. Dreitagefieber-Exanthem, Sechste Krankheit.

> ***Definition.*** Seltene, wahrscheinlich virusbedingte Erkrankung bei Kleinkindern mit einem nur ein bis zwei Tage dauernden Exanthem, das nach dreitägigem hohen Fieber auftritt.

Ätiologie. Vermutlich ein Virus.

Epidemiologie. Weltweit vorkommende Erkrankung mit geringer Kontagiosität. Die Altersgruppe von sechs Monaten bis vier Jahren wird bevorzugt.

Klinik. Nach einer Inkubationszeit von 5–15 Tagen kommt es zu einem plötzlichen Fieberanstieg auf 40 °C ohne wesentliche Beeinträchtigung des Allgemeinbefindens. Nach drei Tagen kommt es zu einem Temperaturabfall und 3–5 mm große, rötelnähnliche Makulae treten zuerst am Rumpf und dann an den Extremitäten auf. **Das Gesicht bleibt ausgespart.** Nach ein bis zwei Tagen ist das Exanthem abgeklungen. Die Therapie erfolgt symptomatisch.

Differentialdiagnose. Röteln, Masern, Scharlach, Erythema infectiosum, Enterovirusinfektion.

7.2.13 Acrodermatitis papulosa eruptiva infantilis

Synonyme. Infantile papulöse Akrodermatitis, Gianotti-Crosti-Syndrom.

> ***Definition.*** Eine häufig durch das Hepatitis-B-Virus verursachte, entzündliche Erkrankung, die gekennzeichnet ist durch ein lichenoidpapulöses Exanthem, Polylymphadenopathie und eine meist anikterisch verlaufende Hepatitis.

Ätiologie. Die Erkrankung ist häufig Ausdruck einer Erstinfektion mit Hepatitis-B-Virus bei Kleinkindern. Bei negativem Hbs-Ag-Nachweis konnte Coxsackie-A-16-Virus nachgewiesen werden.

Epidemiologie. Bevorzugtes Auftreten bei Kleinkindern männlichen Geschlechts im Alter von zwei bis sechs Jahren.

Klinik. Nach uncharakteristischen Prodromalerscheinungen kommt es akut an den akralen Bereichen unter Aussparung der Armbeugen und Kniekehlen zu entzündlichen, geröteten, nicht juckenden, teils lichenoiden Papeln ohne Konfluenz *(Abb. 71)*. Diese heilen nach zwei bis acht Wochen spontan ab. Zusätzlich findet sich eine reaktive Polylymphadenitis und häufig eine Hepatomegalie. Laborchemisch zeigt sich eine Erhöhung der Transaminasen, der Nachweis von Hbs-Ag und Blutbildveränderungen.

Histologie. Subakute Vaskulitis im Stratum papillare mit perivaskulärem Ödem und vorwiegend lymphohistiozytärer perivaskulärer Reaktion. Leukozytoklastische Infiltrate fehlen.

Differentialdiagnose. Akrolokalisiertes infantiles papulovesikuläres Syndrom, Masern, Mononukleose, Echovirusexantheme.

Therapie. Symptomatisch.

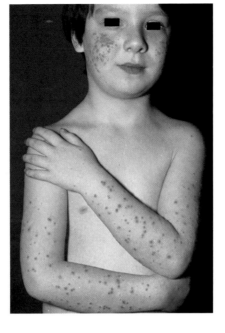

Abb. 71: Acrodermatitis papulosa Gianotti-Crosti bei Hepatitis B.

Histologie
Subakute Vasculitis ohne leukozytoklastische Infiltrate.

Differentialdiagnose
Crosti-Gianotti, Masern, Mononukleose, Echovirusexantheme.

Therapie
Symptomatisch.

7.2.14 Infantiles akrolokalisiertes papulovesikuläres Syndrom

Synonym. Crosti-Gianotti-Syndrom.

> **Definition.** Es handelt sich um eine Hauterscheinung, die der Acrodermatitis papulosa infantilis ähnlich sieht, jedoch von Juckreiz begleitet ist ohne Anzeichen einer Virushepatitis.

Ätiologie. Eine Virusinfektion wird diskutiert. In Einzelfällen konnte Coxsackie A16 nachgewiesen werden.

Epidemiologie. Die Erkrankung kommt bei Kindern unter Bevorzugung des weiblichen Geschlechtes mit einem Häufigkeitsgipfel im Frühjahr und Herbst vor.

Klinik. Es treten akut papulöse, teilweise papulovesikuläre Effloreszenzen mit hämorrhagischer Note von 1–5 mm großer, halbkugeliger Gestalt auf. Die Effloreszenzen tendieren zur Konfluenz. Prädilektionsstellen sind Wangen, Extremitäten einschließlich der Knie- und Ellenbeugen sowie der Rumpf. Das Allgemeinbefinden ist nicht beeinträchtigt, mit Ausnahme des Juckreizes. Die Abheilung erfolgt nach Monaten.

Histologie. Neben einem starken Ödem im Korium findet sich ein perivaskuläres oder mehr bandartiges Infiltrat von lymphoiden und histiozytären Zellen.

Differentialdiagnose. Gianotti-Crosti-Syndrom, Mononukleose, Exanthem bei Zytomegalie.

Therapie. Symptomatisch.

7.2.14 Infantiles akrolokalisiertes papulovesikuläres Syndrom

◀ Definition

Ätiologie
Virusinfektion wird diskutiert.

Epidemiologie
Bevorzugt sind Kinder weiblichen Geschlechts befallen.

Klinik
Akut erscheinen papulöse, zum Teil papulovesikuläre Effloreszenzen an den Akren **einschließlich der Knie und Ellenbeugen**. Sie sind von **starkem Juckreiz** begleitet.
Die Abheilung erfolgt nach Monaten.

Histologie
Perivaskuläres Infiltrat von lymphoiden und histiozytären Zellen im Korium.

Differentialdiagnose
Gianotti-Crosti-Syndrom, Mononukleose, Exanthem bei Zytomegalie.

Therapie
Symptomatisch.

7.2.15 Varizellen (Windpocken)

Definition ▶

Ätiologie
Erstinfektion mit dem Varizellen-Zoster-Virus.

Epidemiologie
Weltweit vorkommende Infektion, vorwiegend des Kindesalters mit hoher Kontagiosität.

Klinik
Nach einer Inkubationszeit von 12–21 Tagen treten am ganzen Körper verstreut, besonders an Kopf und Rumpf, rote Makulae auf, die dann zu Papeln und später zu Bläschen werden. Die Eruption der Bläschen geht über mehrere Tage. Ältere Bläschen trüben ein und verkrusten. Es finden sich Einzeleffloreszenzen in allen möglichen Phasen nebeneinander (Heubner-Sternkarte, *Abb. 72*). Regelmäßig sind die Schleimhäute betroffen. Während des Bläschenstadiums besteht Juckreiz. In der Regel narbenlose Abheilung nach Wochen. Als seltene Komplikation kann eine Enzephalitis auftreten.

Histologie
Siehe Zoster.

Differentialdiagnose
Strophulus infantum, Zoster generalisatus.

Therapie
Symptomatisch. ggf. Aciclovir

7.2.16 Infektionen durch Herpes-simplex-Virus

Definition ▶

7.2.15 Varizellen

Synonyme. Windpocken, Wasserpocken, Chicken-pox.

> **Definition.** Ein durch das Varizellen-Zoster-Virus verursachtes vesikuläres Exanthem der Haut und Schleimhäute, das durch ein polymorphes Bild gekennzeichnet ist und besonders im Kindesalter auftritt.

Ätiologie. Erstinfektion mit dem Varizellen-Zoster-Virus.

Epidemiologie. Weltweit vorkommende Infektion mit hohem Kontagiositätsindex. Der Mensch ist einzige Infektionsquelle. Die Übertragung erfolgt durch Tröpfchen- oder Schmierinfektion.

Klinik. Nach einer Inkubationszeit von 12–21 Tagen und geringfügigen Prodromi treten am ganzen Körper verstreut, besonders am Kopf und Rumpf, rote Makulae auf, die dann zu Papeln und im Verlauf von Stunden zu hirsekorn- bis reiskorngroßen Bläschen werden. Die Eruption der Bläschen geht über mehrere Tage. Ältere Bläschen trüben ein und verkrusten. Aufgrund des schubweisen Verlaufes sind die Einzeleffloreszenzen in allen möglichen Phasen nebeneinander anzutreffen (sogenannte Heubner-Sternkarte, *Abb. 72*). Regelmäßig sind die Schleimhäute betroffen, bevorzugt der harte Gaumen und die Wangenschleimhaut. Während des Bläschenstadiums besteht mäßiger bis starker Juckreiz. Die Bläschen heilen narbenlos nach zwei bis drei Wochen ab, wenn keine Exkoriation mit anschließender Impetiginisation auftritt. Bei Erwachsenen verläuft die Erkrankung schwerer. Bei immunsupprimierten Patienten entwickeln sich häufig hämorrhagische Windpocken, die von Blutungen des Gastrointestinaltraktes und der Schleimhäute begleitet sein können. Als seltene Komplikation kann eine Enzephalitis auftreten.

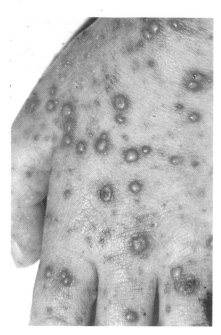

Abb. 72: Varizellen-Exanthem. Detail eines Handrückens mit unterschiedlich reifen Elementen (Sternenhimmel).

Histologie. Siehe Zoster.

Differentialdiagnose. Strophulus infantum, Zoster generalisatus.

Therapie. Symptomatisch, ggf. Aciclovir.

7.2.16 Infektionen durch Herpes-simplex-Virus

> **Definition.** Herpes-simplex-Virus- (HSV) Infektionen sind lokalisierte Bläscheneruptionen der Haut und Schleimhäute, die Rezidivneigung zeigen und je nach Immunitätslage zu schweren Komplikationen führen können. Durch das Virus wird eine Vielzahl von klinischen Krankheitsbildern verursacht *(Tab. 27)*.

Tabelle 27: Primo- und Folgeinfektionen der Haut durch HSV	
Primoinfektion	**Folgeinfektionen**
Gingivostomatitis herpetica	Herpes simplex
Aphthoid Pospischil-Feyrter	Herpes simplex recidivans
Vulvovaginitis herpetica	Herpes genitalis
Herpex simplex	Herpex genitalis recidivans
Eczema herpeticatum	Eczema herpeticarum

Ätiologie. Das Herpes-simplex-Virus (HSV) ist ein karyotropes DNA-Virus der Herpes-Virus-Gruppe. Zwei verschiedene Virusstämme werden mit Hilfe biochemischer, enzymatischer oder molekularbiologischer Methoden unterschieden. HSV Typ 1 verursacht hauptsächlich Haut- und Mundschleimhautläsionen, HSV Typ 2 Genitalaffektionen. Diese Zuordnung ist jedoch nicht obligat. Erkrankungen durch HSV Typ 2 sind durch eine höhere Rezidivrate gekennzeichnet. Möglicherweise besteht eine Assoziation von HSV-Infektion und der Entstehung von Zervixkarzinomen.

Epidemiologie. Weltweit, häufig im Kindesalter vorkommende und meistens inapparente (90%) Erstinfektion. Die Übertragung erfolgt durch Tröpfcheninfektion oder unmittelbaren Kontakt über kleine Haut- oder Schleimhautläsionen. Das einzige Erregerreservoir ist der Mensch. Herpes-Rezidive werden durch Provokationsmechanismen, wie UV-Licht, fieberhafte Infekte, Traumen usw. ausgelöst.

Histologie. Man erkennt ein einkammeriges, intraepidermales Bläschen, das durch eine ballonierende Degeneration der Epidermiszellen gebildet wird. Im Blasengrund finden sich multinukleäre Riesenzellen mit zum Teil intranukleären eosinophilen Einschlußkörperchen.

Klinik. Die *Tabelle 27* listet die möglichen klinischen Verläufe mit Primo- und Folgeinfektionen auf, die detailliert in den folgenden Kapiteln besprochen werden.

7.2.16.1 Gingivostomatitis herpetica

Synonyme. Stomatitis aphthosa, Mundfäule.

> **Definition.** Es handelt sich um ein akut, vor allem bei Kleinkindern auftretendes, durch vesikuloaphthöse Mundschleimhautveränderungen gekennzeichnetes Krankheitsbild, das von Allgemeinsymptomen begleitet wird.

Klinik. Nach einer Inkubationszeit von zwei bis sieben Tagen und uncharakteristischem Prodromi treten akut im Vestibulum ori zahlreiche (20 bis 50) 2–4 mm große, scharf begrenzte, aphthöse Läsionen mit zentralen gelblichen Erosionen und einem rötlichen, entzündlichen Saum auf. Neben einer Gingivitis und Stomatitis tritt Foetor ex ore, Salivation und schmerzhafte Schwellung der regionären Lymphknoten auf. Nach ein bis zwei Wochen heilen die Effloreszenzen rezidivfrei ab. Selten kommt es zur Mitbeteiligung von Naseneingang, Lippe oder Kinn.

    Sonderformen: Aphthoid von Pospischil-Feytrter. Diese sehr seltene Krankheit findet sich bei abwehrgeschwächten Kindern oder als Zweitkrankheit nach Kinderinfektionskrankheiten und ist durch gleichzeitige Erkrankung von Haut, Mundschleimhaut und Genitalregion gekennzeichnet.

Therapie. Symptomatisch. Eventuell Breitbandantibiotika zur Vermeidung einer bakteriellen Superinfektion. In schweren Fällen Aciclovir.

Ätiologie
Herpes-simplex-Virus (HSV) vom Typ 1 mit »oraler« Lokalisation und vom Typ 2 mit »genitaler« Lokalisation.
Möglicherweise besteht eine Assoziation von HSV-Infektion und der Entstehung des Zervix-Ca.

Epidemiologie
Weltweites Vorkommen, meist Tröpfcheninfektion, aber auch Übertragung beim Sexualkontakt.
Provokation von Herpes-Rezidiven durch Sonne, Fieber, Verletzung etc.

Histologie
Intraepidermales Bläschen mit ballonierender Degeneration der Epidermiszellen und eosinophilen Viruskörperchen.

Klinik
Die *Tabelle 27* listet die möglichen klinischen Verläufe auf, die detailliert in den folgenden Kapiteln besprochen werden.

7.2.16.1 Gingivostomatitis herpetica

◀ Definition

Klinik
Herpesinfektion der Mundschleimhaut mit gruppierten Bläschen, die bald aphthös zerfallen. **Schmerzhafte Schwellung der regionären Lymphknoten.**
Nach 1–2 Wochen heilen die Effloreszenzen rezidivfrei ab.

Therapie
Symptomatisch. In schweren Fällen Aciclovir.

7.2.16.2 Vulvovaginitis herpetica

7.2.16.2 Vulvovaginitis herpetica

Definition ▶

> **Definition.** Sie kann Ausdruck einer Primär- oder Sekundärinfektion sein und ist durch schmerzhafte, herpetiform angeordnete Bläschen im Genitalbereich gekennzeichnet im Rahmen eines fieberhaften Krankheitsbildes.

Klinik
Die Herpesinfektion der Genitalschleimhäute geht mit Erosionen und schmerzhafter Lymphknotenschwellung einher.

Differentialdiagnose
Syphilis, Ulcus molle, Kandidose.
Therapie
Symptomatisch.

Klinik. Nach uncharakteristischen Prodromalerscheinungen, wie Fieber, Abgeschlagenheit und Erbrechen, tritt eine entzündliche Rötung und ödematöse Schwellung der Vagina auf. Im weiteren zeigen sich wasserklare Bläschen. Die regionalen Lymphknoten können schmerzhaft sein. Die Abheilung erfolgt nach Entstehung von Ulzera und/oder nach Krustenbildung.

Differentialdiagnose. Syphilis, Ulcus molle, Kandidose.

Therapie. Symptomatisch.

7.2.16.3 Eczema herpeticatum

7.2.16.3 Eczema herpeticatum

Definition ▶

Synonyme. Varizelliforme Eruption Kaposi, Pustulosis acuta varioliformis Juliusberg.

> **Definition.** Generalisierte Herpes-simplex-Virus-Infektion bei Patienten mit ekzematös veränderter Haut, besonders bei Dermatitis atopica.

Klinik
Charakteristisch ist die generalisierte Ausbreitung des Herpes auf große Teile der Hautoberfläche, vorwiegend bei Neurodermitis atopica.
Generalisierte Lymphknotenschwellung und hochfebriler Zustand treten regelmäßig hinzu.

Differentialdiagnose Eczema vaccinatum.
Therapie
Aciclovir i.v., lokal austrocknende Maßnahmen.

Klinik. Nach einer Inkubation von fünf bis neun Tagen ohne Prodromi treten akut einkammerige Bläschen (später Pusteln) von Linsengröße auf, vorwiegend im Gesicht und am Hals mit Übergang auf die oberen Extremitäten und den Stamm. Das Krankheitsbild wird durch Allgemeinsymptome und hohes Fieber begleitet. Zwei bis drei Wochen lang schießen schubweise neue Bläschen auf, so daß ein polymorphes Erscheinungsbild entsteht. Das Krankheitsbild kann durch Bronchopneumonien und Zerebralsymptome kompliziert werden.

Differentialdiagnose. Eczema vaccinatum.

Therapie. Aciclovir i.v. sollte für mindestens fünf Tage gegeben werden, lokal austrocknende Maßnahmen. Bei Verdacht auf Sekundärinfektionen sollten Breitbandantibiotika gegeben werden.

7.2.16.4 Herpes simplex und Herpes simplex recidivans in loco

7.2.16.4 Herpes simplex und Herpes simplex recidivans in loco (Fieberbläschen)
Definition ▶

Synonyme. Fieberbläschen, Gletscherbrand.

> **Definition.** Dieses Krankheitsbild ist der häufigste Ausdruck einer Sekundärinfektion durch HSV bei modifiziertem Immunstatus.

Klinik
Die gruppierten **Bläschen** schießen auf geröteter Haut auf, mit stechender Initialsymptomatik und Lymphknotenschwellung. Oft lokal rezidivierend *(Abb. 73)*.
Häufigster Sitz ist die periorale Region (Herpes simplex labialis).
Bei Primärinfektionen besteht ein massiverer Befall mit Schmerzen und regionärer Lymphadenopathie.

Differentialdiagnose
Zoster angulus infectiosus, Impetigo.

Klinik. Nach einer Inkubationszeit von zwei bis fünf Tagen kündigt sich eine neue Herpeseruption durch Juckreiz und Spannungsgefühl, gelegentlich auch durch Schmerzen an. Dann schießen auf gerötetem Grund stecknadelkopf- bis reiskorngroße **Bläschen** auf, die konfluieren und polyzyklisch begrenzt sind *(Abb. 73)*. Der Bläscheninhalt trübt ein, und nach Zerplatzen entstehen polyzyklisch begrenzte Erosionen, die nach sieben bis vierzehn Tagen komplikationslos abheilen. **Häufigster Sitz dieser Infektion ist die periorale Region (Herpes simplex labialis).** Gleiche Bilder zeigt die Herpes-simplex-Infektion auch am übrigen Körper. Bei Primärinfektionen besteht ein massiverer Befall mit Spontanschmerzen und regionärer Lymphadenopathie.

Differentialdiagnose. Zoster angulus infectiosus (Faulecken), Impetigo.

Therapie. Symptomatische Behandlung. Lokal Trockenpinselung mit antibiotischen oder antiseptischen Zusätzen. Aciclovir-Creme. Einnahme von Aciclovir-Tbl. 5x1 für fünf Tage, die die Erkrankungsdauer verkürzt, jedoch keinen Einfluß auf die Rekurrenz zeigt.

Therapie
Symptomatisch; Trockenpinselung. Evtl. Aciclovir.

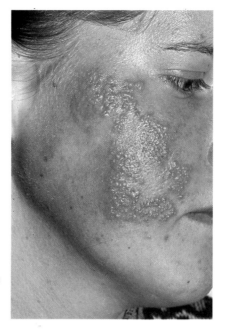

Abb. 73: Herpes simplex, Primärinfektion der rechten Wange mit ausgedehnten, teils konfluierenden Herpesfeldern, Lymphknotenschwellung und Fieber.

7.2.16.5 Herpes genitalis

7.2.16.5 Herpes genitalis

Definition. Herpes genitalis ist eine durch HSV Typ 2 oder 1 verursachte Infektion des Penis, der Vulva oder des Rektums, die zu den sexuell übertragbaren Krankheiten zählt. Rekurrenzen des genitalen Herpes werden häufig endogen ausgelöst.

◄ **Definition**

Klinik. Nach unspezifischen Prodromi, wie Jucken, Spannungsgefühl, Parästhesien, treten Bläschen an den Schleimhäuten auf, die innerhalb von Stunden zu Erosionen werden, die von einem entzündlichen Ödem begleitet sind. Gelegentlich findet sich eine HSV-Urethritis. Auch Lymphknotenschwellungen, Fieber und Allgemeinsymptome kommen vor. Die Krankheitsdauer beträgt ein bis zwei Wochen. Rekurrierende genitale Läsionen treten häufig spontan auf. Aufgrund der Übertragbarkeit und der ungewissen Rekurrenz hat diese Erkrankung eine erhebliche psychosoziale Bedeutung erhalten.

Klinik
Gruppierte Bläschen auf geröteter Haut, die leicht erodieren, sind typisch. Gelegentlich findet sich eine HSV-Urethritis; Allgemeinsymptome, Fieber und LK-Schwellungen kommen vor. Rekurrierende genitale Läsionen treten häufig auf. Aufgrund der Übertragbarkeit und der Rekurrenz hat diese Erkrankung eine psychosoziale Bedeutung.

Differentialdiagnose. Syphilitischer Primäraffekt, Ulcus molle.

Differentialdiagnose
Syphilitischer Primäraffekt, Ulcus molle.

Therapie. Aciclovir Creme lokal, bei schweren Verläufen Aciclovir oral oder parenteral.

Therapie
Aciclovir systemisch oder lokal.

7.2.17 Erkrankungen durch Papillomviren

7.2.17 Erkrankungen durch Papillomviren

Humane Papillomviren (HPV) induzieren primär gutartige Tumoren der Haut und Schleimhäute wie Warzen und Kondylome. Sie repräsentieren eine heterogene Gruppe von annähernd 50 Typen. Eine starke Assoziation zwischen genitalen HPV-Infektionen, besonders mit den Typen 16 und 18, und der Entstehung von **Zervix-Karzinomen** konnte jedoch gezeigt werden. Bei der Karzinogenese spielen neben der HPV-Infektion noch andere Faktoren, wie Nikotin, Hormone und möglicherweise HSV-Infektionen, eine Rolle.

Humane Papillomviren (HPV) induzieren primär gutartige Tumoren der Haut und Schleimhäute wie Warzen und Kondylome.
Eine Assoziation genitaler HPV-Infektionen mit Zervix-Karzinomen ist jedoch bekannt.

Ätiologie. Karyotropes doppelsträngiges DNA-Virus aus der Familie der Papovaviridae. Mit Hilfe molekularbiologischer Techniken werden verschiedene Papillomvirustypen unterschieden (zur Zeit ca. 50).

Epidemiologie
Weltweite, häufige Erkrankung des Kindes- und Jugendalters, die eine Immunität hinterläßt.

Klinik der einzelnen Formen

7.2.17.1 Plane Warzen (Flachwarzen)

Definition ▶

Ätiologie
Vorwiegend HPV Typ 3.

Klinik
Flach papulöse, oft gruppierte Elemente, stecknadelkopf- bis linsengroß *(Abb. 74)*. Die Papillome können nach monate- oder jahrelangem Verlauf abheilen.

Epidemiologie. Papillomvirusinfektionen sind eine weltweite, häufige Erkrankung, die vorwiegend Kinder und Jugendliche befällt und weitgehend Immunität hinterläßt. Die Übertragung erfolgt von Mensch zu Mensch. Die Inkubationszeit beträgt vier Wochen bis acht Monate.

Klinik der einzelnen Formen

7.2.17.1 Plane Warzen

Synonyme. Verrucae planae juveniles, Flachwarzen, Flat warts.

> **Definition.** Besonders bei Kindern, Jugendlichen und seltener bei Erwachsenen plötzliche Aussaat von multiplen, kleinen, hautfarbenen Papeln.

Ätiologie. Vorwiegend HPV Typ 3.

Klinik. An der Stirn, den Wangen und perioral sowie an den Händen und Armen finden sich flache, epidermale Papeln von 1–4 mm Durchmesser. Die Papeln sind rundlich oder oval und zeigen eine dumpfe, feingepunzte Oberfläche *(Abb. 74)*. Eine rötliche Umwandlung signalisiert häufig die immunologische Abstoßung der Viruspapillome, die spontan nach monate- oder jahrelangem Verlauf abheilen können.

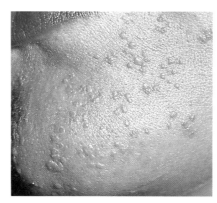

Abb. 74: Verrucae planae juveniles in dichter Aussaat am Kinn eines Mädchens.

Histologie
Mäßige Akanthose mit geringer Hyper- und Parakeratose.

Differentialdiagnose
Lichen ruber planus, Lichen nitidus, seborrhoische Warzen.

Therapie
Wegen der Spontanheilungsrate therapiert man zurückhaltend.

7.2.17.2 Verrucae vulgares (Vulgäre Warzen)

Definition ▶

Ätiologie
HPV-Typen 1, 2, 4, 7.

Histologie. Histologisch findet man eine mäßige Akanthose mit geringer Hyperkeratose und Parakeratose und eine geringgradige Papillomatose.

Differentialdiagnose. Lichen ruber planus, Lichen nitidus, Milien, Syringome, seborrhoische Warzen.

Therapie. Wegen der hohen Spontanheilungsrate sollte zurückhaltend behandelt werden; Keratolytika wie Vitamin-A-Säure oder Salizylsäure, Suggestivtherapie, Virustatika (Delimmun®).

7.2.17.2 Verrucae vulgares

Synonyme. Vulgäre Warzen, Common wart.

> **Definition.** Verrucae vulgares sind benigne infektiöse Papillome. Durch eine Hyperplasie der Papillen und der darüberliegenden Epidermis kommt es zu umschriebenen, derben, über das Hautniveau erhabenen Effloreszenzen mit rauher, unregelmäßiger Oberfläche.

Ätiologie. HPV-Typen 1, 2, 4, 7.

Klinik. Die initiale Effloreszenz ist ein hartes, hautfarbenes, kalottenförmig sich vorwölbendes Knötchen. Durch zunehmende Verhornung wird ihre Oberfläche rauh und sie zeigt eine zerklüftete, grau-gelbliche Hyperkeratose *(Abb. 75).* In der Umgebung entstehen durch Autoinokulation oft sogenannte Tochterwarzen. Je nach Sitz der Warzen kann die Gestalt unterschiedliche Formen annehmen. Neben kalottenförmigen, papillomatösen finden sich **filiforme Warzen,** die bevorzugt an Augenlidern und in der Bartgegend auftreten. **Subunguale Warzen** können zu einem tumorartigen, schmerzhaften Wachstum führen, so daß Knochenusuren entstehen können. Die Inokulation der Papillomviren findet sich bevorzugt an akroasphyktischen Körperteilen aufgrund verminderter Abwehr. Bei Patienten mit Immundefekten kann es zu einer Aussaat von Warzen kommen **(Verrucosis generalisata).** Bei Patienten mit atopischen Ekzemen können durch Autoinokulation zahlreiche Warzen am ganzen Körper vorkommen (Eczema verrucatum).

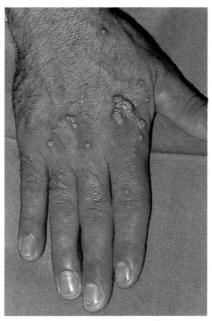

Abb. 75: Verrucae vulgares, multipel an einer Hand mit streifiger Aufreihung am Handrücken (Köbner-Phänomen).

Histologie. Histologisch ist eine Akanthose der Epidermis mit Papillomatose zu erkennen, daneben finden sich ballonierte Retezellen mit basophilen Kerneinschlüssen.

Differentialdiagnose. Seborrhoische Warzen, Morbus Darier, Cornu cutaneum auf aktinischer Keratose, Lichen ruber verrucosus.

Therapie. Keratolyse, Vereisung mit flüssigem Stickstoff, operative Behandlung.

7.2.17.3 Verrucae plantares

Synonyme. Dornwarzen, Plantar warts, Fußsohlenwarzen.

> **Definition.** Plantarwarzen sind durch eine kaum vorgewölbte Oberfläche gekennzeichnet und werden meist von einem dicken Kallus bedeckt.

Ätiologie. Vorwiegend HPV-Typen 1, 2 und 4. Die Plantarwarzen können als solitäre Verruca-vulgaris-artige Effloreszenz, besonders im Fußgewölbe, imponieren. Die Verbreitung der Plantarwarzen erfolgt durch Barfußgehen, zum Beispiel in Schwimmbädern, Turnhallen und Umkleidekabinen. Oberflächlich sitzende Warzen kommen an Fußsohlen oder Zehenballen in großer Zahl als Mosaikwarzen vor *(Abb. 76).* Dornwarzen sind durch zahlreiche bräunliche bis schwärzliche Punkte oder kleine Streifen, die durch schlotförmige Blutung aus den Kapillaren in das Warzenepithel zustande kommen, gekennzeichnet. Sie sind äußerst schmerzhaft. Die Plantarwarzen können auch zu monsterartigen, gigantisch großen und sehr tiefreichenden Viruspapillomen auswachsen. Plantarwarzen sind ausgesprochen rezidivfreudig.

Klinik
Als Effloreszenzen zeigen sich papulöse oder warzige Knötchen *(Abb. 75),* oft gruppiert auf der Haut (Hände, Gesicht, Körper) oder in die Haut versenkt (Fußsohle).
Filiforme Ausprägung oft um die Augen.

Subunguale Lokalisation kann zu tumorartigem, schmerzhaftem Wachstum führen.

Bei Patienten mit Immundefekten kann es zur Aussaat von Warzen kommen **(Verrucosis generalisata).**

Histologie
Histologisch erkennt man eine Akanthose der Epidermis mit Papillomatose.

Differentialdiagnose
Seborrhoische Warzen, Morbus Darier, Cornu cutaneum auf aktinischer Keratose, Lichen ruber verrucosus.

Therapie
Keratolyse, Vereisung, operative Behandlung.

7.2.17.3 Verrucae plantares (Fußsohlenwarzen)

◀ Definition

Ätiologie
Vorwiegend HPV Typen 1,2 und 4.

Die Verbreitung der Plantarwarzen erfolgt durch Barfußgehen.

Mosaikartige Plantarwarzen, die oft sehr stark schmerzen *(Abb. 76).*

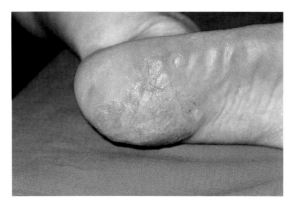

Abb. 76: Plantarwarzen in beetartiger Ausdehnung an einer Ferse (Mosaikwarzen).

Histologie
Stark ausgeprägte Hyperkeratose und deutliche Papillomatose.

Differentialdiagnose
Klavus, Spinaliom.

Therapie
Außer der Keratolyse kommen die Elektroagulation und die Abtragung mit dem scharfen Löffel in Betracht.

7.2.17.4 Condylomata acuminata (Feigwarzen)

Definition ▶

Ätiologie
HPV-Typen 6, 11, 16, 18

Klinik
Es bilden sich beerenartige, exophytische, meist schmalbasig aufsitzende, weiche Papeln, oft gruppiert oder kammartig aufgereiht an den **Genitalschleimhäuten** *(Abb. 77)*.
Condylomata plana finden sich als Sonderform im Bereich der Zervix uteri und des Präputiums. Maximalvariante bei jahrelanger Persistenz: (**Condylomata gigantea** »Buschke-Löwenstein«).

Histologie. Stark ausgeprägte Hyperkeratose mit ausgedehnter Parakeratose und deutlicher Papillomatose.

Differentialdiagnose. Klavus, Tuberculosis cutis verrucosa, Spinaliom.

Therapie. Keratolyse mit salizylsäurehaltigem Pflaster, Elektrokoagulation, Abtragung mit dem scharfen Löffel.

7.2.17.4 Condylomata acuminata

Synonyme. Feigwarzen, Feuchtwarzen.

> *Definition.* In intertriginösen Schleimhautregionen vorkommende HPV-Infektionen, die als spitze Kondylome oder plane Papillome imponieren können.

Ätiologie. HPV-Typen 6, 11, vereinzelt auch 16 und 18.

Klinik. **Die häufigste Lokalisation ist das Genitale.** Zunächst bilden sich kleine, stecknadelkopfgroße Papeln, die bald zu größeren Beeten konfluieren mit maulbeer- oder himbeerartigem Aussehen und später hahnenkammähnliche Wucherungen bilden können *(Abb. 77)*. Voraussetzung für die Entstehung von Condylomata acuminata sind Mazerationen, ein feuchtes Milieu und Epithelläsionen. **Condylomata plana** finden sich als Sonderform im Bereich der Zervix uteri und des Präputiums. Bei unzureichender Abwehrlage und besonders günstigen Milieubedingungen kann es zu destruierend wachsenden Condylomata kommen, den sogenannten **Condylomata gigantea** Buschke-Löwenstein.

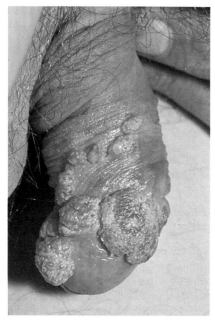

Abb. 77: Condylomata acuminata mit blumenkohlartigen, großen und kleinen Gebilden am männlichen Genitale.

Histologie. Hyperkeratose mit Akanthose und Hyperpapillomatose.

Differentialdiagnose. Condylomata lata, Pemphigus vegetans.

Therapie. Eine Ätzbehandlung mit Podophyllinlösung oder die elektrokaustische Entfernung mit Kürettage und anschließender Behandlung mit Polyvinylpyrrolidon-Jod führen zum Verschwinden der Condylome.

7.2.17.5 Epidermodysplasia verruciformis

Synonym. Verrucosis generalisata.

> **Definition.** Seltene, familiär gehäufte Erkrankung mit ausgedehnten, polymorphen Warzen.

Ätiologie. Zahlreiche HPV-Virustypen konnten nachgewiesen werden. Neben einer benignen Verlaufsform, in der häufig HPV Typ 3 nachgewiesen wird, gibt es HPV-Typen mit **onkogenem Potential,** wie HPV 5, 8 und 17, die zur Ausbildung spinozellulärer Karzinome und M. Bowen führen können. Bei einem Patienten können mehrere Typen nachgewiesen werden.

Klinik. Charakteristischerweise entwickeln die zunächst planen Warzen sich vorwiegend an chronisch lichtexponierten Körperstellen. Die Hautveränderungen treten in der Regel vor dem siebten Lebensjahr auf und breiten sich symmetrisch aus. Die Schleimhäute sind nicht betroffen. Neben den lichtexponierten Arealen, auf welchen bevorzugt die Spinaliome auftreten, können auch Handflächen und Fußsohlen, Axillen und äußeres Genitale befallen sein.

Histologie. Das histologische Bild gleicht weitgehend dem der planen Warzen. Eine spontane Rückbildung der Warzen konnte bisher nicht beobachtet werden.

Therapie. Nach der Virustypisierung zur Einschätzung des onkogenen Potentials behandelt man symptomatisch.

7.3 Bakterielle Erkrankungen

7.3.1 Die mikrobiologische Besiedelung der Haut

Die Besiedelung der Haut mit Mikroorganismen beginnt bei der Geburt. Aerobe und anaerobe **grampositive Bakterien** bilden Mikrokolonien auf der Epidermis und in den Haarfollikeln. Koagulasenegative Staphylokokken (Staphylococcus epidermidis) und anaerobe Mikrokokken und Peptokokken sind überall auf der Haut zu finden, aerobe Korynebakterien und gramnegative Bakterien vor allem in den feuchten intertriginösen Hautfalten. Propionibacterium acnes und granulosum leben in hoher Keimzahl in den Talgdrüsenfollikel-Ausführungsgängen. **Lipophile Hefepilze** (Pityrosporon species) und **Haarbalgmilben** (Demodex species) besiedeln den oberen Teil des Haarfollikels. Sie sind permanente Bewohner der Haut, bezeichnet als Standortflora oder **residente Flora und Fauna der Haut.**

Die Gesamtzahl der zur Standortflora gehörenden Mikroorganismen wird auf etwa 10^{12} Keime geschätzt. Die Verteilung ist quantitativ und qualitativ unterschiedlich. In den talg- und schweißdrüsenreichen Regionen ist die Keimzahl hoch (ca. $10^6/cm^2$). Trockene Areale haben eine niedrigere Keimzahl von 10^2 bis $10^3/cm^2$. Durch Umweltkontakte kommt es zur vorübergehenden Besiedelung mit den verschiedensten Mikroorganismen, die zwar auf der Hornschicht haften können, aber bei guter Abwehrlage keine Infektionen hervorrufen. Diese Mikroorganismen bezeichnet man als **transiente oder temporär resistente Flora.**

Histologie
Hyperkeratose und -papillomatose.

Differentialdiagnose
Condylomata lata.

Therapie
Ätzung mit Podophyllinlösung, Elektrokauter, Kürettage.

7.2.17.5 Epidermodysplasie verruciformis (Verrucosis generalisata)

◀ Definition

Ätiologie
HPV-Infektion.
Neben einer **benignen** Verlaufsform gibt es HPV-Typen mit **onkogenem Potential,** die zur Ausbildung spinozellulärer Karzinome und M. Bowen führen können.

Klinik
Multiple, polymorphe Warzen bei erblicher Disposition. An den lichtexponierten Stellen transformieren sich jahrelang persistente Warzen in Spinaliome.

Histologie
Das Bild gleicht dem der planen Warzen.

Therapie
Nach Einschätzung des onkogenen Potentials durch Virustypisierung behandelt man symptomatisch.

7.3 Bakterielle Erkrankungen

7.3.1 Die mikrobiologische Besiedelung der Haut
Die Haut wird nach der Geburt mit aeroben und anaeroben grampositiven Bakterien, lipophilen Hefepilzen und Haarbalgmilben besiedelt. Diese Keime bezeichnet man als Standortflora oder residente Flora der Haut.

Die Gesamtzahl der Standortflora wird auf 10^{12} Mikroorganismen geschätzt.

Mikroorganismen, die nur vorübergehend die Haut besiedeln, bezeichnet man als transiente Flora.

7.3.2 Pathogenese von bakteriellen Infektionen

Die Entstehung von bakteriellen Infektionen hängt von erregerspezifischen und wirtsspezifischen Faktoren ab:

● Von den **pathogenen Eigenschaften** des Erregers, z.B. der Fähigkeit des Mikroorganismus, Endo- und Exotoxine zu bilden, sich an Zellen anzuheften bzw. der Phagozytose zu entgehen.
● Von der **Eintrittspforte**: Die Störung der Hautbarriere begünstigt die Besiedelung und Invasion von pathogenen Bakterien, z.B. quantitative und qualitative Defekte der Hornschicht oder der Hautoberflächenlipide sowie des Wassergehaltes der Haut. Dem sauren pH-Wert kommt wahrscheinlich eine geringere Bedeutung bei der Infektionsabwehr zu. Dagegen ist die Standortflora für die Abwehr von ortsfremden Mikroorganismen wichtig (bakterielle Interferenz).
● Von der **zellulären und humoralen Immunabwehr der Haut**: Die Reaktion der Langerhanszellen auf das Eindringen von Mikroorganismen, die Phagozytose durch Makrophagen und die lokale Entzündungsreaktion sind einige bisher bekannte Faktoren, die den weiteren Verlauf der Infektion bestimmen.

7.3.3   Erkrankungen durch Bakterien der Standortflora

7.3.3.1 Erythrasma

> **Definition.** Häufige oberflächliche intertriginöse Dermatitis vor allem axillär und inguinal durch Corynebacterium minutissimum, erkennbar durch karminrote Fluoreszenz im Wood-Licht.

Ätiologie. Durch Störung der Ökologie der Standortflora (z.B. durch lokale Hyperhidrose, Mazeration in intertriginösen Arealen, Adipositas, okklusive Kleidung) kommt es zur Vermehrung von **Corynebacterium minutissimum** im Stratum corneum.

Klinik. Das Erythrasma ist charakterisiert durch scharf begrenzte flächige Erytheme ohne Randbetonung mit diskreter Schuppung in intertriginöser Lokalisation, vor allem inguinal, perianal, axillär, submammär. Juckreiz ist selten.

Diagnose. Typisches klinisches Bild mit **karminroter Fluoreszenz im Wood-Licht (UVA-Licht)**. Die Fluoreszenz ist bedingt durch Porphyrinproduktion von C. minutissimum.

Differentialdiagnose. Intertriginöse Mykose, Intertrigo.

Therapie. Eine austrocknende, antimikrobielle Behandlung, z.B. Erythromycin-Lösung und die Verbesserung der Körperpflege sind die therapeutischen Maßnahmen.

7.3.3.2 Trichobacteriosis palmellina

Synonym. Trichomycosis palmellina.

> **Definition.** Dichte Besiedelung der Achselhaare mit Bakterien (Corynebacterium tenuis) bei Hyperhidrose und mangelnder Körperpflege.

Ätiologie. Im wesentlichen Corynebacterium tenuis.

Klinik. Die Achselhaare sind mit gelblichrötlichen, auch schwärzlichen, schwer abstreifbaren Belägen umgeben, von denen ein übler, ranziger Geruch ausgeht.

Therapie. Die Haare sollten rasiert werden, danach steht regelmäßige Körperpflege im Vordergrund.

7.3.2 Pathogenese von bakteriellen Infektionen

Die Entstehung von bakteriellen Infektionen hängt ab von

● den pathogenen Eigenschaften des Erregers,

● der Störung der Hautbarriere,

● der zellulären und humoralen Immunantwort der Haut.

7.3.3   Erkrankungen durch Bakterien der Standortflora

7.3.3.1 Erythrasma

Definition ▶

Ätiologie
Durch Störung der Ökologie, der Standortflora (z.B. durch Hyperhidrose) kommt es zur Vermehrung von C. minutissimum.

Klinik
Es finden sich scharf begrenzte flächige Erythema mit diskreter Schuppung mit intertriginöser Lokalisation.

Diagnose
Die karminrote Fluoreszenz im Wood-Licht ist typisch.

Differentialdiagnose
Intertriginöse Mykose, Intertrigo.

Therapie
Austrocknende, antimikrobielle Behandlung.

7.3.3.2 Trichobacteriosis palmellina

Definition ▶

Therapie
Rasieren, danach regelmäßige Körperpflege.

7.3.3.3 Keratolysis sulcata plantaris

Synonyme. Pitted keratolysis (pit = Grube), Keratoma sulcatum.

> **Definition.** Durch Mazeration und Bakterien bedingte, grübchenförmige Hornhautdefekte an den Fußsohlen bei starker Hyperhidrose und Okklusion.

Ätiologie. Korynebakterien, Brevibakterien.

Klinik. In feuchtwarmem Klima kommt es zur Vermehrung der Korynebakterien mit nachfolgender umschriebener, grübchenförmiger Keratolyse ohne Entzündungsreaktion. Es kommt zu starkem Brennen der Fußsohlen. Betroffen sind vor allem Soldaten und Arbeiter mit okklusivem Schuhwerk.

Diagnose. Typisches klinisches Bild, differentialdiagnostisch muß man eine nicht entzündliche Plantarmykose ausschließen.

Therapie. Die Beseitigung der Hyperhidrose, und die Verabreichung von antimikrobiellen Lösungen lassen die Beschwerden verschwinden.

7.3.3.4 Hidradenitis suppurativa

Synonym. Schweißdrusenabszesse der Erwachsenen.

> **Definition.** Abszedierende, furunkelartige Entzündung in den Achselhöhlen. Sie tritt chronisch-rezidivierend im Rahmen der Acne-conglobata-Tetrade auf.

Ätiologie. Es ist unklar, ob es sich primär um eine Entzündung der Haarfollikel oder der Schweißdrüsen handelt. Es besteht eine genetische Disposition. Bakteriologisch können Korynebakterien oder auch Staphylococcus aureus und gramnegative Bakterien sekundär isoliert werden.

Klinik. In der Achselhöhle findet man ein- oder beidseitig konfluierende, rotbraune, indurierte Knoten mit Neigung zu eitriger Einschmelzung, narbiger Abheilung und Fistelbildung *(Abb. 78)*. Bei der chronisch-rezidivierenden Form ist neben der Axillarregion auch häufig die Inguinal- und Gesäßregion befallen. Eine Acne conglobata kann im Gesicht-, Brust- und Rückenbereich assoziiert sein.

Therapie. Die Therapie ist ausgesprochen schwierig, da eine hohe Rezidivneigung besteht. Sie umfaßt die Lokalbehandlung mit antimikrobiellen Lösungen, Ichthyol-Salbe, Stichinzision und innerlicher Antibiotikagabe. Bei der chronisch-rezidivierenden Form gibt man oral 13-cis-Retinsäure, eventuell muß eine chirurgische Exzision der gesamten Schweißdrüsenregion vorgenommen werden.

7.3.3.3 Keratolysis sulcata plantaris

◄ Definition

Ätiologie
Korynebakterien, Brevibakterien.

Klinik
In feuchtwarmem Klima kommt es durch Korynebakterien zu umschriebener, grübchenförmiger Keratolyse mit starkem Brennen der Fußsohlen.

Diagnose
Klinik und Anamnese sind typisch. Plantarmykose ist auszuschließen.

Therapie
Beseitigung der Hyperhidrosis, antimikrobiell.

7.3.3.4 Hidradenitis suppurativa

◄ Definition

Ätiologie
Bei genetischer Disposition kommt es zur bakteriellen Entzündung der Haarfollikel.

Klinik
In der Achselhöhle findet man konfluierende, rotbraune, indurierte Knoten mit Neigung zu eitriger Einschmelzung *(Abb. 78)*.

Therapie
Behandlung wie klassische Abszesse. Bei chronisch-rezidivierenden Formen evtl. chirurgische Exzision der Region.

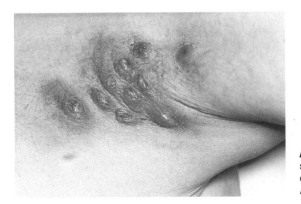

Abb. 78: Hidradenitis suppurativa – Schweißdrüsenabszesse in der Axilla.

7.3.3.5 Kutane Aktinomykose

7.3.3.5 Kutane Aktinomykose

Definition ▶

> **Definition.** Seltene, chronische, granulomatöse, abszedierende Entzündung durch Infektion mit Aktinomyzeten.

Ätiologie
Infektion mit Actinomyces israelii. Aktinomyzeten sind grampositive Stäbchenbakterien, **keine Pilze.**

Ätiologie. Infektion mit Actinomyces israelii und anderen, meist anaeroben Mitläuferbakterien. **Aktinomyzeten sind grampositive, verzweigte Stäbchenbakterien, keine Pilze!** Sie gehören zur Standortflora des Mund-Rachen-Raumes. Die Aktinomykose tritt sekundär auf dem Boden einer lokalen Vorerkrankung auf, z.B. nach periodontalem Abszeß, Zahnextraktion oder Bißverletzung.

Klinik
Man findet eine Entzündung mit knotigen, derben Infiltraten, später eitriger Einschmelzung im Bereich der Halsweichteile.

Klinik. Man findet meist eine im Bereich des Kieferwinkels (Halsweichteile) beginnende Entzündung mit knotigen, derben Infiltraten mit oberflächlicher Rötung, später eitriger Einschmelzung und Fistelbildung. Häufig kommt es zur Knochenbeteiligung.

Diagnose
Histologisch und mikroskopisch werden **Drusen** nachgewiesen. Eine kulturelle Anzüchtung ist ebenfalls möglich.

Diagnose. Histologisch zeigt sich eine granulomatöse Entzündung mit Nachweis von **Drusen,** die auch mikroskopisch im Quetschpräparat nachzuweisen sind (Drusen sind geflechtartige Konglomerate von Aktinomyzeten). Anaerobe Anzüchtung von Aktinomyzeten und anderen Anaerobiern auf Spezialnährböden. Differentialdiagnostisch ist an eine Tuberculosis cutis colliquativa, eine Phlegmone, eine tiefe Mykose oder an einen Tumor zu denken.

Therapie
Nach Inzision und Drainage von Abszessen erfolgt eine langdauernde Antibiotikabehandlung.

Therapie. Nach der Inzision und Drainage von Abszessen, ist zusätzlich eine Antibiotikatherapie nach Resistenzbestimmung über Wochen und Monate z.B. mit Amoxicillin, Tetrazyklinen oder Cephalosporinen indiziert.

7.3.4 Primär bakterielle Infektionen der Haut – Pyodermien
Pyodermien sind Infektionen der Haut mit Eiterkokken. Es können verschiedene Hautschichten betroffen sein.

7.3.4 Primär bakterielle Infektionen der Haut – Pyodermien

Unter Pyodermie versteht man die Infektion der Haut mit Eiterkokken, vor allem mit hämolysierenden Streptokokken und Staphylococcus aureus. β-hämolysierende Streptokokken breiten sich infolge der enzymatischen Wirkung von Streptokinase und Hyaluronidase eher horizontal aus, Staphylococcus

Tabelle 28: Übersicht über Lokalisation und Erreger von Pyodermien		
Erreger	**Staphylococcus aureus**	**β-hämolysierende Streptokokken**
Leitenzyme	Koagulase, Hämolysine	Streptokinase Hyaluronidase
Ausbreitung	vertikal (entlang der Follikel und der Schweißdrüsen)	horizontal
betroffene Hautschicht		
Epidermis	Impetigo contagiosa, (großblasige Form) Dermatitis exfoliativa (staphylogenes Lyell-Syndrom)	Impetigo contagiosa
oberes Korium	Follikulitis	Ecthyma
tiefes Korium	Furunkel Karbunkel Hidradenitis suppurativa Phlegmone	Erysipel (in Lymphspalten) nekrotisierende Fasziitis

aureus ist durch Enzyme wie Koagulase und Hämolysine in der Lage, sich vertikal entlang der Follikel und Schweißdrüsen auszubreiten und Abszeßhöhlen zu bilden. Je nach Eindringtiefe und Erreger können verschiedene Hautschichten betroffen sein. Eine Einteilung der Pyodermien nach Erreger und Lokalisation ist in *Tabelle 28* dargestellt.

Zur Einteilung der Pyodermien nach Erreger und Lokalisation siehe *Tabelle 28*.

7.3.4.1 Impetigo contagiosa

7.3.4.1 Impetigo contagiosa

> **Definition.** Häufige, ansteckende, oberflächliche Infektion der Haut, vorwiegend im Kindesalter.

◀ Definition

Ätiologie. Die kleinblasige Form wird vorwiegend von β-**hämolysierenden Streptokokken** hervorgerufen, die großblasige Form von **Staphylococcus aureus;** bei Phagentyp 71, der ein besonderes blasenbildendes Toxin (Epidermolysin) bildet, ist ein Übergang in das staphylogene Lyell-Syndrom möglich. Infektionsquellen sind Nasen- und Racheninfektionen bei Patienten oder Impetigoherde bei Kontaktpersonen, vor allem Geschwister, Kindergarten- oder Schulkameraden.

Ätiologie
Infektionserkrankung. Erreger der kleinblasigen Form sind β-hämolysierende Streptokokken, der großblasigen Form Staphylococcus aureus.

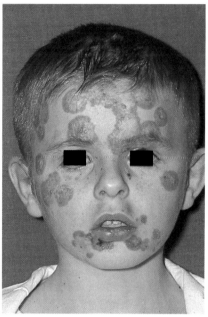

Klinik. Beginn mit umschriebenem Erythem und kleinen Bläschen und Pusteln, die schnell platzen. Es entstehen asymmetrische, scharf begrenzte Herde mit **goldgelben Krusten.** Ausbreitung durch Schmierinfektion *(Abb. 79)*. Die Impetigo beginnt bevorzugt im Nasen-Mund-Bereich und an den Händen. Als Komplikation kann eine regionäre Lymphangitis und -adenitis auftreten, selten auch eine postinfektiöse Glomerulonephritis.

Abb. 79: Impetigo contagiosa durch β-hämolysierende Streptokokken – scharf begrenzte krustöse Herde im Gesicht eines Kindes.

Klinik
Es entstehen erythematöse, vesikulopustulöse und krustöse Hautveränderungen (goldgelbe Krusten). Die Ausbreitung erfolgt durch Schmierinfektion *(Abb. 79)*.

Diagnose. Das klinisch typische Bild und der bakteriologische Nachweis der Erreger aus Hautabstrich, Nasen- und Rachenabstrich sind richtungweisend. Differentialdiagnostisch ist an eine superinfizierte Herpes-simplex-Infektion zu denken. Der Antistreptolysin- bzw. Antistaphylolysin-Titer ist bei länger dauernden Infektionen erhöht.

Diagnose
Die Diagnose wird aus dem klinischen Bild und dem bakteriologischen Erregernachweis gestellt.

Therapie. Initiale Herde können lokal antibiotisch behandelt werden. Bei stärkerer Ausbreitung und insbesondere bei Rezidiven ist aber eine systemische Antibiotikabehandlung z.B. mit Amoxycillin erforderlich. Sanierung der Infektionsquelle ist wesentlich.

Therapie
Man verwendet lokale Antibiotika, bei starker Ausbreitung und Rezidiven auch systemische Antibiotika.

7.3.4.2 Ecthyma

Definition ▶

Streptos
oberes korium

Klinik
Einzelne oder multiple, wie ausgestanzt wirkende, kreisrunde Ulzera
mit gerötetem Rand bestimmen das
klinische Bild.

Die **Diagnose** wird zudem durch den
Nachweis der Streptokokken
ermöglicht.

Therapie
Antiseptisch und antibiotisch.

7.3.4.3 Erysipel

Definition ▶

streptos
tiefes korium

Klinik
Plötzlicher Beginn mit Kopfschmerzen, Fieber, Schüttelfrost und
schwerem Krankheitsgefühl. Beim
Gesichtserysipel *(Abb. 80)* kann als
Komplikation eine lebensgefährliche
Hirnvenenthrombose auftreten.
Die Effloreszenz ist ein flächenhaftes,
nicht immer scharf begrenztes,
leuchtend rotes Erythem. Das Erysipel ist eine Erkrankung der Kutis.

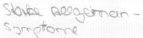
Starke Allgemein-
Symptome

7.3.4.2 Ecthyma

Synonym. Ecthyma cerebrans.

> **Definition.** Umschriebene, ulzerierende Pyodermie.

Ätiologie. Aus kleinen Verletzungen entstehen besonders nach Varizellen,
Skabies oder Insektenstichen und bei Durchblutungsstörungen Ulzerationen
durch β-hämolysierende Streptokokken.

Klinik. Es finden sich einzelne oder multiple, wie **ausgestanzt** wirkende, kreisrunde Ulzera mit gerötetem Rand, die bevorzugt an den Beinen lokalisiert sind.
Komplikationen sind Erysipel und Sepsis.

Diagnose. Das typische klinische Bild und der bakteriologische Nachweis von
β-hämolysierenden Streptokokken ermöglichen die Diagnose.

Therapie. Eine antiseptische, antibiotische Lokalbehandlung reicht zumeist
aus, in schweren Fällen muß eine orale Antibiotikatherapie durchgeführt werden.

7.3.4.3 Erysipel

Synonyme. Wundrose, Erysipelas.

> **Definition.** Häufige, akute Infektionen in den Lymphspalten des oberen
> Koriums durch β-hämolysierende Streptokokken der Gruppe A (seltener G),
> selten auch Staphylococcus aureus. Die Bakterien können nur über eine Ein-
> trittspforte in die Lymphspalten der Haut eindringen.

Klinik. Plötzlicher Beginn mit Kopfschmerzen, Fieber, Schüttelfrost.
Innerhalb von Stunden bildet sich ein
flächenhaftes, nicht immer scharf
begrenztes, leuchtend rotes Erythem
aus. Es kommt zu unterschiedlich
starker Ödembildung, Überwärmung
und meist starker Druckschmerzhaftigkeit *(Abb. 80)*. Das Erysipel ist eine
Erkrankung der Kutis. Ausbreitung
entlang der Lymphspalten kann zu
**typischen zungenförmigen Ausläu-
fern,** zu Lymphangitis und regionaler
Lymphknotenschwellung   im
Lymphabflußgebiet führen. Häufige
Eintrittspforten sind Rhagaden, Interdigitalmykosen, Wunden und Ulzera.
Als Komplikation kann eine Begleit-
thrombophlebitis auftreten. Beim
Gesichtserysipel ist eine Hirnvenenthrombose eine lebensgefährliche
Komplikation. Bei nicht ausreichender Antibiotikabehandlung oder ver-
säumter Sanierung der Eintrittspforte
kann es zu Rezidiven kommen.
Durch den wiederholten Entzün-
dungsprozeß besteht die Gefahr der
Obliteration der Lymphgefäße mit
nachfolgendem chronischen Lymphödem (Elephantiasis).

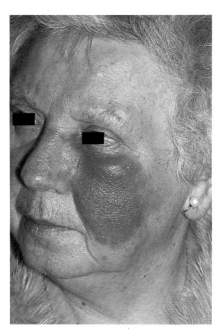

Abb. 80: Gesichtserysipel – hochrote,
ödematöse Schwellung der linken Wange
mit zungenförmigen Ausläufern über dem
Nasenrücken.

Therapie. 1. Bettruhe mit Ruhigstellung und Hochlagerung der erkrankten Region. 2. Hochdosierte parenterale Penicillin-Therapie. 3. Behandlung der Eintrittspforte (z.B. Fußmykose). 4. Bei Rezidiven Langzeitbehandlung mit Depotpenicillin oder Sulfonamiden.

Therapie
Hochdosierte, parenterale Penicillin-Therapie, Sanierung der Eintrittspforte. Bei Rezidiven Langzeitbehandlung.

7.3.4.4 Follikulitis

Superfizielle Follikulitis

Synonyme. Oberflächliche Haarfollikelentzündung, Osteofollikulitis Bockhart.

> **Definition.** Oberflächliche pustulöse Infektion des Haarfollikels mit Staphylococcus aureus.

Ätiologie. Infektion des oberen Teils des Haarfollikels durch Staphylococcus aureus. Häufig begünstigt durch heißes Klima oder Okklusivverbände.

Klinik. Plötzlich treten follikulär gebundene Pusteln mit gerötetem Rand auf, häufig im Bartbereich (Folliculitis barbae), am Gesäß und den Oberschenkelstreckseiten.

Diagnose. Im Bartbereich tritt häufig eine **tiefe Follikulitis** (Sycosis barbae) auf, die differentialdiagnostisch von einer tiefen Tinea barbae (Mykose) abgetrennt werden muß. Zur Diagnostik sollte man einen Pustelabstrich zur bakteriologischen Kultur und epilierte Haare (kein Abstrich!) zur mykologischen Kultur entnehmen.

Therapie. Bei vereinzeltem Auftreten ist eine spontane Abheilung möglich, bei Ausbreitung gibt man antiseptische Lösung, z.B. PVP-Jod oder Antibiotika.

Furunkel und Karbunkel

Synonyme. Tiefe Follikulitis und Perifollikulitis.

> **Definition.** Tiefe bakterielle, abszedierende Entzündung, ausgehend vom Haarfollikel.

Ätiologie. Der häufigste Erreger ist **Staphylococcus aureus.** Multiple, disseminierte Furunkel (Furunkulose) weisen auf schlechte hygienische Verhältnisse oder eine gestörte Immunabwehr hin. Furunkel treten gehäuft bei latentem und manifestem Diabetes mellitus und bei Atopikern auf.

7.3.4.4 Follikulitis

Superfizielle Follikulitis

◀ **Definition**

Diagnose
Zur Diagnose dient die bakteriologische Untersuchung des Pustelinhalts. Zur Differentialdiagnose der pustulösen Mykose epilierte Haare zur mykologischen Kultur.

Therapie
Die Behandlung erfolgt lokal antiseptisch oder mit Antibiotika systemisch.

Furunkel und Karbunkel

◀ **Definition**

Ätiologie
Die tiefe abszedierende Entzündung des Haarfollikels und der Umgebung durch **Staphylococcus aureus.** Disseminierte Furunkel treten bei gestörter Immunabwehr, Diabetes mellitus und bei Atopikern auf.

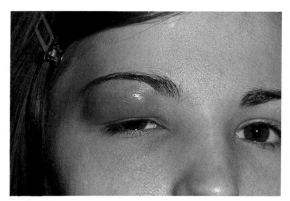

Abb. 81: Furunkel des rechten Oberlides.

Klinik
Eine gefürchtete Komplikation ist die hämatogene Aussaat bei Oberlippen- und Nasenfurunkeln, die zur septischen Sinus-cavernosus-Thrombose führt.
Zum klinischen Bild siehe *Abbildung 81.*
Das Auftreten von beetartigen Furunkeln nennt man **Karbunkel.**

Diagnose
Punktionseiter zur bakteriologischen Untersuchung.

Therapie
Therapeutische Möglichkeiten sind lokale Anwendung von Ichthyol, Stichinzision, Antibiotikabehandlung, bei Rezidiven Erkennung der Infektionsquelle und/oder der zugrundeliegenden Immunabwehrschwäche.

Merke ▶

Klinik. In der Umgebung eines Follikels entwickelt sich innerhalb von Stunden bis Tagen eine tiefe entzündliche Infiltration (Perifollikulitis) und ein stark druckschmerzhafter, hyperthermer, fluktuierender Abszeß *(Abb. 81).* Es kommt entweder zur Spontanentleerung nach außen oder seltener zur Resorption. Einbruch der Bakterien in die Lymphbahnen führt zur regionalen Lymphangitis und Lymphadenitis mit Fieber. Eine gefürchtete Komplikation ist die hämatogene Aussaat. Insbesondere bei Oberlippen- und Nasenfurunkeln kann es zur septischen Sinus-cavernosus-Thrombose über die Venae angulares kommen. Das Auftreten von beetartigen Furunkeln bezeichnet man als **Karbunkel.** Es tritt häufig im Bereich des Nackens auf.

Diagnose. Die Diagnose erfolgt durch Abstrich aus Punktionseiter, der zur mikroskopischen Untersuchung und bakteriologischen Kultur verwendet wird.

Therapie. Bei beginnenden Furunkeln fördert die lokale Anwendung von Ichthyol-Watteverbänden die eitrige Einschmelzung. Im Stadium der Fluktuation kann der Eiter durch tiefe Stichinzision entleert werden (»Ubi pus, ibi evacua!«). Die Nachbehandlung erfolgt mit antiseptischen oder antibiotischen Salben. Besteht bereits eine lymphogene oder hämatogene Aussaat der Bakterien, muß unbedingt eine systemische Behandlung über mindestens eine Woche durchgeführt werden. Da penicillinresistente Staphylokokken inzwischen auch außerhalb der Krankenhäuser auftreten, sollte ein penicillinasefestes Antibiotikum eingesetzt werden.

> **Merke.** Bei Gesichtsfurunkeln sind zusätzlich absolute Bettruhe und weiche Kost indiziert.

Bei Rezidiven oder Furunkulose sollte nach einer Infektionsquelle innerhalb der Familie (Staphylokokkenträger im Nasen-Rachen-Raum), nach Diabetes mellitus oder Ursachen für eine gestörte Immunabwehr gesucht werden. Erregernachweis und Antibiogramm sind unbedingt notwendig.

7.3.4.5 Phlegmone

Definition ▶
Slopa
Hautspalten

Ätiologie
Meist durch Staphylokokken bedingt; seltener durch Streptokokken.

Klinik
Flächiges, livides Erythem mit teigiger Schwellung *(Abb. 82).*

7.3.4.5 Phlegmone

> **Definition.** Schwere abszedierende Infektion mit diffuser Ausbreitung in den tiefen Hautschichten, entlang der Sehnen, Faszien und Muskulatur.

Ätiologie. Meist entsteht eine Phlegmone nach Verletzungen oder postoperativ durch Staphylococcus aureus, selten durch Streptokokken der Gruppe A oder gramnegative Bakterien.

Klinik. Flächenhaftes, überwärmtes, mehr livides Erythem mit **sehr** schmerzhafter, teigiger Schwellung. In der Tiefe kann es zu eitriger Einschmelzung kommen *(Abb. 82).* Fieber und Krankheitsgefühl, BSG-Beschleunigung und Leukozytose treten auf.

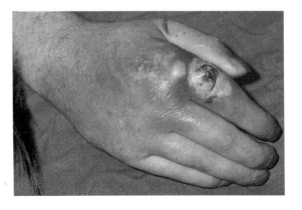

Abb. 82: Phlegmone der rechten Hand mit eitriger Einschmelzung am Zeigefinger.

Differentialdiagnose. Erysipel, nekrotisierende Fasziitis (Anaerobierinfektion) Streptokokken-Gangrän.

Therapie. Wichtig ist die hochdosierte, intravenöse Antibiotikabehandlung mit penicillinasefesten Penicillinen. Zusätzlich erfolgt die symptomatische Lokalbehandlung mit feuchten Umschlägen und eine Thromboseprophylaxe. Ein frühzeitiges chirurgisches Vorgehen ist indiziert. Besonders gefährlich sind Mundboden- und Sehnenscheidenphlegmonen.

Therapie
Wichtig ist die hochdosierte intravenöse Antibiotikabehandlung. Ein frühzeitiges chirurgisches Vorgehen ist indiziert.

7.3.4.6 Panaritium

Synonyme. Umlauf, eitrige Paronychie.

> **Definition.** Eitrige Entzündung in der Umgebung des Nagels.

7.3.4.6 Panaritium

◀ Definition

Ätiologie. Staphylococcus aureus dringt in kleine Verletzungen des Nagelwalls ein, z.B. nach Nagelpflege oder durch eingewachsene Fußnägel. Beginn meist mit einer schmerzhaften Entzündung an einer Stelle des Paronychiums, die schließlich den ganzen Nagel umschließt (Umlauf). Das Nagelbett kann mitbetroffen werden, so daß sich der Nagel später abhebt. Starke, klopfende Schmerzen weisen auf eine Ausbreitung in der Tiefe hin.

Therapie. Die Behandlung besteht aus Seifenbädern, antiseptischen Umschlägen mit Chinosol, Rivanol oder PVP-Jod sowie antiseptischen Salben.

Therapie
Seifenbäder. Antiseptische Umschläge und Salben.

7.3.4.7 Staphylogenes Lyell-Syndrom

Synonyme. Staphylogene toxische epidermale Nekrolyse, Dermatitis exfoliativa neonatorum Ritter von Rittershain, Staphylococcal scalded skin syndrome (SSSS).

> **Definition.** Schwere, lebensbedrohliche, durch Staphylokokken-Exotoxin ausgelöste blasige Ablösung der Haut.

7.3.4.7 Staphylogenes Lyell-Syndrom

◀ Definition

Epidemiologie. Die Erkrankung tritt bei Säuglingen und Kleinkindern, selten bei immunologisch geschwächten Erwachsenen auf. Häufig findet man eine vorausgehende bullöse Impetigo beim Patienten oder bei Kontaktpersonen.

Epidemiologie
Die Erkrankung tritt bei Säuglingen und Kindern auf, selten bei immunologisch geschwächten Erwachsenen.

Ätiologie. Akantholytische Spalt- und Blasenbildung durch **Epidermolysin,** ein Exotoxin von **Staphylococcus aureus** (meist Phagentyp 71).

Ätiologie
Akantholytische Spalt- und Blasenbildung durch ein Exotoxin von Staph. aureus.

Klinik. Beginn mit scharlachartigem Exanthem, häufig nach bullöser Impetigo, Otitis media oder Pharyngitis. Nach ein bis zwei Tagen kommt es am ganzen Integument zu diffuser Rötung und Bildung von schlaffen Blasen, die schnell zerreißen und zu flächigen Erosionen führen (**wie verbrühte Haut** = scalded skin). Das Nikolski-Phänomen ist positiv. **Die Schleimhäute werden nicht befallen.** Als Komplikationen können Sekundärinfektionen der Haut, Pneumonie und Sepsis auftreten.

Klinik
Beginn mit scharlachartigem Exanthem, Bildung von schlaffen Blasen, die schnell zerreißen – wie verbrühte Haut. **Die Schleimhäute werden nicht befallen.**

Diagnose. Der histologische Schnellschnitt zeigt die **akantholytische Blasenbildung** im Bereich des Stratum granulosum und subkorneale Blasenbildung. Der bakteriologische Nachweis von Staphylococcus aureus gelingt in den Fokalherden (z.B. Rachen).

Diagnose
Histologischer Schnellschnitt und bakteriologische Kultur sichern die Diagnose.

Differentialdiagnose. Scharlach, großblasige Impetigo und medikamentöses Lyell-Syndrom.

   Das medikamentöse Lyell-Syndrom kann histologisch unterschieden werden. Man findet Epidermisnekrosen mit Beginn in der Basalzellschicht. Außerdem sind die **Schleimhäute meist mitbefallen.**

Differentialdiagnose
Das **medikamentöse Lyell-Syndrom** kann histologisch unterschieden werden. Klinisch zeigt es meist einen Schleimhautbefall.

Therapie
Intensivpflege wie bei ausgedehnten Verbrennungen, Antibiotikatherapie.

Therapie. Neben der Antibiotikatherapie ist eine Intensivpflege wie bei ausgedehnten Verbrennungen (penicillinasefeste Penicilline und Cephalosporine, Erythromycin). Bei rechtzeitiger Antibiotikatherapie ist die Prognose günstig. Abheilung innerhalb von zwei Wochen.

7.3.5 Sekundäre bakterielle Infektionen der Haut – Superinfektionen

Dermatosen können sekundär bakteriell infiziert werden. Man nennt das auch superinfiziert oder pyodermisiert.

7.3.5 Sekundäre bakterielle Infektionen der Haut – Superinfektionen

Dermatosen können sekundär bakteriell infiziert werden. Man nennt das Superinfektion oder Pyodermisierung. Besonders häufig kommt es dazu bei Hauterkrankungen, die zu einer Schädigung der Epidermis geführt haben oder bei denen infolge des Juckreizes die Epidermis zerkratzt wird, z.B. bei Ekzemen, Skabies, blasenbildenden Dermatosen.

Superinfiziertes Ekzem

Sekundäre Besiedelung von Ekzemen mit grampositiven Bakterien.

Superinfiziertes Ekzem

Ekzematöse Hautveränderungen sind oft mit grampositiven Bakterien besiedelt und heilen erst nach antiekzematöser-antiseptischer Kombinationsbehandlung ab. Besonders Atopiker neigen aufgrund ihrer genetisch bedingten verminderten zellulären Immunabwehr zu bakteriellen Infektionen.

Gramnegativer bakterieller Fußinfekt

Superinfektion einer Fußmykose mit gramnegativen Bakterien bei Okklusion.

Gramnegativer bakterieller Fußinfekt

Eine Mykose der Zehenzwischenräume ist häufig Eintrittspforte für Bakterien, nicht nur von Streptokokken (Erysipel) sondern auch von gramnegativen Bakterien, die vor allem bei heißem Wetter unter Okklusion (Gummistiefel) sich stark vermehren und eine akute Entzündung mit Mazeration des gesamten Fußes hervorrufen können.

Gramnegative bakterielle Follikulitis

Sekundärbesiedelung mit gramnegativen Bakterien im Verlauf einer antibiotischen Aknebehandlung.

Gramnegative bakterielle Follikulitis

Im Verlauf der Aknebehandlung mit Antibiotika kann es zu einer Sekundärbesiedelung mit gramnegativen Stäbchen kommen, die dann zu einer pustulösen Dermatose im Bereich der behandelten Hautregionen (meist Gesicht, Brust und Rücken) führen. Die Diagnose kann durch kulturelle Anzüchtung der Bakterien aus dem Pustelinhalt gestellt werden.

7.3.6 Systemische bakterielle Infektionen mit Hautbeteiligung
7.3.6.1 Borrelia-burgdorferi-Infektion

7.3.6 Systemische bakterielle Infektionen mit Hautbeteiligung

7.3.6.1 Borrelia-burgdorferi-Infektion

Synonyme. Erythema-migrans-Krankheit, Erythema-migrans-Borreliose, Lyme disease.

Definition ▶

> *Definition.* Häufige systemische Infektion mit kutanen, neurologischen, kardialen und arthritischen Symptomen. Der Verlauf in verschiedenen Stadien zeigt Parallelen zur Syphilis.

Ätiologie
Erreger ist die durch Zeckenbiß übertragene Spirochäte Borrelia burgdorferi.

Ätiologie. Durch Zecken oder Stechmücken werden Spirochäten übertragen. Diese Bakterien wurden erstmals 1982 von Burgdorfer und Mitarbeitern aus amerikanischen Zecken isoliert und **Borrelia burgdorferi** genannt.

Epidemiologie
In waldreichen Gegenden ist der Hauptvektor die Zecke Ixodes ricinus, die zu 5–35% mit Borrelien infiziert ist.

Epidemiologie. Die Erkrankung ist weltweit verbreitet. Endemiegebiete sind waldreiche Gegenden. Hauptvektor in Europa ist die **Zecke Ixodes ricinus,** die je nach Region zu 5 bis 35% mit Borrelien durchseucht gefunden wird. Auch fliegende Insekten können Borrelien übertragen. Der Wirtskreislauf ist noch nicht genau erforscht. Er schließt Wild, Hunde und Vögel mit ein. Aufgrund der Lebensweise der Zecken treten Infektionen vor allem in der warmen Jahreszeit auf. Serologische Untersuchungen deuten auf eine Durchseuchung der deutschen Bevölkerung von ca. 10% hin.

Diagnose. Die Anzüchtung von Borrelia burgdorferi auf Spezialnährböden ist schwierig. Die Isolierung der Erreger ist bisher aus befallener Haut, Synovialflüssigkeit und Liquor sowie aus Zecken gelungen. Beschleunigte Blutsenkung, Leukozytose und zirkulierende Immunkomplexe deuten auf eine Organmanifestation hin. Im Serum lassen sich im fortgeschrittenen Stadium IgG-Antikörper gegen Borrelien nachweisen, bei frischer unbehandelter Infektion auch IgM-Antikörper. Der Antikörpernachweis ist besonders hilfreich bei Verdacht auf Beteiligung des Nervensystems und bei Spätstadien.

Klinik. Die Erkrankung verläuft in 3 Stadien. Von den klinischen Erscheinungsformen, die im folgenden dargestellt werden, treten jeweils nur ein oder zwei Krankheitsbilder auf. Die Häufigkeit der klinisch inapparenten Infektionen ist noch nicht bekannt *(Tab. 29 u. Syn. 22).*

Diagnose
Anzüchtung von Borrelia burgdorferi auf Spezialnährböden ist schwierig. Der serologische Nachweis von borrelienspezifischen IgM- und IgG-Antikörpern ist im Frühstadium unzuverlässig, im Spätstadium diagnostisch sehr aussagekräftig.

Klinik
Die Erkrankung verläuft in 3 Stadien *(Tab. 29):*

Tabelle 29: Klinisches Bild der Borrelia-burgdorferi-Infektion

Frühstadium (1–8 Wochen nach Zeckenbiß)		Spätstadium (<1 Jahr)	Chronisches Stadium (>1 Jahr – Jahrzehnte
Primäraffektion	Generalisation	Organmanifestation	
Erythema chronicum migrans oder Lymphadenosis cutis benigna oder Zeckenbiß ohne Hautveränderungen	evtl. multiple Erytheme Krankheitsgefühl mit Fieber Arthralgien und Kopfschmerzen Lymphadenitis	Meningopolyneuritis rezidivierende Mono-, Oligoarthritis Karditis	Acrodermatitis chronica atrophicans und/oder Polyneuritis progressive Encephalomyelitis und/oder rezidivierende Polyarthritis
Serologische Diagnostik IgG-Antikörper (+)/0 IgM-Antikörper +/0	+ ++	++ ++	+++ +

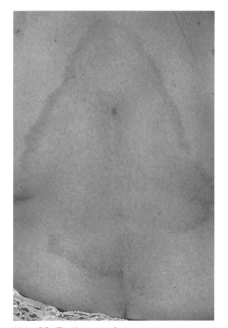

Abb. 83: Erythema migrans am Rücken mit Zeckenbißreaktion im Bereich der LWS.

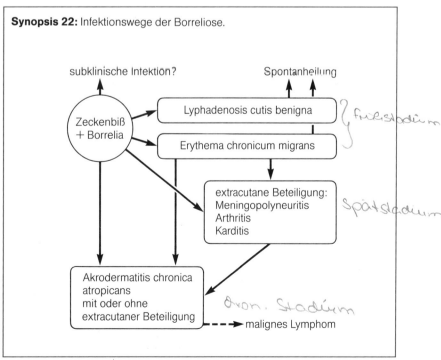

Synopsis 22: Infektionswege der Borreliose.

I. Frühstadium

Erythema chronicum migrans

Klinik. Einige Tage nach der Infektion breitet sich von der Biß- oder Stichstelle ausgehend ein leicht erhabenes Erythem zentrifugal aus und blaßt zentral ab. Das ringförmige Erythem kann einen großen Durchmesser haben. Häufig sieht man nur noch Teile des Ringes. Es kann spontan abheilen, aber auch Wochen und Monate »wandern« oder rezidivieren. Gelegentlich kann man auch multiple Erytheme beobachten, die nicht im Zusammenhang mit dem Zeckenbiß stehen.

Diagnose. Das klinische Bild ist sehr typisch. Wenn der Ring sehr groß ist, kann er jedoch leicht übersehen werden *(Abb. 83)*. Aus dem Erythemrand können aus Gewebeproben Borrelien angezüchtet werden. Im Serum sind im Frühstadium nur selten Antikörper nachweisbar (in ca. 30% IgG- und IgM-Nachweis). Differentialdiagnostisch kommt eine superfizielle Tinea (langsameres zentrifugales Wachstum und randständige Schuppung), ein beginnendes Granuloma anulare (erhabener Randwall) oder auch ein Erysipeloid (bei entsprechender Berufsanamnese) in Frage.

Lymphadenosis cutis benigna

Synonym. Borrelien-Lymphozytom

An der Zeckenbiß- oder Insektenstichstelle können sich Lymphfollikeln ähnliche Knötchen mit rötlich-bläulicher Verfärbung der Haut bilden. Ohr, Gesicht und Mamillen werden bevorzugt betroffen. Diese Frühmanifestation der Borrelieninfektion sieht man gehäuft bei Kindern. Unbehandelt bleibt sie Monate bis Jahre bestehen. Häufig tritt eine regionale Lymphknotenschwellung auf *(Abb. 84)*.

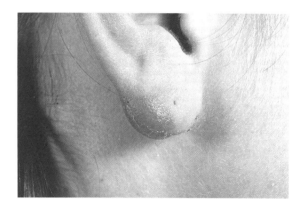

Abb. 84: Lymphadenosis benigna des rechten Ohrläppchens mit Lymphknoten präaurikulär.

Als Zeichen einer hämatogenen Aussaat der Borrelieninfektion können im Frühstadium Krankheitsgefühl, Nackensteifigkeit, Glieder- und Kopfschmerzen sowie multiple Erytheme auftreten.

II. Spätstadium

Nach der Generalisationsphase kommt es zu Organmanifestationen in Form von Meningopolyneuritiden, Enzephalitis und Myelitis sowie zu rezidivierenden Mono- und Oligoarthritiden, gelegentlich auch zu Myo- und Perikarditis. In diesem Stadium ist der serologische Nachweis von borrelienspezifischen Antikörpern mit deutlich erhöhten Titern immer möglich. Insbesondere der Nachweis von IgM-Antikörpern deutet auf eine behandlungsbedürftige Borrelieninfektion hin.

I. Frühstadium

Erythema chronicum migrans

Klinik
Von der Bißstelle ausgehendes, erhabenes Erythem, das ringförmig zentrifugal wandert und zentral abblaßt. Gelegentlich sieht man multiple Erytheme.

Diagnose
Das typische klinische Bild *(Abb. 83)* und die Anzüchtung der Borrelien, der serologische Nachweis von borrelienspezifischen IgM- und IgG-Antikörpern in ca. 30% ermöglichen die Diagnose.

Lymphadenosis cutis benigna

An der Biß- oder Stichstelle können Lymphfollikeln ähnliche Knötchen vor allem bei Kindern im Bereich des Ohrs, des Gesichtes und der Mamillen entstehen *(Abb. 84)*.

Als Zeichen einer hämatogenen Aussaat können im Frühstadium Allgemeinsymptome und multiple Erytheme auftreten.

II. Spätstadium

Nach der Generalisationsphase kommt es zu Organmanifestationen (Meningopolyneuritiden, Enzephalitis, Arthritiden).

III. Chronisches Stadium

Acrodermatitis chronica atrophicans Herxheimer

Klinik. Im chronischen Stadium, das Jahre bis Jahrzehnte (!) nach der Infektion mit Borrelien auftreten kann, kommt es in der Umgebung von Gelenken oder an den Streckseiten der Gliedmaßen zu entzündlichen, streifigen bis flächigen Hautveränderungen. Anfangs ist die Haut ödematös verdickt, in der zweiten Phase wird die Haut zunehmend atrophisch und nimmt eine livid-rote bis bläuliche Verfärbung an *(Abb. 85)*. Im Bereich der Gelenke können sich fibroide Knoten entwickeln *(Abb. 86)*. Der Patient geht häufig erst wegen einer gleichzeitig auftretenden sensiblen Polyneuropathie und/oder Arthritis zum Arzt.

Diagnose. Nachweis von Borrelia-burgdorferi-spezifischen IgG- und IgM-Antikörpern im Serum *(Abb. 87)* und histologische Untersuchung einer Hautbiopsie führen zur Diagnose. Aus der Biopsie können auch Borrelien angezüchtet werden.

Differentialdiagnose. Chronisch-venöse Insuffizienz, Erfrierungen (Perniones), Akrozyanose.

Lyme Disease

Im Jahre 1979 wurde in der Stadt Lyme (USA) gehäuft das Auftreten von Erythema migrans mit Arthritis, neurologischen und kardialen Symptomen nach Zeckenbissen bei Kindern beobachtet und als Entität beschrieben. Es handelt sich um eine besonders schwere Verlaufsform der Borreliose, die in Europa bisher selten beobachtet wurde.

Therapie der Borrelieninfektion. Die Borreliose ist wie die Syphilis eine Spirochäteninfektion. Sie ähnelt in ihrem Krankheitsverlauf sowie in der Antibiotikaempfindlichkeit der Syphilis. Die Borrelien haben wie die Treponemen einen sehr langsamen Generationszyklus (ca. 30 Stunden) und können aufgrund immunologischer Reaktionen vorübergehend in einen nicht vermehrungsfähigen Zustand übergehen. Deshalb sollte die Therapie wie bei der Syphilis durchgeführt werden, d.h. in erster Linie eine **parenterale,** lang dauernde **Penicillintherapie** mit täglich mindestens 1 Mill. Einheiten über zwei bis drei Wochen. Bei neurologischer Beteiligung ist eine intravenöse hochdosierte Penicillintherapie

III. Chronisches Stadium

Acrodermatitis chronica atrophicans Herxheimer

Klinik
Nach Jahren kommt es in der Umgebung von Gelenken und an den Streckseiten von Gliedmaßen zu entzündlich geröteten, flächigen Hautveränderungen, fibroiden Knoten und schließlich zu livid-roter Verfärbung mit zunehmender Atrophie der Haut. Siehe *Abbildung 85 und 86.*

Diagnose
Nachweis von Borrelia-burgdorferi-IgG- und IgM-Antikörpern im Serum *(Abb. 87).*

Lyme Disease

Borrelien-Infektion mit Erythema migrans, Arthritis und neurologischen Symptomen, die epidemisch in USA beobachtet wurde.

Therapie
Analog zur Syphilis erfolgt die Behandlung durch 2–3wöchige parenterale Penicillintherapie. Bei neurologischen Symptomen mit hochdosierter intravenöser Penicillintherapie. Alternative orale Therapie mit Tetrazyklinen oder Erythromycin ist möglich.

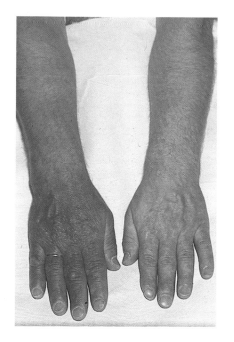

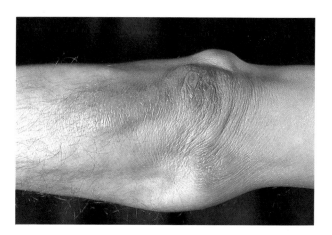

◄ **Abb. 85:** Acrodermatitis chronica atrophicans des rechtes Armes.

Abb. 86: Acrodermatitis chronica atrophicans Herxheimer: fibroider Knoten am Ellenbogen und Ulnarstreifen.

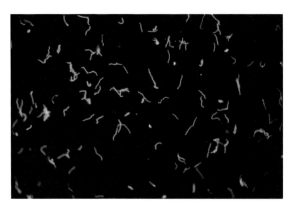

Abb. 87: Immunfluoreszenzoptische Darstellung von Borrelia burgdorferi (FITC-markierte AK x 1000)

angezeigt (10–20 Mill. Penicillin G täglich). Orale Applikation von Penicillin reicht auch im Frühstadium der Infektion **nicht** aus. Alternativ kann im Frühstadium oral mit Tetrazyklinen oder bei Kindern mit Erythromycin über zwei bis drei Wochen behandelt werden.

Der klinische Fall ▶

Der klinische Fall. Bei einer 47jährigen Patientin traten vor zwei Jahren am linken Ellenbogen livid-rote Verfärbungen mit einem Streifen am Unterarm entlang der Ulnarseite auf. Seit etwa einem Jahr sind symmetrisch an den Handrücken, Fußrücken und Kniegelenken ähnliche livide, leicht ödematöse Erytheme aufgetreten. Die Haut am linken Unterarm ist inzwischen papierdünn gefältelt, am Ellenbogen ist ein fibroider Knoten entstanden. Die Patientin leidet zunehmend unter Gelenkschmerzen und wird wegen »Rheuma« behandelt. Sie fühlt sich schlapp, die tägliche Arbeit kann sie nur mit Mühe erledigen. Immer häufiger fühlt sie ein »Kribbeln« in den Unterarmen und Händen. Sie arbeitet seit vielen Jahren im Wald und kann sich auf einen Befragen an einen Zeckenbiß mit nachfolgender ringförmiger Rötung der Haut in der linken Leiste vor fünf Jahren erinnern. Der Hausarzt hat die Hautveränderungen bisher als »Frostbeulen« und venöse Stauungen aufgefaßt und die übrigen Symptome auf die Wechseljahre zurückgeführt. Laborbefunde: BSG 20/50. Das Blutbild ist unauffällig. Borrelia-burgdorferi-Antikörper sind im Serum stark erhöht (IgG-Antikörper 1:2560, IgM-Antikörper 1:160 im Immunfluoreszenztest). Die histologische Untersuchung zeigt eine abgeflachte Epidermis mit mäßigem lymphohistiozytären Infiltrat in allen Lagen des Koriums. Damit kann die Diagnose einer Borrelia-burgdorferi-Infektion im chronischen Stadium mit Acrodermatitis atrophicans, Arthritis und Polyneuropathie gestellt werden. Die Patientin erhält drei Wochen täglich eine intramuskuläre Injektion mit 1 Mill. Einheiten eines wäßrigen Semidepot-Penicillins. Bereits während der Therapie verschwinden die Gelenkschmerzen und das Kribbeln. Die lividen Erytheme blassen in den folgenden Monaten ab, nur am linken Ellenbogen bleiben atrophische, sklerodermieartige Herde zurück.

7.3.6.2 Erysipeloid

7.3.6.2 Erysipeloid

Synonyme. Rotlauf, Schweinerotlauf des Menschen.

Definition ▶

> ***Definition.*** Von einer Hautverletzung ausgehend entwickelt sich ein hellrotes, schmerzhaftes Infiltrat, hervorgerufen durch den Erreger des Schweinerotlaufs Erysipelothrix rhusiopathiae. Bevorzugt betroffen sind Metzger, Fischer, Hausfrauen.

Ätiologie. Der Erreger, das grampositive Bacterium Erysipelothrix rhusiopathiae kommt bei Schweinen, Salzwasserfischen, Krabben, anderen Schalentieren und bei Geflügel vor und kann beim Kontakt mit infizierten Tieren über Hautverletzungen übertragen werden.

Klinik
Die Berufsanamnese ist richtungweisend *(Abb. 88).*

Klinik. Nach einer Inkubationszeit von zwei bis sieben Tagen entwickelt sich von einer Hautverletzung ausgehend ein schmerzhaftes, hellrotes Infiltrat, das sich zentrifugal ausbreitet und nach einiger Zeit eine scharfbogig livid-rote Begrenzung zeigt. Am häufigsten sind die Hände von Metzgern, Fischern, Hausfrauen und Personen, die Kontakt mit frischem Geflügel, Fisch oder Fleisch haben, betroffen *(Abb. 88).* Das Allgemeinbefinden ist meist gut. Die Berufsanamnese ist diagnostisch richtungweisend.

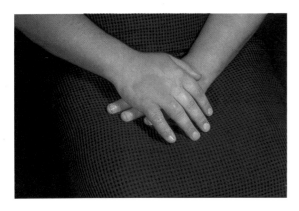

Abb. 88: Erysipeloid der Hand bei einem Metzger.

Diagnose. Der Erreger kann aus Gewebsflüssigkeit von skarifizierter Haut in der Randzone gezüchtet werden.

Differentialdiagnose. Das Erysipel entwickelt sich stürmischer und mit Fieber. Erythema chronicum migrans nach Zeckenbiß breitet sich langsamer aus.

Therapie. Orale Gabe von Penicillin oder Erythromycin über 1 Woche.

7.3.6.3 Anthrax

Synonyme. Milzbrand der Haut, Pustula maligna.

Ätiologie. Haus- und Wildtiere werden von **Bacillus anthracis,** einem grampositiven, sporenlosen Bakterium befallen. Bei Kontakt kann das Bakterium auf den Menschen übertragen werden. In erster Linie erkranken Schlachthofarbeiter, Tierärzte und Bauern.

Klinik. An der Inokulationsstelle entsteht nach zwei bis drei Tagen eine rote Makula, die sich zur hämorrhagischen Pustel umwandelt. In der Umgebung entwickelt sich ein derbes Infiltrat, im Zentrum eine schwarze Nekrose. Unbehandelt kann sich über eine lymphogene Aussaat eine tödlich endende Milzbrandsepsis entwickeln. Die Erkrankung ist nach dem Bundesseuchengesetz **meldepflichtig. Der Hautmilzbrand ist die häufigste Milzbrandform.**

Therapie. Rasche Heilung durch frühzeitige hochdosierte Gabe von Penicillin oder Tetrazyklinen. Zusätzlich Milzbrandserum. Die Erkrankung ist eine **Kontraindikation für einen chirurgischen Eingriff.**

7.3.6.4 Toxisches Schocksyndrom

Synonym. Toxic shock syndrome (TSS).

> **Definition.** Das toxische Schocksyndrom ist eine Multiorganerkrankung mit den obligaten Leitsymptomen Fieber, Hypotonie und Exanthem in der akuten Phase und Desquamation in der Rekonvaleszenz. Das Syndrom wurde 1978 erstmals von Todd und Mitarbeitern als Entität beschrieben.

Ätiologie. Toxinbildender **Staphylococcus aureus,** gehäuft Phagengruppe 1, Phagentyp 29/52. Das Toxin wird als **Toxic-shock-syndrome Toxin 1 (TSST-1)** bezeichnet und löst im Tierversuch Fieber und Hypotonie aus. In ca. 80 bis 90% der Fälle tritt das TSS bei jungen Frauen und Mädchen während der Menstruation auf. Die menstruelle Vagina begünstigt die Toxinproduktion und -resorption.

Therapie
Penicillin oder Tetrazyklin für 1 Woche.

7.3.6.3 Anthrax

Durch Übertragung des Milzbranderregers Bacillus anthracis von Haus- und Wildtieren auf den Menschen kommt es zu einer hämorrhagischen Pustel mit zentraler Nekrose. Eine gefährliche Komplikation ist die Milzbrandsepsis. Die Erkrankung ist **meldepflichtig.** Der Hautmilzbrand ist die häufigste Milzbrandform.

Therapie
Frühzeitige hochdosierte Penicillingabe. **Chirurgische Eingriffe sind kontraindiziert.**

7.3.6.4 Toxisches Schocksyndrom (TSS)

◀ Definition

Ätiologie
Ursache ist ein toxinbildender Stoph. aureus-Stamm. Das TSS tritt in 80–90% bei jungen Frauen und Mädchen während der Menstruation auf.

Klinik
Kennzeichnend sind ein abrupter Beginn mit Fieber, Schüttelfrost, protrahiertem Schock innerhalb von 12–48 Stunden, diffuses fleckiges Exanthem, bevorzugt an Palmar- und Plantarflächen. Die Letalität beträgt 3–5%.

Diagnose
Abstrich von Vagina und anderen Schleimhäuten zum bakteriologischen Nachweis von TSST-1-bildenden Staphylokokken.

Therapie
Die Schocktherapie und Clindamycinbehandlung müssen rasch einsetzen.

Prophylaxe
Gute Menstrualhygiene.

7.4 Mykobakteriosen

7.4.1 Hauttuberkulosen

Den eigentlichen erregerbedingten Hauttuberkulosen lassen sich die parainfektiösen Tuberkulide gegenüberstellen *(Tab. 30).*

Klinik. Kennzeichnend sind ein abrupter Beginn mit Fieber, Schüttelfrost, schwerem Krankheitsgefühl, Kopfschmerzen, Myalgien, Erbrechen, Schwindel, hypotonen Kreislaufreaktionen und Synkopen bis zum protrahierten Schock. Innerhalb von 12 bis 48 Stunden tritt ein diffuses feinfleckiges **Exanthem** bis zur Erythrodermie auf, bevorzugt an Palmar- und Plantarflächen sowie am Schultergürtel. Der Kopf bleibt meist frei. Nach Überwindung der akuten Schockphase kommt es nach ca. zwölf Tagen zu einer groblamellären Abschuppung der Haut, nach zwei bis drei Monaten kann es zu Haar- und Nagelverlust kommen. Todesfälle können in den ersten drei Wochen auftreten. Letalität 3 bis 5%.

Diagnose. Das typische klinische Bild mit Hypotonie (systolisch unter 90 mmHg), Temperatur über 39 °C und Exanthem. Durch den Abstrich aus Vagina und anderen Schleimhäuten gelingt der kulturelle Nachweis von TSST-1-bildenden Staphylokokken. Der serologische Nachweis von TSST-1-Antikörpern ist möglich.

Differentialdiagnose. Toxische Verlaufsform des Scharlach, Sepsis (z.B. durch Meningokokken).

Therapie. Schnell einsetzende intensivmedizinische Behandlung kann lebensrettend sein. Antibiotische Therapie mit Clindamycin ist das Mittel der Wahl. Alternativ Isoxazolyl-Penicillin plus Aminoglykosid.

Prophylaxe. Gute Menstrualhygiene mit häufigem Tamponwechsel. TSS tritt nur bei Patienten auf, die keine Antikörper gegen TSST-1 haben.

7.4 Mykobakteriosen

7.4.1 Hauttuberkulosen

Die Hauttuberkulosen, infektiöse Hauterkrankungen durch Mycobacterium tuberculosis (meist Typus humanus, seltener Typus bovinus), lassen sich in zwei große Gruppen unterteilen: solche, die sicher direkt erregerbedingt sind, und solche, die im Rahmen einer Mitreaktion bei Organtuberkulosen auftreten, sogenannte Tuberkulide *(Tab. 30).* Die Hauttuberkulosen im engeren Sinn sind in den entwickelten Ländern mit dem allgemeinen Rückgang der Tuberkulose selten geworden. In den Ländern der sogenannten Dritten Welt stellen sie jedoch ein ernstes medizinisches und sozialmedizinisches Problem dar.

Tabelle 30: Kutane Tuberkulosen	
I Inokulationstuberkulose mit exogener Genese	tuberkulöser Primärkomplex Tuberculosis verrucosa cutis Lupus vulgaris (teilweise)
II sekundäre Tuberkulose endogener Genese a) per continuitatem b) per Autoinokulation	Tuberculosis colliquativa cutis periorifizielle Tuberkulose
III hämatogene Tuberkulose	akute Miliar-Tbc Lupus vulgaris (teilweise)
IV Tuberkulide a) mikropapulös b) papulös c) nodös	Lichen scrofulosorum papulonekrotisches Tuberkulid Erythema induratum (Bazin) knotige Vaskulitiden (teilweise)

7.4.1.1 Primäre Inokulationstuberkulose (tuberkulöser Primärkomplex der Haut)

Diese entsteht durch Inokulation von Mykobakterien, manchmal iatrogen (Beispiel: Zirkumzision mit kontaminierten Instrumenten) bei Patienten, die noch keine Tuberkulose (stille Feiung) durchgemacht haben. Klinisch bildet sich an der Inokulationsstelle eine Papel, die in ein Ulkus übergeht, begleitet von einer schmerzlosen regionären Lymphknotenschwellung (Primärkomplex). Dieses Ulkus zeigt nur geringe Tendenz zur Spontanheilung. Gelegentlich kommt es zur Abszedierung bzw. Fistelbildung. Das Allgemeinbefinden ist nur wenig oder gar nicht gestört. Im Areal des Primärkomplexes kann es zum Lupus vulgaris kommen.

Diagnostisch wichtig sind der Erregernachweis aus Eiter oder Gewebematerial und der histologische Nachweis säurefester Stäbchen. Histologisch findet sich initial eine abszedierende Entzündung, die charakteristischen tuberkuloiden Granulome entstehen erst nach Wochen. Der Tuberkulintest ist in der Frühphase negativ, wird jedoch im Verlauf der Erkrankung positiv. **Differentialdiagnostisch** kommen vor allem das Skrofuloderm, selten ein syphilitischer Primärkomplex, Tularämie, Katzenkratzkrankheit, superinfizierter Herpes genitalis sowie atypische Mykobakteriosen in Betracht.

Therapeutisch ist eine tuberkulostatische Behandlung mit einer Mehrfachkombination angezeigt, trotz einer gewisser Spontanheilungsquote.

Tuberculosis verrucosa cutis

Bei dieser Form der Hauttuberkulose handelt es sich um eine exogene Reinfektions-Tbc bei Patienten mit partieller Immunität, besonders bei Menschen, die Umgang mit erregerhaltigem Material haben (Pathologen, Veterinäre, Schlachter). In weniger entwickelten Ländern sind auch Kinder und Jugendliche betroffen. Die Infektion erfolgt über kleine Hautwunden, vor allem an Händen oder Füßen. Klinisch entstehen eine, selten mehrere, hyperkeratotische Effloreszenzen, die im Frühstadium kaum von vulgären Warzen zu unterscheiden sind. Bei weiterer Ausdehnung bilden sich flache, verruköse Plaques, die bei einer gewissen Ausdehnung auch zentral abheilen können, oft in Form einer Atrophie *(Abb. 89)*. Gelegentlich entleert sich aus den verrukösen Veränderungen etwas Eiter.

Histologie. Feingeweblich finden sich irreguläre Epidermisverdickung und Abszeßbildung in der Dermis. Die eher spärlich vorhandenen tuberkuloiden Granulome zeigen im allgemeinen keine Verkäsung. Tuberkelbazillen sind, falls überhaupt, nur in geringer Zahl nachweisbar.

Differentialdiagnostisch kommen vulgäre Warzen, Lupus vulgaris, vegetierende Pyodermie, atypische Mykobakteriosen und tiefe Mykosen in Betracht.

Therapie. Therapeutische Exzision kleinerer Herde unter tuberkulostatischer Behandlung, wie beim Lupus vulgaris möglichst in einer Zweier- oder Dreierkombination.

7.4.1.1 Primäre Inokulationstuberkulose

Der tuberkulöse Primärkomplex der Haut ist eine Inokulations-Tbc bei Kindern und Jugendlichen, die noch keine Tbc durchgemacht haben. Die klinischen Symptome bestehen aus Ulkus mit regionärer Lymphknotenschwellung (Primärkomplex), Abszedierung und Fistelbildung.

Diagnose
Der Erregernachweis gelingt aus Eiter oder aus Gewebematerial (säurefeste Stäbchen).

Differentialdiagnose
Klinisch ähnlich können aussehen: Skrofuloderm, Primärsyphilis, superinfizierter Herpes genitalis.

Therapie
Tuberkulostatische Behandlung mit Mehrfachkombination.

Tuberculosis verrucosa cutis

Reinfektions-Tbc bei partieller Immunität, häufig durch beruflichen Kontakt mit erregerhaltigem Material. Klinisch hyperkeratotische, warzenartige Effloreszenzen, später plaqueartig *(Abb. 89)*.

Histologisch abszedierende Entzündung, wenig tuberkuloide Granulome.

Differentialdiagnose
Warzen, Lupus vulgaris, atypische Mykobakteriosen, Mykosen.

Therapie
Exzision unter Tuberkulostatika-Schutz.

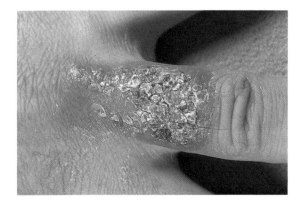

Abb. 89: Tuberculosis verrucosa cutis am Fingerrücken eines 35jährigen Veterinärs mit flächenhaftem, infiltrierten, grob schuppenden Erythem.

Lupus vulgaris (Tuberculosis luposa cutis)

Definition ▶

Klinisch meist polyzyklischer Herd im Gesichtsbereich *(Abb. 90)*. Im Verlauf Ulzeration und Narbenbildung sowie **Mutilationen** (»Lupus«!).

Histologie
Kaum verkäsende, tuberkuloide Granulome im Korium, wenig säurefeste Stäbchen.

Diagnose und Differentialdiagnose
Klinisch ist vor allem der Lupus erythematodes abzugrenzen. Außerdem kommen die Hautsarkoidose und tiefe Mykosen in Betracht.

Therapie
Es werden systemisch Tuberkulostatika in einer Dreierkombination verabreicht.

Prognose
Gut, in alten Lupusnarben Karzinomentwicklung möglich *(Abb. 90)*.

7.4.1.2 Sekundäre Tuberkulose

Tuberculosis colliquativa cutis (Skrofuloderm)

Klinik
Diese Art der Reinfektions-Tbc bei mäßiger oder schlechter Abwehrlage ist gekennzeichnet durch eitrigabszedierende Hautveränderungen über tuberkulösen Herden in

Lupus vulgaris

Synonym. Tuberculosis luposa cutis.

> **Definition.** Es handelt sich um eine extrem chronische, schwere und progrediente Reinfektions-Tbc der Haut, nicht selten als fortgeleitete Entzündung aus einem Lymphknotenherd oder nach einer Tuberculosis colliquativa cutis, seltener durch hämatogene Streuung.

Diese Form der Hauttuberkulose ist weltweit verbreitet, vor allem in den Ländern mit schlechten hygienischen Bedingungen. Frauen sind etwas häufiger als Männer betroffen. Klinisch findet sich zumeist nur ein planer oder leicht erhabener, polyzyklisch begrenzter, manchmal schuppender Herd, bevorzugt im Gesichtsbereich *(Abb. 90)*. Im weiteren Verlauf kommt es zu Ulzerationen, die unter Narbenbildung abheilen. Tiefreichende Gewebedestruktion führt zu **Mutilationen** (Lupus!). Gelegentlich kommt es zu Schleimhautbefall mit trockener Rhinitis.

Histologie. Typisch sind tuberkuloide Granulome im Korium, nur selten verkäsend, mit epitheloidzelligem Infiltrat und lymphozytärem Saum, Riesenzellen vom Langhans-Typ. Säurefeste Stäbchen sind nur in geringer Menge nachweisbar.

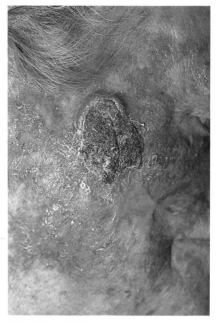

Abb. 90: Seit 40 Jahren bestehender Lupus vulgaris mit karzinomatöser Umwandlung bei einer 68jährigen Frau. Ausgedehntes erythematöses, teils atrophisches, teils hypertrophisches Areal. Großer ulzerierter Tumor.

Diagnose und Differentialdiagnose. Diagnostisch bietet der Lupus vulgaris wenig Probleme. Differentialdiagnostisch kommen vor allem Lupus erythematodes und Hautsarkoidose in Betracht, selten vegetierende Pyodermien, tiefe Mykosen und Halogenoderme.

Therapie. Der extrem chronische Verlauf macht eine konsequente tuberkulostatische Behandlung zwingend erforderlich. Diese sollte grundsätzlich mit einer Dreierkombination erfolgen, wobei Rifampicin, Ethambutol und INH Mittel der ersten Wahl sind.

Prognose. Gut, aber nach langjähriger Dauer können sich in Lupusherden Karzinome entwickeln *(Abb. 90)*.

7.4.1. 2 Sekundäre Tuberkulose

Tuberculosis colliquativa cutis

Synonym. Skrofuloderm

Klinik. Dies ist die häufigste Form der Hauttuberkulose in den Tropen und Subtropen als Reinfektion bei schlechter bis mäßiger Abwehrlage. Hierzulande gehört das Skrofuloderm zu den Raritäten. Ausgehend von einem tuberkulösen Herd in oberflächlichen Lymphknoten (Hals, Axillen, Inguinalregion) oder im Knochen kommt es zu einer eitrig-abszedierenden Entzündung *(Abb. 91),* die

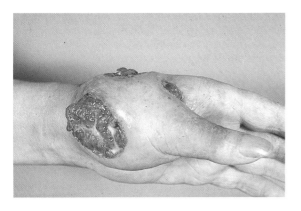

Abb. 91: Tuberculosis colliquativa cutis an der Hand einer 55jährigen Frau. Vegetierende und ulzeriende, livid-rote, tumoröse Veränderung am aufgetriebenen Daumenballen.

unter charakteristischer Narbenbildung abheilt. Die hämatogene Auslösung ist viel seltener und kommt eher bei älteren Patienten vor. Klinisch finden sich mehr oder weniger derbe subkutane Infiltrate, die einschmelzen und nach außen durchbrechen. Die Entzündung produziert serpiginöse Ulzera mit unterminierten Rändern, die nach Abheilung charakteristische, zipflige Narben hinterlassen.

Lymphknoten oder Knochen *(Abb. 91)*. Die Abheilung erfolgt mit zipfligen Narben.

Therapie. Es kommt nur eine Kombinationstherapie von zwei, besser drei Tuberkulostatika in Betracht (s.o.).

Therapie
Tuberkulostatische Mehrfachkombination.

Periorifizielle Tuberkulose

Seltene Form der Haut-Tbc mit Schleimhautbeteiligung bei fortgeschrittener Organtuberkulose und mäßiger bis schlechter Abwehrlage. Aus schmerzhaften periorifiziellen Knoten bilden sich zerfallende Geschwüre. Die Diagnose wird kulturell abgesichert, die Behandlung wird von der Organtuberkulose bestimmt.

Periorifizielle Tuberkulose

Seltene Haut-Tbc bei Organtuberkulose und schlechter Abwehrlage. Periorifiziell zerfallende Geschwüre.

7.4.1.3 Hämatogene Tuberkulose

7.4.1.3 Hämatogene Tuberkulose

Akute Miliartuberkulose der Haut

Akute Miliartuberkulose der Haut

Synonym. Tuberculosis miliaris disseminata cutis.

Seltene Form der Haut-Tbc bei immungeschwächten Säuglingen und Kindern, heutzutage fast ausschließlich in Entwicklungsländern. Klinisch multiple, teils prurigoartige Papeln und makuloses Erythem. Histologisch zeigen die Effloreszenzen Abszeßbildung und tuberkuloide Granulome. Die Prognose ist auch bei konsequenter tuberkulostatischer Behandlung schlecht.

Hauttuberkulose bei abwehrgeschwächten Säuglingen und Kindern. Multiple papulöse Hautveränderungen mit Erythem. Die Prognose ist selbst bei konsequenter Behandlung schlecht.

7.4.1.4 Tuberkulide

7.4.1.4 Tuberkulide

> ***Definition.*** Es handelt sich um abakterielle Eruptionen der Haut auf immunbiologischer Basis im Verlaufe der hyperergischen Phase einer tuberkulösen Erkrankung.

◄ Definition

Lichen scrofulosorum (Tuberkuloid des Kindesalters)

Lichen scrofulosorum

> ***Definition.*** Kleinpapulöses, lichenoides, stammbetontes Tuberkulid bei tuberkulösen Kindern. Die follikulären oder perifollikulären Papeln können zu größeren, rauh erscheinenden Plaques konfluieren.

◄ Definition

Histologie
Perifollikuläre Granulome.
Differentialdiagnostisch kommen follikuläre Formen der Neurodermitis, Lichen ruber acuminatus u.a. in Betracht.

Papulonekrotisches Tuberkulid

Tuberkulid mit zentral nekrotischen Papeln an den Extremitätenstreckseiten, bevorzugt im Kindes- und Jugendalter auftretend.

Histologisch finden sich perifollikuläre Granulome. **Differentialdiagnostisch** kommen follikuläre Formen der Neurodermitis, Lichen ruber acuminatus, Lichen nitidus und kleinpapulöse Formen der Sarkoidose in Betracht. Der Verlauf ist chronisch, Spontaninvolution möglich.

Papulonekrotisches Tuberkulid

Bevorzugt im Kindes- und Jugendalter an den Extremitätenstreckseiten auftretende mittelgroße, teils zentral nekrotische Papeln.

Histologisch finden sich neben tuberkuloiden Granulomen Nekrosezonen um ausgeprägte Gefäßentzündungen. Differentialdiagnostisch kommt vor allem die Pityriasis lichenoides et varioliformis in Betracht, die jedoch histologisch leicht abgegrenzt werden kann.

7.4.2 Erythema induratum (Bazin)

Definition ▶

7.4.2 Erythema induratum (Bazin)

> **Definition.** Vor allem bei Frauen mittleren Alters auftretende knotige Gefäßentzündungen der Waden, seltener anderer Lokalisation. Klinisch teils knotige, teils flächenhafte, indurierte, örtlich auch ulzerierte Hautveränderungen.

Histologie
Chronisch-granulomatöse Entzündung der Dermis und des Subkutangewebes.
Differentialdiagnostisch kommen die Necrobiosis lipoidica und granulomatöse Prozesse in Betracht. Extrem chronischer Verlauf.

Histologisch finden sich eine chronisch-granulomatöse Entzündung der Dermis und des Subkutangewebes.

Differentialdiagnostisch sind vor allem die Necrobiosis lipoidica und andere granulomatöse Prozesse abzugrenzen. Der Verlauf ist extrem chronisch, Spontanheilungen sind selten.

7.4.2.1 Atypische Mykobakteriosen

Definition ▶

7.4.2.1 Atypische Mykobakteriosen

> **Definition.** Auch andere Mykobakterien als M. tuberculosis und M. leprae können gelegentlich ulzeröse oder granulomatöse, chronische Hautveränderungen verursachen. Da die Erreger taxonomisch nur teilweise einzuordnen sind, werden diese Erkrankungen als »atypische« Mykobakteriosen bezeichnet. Die Erreger finden sich im allgemeinen als Saprophyten im Boden oder im Wasser.

7.4.2.2 Schwimmbadgranulom

Das Schwimmbadgranulom ist eine atypische Mykobakteriose durch M. marinum oder M. kansaii *(Abb. 92).* Eine Ausbreitung entlang der Lymphbahnen, wie bei Sporotrichose, ist möglich.

Diagnose
Erregernachweis aus Gewebe oder Eiter.

Differentialdiagnostik
Mykosen, Tuberculosis verrucosa cutis sowie Pyodermie.

Therapie
Tetrazykline und Tuberkulostatika, eventuell chirurgische Entfernung kleiner Herde.

7.4.2.2 Schwimmbadgranulom

Granulomatöse Hauterkrankung durch Mycobacterium marinum, selten durch M. kansaii, die im Wasser und in feuchtem Milieu vorkommen. Nach Inokulation des Erregers in kleine Wunden kommt es zu subkutanen Schwellungen *(Abb. 92),* die eitrig einschmelzen können oder zu verrukösen, plaqueartigen Effloreszenzen. Die Ausbreitung entlang der Lymphbahnen, wie bei der Sporotrichose, kommt vor.

Diagnose und Differentialdiagnose. Die Diagnose wird am besten durch Kultivierung des Erregers auf geeigneten Nährmedien aus dem Gewebe gestellt, da der Nachweis säurefester Stäbchen im Biopsiematerial nur selten gelingt. Die histologisch faßbare granulomatöse Entzündung ist unspezifisch, säurefeste Stäbchen lassen sich nur selten nachweisen. Differentialdiagnostisch kommen vor allem Sporotrichose, Chromomykose, Tuberculosis verrucosa cutis sowie vegetierende Pyodermien in Betracht.

Therapie. Therapeutisch werden Tetrazykline und Tuberkulostatika eingesetzt. Kleinere Herde können auch chirurgisch oder kryochirurgisch entfernt werden.

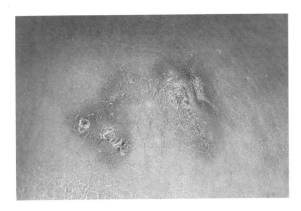

Abb. 92: Schwimmbadgranulom mit subkutaner Granulombildung bei 40jähriger Frau. Erythematöse, indurierte Herde mit beginnender Ulzeration.

Der klinische Fall. Etwa sechs Wochen nach einer Verletzung an der Hand traten bei der 40jährigen Patientin, die als Aushilfe im Geschäft des Ehemannes arbeitete, der mit exotischen Fischen handelt, granulomatöse Hautveränderungen auf *(Abb. 92)*, die trotz intensiver Lokalbehandlung nicht abheilten. Histologisch wurde der Verdacht eines Schwimmbadgranuloms bestätigt, die Diagnose durch anschließende Kultivierung von Mycobacterium marinum gesichert. Unter der Behandlung mit Tetrazyklinen langsame Rückbildung der Hautveränderungen.

◄ Der klinische Fall

7.4.2.3 Ulcus tropicum (Buruli-Ulkus)

Seltene, rasch progrediente, tiefe, schmerzlose Ulzeration durch M. ulcerans, vor allem in tropischen und subtropischen Gegenden. Betroffen sind besonders Kinder und Jugendliche. Der Infektionsmodus ist unbekannt. Die **Diagnose** erfolgt durch den histologischen Nachweis großer Mengen säurefester Stäbchen im Subkutangewebe sowie kulturell. Nach Wochen oder Monaten kommt es im allgemeinen zur spontanen Abheilung. Die Prognose ist im allgemeinen gut, jedoch abhängig von zusätzlicher Superinfektion. Therapie: Exzision und Rifampicin oder Lamprene.

7.4.2.3 Ulcus tropicum (Buruli-Ulkus)

Seltene tropische oder subtropische Mykobakteriose mit bizarrer, schmerzloser Ulzeration.

7.4.3 Lepra

> ***Definition.*** Durch Mycobacterium leprae hervorgerufene, früher kosmopolitische, heute in wärmeren Klimaten vorkommende Infektionskrankheit der Haut und der peripheren Nerven.

7.4.3 Lepra

◄ Definition

Häufigkeit und Epidemiologie. Weltweit gibt es 12 bis 20 Millionen Erkrankte mit ansteigender Tendenz. In Mitteleuropa finden sich autochthone Herde in Italien, Griechenland, Türkei, Spanien und Portugal mit mehreren tausend Patienten. Die Inkubationszeit ist lang, sie kann im Extremfall mehrere Jahre dauern. Betroffen sind alle Altersgruppen und beide Geschlechter; der Anteil der einzelnen Lepraformen ist allerdings regional stark verschieden. So herrschen in Afrika tuberkuloide Formen vor, in Mittel- und Lateinamerika dagegen lepromatöse. Eine genetisch fixierte Disposition mit einem relativ isolierten Defekt der zellulären Immunabwehr gegenüber M. leprae wird diskutiert. Die Kontagiosität der Lepra ist nicht sehr hoch, für disponierte Menschen scheint jedoch ein langdauernder oder intensiver Kontakt mit einem »offen« Leprösen nicht erforderlich. Die Übertragung erfolgt höchstwahrscheinlich durch bakterienhaltiges Wund- und Nasensekret von Patienten mit einer lepromatösen Form. Tierische Vektoren (Insekten) sind als Überträger nicht sicher nachgewiesen. Möglicherweise existiert ein tierisches Reservoir in den im Süden Nordamerikas und in Lateinamerika wildlebenden neunbändigen Gürteltieren (»armadillos«).

Häufigkeit und Epidemiologie

Weltweit existieren in warmen Klimaten (auch im Mittelmeerraum), ca. 12–20 Millionen Erkrankte. Die Inkubationszeit ist lang, sie kann im Extremfall mehrere Jahre dauern. Betroffen sind alle Altersgruppen und beide Geschlechter. Man unterscheidet regional verschiedene Formen. In Afrika sind die tuberkuloide, in Mittel- u. Südamerika die lepromatöse Form häufig. Ein genetischer Defekt der zellulären Immunität ist wahrscheinlich.
Die Kontagiosität ist abhängig von der Disposition, meist eher gering. Die Ansteckung erfolgt durch infektiöses Wund- oder Nasensekret.

Klinik. Die Diagnostik der Lepra stützt sich auf die Anamnese sowie auf die charakteristischen kutanen und nervalen Veränderungen *(Tab. 31)*. Besonders wichtig ist deshalb die Frage nach Aufenthalten in Endemiegebieten.

Klinik

Diagnostisch wegweisend sind Anamnese, Hautveränderungen und periphere Nervenschädigungen *(Tabelle 31)*.

Merke ▶

> **Merke.** Bei Patienten aus anderen Ländern und bei Einheimischen, die aus Endemiegebieten zurückkehren, ist immer an Lepra zu denken.

Tabelle 31: Diagnostik der Lepra

I. Anamnese
  1. Herkunft aus oder Aufenthalt in Endemiegebieten (auch Jahre vorher)
  2. Dauerbehandlung mit Diaminodiphenylsulfon (Dapsone)
     bei ausländischen Patienten

II. Haut- und neurologische Veränderungen
  1. hypopigmentierte oder erythematöse Flecken/Plaques (Formvielfalt) mit:
     – dissoziierter Empfindungsstörung
     – verminderter Schweißsekretion
     – Alopezie
     – trophischen Störungen
  2. disseminierte Papeln oder Knoten mit:
     – Bevorzugung kühler Körperteile
     – assoziierten neurologischen Störungen
  3. Verdickung oberflächennaher peripherer Nerven
  4. Mononeuritis multiplex

Klinische Symptomatik, bakteriologische und immunologische Befunde sind in *Tabelle 32* zusammengefaßt. Uncharakteristisches Frühstadium: **Lepra indeterminata.** Danach kommt es nach unterschiedlich langer Zeit zu einer der eigentlichen Lepraformen.

Polare Formen sind die tuberkuloide und lepromatöse Lepra. Zwischenformen werden als dimorph oder borderline bezeichnet und finden sich bei schwacher zellulärer Abwehr.

Dimorphe (borderline) Lepra: Charakteristisch sind bizarre, elevierte Herde *(Abb. 93, Tab. 32).*

Lepra lepromatosa: Knotige und papulöse Effloreszenzen, besonders akral *(Abb. 94).*

Der **Lepromin-Test** (Mitsuda-Reaktion) dient nur der Klassifikation. Er ist nur bei den tuberkuloiden Formen mit guter Abwehrlage positiv. Er eignet sich nicht zur Diagnostik, da er auch bei Gesunden aus den Endemiegebieten positiv sein kann *(Syn. 23).*

Exazerbationen werden als **Lepra-Reaktion** bezeichnet.

Hierbei unterscheidet man eine Typ-1-Reaktion (zellvermittelt) bei tuberkuloiden Formen und eine Typ-2-Reaktion (antikörpervermittelt) bei lepromatösen Formen.

Die **klinischen Symptome** der Lepra sind, zusammen mit bakteriologischen und immunologischen Parametern, ausführlich in der *Tabelle 32* zusammengefaßt. Nicht selten durchläuft die Lepra ein uncharakteristisches Frühstadium **(Lepra indeterminata),** bevor es nach unterschiedlich langer Zeit zu einer der eigentlichen Lepraformen auf dem Spektrum zwischen Lepra tuberculoides und Lepra lepromatosa kommt. Bei guter zellulärer Immunität entwickelt sich die tuberkuloide Lepra, deren Bezeichnung durch die tuberkuloiden Granulome im Korium erklärt ist. Diese Form der Lepra ist durch eine intensive Mono- oder Oligoneuritis im Bereich der meist diskreten makulösen Hautveränderung gekennzeichnet. Ist die zelluläre Abwehr etwas vermindert, kommt es, je nach deren Ausmaß, zu den dimorphen (»borderline«-)Formen, die zwischen der polaren Form der Lepra tuberculoides und Lepra lepromatosa liegen. Charakteristisch sind bizarre, oft zentral abgeheilte Herde *(Abb. 93).* Mit weiter abnehmender Immunität nehmen die Hautveränderungen an Ausdehnung, Intensität und Zahl zu *(Tab. 32),* ebenso die Menge der Bakterien im Gewebe. Klinisch finden sich vor allem akral lokalisierte, papulöse oder knotige Effloreszenzen *(Abb. 94).* Akut entzündliche Veränderungen dagegen nehmen ab und werden zunehmend durch eine granulomatöse Reaktion ersetzt. Auch die Lepromin-(Mitsuda-)Reaktion, ein dem Tuberkulintest vergleichbarer Intrakutantest mit inaktivierten M. leprae aus humanen oder Gürteltier-Lepromen, ist nur bei den tuberkuloiden Formen mit guter Abwehrlage positiv *(Syn. 23).* Im Verlauf der Lepra kann es zu Exazerbationen kommen, die als **Lepra-Reaktionen** bezeichnet werden. Diese sind durch einen Wechsel in der Immunitätslage bedingt und leiten häufig einen Übergang in eine andere Form, meist solche mit schlechterer Immunität (»downgrading«) ein. Der Übergang in eine Form mit besserer Immunitätslage wird entsprechend als »upgrading« bezeichnet. Bei den tuberkuloiden und dimorphen Formen kommt es zur Typ-1-Reaktion, einer zellvermittelten akuten Entzündungsreaktion mit ausgeprägt neuritischen Erscheinungen. Die Typ-2-Reaktion, bei der es sich wahrscheinlich um eine Immunkomplex-Reaktion handelt, kommt häufiger bei den lepromatösen Formen vor, zumeist unter dem Bild eines Erythema nodosum leprosum, deren Maximalvariante das Lucio-Phänomen ist, eine nekrotisierende Vaskulitis.

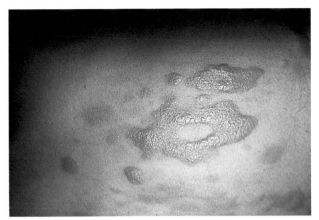

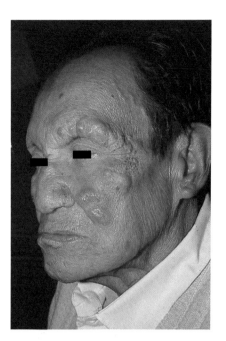

Abb. 93: Dimorphe Lepra. Charakteristisch konfigurierte, flach erhabene bräunlich-rötliche, zentral abgeheilte, scharf begrenzte Herde am Stamm eines 60jährigen Mannes.

Abb. 94: Lepra lepromatosa mit knotigen und wulstigen, teils hyperpigmentierten Veränderungen an den kühleren Stellen des Gesichtes. 72jähriger Mann, seit 30 Jahren Lepra bekannt.

Synopsis 23: Schema der Immunlage bei Lepra (vgl. Tabelle 32).

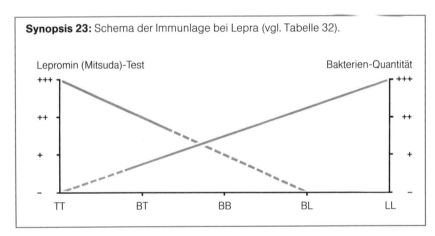

Diagnose. (Tab. 31) Da es bislang nicht gelungen ist, M. leprae auf künstlichen Nährböden zu kultivieren, stützt sich die Diagnostik ganz auf den Erregernachweis aus Skarifikationsmaterial und im Gewebe am Paraffinschnitt nach Fite-Faraco oder Triff gefärbt. Der Lepromin-Test ist nur zur Klassifikation, nicht jedoch zur Diagnostik geeignet, da er in Endemiegebieten auch bei Gesunden oft positiv ist.

Therapie. Die zunehmende Resistenz des Erregers gegen das lange Jahre oft in sehr niedriger Dosierung als Standardmedikament eingesetzte Diaminophenylsulfon (**Dapsone**, DADPS, DDS) macht eine zusätzliche Behandlung mit **Rifampicin** oder **Clofazimin** erforderlich. Die Dosierung richtet sich nach der Form der Lepra, ebenso die Behandlungsdauer, die bei den lepromatösen Formen oft mehrere Jahre beträgt. Wegen der Gefahr der Leprareaktion sollte die Behandlung durch erfahrene Therapeuten erfolgen. Eine Hospitalisierung ist wegen der geringen Kontagiosität behandelter Fälle nur für kurze Zeit sinnvoll und notwendig. Die Leprareaktion vom Typ 1 wird mit Steroiden und nichtsteroidalen Antiphlogistika behandelt, die Typ-2-Reaktion bevorzugt mit Thalidomid. Lepra-Impfstoffe sind noch nicht verfügbar.

Diagnose
(Tab. 31)
Die Kultivierung von Mycobacterium leprae gelang bisher nicht, so daß die Diagnostik sich ganz auf den Erregernachweis im Gewebe stützt.

Therapie
Wegen der zunehmenden Resistenz gegen **DADPS** ist eine systemische **Kombinationsbehandlung** mit **DADPS, Rifampicin** und **Clofazimin** notwendig, Dosierung je nach Lepraform. Die Behandlung ist jahrelang fortzuführen. Leprareaktionen vom Typ 1 werden mit Steroiden und Antiphlogistika, solche vom Typ 2 mit Thalidomid behandelt.

Tabelle 32: Klinische und histologische Kriterien der Lepra

Befunde	polar tuberkuloide Lepra (TT)	dimorph-tuberkuloide Lepra (BT)	dimorphe (borderline Lepra (BB)	dimorph-lepromatöse Lepra (BL)	polar lepromatöse Lepra (LL)
Effloreszenzen	einzeln oder wenige asymmetrisch angeordnet, scharf begrenzt, makulös oder randerhaben, erythematös oder hypopigmentiert	wenig bis mehr asymmetrisch angeordnet, stärker infiltriert, sonst wie TT	mehrere bis zahlreiche, groß, bizarr konfiguriert, randeleviert, scharf begrenzt	wie BB, zusätzlich papulöse oder noduläre Veränderungen wie bei LL	papulös und/oder knotig, Gesicht und Ohren bevorzugt, symmetrisch. Maximalform: Facies leontina.
periphere Nerven	Neuritis, frühzeitig Sensibilitätsstörungen und verminderte Schweißsekretion im Herd. Verdickung des peripheren Nervs herdnahe	wie bei TT, periphere Nerven frühzeitig befallen, verdickt, in fortgeschrittenen Fällen trophische Störungen und Muskelatrophie	wie bei TT und BT, oft ausgedehnter und frühzeitiger Nervbefall, Sensibilitätsstörung im Herd nicht ausgeprägt	Nervbefall spät und weniger ausgeprägt, sonst wie bei LL. Hautveränderungen neurologisch unauffällig	Nervbefall und Ausfälle spät, oft nur sekundär durch Kompression. Später distal betonte, symmetrische Sensibilitätsstörungen
Histologie					
Histiozyten	−	−	++	++	++
Schaumzellen	−	−	−	+/−	++
Epitheloidzellen	+	+	+/++	+/−	−
Langhans-Zellen	++/−	+/−	−	−	−
Lymphozyten	−/+	−/+	(+)	++/+	+/−
säurefeste Stäb.[1]	1 (Nerv)	1–10 (Nerv)	1–10 (Infiltrat)	10–100 (Infiltrat)	1000+ (Infiltrat)
Lepromintest (*Mitsuda*-Reaktion)	+	+/−	−	−	−

+ vorhanden ++ reichlich vorhanden − fehlt
[1] pro Gesichtsfeld (Ölimmersion, x 1000)

Der klinische Fall ▶

Der klinische Fall. Bei einem 40jährigen deutschen Bergmann kam es eineinhalb Jahre nach einem längeren Aufenthalt in Venezuela zu umschriebenen, gefühllosen Hautveränderungen an den Unterschenkeln. Erst nachdem weitere kleinere, erythematöse Herde am Stamm und im Gesicht *(Abb. 95)* aufgetreten waren, wurde ein Hautarzt aufgesucht. Die klinische Verdachtsdiagnose einer tuberkuloiden Lepra ließ sich histologisch und neurologisch sichern. Völlige Rückbildung der Hautveränderungen innerhalb eines Jahres unter der Monotherapie mit DADPS, da Rifampicin wegen einer Leberschädigung nicht eingesetzt wurde.

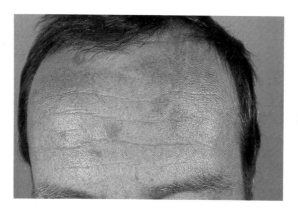

Abb. 95: Diskrete erythematöse, relativ unscharf begrenzte, teils makulöse, teils leicht infiltrierte Effloreszenzen einer tuberkuloiden Lepra an der Stirn eines 40jährigen Mannes.

7.5 Leishmaniosen

> **Definition.** Leishmaniosen (»Orientbeule«) sind chronisch-granulomatöse Hautveränderungen durch Protozoen des Genus Leishmania. Im wesentlichen sind vier Erregergruppen für die klinischen Veränderungen der kutanen Leishmaniosen der Alten und Neuen Welt verantwortlich *(Syn. 24)*.

Häufigkeit und Epidemiologie. Weltweit leiden viele Millionen an Leishmaniosen. Die geographische Verteilung geht aus *Synopsis 24* hervor. Nachdem der Einsatz von Insektiziden im Rahmen der Malariabekämpfung wieder abgenommen hat, nehmen die Leishmaniosen wieder zu. Leishmaniosen sind Zoo- oder Anthroponosen, die Erkrankung kommt bei Tieren (insbesondere Nagetieren) und beim Menschen vor. Der Mensch kann sowohl Zwischen- als auch Endwirt sein.

Die Übertragung der Erreger erfolgt durch Sandmücken, zumeist Phlebotomus-Arten. Betroffen sind Männer und Frauen aller Altersgruppen, wobei in manchen Gegenden die berufliche Exposition eine Rolle spielt (z.B. Gummisammler-Ulkus in Mittelamerika).

Klinik. Die kutane Leishmaniose der Alten Welt (Orientbeule), die auch in Südeuropa (Spanien!) noch heimisch ist, ist auf die Haut beschränkt. Zumeist besteht nur eine Effloreszenz, seltener mehrere oder viele. An der Stichstelle entwickelt sich eine Papel *(Abb. 96)*, die sich langsam zu einer verrukösen Plaque umwandelt, wobei eine Ulzeration nicht selten ist. Bei manchen Patienten kommt es zu ständigen Rezidiven (Leishmania recidivans). Nur bei schlechter Immunitätslage findet sich eine Propagation der Infektion und eine Beteiligung der regionären Lymphknoten. Eine ausgesprochene Rarität ist die anergische Form der Leishmaniose, die klinisch große Ähnlichkeit mit der lepromatösen Form der Lepra hat.

Die klinischen Veränderungen bei den Leishmaniosen der Neuen Welt in Mittel- und Südamerika sind ausgeprägter (Syn. 24) als bei denen der Alten Welt, insbesondere findet sich häufig ein Schleimhautbefall. Die Prognose dieser mukokutanen Formen der Leishmaniose (»espundia«) ist schlechter, da Spontanheilungen seltener sind und eine Zerstörung tiefer liegender Strukturen vorkommt.

Diagnose. Die Diagnose stützt sich besonders auf den Erregernachweis im histologischen Schnitt und auf die Kultur, die spezielle Nährmedien erfordert. Serologische Nachweismethoden sowie Intrakutantestung (Montenegro-Test) haben, je nach Durchseuchungsgrad der Bevölkerung, nur epidemiologischen und keinen diagnostischen Wert.

Die **viszerale Form** der Leishmaniose (Kala-Azar) kann in Spätstadien Hautveränderungen verursachen, die als sogenannte »Post-Kala-Azar-Dermatose« bezeichnet werden. Initial ist das klinische Bild von erythematösen makulösen oder papulösen Hautveränderungen gekennzeichnet, die vor allem mit der

7.5 Leishmaniosen

◀ Definition

Häufigkeit und Epidemiologie
Weltweites Vorkommen in warmen Klimazonen. Zur geographischen Verteilung siehe *Synopsis 24*. Leishmaniosen sind Zoo- oder Anthroponosen. Reservoir sind vor allem wildlebende Nagetiere.

Die Überträger sind Sandmücken (meist Phlebotomus-Arten). Alle Altersgruppen und beide Geschlechter sind betroffen.

Klinik
Leishmaniosen der Alten Welt (Orientbeulen) sind auch in Südeuropa (Spanien!) heimisch.
Nach Insektenstich treten eine oder wenige papulöse oder plaqueartige Effloreszenzen auf *(Abb. 96)*, die gelegentlich ulzerieren.
Sonderformen sind die rezidivierende und die anergische Form. Bei Leishmaniosen in Mittel- und Südamerika ist Schleimhautbefall mit destruierendem Wachstum (mukokutane Form) nicht selten *(Syn. 24)*.

Diagnose
Die Diagnose erfolgt durch histologischen und kulturellen Erregernachweis. Die Intrakutantestung (Montenegro-Test) ist nur von epidemiologischem Interesse. Bei der **viszeralen Form** der Leishmaniose (Kala Azar) treten Hautveränderungen im Spätstadium auf (»Post-Kala-Azar-Dermatose«).

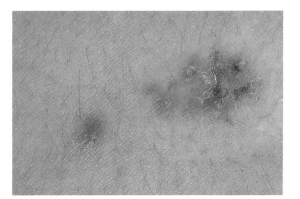

Abb. 96: Kutane Leishmaniose mit erythematösem Infiltrat am Oberschenkel eines 12jährigen Mädchens nach einem Urlaub in Südspanien. Die größere Effloreszenz zeigt den Zustand nach Probeexzision.

Synopsis 24: Leishmaniosen.

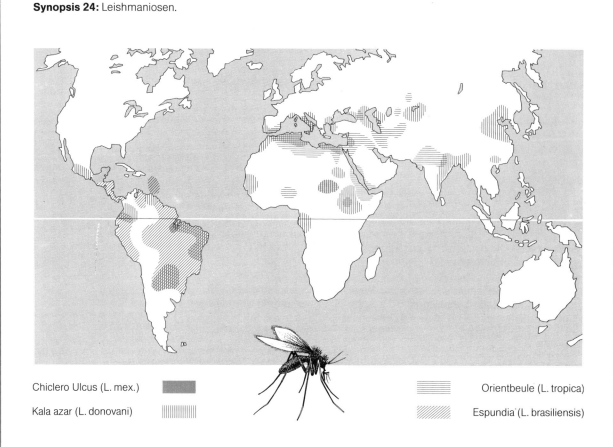

Chiclero Ulcus (L. mex.)

Kala azar (L. donovani)

Orientbeule (L. tropica)

Espundia (L. brasiliensis)

Erreger	Klinik	Hautbefall	Schleimhaut-befall	Besonderheiten
Kutane Leishmaniosen der Alten Welt				
Leishmania tropica major	Orientbeule ruraler (feuchter) Typ	primär	fehlt	Kurze Inkubationszeit; frühe Ulzeration; frühe Abheilung
Leishmania tropica minor	Orientbeule, urbaner (trockener) Typ, Leishmaniais recidivans	primär	fehlt	Lange Inkubationszeit; späte Ulzeration und späte Abheilung
Kutane Leishmaniosen der Neuen Welt				
Leishmania-mexicana-Komplex	Gummisammler-Ulkus (chiclero-ulcer) »Orientbeule« Lateinamerikas	primär	fehlt	Vorzugsweise am Ohr, Spontanheilung häufig; selten chronische Verlaufsform
Leishmania-brasiliensis-Komplex	Mukokutane Form der Leishmaniose (Espundia)	primär	im Verlauf	Oft ausgedehnt, destruierend kaum Selbstheilungstendenz
Leishmania donovani	Viszerale Leishmaniose: verschiedene Formen in der Alten und Neuen Welt (Kalazar)	sekundär	fehlt	Keine Spontanheilung, therapiebedürftig. Bei den südamerikanischen F. Erregernachweis auch in klinisch unauffälliger Haut möglich.

Therapie
Chirurgische oder kryochirurgische Behandlung kleinerer Herde, sonst Gabe fünfwertiger Antimonverbindungen intraläsional oder systemisch.

lepromatösen Lepra und der diffusen kutanen anergischen Leishmaniose verwechselt werden können. Die anfänglich oft schmutzig grau-braun pigmentierten Makulä können im weiteren Verlauf depigmentieren.

Therapie. Die Therapie der nicht spontan abheilenden Leishmaniosen ist unbefriedigend. Kleinere Herde lassen sich in toto exzidieren, größere kryotherapeutisch angehen oder mit intraläsionaler Gabe fünfwertiger Antimonverbindungen behandeln. Letztgenannte Präparate werden auch systemisch zur Behandlung ausgedehnter Haut- und Schleimhautherde eingesetzt, sie sind aber in der Handhabung problematisch.

Sonstige tropische Hauterkrankungen

Eine Vielzahl der in tropischen und subtropischen Ländern vorkommenden parasitären Erkrankungen können mehr oder weniger charakteristische Hautveränderungen hervorrufen (siehe auch Kapitel über tiefe Mykosen). Aus der Fülle der Krankheiten sind besonders zu nennen: die kutane Form der **Amöbiasis** mit nekrotischem Gewebezerfall, bevorzugt perianal und ausgehend von vorbestehenden infizierten Wunden; die **Zerkariendermatitis** durch Schistosomenlarven (Zerkarien); die **Larva migrans** (Creeping eruption) durch Hakenwurmlarven (selten durch Fliegenlarven, sogenannte Larva migrans oestrosa); die **Filariosen** mit monströser Elephantiasis als Spätfolge sowie die **Onchozerkose** mit subkutanen Knoten (Onchozerkome) oder einer psoriasiformen Dermatose.

Der klinische Fall. Schon kurz nach der Rückkehr von einem Urlaub an der ostafrikanischen Küste fiel dem 23jährigen Mann eine Rötung an der Fußsohle auf. Aus dieser entwickelte sich im Laufe der nächsten Tage die langsam fortschreitende, mäandrierende, streifige Rötung durch die Larva migrans. Eine ähnliche Veränderung bildete sich mit zeitlicher Verzögerung an derselben Fußsohle *(Abb. 97)*. Nach lokaler Kryotherapie am vorderen, larvenhaltigen Ende komplette Rückbildung innerhalb weniger Tage.

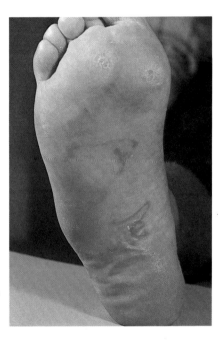

Abb. 97: Typisch gewundener erythematöser Gang einer Larva migrans an der Fußsohle eines 23jährigen Patienten.

Tropenkrankheiten der Haut

Andere tropische Hauterkrankungen:
kutane **Amöbiasis** mit ausgedehnten Nekrosen;
Zerkariendermatitis durch Schistosomenlarven; **Larva migrans** (creeping eruption) durch Nematodenlarven;
Filariosen durch Mikrofilarien;
Onchozerkose durch erwachsene Würmer und Mikrofilarien.

◀ Der klinische Fall

7.6 Parasitäre Hauterkrankungen (Epizoonosen)

7.6.1 Hauterkrankungen durch Milben

7.6.1.1 Skabies

Synonym. Krätze.

Ätiologie und Pathogenese. Der Erreger der Skabies ist die Krätzmilbe **Acarus siro var. hominis** (früher Sarcoptes scabiei). Die weiblichen Milben sind 0,3–0,4 mm groß und gerade noch mit bloßem Auge wahrnehmbar. Das Männchen ist nur halb so groß. Das begattete Weibchen gräbt Gänge in die Hornschicht der Haut und legt dort Eier ab. Es stirbt nach wenigen Wochen ab. Aus den Eiern entwickeln sich innerhalb von 3 Wochen zunächst Larven, dann Nymphen und schließlich geschlechtsreife Milben. Larven, Nymphen und Männchen leben auf der Hautoberfläche. Die Männchen gehen nach der Kopulation zugrunde *(Syn. 25)*.

Epidemiologie. Die Übertragung der Milben erfolgt bei engem körperlichem Kontakt, vor allem beim Sexualkontakt. Bis die Infektion bemerkt wird, vergehen meist mehrere Wochen, da zunächst eine Sensibilisierung gegen die Milbenantigene erfolgen muß, die dann zu einem stark juckenden papulösen bis urtikariellen Exanthem führen. Bei der Untersuchung der Kontaktpersonen ist dies zu berücksichtigen.

7.6 Parasitäre Hauterkrankungen (Epizoonosen)

7.6.1 Hauterkrankungen durch Milben

7.6.1.1 Skabies

Ätiologie
Die Krätzmilbe Acarus siro var. hominis bohrt Gänge in die Hornschicht und legt dort Eier ab, die sich innerhalb von 3 Wochen zu geschlechtsreifen Milben entwickeln *(Synopsis 25)*.

Epidemiologie
Die Übertragung erfolgt durch engen körperlichen Kontakt, seltener durch die Wäsche. Sensibilisierung gegen die Milbenantigene führt zu dem stark juckenden Exanthem.

Synopsis 25: Schematische Darstellung des Entwicklungszyklus von Acarus siro variatio hominis (Sarcoptes scabiei).

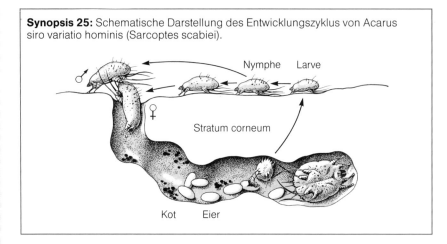

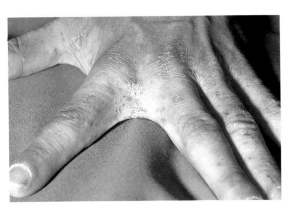

Abb. 98: Skabies – gangartige Papeln in den Interdigitalfalten.

Klinik
Leitsymptome sind quälender Juckreiz besonders in der Bettwärme und gangartige Papeln an den Prädilektionsstellen. Sekundär kommt es zu immunologischen Hautreaktionen und bakteriellen Superinfektionen *(Abb. 98).*

Diagnostisch schwierig ist die larvierte Scabies. Es fehlen entzündliche Hauterscheinungen.

Eine besonders schwere Verlaufsform bei Immunabwehrschwäche ist die Scabies norwegica.

Diagnose
Mikroskopischer Nachweis von Milben, Eiern oder Kotballen in typischen Papeln. Siehe *Abb. 99.*

Klinik. In den ersten Wochen nach Infektion ist das Leitsymptom der äußerst quälende Juckreiz, besonders in der Bettwärme. In dieser Phase kann man bereits an den **Prädilektionsstellen** (Interdigitalfalten, Handgelenken, vordere Axillarlinie, Mamillen und **immer im Genitalbereich** bei Erwachsenen) typische **gangartige,** längliche Papeln erkennen *(Abb. 98).* Geübte Untersucher sehen am Gangende die Milbe als dunkles Pünktchen. Nach einigen Tagen bis Wochen kommt es durch die Sensibilisierung auf die Milbenantigene zu generalisiertem Juckreiz und papulovesikulösen bis urtikariellen Hauterscheinungen. Durch Kratzen und Sekundärinfektion entsteht ein buntes Bild mit Exkoriationen, Ekzematisation und Impetiginisierung.

Diagnostische Schwierigkeiten kann die sogenannte »**gepflegte« oder larvierte Skabies** machen. Der gut gepflegte Patient klagt lediglich über starken Juckreiz. Es fehlen entzündliche Hauterscheinungen. Bei guter Beleuchtung sieht man aber die hautfarbenen länglichen Papeln an den Prädilektionsstellen und kann auch Milben nachweisen. Eine besonders schwere Verlaufsform mit massivem Milbenbefall kann bei Patienten mit Immunabwehrschwäche und Malignomen auftreten. Sie wird **Scabies norwegica** oder **Borkenkrätze** genannt.

Diagnose. Der mikroskopische Nachweis gelingt am besten in den gangartigen, papulösen Herden an den Prädilektionsstellen, vor allem in den Zwischenfingerräumen und im Genitalbereich beim Erwachsenen. Man skarifiziert die Haut über der Papel und nimmt die Milbe mit einer Nadel oder einem Tesafilmstreifen oder schneidet die Papel tangential mit einem Skalpell ab. Das Material wird auf einen Objektträger mit 15% Kalilauge gebracht. Man erkennt bei 100facher mikroskopischer Vergrößerung Milben, Eier oder Kotballen (Skyballa); *Abb. 99.*

Differentialdiagnostisch kommt ein pruriginöses Ekzem, atopische Dermatitis oder Pyodermie in Frage.

Therapie.
- Beim Erwachsenen dreitägige Ganzkörperbehandlung mit Gamma-Hexachlorocyclohexan (Jacutin) oder Benzylbenzoat. Bei Kindern nur stundenweise Behandlung wegen der neurotoxischen Nebenwirkung des Präparates. Bei Säuglingen und Schwangeren Therapie mit dem weniger toxischen Benzylbenzoat (Antiscabiosum Mago).
- Vollbad mit Detergens und Antiseptikum.
- Wäsche wechseln und waschen. Da die Milben außerhalb der Haut nur 2-3 Tage überleben, genügt das Auslüften der Oberbekleidung über mindestens 4 Tage.
- Untersuchung und Behandlung der Kontaktpersonen.
- Nachbehandlung der ekzematösen Hautveränderungen, die durch die stark austrocknende Therapie meist noch schlimmer werden, mit rückfettenden Bädern und Salben, eventuell mit Kortikosteroidzusatz.

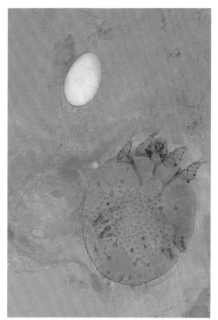

Abb. 99: Mikroskopisches Präparat einer Papel mit Krätzmilbe und Ei.

Therapie
Ganzkörperbehandlung mit Gamma-Hexachlorocyclohexan oder Benzylbenzoat über 3 Tage, danach Vollbad mit Antiseptikum.

Untersuchung und Behandlung der Kontaktpersonen. Nachbehandlung der ekzematösen Hautveränderungen durch rückfettende Salben und Bäder.

7.6.1.2 Trombidiose

Synonyme. Erntekrätze, Herbstkrätze.

Ätiologie. Viele Arten von Laufmilben leben auf Pflanzen. Nur ihre Larven verursachen Hauterscheinungen, im Herbst vor allem **Trombicula autumnalis.**

Klinik. Hauterscheinungen treten an den Körperstellen mit besonders engem Kleidungskontakt auf: Gürtellinie, Büstenhalter etc. Einige Stunden nach Kontakt kommt es zu roten Makulae und Urtikae, später Seropapeln mit starkem Juckreiz.

Diagnose. Gelegentlich kann man die Trombidien als winzige rote Pünktchen erkennen. Häufig treten kleine Epidemien in feuchten Spätsommermonaten auf.

Therapie. Juckreizstillende, indifferente Therapie mit Eichenrinde und Zinkschüttelmixtur.

Weitere Milbenerkrankungen der Haut können durch Übertragung von **Tiermilben** auf den Menschen entstehen, z.B. Cheyletiella species von Kaninchen, Hasen, Katzen und Hunden sowie die Hühner- und Vogelmilben Dermatonyssus species. Die **Haarbalgmilbe** Demodex folliculorum lebt als Saprophyt in den Talgdrüsenfollikeln des Menschen und kann rosaceaähnliche Hautveränderungen hervorrufen.

7.6.1.2 Trombidiose

Im Herbst können die Larven der Laufmilben Trombicula autumnalis juckende Hautveränderungen verursachen.

Weitere Milbenerkrankungen der Haut können durch Tiermilben und die zur normalen Standortflora gehörende Haarbalgmilbe Demodex folliculorum hervorgerufen werden.

7.6.2 Erkrankungen durch Läuse

7.6.2 Erkrankungen durch Läuse

Läuse sind flügellose Insekten.
Kopf-, Kleider- und Filzläuse werden
von Mensch zu Mensch übertragen.

Läuse sind flügellose Insekten. Kopf-, Kleider- und Filzläuse werden von Mensch zu Mensch übertragen, vor allem unter schlechten hygienischen Bedingungen bei engem körperlichem Kontakt. Sie saugen in stündlichen Abständen Blut. Die befruchteten Weibchen kleben Nissen, in denen sich die Eier befinden, je nach Spezialisierung an die Kopfhaare, Schamhaare oder in die Nähte der Kleider.

7.6.2.1 Pediculosis capitis

7.6.2.1 Pediculosis capitis

Kopfläuse befallen die Kopfhaare
und führen vor allem bei Kindern zu
Endemien.

Klinik
Starker Juckreiz, durch die Kratzeffekte **sekundäre Impetiginisierung.**

Diagnose
Die weißen Nissen lassen sich
nicht von den Haaren abstreifen.
(Abb. 100, 101).

Therapie
Gamma-Hexachlorcyclohexan oder
Benzylbenzoat.

Synonym. Kopfläuse.

Ätiologie. Kopfläuse (Pediculi capitis) sind 2–3,5 mm lang. Sie befallen die Kopfhaare. Vor allem bei Kindern gibt es immer wieder Endemien in Kindergärten und Schulen.

Klinik. Starker Juckreiz, durch die Kratzeffekte **sekundäre Impetiginisierung** insbesondere an der Kopfhaut und der Nacken-Haar-Grenze und Lymphknotenschwellung nuchal sind das Hauptsymptom.

Diagnose. Bei geeigneter Beleuchtung sieht man die weißen Nissen, die sich im Gegensatz zu Hautschuppen nicht von den Haaren abstreifen lassen *(Abb. 100).* Man findet auch die krabbelnden Läuse *(Abb. 101).*

Therapie. Gamma-Hexachlorcyclohexan (Jacutin) oder Benzylbenzoat (Jacutin N) als Gel oder Emulsion. Auswaschen nach mehreren Stunden. Wiederholung der Behandlung nach 3–5 Tagen. Auskämmen der Nissen mit einem ganz feinen Läusekamm. Anschließend Behandlung des Kopfekzems.

7.6.2.2 Pediculosis vestimentorum

7.6.2.2 Pediculosis vestimentorum

Synonym. Kleiderläuse.

Ätiologie. Die Kleiderlaus ist größer als die Kopflaus (3–4 mm); *Abb. 102.*

Der Biß der Kleiderläuse führt zu
Juckreiz und Quaddelbildung. Die
Haut wird stark zerkratzt und sekundär ekzematisiert und impetiginisiert.
Die Läuse und Nissen lassen sich
nur in den Nähten der Kleider nachweisen *(Abb. 102).*

Klinik. Der Läusebiß führt zu Juckreiz und Quaddelbildung. Durch den Juckreiz wird die Haut stark zerkratzt und unter schlechten hygienischen Bedingungen sekundär bakteriell infiziert. Der gesamte Körper wird schließlich befallen. Bei entsprechender Verwahrlosung kann es zu schweren entzündlichen und ekzematischen Hautreaktionen kommen. Man nennt diese Erscheinungen **Vagantenhaut.** Läuse übertragen Rickettsiosen, Fleckfieber, Wolhynisches Fieber und Rückfallfieber.

Diagnose. Die Läuse und Nissen findet man nicht auf der Haut, sondern in den Nähten der Kleider.

Therapie
Die Kleider entwesen und Sekundärinfektionen behandeln.

Therapie. Kleider entwesen. Behandlung der Haut, entsprechend dem Grad der Sekundärinfektion. Behandlung der Kontaktpersonen.

7.6.2.3 Pediculosis pubis

7.6.2.3 Pediculosis pubis

Synonyme. Filzläuse, Phthiriasis.

Ätiologie. Die Filzläuse sind nur 1,5–2 mm lang und rund *(Abb. 103).*

Filzläuse befallen die Regionen mit
apokrinen Schweißdrüsen (Scham-,
Achsel-, Brusthaare). An den Bißstellen entwickeln sich kleine Hämatome (sogen. Taches bleues oder
Maculae coerulea) und starker
Juckreiz. Nachweis der Filzläuse ist
mit bloßem Auge möglich *(Abb. 103).*

Klinik. Befallen werden Regionen mit **apokrinen Schweißdrüsen:** Schamhaare, Achselhaare, Mamillenhaare, bei Kindern auch Wimpern und Augenbrauen. An den Bißstellen entwickeln sich kleine Hämatome, sogenannte Taches bleues (oder Maculae coeruleae). Der Patient wird meist durch den starken Juckreiz alarmiert. Die Filzläuse bewegen sich und werden oft schon vom Patienten entdeckt.

Therapie. Wie Kopfläuse. Mit dem Patienten über die notwendige Partnerbehandlung sprechen.

7.6.3 Erkrankungen durch Wanzen

Synonym. Cimikose.

Ätiologie. In Europa kommen Wanzen nur noch selten vor. Die Bettwanze Cimex lectularius läßt sich nachts auf den Menschen fallen und saugt Blut.

Klinik. Das beim Biß eingebrachte Speicheldrüsensekret erzeugt Juckreiz und Quaddeln. In der Mitte der Quaddel kann ein hämorrhagischer Punkt sichtbar sein. Die Wanzenbisse sitzen vor allem an unbekleideten Hautstellen.

Therapie
Wie bei Kopfläusen. Partnerbehandlung!

7.6.3 Erkrankungen durch Wanzen

In Europa kommen Wanzen nur noch selten vor. Der Biß der Bettwanze erzeugt Juckreiz und Quaddeln. Die Vernichtung der Wanzen in den Räumen erfolgt durch Insektizide.

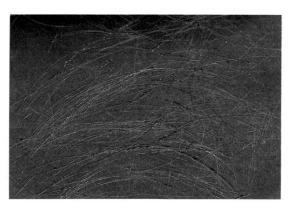

Abb. 100: Nissen von Kopfläusen

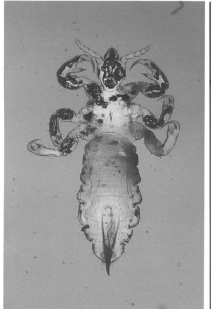

Abb. 101: Kopflaus.

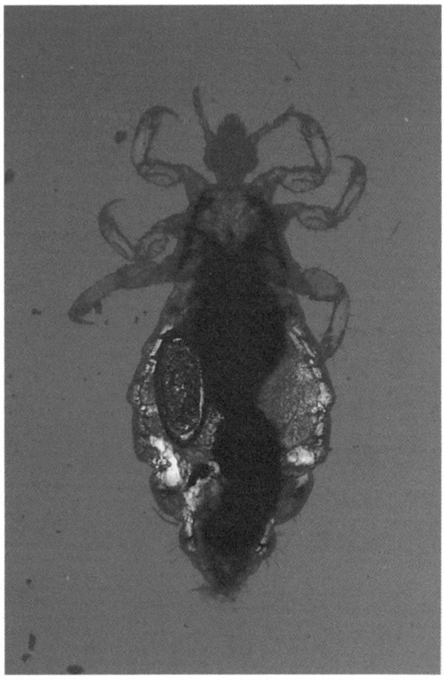

Abb. 102: Kleiderlaus.

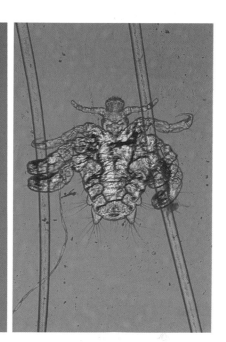

Abb. 103: Filzlaus, die sich an zwei Haaren festhält.

Therapie. Die Vernichtung der Wanzen in den Räumen erfolgt durch Insektizide. Symptomatische Therapie der Hautreaktionen.

Tropische Wanzen sind gefährlicher, da sie die Chagas-Krankheit übertragen können.

7.6.4 Erkrankungen durch Flöhe

Synonym. Pulikose.

Klinik. Flöhe sind flügellose Insekten, die streng auf einen Wirt spezialisiert leben. Der Menschenfloh Pulex irritans ist durch gute Wohnungshygiene bei uns weitgehend ausgerottet. Flohbisse sind meist multipel und asymmetrisch angeordnet an bedeckten Körperstellen zu finden. An der Bißstelle entsteht eine Quaddel und zentral sieht man auf Spateldruck einen kleinen hämorrhagischen Fleck. Diese Beobachtung ist diagnostisch richtungweisend *(Abb. 104)*.

Therapie. Symptomatische Behandlung der stark juckenden Quaddeln mit Antihistaminika. Kleidung mit Insektiziden einsprühen (Jacutin Puderspray, DDT Puderspray).

7.6.5 Erkrankungen durch Zeckenbisse

Zecken sind in waldreichen Gegenden sehr weit verbreitet. In Europa ist der häufigste Vertreter **Ixodes ricinus.** Sie leben auf Zweigen und lassen sich auf einen vorbeikommenden Blutwirt herabfallen, um sich in der Haut festzubeißen und dort über mehrere Tage eine reichliche Blutmahlzeit zu sich zu nehmen (Abb. 105). Sie können dabei ihr Körpervolumen um ein Mehrfaches vergrößern. Nach dem Saugakt zieht die Zecke die Mundwerkzeuge wieder aus der Haut zurück und fällt vom Wirt ab. Sie kann mehrere Monate von dieser Mahlzeit leben.

Klinik. Der Saugakt verursacht einen leichten örtlichen Juckreiz. Wird die Zecke gewaltsam entfernt, können zurückbleibende Teile eine entzündliche **Fremdkörperreaktion** verursachen (Zeckengranulom). Beim Saugen können auch pathogene Erreger von der Zecke auf den Wirt übertragen werden, z.B. Eiterkokken, die zu Pyodermie oder Erysipel führen. Besondere Beachtung verdient die durch Zecken übertragene **Borrelia-burgdorferi-Infektion** *(Kap. 7.3.6.1)* und eine **Arbovirus-Infektion,** die die Frühsommermeningoenzephalitis (FMSE) verursacht.

7.6.4 Erkrankungen durch Flöhe

Flöhe sind flügellose Insekten. Flohbisse erzeugen Quaddeln mit hämorrhagischem Fleck *(Abb. 104)*. Die Bisse sind meistens gruppiert an bedeckten Körperstellen zu finden.

Therapie
Symptomatisch; evtl. Antihistaminika.

7.6.5 Erkrankungen durch Zeckenbisse

In Europa ist der häufigste Vertreter der Zecken Ixodes ricinus, in waldreichen Gegenden weit verbreitet.

Klinik
Der Zeckenbiß verursacht leichten Juckreiz *(Abb. 105)*. Bei der gewaltsamen Entfernung können zurückbleibende Teile ein Zeckengranulom verursachen. Beim Zeckenbiß können pathogene Erreger von der Zecke auf den Wirt übertragen werden, z.B. Eiterkokken, **Borrelia burgdorferi** und **Arboviren.**

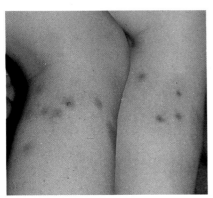

Abb. 104: Flohstiche.

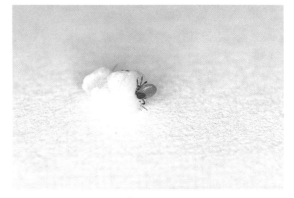

Abb. 105: Hautstanze mit Zecke.

Therapie. Man bedeckt die Zecke ganz mit Öl oder Klebstoff und wartet, bis sie wegen drohender Erstickung losläßt. Man kann die Zecke dann vorsichtig aus der Haut herausdrehen. Gelingt dies nicht, sollten zurückgebliebene Reste herausgestanzt werden. In Endemiegebieten von FMSE kann eine passive Immunisierung mit FMSE-Immunglobulin innerhalb von 48 Stunden nach Zeckenstich durchgeführt werden. Eine aktive Immunisierung mit FMSE-Impfstoff empfiehlt sich für Personen, die sich aus beruflichen Gründen oder in der Freizeit häufig in Endemiegebieten aufhalten. Die Endemiegebiete kann man bei den Gesundheitsämtern erfahren. Die Durchseuchung der Zecken mit Borrelia burgdorferi nimmt in Deutschland zu. Je nach Region sind 5–30% der Zecken infiziert. Die Infektion macht sich erst nach 1–2 Wochen an der Bißstelle bemerkbar, entweder als Erythema migrans oder als Lymphadenosis cutis benigna (siehe dort). Der Patient muß bei der Entfernung der Zecke auf diese Folgen aufmerksam gemacht werden. Eine serologische Untersuchung auf Borrelia-Antikörper ist nach ca. 6 Monaten empfehlenswert.

Therapie
Entfernung der Zecke nach Behandlung mit Öl oder Klebstoff. Zurückgebliebene Reste müssen herausgestanzt werden. In Endemiegebieten von FMSE ist eine passive Immunisierung angezeigt. Aktive Immunisierung mit FMSE-Impfstoff empfiehlt sich nur für Personen, die beruflich in Endemiegebieten Zeckenstichen ausgesetzt sind. Nach Entfernung der Zecke sollte der Patient auf die möglichen Folgen einer Borrelia-burgdorferi-Infektion aufmerksam gemacht werden. Serologische Untersuchungen nach ca. 6 Monaten sind empfehlenswert.

7.7 Sexuell übertragene Krankheiten

Synonyme. Genitale Kontaktinfektionen, Geschlechtskrankheiten, venerische Infektionen, STD (sexually transmitted diseases).

Infektionskrankheiten, die überwiegend oder ausschließlich beim Geschlechtsverkehr übertragen werden, haben eine besondere mikrobiologische, psychologische, soziale und rechtliche Stellung.

Mit dem Gesetz zur Bekämpfung der Geschlechtskrankheiten vom 23.7.1953 (Bundesgesetzblatt I 700), geändert am 25.8.1969 (Bundesgesetzblatt I 1351), werden in der BR Deutschland Patient, Arzt und Gesundheitsamt beim Auftreten der Geschlechtskrankheiten **Syphilis, Gonorrhö, Ulcus molle** und **Lymphogranuloma inguinale** besondere Maßnahmen auferlegt. Für die HIV-Infektion besteht seit dem 1.10.1987 eine Berichtspflicht der Laboratorien über positive HIV-Antikörpertests. Die Meldung wird anonym (ohne Angabe des Patientennamens) an das Bundesgesundheitsamt gemacht *(Tab. 33)*.

7.7 Sexuell übertragene Krankheiten

Infektionskrankheiten, die überwiegend oder ausschließlich beim Geschlechtsverkehr übertragen werden, haben eine besondere mikrobiologische, psychosoziale und rechtliche Stellung.

Zur Meldepflicht siehe *Tabelle 33*.

7.7.1 Sexuell übertragene Krankheiten durch Bakterien

7.7.1.1 Gonorrhö

Synonym. Tripper.

> **Definition.** Die Gonorrhö wird durch Neisseria gonorrhoeae hervorgerufen. Sie tritt primär im Bereich der Schleimhäute des Urogenitaltraktes, des Analkanals, des Rachens oder der Konjunktiven auf.

7.7.1 Sexuell übertragene Krankheiten durch Bakterien
7.7.1.1 Gonorrhö

◀ Definition

Epidemiologie. Bis zur Einführung der Antibiotikatherapie war die Gonorrhö besonders in Zeiten schlechter sozialer und hygienischer Umstände eine der häufigsten Infektionskrankheiten, die wegen ihrer schweren entzündlichen Komplikationen im Urogenitaltrakt mit den Folgen der Urethralstriktur, Adnexitis und Unfruchtbarkeit gefürchtet war. Die Einführung der Sulfonamide und besonders des Penicillins sowie weltweite Kontrollmaßnahmen brachten in den 50er Jahren zunächst einen Rückgang der Gonorrhö, nach Einführung der hormonellen Kontrazeption und der damit größeren sexuellen Freizügigkeit in der westlichen Welt kam es erneut zu einem Anstieg. Nach Auftreten der HIV-Infektion und dem damit verbundenen Appell zur partnerschaftlichen Treue bzw. zum Kondomgebrauch ist in den letzten Jahren die Zahl der gemeldeten Gonorrhö-Fälle, vor allem der Rektalgonorrhö, zurückgegangen. **Trotzdem ist die Gonorrhö auch heute noch die häufigste der meldepflichtigen Infektionskrankheiten** (nach Schätzungen der WHO über 60 Mill. Neuerkrankungen pro Jahr).

Neisseria gonorrhoeae ist äußerst empfindlich gegenüber Temperaturschwankungen und Austrocknung. Deshalb ist die Übertragung ausschließlich durch direkten Schleimhautkontakt möglich, am besten beim Geschlechtsverkehr, früher auch häufig während der Geburt Übertragung auf die Konjunktiven der

Epidemiologie
Vor Einführung der Antibiotikatherapie war die Gonorrhö wegen ihrer Komplikationen gefürchtet.

Nach Auftreten der HIV-Infektion ist in den letzten Jahren die Zahl der gemeldeten Gonorrhö-Fälle, vor allem der Rektalgonorrhö zurückgegangen. **Trotzdem ist die Gonorrhö auch heute noch die häufigste der meldepflichtigen Krankheiten.**
Die Übertragung ist ausschließlich durch direkten Schleimhautkontakt möglich, beim Geschlechtsverkehr und bei der Geburt.

Tabelle 33: Auszug aus dem Gesetz zur Bekämpfung der Geschlechts-krankheiten vom 23.7. 1953, geändert am 25.8. 1969
Geltungsbereich: Bundesrepublik Deutschland

§ 1	**Geschlechtskrankheiten im Sinne des Gesetzes sind:** 1. Syphilis 2. Gonorrhö 3. Ulcus molle 4. Lymphogranuloma inguinale
§ 2	Die Bekämpfung der Geschlechtskrankheiten umfaßt Maßnahmen zur Verhütung, Feststellung, Erkennung und Heilung der Erkrankungen sowie die vorbeugende und nachgehende Gesundheitsfürsorge. Zu diesem Zweck werden die Grundrechte auf körperliche Unversehrtheit und auf Freiheit der Person eingeschränkt. Die Durchführung obliegt den Gesundheitsämtern.
§ 3–8:	**Pflichten der Kranken und krankheitsverdächtigen Personen** – Verpflichtung zur Untersuchung und Behandlung bei approbiertem Arzt – Verpflichtung zur sexuellen Enthaltsamkeit bis die Krankheit nicht mehr übertragbar ist – Verpflichtung zur Untersuchung vor Eheschließung – Verbot von Muttermilch- und Blutspende
§ 9–13:	**Pflichten der Ärzte** Die genannten Geschlechtskrankheiten dürfen nur von einem approbierten Arzt behandelt werden. Er ist verpflichtet, die Untersuchung und Behandlung nach dem wissenschaftlichen Erkenntnisstand durchzuführen und schriftliche Aufzeichnungen über Anamnese, Untersuchungsbefund, Diagnostik und Behandlung des Patienten zu machen. – Verpflichtung zur Meldung beim Gesundheitsamt ohne Nennung des Namens und der Anschrift (anonym). – Namentliche Meldung beim Gesundheitsamt, wenn Behandlung verweigert oder unterbrochen wird oder der Patient sich der Nachuntersuchung entzieht. – Verpflichtung, den Patienten über die Erkrankung aufzuklären und nach Ansteckungsquellen zu suchen.
§ 14–31:	**Aufgaben des öffentlichen Gesundheitswesens** – Einrichtung von Beratungsstellen für Geschlechtskranke (Prostituiertenkontrolle) – Aufklärung der Bevölkerung – Anordnung von Zwangsmaßnahmen bei Weigerung von Geschlechtskranken, sich untersuchen und behandeln zu lassen. – Übernahme der Kosten, falls Patient dazu nicht in der Lage ist.

Durch die **Credé-Prophylaxe** ist die Neugeborenen-Konjunktivitis weitgehend verschwunden.

Klinik der genitalen Gonorrhö
Nach einer Inkubationszeit von 2–10 Tagen tritt beim Mann eine **eitrige Urethritis** anterior auf *(Abb. 106)*.

Als **Komplikation** kann eine **Prostatitis** und **Epididymitis** mit nachfolgender Infertilität entstehen.
In 20% verläuft die Infektion beim Mann asymptomatisch.

Merke ▶

Neugeborenen mit nachfolgender eitriger Blepharo-Konjunktivitis und Erblindung. Diese ist durch die gesetzlich vorgeschriebene **Credésche Prophylaxe** (1%ige Argentum-nitricum-Lösung in die Konjunktiven des Kindes direkt nach der Geburt) weitgehend verschwunden.

Klinik der genitalen Gonorrhö. Nach einer Inkubationszeit von 2–10 Tagen kommt es im Bereich der infizierten Schleimhäute zu einer akuten Entzündung. **Beim Mann** äußert sich die unkomplizierte Gonorrhö als **akute eitrige Urethritis anterior** mit Dysurie und reichlich gelb-grünlichem Ausfluß aus der Harnröhre. Das Orificium urethrae ist gerötet, durch den Fluor kann es zu einer begleitenden Balanoposthitis und Infektion der paraurethralen Drüsen kommen (*Abb. 106*). Als **Komplikation** können die Gonokokken in Prostata und Nebenhoden aszendieren und dort eine akute oder **chronische Urethro-Prostatitis und Epididymitis** mit nachfolgender Infertilität infolge des Verschlusses der Nebenhodenkanälchen verursachen. In ca. 20% verläuft die Infektion beim Mann asymptomatisch.

Bei der Frau verläuft die Gonorrhö in der Frühphase milder als beim Mann. In 50–70% bleibt die **Urethritis** und **Zervizitis** unbemerkt, da Ausfluß oder leichte Dysurie als »nichts Besonderes« angesehen werden.

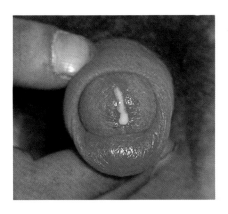

Abb. 106: Akute Urethritis gonorrhoica anterior mit gelb-grünem eitrigen Ausfluß und gerötetem Orificium urethrae und Präputiumödem.

Selten tritt eine Bartholinits auf, die dann sehr schmerzhaft und diagnostisch wegweisend ist. Eine Kolpitis (Vaginitis) kommt bei der geschlechtsreifen Frau **nicht** vor. Gonokokken können nur das Vaginalepithel von Mädchen vor der Menarche infizieren. Erst die Komplikationen einer aufsteigenden Infektion führen zu einer äußerst schmerzhaften ein- oder doppelseitigen **Salpingitis** mit Fieber und starker Druckschmerzhaftigkeit im Unterbauch (bei vaginaler Untersuchung Portiohebeschmerz). Weiterhin kann es auch zu einer lokalisierten Peritonitis, der **Perihepatitis acuta Fitz-Hugh-Curtis** kommen mit atemabhängigen Schmerzen im Oberbauch. Die Salpingitis führt je nach Schweregrad der Entzündung zur Zerstörung des Flimmerepithels der Eileiter, zu Verwachsungen und Verklebungen im Bereich der Adnexen, die zur **Infertilität** führen können.

Bei entsprechendem Sexualverhalten kann es auch primär zu einer **extragenitalen Gonorrhö** z.B. der **anorektalen** Gonorrhö (Proktitis) oder der **oropharyngealen Gonorrhö** (Pharyngitis) bei Mann und Frau kommen. Auch die Konjunktivitis des Kleinkindes durch N. gonorrhoeae gehört zur Gruppe der extragenitalen Gonorrhö.

Disseminierte Gonokokkeninfektion: Die hämatogene Aussaat der Gonokokken kommt nur in ca. 1–3% der Fälle, zumeist bei Frauen mit Komplementmangel der Fraktionen C 6–8 vor. Es handelt sich hierbei auch um besondere Gonokokken-Stämme (Auxotypen). Klinisch ist diese benigne Gonokokkensepsis erkennbar an der Trias von intermittierendem Fieber bis 39 °C, Arthralgien und einer sehr charakteristischen Dermatitis mit hämorrhagischen Pusteln an den Akren (*Abb. 107*). Histopathologisch handelt es sich hierbei um eine Vaskulitis. Der Gelenkbefall äußert sich in der Frühphase der Disseminierung mit asymmetrischen Polyarthralgien, in der Spätphase als Monarthritis mit Gelenkerguß. Die **Arthritis gonorrhoica** kann auch als alleiniges Symptom hämatogener Streuung auftreten.

Labordiagnostik. – Mikroskopischer Direktnachweis: Urethral- oder Zervikalsekret wird auf einem Objektträger ausgestrichen und nach Lufttrocknung und Hitzefixierung mit **Methylenblau** oder nach **GRAM** gefärbt. Bei 800–1000facher Vergrößerung kann man im Mikroskop **intraleukozytäre gramnegative** Diplokokken mit typischer semmelförmiger Konfiguration erkennen (*Abb. 108*).

> **Merke.** Im Vaginalabstrich einer erwachsenen Frau kann man keine Gonokokken nachweisen!

Kulturelle Anzüchtung von Neisseria gonorrhoeae: Da das mikroskopische Präparat nur eine Sensitivität von 40–70% hat, kann eine Gonorrhö **nur** durch Kultur ausgeschlossen werden. Auf modifiziertem Thayer-Martin-Agar bei 35 °C unter 5–7% CO_2-Anreicherung wachsen die Gonokokken nach 24–48 Stunden. Der kulturellen Anzüchtung von N. gonorrhoeae kommt eine besondere Bedeutung bei der Erkennung von asymptomatischen Infektionen, vor allem bei Frauen zu.

Erst die aufsteigende Infektion führt zur schmerzhaften **Salpingitis** und evtl. lokalisierten Peritonitis.

Die Salpingitis kann zum Tubenverschluß und damit zur Infertilität führen.

Bei entsprechendem Sexualverhalten kann es primär zur **extragenitalen Gonorrhö** z.B. der anorektalen oder oropharyngealen Gonorrhö kommen. Zur Gruppe zählt auch die Gonokokken-Konjunktivitis des Kleinkindes.

Disseminierte Gonokokkeninfektion Hämatogene Aussaat von Gonokokken tritt nur in 1–3% der Fälle auf. Klinisch typisch ist die Trias von intermittierendem Fieber, Arthralgien und einer Dermatitis mit hämorrhagischen Pusteln an den Akren (*Abb. 107*).

Die **Arthritis gonorrhoica** kann als einziges Symptom auftreten.

Labordiagnostik. – Mikroskopischer Nachweis (Färbung mit Methylenblau oder nach GRAM) von **gramnegativen** intraleukozytär liegenden Diplokokken im Ausstrichpräparat (*Abb. 108*).

◄ **Merke**

Kulturelle Anzüchtung Da das mikroskopische Präparat nur eine Sensitivität von 40–70% hat, kann eine Gonorrhö nur durch Kultur ausgeschlossen werden.

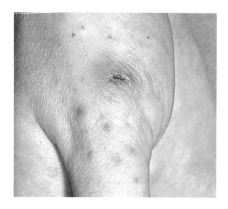

Abb. 107: Disseminierte Gonokokken-infektion mit typischen hämorrhagischen Papeln und Pusteln und Ulzeration am Daumen.

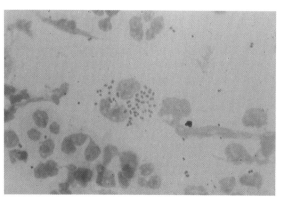

Abb. 108: Ausstrich-präparat, Methylenblau-Färbung mit Leukozyten und intra- und extra-zellulär gelegenen, semmelförmigen Diplokokken.

Differentialdiagnose
Chlamydieninfektion.
Zum klinischen Fall siehe *Synopsis 27.*

Therapie
Einzeittherapie mit Spectinomycin oder Thiamphenicol.

Komplizierte Gonorrhö
Hochdosierte parenterale Antibioti-katherapie.

7.7.1.2 Genitale Chlamydieninfektionen

Definition ▶

Biologie und Epidemiologie
Chlamydien sind kleine Bakterien, die sich obligat intrazellulär vermehren. Sie haben einen besonderen Entwicklungszyklus *(Syn. 26).*

Differentialdiagnose. Die klinische Symptomatik der Chlamydieninfektion ist der Gonorrhö sehr ähnlich. Zum Vergleich siehe *Synopsis 27.*

Therapie. Unkomplizierte Gonorrhö: Einzeitbehandlung mit 2 g Spectinomycin i.m. oder Thiamphenicol 2,5 g p.o, alternativ eine Woche Tetrazykline. Nachkontrolle nach 1 Woche. Bei **postgonorrhoischer Urethritis** Untersuchung auf Chlamydien und Mykoplasmen, serologische Untersuchung zum Ausschluß einer gleichzeitig aquirierten Syphilis nach 6 Wochen. Patienten auch auf die Möglichkeit einer gleichzeitig erworbenen HIV-Infektion hinweisen.

Komplizierte Gonorrhö: Bei **Adnexitis** oder **Epididymitis gonorrhoica** hochdosierte parenterale Penicillintherapie über 10 Tage, falls kein Erregernachweis möglich ist, Therapie mit Breitspektrumantibiotika, die sowohl gonokokken- wie auch chlamydienwirksam sind.

7.7.1.2 Genitale Chlamydieninfektionen

Definition. Weltweit verbreitete, häufige Infektionskrankheit im Genitalbereich durch Chlamydia trachomatis.

Biologie und Epidemiologie. Chlamydien sind sehr kleine gramnegative Bakterien, die sich **obligat intrazellulär** vermehren. Sie besitzen eine Zellwand, DNS und RNS. Sie vermehren sich intrazellulär in einem besonderen **Entwicklungszyklus**, bei dem die Elementarkörperchen von der Wirtszelle phagozytiert werden. Diese werden metabolisch aktiv und werden zu Retikularkörperchen, die einen sogenannten Einschluß bilden. Sie liegen in einer Vakuole im Zytoplasma und verdrängen den Zellkern. Schließlich platzt die Vakuole und zerstört dabei die Wirtszelle. Die freigesetzten reifen Elementarkörperchen können weitere Zellen, vorzugsweise Zylinderepithelien infizieren *(Syn. 26).* Wenn die Einschlüsse nicht platzen, kommt es zu einer latenten, persistierenden Infektion.

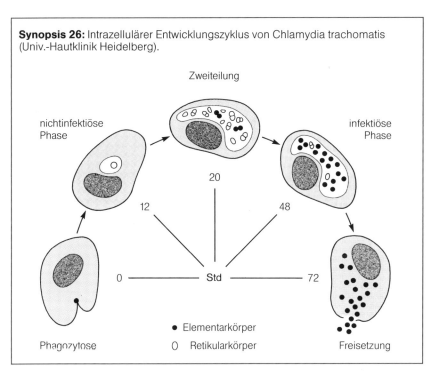

Synopsis 26: Intrazellulärer Entwicklungszyklus von Chlamydia trachomatis (Univ.-Hautklinik Heidelberg).

Man unterscheidet 15 Serotypen von Chlamydia trachomatis. Serotyp A-C ruft das Trachom hervor, Serotyp D-K okulogenitale Infektionen und Serotyp L1-L3 das Lymphogranuloma inguinale.

Okulogenitale Chlamydieninfektion

Klinik. Chlamydia trachomatis Serotyp D-K befällt die Urogenital- und Konjunktivalepithelien und ruft ein der Gonorrhö sehr ähnliches Krankheitsspektrum hervor *(Syn. 27)*.

Beim Mann tritt nach dem infizierenden Geschlechtsverkehr innerhalb von 1–3 Wochen eine **seröse Urethritis** auf. Hauptsymptom ist die Dysurie mit morgendlichem wäßrigem Fluor. Die Beschwerden können unbehandelt wieder abklingen und jederzeit rezidivieren. Bei Aszension der Chlamydien kann es zur **Epididymitis**, vielleicht auch **Prostatitis** kommen. Bei Analverkehr kann eine **Proktitis** entstehen.

Bei der Frau tritt nach der Infektion zunächst eine **Zervizitis** auf. Meist bleibt diese Infektion unerkannt. Dem vermehrten serösen bis mukopurulenten Zervikalfluor wird oft keine Bedeutung beigemessen, bis es zur aufsteigenden Infektion in das Endometrium, die Eileiter und das Peritoneum kommt. Den größten Schaden richten die Chlamydien am Flimmerepithel der Eileiter an. Die Entzündung führt zur Verklebung und derben Infiltration der Eileiter und bei doppelseitiger **Salpingitis** zur **Infertilität**.

Komplikationen bei länger bestehender Chlamydieninfektion sind die Perihepatitis, die Einschlußkörperchen-Konjunktivitis *(Abb. 109)* und schließlich die reaktive Arthritis (Morbus Reiter).

Differentialdiagnose. Gonorrhö und Mykoplasmeninfektion.

> ***Merke.*** Häufig kommt es auch zu Doppel- und Dreifachinfektionen von Chlamydien, Mykoplasmen und Gonokokken.

Bei Neugeborenen kann es zu einer **perinatalen Chlamydieninfektion** kommen, wenn die Mutter infiziert ist. Häufigste Infektion ist die serös-eitrige **Konjunktivitis**, die durch die Credé-Prophylaxe nicht verhindert wird und 1–3 Wochen nach der Geburt auftritt. Gleichzeitig wird der Naso-Pharyngealraum besiedelt

Man unterscheidet 15 Serotypen von Chlamydia trachomatis.

Okulogenitale Chlamydieninfektion

Klinik
Befall der Urogenital- und Konjunktivalepithelien mit gonorrhöähnlichem Krankheitsbild.
Beim Mann tritt 1–3 Wochen nach der Infektion eine seröse Urethritis auf.
Bei Aszension der Chlamydien kommt es zu Epididymitis und bei Analverkehr zur Proktitis.

Bei der Frau tritt nach Infektion eine meist unerkannte serös-mukopurulente Zervizitis auf. Bei Aszension der Chlamydien kommt es zur Salpingitis mit nachfolgender Verklebung der Eileiter und Sterilität.

Komplikationen sind Perihepatitis, Einschlußkörperchen-Konjunktivitis, reaktive Arthritis *(Abb. 109)*.

◀ Merke

Beim Neugeborenen kann es zur perinatalen Chlamydieninfektion mit Konjunktivitis, Bronchitis und Pneumonie kommen.

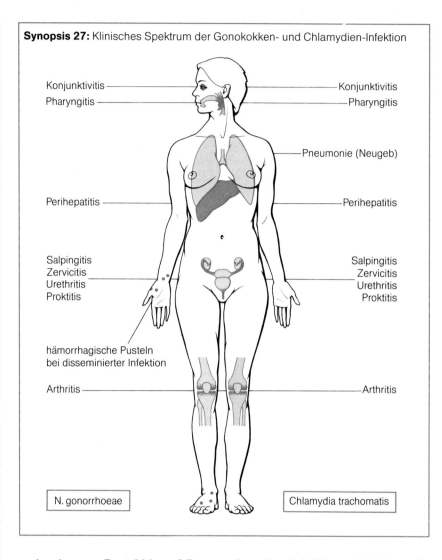

Synopsis 27: Klinisches Spektrum der Gonokokken- und Chlamydien-Infektion

Konjunktivitis

Pharyngitis

Konjunktivitis

Pharyngitis

Pneumonie (Neugeb)

Perihepatitis

Perihepatitis

Salpingitis
Zervicitis
Urethritis
Proktitis

Salpingitis
Zervicitis
Urethritis
Proktitis

hämorrhagische Pusteln
bei disseminierter Infektion

Arthritis

Arthritis

N. gonorrhoeae

Chlamydia trachomatis

und es kann zu **Bronchitis und Pneumonie**, wahrscheinlich auch Otitis media kommen.

Lymphogranuloma inguinale

Durch Chlamydia trachomatis Serotyp L1–3 wird das Lymphogranuloma inguinale hervorgerufen. Es ist in tropischen Regionen häufig, in Europa selten und wird meist von Auslandsreisen mitgebracht. Meldepflicht!

Klinik. Die Primärläsion ist ein unscheinbares herpesartiges Bläschen, das erodiert und spontan abheilt. Nach 3–4 Wochen kommt es zu Krankheitsgefühl und meist **einseitigen** inguinalen Lymphknotenschwellungen. Die Lymphknoten können faustgroß anschwellen, verbacken, eitrig einschmelzen und schließlich sich über Fisteln entleeren *(Abb. 110).*

Diagnose. 1. **Direkter Nachweis:** Chlamydia trachomatis kann **auf Zellkulturen** gezüchtet werden. Die Einschlüsse können mit verschiedenen Färbungen sichtbar gemacht werden, z.B. Giemsa *(Abb. 111),* Jod oder mit fluoreszenzmarkierten monoklonalen Antikörpern. Dieses Verfahren ist zeitaufwendig und teuer. Einfacher ist der Nachweis von **Chlamydienantigenen** mit Hilfe von polyklonalen oder monoklonalen Chlamydienantikörpern im direkten Immunfluoreszenztest oder im Enzymimmunoassay. Da die Chlamydien intrazellulär liegen, muß bei der Entnahme darauf geachtet werden, daß Epithelien im

Lymphogranuloma inguinale

Es wird durch Chlamydia trachomatis Serotyp L1–3 hervorgerufen und kommt in Europa selten vor.

Klinik
Nach unscheinbarer Primärläsion, die spontan abheilt, kommt es nach 3–4 Wochen zu Krankheitsgefühl und einseitiger Lymphknotenschwellung mit eitriger Einschmelzung *(Abb. 110).*

Diagnostik
Chlamydia trachomatis kann auf Zellkulturen angezüchtet werden oder Chlamydienantigene können im Abstrich direkt mit Antikörpern im Immunfluoreszenztest oder Enzymimmunoassay nachgewiesen werden. Zur Darstellung in Giemsa-Färbung siehe *Abb. 111.*

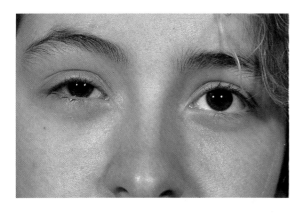

Abb. 109: Konjunktivitis und Lidödem des rechten Auges durch Chlamydia trachomatis Serotyp D-K.

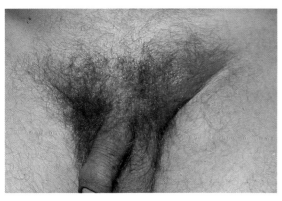

Abb. 110: Lymphogranuloma inguinale durch Chlamydia trachomatis Serotyp L 1–3

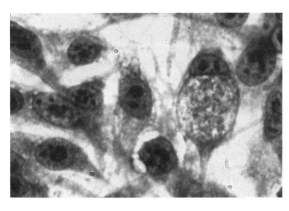

Abb. 111: Intrazellulärer Einschluß mit Elementkörperchen von Chlamydia trachomatis im Zytoplasma eines Fibroblasten (McCoy-Zellkultur, Glemsa-Färbung 1000fache Vergrößerung

Ausstrichmaterial enthalten sind. Am besten können Chlamydien aus Urethra, Zervix und Bindehaut isoliert werden.

2. **Serologischer Nachweis:** Serumantikörper werden nur bei komplizierten Chlamydieninfektionen gebildet.

Serologischer Nachweis von Chlamydia-trachomatis-Antikörpern ist nur bei komplizierten Infektionen zuverlässig.

Therapie. Orale Behandlung mit Doxycyclin 2x100 mg über mindestens 7–10 Tage oder alternativ Erythromycin 4x500 mg 10 Tage lang. Bei Komplikationen ist eine parenterale Therapie notwendig. Die Untersuchung der Kontaktpersonen und deren Behandlung ist – wie bei jeder Geschlechtskrankheit – wesentlich.

Therapie
Doxycyclin oder Erythromycin. Behandlung der infizierten Kontaktpersonen!

Der klinische Fall. Der 24jährige Patient hatte vor drei Monaten eitrigen Urethralausfluß. Nachdem mikroskopisch gramnegative Diplokokken nachgewiesen worden waren, wurde er unter der Diagnose einer akuten Urethritis gonorrhoica mit 2 g Spectinomycin i.m. behandelt. Danach war er zunächst beschwerdefrei. Er stellte sich deshalb nicht mehr zur Nachkontrolle vor. Nach zwei bis drei Wochen bemerkte er wieder einen leichten glasigen Ausfluß morgens und leichtes Brennen nach dem Wasserlassen. In den letzten Wochen hatte er in beiden Kniegelenken Schmerzen und entwickelte eine Konjunktivitis rechts. Im Urethral- und Konjunktivalabstrich konnten im Immunfluoreszenztest Chla-

◀ **Der klinische Fall**

mydienantigene nachgewiesen werden. Die kulturelle Untersuchung auf Gonokokken, Mykoplasmen und Trichomonaden war negativ. Im Serum waren erhöhte IgG- und IgA-Antikörper gegen Chlamydia trachomatis nachweisbar.
Diagnose: Postgonorrhoische Chlamydieninfektion.
Therapie: Doxycyclin 2 x 100 mg über 14 Tage. Zusätzlich Lokaltherapie der Bindehaut mit Erythromycin-Augentropfen. Eine Partneruntersuchung wurde veranlaßt.

7.7.1.3 Genitale Mykoplasmeninfektion

Bei sexuell aktiven Personen kann man auf den Urogenitalschleimhäuten häufig Mycoplasma hominis und Ureaplasma urealyticum nachweisen. Unter für sie günstigen Bedingungen können sie sich vermehren und Entzündungen hervorrufen. Man rechnet sie deshalb zu den opportunistischen Keimen. Gesichert ist die Pathogenität von **Ureaplasma urealyticum** bei der Urethritis des Mannes und von **Mycoplasma hominis** bei der Salpingitis der Frau.

Therapie. Doxycyclin 2x100 mg 10 Tage lang, alternativ Erythromycin wie bei Chlamydieninfektionen.

7.7.1.4 Syphilis

Synonyme. Lues, harter Schanker.

> ***Definition.*** Eine schwere, in Stadien verlaufende, chronische Geschlechtskrankheit, die alle Organsysteme befallen und unbehandelt zu Siechtum und Tod führen kann. Sie wird durch Treponema pallidum hervorgerufen.

Geschichte und Epidemiologie. Die erste bekannte Epidemie trat 1495 in und um Neapel auf. Möglicherweise wurde sie von Seeleuten, die mit Columbus in der Karibik waren, eingeschleppt. Die Erkrankung breitete sich in den folgenden Jahren vor allem in den Söldnerheeren rapide aus und hatte wegen der hohen Mortalität katastrophale Auswirkungen (Beispiel: von 8000 Schweizer Söldnern überlebten nur 148. Ihre Heimatstadt Bern nahm sie wegen Angst vor Ansteckung nicht auf). Im Verlauf der Jahrhunderte wandelte sich die Syphilis – durch abnehmende Virulenz des Erregers oder Selektion von immunologisch kompetenteren Patienten – zu einer chronisch verlaufenden Krankheit. Gelegentlich kann man auch heute noch bei immunabwehrgeschwächten Patienten solche foudroyanten Verläufe sehen. Sie werden als Lues maligna bezeichnet.

Biologie von Treponema pallidum. Der Erreger der Syphilis, die Spirochäte Treponema pallidum, wurde 1905 von Schaudinn und Hoffmann entdeckt. Bis heute ist es nicht gelungen, das Bakterium auf Nährböden oder in Zellkulturen anzuzüchten. Lediglich auf lebenden Organen – vorzugsweise Kaninchenhoden – können sie kultiviert werden.

Klinik. Das klinische Bild ist sehr vielgestaltig, und die Krankheitssymptome können individuell sehr unterschiedlich sein. Alle Organsysteme können im jahrzehntelangen Verlauf der Syphilis befallen werden.

Stadium I

Nach einer Inkubationszeit von 2–3 Wochen tritt an der Eintrittspforte eine derbe Papel auf, die sich in ein nicht oder wenig schmerzhaftes Ulkus mit derbem Rand umwandelt. Dieses harte Ulkus (Ulcus durum) wird als **Primäraffekt** oder harter Schanker bezeichnet. Die Lokalisation ist abhängig von der Art des Geschlechtsverkehrs, beim Mann am häufigsten an der Glans penis, dem Frenulum, Präputium oder ano-rektal *(Abb. 112)*. Bei der Frau im Bereich der kleinen Labien, an der Portio uteri oder extragenital, z.B. an der Lippe. Etwa eine Woche später tritt eine derbe regionale Lymphknotenschwellung auf. **Primäraffekt (Ulcus durum) und Skleradenitis werden als syphilitischer Primärkomplex bezeichnet.** Ohne Behandlung heilt das Ulkus nach einigen Tagen bis Wochen narbig ab.

7.7.1.3 Genitale Mykoplasmeninfektion

Ureaplasma urealyticum und Mycoplasma hominis sind transiente Keime der Urogenitalschleimhaut. Ureaplasmen können eine Urethritis hervorrufen, Mycoplasma hominis eine Salpingitis.

Therapie
Doxycyclin und Erythromycin.

7.7.1.4 Syphilis

Definition ▶

Geschichte und Epidemiologie
Die erste Epidemie trat 1495 in Neapel auf und hatte anfangs wegen der hohen Mortalität katastrophale Auswirkungen. Im Verlauf der Jahrhunderte wandelte sich die Syphilis zu einer chronisch verlaufenden Krankheit.

Biologie
Treponema pallidum wurde 1905 entdeckt. Es läßt sich bisher nur auf lebenden Organen kultivieren.

Klinik
Das klinische Bild ist sehr vielgestaltig, alle Organsysteme können befallen werden.

Stadium I
2–3 Wochen nach Infektion tritt an der Eintrittspforte ein **Ulcus durum,** der **Primäraffekt,** auf. Eine Woche später eine derbe regionale Lymphknotenschwellung (sog. **Bubo**), *(Abb 112).*

Primäraffekt und regionale Lymphknotenschwellung werden als syphilitischer Primärkomplex bezeichnet.

Stadium II

Die generalisierte Aussaat der Treponemen und die immunologischen Reaktionen kennzeichnen das klinische Bild der Sekundärphase, der Lues II. Etwa nach 3–4 Wochen sind Antikörper im Serum nachweisbar. Nach 8–12 Wochen kommt es zu Antigen-Antikörperreaktionen, die sich klinisch in Krankheitsgefühl, Arthralgien, Temperaturanstieg und schließlich in **Exanthemen** äußern. Diese Exantheme bezeichnet man als **Syphilide.** Sie sind morphologisch sehr vielgestaltig und können anderen dermatologischen Erkrankungen, vor allem Virusexanthemen, Arzneimittelexanthemen, schuppenden Dermatosen oder Acne vulgaris ähneln *(Abb. 113).* Die Differentialdiagnose der Syphilide ist in *Tabelle 34* dargestellt. Die Syphilide sind immunologische Reaktionen, Treponemen sind in diesen Hautveränderungen nicht nachweisbar. Die Lymphknoten sind **generalisiert** vergrößert und meist sehr derb und gut abgrenzbar zu tasten – **Polyskleradenitis.** Diagnostisch richtungweisend ist die Vergrößerung der kubitalen Lymphknoten. Gleichzeitig oder einige Wochen später treten weitere Krankheitserscheinungen auf, in denen Treponemen nachweisbar sind und die wie der Primäraffekt infektiös sind: Die akute eitrige Tonsillitis – **Angina specifica** und weißlich opaleszierende Papeln an der Mundschleimhaut – **Plaques muqueuses** – sowie die im Genital- und Analbereich auftretenden, breitbasig aufsitzenden, zur Mazeration neigenden Papillome – **Condylomata lata** *(Abb. 114).* Ca. 4 Monate nach der Infektion klingt das Exanthem wieder spontan ab. Es können in den folgenden 2 Jahren **Rezidivexantheme** mit unterschiedlicher Morphologie auftreten. Besonders typisch ist das Auftreten von Papeln in den Handlinien der Palmae oder an den Plantae *(Abb. 115).* Das abheilende Exanthem kann ein postinflammatorisches **Leukoderm** hinterlassen, das besonders auffällig im Nacken ist und sinnigerweise als »Halsband der Venus« bezeichnet wurde.

Nach 5–6 Monaten kann es zu einem fleckförmigen Haarausfall kommen – **Alopecia areolaris.**

Die Beteiligung innerer Organe bleibt meist unerkannt, da sie leicht verlaufen. Häufiger treten eine Begleithepatitis, Immunkomplexnephritis, Meningitis, Myositis und Periostitis auf.

Sonderform: Eine besonders schwere Verlaufsform im Stadium II ist die **Lues maligna.** Sie tritt bei schlechter Immunabwehrlage auf, z.B. bei malignen Erkrankungen und HIV-Infektion. Die Hautläsionen sind größer und exulzerieren *(Abb. 116).*

Stadium II
Nach 3–4 Wochen sind Antikörper im Serum nachweisbar, nach 8–12 Wochen kommt es zu Antigen-Antikörperreaktionen mit **syphilitischen Exanthemen** *(Abb. 113).*

Die Lymphknoten sind **generalisiert** vergrößert.

Aus der Schleimhaut bei **Angina specifica** und den Papeln der **Condylomata lata** *(Abb. 114)* können Treponemen im Dunkelfeld nachgewiesen werden.

In den folgenden 2 Jahren können Rezidivexantheme auftreten. Besonders typisch ist das Auftreten von Papeln in den Handlinien *(Abb. 115).*

Der fleckförmige Haarausfall wird Alopecia areolaris genannt.

Sonderform: Eine schwere Verlaufsform bei schlechter Immunabwehrlage mit ulzerierenden Hautläsionen wird Lues maligna genannt.

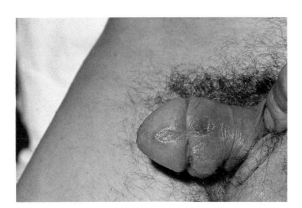

Abb. 112: Ulcus durum an Glans und Präputium, luetischer Primäraffekt.

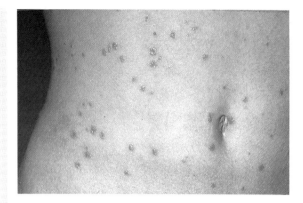

Abb. 113: Papulöses generalisiertes Exanthem am Stamm bei Lues II.

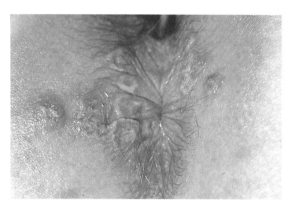

Abb. 114: Condylomata lata perianal bei Lues II.

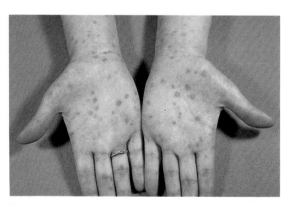

Abb. 115: Papulöses Syphilid bei Lues II in den Palmae.

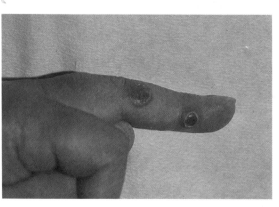

Abb. 116: Exulzerierende Papeln bei Lues maligna.

Tabelle 34: Differentialdiagnose der syphilitischen Exantheme		
morphologisches Bild des Syphilids	**besondere Merkmale**	**Differentialdiagnose**
makulöses monomorphes Syphilid Roseola	kein Juckreiz	Masern Mononukleose akutes HIV-Exanthem Pityriasis rosea Arzneimittelexanthem
papulöses oder makulopapulöses Syphilid	Befall von Handtellern und Fußsohlen	Parapsoriasis lichenoides Lichen ruber Arzneimittelexanthem Tuberkulid
Papulosquamöses Syphilid	Befall von Haaransatz und Handtellern	Psoriasis vulgaris seborrhoische Dermatitis Pityriasis rosea
papulopustulöses Syphilid	kein Fieber, nässende Papeln nasolabial und in den Mundwinkeln	Akne vulgaris Rosacea pustulosa Varizellen Perlèche
Merke: Die Syphilis ist der »Affe« unter den Krankheiten. Sie kann viele Krankheiten imitieren.		

Im Anschluß an die Sekundärphase kann der Patient völlig erscheinungsfrei werden.

Latenzstadium: Dieses Stadium kann über viele Jahre oder lebenslänglich andauern. Die Patienten fühlen sich gesund. Das Stadium nennt man **Lues latens seropositiva.** In dieser Phase kann es zur Spontanheilung oder zumindest permanenten Latenz kommen. Nur mit Hilfe des treponemenspezifischen IgM-Antikörpernachweises läßt sich entscheiden, ob die Lues noch behandlungsbedürftig ist.

Stadium III

Nach 3–5 Jahren oder Jahrzehnten kann sich eine infektionsallergische granulomatöse Gewebereaktion auf die **Treponemenantigene** an verschiedenen Organen entwickeln. Die Granulome werden **Syphilome oder Gummen** genannt. **Gummen enthalten also keine Treponemen!** Sie können sich auch an Haut oder Schleimhäuten manifestieren. Diese Form der Tertiärsyphilis tritt heute nur noch selten auf. Ebenso selten ist die Neurosyphilis und die kardiovaskuläre Syphilis geworden. Die antibiotische Behandlung eines exulzerierten Gummas an der Haut führt zu narbiger Abheilung.

Stadium IV

Dieses Stadium wird auch **Metalues** genannt. Im Gegensatz zur Tertiärlues ist die **Immunitätslage abgeschwächt.** Die Treponemen vermehren sich wieder. Den Befall der Leptomeningen, der Hinterstränge und Dorsalganglien nennt man **Tabes dorsalis.** Klinisch gekennzeichnet durch Sensibilitätsausfälle, Ataxie und Schmerzattacken sowie Reflexausfälle und Pupillenstarre. Die **progressive Paralyse** ist gekennzeichnet als chronische Meningoenzephalitis mit atrophisierendem Parenchymschaden. Sie führt zu psychotischen Wesensveränderungen und schließlich zur Demenz.

Syphilis connata

Treponema pallidum kann nach Abschluß der Plazentaentwicklung im 4.–5. Schwangerschaftsmonat **diaplazentar** von der Mutter auf das Kind übertragen werden, sofern die Mutter eine **floride** Lues hat. Daraus folgt, daß Luesinfektionen der Mutter, die vor der Schwangerschaft oder im ersten Trimenon ausreichend behandelt werden, das Kind nicht schädigen. Deshalb wird heute in der Frühschwangerschaft routinemäßig ein serologischer Luestest (TPHA-Test) durchgeführt.

Das Latenzstadium im Anschluß an die Sekundärphase kann viele Jahre oder lebenslänglich andauern. Es kann zur Spontanheilung kommen. Nur mit Hilfe des treponemenspezifischen Antikörpernachweises läßt sich entscheiden, ob die Lues noch behandlungsbedürfig ist.

Stadium III
Nach 3–5 Jahren kann sich eine granulomatöse Gewebereaktion **auf Treponemenantigene** entwickeln. Sie werden **Syphilome** oder **Gummen** genannt. Gummen enthalten also keine Treponemen. Neurosyphilis und kardiovaskuläre Syphilis können auftreten Behandelte exulzerierte Gummen heilen narbig ab.

Stadium IV
Die Immunitätslage ist abgeschwächt. Es kommt zu Tabes dorsalis und progressiver Paralyse.

Syphilis connata
Treponemen können diaplazentar von der Mutter auf das Kind übertragen werden.

In der Frühschwangerschaft wird deshalb heute routinemäßig ein serologischer Lues-Test durchgeführt.

Je nach Schweregrad der Lues connata kann es zu Totgeburt oder Symptomen der Lues II bei Geburt kommen. Das Kind kann auch erscheinungsfrei geboren werden und die Diagnose ist nur serologisch zu stellen.

Für die Lues connata tarda typisch ist die Hutchinson-Trias, mit Tonnenform der oberen Schneidezähne, Keratitis parenchymatosa und Innenohrschwerhörigkeit.

Diagnostik
Im Reizsekret des Primäraffekts oder der Condylomata-lata-Papeln können Treponemen im Dunkelfeld nachgewiesen werden (Abb. 117).

Serologischer Nachweis von Antikörpern: Ca. 3 Wochen nach Infektion sind treponemenspezifische Antikörper im Serum nachweisbar. Nach 6 Wochen werden auch nichttreponemale Lipoidantikörper gebildet, die mit dem VDRL-Test nachgewiesen werden. Methoden zum Nachweis von treponemalen Antikörpern sind der **TPHA-Test**, der **FTA-Test** und der **TPI-Test**.

TPHA- und FTA-Test sind auch zum Nachweis von IgM-Antikörpern im fraktionierten Patientenserum geeignet.

Merke ▶

Suchtest: TPHA- und VDRL-Test werden als Suchtest in der Routine eingesetzt.
3–4 Wochen nach Infektion wird der TPHA-Test reaktiv und bleibt meist auch bei behandelter Lues reaktiv.

Der VDRL-Test wird nach 5–6 Wochen reaktiv und ist weniger spezifisch.

Der Schweregrad der Lues connata hängt von der Infektiosität der mütterlichen Lues ab. Im schwersten Fall – bei Frühlues der Mutter – wird das Kind im 7.–8. Schwangerschaftsmonat tot geboren. Liegt die Infektion bei der Mutter schon länger zurück, kommt das Kind mit Symptomen der Lues II zur Welt: Haut- und Schleimhautexantheme, Rhinitis syphilitica, interstitielle Hepatitis, Hydrozephalus, Osteochondritis, Pneumonia alba, Anämie u.a. Symptome weisen auf die generalisierte Aussaat der Treponemen hin. Das Kind kann auch bei der Geburt erscheinungsfrei sein und erst im Jugendlichen- oder Erwachsenenalter wird bei einer serologischen Untersuchung die Lues erkannt und Zeichen der **Lues connata tarda** offenbar. Sichere Erkennungszeichen sind die **Sattelnase** als Folge der ulzerösen Rhinitis syphilitica mit Knorpel- und Septumzerstörung und die **Parrot-Furchen** perioral bis ins Lippenrot.

> Die **Hutchinson-Trias** mit Tonnenform der oberen Schneidezähne, Keratitis parenchymatosa und Innenohrschwerhörigkeit ist beweisend für eine Lues connata tarda. Diese Symptome entwickeln sich in den ersten Lebensjahren.

Diagnostik. **Direkter Nachweis im Dunkelfeld:** Da Treponema pallidum ein Gewebeparasit ist, muß zum Nachweis Sekret aus der Tiefe der Läsion gewonnen werden. Man desinfiziert und arrodiert die Oberfläche und preßt das Ulkus (Primäraffekt) oder eine Papel (Condylomata lata) seitlich zusammen, so daß zellfreies **klares Reizsekret** austritt, das mit einem Tropfen NaCl auf einen Objektträger gebracht wird. Das Präparat wird mit einem Deckgläschen abgedeckt und **sofort** mit dem Dunkelfeldmikroskop untersucht. Nach einiger Übung erkennt man silbrig-hell aufleuchtende, spiralige Bakterien mit typischen Knick- und Rotationsbewegungen (Abb. 117).

Serologischer Nachweis von Antikörpern
Ca. 3–4 Wochen nach Infektion können **treponemenspezifische Immunglobuline** im Serum nachgewiesen werden, zunächst werden IgM-Antikörper gebildet, dann IgG-Antikörper. Außerdem werden ca. 6 Wochen nach Infektion auch unspezifische, **nichttreponemale Lipoidantikörper** gebildet, die früher mit der Wassermann-Reaktion, heute mit dem sogenannten VDRL-Test (Veneral disease research laboratory test) nachgewiesen werden. Als Antigen wird Cardiolipin verwendet. Die heute gebräuchlichen Methoden zum Nachweis von treponemalen Antikörpern sind der **TPHA-Test** (= Treponema pallidum Hämagglutinationstest), der **FTA-Test** (= Fluoreszenz-Treponema-Antikörpertest) und in Sonderfällen der sehr aufwendige Nelson- oder **TPI-Test** (Treponema-pallidum-Immobilisations-Test), bei dem als Antigen lebende Treponemen verwendet werden. TPHA- und FTA-Test sind auch zum Nachweis von IgM-Antikörpern geeignet. Das Patientenserum wird säulenchromatographisch aufgetrennt und mit der IgM-Fraktion der Test durchgeführt. Weitere Methoden sind der SPHA- und EIA-Test, die noch in der Erprobung sind.

> Die Beurteilung der Seroreaktionen sollte nur im Zusammenhang mit den anamnestischen und klinischen Daten des Patienten vorgenommen werden.

Der Verlauf der Seroreaktionen ist in *Synopsis 28* dargestellt, die verschiedenen Testverfahren in *Tabelle 35*.

Suchtest
Als Suchtest, z.B. bei routinemäßigen Untersuchungen von Schwangeren, Soldaten, Prostituierten und Patienten, eignet sich der **TPHA-Test**. 3–4 Wochen nach Infektion wird er reaktiv und bleibt meist auch bei behandelter Lues reaktiv. Er ist leicht durchführbar, gut reproduzierbar, hochspezifisch und sensitiv.

Der **VDRL-Test** wird nach 5–6 Wochen reaktiv, nach Behandlung fallen die Antikörpertiter ab. Da als Antigen Cardiolipin verwendet wird, ist er weniger spezifisch.

Tabelle 35: Serologische Testverfahren zur Diagnostik der Syphilis
Suchtest – TPHA – VDRL als Schnelltest
Bestätigungstest – IgG-FTA-Abs-Test – VDRL-Test mit Titration
Tests zur Beurteilung der Therapiebedürftigkeit – 19S-IgM-FTA-Test oder andere IgM-Antikörpernachweisverfahren
Test zur Therapiekontrolle – VDRL-Test mit Titration

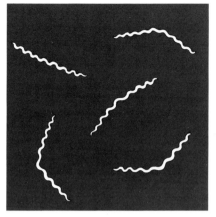

Abb.117: Treponema pallidum im Dunkelfeldmikroskop (Zeichnung).

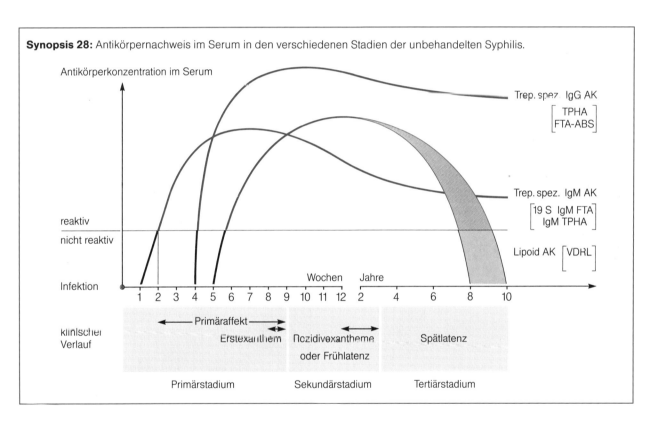

Synopsis 28: Antikörpernachweis im Serum in den verschiedenen Stadien der unbehandelten Syphilis.

Bestätigungstests

Als Bestätigungstests eignen sich der FTA-Test und der VDRL-Test mit Titration. In Speziallabors wird auch noch der TPI durchgeführt.

Beim **FTA-Test** werden Treponemen auf Objektträgern fixiert und mit indirekter Fluoreszenztechnik treponemenspezifische Antikörper nachgewiesen. Um Kreuzreaktionen mit apathogenen Treponemen zu vermeiden, wird das Serum vorher mit Reiter-Treponemen absorbiert (FTA-ABS-Test). IgG-Antikörper können mit diesem Test nach ca. 4 Wochen nachgewiesen werden. Der Test bleibt auch nach Behandlung positiv und ist deshalb nicht zur Therapiekontrolle geeignet. Falsch positive Ergebnisse treten bei Patienten mit Autoimmunerkrankungen auf.

Bestätigungstests
Hierfür eignet sich der FTA-Test oder auch der VDRL-Test mit Titration.

Testverfahren zur Beurteilung der Behandlungsbedürftigkeit: Bei länger bestehender Infektion können IgG-Antikörper lebenslänglich im Serum nachweisbar bleiben.

Merke ▶

Testverfahren zur Verlaufskontrolle
Der quantitativ durchgeführte VDRL-Test ist zur Verlaufskontrolle geeignet. Nach Therapie sinken die Titer der Lipoidantikörper im Serum schnell ab.
Bei Verdacht auf **Neurolues** sollte auch eine **Liquoruntersuchung** durchgeführt werden.

Therapie
Penicillin ist in allen Stadien der Syphilis das Mittel der Wahl. Bei **Frühlues** (<1Jahr) Penicillin G 1 Mill IE i.m./ die 14 Tage lang, bei Spätlues (>1Jahr) 21 Tage lang.

Bei Penicillinallergie alternativ mit Tetrazyklin und Erythromycin.
Bei Behandlung der Lues kann durch den Erregerzerfall eine toxische Reaktion auftreten – die **Herxheimer-Reaktion.**

Serologische Nachkontrolle: Nach 3, 6, 12 Monaten, dann jährlich bis zu 4 Jahren sollte eine serologische Nachkontrolle stattfinden.

Partnerbehandlung ist wichtig.

**7.7.1.5 Ulcus molle
(weicher Schanker)**

Ätiologie
Wird durch Hämophilus ducreyi hervorgerufen.

Klinik
1–5 Tage nach Infektion treten Ulcera auf, später doppelseitige inguinale Lymphadenitis mit Rötung und eitriger Einschmelzung.

Testverfahren zur Beurteilung der Behandlungsbedürftigkeit
Bei länger bestehender Infektion können IgG-Antikörper gegen T. pallidum lebenslänglich im Serum nachweisbar bleiben (sogenannte Seronarbe).

> **Merke.** IgM-Antikörper sind dagegen bei unbehandelter Lues nachweisbar. Nach Behandlung verschwinden sie innerhalb von 6–12 Monaten.

Um die Therapiebedürftigkeit einer Lues latens festzustellen, führt man treponemenspezifische Tests mit der IgM-Fraktion des Patientenserums durch.

Testverfahren zur Verlaufskontrolle
Der quantitativ durchgeführte VDRL-Test ist zur Verlaufskontrolle sehr gut geeignet. Nach Therapie sinken die Titer der Lipoidantikörper im Serum schnell ab, während die treponemenspezifischen IgG-Antikörper anwesend bleiben, vor allem wenn die Lues vor Therapie schon länger als ein Jahr bestanden hat. Die IgM-Antikörper-Diagnostik ist als Verlaufsuntersuchung zu kostspielig.

Bei Verdacht auf **Neurolues** oder bei Luesinfektionen, deren Dauer unbekannt ist, sollte auch eine **Liquoruntersuchung** auf treponemenspezifische Antikörper durchgeführt werden.

Therapie. Penicillin ist in allen Stadien der Syphilis das Mittel der Wahl. Auch nach 40 Jahren sind keine Resistenzentwicklungen bekannt geworden. Mit Penicillin können genügend hohe Gewebsspiegel ohne die Gefahr toxischer Nebenwirkungen erreicht werden und es ist auch gut liquor- und plazentagängig. Ab einem Blutspiegel von 0,03 IE/ml wirkt Penicillin treponemocid. Wegen der langsamen Generationszeit der Treponemen ist auf ausreichend lange und hohe Gewebsspiegel zu achten. Bei Infektionen, die weniger als 1 Jahr bestehen, wird mit Clemizol-Penicillin G (Megacillin) 1 Mill. IE i.m. täglich 14 Tage lang behandelt. Bei Infektionen, die wahrscheinlich länger als 1 Jahr bestehen, soll 21 Tage behandelt werden. Bei Neurolues wird eine intravenöse Penicillintherapie durchgeführt. **Besteht eine Penicillinallergie, kann alternativ mit Tetrazyklinen und Erythromycin behandelt werden.**

Bei Behandlung der Lues in einem treponemenreichen Stadium kann der durch die erste Injektion hervorgerufene Erregerzerfall zu toxischen Reaktionen mit Fieber, Schüttelfrost und verstärktem Exanthem, der **Herxheimer-Reaktion,** führen. Durch die gleichzeitige Injektion von Glukokortikoiden mit der ersten Penicillininjektion kann dies verhindert werden.

Serologische Nachkontrolle.
Jeder Patient sollte 3, 6, 12 Monate und dann jährlich bis zu 4 Jahren mit dem quantitativen VDRL-Test nachuntersucht werden. Je länger die Lues vor Therapiebeginn bestanden hat, desto langsamer sinken die Antikörpertiter ab. **Reinfektionen** können an einem Titeranstieg über mehr als 4 Stufen sowie an einem erneuten Nachweis von IgM-Antikörpern erkannt werden.

Partneruntersuchung und -therapie ist wichtig.

7.7.1.5 Ulcus molle

Synonyme. Weicher Schanker, Chancroid.

Ätiologie. Durch das Bakterium **Hämophilus ducreyi** hervorgerufene Geschlechtskrankheit, die vor allem in tropischen und subtropischen Ländern Asiens und Afrikas verbreitet ist; in Deutschland werden nur sporadische Fälle beobachtet.

Klinik. Nach einer Inkubationszeit von 1–5 Tagen treten im Genitalbereich multiple, **sehr schmerzhafte**, scharf begrenzte Ulcera mit weichem Infiltrat auf. Die Ulcera können spontan abheilen, aber auch durch Autoinokulation an anderen Stellen neu auftreten. Tage bis Wochen nach Auftreten der genitalen Ulcera kommt es zu ein- oder **doppelseitiger** inguinaler Lymphadenitis mit starker Schwellung und Rötung, eitriger Einschmelzung und Fistelbildung (Bubonen).

Diagnose. Mikroskopischer Nachweis von »fischzugartig« angeordneten gramnegativen zarten Stäbchen aus dem aktiven Rand der Geschwüre. Kulturelle Anzüchtung auf Spezialnährböden ist schwierig.

Differentialdiagnose. Syphilitischer Primäraffekt, Herpes genitalis und Pyodermie, Lymphogranuloma inguinale, Granuloma venereum.

Therapie. Tetrazykline oder Cotrimoxazol.

7.7.2 Sexuell übertragbare Erkrankungen durch Viren

7.7.2.1 HIV-Infektion

> **Definition.** Weltweit sich ausbreitende epidemische Infektionskrankheit mit letalem Ausgang, hervorgerufen durch ein Retrovirus, das HIV = Humanes Immundefizienz-Virus genannt wird.

Epidemiologie. 1981 wurde erstmals in USA bei jungen homosexuellen Männern ein nicht erklärbarer Zusammenbruch des Immunsystems mit tödlich verlaufenden Pneumonien und dem Auftreten eines bis dahin seltenen Kaposi-Sarkoms beobachtet. Die epidemische Ausbreitung in den Großstädten und in bestimmten Gruppen legte die Vermutung einer Infektionskrankheit nahe. 1983 konnten Montagnier und Mitarbeiter in Paris und 1984 Gallo und Mitarbeiter in Bethesda, USA, ein Retrovirus isolieren, das seit 1986 HIV 1 genannt wird. 1985/86 wurde HIV 2 entdeckt, ein weiteres Retrovirus in Westafrika, das AIDS hervorruft und dem SIV (Simian Immundeficiency Virus) von Meerkatzen nahe verwandt ist.

> HIV wird durch Blut, Sperma und Genitalsekrete übertragen.

HIV konnte auch aus anderen Körpersekreten isoliert werden (z.B. Speichel, Tränenflüssigkeit, Muttermilch und Urin). Es sind jedoch bisher keine Übertragungen auf diesem Weg nachgewiesen und die Epidemiologie spricht gegen diese Übertragungswege. Es ist davon auszugehen, daß der HIV-Infizierte lebenslänglich Virusträger ist und auch -überträger sein kann.

In Gruppen mit risikoreichem Verhalten (ungeschützter Geschlechtsverkehr mit häufig wechselnden Partnern und gemeinsame Benutzung von Injektionskanülen beim Fixen) hat sich die Zahl der an AIDS Erkrankten seit 1981 etwa alle 10–12 Monate verdoppelt. Besonders häufig betroffen sind bisher homosexuelle Männer mit häufig wechselnden Geschlechtspartnern, i.v. Drogenabhängige, Hämophiliepatienten, die infizierte Blutprodukte vor 1985 erhalten haben, Partner und Kinder von HIV-Infizierten, Prostituierte, die keine Kondome benutzen. Die Infektion hat sich weltweit ausgebreitet, besonders in Zentralafrika, der Karibik und in den Großstädten der USA und Europas. Das Ausmaß der Seuche ist nicht genau bekannt, da epidemiologische Untersuchungen von repräsentativen Bevölkerungsquerschnitten bisher fehlen.

Ätiologie und Pathogenese. HIV bindet sich mit seinem Oberflächenprotein gp 120 an Zellen, die an der Oberfläche CD_4-Rezeptoren tragen. Es kann diese Zellen, vor allem T-Helferlymphozyten, Langerhanszellen der Haut, Makrophagen und Gliazellen im ZNS infizieren. HIV ist aufgrund eines Enzyms, der reversen Transkriptase, in der Lage, RNS in DNS umzuschreiben und dann in das Genom der Wirtszelle einzubauen. Aus dem nunmehr im Genom eingebauten Provirus können jederzeit wieder neue Viren synthetisiert werden und durch Knospung (budding) aus den infizierten Zellen ausgeschleust werden (*Syn. 29*). Die Infektion und Zerstörung der im Immunsystem entscheidenden T-Helferlymphozyten und weitere noch ungenügend erforschte Faktoren führen schließlich zu einem Zusammenbruch des Immunabwehrsystems und zum Auftreten einer Vielzahl von opportunistischen Krankheiten.

Diagnose
Mikroskopischer Nachweis von »fischzugartig« angeordneten gramnegativen Stäbchen.

Differentialdiagnose
Syphilitischer Primäraffekt, Lymphogranuloma inguinale u.a.

Therapie
Tetrazykline oder Cotrimoxazol.

7.7.2 Sexuell übertragbare Erkrankungen durch Viren
7.7.2.1 HIV-Infektion

◀ Definition

Epidemiologie
1981 wurde erstmals in den USA diese Erkrankung beobachtet. 1983 konnte ein Retrovirus als Erreger isoliert werden, der seit 1986 HIV 1 genannt wird.

1985/86 wurde HIV 2 entdeckt.

HIV wird durch Blut, Sperma und Genitalsekrete übertragen. Es konnte auch aus anderen Körpersekreten isoliert werden. Jedoch sind bisher keine Übertragungen auf diesem Wege nachweisbar.

Risikogruppen sind homosexuelle Männer mit häufig wechselnden Geschlechtspartnern, Drogenabhängige (needle-sharing), Hämophiliepatienten, Prostituierte. Die Infektion hat sich weltweit ausgebreitet, besonders stark in Zentralafrika, der Karibik und in den Großstädten der USA und Europa.

Ätiologie und Pathogenese
HIV bindet sich an Zellen, die an der Oberfläche CD_4-Rezeptoren tragen. Es kann diese Zellen, vor allem T-Helferlymphozyten, Langerhanszellen, Makrophagen und Gliazellen infizieren. Die Infektion und Zerstörung der im Immunsystem entscheidenden T-Helferlymphozyten und weitere Faktoren führen schließlich zu einem Zusammenbruch des Immunabwehrsystems.

Synopsis 29: Schematische Darstellung der Infektion einer CD_4^+-Zelle durch HIV und der Replikation von HIV in der Zelle.

Infektion
Replikation

Hülle
gp 41
gp 120
Kapsid
RT
RNS

Integration der viralen DNS
Chromosom

DNS:DNS

Transkription
RNS-Kopien

DNS:RNS

m-RNS   Genom-RNS

reverse Transkription

Adsorption
Virus gp 120 + CD_4-Rezeptor

Translation
virale Proteine

Reifung

Uncoating

Penetration

Zusammensetzung
und Knospung

HIV infizierte, CD_4-Rezeptor-positive Wirtszelle

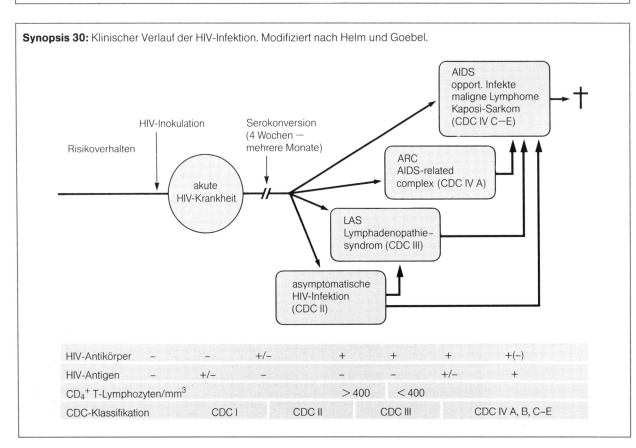

Synopsis 30: Klinischer Verlauf der HIV-Infektion. Modifiziert nach Helm und Goebel.

HIV-Inokulation

Serokonversion
(4 Wochen —
mehrere Monate)

Risikoverhalten

AIDS
opport. Infekte
maligne Lymphome
Kaposi-Sarkom
(CDC IV C–E)

ARC
AIDS-related
complex (CDC IV A)

akute
HIV-Krankheit

LAS
Lymphadenopathie–
syndrom (CDC III)

asymptomatische
HIV-Infektion
(CDC II)

HIV-Antikörper	–	–	+/–	+	+	+	+(–)
HIV-Antigen	–	+/–	–	–	–	+/–	+
CD_4^+ T-Lymphozyten/mm^3				> 400	< 400		
CDC-Klassifikation		CDC I		CDC II	CDC III		CDC IV A, B, C–E

Klinik. In *Synopsis 30* ist der Verlauf der HIV-Infektion in **5 Stadien** dargestellt. Das bis heute bekannte klinische Bild der HIV-Infektion läßt als Prinzip erkennen, daß **alle** Organsysteme betroffen sein können und daß man zwischen direkten HIV-verursachten Krankheitserscheinungen und sekundären, durch die HIV-Wirkung an immunologischen Systemen begünstigten, sogenannten opportunistischen Infektionen und Tumoren unterscheiden muß.

Ca. 4–8 Wochen nach Infektion kommt es bei einem Teil der Patienten zur klinischen Erstmanifestation der Infektion, die als **akute HIV-Krankheit** bezeichnet wird. Nach einer Stadieneinteilung des Centers of Disease Control (CDC) wird diese Phase als Stadium I bezeichnet. Sie erscheint als mononukleoseähnliches Krankheitsbild. Hierbei kann es zu einem kleinfleckigen Exanthem und zu meningitischen Symptomen kommen. Diese Symptome klingen spontan wieder ab. Der HIV-infizierte Patient kommt in eine **asymptomatische Latenzphase** (CDC Stadium II), die unterschiedlich lange – Monate bis Jahre – dauern kann, und in der er sich klinisch völlig gesund fühlt.

Eine persistierende, generalisierte Lymphknotenschwellung kennzeichnet das nächste Stadium, das **LAS**, Abkürzung für **Lymphadenopathiesyndrom** (CDC Stadium III A). Es ist ungeklärt, ob es in dieser Phase noch einen Stillstand bzw. eine Remission in das asymptomatische Stadium gibt. Treten pathologische Laborbefunde und Allgemeinsymptome wie Fieber, Nachtschweiß und Durchfälle auf, die auf eine Immunabwehrschwäche hinweisen, bezeichnet man das als **AIDS-related complex** oder **ARC** (CDC Stadium III B und IV A). Auch dieses Stadium ist von unbestimmter Zeitdauer.

Das manifeste Immunmangelsyndrom wird **AIDS** genannt – **acquired immune deficiency syndrome** – und als CDC Stadium IV bezeichnet. Es kommt zu einer klinischen Verschlechterung des Allgemeinzustandes mit unfreiwilligem Gewichtsverlust, persistierendem Fieber, nächtlichen Schweißausbrüchen und Durchfällen. Treten **neurologische Symptome** auf, wie Myelopathie, periphere Neuropathie, chronische AIDS-Enzephalopathie und ZNS-Infektionen mit Toxoplasmen, Zytomegalie-Virus oder Cryptococcus neoformans sowie ZNS-Tumoren, vor allem Lymphome, wird dies als CDC Stadium IV B bezeichnet. Die bei AIDS gehäuft vorkommenden opportunistischen Infektionen sind in der *Tabelle 36* aufgeführt (CDC Stadium IV C 1 und C 2). Bei 30–40% der Patienten entwickeln sich Tumoren, am häufigsten das **Kaposi-Sarkom** und Non-Hodgkin-Lymphome (CDC Stadium IV D). Beim voll ausgeprägtem AIDS können gleichzeitig opportunistische Infektionen, Tumoren und neurologische Symptome bestehen, die dann innerhalb von 2–3 Jahren, nach qualvollem Siechtum, zum Tode führen. Eine besondere Verlaufsform, die sehr schnell zur Abmagerung führt, wird »wasting syndrome« oder in Afrika »slim disease« genannt, eine Art Schwindsucht.

Haut- und Schleimhautveränderungen bei HIV-Infektionen

In allen Stadien kann es zu Haut- und Schleimhauterkrankungen kommen. Einige Krankheitsbilder korrelieren mit dem Schweregrad des Immundefektes und werden als prognostische Marker angesehen.

Ca. 6–8 Wochen nach Infektion kann ein **makulöses Exanthem** im Rahmen der HIV-Krankheit auftreten. Bereits bei beginnendem Immundefekt tritt bei ca. 60% der Patienten eine zunächst zentrofaziale, später disseminierte Form einer **seborrhoischen Dermatitis** auf. Bei entsprechender genetischer Disposition manifestiert sich eine exsudative Form der Psoriasis oder es treten Mischbilder auf, sogenannte Seborrhiasis.

In auffälliger Häufung und mit schweren Verläufen treten **Viruserkrankungen** auf: rezidivierende oder persistierende, ulzeröse Herpes-simplex-Infektionen *(Abb. 118)*, ulzerierender Zoster über mehrere Dermatome, disseminierte Mollusca contagiosa, ausgedehnte Condylomata acuminata oder bowenoide Papulose. Ein erstmals im Zusammenhang mit der HIV-Infektion beobachtetes Krankheitsbild ist die **orale Haarleukoplakie** an den seitlichen Zungenrändern. Es handelt sich um eine Reaktivierung einer Epstein-Barr-Virus-Infektion. Die weißlichen hyperkeratotischen Herde an den seitlichen Zungenleisten machen keine Beschwerden. Differentialdiagnostisch abzugrenzen sind die Candida-

Klinik
Die HIV-Infektion verläuft in **5 Stadien** *(Syn. 30)*. Es können alle Organsysteme betroffen sein. Man unterscheidet zwischen direkten HIV-verursachten Krankheitserscheinungen und sekundären, durch die HIV-Wirkung begünstigten Infektionen und Tumoren.

Ca. 4–8 Wochen nach Infektion kann die **akute HIV-Krankheit** auftreten.

Diese Symptome klingen spontan wieder ab. Der HIV-infizierte Patient kommt in eine **asymptomatische Latenzphase**, die Monate bis Jahre dauern kann.
Eine persistierende generalisierte Lymphknotenschwellung kennzeichnet das nächste Stadium – **das Lymphadenopathiesyndrom**. Treten zusätzlich pathologische immunologische Befunde und Allgemeinsymptome auf, bezeichnet man das als **AIDS-related complex.**

Das manifeste Immunmangelsyndrom wird als AIDS bezeichnet.

◄ **Klinik des manifesten Immunmangelsyndroms**

Haut- und Schleimhautveränderungen bei HIV-Infektionen
In allen Stadien können Haut- und Schleimhauterkrankungen auftreten.

Ein **makulöses Exanthem** tritt bei der akuten HIV-Krankheit auf, später bei ca. 60% eine **seborrhoische Dermatitis.**

Viruserkrankungen der Haut sind häufiger und verlaufen schwerer (z.B. Herpes simplex, *Abb. 118*).

Tabelle 36: Opportunistische Infektionskrankheiten bei HIV-Infektionen Klassifkation des Center of Disease Control 1987

Stadium IV C$_1$

durch Protozoen und Helminthen:
Pneumocystis-carinii-Pneumonie
Toxoplasmose-Pneumonie oder ZNS-Befall
intestinale chronische Kryptosporidiose
intestinale Isosporidose
extraintestinale Strongyloidiasis

durch Pilze:
Candida-Ösohagitis oder -Pneumonie
Kryptokokkose mit Lungen- oder ZNS-Befall
Aspergillose mit ZNS-Befall oder disseminiert
Histoplasmose, disseminierte Form

durch Bakterien:
atypische Mykobakteriose, disseminiert (M. avium intracellulare)

durch Viren:
Zytomegalie-Infektion mit Pneumonie, Retinitis, ZNS-Befall
chronische ulzerierende Herpes-simplex-Infektion
progressive multifokale Leukenzephalopathie (unklare Genese, z.B. Papova-Viren)

Stadium IV C$_2$

Candida-Stomatitis
orale Haarleukoplakie
Zoster über mehrere Dermatome
Salmonellen-Sepsis
Nocardiose
Tuberkulose

Die **orale Haarleukoplakie** an den seitlichen Zungenrändern wird durch Epstein-Barr-Virus und HPV hervorgerufen *(Abb. 119).*
Pilzinfektionen durch Dermatophyten und vor allem Candida-Stomatitis und -Ösophagitis sind ein klinisches Signal des manifesten zellulären Immundefektes.

Das **Kaposi-Sarkom** tritt bei 15–30% der HIV-Infizierten auf.

Es ist ein **multizentrischer Tumor der Gefäßepithelien,** am häufigsten an Haut und Schleimhäuten lokalisiert.
Die *Abbildungen 120 bis 123* zeigen die wesentlichen klinischen Bilder des Kaposisarkoms.

Diagnostik
HIV kann direkt durch kulturelle Anzüchtung, durch RNS-Nachweis oder Antigennachweis diagnostiziert werden oder indirekt durch Nachweis von HIV-Antikörpern im Serum.

Stomatitis, Lichen ruber mucosae und Leukoplakie *(Abb. 119).* Das Auftreten der oralen Haarleukoplakie ist ein prognostisch schlechtes Zeichen.

Auch **Pilzinfektionen** sind häufiger. Neben Dermatophyteninfektionen der Haut und der Nägel sind vor allem das Auftreten einer **Candida-Stomatitis und Ösophagitis** sowie einer **-Paronychie** das klinische Signal eines manifesten zellulären Immundefektes. Im Brust- und Rückenbereich erscheint eine stark jukkende **papulöse Dermatitis.** In den Papeln sind vermehrt lipophile Hefepilze (Pityrosporon species) nachweisbar.

Bakterielle Infektionen der Haut treten seltener beim Erwachsenen, häufiger bei Kindern mit HIV-Infektion auf.

Das **Kaposi-Sarkom** tritt bei etwa 15–30% der HIV-Infizierten auf, vor allem bei homosexuellen Patienten. Die Ätiologie ist unbekannt. Es werden genetische und mikrobielle Auslöser in Kombination mit dem Immundefekt vermutet. Es ist ein **multizentrischer Tumor der Gefäßendothelien.** Die häufigste Lokalisation ist die Haut und die Mundschleimhaut. Man sieht einzelne oder multiple, zunächst hellrote Infiltrate, die bevorzugt in den Spaltlinien der Haut entstehen *(Abb. 120)* . Sie wachsen zu violett-roten bis bräunlichen Tumorknoten an und haben häufig einen hämatomartigen gelbgrünen Rand *(Abb. 121 u. 122).* Der Verlauf ist langsam progredient, gelegentlich gibt es auch aggressiv wachsende Formen, die schnell disseminieren und Lymphknoten, Lunge und Gastrointestinaltrakt befallen. **Histologisch** sieht man im Frühstadium eine vaskuläre Proliferation, die an Granulationsgewebe erinnert. Ältere Tumoren haben Spindelzellen, Gefäßspalten und ausgeformte Kapillaren oder Angiosarkomcharakter mit reichlichen Mitosen *(Abb. 123).*

Diagnostik. **Direkter Nachweis von HIV:** Die kulturelle Anzüchtung von HIV auf frischen, peripheren Lymphozytenkulturen ist möglich, für die Routine jedoch zu aufwendig. Weitere Methoden zum direkten HIV-Nachweis sind RNS-Nachweis durch In-situ-Hybridisierung oder Antigennachweis im EIA.

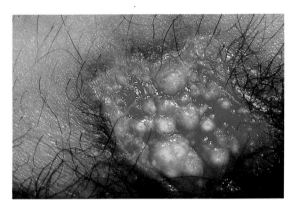

Abb. 118: Ulzeröser Herpes simplex analis bei HIV-Infektion.

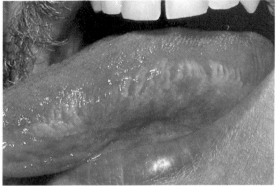

Abb. 119: Orale Haarleukoplakie an den seitlichen Zungenrändern. Längsgestreifte weißliche verruköse Infiltrate durch Epstein-Barr-Virus.

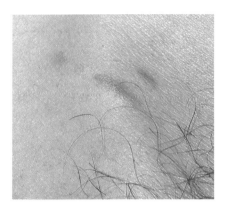

Abb. 120: Kaposi-Sarkom. Frühe hellrote Infiltrate in den Spaltlinien der Haut.

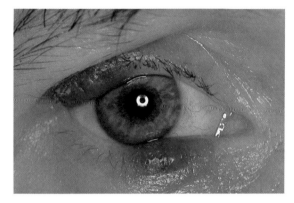

Abb. 121: Kaposi-Sarkom an den Augenlidern.

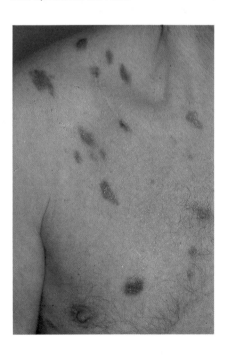

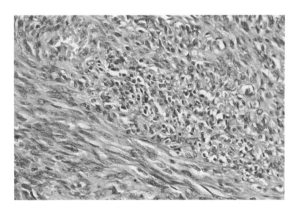

Abb. 123: Kaposi-Sarkom, histologisches Bild mit erythrozytengefüllten Kapillarspalten und Spindelzellen.

◄ **Abb. 122:** Kaposi-Sarkom, fortgeschrittenes Stadium mit livid-roten bis bläulichen Knoten.

Serologischer Nachweis von HIV-Antikörpern
Als **Suchtest** eignet sich der Enzymimmunoassay. Positive Testergebnisse müssen mit einem **Bestätigungstest** überprüft werden. Hierzu eignet sich das Immunoblotverfahren und der Immunfluoreszenztest.

Der serologische Nachweis von HIV-Antikörpern gelingt etwa 6–8 Wochen nach Infektion.

Diagnostik der Immunabwehrlage:
1. Prüfung der zellulären Immunantwort auf mikrobielle Antigene im Hauttest.
2. Quantitative Bestimmung der CD_4^+- und CD_8^+-T-Lymphozyten.

3. Bestimmung der Immunglobuline.

Gezielte Suche nach den in *Tab. 36* aufgeführten Infektionskrankheiten.

Therapeutische Ansätze
Eine wirksame Therapie der HIV-Infektion gibt es bisher nicht. Antivirale Substanzen, die die reverse Transkriptase hemmen, sind in Erprobung. Azidothymidin wirkt lebensverlängernd.

Die rechtzeitige Erkennung und Behandlung der opportunistischen Infektionen ist lebensverlängernd.

Prävention
Ein wirksamer Impfstoff konnte bisher nicht entwickelt werden. Seuchenhygienische Maßnahmen sind bei Geschlechtskrankheiten schwer durchzusetzen. Die einzig wirksame Maßnahme zur Zeit ist der Schutz vor Ansteckung.

Der klinische Fall ▶

Serologischer Nachweis von HIV-Antikörpern

Als **Suchtest** eignet sich derzeit am besten der **Enzymimmunoassay.** Er ist empfindlich, aber es kann zu unspezifisch positiven Ergebnissen kommen. Deshalb müssen alle positiven Ergebnisse mit einem **Bestätigungstest** überprüft werden. Hierzu eignet sich das **Western-Blot oder Immunoblotverfahren.** Es werden die viralen Proteine in einem Gel elektrophoretisch getrennt und auf ein Nitrozellulosepapier übertragen. Das Nachweispapier wird nun mit Patientenserum inkubiert. Enthält dieses Antikörper gegen die Proteine auf dem Nachweispapier, werden sie an die entsprechenden Proteinbanden gebunden. Mit Hilfe eines Markersystems wird die Antigen-Antikörperreaktion sichtbar gemacht. Man kann mit diesem Verfahren das Antikörperspektrum gegen die einzelnen viralen Oberflächen- und Kernproteine bestimmen. Ein weiterer Bestätigungstest ist der **Immunfluoreszenztest,** bei dem man HIV-infizierte menschliche Lymphozyten verwendet, mit Patientenserum inkubiert und mit fluoreszenzmarkiertem Antihumanglobulin die Antigen-Antikörperbindung sichtbar macht. Der serologische Nachweis von HIV-Antikörpern gelingt etwa 6–8 Wochen nach Infektion, bei manchen Patienten aber auch erst nach Monaten. Diese diagnostische Lücke stellt besonders bei Bluttransfusionen noch ein Risiko dar. In dieser Phase kann die Infektion bisher nur durch Viruskultur nachgewiesen werden.

Zur **Diagnostik der Immunabwehrlage** werden in erster Linie folgende Untersuchungen durchgeführt: 1. **Prüfung der zellulären Immunantwort** auf mikrobielle Antigene im Hauttest. 2. Bestimmung der **Lymphozytensubpopulationen** mit monoklonalen Antikörpern gegen Lymphozytenoberflächenantigene, vor allem die quantitative Bestimmung der CD_4^+- und CD_8^+-T-Lymphozyten. Ein Absinken der CD_4^+-T-Lymphozyten unter $400/mm^3$ über mehrere Monate weist auf einen schweren Defekt der T-Helferzellen hin. Mit dem Auftreten von lebensbedrohlichen opportunistischen Infektionen ist dann zu rechnen. 3. In der Eiweißelektrophorese fällt schon sehr früh eine **Hypergammaglobulinämie** auf (durch Erhöhung von IgG und IgA).

Entsprechend der Symptomatik ist die Diagnostik der in *Tabelle 36* aufgeführten Infektionskrankheiten durchzuführen.

Therapeutische Ansätze

Eine wirksame Therapie der HIV-Infektion gibt es bisher nicht. Antivirale Substanzen, die die reverse Transkriptase hemmen, sind in Erprobung. Azidothymidin wirkt lebensverlängernd, hat jedoch hämatotoxische Nebenwirkungen. Mit der Klonierung des CD_4-Rezeptors ist es möglich geworden, dieses Molekül therapeutisch einzusetzen und freie Viren an freien CD_4^+-Rezeptor zu binden, um damit die weitere Infektion von Zellen zu verhindern. Das in das Genom integrierte Provirus ist keiner Therapie zugänglich.

Die rechtzeitige Erkennung und Behandlung der opportunistischen Infektionen ist gegenwärtig die wichtigste lebensverlängernde Maßnahme. Das Kaposi-Sarkom kann mit Radiatio, Exzision, Vereisung mit flüssigem Stickstoff und α2-Interferon sowie niedrigdosierter Zytostatikatherapie behandelt werden.

Prävention

Ein wirksamer **Impfstoff** konnte bisher nicht entwickelt werden. Seuchenhygienische Maßnahmen zur Erkennung und Unterbrechung von Infektionsketten sind bei Geschlechtskrankheiten schwer durchzusetzen. Deshalb ist die einzige wirksame Maßnahme zur Zeit der **Schutz vor Ansteckung.** Aufklärung der Bevölkerung über die Übertragungswege von HIV, insbesondere Aufforderung, sich durch partnerschaftliche Treue oder Kondomgebrauch beim Sexualverkehr zu schützen, gesetzlich vorgeschriebene Kontrolle von Blut- und Blutprodukten auf HIV sowie strikte Einhaltung der Hygienevorschriften beim Umgang mit Körpersekreten im Krankenpflegebereich, sind zur Zeit die wichtigsten Maßnahmen, dieser rasch fortschreitenden Epidemie Einhalt zu gebieten.

Der klinische Fall. Dem 38jährigen Patienten sind seit zwei Jahren vergrößerte Lymphknoten am Hals, Nacken und unter den Axillen aufgefallen, die jetzt wieder kleiner werden. Seit ca. sechs Monaten leidet er unter Leistungsminderung, Appetitlosigkeit und Gedächtnisstörungen. Seit dieser Zeit beobachtet er auch hellrote oväläre Flecken in den Spaltlinien der Haut der Oberarme und Brust, die jetzt teilweise zu lividroten Knoten gewachsen sind. Neue Herde sind an den Wangen und am rechten Augenlid aufgetreten. In der Mundhöhle sieht man 1. eine diffuse Rötung mit fleckigen weißen Belägen an der

Wangenschleimhaut, 2. lividrote Flecken am harten Gaumen und 3. weiße längsgeriffelte Hyperkeratosen an den Zungenrändern. Er hat seit 20 Jahren überwiegend homosexuellen Geschlechtsverkehr mit wechselnden Partnern, seit einem Jahr nur noch mit Kondom. 1978 wurde er wegen einer Lues behandelt. 1982–84 hatte er dreimal eine Gonorrhö. Im Serum sind mit dem EIA-Suchtest HIV-Antikörper nachweisbar, die im Western Blot mit HIV-spezifischen Kern- und Oberflächenproteinen reagieren. Die CD_4^+-Lymphozyten sind mit 280/mm^3 deutlich erniedrigt. Im Hauttest keine Reaktion auf mikrobielle Antigene. Immunglobuline G und A stark erhöht. Die histologische Untersuchung eines Knotens sichert die Verdachtsdiagnose Kaposi-Sarkom bei HIV-Infektion. Im Mundspülwasser werden Candida albicans 10^5 KBE/ml nachgewiesen. Nach Soortherapie bleibt die streifige Leukoplakie an den Zungenrändern bestehen. Nach der CDC-Klassifikation befindet sich der Patient im Stadium C_2D. Die kosmetisch entstellenden Kaposi-Herde werden teilweise mit flüssigem Stickstoff, teilweise mit Röntgenweichstrahltherapie entfernt. Wegen deutlicher Progredienz des Kaposi-Sarkoms und dem Absinken der T-Helferzellen wird nach drei Monaten eine systemische Interferon- und Azidothymidintherapie begonnen.

7.7.2.2 Genitale Infektionen durch humane Papillomviren (HPV)

Condylomata acuminata

Synonyme. Feigwarzen, spitze Kondylome.

> **Definition.** Im Genitoanalbereich vorkommende Infektion durch humane Papillomviren, meist Typ 6 und 11.

Klinik. Es treten zunächst stecknadelkopfgroße weißliche bis rötliche, warzenähnliche Knötchen auf, die allmählich wuchern und zu blumenkohlartigen Gebilden heranwachsen können. Die Papillomviren werden beim Geschlechtsverkehr übertragen. Zum Angehen der Virusinfektion ist ein pathologisches Milieu und/oder eine Immunabwehrstörung erforderlich. Feuchtigkeit, Mazeration und Epithelläsionen durch chronische gonorrhoische oder nicht gonorrhoische Urethritis, Fluor vaginalis durch Candida, Trichomonaden oder Gonokokken- und Chlamydieninfektionen sowie eine chronische Proktitis sind prädisponierende Erkrankungen (7.2.17.4).

Differentialdiagnose. Condylomata lata bei Lues II.

Therapie. Wie bei allen Viruspapillomen ist die Rezidivneigung sehr hoch, solange eine zelluläre Immunabwehrschwäche besteht. Konservative Behandlung mit zytotoxischen Substanzen wie Podophyllin oder Podophyllotoxin sowie operative Abtragung oder Vereisung mit flüssigem Stickstoff werden zunächst eingesetzt. Bei Rezidiven ist eine längerdauernde immunmodulierende Therapie erforderlich, z.B. mit Interferonen. Partneruntersuchung und -behandlung!
    Sonderform: Riesenkondylome mit Übergang in Plattenepithelkarzinom – Condylomata gigantea Buschke Löwenstein.

Bowenoide Papulose

Synonym. Condylomata plana.

> **Definition.** Infektion mit humanen Papillomviren, meist vom Typ 16 und 18 im Genitalbereich.

Klinik. Flache, samtartige Papeln treten bevorzugt an der Glans penis oder im Bereich der großen und kleinen Labien sowie der Cervix uteri auf. Auffällig ist, daß bei Zervixdysplasien in über 90% Papillomvirus DNS nachgewiesen wurde, so daß heute ein Zusammenhang zwischen diesen Virustypen und der Entstehung des Zervixkarzinoms und Peniskarzinoms angenommen wird.

Therapie. Wie Condylomata acuminata, jedoch sorgfältige Nachkontrolle und langfristige Überwachung wegen der möglichen malignen Entartung.

7.7.2.2 Genitale Infektionen durch humane Papillomviren (HPV)
Condylomata acuminata

◄ **Definition**

Klinik
Es treten warzenähnliche Knötchen auf, die zur Ausbreitung und Wucherung neigen. Sie werden beim Geschlechtsverkehr übertragen, vor allem bei Personen mit gestörter Immunabwehr oder vorausgehenden genitoanalen Entzündungen.

Therapie
Die Therapie besteht aus zytotoxischer Behandlung mit Podophyllin. Operative Abtragung oder Vereisung mit flüssigem Stickstoff. Bei Rezidiven immunmodulierende Therapie.

Bowenoide Papulose

◄ **Definition**

Klinik
Flache, samtartige Papeln an der Glans penis oder im Bereich der Labien und des Uterus. Bei Cervixdysplasien wurde in 90% DNS von Papillomviren nachgewiesen.

Therapie
Wie bei Condylomata acuminata, jedoch langfristige Überwachung.

Genitale Herpes-simplex-Infektion

Definition ▶

Klinik und Therapie
Wie bei Herpes-simplex-Infektionen anderer Lokalisation *(7.2.16.5).*

Genitale Herpes-simplex-Infektion

> *Definition.* Infektion im Genitoanalbereich mit Herpes-simplex-Virus-Typ 2 mit Rezidivneigung.

Klinik und Therapie. Wie bei Herpes-simplex-Infektionen anderer Lokalisationen *(7.2.16.5)).* Ulzerierende und persistierende Herpes-genitalis-Infektionen weisen auf einen manifesten Immundefekt hin, z.B. bei HIV-Infektion.

7.8 Andrologie

Die Andrologie ist die Lehre von der Physiologie und Pathologie der männlichen Sexualorgane. Neben den Störungen der Zeugungsfähigkeit (Impotentia generandi) werden auch Störungen der Beischlaffähigkeit (Impotentia coeundi) diagnostiziert und behandelt.

Unerfüllter Kinderwunsch ist das gemeinsame Problem des betroffenen Paares.

Diagnostik und Therapie müssen in enger gynäkologisch-andrologischer, evtl. psychologischer Zusammenarbeit erfolgen. In Deutschland bleiben ca. 10–20% der Ehepaare vorübergehend oder dauernd ungewollt kinderlos.

7.8 Andrologie

Die Andrologie ist die Lehre von der Physiologie und Pathologie der männlichen Sexualorgane. Der Schwerpunkt liegt auf der Diagnostik und Therapie der männlichen Fertilitätsstörungen. Neben den Störungen der Zeugungsfähigkeit – **Impotentia generandi** – werden auch Störungen der Beischlaffähigkeit – **Impotentia coeundi** – diagnostiziert und behandelt. Die Andrologie ist ein Spezialgebiet, mit dem sich in deutschsprachigen Ländern zunächst Dermato-Venerologen beschäftigt haben, da Infertilität als Folge von Geschlechtskrankheiten sehr häufig war. Heute wird die Andrologie auch von Urologen und Endokrinologen vertreten. Ungewollte Kinderlosigkeit ist stets das **gemeinsame** Problem des betroffenen Paares. Es kann zu erheblichen psychischen Belastungen des Einzelnen und der partnerschaftlichen Beziehung führen und zu einer gemeinsamen Krankheit werden.

Diagnostik und Therapie müssen in enger gynäkologisch-andrologischer, eventuell auch psychologischer Zusammenarbeit erfolgen.

In Deutschland bleiben ca. 10–20% der Ehepaare vorübergehend oder dauernd ungewollt kinderlos. Organische oder psychische Ursachen hierfür lassen sich entweder nur bei der Frau, nur beim Mann oder bei beiden finden.

7.8.1 Anatomie und Physiologie der männlichen Reproduktionsorgane

Zum männlichen Genitale gehören der Penis mit der Harnsamenröhre, die beiden Hoden und die Adnexorgane.

Der **Hoden** besteht aus:
– den Leydigzellen, die Testosteron synthetisieren,
– den Tubuli seminiferi, die aus Keimepithel und Sertolizellen bestehen. Das Keimepithel besteht aus den verschiedenen Reifungsstufen der Spermiogenese. Die Sertolizellen haben eine Phagozytose- und Synthesefunktion, u.a. produzieren sie Inhibin.

Im Nebenhoden findet die Spermatozoenreifung statt, d.h., es entwickelt sich die Fähigkeit zur Progressivmotilität und Befruchtung.

Der Spermiogenesezyklus dauert 74 Tage, dazu kommen noch 7–14 Tage Reifung im Nebenhoden. Die Bläschendrüsen sezernieren unter Androgenstimulation ein alkalisches Sekret.

Die Prostata sezerniert ein saures Sekret.

7.8.1 Anatomie und Physiologie der männlichen Reproduktionsorgane

Zum männlichen Genitale gehören der Penis mit der Harnsamenröhre, die beiden Hoden (Testes) und die Adnexorgane Nebenhoden (Epididymis), Samenleiter (Ductus deferens), Bläschendrüsen (Glandulae vesiculariae), Vorsteherdrüse (Prostata) und die Cowperschen Drüsen.

Der **Hoden** besteht aus zwei Zellsystemen:
– den **Leydigzellen** im interstitiellen Hodengewebe, die das endokrine Organ darstellen. Sie synthetisieren **Testosteron.**
– den **Tubuli seminiferi,** den ca. 500 Hodenkanälchen, die aus Keimepithel und Sertolizellen bestehen. Hier findet die **Spermiogenese** statt. Das **Keimepithel** besteht aus den verschiedenen Reifungsstufen der Spermiogenese: A- und B-Spermatogonien, Spermatozyten I und II, frühen und späten Spermatiden. Die **Sertolizellen,** die als Stütz- und Ammenzellen bezeichnet werden, haben eine intensive Stoffwechsel- und Phagozytoseaktivität, synthetisieren Enzyme, Steroide, androgenbindendes Protein und das Peptidhormon **Inhibin.** Die Tubuli seminiferi sind über die 8–12 Ductuli efferentes mit dem **Nebenhoden** verbunden, einem einzigen geknäuelt verlaufenden Gang von 3–6 m Länge, in dem die Spermatozoenreifung stattfindet, d.h. die Fähigkeit zur Progressivmotilität und Befruchtung sich entwickelt. Am Ende des Nebenhodens werden die reifen Spermien gespeichert und, falls keine Ejakulation stattfindet, wieder resorbiert. Der Spermiogenesezyklus dauert 74 Tage, dazu kommt noch die 7–14tägige Reifung im Nebenhoden.

Die paarig angelegten **Bläschendrüsen** produzieren ein alkalisches Sekret, das etwa 60% des Ejakulatvolumens ausmacht und u.a. Fruktose, Prostaglandine, Trypsin-Inhibitoren und Lactoferrin enthält. Die Sekretion der Bläschendrüsen ist androgenabhängig.

Die **Prostata** sezerniert ein saures Sekret, das etwa 30% des Ejakulatvolumens ausmacht und u.a. saure Phosphatasen, Spermin, Spermidin, Proteasen und andere Enzyme enthält. Unter Androgeneinfluß werden auch Zink, Magnesium und Lysozyme ausgeschieden. Die Inhaltsstoffe der Sekrete der akzessorischen Geschlechtsdrüsen sind für die Vitalität und Langzeitmotilität der Spermien und die Verflüssigung des Seminalplasmas nach der Ejakulation von Bedeutung.

7.8.2 Endokrine Regulation der männlichen Reproduktionsorgane

Die Regulation der endokrinen (Leydigzellen) und exokrinen (Tubuli seminiferi) Funktion der Hoden erfolgt über einen negativen Rückkopplungs-Mechanismus. An diesem Regelkreis sind Kortex – Hypothalamus – Hypophysenvorderlappen – Gonaden beteiligt *(Syn. 31)*. Die Steuerung des Hypothalamus ist noch nicht erforscht. Aus dem Hypothalamus wird ein **Gonadotropin-releasing-Hormon (GnRH)** freigesetzt, das die Sekretion von **luteinisierendem Hormon (LH)** und **follikelstimulierendem Hormon (FSH)** aus dem Hypophysenvorderlappen steuert. LH reguliert die Androgenproduktion über LH-Rezeptoren an den Leydigzellen, FSH die Spermiogenese über FSH-Rezeptoren an den Sertolizellen. Die Biosynthese des **Testosterons** aus Cholesterin findet in den Leydigzellen statt. Testosteron (T) erreicht seine Zielorgane nach Bindung an das androgenbindende Globulin (ABG) entweder direkt (Tubuli seminiferi und Nebenhoden) oder über den Blutstrom. In einigen Zielzellen wird Testosteron mit Hilfe der 5α–Reduktase zu Dihydrotestosteron (DHT), einem ebenfalls aktiven Hormonmetaboliten, umgewandelt. Androgene stimulieren u.a. die Spermiogenese und die Funktion der akzessorischen Geschlechtsdrüsen. Testosteron wird mit Hilfe von Aromatasen zu Östrogenen abgebaut, die zusammen mit Testosteron und Dihydrotestosteron eine Rückkopplungsfunktion auf die GnRH- und LH-Sekretion im Hypothalamus-Hypophysenbereich haben. Die Sertolizellen sezernieren ein Peptidhormon, das **Inhibin,** das die Sekretion von GnRH und FSH hemmt. Jede Störung des hormonellen Regelkreises und der beteiligten Organe kann zu einer Fertilitätsstörung führen.

Die Inhaltsstoffe der Sekrete sind für die Vitalität und Langzeitmotilität der Spermien und die Verflüssigung des Seminalplasmas von Bedeutung.

7.8.2 Endokrine Regulation der männlichen Reproduktionsorgane

Die Regulation der endokrinen und exokrinen Hodenfunktion erfolgt über einen Regelkreis zwischen Kortex–Hypothalamus–Hypophysenvorderlappen–Gonaden *(Syn. 31)*. Aus dem Hypothalamus wird GnRH freigesetzt, das die Sekretion von LH und FSH aus dem Hypophysenvorderlappen steuert. LH reguliert die Androgenproduktion der Leydigzellen, FSH die Spermiogenese in den Tubuli seminiferi.

Testosteron wird zu DHT umgewandelt, einem aktiven Hormonmetaboliten, der u.a. die Spermiogenese und die Funktion der akzessorischen Geschlechtsdrüsen stimuliert.

Die Sertolizellen sezernieren Inhibin, das die Sekretion von GnRH und FSH hemmt.

Synopsis 31: Hormonelle Steuerung der Hodenfunktion.

7.8.3 Ursachen männlicher Fertilitätsstörungen
Siehe hierzu *Tabelle 37*

7.8.3 Ursachen männlicher Fertilitätsstörungen

Siehe hierzu *Tabelle 37.*

Tabelle 37: Ursache von männlichen Fertilitätsstörungen

– primärer Hodenschaden
    angeboren
    erworben
– sekundärer Hodenschaden
– extratestikuläre Störungen
    Störungen im Bereich der ableitenden Samenwege
    Störungen im Bereich der akzessorischen Geschlechtsdrüsen
– psychische und chemische Noxen, Arzneimittelnebenwirkungen
– immunologische Faktoren
– psychosoziale Faktoren
– Infertilität ohne nachweisbare Ursache
– Impotentia coeundi

Primärer Hodenschaden

Darunter versteht man eine angeborene oder erworbene Störung der Funktion des Hodengewebes.

Primärer Hodenschaden

Darunter versteht man eine angeborene oder erworbene Störung der Funktion des Hodengewebes, entweder nur des Tubulussystems oder der Leydigzellfunktion oder von beidem. Im Spermiogramm findet man je nach Schweregrad der Störung eine Oligozoospermie, Oligoasthenoteratozoospermie oder eine Azoospermie (Zur Nomenklatur siehe *Tabelle 39).*

Angeborene Störungen

Chromosomenanomalien
Am häufigsten sind Aberrationen des X- oder Y-Chromosoms. An erster Stelle steht das **Klinefelter-Syndrom** mit der häufigsten Konstellation XXY.

Angeborene Störungen

Chromosomenanomalien
Am häufigsten sind Chromosomenaberrationen des X- oder Y-Chromosoms. An erster Stelle steht das **Klinefelter-Syndrom** mit der häufigsten Konstellation XXY. Es tritt einmal pro 500 Knabengeburten auf.

Auch Translokationen der Autosomen können zu Spermiogenesestörungen führen.

Spermatozoendefekte

Bei der **Globozoospermie** fehlt das Akrosom. Die Spermien sind rund. Beim **Immotile-Cilia-Syndrom** fehlt ein Protein im Dyneinmolekül, das für die fibrilläre Beweglichkeit notwendig ist.

Spermatozoendefekte
Genetisch bedingte Defekte in der Spermatohistogenese können zu Infertilität führen.

Bisher bekannt ist die **Globozoospermie.** Es fehlt das Akrosom. Die Spermien im Ejakulat sehen rund aus. Durch den Mangel an Penetrationsenzymen sind die Spermien nicht befruchtungsfähig. Beim **Immotile-Cilia-Syndrom** fehlt ein ATPase-haltiges Protein im Dyneinmolekül, das für die fibrilläre Beweglichkeit des Spermatozoenschwanzes und der Bronchialzilien notwendig ist. Die Patienten haben chronische Bronchialinfekte und unbewegliche Spermien. In 50% zusätzlich auch noch einen Situs inversus (Kartagener-Syndrom). Es gibt noch eine Reihe von hereditären Syndromen mit primärem Hodenschaden, die hier unerwähnt bleiben.

Hodendystopie
Bei 4–6% der Knaben besteht bei der Geburt ein **Maldescensus testis** (Kryptorchismus). Der Hodenhochstand muß bis zum Ende des 2. Lebensjahres behandelt werden, da das Hodengewebe durch die höhere Temperatur im Leistenkanal irreversibel geschädigt werden kann. Dystope Hoden entarten häufiger maligne.

Hodendystopie
Bei 4–6% der Knaben sind die Hoden bei der Geburt noch nicht ins Skrotum deszendiert. Dieser **Maldescensus testis** (Kryptorchismus) kann entweder auf einer fetalen Entwicklungsstörung des Hodens beruhen oder nur auf einer mangelnden hormonellen Stimulierung des Deszensus. Bleibt der Deszensus aus, muß der Hodenhochstand bis zum Ende des 2. Lebensjahres behandelt werden, da das Hodengewebe durch die höhere Temperatur im Leistenkanal oder in der Bauchhöhle irreversibel geschädigt werden kann und außerdem dystope Hoden häufiger maligne entarten. Germinale Aplasien (fehlendes Keimepithel), Störungen der Testosteron-Biosynthese, 5α-Reduktasemangel und Androgenrezeptordefekte sind weitere bisher bekannte angeborene Störungen, die zur Infertilität führen.

Erworbene Störungen

Tubulusinsuffizienz

Das Keimepithel ist außerordentlich empfindlich für exogene und endogene Noxen. Die Störung kann vorübergehend oder irreversibel die Spermiogenese stoppen. Bekannte Ursachen für eine reversible Schädigung des Keimepithels sind **Medikamente** wie Nitrofuran, Cotrimoxazol, Gentamicin und Salazosulfapyridin oder eine Varikozele. Eine irreversible Schädigung des Keimepithels kann durch eine Mumpsorchitis oder andere Virusinfekte, z.B. Masern, Grippe, entstehen. Oft wird die Gonadenbeteiligung im Rahmen einer generalisierten Infektionskrankheit gar nicht erkannt. Schäden der Gonaden bei Herniotomie und Orchidopexie, durch Zytostatika und Radiatio sind bekannt. Über die Bedeutung von Umweltschadstoffen sind die Kenntnisse noch spärlich. Bekannt ist die Schädigung des Keimepithels z.B. durch Schwermetalle, chlorierte Kohlenwasserstoffe, toxische Konzentrationen von Pflanzenschutzmitteln und Alkohol.

Traumen (Verletzungen, Quetschungen oder Operationen), Wärmeschäden bei Varikozele und Durchblutungsstörungen, z.B. bei Arteriosklerose und Diabetes mellitus, können ebenfalls zur Tubulusinsuffizienz führen. Die Tubulusinsuffizienz ist ein häufiger Endzustand einer Hodenschädigung. Meist lassen sich die Ursachen nicht mehr eruieren.

Leydigzellinsuffizienz

Vor der Pubertät führt die Leydigzellinsuffizienz durch Androgenmangel zu eunuchoidem Hochwuchs, mangelhafter Entwicklung primärer und sekundärer Geschlechtsmerkmale und der Muskulatur. Die postpuberale Leydigzellinsuffizienz führt zur Fruktoseerniedrigung und Infertilität. Die weiteren Spermiogrammparameter können normal sein. Nach dem 50. Lebensjahr kann eine Leydigzellinsuffizienz zu Testosteronmangel und den Symptomen des Klimakterium virile (Potenzstörungen, Leistungsabfall) führen.

Eine kombinierte Tubulus- und Leydigzellinsuffizienz entsteht bei Schädigung beider Hodenkompartimente, z.B. durch Antiandrogenbehandlung, gelegentlich auch durch andere Noxen, die zur Hodenatrophie führen, sogenanntes falsches Klinefelter-Syndrom.

Sekundärer Hodenschaden

Sekundäre Hodenschädigungen werden durch Störungen der übergeordneten hormonellen Regulationszentren in Hypothalamus und Hypophysenvorderlappen verursacht. Tritt die Störung präpuberal auf, wird die körperliche und psychische Entwicklung gestört (Eunuchoidismus), bei der postpuberalen Störung bleiben die Körperproportionen unbeeinflußt, es kommt jedoch zu einer Rückbildung der sekundären Geschlechtsmerkmale und Spermiogenesehemmung.

Extratestikuläre genitale Störungen

Außerhalb der Hoden gelegene genitale Störungen können ebenfalls zu Fertilitätsstörungen führen. Hierzu gehören:
- **Verschlüsse oder Stenosen** der ableitenden Samenwege, die entweder angeboren sind oder nach Entzündungen entstehen. Bei komplettem Verschluß kommt es zur Azoospermie.
- **Störungen des Spermatozoentransportes** führen zur Aspermie (Orgasmus ohne Samenerguß), am häufigsten infolge von **retrograder Ejakulation** des Spermas in die Blase bei neurologischer oder organischer Störung des Blasenhalsverschlusses.
- **Störungen der akzessorischen Geschlechtsdrüsen**, z.B. Sekretionsstörungen der Prostata und Bläschendrüsen während und nach Entzündungen, Störungen der Spermienreifung im Nebenhoden, die zu Motilitäts- und Vitalitätsstörungen führen oder biochemische Veränderungen des Seminalplasmas, die zu Viskositätsstörungen führen.

Erworbene Störungen

Tubulusinsuffizienz
Das Keimepithel ist außerordentlich empfindlich für exogene und endogene Noxen. Medikamente, Infektionen, Umweltschadstoffe, Operationen, Traumen und Varikozele können zu einer reversiblen oder irreversiblen Tubulusinsuffizienz führen.

Leydigzellinsuffizienz
Präpuberal kommt es durch den Androgenmangel zu eunuchoidem Hochwuchs, mangelhafter Entwicklung der Geschlechtsmerkmale und der Muskulatur.
Postpuberal führt die Leydigzellinsuffizienz zu Fruktosemangel und Infertilität.

Sekundärer Hodenschaden
Sekundäre Hodenschädigungen werden durch Störungen der übergeordneten hormonellen Regulationszentren in Hypothalamus und Hypophysenvorderlappen verursacht.

Extratestikuläre genitale Störungen
Fertilitätsstörungen durch:

- **Verschlüsse oder Stenosen** der ableitenden Samenwege, angeboren oder nach Entzündungen,

- **Störungen des Spermatozoentransportes**,

- **Störungen der akzessorischen Geschlechtsdrüsen**,

– Varikozele

Bei ca. 20–30% der Männer entwikkelt sich im Bereich des Plexus pampiniformis eine meist linksseitige Varikozele.
Durch den erhöhten Blutfluß kommt es zu einer Erhöhung der Hodentemperatur mit Störung der Spermiogenese.

Immunologische Fertilitätsstörungen

Durch Autoantikörper kann es zur Spermatozoenagglutination kommen.

Psychische Ursachen der Infertilität

Infertilität ohne nachweisbare Ursache

7.8.4 Andrologische Diagnose

Anamnese

Ausführliches Gespräch mit dem Paar über partnerschaftliche Beziehung und Stellung des Kinderwunsches ist zu Beginn sehr wesentlich.

Gezielte Anamnese ▶

Klinische Untersuchung

Von besonderer Bedeutung sind die Beurteilung der Körperproportionen, der Geschlechtsmerkmale, des Hodenvolumens, der Hodenkonsistenz und Hodenoberfläche, der Adnexorgane und der Ausschluß einer Varikozele.

– Varikozele

Bei ca. 20–30% der Männer entwickelt sich infolge Insuffizienz der Venenklappen eine – meist linksseitige – Varikozele im Bereich der Vena spermatica interna (Plexus pampiniformis). Dieser renotestikuläre Reflux von venösem Blut führt zu einer Erhöhung der Hodentemperatur und bei einem Teil der Männer zu einer Spermiogenese- und Motilitätsstörung. Bei rechtzeitiger Beseitigung der Varikozele durch Unterbindung oder Verödung der zuführenden Venen ist die Störung reversibel.

Immunologische Fertilitätsstörungen

Die Bildung von Spermatozoen-Autoantikörpern kann zur Agglutination der Spermatozoen im Seminalplasma führen und auch die Penetration der Spermien durch den Zervikalmukus erschweren.

Psychische Ursachen der Infertilität

Psychische Faktoren können zu Fertilitätsstörungen führen, z.B. gestörte Partnerbeziehung, pathologische Streßsituationen und Angst, ambivalentes Verhalten gegenüber Kinderwunsch und Frustration durch langjährige Kinderlosigkeit und erfolglose Therapie.

Infertilität ohne nachweisbare Ursache

Trotz verbesserter Diagnostik bleibt bei ca. einem Drittel der infertilen Männer die Ursache der Fertilitätsstörung ungeklärt.

7.8.4 Andrologische Diagnose

Anamnese

Zu Beginn der Behandlung sollte ein ausführliches **Gespräch mit dem Paar** geführt werden, in dem die partnerschaftliche Beziehung und der Stellenwert des Kinderwunsches in der Beziehung des Paares angesprochen werden.

Im ersten Gespräch sollte auch der Ablauf der Diagnostik erklärt werden, um gegenseitiges Verständnis und Vertrauen zu fördern.

Anamnestisch von Bedeutung ist die Dauer des gemeinsamen Kinderwunsches, Häufigkeit des Geschlechtsverkehrs und Abstimmung mit dem Ovulationstermin. Schwangerschaft oder Kinder aus vorausgegangenen Beziehungen. Störung der Libido, Erektion oder Ejakulation, schwere Allgemeinerkrankungen, insbesondere endokrinologische Erkrankungen, Verletzungen und Entzündungen im Genitalbereich (Urethritis, Prostatovesikulitis, Epididymitis), verspäteter Hodendeszensus, Operationen von Leistenhernien und Hodenhochstand. Angaben über Nikotin- und Alkoholabusus, Medikamenteneinnahme und besondere Exposition gegenüber chemischen und physikalischen Noxen (extreme Temperaturen und ionisierende Strahlen).

Klinische Untersuchung

Bei der körperlichen Untersuchung sind die Beurteilung der Körperproportionen, die sekundären Geschlechtsmerkmale und der Genitalbefund von besonderer Bedeutung. Bei Palpation des Hodens sollte das Hodenvolumen über 12 ml, die Konsistenz prall-elastisch, die Oberfläche glatt sein. Kleine weiche Hoden weisen auf eine Schädigung des Keimepithels hin. Inhomogene derbe Knoten sind verdächtig für einen Hodentumor. Der Nebenhoden ist homogen weich und gut vom Hoden abgrenzbar. Samenstrang und Gefäße sind getrennt palpabel. Wichtig ist der Ausschluß einer Varikozele durch Palpation und durch Doppler-Ultraschalluntersuchung mit Valsalva-Preßversuch zum Nachweis des venösen Refluxes. Die Prostata wird in gebückter Stellung des Patienten von rektal palpiert. Sie ist normalerweise kastaniengroß, gut gegen die Umgebung abgrenzbar und in der Mitte durch den Sulcus geteilt.

7.8.5 Laboruntersuchungen

Das Spermiogramm

Für das Spermiogramm wird das Ejakulat nach einer 4–5tägigen sexuellen Karenz durch Masturbation gewonnen. Es setzt sich aus den Spermatozooen und Rundzellen (Vorstufen der Spermiogenese, Entzündungszellen und Epithelien) und dem Seminalplasma, das aus Nebenhoden und akzessorischen Geschlechtsdrüsen entstammt, zusammen.

7.8.5 Laboruntersuchungen

Das Spermiogramm

Ejakulatuntersuchung nach 4–5tägiger Karenz. Das Ejakulat besteht aus Spermatozoen und Rundzellen sowie dem Seminalplasma.

Beurteilung des Spermiogramms

Ejakulatvolumen. Normale Menge 2–6 ml; Hypospermie kann auf eine unvollständige Ejakulation oder auf eine Minderfunktion der akzessorischen Drüsen hinweisen, Hyperspermie auf eine vermehrte Sekretion bei Entzündungen, Aspermie (kein Ejakulat nach Orgasmus) weist meist auf eine retrograde Ejakulation in die Harnblase hin. In dem nach Orgasmus gewonnenen Urin befinden sich reichlich Spermien.

pH-Wert. Normalwert 7,2–7,8. Bei Entzündungen der akzessorischen Drüsen steigt der pH-Wert auf über 8,0. Bei Verschluß der Samenbläschen sinkt der pH-Wert unter 7,0.

Verflüssigungszeit. Nach der Ejakulation ist das Sperma fest und die Spermien sind unbeweglich. Innerhalb von längstens 30 Minuten werden das Seminalplasma flüssig und die Spermien beweglich.

Viskositätsstörungen treten bei Entzündungen auf oder können angeboren sein.

Beurteilung des Spermiogramms

Ejakulatvolumen 2–6 ml.

pH-Wert 7,2–7,8.

Verflüssigungszeit bis 30 Minuten.

Mikroskopische Untersuchung des Ejakulates

Spermatozoenmotilität. Sofort nach Verflüssigung wird ein Tropfen Ejakulat auf einen Objektträger gebracht, mit einem Deckgläschen bedeckt und bei 400facher Vergrößerung die Beweglichkeit der Spermien mikroskopisch beurteilt. Für die Routineuntersuchung genügt die prozentuale Schätzung der Beweglichkeit. Mehr als 50% sollten beweglich sein (Globalmotilität). Mehr als 25% sollten eine schnelle, lineare Vorwärtsbewegung zeigen (Progressivmotilität). Nach 4 Stunden darf die Zahl der beweglichen Spermien nicht mehr als 15% abgefallen sein (Langzeitmotilität). Die Verminderung der Beweglichkeit nennt man Asthenozoospermie.

Mikroskopische Untersuchung des Ejakulates

Spermatozoenmotilität

Globalmotilität > 50%.
Progressivmotilität > 25%.

Spermatozoenzahl. Die Anzahl der Spermien pro ml Ejakulat wird in einer Zählkammer bestimmt. Die Gesamtzahl der Spermien im Ejakulat sollte über 40 Mio. liegen, die Spermienkonzentration größer als 20 Mio/ml Ejakulat sein. Spermienkonzentrationen unter 20 Mio/ml werden als **Oligozoospermie** bezeichnet. Sind keine Spermien im Ejakulat nachweisbar, wird dies Azoospermie genannt.

Bei normalem Hodenvolumen und -konsistenz besteht der Verdacht auf eine Verschlußazoospermie, bei kleinen weichen Hoden Verdacht auf primären Hodenschaden, bei sehr kleinen festen Hoden Verdacht auf Klinefelter-Syndrom.

Weitere Zellen im Nativejakulat werden **Rundzellen** genannt, sie können entweder Spermiogenesevorstufen oder Entzündungszellen sein. Man kann sie durch Spezialfärbungen unterscheiden. Bei Erythrozyten im Ejakulat muß eine urologische Abklärung eingeleitet werden (z.B. Tuberkulose oder Hodentumoren).

Gesamtzahl der Spermatozoen > 40 Mio/Ejakulat.

Spermatozoenkonzentration > 20 Mio/ml Ejakulat.
Fehlen Spermien im Ejakulat wird dies Azoospermie genannt.

Rundzellen können Spermiogenesevorstufen oder Entzündungszellen sein.

Spermienvitalität
Vitale Spermien färben sich nicht mit Eosin an und quellen in hyposmolarer Lösung auf.

Differentialspermiozytogramm
Die Spermienmorphologie wird im gefärbten Ausstrichpräparat mikroskopisch beurteilt. Über 50% der Spermien sollten normal geformt sein *(Abb. 124).*

Biochemische Untersuchungen des Seminalplasmas

Für die Routinediagnostik ist die Bestimmung der Fruktosekonzentration ausreichend.

Die Normalwerte des Spermiogramms und die Nomenklatur sind in *Tabellen 38* und *39* zusammengefaßt.

Spermienvitalität. Die Vitalität der Spermien wird mit der Eosinfärbung oder der Quellungsfähigkeit der Spermienflagellen in hypoosmolarer Lösung geprüft. Sind die Membranen intakt, färben sie sich nicht mit Eosin und quellen in hypoosmolarer Lösung auf. Sind alle Spermien abgestorben, bezeichnet man das als Nekrozoospermie. Sind die Spermien unbeweglich, aber vital, spricht man von Akinozoospermie.

Differentialspermiozytogramm. Ähnlich einem Blutausstrich wird die Spermienmorphologie nach Färbung (z.B. nach Papanicolaou) mikroskopisch beurteilt. Mehr als 50% sollten normal geformt sein *(Abb. 124).* Die pathologischen Formen und Spermiogenesevorstufen werden differenziert. Sind mehr als 50% pathologische Formen vorhanden, bezeichnet man das als Teratozoospermie. Fehlt bei allen Spermien das Akrosom, handelt es sich um eine genetische Fehlbildung (Globozoospermie). Der Einfluß von exogenen Schädigungen auf die Spermienmorphologie ist noch weitgehend unerforscht. Bekannt ist, daß es bei lange bestehender Varikozele zu morphologischen Veränderungen der Spermien kommen kann.

Im gefärbten Ausstrichpräparat wird auch die Zahl der Leukozyten/ml Ejakulat bestimmt. Bei Nachweis von mehr als 1 Mio Leukozyten/ml sollte eine mikrobiologische Diagnostik (insb. auf Gonokokken, Chlamydien, Mykoplasmen, Tuberkulose) erfolgen.

Biochemische Untersuchungen des Seminalplasmas

Im Seminalplasma können eine Vielzahl von Enzymen und Substraten aus dem Nebenhoden und den akzessorischen Drüsen bestimmt werden, deren Bedeutung für die Diagnostik von Fertilitätsstörungen umstritten ist. In der Routinediagnostik ist eine Bestimmung der **Fruktosekonzentration** ausreichend. Die Fruktose wird in den Bläschendrüsen bei ausreichender Androgenstimulierung gebildet und ist eine wichtige Energiequelle für die Spermatozoen. Ist die Fruktosekonzentration erniedrigt, kann das auf einer Entzündung oder Fehlbildung der Bläschendrüsen oder einem Testosteronmangel beruhen. Die Normalwerte des Spermiogramms sind in *Tabelle 38,* die Nomenklatur der Ejakulatvariablen ist in *Tabelle 39* zusammengestellt.

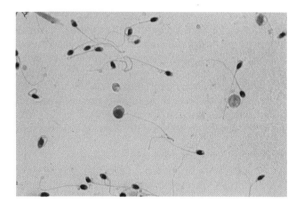

Abb. 124: Normozoospermie; Papanicolaou-Färbung mit reifen Spermatozoen und zwei Spermiogenesezellen.

Tabelle 38: Normalwerte des Spermiogramms nach 4–5tägiger sexueller Karenz (WHO Laboratory Manual 1987)

Volumen	$\geq 2,0$ ml
pH	7,2–7,8
Viskosität	Verflüssigung innerhalb von 30 min.
Spermienkonzentration	$\geq 20 \times 10^6$/ml
Spermiengesamtzahl	$\geq 40 \times 10^6$/Ejakulat
Spermienbeweglichkeit	$\geq 50\%$ Globalbeweglichkeit oder $\geq 25\%$ schnelle lineare Progressiv- beweglichkeit innerhalb von 60 min. nach Ejakulation
Spermienmorphologie	$\geq 50\%$ normale Morphologie
Spermienvitalität	$\geq 50\%$ vital
Leukozyten	$< 1 \times 10^6$/ml
Fruktose	$\geq 13\mu$mol/ml Ejakulat
MAR-Test	$< 10\%$ Spermatozoen an Partikel gebunden

Tabelle 39: Nomenklatur der Ejakulatvariablen WHO Laboratory Manual 1987

– Normozoospermie	→ normales Ejakulat wie definiert in *Tabelle 38*
– Oligozoospermie	→ $\geq 20 \times 10^6$ Spermien/ml
– Asthenozoospermie	→ $\geq 50\%$ Spermien mit lebhafter und mäßiger Progressivmotilität oder → $\geq 25\%$ Spermien mit lebhafter linearer Progressivmotilität
– Teratozoospermie	→ $< 50\%$ normal geformte Spermien
– Azoospermie	→ keine Spermien im Ejakulat
– Aspermie	→ kein Ejakulat nach Orgasmus

Hormonanalysen

Endokrinologische Untersuchungen sind von großer diagnostischer und prognostischer Bedeutung. Bei Oligozoo- oder Azoospermie wird die endokrine Funktion des Hypothalamus-Hypophysenvorderlappen-Hoden-Regelkreises überprüft. Man bestimmt zunächst die **Basissekretion von FSH, LH, Prolaktin und Testosteron.** Hiermit kann man zwischen primärem und sekundärem Hypogonadismus unterscheiden. Erhöhte FSH-Werte sprechen für eine Tubulusinsuffizienz, häufig durch eine Hodenschädigung nach verspätetem Hodendeszensus oder nach Infektionskrankheiten (primärer Hodenschaden). Erniedrigte FSH- und LH-Basalwerte weisen auf einen sekundären Hodenschaden bei Störung der Hypothalamus- oder Hypophysenfunktion hin. Bei normaler FSH- und LH-Basissekretion kann ein latenter Mangel bestehen. Man überprüft dies mit dem **GnRH-Test.** 30 min. nach GnRH-Injektion kommt es zu einem 1,5–2fachen FSH- und 2–5fachen LH-Anstieg im Serum. Ist der Anstieg zu gering oder verzögert, spricht dies für eine Hypophysenstörung. Bei überschießendem Anstieg besteht der Verdacht auf eine beginnende gonadale Insuffizienz. Hyperprolaktinämie tritt bei Hypophysenadenomen und anderen endokrinen Störungen auf. Klinisch äußert sie sich mit Potenzstörungen und Spermiogenesehemmung.

Testosteronmangel weist auf eine Leydigzellinsuffizienz hin.

Die Hormondiagnostik ermöglicht die Einteilung in drei Gruppen:
- **hypergonadotroper Hypogonadismus:** die Basissekretion von FSH ist erhöht. Es handelt sich um einen nicht therapierbaren primären Hodenschaden.
- **hypogonadotroper Hypogonadismus:** die Gonadotropin-Basissekretion ist erniedrigt oder durch GnRH nicht ausreichend stimulierbar. Es handelt sich um einen meist therapierbaren sekundären Hodenschaden.
- **normogonadotroper Hypogonadismus:** eine endokrinologische Störung ist nicht feststellbar.

Hormonanalysen

Bei Oligo- und Azoospermie wird die endokrine Funktion von Hypothalamus, Hypophysenvorderlappen und Hoden mit der Bestimmung der Basissekretion von FSH, LH, Prolaktin und Testosteron überprüft.

Mit dem GnRH-Test kann die Sekretionsstimulation von FSH und LH bestimmt werden.

Die Hormondiagnostik ermöglicht eine Einteilung des Hypogonadismus in
- **hypergonadotrope,**
- **hypogonadotrope,**
- **normogonadotrope** Hormonlage.

Chromosomenuntersuchung

Chromosomenuntersuchung

– Chromatintest: Nachweis des Kerngeschlechts an Epithelien; bei XX sind Barr-Körperchen nachweisbar.
– Die Chromosomenanalyse erlaubt eine exakte Bestimmung der Chromosomenaberrationen.
Bei ca. 2% der infertilen Männer findet man Chromosomenaberrationen.

Bei Verdacht auf eine chromosomale Störung, z.B. bei Hypoplasie beider Hoden oder bei Verdacht auf Klinefelter-Syndrom ist eine Chromosomenuntersuchung angezeigt. Am einfachsten ist der **Chromatintest** aus Wangenschleimhautepithelien oder Zellen der Haarwurzelscheide. Nachweis von Barr-Körperchen an der Innenseite der Kernmembran zeigt XX-Kerngeschlecht. Die **Chromosomenanalyse** ist sehr aufwendig, erlaubt aber eine exakte Bestimmung der Chromosomenaberrationen. Es können neben numerischen Aberrationen auch lichtmikroskopisch sichtbare Strukturanomalien der Chromosomen festgestellt werden. Ca. 2% aller infertilen Männer haben eine chromosomale Störung, bei Azoospermie sogar 10–20% der Patienten.

Hodenbiopsie

Hodenbiopsie

Zur histologischen Untersuchung werden aus beiden Hoden reiskorngroße Gewebeproben entnommen. Hierfür besteht eine Indikation bei Azoospermie und normalem Hodentastbefund zum Ausschluß/Nachweis eines Samenleiterverschlusses.

Zur histologischen Untersuchung werden aus beiden Hoden reiskorngroße Gewebeproben in Lokalanästhesie entnommen. Bei Azoospermie und normalem Hodentastbefund ist eine histologische Untersuchung des Hodengewebes indiziert. Findet man eine ungestörte Spermiogenese im Keimepithel, handelt es sich um einen Verschluß der samenableitenden Wege. Bei Oligozoospermie ist zur Klärung der Ursache in der Regel eine Hormonanalyse ausreichend.

Immunologische Diagnose

Immunologische Diagnose

Bildung von Autoantikörpern gegen Spermien führen zur Agglutination. Spermiengebundene Antikörper können z. B. mit dem MAR-Test nachgewiesen werden.

Im Nativpräparat von frischem Ejakulat können Zusammenballungen von lebenden Spermien beobachtet werden. Es ist nicht sicher zu beurteilen, ob es sich hierbei um Agglomeration von Spermien mit Epithelien, Leukozyten und Zelldetritus handelt oder um pathologische immunologische Reaktionen (Agglutination). Hierfür müssen spezielle immunologische Tests zum Nachweis von Spermatozoen-Autoantikörpern durchgeführt werden. Als Beispiel für den Nachweis von spermiengebundenen Autoantikörpern soll hier der **MAR-Test** (Mixed Antiglobulin Reaction) genannt werden. Sind mehr als 10% der beweglichen Spermien an Anti-Rhesus-Antikörper tragende Erythrozyten gebunden, besteht der Verdacht auf eine immunologische Reaktion. Autoantikörper sind auch im Seminalplasma und Serum nachweisbar.

Funktionelle Spermaanalyse

Funktionelle Spermaanalyse

Das **Spermiogramm** ermöglicht – abgesehen von der Azoospermie – keine sichere Fertilitätsprognose. Von funktionellen Tests erhofft man sich eine bessere Beurteilung der Befruchtungsfähigkeit der Spermien.

Das **Spermiogramm** ermöglicht – abgesehen von der Azoospermie – keine sichere Fertilitätsprognose. Durch funktionelle Tests erhofft man sich eine bessere Aussage über die Befruchtungsfähigkeit der Spermien. Diese Untersuchungen werden immer wichtiger, je eingreifender die Verfahren der gynäkologischen Fertilisierungstherapie sind (z.B. homologe Insemination, Gametentransfer oder In-vitro-Fertilisierung). Vor Durchführung dieser Verfahren sollte geklärt sein, ob die Spermien befruchtungsfähig sind.

Erste Ansätze solcher Funktionsteste sind:
– Bestimmung der Überlebensfähigkeit der Spermien in Seminalplasma und Zellkulturmedien.
– Zervixmukus-Penetrationsfähigkeit.
– Spermatozoen-Stimulationstests.
– Beurteilung der Befruchtungsfähigkeit mit heterologen Ovumpenetrationstests (z.B. Hamster-Oozyten).

7.8.6 Therapie der männlichen Fertilitätsstörungen

7.8.6 Therapie der männlichen Fertilitätsstörungen

Die Koordinierung der gynäkologischen und andrologischen Therapie ist wichtig. Therapieziel ist die Verbesserung der Konzeptionschancen eines Paares, die zur Schwangerschaft führt.

Bei der Therapie der Kinderlosigkeit sind eine Vielzahl von Faktoren zu beachten. Die Störung kann bei Mann oder Frau oder bei beiden liegen. **Die Koordinierung der gynäkologischen und andrologischen Therapie ist deshalb sehr wesentlich.** Therapieziel ist die Verbesserung der Konzeptionschancen eines

Paares, die schließlich zur Schwangerschaft führt. Besteht bei einem Partner eine nicht therapierbare Infertilität, ist es sinnlos, den anderen Partner zu behandeln.

Operative Therapie

Maldescensus testis

Die Behandlung des Hodenhochstandes sollte bis Ende des 2. Lebensjahres erfolgreich abgeschlossen sein. Führt eine **Hormontherapie mit HCG** nicht zum Erfolg, ist eine operative **Orchidopexie** notwendig. Bei länger bestehendem Hodenhochstand ist eine Schädigung des Keimepithels wahrscheinlich.

> Die operative Behandlung des Leisten- oder Bauchhodens ist auch im Erwachsenenalter noch indiziert, da retinierte Hoden sehr viel häufiger maligne entarten.

Varikozele

Führt die Varikozele zum Reflux von venösem Blut, ist sie behandlungsbedürftig. Die operative Behandlung besteht in einer **hohen Ligatur der Vena spermatica interna.** Die Okklusion der insuffizienten Venen ist auch durch eine **Sklerosierungsbehandlung** mit z. B. Aethoxysklerol möglich. In ca. 50% kommt es nach der Behandlung zu einer Verbesserung oder Normalisierung der Spermaqualität und nachfolgender Schwangerschaft.

Verschlüsse der samenableitenden Wege

Bei angeborenen oder erworbenen Verschlüssen der Nebenhodenkanälchen oder der Samenleiter kann eine mikrochirurgische **Epididymovasostomie** durchgeführt werden. Die Aussichten auf erfolgreiche Rekanalisierung sind um so besser, je distaler der Verschluß liegt. Muß bei der Operation ein großer Teil des Nebenhodens umgangen werden, können die Spermien nicht mehr reifen und sind nicht befruchtungsfähig. Am besten sind die Ergebnisse bei Rekonstruktion der Samenleiter (Vaso-Vasostomie) nach Samenleiterunterbrechung (Vasektomie).

Angeborene oder erworbene **Phimosen** werden durch **Zirkumzision** beseitigt.

Medikamentöse Therapie

Hormontherapie

Die aussichtsreichste Therapie ist die Substitutionstherapie mit **Humangonadotropinen** (HCG und HMG) bei hypogonadotropem Hypogonadismus mit nachgewiesenem Hormonmangel. Diese Störung ist allerdings sehr selten (ca. 1% der andrologischen Patienten). Man therapiert bis zum Eintritt der Schwangerschaft.

Die **Substitutionstherapie mit GnRH,** das eine Halbwertszeit von wenigen Minuten hat, ist durch eine Einführung von tragbaren, automatischen Infusionspumpen möglich geworden und geeignet für Patienten mit idiopathischem hypogonadotropem Hypogonadismus.

Antiöstrogene (z.B. Tamoxifen) binden kompetitiv an Steroidrezeptoren im Hypothalamus und führen zu einer Erhöhung des GnRH-Spiegels und Anstieg von FSH und LH. Tamoxifen führt zu einer Verbesserung der Spermatozoenzahl im Ejakulat.

Androgene können bei **nachgewiesener** inkretorischer Hodeninsuffizienz, z.B. bei Klinefelter-Syndrom und beim Klimakterium virile, bei Anorchie und nach Kastration vor allem zur Verhütung der Osteoporose substituiert werden. Zur oralen Therapie eignet sich am besten **Testosteronundecanoat,** das das Zielorgan ohne Leberpassage erreichen kann. Bei parenteraler Substitution werden Testosteron-Depot-Präparate in 3–4wöchigen Abständen intramuskulär injiziert.

Operative Therapie

Maldescensus testis
Führt eine Hormontherapie mit HCG zunächst nicht zum Erfolg, ist eine operative Orchidopexie notwendig, da retinierte Hoden häufig maligne entarten.

◀ Merke

Varikozele
Operative Ligatur der Vena spermatica interna oder Sklerosierung der insuffizienten Venen.

Verschlüsse der samenableitenden Wege
Bei angeborenen oder erworbenen Verschlüssen der Nebenhodenkanälchen oder der Samenleiter kann eine mikrochirurgische Epididymovasostomie durchgeführt werden.

Medikamentöse Therapie

Hormontherapie
Die Substitutionstherapie mit **Humangonadotropinen** bei hypogonadotropem Hypogonadismus ist am aussichtsreichsten.

Eine **Substitutionstherapie mit GnRH** ist seit Einführung von tragbaren automatischen Infusionspumpen möglich.

Antiöstrogene führen zu Erhöhung des GnRH-Spiegels und Anstieg von FSH und LH.

Androgene können bei nachgewiesener inkretorischer Hodeninsuffizienz substituiert werden.

Zur oralen Therapie eignet sich **Testosteronundecanoat,** parenteral werden Testosteron-Depot-Präparate in 3–4wöchigen Abständen injiziert.

Prolaktinhemmer (Bromocriptin) werden bei Potenzstörungen und Oligozoospermie infolge einer hypophysären Hyperprolaktinämie angewandt.

Antibiotisch-antiphlogistische Therapie

Bei Nachweis von entzündlichen Veränderungen im Genitaltrakt ist eine möglichst frühzeitige Erregerdiagnostik und gezielte antibiotische Therapie notwendig. Bei chronischen Entzündungen kann zusätzliche Behandlung mit nichtsteroidalen Antiphlogistika gelegentlich erfolgversprechend sein.

Empirische Behandlungsverfahren

Die Ursache der normogonadotropen Oligo-Asthenozoospermie, der häufigsten Fertilitätsstörung, ist meist diagnostisch nicht zu klären. Es gibt keine kausalen Behandlungsmethoden. An erster Stelle werden zur Zeit **vasoaktive Substanzen**, z.B. **Kallikrein oder Pentoxifyllin** unter der Vorstellung eingesetzt, daß durch eine Stimulierung der Kininfreisetzung und eine verbesserte Durchblutung die Spermatozoenmotilität gesteigert werden kann.

Grundsätzlich müssen alle andrologischen Therapieversuche mindestens einen Spermiogenesezyklus lang durchgeführt werden, d.h. über mindestens 3 Monate, bis die Wirkung beurteilt werden kann.

Insemination

Unter Insemination versteht man die instrumentelle Übertragung von Sperma vor oder in die Zervix oder in den Uterus. Der Vorteil dieses Verfahrens ist die exakte Abstimmung mit dem Ovulationstermin und die Möglichkeit einer Spermaaufbereitung vor der Insemination. Intrauterine Inseminationen sind vor allem bei Penetrationsstörungen der Spermien durch den Zervixmukus angezeigt.

Gametentransfer und In-vitro-Fertilisierung

Ein neues Verfahren der Fertilisierung ist der **Gametentransfer,** bei dem nach hormoneller Stimulation zum Ovulationstermin laparoskopisch die reifen Follikel abpunktiert werden und die Oozyten mit seminalplasmafreien Spermien in Zellkulturmedium vereinigt und direkt in die Eileiter appliziert werden. Die Gameten werden instrumentell direkt an den Ort der Befruchtung gebracht.

Bei der **In-vitro-Fertilisierung** findet die Vereinigung der Gameten im Reagenzglas statt. Dann wird das befruchtete Ei nach mehreren Zellteilungen unter Umgehung der Eileiter intrauterin an die Nidationsstelle gebracht. Diese Methode ist besonders geeignet für Frauen mit irreparablen Eileiterverschlüssen.

Vor der Einleitung solch aufwendiger, psychisch und zeitlich sehr belastender Fertilisierungsverfahren sollten die Ehepaare über die Erfolgschancen aufgeklärt werden.

Besteht eine irreversible Störung der männlichen Fertilität, sollte eine ausführliche Beratung über Möglichkeiten einer **Adoption** und über die mit ethischen und juristischen Problemen belastete heterologe Insemination (Spenderinsemination) gesprochen werden.

Antibiotisch-antiphlogistische Therapie

Bei Nachweis von entzündlichen Veränderungen im Genitaltrakt ist eine möglichst frühzeitige Erregerdiagnostik und gezielte antibiotische Therapie notwendig.

Empirische Behandlungsverfahren

Vasoaktive Substanzen, z. B. Kallikrein oder Pentoxifyllin können durch Stimulierung der Kininfreisetzung oder verbesserte Durchblutung die Spermienmotilität steigern. Grundsätzlich müssen alle andrologischen Therapieversuche mindestens einen Spermiogenesezyklus (3 Monate) lang durchgeführt werden.

Insemination

Unter Insemination versteht man die instrumentelle Übertragung von Sperma prä- und intrazervikal oder intrauterin. Der Vorteil dieses Verfahrens ist die exakte Abstimmung mit dem Ovulationstermin und die Möglichkeit einer Spermaaufbereitung.

Gametentransfer und In-vitro-Fertilisierung

Nach hormoneller Stimulation werden am Ovulationstermin laparoskopisch reife Follikel abpunktiert. Die Oozyten werden mit seminalplasmafreien Spermien direkt in die Eileiter appliziert. Bei der **In-vitro-Fertilisierung** findet die Vereinigung der Gameten im Reagenzglas statt. Das befruchtete Ei wird nach mehreren Zellteilungen unter Umgehung der Eileiter intrauterin an die Nidationsstelle gebracht.

Spermakonservierung

Sperma kann in flüssigem Stickstoff bei −196 °C über Jahre gelagert (Kryosperma) und nach dem Auftauen zur Insemination verwandt werden. Eine Anwendungsmöglichkeit ist die prophylaktische Spermakonservierung bei vorhersehbarem Verlust der Zeugungsfähigkeit, z.B. durch Zytostatika und Röntgenbestrahlung.

Immunologische Therapie

Bei nachgewiesenen Autoantikörpern an Spermien, im Seminalplasma oder im Serum kann eine immunsuppressive Therapie, z.B. mit Kortikosteroiden, erfolgversprechend sein.

Psychotherapie

Bei psychopathologischen Auffälligkeiten eines Partners oder bei Beziehungsstörungen sollte frühzeitig eine Psychotherapie einsetzen. Sind die Störungen durch die Belastung der Sterilitätsdiagnostik und Therapie aufgetreten, ist eine Therapiepause, ein längerer Urlaub oder der Entschluß zur Adoption oft so entlastend, daß es spontan zur lang ersehnten Schwangerschaft kommt. Infertilität kann psychisch bedingt sein, aber auch durch die jahrelangen unerfüllten Hoffnungen sekundär zu psychischen Störungen führen, die therapiebedürftig sind.

Spermakonservierung

Sperma kann in flüssigem Stickstoff bei −196 °C über Jahre gelagert und nach dem Auftauen zur Insemination verwandt werden.

Immunologische Therapie

Bei nachgewiesenen Autoantikörpern kann eine immunsuppressive Therapie erfolgversprechend sein.

Psychotherapie

Bei psychopathologischen Auffälligkeiten eines Partners oder bei Beziehungsstörungen sollte frühzeitig eine Psychotherapie einsetzen. Infertilität kann psychisch bedingt sein, aber auch durch die jahrelangen unerfüllten Hoffnungen sekundär zu psychischen Störungen führen.

8 Benigne Tumoren und Nävi

8.1 Benigne Tumoren

Aus der Epidermis (interfollikulär, follikulär oder aus den Schweißdrüsen-
gängen) sowie aus dem Bindegewebe können sich benigne Tumoren
entwickeln. Die häufigsten sind in
Tabelle 40 aufgelistet.

8 Benigne Tumoren und Nävi

8.1 Benigne Tumoren

Aus der Epidermis, interfollikulär, follikulär oder aus den Schweißdrüsenausführungsgängen können sich benigne Tumoren entwickeln, die im Laufe des Lebens manifest werden. Auch aus dem Bindegewebe entstehen gutartige Tumoren mit unterschiedlicher Histogenese. Unter den gutartigen Hauttumoren gibt es sehr häufige Formen, die hier angesprochen werden *(Tab. 40)*. Daneben entsteht eine große Vielfalt von seltenen Möglichkeiten, die nicht alle beschrieben werden.

Tabelle 40: Die häufigsten gutartigen Tumoren
seborrhoische Warzen ● endophytische Form ● exophytische Form ● Sonderformen: Melanoakanthom Stukko-Keratose **Fibrome** ● Fibroma pendulans ● Histiozytom ● Keloid **Leiomyom** **Lipom** **Zysten** ● Milium ● Epidermiszysten ● Atherom

8.1.1 Seborrhoische Warze

8.1.1 Seborrhoische Warze

Synonyme. Verruca seborrhoica senilis, Alterswarze, seborrhoische Keratose.

Definition ▶

> *Definition.* Häufige, hellbraune bis schwarze, breitbasige, epidermale Akanthose, die im Laufe des Lebens in zunehmender Vielzahl auftritt.

Häufigkeit
Seborrhoische Warzen sind bei fast
allen Menschen, Männern und
Frauen, zu finden.

Häufigkeit. Fast alle Menschen tragen im Laufe des Lebens mehrere bis viele, diskrete bis sehr auffällige seborrhoische Warzen. Männer und Frauen sind betroffen.

Klinik
In großer morphologischer Variationsbreite treten wenige bis sehr
viele, teils flächige, teils exophytische, zunehmend braun pigmentierte
Ankanthopapillome in gesunder Haut
auf *(Abb. 125)*.

Klinik. Seborrhoische Warzen treten in großer morphologischer Variationsbreite und in unterschiedlicher Vielzahl bei fast allen Menschen im Laufe des Lebens auf. Bevorzugt sitzen sie am Oberkörper, im Gesicht, an den Handrükken und Vorderarmen. Sie sind harmlos und machen in der Regel keine Beschwerden. Es handelt sich um kleine, bis fingernagelgroße und in Einzelfällen bedeutend größere, scharf begrenzte, weiche, braun bis schwarz hyperpigmentierte Ankathopapillome der Haut, die sich fettig anfühlen. Die Oberfläche ist am Anfang matt, gefeldert oder gepunzt, mehr oder weniger exophytisch vorgewölbt *(Abb. 125)* und zeigt im fortgeschrittenen Stadium eine zerklüftete Oberfläche, die pseudokomedonenartige Bilder macht und in den Falten Hornmassen anschoppt. Zu Beginn sind die seborrhoischen Warzen flach. Sie können trotz flächiger Vergrößerung auch flach bleiben und zunehmend pigmentieren (endophytische Variante).

Merke ▶

> *Merke.* Seborrhoische Warzen sind harmlos und bleiben dies auch.

Sie können allerdings mechanisch irritiert werden, zu kleinen Blutungen führen und lokalen Infektionen eine Eintrittspforte bieten. Sie stehen auf normaler Haut.

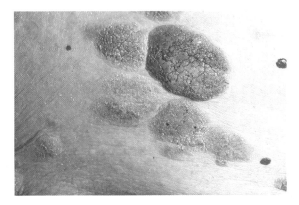

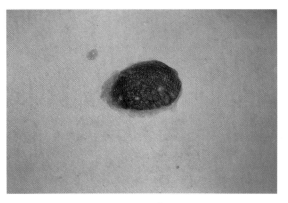

Abb. 125: Gruppierte exophytische seborrhoische Keratosen mit himbeerartiger Oberfläche und partieller Hyperpigmentierung.

Abb. 126: Seborrhoische Keratose mit starkem, himbeerartigem exophytischen Anteil, Typ »Melano«.

Histologie. Papillomatöse Epithelproliferation mit zumeist exophytischer, gelegentlich auch endophytischer Ausprägung. Bei größeren Gebilden kann es zur adenoiden Proliferation mit verschlungenen Zellsträngen, zu hyperkeratotischen Hornperlen und zu einer deutlichen melanozytären Hyperpigmentierung kommen.

Als Sonderform ist das ebenfalls gutartige, meist solitär auftretende **Melanoakanthom** zu betrachten *(Abb. 126)*, bei dem die Akanthose besonders stark ist mit einer warzig ausgeformten Oberfläche sowie einer braun-schwarzen Hyperpigmentierung.

Ätiologie. Es handelt sich um eine typische, fast regelmäßig auftretende, gutartige Altersveränderung der normalen Haut. Eine Abhängigkeit von exogenen Einflüssen (Licht, Chemikalien etc.) besteht nicht.

Diagnose und Differentialdiagnose. Die Diagnostik ist aus Aspekt und Lokalisation sowie aus dem Verlauf zu finden. Einzelne Elemente sind von Nävuszellnävi abzugrenzen, wobei die zerklüftete, fettige und von Hornperlen durchsetzte Oberfläche für seborrhoische Warzen typisch ist und bei Nävuszellnävi kaum vorkommt. In Zweifelsfällen hat die histologische Klärung zu erfolgen.

Therapie. Kürettage in Vereisung oder Lokalanästhesie mit dem scharfen Löffel oder mit der elektrischen Schlinge.

Prognose. Es handelt sich um eine gutartige Dermatose, die nie maligne entartet.

Sonderformen

Stukko-Keratosen sind plane, nicht pigmentierte, multipel und kleinfleckig auftretende seborrhoische Keratosen an Unterschenkeln und Fußrücken bei älteren Menschen mit ausgetrockneter Haut.

Das **Leser-Tréylat-Syndrom** bezeichnet eine eruptive Aussaat von multiplen seborrhoischen Warzen, begleitet von starkem Juckreiz, das gelegentlich monitorisch bei malignen intestinalen Tumoren auftritt. Da es nicht scharf vom häufigen schubweisen Auftreten der seborrhoischen Warzen abgegrenzt werden kann, ist seine Bedeutung als Paraneoplasie sehr zweifelhaft.

Histologie
Papillomatöse Epithelproliferation mit endophytischer oder exophytischer Ausprägung.

Bei starker Pigmentausbildung imponiert die Erscheinung als **Melanoakanthom** *(Abb. 126)*.

Ätiologie
Es handelt sich um eine umschriebene Altersveränderung der Haut, die unabhängig von exogenen Einflüssen auftritt.

Diagnose und Differentialdiagnose
Typischer Aspekt. Gelegentlich ist die Abgrenzung zu Nävuszellnävi nötig.

Therapie
Kürettage mit dem scharfen Löffel in Vereisung oder Lokalanästhesie.

Prognose
Gutartig.

Sonderformen
Stukko-Keratosen: Plane und hyperkeratotische seborrhoische Warzen der Unterschenkel bei trockener Haut.
Leser-Tréylat-Syndrom: Eruptive, seborrhoische Warzen mit Juckreiz als mögliche Paraneoplasie.

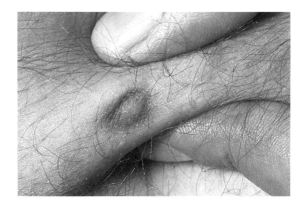

Abb. 127: Dermales Histiozytom. Auf seitlichen Druck spürt man das »derbe Fibrom« und die dermale Verankerung durch Einziehung. Beachte den braunen Rand durch Hämosiderinablagerung.

8.1.2 Fibrome

Fibrome treten als weiche, gestielte Fibromata pendulantia auf oder als derbe Fibrome (Histiozytome, *Abb. 127*). Estere sind durch Scherenschlag entfernbar.

8.1.2 Fibrome

Fibrome treten als weiche, aus dem Niveau der Haut hervortretende oder gestielte (Fibroma pendulans), hautfarbene und schmerzfreie Anhängsel der Haut in den Faltenregionen und besonders am Hals auf. Sie können durch Scherenschlag entfernt werden. Harte Fibrome treten als derbe Knoten in der Haut in der Regel als überschießende Narbenbildungen um Stichverletzungen (vorwiegend Insektenstiche oder Dornen) auf und imponieren histologisch zunächst als **Histiozytome,** die später zu derben Fibromen umgewandelt werden. Oft zeigen sie eine leichte Hämosiderinpigmentierung oder einen Pigmenthof. Diese Fibrome sind auf Druck schmerzhaft, weshalb sie gelegentlich exzidiert werden *(Abb. 127).*

8.1.3 Keloide

Keloide sind überschießende Narben mit Entzündung und Juckreiz. Sie können zu dermatogenen Kontrakturen führen *(Abb. 128, 129).*

8.1.3 Keloide

Keloide sind überschießende Narben, die sich umschrieben knotig oder flächig panzerartig nach Verletzungen ausbilden. Sie entstehen Wochen nach denselben und zeigen eine Progredienz über Monate bis Jahre, um endlich in eine bindegewebig verdickte Narbe überzugehen *(Abb. 128).* Am Anfang zeigen sie eine hyperämische Rötung und Juckreiz. Flächige Keloide können zu einer dermatogenen Kontraktur und zur Einschränkung der Gelenkbeweglichkeit führen *(Abb. 129).* Bei der Rückbildung schrumpfen sie und können in verstärktem Maße funktionelle Einschränkungen bewirken. Keloide können aus Aknenarben entstehen oder im Laufe einer narbenfreien Akne als sogenannte Spontankeloide imponieren.

Keloide können aus Aknenarben entstehen oder im Laufe einer narbenfreien Akne als Spontankeloide imponieren.

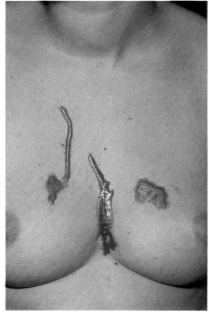

Abb. 128: Spritzerartige frische Keloide auf der Brust einer jungen Dame mit deutlicher Rötung und Juckreiz.

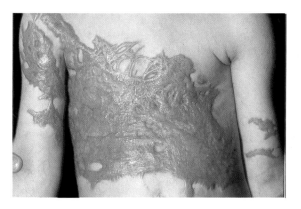

Abb. 129: Flächiges Keloid, zusätzlich von Narbenzügen durchsetzt, 4 Monate nach Verbrennung 2. und 3. Grades bei einem fünfjährigen Kind.

Therapie. Druckverbände, Lokalbehandlung mit Steroiden oder Pflanzenextrakten (Emdecassol®), intrafokale Steroidinjektion bei umschriebenen Herden, Röntgenweichbestrahlung in der frühen Eruptionsphase sind möglich und führen zu einer teilweisen Besserung oder zu einem Stopp der Progression. Entlastende Operationen sind bei funktionellen Störungen vorzusehen.

Prognose. Keloide sind gutartig. Sie können aber zu beträchtlichen funktionellen Beeinflussungen der Gelenkbeweglichkeit führen oder Körperöffnungen funktionell beeinträchtigen. Verletzungen auf Keloiden heilen ausgesprochen schlecht.

Therapie
Lokalbehandlung durch Steroide intrafokal, Druckverbände, Röntgenweichbestrahlung in den Ausbildungsphasen, entlastende Operation bei dermatogenen Kontrakturen in der Spätphase.

Prognose
Gutartig, teilweise selbstlimitierend. Bei dermatogenen Kontrakturen ist eine Behandlung notwendig.

8.1.4 Zysten

Zysten haben einen Hohlraum und sind von einer epithelialen Zystenwand umkleidet. Ihre Größe schwankt von Stecknadelkopfgröße bis zu Faustgröße. Meistens entstehen sie durch Verlegung eines Follikelausführungsganges. Dabei kann eine funktionelle Verlegung oder eine traumatische die Ursache sein.

Milien sind stecknadelkopfgroße, weißliche, kugelig erhabene Zysten, die meist gruppiert im Gesicht spontan auftreten. Es handelt sich um intraepitheliale, verhornende Zysten an Drüsenausführungsgängen oder auch interfollikulär. Sie können nach Anritzen entleert oder ausgekratzt werden.

Epidermalzysten sind erbs- bis pflaumengroße, kugelige, derbe bis pralle Knoten in der Haut. Oft kann man den obliterierten Follikelausführungsgang noch erkennen. Es handelt sich um zystische Ausweitungen des Infundibulum-Anteiles eines Haarfollikels, wobei der Inhalt vorwiegend aus abgeschilferten Hornmassen in zwiebelschalenartiger Anordnung besteht. Therapeutisch kommt nur die Exzision in Frage.

Besonderheit: Am Skrotum finden sich multiple Epidermiszysten, die man sehen und palpieren kann, die aber kaum stören.

Atherome (Grützbeutel, Tricholemmalzyste). Es handelt sich um kugelige, fast immer an der Kopfhaut einzeln oder multipel auftretende Zysten, ausgehend vom tiefen Haarfollikelanteil (Tricholemm), wobei die Zysten nuß- bis faustgroß, prall-elastisch und vorgewölbt sind. Bei großer Spannung ist die Zystenwand dünn und die Haare darauf können verdrängt sein. Die Zysten sind mit einer Mischung aus Hornlamellen und Talg gefüllt, die bei der Öffnung als überriechende Masse ausfließt. Therapeutisch muß das Atherom mit dem gesamten Sack exzidiert werden, da sonst Rezidive vorkommen.

Besonderheit: **Steatocystoma multiplex:** Talgretentionszysten mit autosomal-dominantem Erbgang, wobei sich während und nach der Pubertät multiple Zysten aus Talgdrüsenläppchen (gefüllt mit Talg) entwickeln. Sie treten gruppiert und multipel in den Achselhöhlen, auf der Brust, am Rücken und seltener an der Stirn auf. Sie sprechen auf orale Retinoid-Therapie nicht an.

Neben diesen relativ häufigen gibt es noch eine Vielzahl von seltenen zystischen Gebilden der Haut: Riesenporen oder Riesenkomedonen, Talgdrüsenfollikulome, ekkrine und apokrine Syringome u.a. An der Mundschleimhaut fin-

8.1.4 Zysten

Zysten sind epithelausgekleidete Hohlräume der Epidermis. Meistens entstehen sie durch Verlegung eines Follikelausführungsganges.

Milien sind stecknadelkopfgroße, weißliche Zysten in der Epidermis. Sie können nach Anritzen entleert oder ausgekratzt werden.

Epidermalzysten imponieren als kugelige Knoten im Bereich der Follikelausführungsgänge mit Hornmasse als Inhalt. Therapeutisch kommt nur die Exzision in Frage.

Atherome (Grützbeutel) sind kugelige, meist an der Kopfhaut sitzende Zysten der tiefen Haarfollikelanteile mit Hornmasse und Talg als Inhalt. Therapeutisch muß das Atherom mit dem gesamten Sack exzidiert werden, da sonst Rezidive vorkommen.

Steatocystoma multiplex sind autosomal-dominant vererbte, multipel und in der Pubertät auftretende Talgretentionszysten. Sie sprechen auf orale Retinoid-Therapie nicht an.

den sich Speicheldrüsenzysten und Schleimdrüsenzysten. Zystisch imponieren auch die mukoiden Dorsalzysten der Finger, die keine epitheliale Wand aufweisen, sondern eine bindegewebige Kapsel haben.

8.1.5 Andere Tumoren

8.1.5 Andere Tumoren

Unter der Vielzahl von seltenen, gutartigen epidermalen Tumoren ist das **Epithelioma adenoides cysticum** herauszuheben, das nasolabial symmetrisch auftritt, und die **Spiegler-Zylindrome**, die multipel am behaarten Kopf auftreten. Beide Tumoren können kombiniert und familiär auftreten, mit autosomal dominantem Erbgang.

Ausgehend von den Musculi arrectores pilorum können solitär, segmentär oder disseminiert (in diesem Fall autosomal-dominant vererbt) **Leiomyome der Haut** auftreten, die durch Druck- und Kälteschmerz ausgezeichnet sind. Vom subkutanen Fettgewebe ausgehen können solitäre oder disseminierte, indolente oder schmerzhafte **Lipome**, die selten gigantische Ausmaße annehmen können und dann vorwiegend im Schultergürtelbereich und an den Armen lokalisiert sind. Bei der Palpation sind sie prall-elastisch.

Die Lipome gehen vom subkutanen Fettgewebe aus, sind oft solitär, meist indolent und nur selten schmerzhaft.

8.2 Nävi

Synonyme. Male, Muttermale.

> **Definition.** Nävi sind umschriebene, gutartige Fehlbildungen auf dem Boden einer embryonalen Störung. Sie sind charakterisiert durch ein Zuviel oder ein Zuwenig von normal vorkommenden Zellen oder Strukturen der Haut. Sie können solitär als nicht erbliche Nävi auftreten oder in großer Vielzahl (auch segmentär) als Ausdruck einer in der Regel autosomal-dominanten Erbkrankheit.

Nävi können bei der Geburt vorhanden sein oder erst im Laufe des Lebens manifest werden. Viele zeigen eine charakteristische Entwicklung mit Rückbildung. Praktischerweise werden Nävi des melanozytären Systems (Pigmentnävi) abgegrenzt von Nävi, die von einzelnen Schichten der Haut ausgehen oder Mischungen enthalten (epitheliale Nävi, Bindegewebsnävi, Blutgefäßnävi). Davon gibt es eine große Vielfalt. Die häufigsten und wichtigsten werden besprochen.

8.2 Nävi

Definition ▶

Nävi können bereits bei Geburt vorhanden sein oder erst im Laufe des Lebens manifest werden.

8.2.1 Epidermale, melanozytäre Nävi

> **Definition.** In umschriebenen Bereichen sind die dendritischen, epidermalen Melanozyten (histologisch Klarzellen) vermehrt und produzieren mehr Melanin. Klinisch handelt es sich um scharf begrenzte, braune Flecken *(Syn. 32)*.

8.2.1 Epidermale, melanozytäre Nävi

Definition ▶

Dazu gehören die Sommersprossen (Epheliden), die kleinfleckigen Lentigines (Lentigo simplex) und der Café-au-lait-Fleck (Naevus pigmentosus).

Sonderformen stellen dar:

Der **Naevus spilus**, bei welchem die Kombination eines Café-au-lait-Flecks mit eingesprenkelten, kleinfleckigen Pigmentzellnestern vorliegt *(Abb. 130)*.

Der **Becker-Nävus** (Melanosis naeviformis), bei welchem eine handtellergroße melanozytäre Hyperpigmentierung zusammen mit einer Hypertrichose desselben Bereiches spontan oder posttraumatisch im Laufe der Adoleszenz auftritt.

Sonderformen stellen dar:
Der Naevus spilus: Café-au-lait-Fleck mit Pigmentzellnestern *(Abb. 130)*.
Becker-Nävus: Erworbene Hyperpigmentierung mit Hypertrichose.

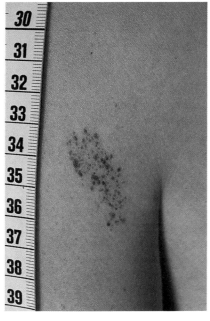

Synopsis 32: Schematische Darstellung der Lokalisation der verschiedenen Nävi in Epidermis und Dermis.

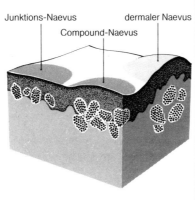

Junktions-Naevus   dermaler Naevus

Compound-Naevus

◀ **Abb. 130:** Naevus spilus; Café-au-lait-Fleck mit eingesprenkelten, kleinfleckigen Pigmentzellnestern.

8.2.2 Dermale, melanozytäre Nävi

> **Definition.** Dendritische Melanozyten finden sich flächig oder als kugelige Gebilde im dermalen Bindegewebe. Man nimmt an, daß sie bei der embryonalen Auswanderung die Epidermis nicht erreicht haben und im Korium liegengeblieben sind. Hier reifen sie aus und produzieren Melaninpigment.

Unter dem Namen **Mongolenfleck** als unscharf begrenzte, graublaue Verfärbung der Haut über dem Kreuzbein, Gesäß und Rücken ist bei den Neugeborenen der mongolischen Rasse bei 90-100% ein solcher Fleck zu beobachten, der sich bis zur Pubertät langsam zurückbildet. Bei weißrassigen Neugeborenen sieht man einen Mongolenfleck nur selten. Auch hier bildet er sich langsam zurück.

Naevus fusco-coeruleus. Bei Mongolen und Japanern, selten auch bei Weißen, tritt eine blauschwarze, flächige und unscharf begrenzte Pigmentierung im Versorgungsbereich des 2. und 3. Trigeminusastes auf mit Befall der Augenbindehaut und gelegentlich mit Hypertrichose der Schläfe (Naevus Ota). Ähnliche Veränderungen können auch an der Schulter auftreten (Naevus Ito).

Naevus coeruleus (blauer Nävus): Blauschwarze, derbe und manchmal etwas prominente Knötchen durch Anhäufung von pigmentbildenden Melanozyten in der Dermis. Sie kommen in der Regel einzeln vor, können überall am Körper auftreten und werden meist erst im Laufe des Lebens bemerkt. Prädilektionsstellen sind die Handrücken und Vorderarme *(Abb. 131)*.

8.2.2 Dermale, melanozytäre Nävi

◀ **Definition**

Ein Beispiel ist der **Mongolenfleck** als graublauer Fleck über dem Kreuzbereich, Gesäß und Rücken. Bei den Neugeborenen der mongolischen Rasse findet man diesen in 90–100%. Bei weißrassigen Neugeborenen ist er sehr selten. Der Mongolenfleck bildet sich bis zur Pubertät langsam zurück.

Als Naevus fusco-coeruleus bezeichnet man die flächige Pigmentierung der Schläfe (Ota) oder der Schulter (Ito).

Der **Naevus coeruleus** imponiert als blaues, derbes, dermales Knötchen *(Abb. 131)*.

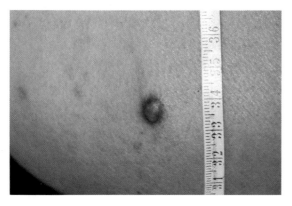

Abb. 131: Naevus bleu (blauer Nävus) mit zentralem fibromatösen Anteil.

8.2.2.1 Nävuszellnävi

Definition ▶

8.2.2.1 Nävuszellnävi

> **Definition.** Nävuszellnävi werden aus Nävuszellen gebildet, die eng mit den dendritischen Melanozyten verwandt sind, die dendritische Form aber verloren haben, kugelig oder spindelig ausgebildet sind und Melaninpigment zwar enthalten können, dieses aber nicht an umliegende Zellen abgeben.

Nävuszellnävi sind unterschiedlich groß. Sie kommen meist in großer Vielzahl vor und zeigen sich besonders in der Pubertät durch ihre Pigmentierung.
Oft bildet sich auch eine **Hypertrichose** auf den Nävi aus.
Es kann zu einer Rückbildung durch lipomatöse oder fibromatöse Umwandlung der Nävi kommen. Im Endstadium können diese als weiche Fibrome imponieren.

Nävuszellnävi können aber auch eine Progression zu dysplastischen Nävi durchmachen. Diese können Vorläufer von Melanomen sein *(Abb. 132).*

Nävuszellnävi können punktförmig bis großflächig erscheinen, einzeln, gruppiert oder in großer Vielzahl auftreten und alle Schattierungen von braun bis schwarz aufweisen. Nur wenige sind bei der Geburt durch Pigmentierung schon sichtbar. Sie entwickeln sich im Laufe der Pubertät zur definitiven Form und Farbe mit Schwerpunkten in der Vorpubertät und am Ende derselben, wobei sich oft auch eine **Hypertrichose** auf den Nävi ausbildet.

Nävuszellnävi zeigen Umwandlungs- und Rückbildungstendenzen, die sich im Laufe des Lebens bemerkbar machen: Bindegewebige oder lipomatöse Umwandlungen führen zu Pigmentverlust und Konsistenzabnahme der Nävi, so daß diese im Endstadium als weiche Fibrome imponieren. Nävuszellnävi können aber auch dysplastische, also progressive Veränderungen durchmachen, die auf zellulärer Ebene durch Kernatypien, Mitosen und vermehrte Pigmentbildung imponieren, während klinisch Größenzunahme, Farbveränderung und vorübergehend Entzündungszeichen auftreten *(Abb. 132).* Solche Läsionen können Vorläufer der Melanomentwicklung darstellen *(vgl. 8.2.2.2).* Dysplastische Nävi im Erwachsenenalter können einzeln oder im Rahmen des dysplastischen Nävus-Syndroms gehäuft und stetig progredient auftreten.

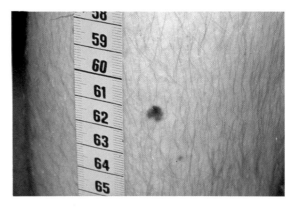

Abb. 132: Dysplastischer Nävus mit bizarren Rändern und Farbunterschieden.

Die Nävuszellnävi werden nach dem Sitz der Nävuszellnester eingeteilt, wobei im Laufe der Adoleszenz ein gewisser Wandel zu beobachten ist *(vgl. Syn. 32).*

Junktionsnävi sind früh, in der dermo-epidermalen Grenzzone gelegene Pigmentzellager. Sie weisen eine homogene braune bis braun-schwarze Pigmentierung auf.
Compound-Nävi sind gereifte Pigmentzellager mit Schwerpunkt in der Dermis. Sie sind knotige, braun bis braun-schwarze, scharf begrenzte Nävi. Oft findet man eine zerklüftete Oberfläche und eine Hypertrichose.

Dermale Nävi sind die alten, rein dermalen Pigmentzellnester, oft schon in Rückbildung.

Junktionsnävi sind früh auftretende, punkt- bis fleckförmige Nävi mit homogen brauner bis braun-schwarzer Pigmentierung, oft papulös und immer scharf begrenzt. Histologisch liegen die Nävuszellen in der Grenzzone (Junktionszone) zwischen Dermis und Epidermis.

Compound-Nävi sind meist knotige, braune bis braun-schwarze, scharf begrenzte Nävi, die oft eine zerklüftete Oberfläche und eine Hypertrichose aufweisen *(Abb. 133).* Histologisch finden sich Nävuszellnester in der Junktionszone und vermehrt im dermalen Bindegewebe. Compound-Nävi bilden sich in der Regel aus Junktionsnävi im Laufe der Pubertät (Reifung und Tiefenausdehnung).

Dermale Nävi stellen den Endzustand der Nävusentwicklung dar mit papulöser, wulstiger Gestalt, brauner Farbe und Haarbesatz. Histologisch sind die Nävuszellnester ausschließlich in der Dermis zu finden. Sie enthalten wenig Pigment, sind im Erwachsenenalter anzutreffen und zeigen oft die typischen Rückbildungs- und Umwandlungszeichen der bindegewebigen oder lipomatösen Degeneration.

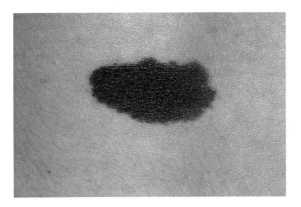

Abb. 133: Zusammengesetzter »Compound-Nävus« mit kugelig zerklüfteter Oberfläche und blauschwarzer Farbe.

Synopsis 33: Differentialdiagnose von Pigmentgeschwülsten der Haut.

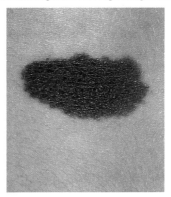 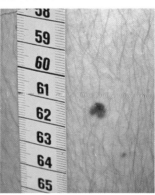 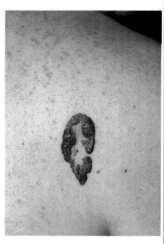

	Nävus	Dysplastischer Nävus	Melanom (SSM)
Farbe	rosa, braun, schwarz homogen	braun, schwarz, unterschiedliche Felder	braun, blau, schwarz inhomogen
Kontur	rund – oval	bizarr	unregelmäßig
Blutung	–	–	+ (leicht)
Wachstum	Pubertät	Pubertät und später	nach der Pubertät, rasch und horizontal, mit Knotenbildung (vertikal)
ärztliches Vorgehen	Beratung	Beratung und regelmäßige Beobachtung, Exzisionsbiopsie	Exzision mit Sicherheitsabstand, Durchuntersuchung

Therapie. Pigmentzellnävi mit den Zeichen dysplastischer Entwicklung im Erwachsenenalter sollten kontrolliert und bei fortschreitender Dysplasie zur Verhinderung der Realisierung maligner Melanome mit einer Exzisionsbiopsie entfernt werden. Auch kosmetisch störende Nävi können exzidiert werden. Die Exzision ist auf jeden Fall anderen Therapieversuchen vorzuziehen.

Therapie
Exzisionsbiopsien haben bei dysplastischen Nävi mit Progression zu erfolgen

Merke. Kongenitale Pigmentnävi, die größer als 2 cm sind, sollten wegen der gesteigerten Entartungsgefahr im Laufe des Lebens exzidiert werden.

◄ **Merke**

Im Kindesalter bietet sich die engmaschige Kontrolle an, so daß in der Regel die Exzision erst später und in Lokalanästhesie vorgenommen werden kann.

Prognose
Gut. Dysplastische Nävi müssen in 6- bis 12monatigen Abständen kontrolliert und bei Progredienz exzidiert werden.
Dysplastische Nävi stellen das Reservat für Melanome aus vorbestehenden Pigmentläsionen dar.

Besondere Nävusformen
Nävus Sutton
Pigmentnävus mit weißem Hof, harmlos.

Spindelzellnävus
Erworbener, gutartiger, knotiger Nävus mit unruhiger, zur Fehldeutung verleitender Histologie.

Großflächiger Nävus pigmentosus
Er tritt selten und dann im Rahmen einer neurokutanen Melanose als Badehosennävus auf. Auch Kopf und Gesicht sind nicht ausgespart.

Therapie
Die großflächige Schleifung während der ersten Lebenswochen oder später Serienexzisionen, besonders der knotigen Bereiche sind wegen der erhöhten Gefahr der Melanomentwicklungen zu empfehlen.

Prognose
In 15% der Fälle von Badehosennävus treten frühkindliche Melanome auf.

8.2.2.2 Das Syndrom der dysplastischen Nävi

Definition ▶

Man nimmt an, daß 10% aller Melanome auf dem Boden eines DNS entstehen.

Prognose. Die Prognose der Nävuszellnävi ist gut. Sie machen die beschriebene Entwicklung bis nach der Pubertät und eine Rückbildung im Laufe des Erwachsenenalters durch. Mit mehr Vorsicht ist die Prognose von dysplastischen Nävi zu sehen, die kontrollbedürftig sind (alle sechs bis zwölf Monate) und im Falle eines Fortschreitens der klinischen Dysplasiezeichen prophylaktisch exzidiert werden müssen. Dysplastische Nävi stellen das Reservat für Melanome aus vorbestehenden Pigmentläsionen dar.

Besondere Nävus-Formen
Nävus Sutton (Halonävus). Es handelt sich um Pigmentnävi in der Kindheit oder während der Adoleszenz, die charakterisiert sind durch einen weißen, depigmentierten Hof, wobei im Laufe dieser Entwicklung oft auch eine Depigmentierung des zentralen Nävus hinzukommt. Man nimmt lokale autoimmunologische Phänomene als Ursache an. Der Nävus Sutton ist harmlos.

Spindelzellnävus (Spitztumor, benignes, juveniles Melanom). Es handelt sich um solitäre, umschriebene und gutartige, knotige Nävi, die sich bei Kindern oder Jugendlichen ausbilden und histologisch durch bizarre und polymorphe, spindelförmige Nävuszellen charakterisiert sind, und dadurch an ein malignes Melanom erinnern können. Spindelzellnävi sind aber gutartig.

Der **großflächige Naevus pigmentosus et pilosus (Riesenpigmentnävus)** ist selten und tritt dann meist im Rahmen einer neurokutanen Melanose kongenital als Badehosennävus meist kombiniert mit einer Vielzahl von kleineren und kleinsten behaarten Pigmentnävi auf. Auch Kopf und Gesicht sind nicht ausgespart. Familiäre Häufung kommt vor.

Therapie. Wegen der erhöhten Gefahr der Melanomentwicklung sind solche Nävi schon in der Kindheit kurzfristig (alle drei Monate) zu kontrollieren. Es besteht die Möglichkeit, durch eine großflächige Schleifung (in Narkose) während der ersten Lebenswochen Teile davon zu entfernen. Erfolgte dies nicht oder nicht vollständig, so sind pigmentreiche und knotige Anteile möglichst früh nach Auftreten zu exzidieren. Oft empfehlen sich auch Serienexzisionen zur Flächenreduktion der großflächigen Nävi.

Prognose. In 15% der Fälle von Badehosennävus im Rahmen einer neurokutanen Melanose treten Melanome einzeln oder multipel im Bereich des Naevus auf. Die Manifestation dieser Melanome findet in der Kindheit und der Jugend statt (50% davon vor dem sechsten Lebensjahr).

8.2.2.2 Das Syndrom der dysplastischen Nävi (DNS)

> *Definition.* Es handelt sich um ein autosomal und wahrscheinlich dominantes Syndrom mit multiplen dysplastischen Nävi und früh und multipel auftretenden Melanomen *(Tab. 41, 42 u. Syn. 33).*

Man nimmt an, daß mehr als 10% aller Melanome auf dem Boden eines DNS entstehen. Die Häufigkeit dieses Syndroms scheint zuzunehmen.

Tabelle 41: Syndrom der dysplastischen Nävi (DNS)

Dysplastische Nävi (DN)
- multipel (10 bis > 100)
- an Stamm, Gesäß, Kopf
- Zunahme an Zahl und Größe im Erwachsenenalter

Familiäre Häufung
- autosomal
- dominant oder polygen
- oft mit heller Komplexion

Melanome in DN
- früh auftretend (20.–40. Lebensjahr)
- oft multipel
- kumulativ bis 100% bei > 70jährigen

Tabelle 42: Dysplastische Nävi (DN) – Kennzeichen
• polyzyklische, unregelmäßige Begrenzung (> 5 mm)
• Polychromasie (schwarz, braun, rosa)
• Regression und Randausläufer
• Oberfläche flach, lichenoid

Therapie. Das Syndrom der dysplastischen Nävi muß zunächst diagnostiziert werden. Eine Familienuntersuchung mit Erfassung anderer befallener Personen sowie eine umfassende Orientierung der Patienten und deren Angehörigen ist notwendig. Träger des DNS sind engmaschig (alle sechs Monate) zu kontrollieren. Dysplastische Nävi, die sich fortentwickeln, sind immer wieder durch Exzisionsbiopsien zu entfernen. Nur so kann die Realisierung von Melanomen verhindert werden. Bei Realisierung eines Melanoms richtet sich die Prognose nach dessen Tiefenausdehnung *(vgl. 9.3).*

Prognose. Hochgerechnet realisiert jeder Patient mit einem DNS Nävus-Syndrom bis zum 70. Jahr ein oder mehrere Melanome.

8.2.3 Epidermale Nävi

> **Definition.** Angeborene, nicht familiäre, meist streifig angeordnete Verdickung der Epidermis.

Häufigkeit. Oft vorkommend, bei Geburt vorhanden oder in der Kindheit sich ausprägend und nicht familiär.

Klinik. Es handelt sich um umschriebene, pflastersteinartige, verruköse oder schuppende, scharf begrenzte Verdickungen der Epidermis, die gelegentlich auch Juckreiz verursachen. Es gibt die umschriebene weiche Form, eine streifige verruköse, oft juckende Form und die linear oder halbseitig systemisch auftretenden verrukösen Formen mit entzündlicher Reaktion und Juckreiz. Letztere tritt vorwiegend in der Kindheit zutage und breitet sich langsam aus, sie kann gelegentlich auch zu einer Nageldystrophie führen. Diese Form hat als entzündlicher, linearer, verruköser, epidermaler Nävus (Inflammatory linear verrucous epidermal naevus) die Bezeichnung ILVEN gefunden *(Abb. 134).*

Histologie. Die Epidermis ist akanthotisch verdickte und papillomatös aufgeworfen mit Hyperkeratose. Oft ist die Akanthose psoriasiform ausgeprägt. Beim Vorliegen eines lymphozytären Infiltrates in der Dermis besteht in der Regel Juckreiz.

Ätiologie und Pathogenese. Nävoide Neubildung.

Therapie
Diagnose und Familienuntersuchung sind wichtig. Die Träger des DNS sind alle 3 bis 6 Monate zu kontrollieren. Progrediente dysplastische Nävi müssen exzidiert werden.

Prognose
Beim DNS wird bis zum 70. Lebensjahr das erste Melanom realisiert, welches die Prognose bestimmt.

8.2.3 Epidermale Nävi

◄ **Definition**

Häufigkeit
Relativ häufig, sporadisch, frühkindlich auftretend.

Klinik
Umschriebene, streifige oder halbseitig systematisiert auftretende Verdickungen der Epidermis mit schuppender, warziger oder pflastersteinartiger Oberfläche *(Abb. 134).* Gelegentlich Juckreiz.

Histologie
Akanthose und Papillomatose mit Hyperkeratose.

Ätiologie und Pathogenese
Nävoide Neubildung.

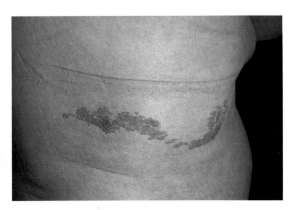

Abb. 134: Segmentärer epidermaler Nävus im Stammbereich mit Rötung und Juckreiz (ILVEN).

Diagnose und Differentialdiagnose
Abgrenzung von striären Formen des Lichen ruber und der Psoriasis.

Therapie
Therapeutisch sind Serienexzisionen möglich, Dermabrasio und Kürettage sind meist unzureichend.

Prognose
Gutartig.

8.2.4 Talgdrüsen-Nävus

Definition ▶

Häufigkeit
Mittelhäufig. Rückbildungstendenz nach der Pubertät.

Klinik
Umschriebene, scharf begrenzte, exophytische, hautfarbene Gebilde in der Kopfhaut oder am Rand des Gesichtes.
Meistens fehlen an dieser Stelle die Haare *(Abb. 135)*.

Histologie
Im Korium finden sich knotige Anreicherungen von Talgdrüsenläppchen, die kaum Talg sezernieren.
Im Erwachsenenalter können Exophyten auftreten und in 15–30% der Fälle auch Basaliome *(Abb. 135)* oder Spinaliome.

Diagnose und Differentialdiagnose. Die Diagnose ist einfach, differentialdiagnostisch muß ein striärer Lichen ruber und eine striäre Psoriasis abgegrenzt werden.

Therapie. Therapeutisch kommt die Exzision, eventuell in Serien in Betracht, wenn die Veränderungen stark stören. Die Dermabrasio und die Kürettage führen, sofern sie nicht sehr tief ausgeführt werden, zu Rezidiven.

Prognose. Gutartig, keine maligne Entartung.

8.2.4 Talgdrüsen-Nävus

Synonym. Naevus sebaceus.

> *Definition.* Epitheliale Fehlbildung mit besonderer Betonung der Talgdrüsen.

Häufigkeit. Mittelhäufig, Auftreten in der Kindheit und Adoleszenz mit Rückbildungstendenz nach der Pubertät.

Klinik. Umschrieben, streifig oder unregelmäßig, immer aber scharf begrenzt, sitzen pflastersteinartige bis papillomatöse, oft fast kugelige Gebilde in der Haut. Selten sind sie linear oder systemisch angeordnet. Der bevorzugte Sitz ist die Kopfhaut und der Rand des Gesichtes. Meistens fehlen die Haare in diesem Bereich fast vollständig *(Abb. 135)*.

Histologie. Im mittleren und oberen Korium sind reife Talgdrüsenläppchen in bizarren Ballungen angeordnet, sezernieren aber kaum Talg. Die Haarfollikel sind atrophisch, während die übrige Epidermis hyperplastisch sein kann.
Im Laufe des Lebens treten auf Talgdrüsennävi warzige oder filiforme Exophyten auf, die leicht verletzlich sind. Des weiteren treten im Erwachsenenalter, sofern die Talgdrüsennävi nicht zurückgebildet sind, in 15-30% Basaliome oder Spinaliome auf *(Abb. 135)*.

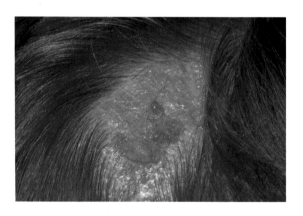

Abb. 135: Angeborener Talgdrüsennävus im behaarten Kopf mit warzigen und kugeligen Exophyten (histologisch Basaliom).

Ätiologie und Pathogenese
Nävoide Fehlbildung.

Diagnose und Differentialdiagnose
Nur bei sekundären Veränderungen wichtig und histologisch zu klären.

Therapie
Bei Persistenz ins Erwachsenenalter und vor allem bei Auftreten von Exophyten oder Tumoren ist wegen der Gefahr der Entartung die Totalexzision notwendig.

Ätiologie und Pathogenese. Nävoide Fehlbildung.

Diagnose und Differentialdiagnose. Klinisch einfach, bei sekundären Veränderungen der Oberfläche histologisch zu klären.

Therapie. Man kann mit der Behandlung zuwarten bis nach der Pubertät, da eine spontane Rückbildung möglich ist. Bei Auftreten von Exophyten jeglicher Art ist die Exzision, einzeitig oder in mehreren Sitzungen, dringend angezeigt, da sich bösartige Tumoren entwickeln können.

Prognose. Auf dem Naevus sebaceus des Erwachsenen treten in 15–30% Basaliome oder Spinaliome auf, weshalb die prophylaktische Operation empfohlen wird.

Bemerkung: Von den Talgdrüsennävi sind die zirkumskripten, multipel an der Stirn auftretenden senilen Talgdrüsenhyperplasien zu unterscheiden und auch das Adenoma sebaceum, welches zentrofazial bei der tuberösen Hirnsklerose als eines von vielen klinischen Symptomen auftritt.

Andere Nävi

Es gibt eine Vielzahl von seltenen und weniger seltenen, in der Regel umschriebenen Nävi, als Fehlbildung einzelner oder zusammengesetzter Anteile der Haut:

Naevus lipomatosus, ekkrine und apokrine Schweißdrüsennävi, Haarnävi, Komedonennävi, Bindegewebsnävi und Elastica-Nävi.

8.2.5 Gefäßnävi und Hämangiome

8.2.5.1 Naevus flammeus

Synonyme. Feuermal, Portweinfleck, planes Hämangiom, Naevus teleangiectaticum.

> ***Definition.*** Angeborene oder frühkindlich auftretende, hellrote bis blaurote, scharf umschriebene Flecke aufgrund von Gefäßerweiterungen in der oberen Dermis.

Häufigkeit. Sehr häufig solitär, selten systemisch, treten sie meist bei der Geburt oder frühkindlich auf, ohne deutlichen familiären Bezug.

Klinik. Bei der Geburt oder kurz danach finden sich hellrote, oft blasse, oft aber auch blau-rot imponierende, scharf und oft bizarr begrenzte, plane Farbveränderungen ohne subjektive Symptome. Die Größe reicht von linsengroß bis zur segmentären oder manschettenartigen Bedeckung großer Körperpartien. Mit dem Glasspatel können die Gefäße blutleer gedrückt werden, so daß die Farbe vorübergehend verschwindet. Mittelgroße Nävi flammei finden sich sehr häufig bei 30–50% aller Kinder, sehr diskret im Nacken und manchmal auch auf der Stirn (Storchenbiß). Vor allem die Stirnveränderungen blassen nach dem zweiten Lebensjahr deutlich ab und verschwinden oft, während die anderen Lokalisationen persistieren. Ganz anders als diese meist medial gelegenen Feuermale sind die lateralen Feuermale zu sehen, die selten auftreten, einseitig im Gesicht lokalisiert sind und nur ganz selten doppelseitig auftreten. Oft ist die Ausdehnung auf Bereiche von einem oder mehreren Trigeminussegmenten begrenzt. Diese lateralen Feuermäler zeigen keine Rückbildungstendenzen, sie können im Erwachsenenalter sogar kugelige, gutartige Exophyten ausbilden.

Histologie. Flächig vernetzte Kapillarerweiterungen im subepidermalen Bindegewebe.

Ätiologie. Es handelt sich um angeborene Fehlbildungen.

Diagnose.
Laterale Naevi flammei im Gesicht oder an den Extremitäten können im Rahmen von komplexen Mißbildungssyndromen auftreten und diagnostisch von Bedeutung sein:

Sturge-Weber-Syndrom. Kombination von einseitigem Naevus flammeus im Gesichtsbereich, oft unter Einbeziehung der Mundschleimhaut, mit einer Angiomatose des gleichseitigen Auges (mit Glaukom) und einer zerebralen Angiomatose mit epileptischen Anfällen und Ausfallssyndromen. Oft familiäre Häufung (autosomal-dominant).

Prognose
In 15–30% entwickeln sich Basaliome und Spinaliome darauf.

Bemerkung: Auch von den Talgdrüsen gehen die senilen Talgdrüsenhyperplasien aus und das Adenoma sebaceum. Letzteres tritt zentrofazial bei der tuberösen Hirnsklerose als eines von vielen klinischen Symptomen auf.

8.2.5 Gefäßnävi und Hämangiome
8.2.5.1 Naevus flammeus

◄ Definition

Häufigkeit
Sehr häufig, ohne familiären Bezug.

Klinik
Die medialen Naevi flammei sind sehr häufig (30–50% aller Kinder) meist diskret im Nacken und an der Stirn gelegen und bilden sich bis zum 2. Lebensjahr deutlich zurück (sog. Storchenbiß).

Die lateralen Naevi flammei sind sehr selten, auf einer Gesichtshälfte oder auf einer Extremität zu finden. Sie persistieren und können sekundär gutartige, kugelige Exophyten ausbilden.

Histologie
Kapilläre Erweiterungen im oberen Bindegewebe.

Ätiologie
Angeborene Fehlbildung.

Diagnose
Die **lateralen Naevi flammei** können im Rahmen von komplexen Mißbildungssyndromen diagnostische Bedeutung erlangen:

Sturge-Weber-Syndrom
Naevus flammeus im Gesicht mit zerebraler und okulärer Angiomatose, epileptischen Anfällen und zerebralen Ausfallssyndromen.

Von-Hippel-Lindau-Syndrom
Naevus flammeus mit kapillärem Angiom der Hirnhäute und anderer Organe.

Klippel-Trénaunay-Syndrom
Nävus einer Extremität mit Varikose und streifigem Riesenwuchs (oft arteriovenöse Anastomosen).

Auch den Naevi flammei zuzuordnende Krankheitsbilder:
Teleangiectasia hereditaria haemorrhagica (Morbus Osler-Rendu). Autosomal-dominante, seltene Erbkrankheit mit Teleangiektasien der Haut, der Schleimhäute und innerer Organe (Blutungsgefahr).

Spinnennävi können solitär bei Kindern und exanthematisch bei Erwachsenen (begleitend zu Leberleiden) auftreten *(Abb. 136)*.

Therapie
Elektrokoagulation.

Von-Hippel-Lindau-Syndrom. Naevus flammeus kombiniert mit multiplen kapillären Angiomen der Hirnhäute und manchmal auch von parenchymatösen Organen. Das seltene und angeborene Syndrom wird wahrscheinlich dominant vererbt.

Klippel-Trénaunay-Syndrom. Kombination eines Naevus flammeus einer Extremität mit einer Varikose derselben und einem segmentären oder streifigen Riesenwuchs. Meist sind arteriovenöse Anastomosen vorhanden, die zu starken Schmerzen führen können und operativ unterbunden werden müssen.

Den Naevi flammei zuzuordnen sind auch folgende Krankheitsbilder:

Teleangiectasia hereditaria haemorrhagica (Morbus Osler-Rendu).
Die autosomal-dominante Erbkrankheit mit heterozygoten Merkmalsträgern (die homozygoten sind nicht lebensfähig) ist selten. Die meist planen, teils papulösen Teleangiektasien finden sich an der Haut (akral angereichert), an den Schleimhäuten sowie an inneren Organen, wo sie eine erhöhte Blutungsgefahr darstellen.

Spinnennävi (Naevus araneus, Spider-Nävus) die einzeln oder mehrfach bei Kindern auftreten (wo sie auch gelegentlich spontane Rückbildung zeigen) und die auch im Laufe von progressiven Leberleiden exanthematisch am Oberkörper bei Erwachsenen auftreten *(Abb. 136)*.

Therapie. Koagulation mit der elektrischen Nadel.

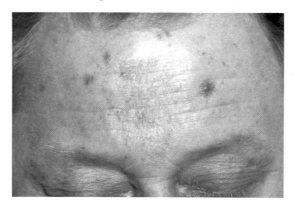

Abb. 136: Spinnennävi bei einem Mann mit Leberschaden.

8.2.5.2 Hämangiome

Definition ▶

Häufigkeit
Sehr häufig, nicht vererbt.

Klinik
Bei Geburt oder kurz danach finden sich in oder unter der Haut blaßblaue bis schwarzblaue, weiche »Blutschwämmchen«.
Progression in den ersten 12 Lebensmonaten und Regression bis zum 9. Lebensjahr *(Abb. 137)*.

Man kann plane, tuberöse und kavernöse Hämangiome unterscheiden.

8.2.5.2 Hämangiome

Synonyme. Gutartige Angiome, Blutschwämmchen.

> **Definition.** Es handelt sich um umschriebene, gutartige kapilläre Gefäßneubildungen in der Haut mit Auftreten im frühen Kindesalter.

Häufigkeit. Sehr häufig, angeboren oder frühkindlich auftretend, nicht vererbt.

Klinik. Bei der Geburt schon sichtbar oder kurz danach erstmals auffallend, finden sich blaßblaue bis schwarzblaue, meist deutlich begrenzte, flache bis kugelige, weiche und teilweise ausdrückbare Gefäßgeschwülste in oder **unter der Haut. Sie können erbsgroß bis faustgroß** sein und machen eine typische Entwicklung durch. In den ersten neun bis zwölf Lebensmonaten ist in der Regel ein deutliches Wachstum in allen Richtungen zu beobachten, das langsam in eine Regressionsphase übergeht, die bis zum sechsten oder neunten Lebensjahr reicht *(Abb. 137)*. Zurück bleiben entweder kleine Närbchen, atrophische Bereiche mit Teleangiektasien oder es kommt, erfreulicherweise in vielen Fällen, zur vollständigen Rückbildung. Überstürzte Umwandlungen können zu Nekrosen mit Krustenbildung führen, zu kurzfristigen Blutungen, selten zu Infektionen. Eine lebensbedrohliche Blutungsgefahr besteht nicht. Je nach dem Sitz und dem Ausmaß der Gefäßsprossung und des Wachstums spricht man klinisch von planen, tuberösen oder kavernösen Hämangiomen.

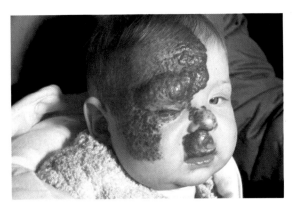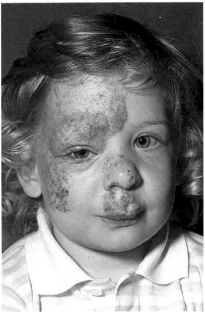

Abb. 137: Kavernöses Hämangiom bei einem Kleinkind von 6 Monaten (links) mit spontaner Rückbildung nach 3 Jahren (rechts).

Histologisch handelt es sich um echte kapilläre Gefäßneubildungen, wobei endotheliale Zellen embryonalen Charakters im Bereiche des Papillarkörpers oder der Kutis und Subkutis herdförmig proliferieren.

Ätiologie. Umschriebene, gutartige Neubildung mit Eigendynamik.

Diagnose. Blickdiagnose.

Therapie. Im Bewußtsein der eigendynamischen Rückbildung ist in den meisten Fällen eine aktive Therapie nicht notwendig. Restveränderungen können operativ entfernt werden. Röntgenbestrahlungen sind kaum mehr angezeigt. Einzig in den Fällen, in welchen das Hämangiom die Funktion oder die Entwicklung eines Organs beeinträchtigt (Saugstörung bei Angiomen der Lippe, Atemstörungen bei Angiomen der Nase, Sehbehinderung oder Schielen bei Angiomen des vorderen Augenabschnittes) ist ein frühzeitiges aktives Eingreifen notwendig. Dies kann konservativ erfolgen durch eine orale Kortisonbehandlung mit 1–2 mg Prednisolon/kg KG pro Tag während drei bis vier Wochen und langsamer Dosisreduzierung. Eine solche Behandlung kann auch wiederholt werden. Nur in besonderen Fällen kommt eine Umspritzung mit Triamcinolon-Kristallsuspension in Frage oder die frühzeitige operative Ausräumung.

Prognose. Die Eigendynamik mit Rückbildungstendenz ist immer vorhanden, kann aber nicht immer vollständig erwartet werden. Eine maligne Transformation ist nicht zu befürchten.

Histologisch handelt es sich um echte kapilläre Gefäßneubildungen.

Ätiologie
Gutartige Neubildung mit Eigendynamik.

Diagnose
Blickdiagnose.

Therapie
Eine Behandlung ist kaum notwendig, da es zu spontanen Rückbildungen kommt. Restveränderungen können nach dem 10. Lebensjahr operativ korrigiert werden. Aktive Therapie ist nur dann nötig, wenn die Funktion oder die Entwicklung eines Organs beeinträchtigt ist: Orale Prednisolon-Behandlung mit 1–2 mg/kg KG pro Tag für 3 bis 4 Wochen mit langsamer Dosisreduzierung und der Möglichkeit zur Wiederholung.

Prognose
Eigendynamik mit Rückbildung bis zum 9. Lebensjahr.

Multiple Hämangiome als Symptome komplexer Krankheitsbilder:
- **Mafucci-Syndrom**. Hämangiomatose mit Chondrodysplasie.
- **Kasabach-Merritt-Syndrom.** Hämangiomatose mit Verbrauchskoagulopathie und Blutungsneigung.
- **Blue-Rubber-Bleb-Naevus.** Hämangiomatose von Haut und Intestinaltrakt.

Erworbene Hämangiome können eruptiv auftreten oder als senile Angiome.

Angiomatöse Tumoren können auch kombiniert als **Angiokeratome** auftreten sowie als Hämangiolymphangiome und als gutartige Glomustumoren.

Bemerkung: **Multiple Hämangiome** der Haut und von inneren Organen können Symptome von komplexen Krankheitsbildern darstellen:

- **Mafucci-Syndrom** mit Hämangiomatose und Chondrodysplasie.
- **Kasabach-Merritt-Syndrom** mit Hämangiomen an Haut und Organen mit einer permanenten Verbrauchskoagulopathie und Blutungsneigung.
- **Blue-Rubber-Bleb-Naevus** als Hämangiomatose der Haut und des Gastrointestinaltraktes.

Hämangiome können auch solitär nach Verletzungen auftreten als **eruptive Angiome** (Granuloma pyogenicum) oder im Laufe des Lebens in großer Vielzahl als punktförmige **senile Angiome** oder als Angiome des freien Lippenrandes (Pasini).

Hämangiome können auch im Rahmen von kombinierten nävoiden Gebilden imponieren als Angiofibrome, Angiolipome oder als **Angiokeratome**. Letztere können näviform am Körper, streifig an den Fingern oder umschrieben am Skrotum jeweils gruppiert vorkommen. Im Rahmen des Angiokeratoma corporis diffusum Fabry sind disseminierte Angiokeratome das kutane Leitsymptom einer angeborenen Stoffwechselstörung (Glykosphingolipidosis als Grund eines Defektes der α-Galaktosidase A).

Weiter kommen Angiome kombiniert mit Lymphangiomen vor und selten als gutartige Glomustumoren, ausgehend von den kutanen arteriovenösen Anastomosen.

9 Maligne Tumoren und Paraneoplasien

9.1 Präkanzerosen

9.1.1 Aktinische Präkanzerosen

Synonyme. Keratosis actinica, Keratosis solaris, Keratosis senilis.

Definition. Keratotische Veränderung auf lichtgeschädigter Haut, die in ein Spinaliom übergehen kann; intraepidermale Krebsvorstufe.

Häufigkeit. Die aktinische Präkanzerose ist eine bei hellhäutigen Menschen jenseits des 50. Lebensjahres sehr häufig vorkommende Hautveränderung. Meist ist starke UV-Exposition über Jahre und Jahrzehnte vorausgegangen. Wegen der größeren beruflichen Sonnenexposition in typischen Männerberufen (Straßen-, Bau-, Garten-, Landarbeiter und Seeleute) findet man ein Überwiegen des männlichen Geschlechts.

Klinik. Betroffen sind vorzugsweise hellhäutige, blonde oder rothaarige Menschen mit sonnenempfindlicher Haut (Hauttyp I und II). Prädilektionsstellen sind sonnenexponierte Areale wie Gesicht, Stirn, Schläfe, Glatze, Hals, Halsausschnitt, Handrücken und Unterarme. Hier entstehen zunächst erythematöse und atrophische, später gelbgrau-bräunliche und keratotische, leicht verletzliche Herde. Diese können in ein Hauthorn (Cornu cutaneum) und in einem fortgeschrittenen Stadium in ein Spinaliom übergehen *(Abb. 138)*. Die Herde treten häufig multipel auf und können einen Durchmesser bis zu mehreren Zentimetern erreichen.

Histologie. Die Epidermis insgesamt ist nicht verbreitert; es findet sich jedoch eine Verbreiterung des Stratum corneum mit wechselnden ortho- und parakeratotischen Hyperkeratosen. Im Bereich der Basalzellschicht findet Proliferation mit Kern- und Zellpolymorphie und Dyskeratose statt, wobei diese atypischen Zellen ausschließlich im epidermalen Kompartiment angereichert sind. Im Korium sieht man ein teils diffuses, teils perivaskuläres lymphohistozytäres Infiltrat. Sie können in ein Cornu cutaneum und in ein Spinaliom übergehen *(Abb. 138)*.

Ätiologie. Mit einer Latenzzeit von 10 bis 20 Jahren entwickelt sich auf chronisch lichtexponierter Haut zunächst ein irreparabler Schaden an der DNS der Basalzellen, der zu intraepidermalen Zellklonen atypischer Zellen führt. Diese Veränderungen werden durch kurzwelliges Licht im UV-B-Bereich (280 nm bis 320 nm) ausgelöst. Durch invasives Wachstum und Einbrechen durch die Basalmembran entstehen in 10–20% der aktinischen Präkanzerosen Spinaliome.

Differentialdiagnose. Differentialdiagnostisch kommen alle Keratosen anderer Genese in Frage, insbesondere seborrhoische Keratosen. Diese sitzen in der Regel mehr rumpfbetont, sind stärker pigmentiert und haben eine kryptenartige Oberfläche, aus der sich Talg und Hornmaterial entleeren läßt.

9 Maligne Tumoren und Paraneoplasien
9.1 Präkanzerosen

9.1.1 Aktinische Präkanzerosen

◄ Definition

Häufigkeit
Aktinische Präkanzerosen kommen jenseits des 50. Lebensjahres sehr häufig vor. Meist ging starke UV-Exposition über viele Jahre voraus. Überwiegend sind Männer betroffen (Straßen-, Bau-, Gartenarbeiter und Seeleute).

Klinik
Die aktinische Präkanzerose kommt bevorzugt auf lichtexponierter Haut von hellhäutigen, lichtempfindlichen Menschen (Hauttyp I und II) vor. Die Veränderungen treten teilweise multipel auf und sind zunächst erythematöse und atrophische, später gelb-graubraune, keratotische und leicht verletzliche Herde. Sie können in ein Cornu cutaneum und in ein Spinaliom übergehen *(Abb. 138)*.

Histologie
Ortho- und parakeratotische Hyperkeratose; Proliferation im Bereich der Basalzellschicht mit Dyskeratose, Zell- und Kernpolymorphie.

Ätiologie
Chronische Exposition gegenüber kurzwelligem UV-Licht führt zu irreparablen Schäden an der DNS. Aus diesen kann sich mit einer Latenzzeit bis zu 20 Jahren eine aktinische Präkanzerose entwickeln.

Differentialdiagnose
In Frage kommen alle Keratosen anderer Genese, insbesondere seborrhoische Keratosen. Diese sitzen jedoch in der Regel mehr rumpfbetont und haben eine kryptenartige Oberfläche, aus der sich Talg und Hornmaterial entleert.

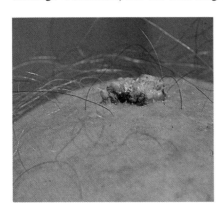

Abb. 138: Verruköse Präkanzerose mit Ausbildung eines breiten Cornu cutaneum auf der haarfreien Kopfhaut (Glatze).

Therapie
Vorrangig sind Exzision oder Kürettage; alternativ ist Kryo- oder lokale Zytostatika-Therapie möglich.

Besonderheiten
Andere ätiologische Ursachen können führen zu:

● **Arsenkeratosen:** Jahrzehnte (10–40 Jahre) nach Arsenexposition bilden sich palmar und plantar Keratosen, die in ein Spinaliom übergehen können.

● **Röntgenkeratosen:** Nach einer Radiotherapie der Haut können sich aus einem Radioderm Keratosen entwickeln, die in ein Spinaliom übergehen können. (Früher: an den ungeschützten Händen der Radiologen.)

● **Teerkeratosen:** Sie können nach langjähriger Exposition entstehen und in ein Spinaliom übergehen.

Prognose
Bei Behandlung gut.

9.1.2 Bowenoide Präkanzerose

Definition ▶

Häufigkeit
Der M. Bowen tritt jenseits des 40. Lebensjahres, weniger häufig als aktinische Präkanzerosen, bevorzugt bei Männern auf.

Klinik
Es handelt sich um flache, scharf begrenzte, erythematosquamöse, zum Teil keratotische Veränderungen, bevorzugt am Rumpf, an den Händen und im Gesicht.

Histologie
Die Epidermis ist durchsetzt von atypischen dyskeratotischen Zellen (Carcinoma in situ).
Bei Durchbruch durch die Basalmembran spricht man von einem Bowen-Karzinom.

Therapie
Exzision oder Röntgenweichbestrahlung.

9.1.3 Erythroplasie Queyrat

Definition ▶

Therapie. Chirurgische Entfernung mittels Kürettage oder Exzision. Alternativ kommt die kryochirurgische Behandlung mit flüssigem Stickstoff oder bei sehr flachen Veränderungen die lokale zytostatische Behandlung mit 5-Fluorouracil (Effudix®) in Frage.

Besonderheiten. Andere ätiologische Ursachen als UV-Bestrahlung können führen zu:

● **Arsenkeratosen:** Jahrzehnte (10 bis 40 Jahre) nach Arsenexposition bilden sich im Bereich der Palmae und Plantae kaum sichtbare, aber deutlich palpable punkt- bis kegelförmige Keratosen, die in ein Spinaliom übergehen können.

● **Röntgenkeratosen:** Nach einer Radiotherapie der Haut können sich auf dem Boden eines Radioderms Keratosen entwickeln, die in ein Spinaliom übergehen können. Früher fand man diese Keratosen häufig an den jahrzehntelang vor Röntgenstrahlen ungeschützten Händen der Radiologen.

● **Teerkeratosen:** Nach langjähriger Exposition mit teerhaltigen Produkten können Keratosen entstehen, die makroskopisch planen Warzen ähneln und in ein Spinaliom übergehen können (Teerkrebs).

Prognose. Bei regelmäßiger Kontrolle und Behandlung gut.

9.1.2 Bowenoide Präkanzerose

Synonym. Morbus Bowen.

> *Definition.* Die bowenoide Präkanzerose ist ein intraepidermales Karzinom der Haut (Carcinoma in situ). Es ist charakterisiert durch atypische dyskeratotische Zellen in einer ungeordneten Epidermis mit Zell- und Kernpolymorphien. Der Übergang in ein Bowen-Karzinom ist möglich.

Häufigkeit. Die bowenoide Präkanzerose tritt bei Menschen jenseits des 40. Lebensjahres, allerdings weniger häufig als die aktinische Keratose auf. Männer sind etwas häufiger betroffen als Frauen. Es ist kein besonderer Hauttyp bevorzugt.

Klinik. Der Morbus Bowen ähnelt makroskopisch häufig einer Psoriasis oder einem nummulären Ekzem. Im Gegensatz zu Psoriasis- oder Ekzemherden tritt der Morbus Bowen jedoch solitär auf und persistiert. Makroskopisch handelt es sich um flache, scharf begrenzte, bizarr konfigurierte, erythematosquamöse und zum Teil keratotische Veränderungen. Die histologische Diagnose »Morbus Bowen« kommt häufig überraschend. Bowenoide Präkanzerosen können an jeder beliebigen Stelle des Integuments vorkommen, bevorzugte Lokalisation sind jedoch Gesicht, Rumpf und Hände.

Histologisch charakterisiert ist der Morbus Bowen durch eine verbreiterte Epidermis, die von atypischen, zu Einzelverhornung neigenden Zellen (Dyskeratose) durchsetzt ist (Carcinoma in situ).

Sobald der bowenoide Zellverband die Basalmembran durchbrochen hat, spricht man von einem Bowen-Karzinom.

Therapie. Die Behandlung erfolgt durch chirurgische Exzision im Gesunden mit histologischer Kontrolle. Der Morbus Bowen spricht auch gut auf Röntgenweichbestrahlung an.

9.1.3 Erythroplasie Queyrat

> *Definition.* Dem Morbus Bowen ähnliche, intraepidermale Proliferation dysplastischer Zellen (Carcinoma in situ) im Bereich der Schleimhäute und Übergangsschleimhäute mit möglichem Übergang in ein invasives Karzinom.

Klinik. Klinisch ist die Erythroplasie Queyrat ein meist einzeln vorkommender, scharf begrenzter, exsudativ bis erosiver, hochroter und leicht verletzlicher Herd. Prädilektionsstellen sind Glans und Präputium, Vulva, Analbereich und die Mundschleimhaut.

Die Erythroplasie Queyrat geht rasch in ein invasives Karzinom mit lymphogener Metastasierung über.

Histologie. Die Histologie entspricht weitgehend der des Morbus Bowen. Es handelt sich ebenfalls um ein intraepidermales Karzinom mit dysplastischen Zellen. Diese zeigen jedoch bei der Erythroplasie Queyrat weniger Einzelzellverhornung als beim Morbus Bowen.

Therapie. Wünschenswert ist die chirurgische Entfernung des Herdes in toto (eventuell mit plastischer Defektdeckung). Bei ungünstiger Lokalisation empfiehlt sich eine Röntgenweichbestrahlung. Postoperativ sind regelmäßige klinische Kontrollen der Lymphknotenstation unerläßlich.

9.1.4 Morbus Paget

Synonym. Paget's disease of the nipple.

> **Definition.** Intradermale Form eines Karzinoms der Drüsenausführungsgänge (in den meisten Fällen der Milchdrüsenausführungsgänge), das durch für den Tumor typische intraepidermale dyskeratotische Zellen (sogenannte Paget-Zellen) charakterisiert ist.

Häufigkeit. Der Morbus Paget kommt selten vor. In der Regel sind Frauen jenseits des 40. Lebensjahres betroffen. Bei Männern (sehr selten) handelt es sich meist um die extramammäre Form der Erkrankung.

Klinik. Meist entsteht einseitig ein von der Brustwarze ausgehender, zunächst nur diskret schuppender Herd; er wächst über die **Mamillenregion** hinaus, wird stark exsudativ und entzündlich. Im weiteren Verlauf verschwindet die Mamillen-Haut-Grenze allmählich vollständig. Der Patient leidet unter starkem Juckreiz und Schmerzen.

Histologie. Der Morbus Paget ist ein **intraepidermales Karzinom** der Brustdrüsenausführungsgänge mit charakteristischen dyskeratotischen »Paget-Zellen«. Diese Zellen sind groß, PAS-positiv und ballonierend. Ihr Zellkern ist blaß. Sie bilden keine Interzellularbrücken. Im Korium findet sich ein lymphohistiozytäres Infiltrat.

Ätiologie und Pathogenese.

> Der Morbus Paget ist kein Carcinoma in situ im Sinne einer Präkanzerose, sondern die intraepidermale Form eines dermotropen **echten Karzinoms** der Drüsenausführungsgänge der Mamma.

Das zunächst nur intraepidermale Karzinom geht nach einer Latenzzeit von Monaten bis Jahren in die invasive Form eines Karzinoms mit der Fähigkeit zu metastasieren über.

Diagnose und Differentialdiagnose. Jede länger persistente »ekzematöse« Veränderung im Bereich der Mamille ist verdächtig auf einen Morbus Paget. Sollte eine solche Hautveränderung nicht rasch auf einen Therapieversuch ansprechen, ist eine Probeexzision zum Ausschluß oder zur Sicherung der Diagnose eines Morbus Paget unbedingt erforderlich.

Differentialdiagnostisch kommen das Mamillenekzem (meist doppelseitig), ein Morbus Bowen und die Psoriasis in Frage.

Klinik
Einzeln vorkommender, hochroter, erosiv-exsudativer, scharf begrenzter Herd im Bereich der Mund-, Genital- und Analschleimhaut. Der Übergang in ein invasives Karzinom erfolgt rasch (lymphogene Metastasierung).

Histologie
Intraepidermales Karzinom mit dysplastischen Zellen; weniger Dyskeratose als beim Morbus Bowen.

Therapie
Chirurgische Entfernung mit plastischer Defektdeckung; bei ungünstiger Lokalisation Röntgenweichbestrahlung. Postoperativ sollten regelmäßig Kontrollen der Lymphknotenstationen stattfinden.

9.1.4 Morbus Paget

◄ Definition

Häufigkeit
Betroffen sind Frauen jenseits des 40. Lebensjahres. Bei Männern handelt es sich meist um die sehr seltene Form des extramammären Morbus Paget.

Klinik
Meist einseitig entsteht eine leicht schuppende oder exsudative, jukkende oder schmerzhafte Veränderung **im Bereich der Mamille.**

Histologie
Es handelt sich um ein intraepidermales Karzinom der Brustdrüsenausführungsgänge mit ballonierenden dyskeratotischen Zellen (Paget-Zellen).

Ätiologie und Pathogenese
Der Morbus Paget ist die intraepidermale Form eines dermotropen **echten Karzinoms** der Brustdrüsenausführungsgänge, kann nach einer Latenzzeit von Monaten bis Jahren in die invasive Form eines Karzinoms übergehen.

Diagnose und Differentialdiagnose
Jede persistente »ekzematöse« Veränderung der Mamillen ist verdächtig. Nach kurzem erfolglosem Therapieversuch Probeexzision.

Differentialdiagnostisch kommen Psoriasis, Mamillenekzem und Morbus Bowen in Frage.

Therapie
Mastektomie mit axillärer Lymphknotenausräumung.
Besonderheiten. Der seltene **extramammäre Morbus Paget** ist ein
intradermales Karzinom der Ausführungsgänge apokriner Drüsen.
Bei einem Morbus Paget der Anogenitalregion liegt in ca. 20% der Fälle
gleichzeitig ein Karzinom anderer
Organe vor.

Therapie
Exzision im Gesunden mit plasti-
scher Defektdeckung.
Prognose
Nach vollständiger Operation (ohne
Lymphknotenbefall) gut.

9.1.5 Lentigo maligna

Definition ▶

Häufigkeit
Jenseits des 50. Lebensjahres vorkommend; Männer sind doppelt so
häufig betroffen wie Frauen.

Klinik
Im Bereich lichtexponierter Haut treten unscharf begrenzte, unregelmäßig pigmentierte, graubraune bis
schwarze, plane Herde von bis zu
mehreren Zentimetern Durchmesser
auf *(Abb. 139)*. Häufig besteht eine
lange Anamnese.

Histologie
Carcinoma in situ mit intraepidermaler Proliferation atypischer Melanozyten; wird die Basalmembran
durchbrochen, liegt ein Lentigo-
maligna-Melanom vor.

Therapie. Mastektomie mit axillärer Lymphknotenausräumung.

Besonderheiten. Extramammärer Morbus Paget: Diese sehr seltene Form des Morbus Paget ist ein im Bereich apokriner Drüsen (axillär, anogenital, Nabelregion) vorkommendes, intradermales Karzinom der Drüsenausführungsgänge.
  Bei einem Morbus Paget der Anogenitalregion liegt in ca. 20% der Fälle gleichzeitig ein primäres Karzinom anderer Organe vor (hauptsächlich Zervix, Rektum und Urethra).

Therapie. Großzügige Exzision im Gesunden mit plastischer Defektdeckung.

Prognose. Nach ausreichender Exzision (ohne Lymphknotenbefall) gut. Kontrolle der Gegenseite ist notwendig. Bei Befall der Lymphknoten verhält sich die Prognose (und Therapie) wie beim Mammakarzinom Stadium II.

9.1.5 Lentigo maligna

Synonyme. Melanotische Präkanzerose, Melanosis circumscripta praeblastomatosa Dubreuilh, Morbus Dubreuilh.

> ***Definition.*** Intraepidermal wachsende präkanzeröse Proliferation atypischer Melanozyten mit der Tendenz, in ein Lentigo-maligna-Melanom überzugehen.

Häufigkeit. Die Lentigo maligna kommt im Alter jenseits des 50. Lebensjahres vor. Männer sind doppelt so häufig befallen wie Frauen.

Klinik. Auf aktinisch geschädigter Haut im Bereich der lichtexponierten Areale (Gesicht, Stirn, Schläfen, Hals und Halsausschnitt, Hände und Unterarme) entwickeln sich über Jahre graubraune bis schwarze, unscharf und unregelmäßig begrenzte, plane Herde. Diese Herde sind von unterschiedlicher Ausdehnung und können von Stecknadelkopfgröße bis zu mehreren Zentimetern Durchmesser reichen, wobei mit zunehmender Größe eine immer stärkere Inhomogenität der Pigmentierung des Herdes einhergeht *(Abb. 139)*. Die größeren Herde haben häufig kleine randständige »Inseln«; man spricht hier von »archipelartiger« Auflösung des Herdes.

Histologie. Die Lentigo maligna ist das Carcinoma in situ der epidermalen Melanozyten. Im Bereich der unteren Epidermis und der Haar- und Talgdrüsenausführungsgänge finden sich vermehrt atypische Melanozyten, die von der Melanozytenpopulation im Bereich der Basalmembran ausgehen und epidermotrop das ganze epidermale Kompartiment zunehmend ausfüllen. Im Korium sieht man ein lymphohistiozytäres Infiltrat mit pigmentspeichernden Zellen (Melanophagen). Die Basalmembran ist intakt. Wird sie durchbrochen, liegt der Befund eines Lentigo-maligna-Melanoms vor.

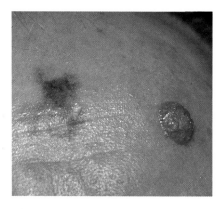

Abb. 139: Lentigo maligna (melanotische Präkanzerose) auf der Stirne eines 75jährigen Mannes mit Progredienz durch bizarre Ausläufer (Stirnmitte) und einem beginnenden Basaliom daneben. Beide Veränderungen sind Ausdruck der lichtbedingten Ausbildung von Präkanzerosen und Malignomen der Haut an den drei getragenen Körperstellen.

Ätiologie. Die Lentigo maligna ist Folge langjähriger UV-Exposition. Sie entsteht auf chronisch aktinisch geschädigter, lichtempfindlicher Haut. Ähnlich wie aus den Keratinozyten zunächst eine aktinische Präkanzerose und später ein Spinaliom entsteht, entsteht durch onkogene Schädigung der DNS des Melanozyten zunächst ein Klonus maligner Zellen, der sich zu einer melanotischen Präkanzerose und schließlich zu einem Lentigo-maligna-Melanom entwickeln kann.

Diagnose und Differentialdiagnose. Plane, braunschwarze, unscharf begrenzte Herde mit langer Anamnese auf lichtexponierter Haut sprechen für das Vorliegen einer melanotischen Präkanzerose. Wenn innerhalb der Veränderung knotige Areale vorhanden sind, muß mit einem Lentigo-maligna-Melanom gerechnet werden.

Differentialdiagnostisch kommen ein oberflächlich spreitendes Melanom (SSM), die Lentigo simplex (kleinere Herde bei jüngeren Patienten), die Lentigo senilis und die endophytische, seborrhoische Keratose in Frage. Letztere ist meist heller und homogener pigmentiert als die Lentigo maligna.

Therapie. Operable Herde der Lentigo maligna werden in toto exzidiert (eventuell mit plastischer Defektdeckung). Bei großen Herden in ungünstiger Lokalisation ist die fraktionierte Röntgenbestrahlung mit Grenzstrahlen mit einer Gesamtdosis von 100 Gy (5 x 20 Gy, Dermopan Stufe I) indiziert.

Die Röntgentherapie ist kontraindiziert, wenn das Stadium eines LM-Melanoms bereits erreicht ist.

Prognose. Gut bei ausreichender Behandlung. Bei realisierten Melanomknoten richtet sie sich nach der Invasionstiefe (siehe Melanom).

9.1.6 Leukoplakie

> **Definition.** An Schleimhäuten und Übergangsschleimhäuten vorkommende dysplastische Veränderung mit relativ geordneter histologischer Struktur des Epithels. Übergang in ein Spinaliom ist möglich, aber eher selten.

Klinik. Leukoplakien kommen bevorzugt vor im Bereich der Mund- und lateralen Wangenschleimhaut sowie im Bereich von Lippen, Zunge und des Genitale (Vaginalschleimhaut, Portio uteri, Präputium und Glans). Klinisch ist die Leukoplakie eine nicht juckende, schmerzlose, zunächst plane, scharf begrenzte Veränderung. Die im allgemeinen **nicht abstreifbaren** weißlichen Veränderungen sind im Bereich des Genitales oft erosiv-exsudativ. Die primären Veränderungen können in eine verruköse Form übergehen. Eine seltene Form der Leukoplakie ist die »spreckled leukoplakia«. Im Gegensatz zur klassischen Leukoplakie, wo meist ein einzelner, gelegentlich auch mehrere größere Herde auftreten, ist die »spreckled leukoplakia« charakterisiert durch multiple punktförmige Veränderungen auf einem Hautbezirk, dessen Ausdehnung der einer »normalen« Leukoplakie entspricht. Die »spreckled leukoplakia« soll häufiger in ein Spinaliom übergehen als andere Formen.

Histologisch zeichnet sich die Leukoplakie durch eine Epithelhyperplasie mit Einzelzellverhornung, Zell- und Kernpolymorphie und Kernhyperchromasie aus. Die regelmäßige Schichtung des Epithels bleibt erhalten. Bei Verlust dieser Schichtung liegt ein Carcinoma in situ vor.

Ätiologie. **Chronischer, mechanischer, physikalischer oder chemischer Reiz** führt zur Bildung von Leukoplakien. Typisch dafür ist die Lippenleukoplakie des Rauchers (Karzinogen: Teerbestandteile), des Zimmermanns (mechanischer Reiz durch mit den Lippen gehaltene Nägel) und die Leukoplakie der Zungen- und Wangenschleimhaut des Pfeifenrauchers (Hitze und Teer). Im Genitalbereich können rezidivierende Virusinfektionen (Herpes simplex) und Smegma (Noxe unbekannt) zur Ausbildung von Leukoplakien führen.

Ätiologie
Chronische UV-induzierte Schäden an der DNS von Melanozyten führen zur Ausbildung von melanotischen Präkanzerosen und schließlich zu einem Lentigo-maligna-Melanom.

Diagnose und Differentialdiagnose
Dunkle, unscharf begrenzte Herde auf sonnenexponierter Haut mit langer Anamnese sprechen für eine Lentigo maligna. Bei knotigen Arealen muß mit einem Lentigo-maligna-Melanom gerechnet werden. **Differentialdiagnostisch** kommen SSM, Lentigo simplex, Lentigo senilis und endophytische, seborrhoische Keratose in Frage.

Therapie
Exzision mit plastischer Defektdeckung. Bei nicht operablen Befunden wird eine fraktionierte Röntgenweichbestrahlung durchgeführt. Keine Röntgentherapie bei LMM.

Prognose
Gut; bei realisierten Melanomknoten reduziert, abhängig von der Invasionstiefe.

9.1.6 Leukoplakie

◀ **Definition**

Klinik
Leukoplakien sind nicht juckende, schmerzlose, scharf begrenzte, mitunter erosive Veränderungen im Bereich der Mund- oder Genitalschleimhaut. Die weißlichen, **nicht abstreifbaren** planen Herde können in eine verruköse Form übergehen.

Histologie
In einem regelmäßig geschichteten Epithel finden sich Zell- und Kernpolymorphie, Kernhyperchromasie und Dyskeratose.

Ätiologie
Chronischer, mechanischer, physikalischer oder chemischer Reiz führt zu Leukoplakie. Typisch hierfür ist die Lippenleukoplakie des Rauchers, des Zimmermanns und die Leukoplakie der Zungen- und Wangenschleimhaut des Pfeifenrauchers. Im Genitalbereich können rezidivierende Virusinfektionen (Herpes simplex) und Smegma zur Ausbildung von Leukoplakien führen.

Therapie
Die Exzision persistenter oder erosiver Herde ist die Therapie der Wahl.

Prognose
Gut; eine Spontanremission nach Weglassen der Noxe ist sehr häufig. Die persistierende Leukoplakie – die erosive und ulzerative Form – haben den Charakter einer echten Präkanzerose. Sie bedürfen der Behandlung.

Therapie. Bei persistenten oder erosiven leukoplakischen Herden sollten diese exzidiert werden. Alternativ kommen Kürettage, Kryotherapie, Elektrodissektion, orale oder lokale Anwendung von Vitamin-A-Säure in Frage.

Prognose. Leukoplakien heilen in der Regel nach strikter Meidung der Noxe in zwei bis vier Wochen ab. Dies kann auch bei Rezidiven noch der Fall sein. Erst die persistierende Leukoplakie, die erosive und die ulzerative Form bedürfen der Behandlung, da sie den Charakter einer echten Präkanzerose angenommen haben.

Tabelle 43: Präkanzerosen am Genitale		
	Vulva	**Penis**
obligate Entartung:		
– Erythroplasie Queyrat	X	X
hohe Wahrscheinlichkeit zu entarten:		
– Morbus Bowen	X	X
– Leukoplakie	meist Portio und Vagina	X
niedrige Wahrscheinlichkeit zu entarten, prädisponierende Faktoren:		
– kongenitale Phimose	–	X
– Lichen sclerosus et atrophicus	X	X
– chron. entzündliche und degenerative Veränderungen:		
– Herpes simplex recidivans	X	X
– Condylomata acuminata	X	X
– Balanoposthitis chronica	–	X
– Lupus vulgaris	X	X
– Radioderm	X	X

9.2 Spinaliom – Basaliom

9.2.1 Spinaliom

9.2 Spinaliom – Basaliom

9.2.1 Spinaliom

Synonyme. Spinozelluläres Karzinom, (verhornendes) Plattenepithelkarzinom, Stachelzellkarzinom, Epithelioma spinocellulare.

Definition ▶

> **Definition.** Das Spinaliom ist ein Tumor epidermalen Ursprungs, der in seiner intradermalen Form einem Carcinoma in situ entspricht und der nach unterschiedlich langer Zeit (Wochen bis Jahre) in die invasive Form mit den Charakteristika eines echten malignen Tumors übergeht Das Spinaliom wächst destruierend, metastasiert lymphogen und hämatogen und kann zu letalem Ausgang führen Im Bereich der Schleimhäute und Übergangsschleimhäute ist das Spinaliom der am häufigsten vorkommende maligne Tumor *(Syn. 34).*

Häufigkeit

Häufigkeit. Über 90% der malignen Neubildungen der Haut sind epidermalen Ursprungs.

> Im Bereich der Haut findet man ca. zehnmal häufiger Basaliome als Spinaliome, im Bereich der Übergangsschleimhäute fast ausschließlich Spinaliome und im Bereich der Schleimhäute ausschließlich Spinaliome.

Merke ▶

Die Morbidität in Mitteleuropa liegt zwischen 6 (Frauen) und 12 (Männer), in sonnenreichen Ländern zwischen 30 (Texas) und 50 (Australien) pro 100 000 Einwohner. Männer erkranken zwei- bis fünfmal häufiger als Frauen.

Die Morbidität liegt in Mitteleuropa zwischen 6 (Frauen) und 12 (Männer) pro 100 000 Einwohner; in sonnenreichen Ländern steigt sie auf 30 (Texas) und 50 (Australien) pro 100 000 weißer Einwohner.

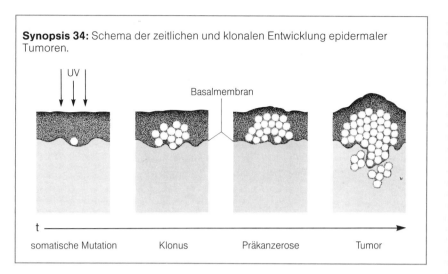

Synopsis 34: Schema der zeitlichen und klonalen Entwicklung epidermaler Tumoren.

UV

Basalmembran

t

somatische Mutation   Klonus   Präkanzerose   Tumor

Männer erkranken zwei- bis fünfmal häufiger als Frauen; dies kann man zum Teil erklären durch die erhöhte Exposition gegenüber kanzerogenen Noxen in Berufen, die von Männern bevorzugt werden oder durch »typisch männliche« Gepflogenheiten (z.B. Pfeifenrauchen).

Der Anteil der Hautmalignome an der Gesamtzahl der Krebsfälle in der Bevölkerung wird bestimmt
– durch die Gesamtmenge der Sonnenexposition und
– durch genetische Faktoren (wie Sonnenempfindlichkeit der Haut des einzelnen Individuums).

Besonders gefährdet sind nordische und irische Rassen, Menschen mit wenig oder schwer pigmentierender Haut, mit blonden und rötlichen Haaren und blauen bis blaugrünen Augen (»Kelten«).

Spinaliome treten vor allem im höheren Alter mit einem Gipfel zwischen 70 und 80 Jahren auf. Dies ist die Folge sich über die Gesamtlebensdauer summierender kanzerogener Noxen, wie UV-Licht, Röntgenbestrahlung und industrielle Schadstoffe (z.B. Teer, Mineralöle, Arsen). Arsen induziert neben Spinaliomen vornehmlich Basaliome. Das Entstehen aus einer aktinischen Präkanzerose ist möglich.

Klinik. Spinaliome entwickeln sich zunächst als wenig auffällige, fest und breit aufsitzende, hautfarbene bis gelbgraubräunliche, keratotische, wenig erhabene Plaques, die mit zunehmender Entzündungsreaktion in der Umgebung in einen exo- und endophytisch wachsenden Tumor übergehen; die Tumoren sind nicht schmerzhaft, von gelbgraubrauner Farbe und leicht verletzlich *(Abb. 140)*. Zum Teil exulzerieren sie, und mitunter lassen sich gelbliche Hornmassen entleeren.

Der Anteil der Hautmalignome und der Gesamtzahl der Krebsfälle wird bestimmt:
– durch die Gesamtmenge der Sonnenexposition
– durch genetische Faktoren (Sonnenempfindlichkeit des Individuums).
Besonders gefährdet sind nordische und irische Rassen, Menschen mit blonden und rötlichen Haaren und blauen bis blaugrünen Augen (»Kelten«).
Spinaliome treten im höheren Alter auf (Gipfel 70–80 Jahre).
Das Entstehen aus einer aktinischen Präkanzerose ist möglich.

Klinik
Aus zunächst unauffälligen, gelbgraubraunen, keratotischen Plaques entstehen exo- und endophytisch wachsende, leicht verletzliche Tumoren *(Abb. 140)*.

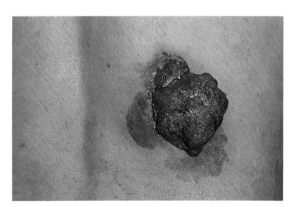

Abb. 140: Spinaliom (Plattenepithelkarzinom) am Rücken eines 76jährigen Mannes mit einem intraepidermalen Anteil und einem großen knotigen exophytischen Tumor.

Histologie
Das Spinaliom ist ein solider, epithelialer Tumor mit Verhornungstendenz. Die Spinaliomzellen sind große plasmareiche, den Keratinozyten ähnelnde, zur Verhornung neigende Zellen, die von den unteren Epidermisschichten aus in Tumorzapfen in das Korium vorwachsen.

Lokalisation
Die meisten Spinaliome kommen im Bereich **sonnenexponierter Haut,** wie Gesicht, Hände und Unterarme sowie im Bereich der Schleimhäute und Übergangsschleimhäute vor *(Syn. 35).* Neben den Spinaliomen der Haut kommen in absteigender Häufigkeit vor:
● **Lippenkarzinom** (meist Unterlippen)

Histologie. Das Spinaliom ist ein solider, epithelialer Tumor mit Verhornungstendenz. Die Spinaliomzellen sind groß und plasmareich und ähneln den Keratinozyten des Stratum spinosum. Je differenzierter das Spinaliom, desto stärker ist die Neigung zur Verhornung. Zum Teil finden sich sogenannte Hornperlen, die aus konzentrisch aufgebauten Schichten von Spinaliomzellen mit zentraler Verhornung bestehen. Je differenzierter das Spinaliom, desto häufiger finden sich Atypien, Hyperplasie und Hyperchromasie der Zellen sowie atypische Mitosen. Von der unteren Epidermisfläche aus dringen Tumorzapfen in das Korium vor. In den Tumorrandzonen treten besonders gehäuft entdifferenzierte Zellen auf. In der Tumorumgebung findet sich ein gemischtzelliges Infiltrat.

Lokalisation. Spinaliome sind am häufigsten im Bereich **sonnenexponierter Haut** und im Bereich der Schleimhäute und Übergangsschleimhäute zu finden. *(Syn. 35).* Im Gesichtsbereich sind die am häufigsten vorkommenden Spinaliome die **Lippenkarzinome**, vor allem die Unterlippenkarzinome; diese Häufigkeit erklärt sich aus dem ungünstigeren Einfallswinkel des Sonnenlichtes (sogenannter »Sonnenbalkon«) und der Exposition mit chemischen (Teer: Pfeifen- und Zigarettenraucher), thermischen (Raucher und Glasbläser) und mechanischen Noxen (z.B. Zimmerleute und Schneider, die Nägel bzw. Nadeln zwischen den Lippen halten).

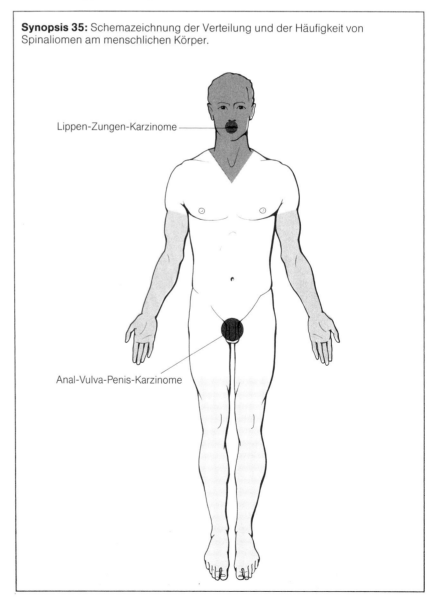

Synopsis 35: Schemazeichnung der Verteilung und der Häufigkeit von Spinaliomen am menschlichen Körper.

Lippen-Zungen-Karzinome

Anal-Vulva-Penis-Karzinome

● **Peniskarzinom:** Peniskarzinome entstehen ab dem vierten Lebensjahrzehnt, bevorzugt an der dorsalen Seite der Glans, im Bereich des Präputiums und des Sulcus coronarius. Ursächlich für die Entstehung eines Peniskarzinoms scheinen Smegma und chronisch-rezidivierende Entzündungsprozesse (auch HPV-Viren) zu sein; als Kofaktor wirkt eine Phimose, die ihrerseits wieder rezidivierende Entzündungen im Bereich der Glans unterhält und gründliche Reinigung erschwert (zirkumzidierte Männer erkranken selten an einem Peniskarzinom).

Klinisch manifestiert sich das Peniskarzinom als exophytisch verrukös wachsender Tumor oder als induriert endophytisch wachsende Infiltration. Es metastasiert primär lymphogen in die regionalen Lymphknoten; eine primär hämatogene Aussaat ist selten.

Die therapeutischen Maßnahmen orientieren sich an der Ausdehnung des Befundes und dem Tumorstadium. Sie reichen von der lokalen Exzision eines umschriebenen Herdes bis zur Penisamputation mit umfangreicher abdominaler Lymphknotenausräumung und anschließender Chemotherapie.

● **Vulvakarzinom:** Das Vulvakarzinom ist ein häufig auf dem Boden einer Craurosis vulvae (Lichen sclerosus et atrophicus) jenseits der Menopause oder aus einem Morbus Bowen entstehendes Malignom. Es findet sich meist im Bereich des Übergangs von den großen auf die kleinen Schamlippen oder im Bereich der Klitoris. Wie das Peniskarzinom wächst es als exophytischer oder plattenartig indurierter Tumor. Die extramammäre Form des Morbus Paget stellt eine Sonderform des Vulvakarzinoms dar *(S. 212)*.

● **Karzinome der Anal- und Perianalregion:** Circa 15% der anorektalen Karzinome finden sich im perianalen Bereich und sind durch Inspektion und gegebenenfalls bioptisch als solche zu erkennen. Sie entstehen häufig auf dem Boden von spitzen Kondylomen (HPV-Viren) oder wie das Vulva- und Peniskarzinom auf dem Boden eines Lichen sclerosus et atrophicus. 85% der anorektalen Karzinome finden sich im Rektum oder Analkanal und werden häufig erst sehr spät, nach Auftreten von Stuhlunregelmäßigkeiten oder blutigen Stühlen diagnostiziert.

● **Zungenkarzinom:** Das Spinaliom der Zunge findet sich bevorzugt am Zungenrand oder der Zungenspitze, weniger am Zungengrund oder Zungenrücken. Es entsteht auf dem Boden chronischer Entzündungen und narbiger Veränderungen wie Leukoplakien, Gummata und durch kanzerogene Noxen.

Das klinische Bild entspricht einer plattenartigen Induration, es kommen jedoch auch endophytisch wachsende Tumoren vor. Das Zungenkarzinom metastasiert schnell in die regionalen Lymphknotenstationen der lateralen Halsregion.

Ätiologie und Pathogenese. Ein Spinaliom entsteht durch einen mehrschrittigen Prozeß, zu dem prädisponierende Faktoren und karzinogene Noxen beitragen. Der erste Schritt findet auf molekularer Ebene statt. Durch bekannte Karzinogene werden Schäden an der DNS gesetzt, die durch eine Reihe von Reparationsmechanismen (Exzisionsreparatur) bis zu einem gewissen Maß reparabel sind. Quantitative und/oder qualitative Überschreitung der Reparationsfähigkeit führt durch somatische Mutation zum Entstehen einer malignen Zelle. Durch umfangreiche Untersuchungen sind diese molekularen Mechanismen der Reparation und der Karzinogenese für das UV-Licht und für Röntgenstrahlen nachgewiesen worden. Um aus einer Zelle einen malignen Klonus und ein Karzinom entstehen zu lassen, sind jedoch weitere Schritte des Wachstums und der Wachstumsförderung notwendig, die bislang nicht definiert werden konnten. Sicher ist, daß nicht alle malignen Klone zu malignen Tumoren werden. Circa 80% bis 90% der Klone können von der Epidermis eliminiert werden (-> Zelltod). In 10% bis 20% persistieren die malignen Zellen, überwuchern und führen zu einem Karzinom *(Syn. 34 u. 35)*.

Neben den experimentellen Befunden beweisen epidemiologische Untersuchungen die karzinogene Potenz der UV- und Röntgenbestrahlung: Die am häufigsten von Spinaliomen befallenen Areale der Haut sind die sonnenexponierten Stellen (Lichtterrassen des Gesichtes); Land- und Straßenarbeiter sowie hellhäutige Menschen mit sonnenempfindlicher Haut sind bevorzugt betroffen;

● **Peniskarzinom**
Peniskarzinome entstehen ab dem 4. Lebensjahrzehnt. Bevorzugt sind die Glans penis, das Präputium und der Sulcus coronarius. Ursächlich sind für die Entstehung Smegma und chronisch-rezidivierende Entzündungsprozesse. Als Kofaktor wirkt eine Phimose, die eine Reinigung erschwert.
Das Peniskarzinom manifestiert sich als exophytisch verrukös wachsender Tumor oder als induriert endophytisch wachsende Infiltration. Es metastasiert primär lymphogen; eine primär hämatogene Aussaat ist selten. Therapeutisch wird je nach Ansiedelung des Befundes entweder lokal exzidiert oder amputiert mit abdomineller Lymphknoten-Ausräumung und Chemotherapie.

● **Vulvakarzinom:** Das Vulvakarzinom entsteht häufig auf dem Boden eines Lichen sclerosus et atrophicus. Auch der M. Bowen gilt als Präkanzerose.

● **Karzinome der Anal- und Perianalregion:** entstehen häufig auf dem Boden von spitzen Kondylomen oder auf dem Boden eines Lichen sclerosus et atrophicus.

● **Zungenkarzinom.** Bevorzugt an Zungenspitze oder -rand lokalisiert. Entsteht auf dem Boden chronischer Entzündungen und durch kanzerogene Noxen.

Ätiologie und Pathogenese
Durch Karzinogene werden Schäden an der DNS gesetzt, die bis zu einem gewissen Maß durch Reparaturvorgänge eliminiert werden können. Bei Überschreiten dieses Maßes entsteht durch somatische Mutation eine maligne Zelle, die nach Zellteilung zu einem malignen Klonus und in 10–20% zu einem malignen Tumor führt. An erster Stelle der bekannten Karzinogene steht das UV-Licht, das insbesondere bei sonnenempfindlichen Individuen zur Entwicklung von Spinaliomen führt *(Syn. 35)*.

Röntgenärzte und deren technisches Hilfspersonal entwickeln nach zum Teil jahrzehntelanger Röntgenstrahlenexposition vermehrt Spinaliome, besonders im Bereich der Hände und Unterarme. Bei chronisch-degenerativen und chronisch-entzündlichen Hautprozessen sollte man immer auf die Entwicklung von Spinaliomen achten. Diese werden insbesondere bei chronischen Unterschenkelulzera häufig erst sehr spät erkannt.

Weitere prädisponierende Faktoren sind chronisch-entzündliche und -degenerative Hautveränderungen wie Lupus vulgaris, Lichen sclerosus et atrophicus und Radioderm.

Weitere **prädisponierende** Faktoren sind straffe atrophisierende und sklerosierende Narben, wie sie beim Lupus vulgaris, Lichen sclerosus et atrophicus beim Radioderm (Röntgennarbe) sowie bei Verbrennungs- und Erfrierungsnarben vorkommen. Rezidivierende mechanische Traumatisierung kann ebenfalls zur Entstehung eines Spinalioms führen. Bei dunkelhäutigen Menschen, insbesondere bei Schwarzafrikanern, bei denen die UV-Induktion eine untergeordnete Rolle spielt, sind die meisten Spinaliome auf chronisch-degenerativen und auf -entzündlichen Prozessen zu finden.

Diagnose und Differentialdiagnose
Das Spinaliom stellt sich klinisch als leicht verletzliche Hyperkeratose oder als keratotischer, exo- oder endophytisch wachsender Tumor dar.

Diagnose und Differentialdiagnose. Im Initialstadium kann die Diagnose allein aufgrund des klinischen Erscheinungsbildes schwierig sein. Man findet meist eine breitbasig aufsitzende, leicht verletzliche Hyperkeratose entweder im Bereich
● von sonnenexponierten Arealen der Haut, der Schleimhäute und der Übergangsschleimhäute,
● von chronisch-entzündlichen und -degenerativen Hautveränderungen.

Wichtig: Die klinische Verdachtsdiagnose muß bioptisch gesichert werden.

Im Verdachtsfalle muß eine Probeexzision durchgeführt werden. Im Analkanal und im Bereich der Rektumschleimhaut führt die Zytologie in 85% zu korrekten Untersuchungsergebnissen; auch hier ist zur Sicherung der Diagnose eine Probeexzision unerläßlich.

Das Spinaliom wächst schneller als das Basaliom.

Das Spinaliom ist vom Basaliom und vom Keratoakanthom meist schon durch die Wachstumsanamnese zu unterscheiden; Spinaliome zeigen in der Regel eine mittlere Wachstumsgeschwindigkeit über Monate, während sich Keratoakanthome über Wochen und Basaliome über Jahre entwickeln.

Differentialdiagnostisch kommen alle keratotischen, verruciformen und tumorösen Veränderungen der Haut in Frage, wie aktinische Präkanzerosen, Morbus Bowen, seborrhoische Keratose, Adnextumoren und amelanotisches Melanom.

Weitere **Differentialdiagnosen** sind:
– alle benignen und präkanzerösen, verruciformen und keratotischen Veränderungen (aktinische Keratose und Arsenkeratose, Morbus Bowen, pseudoepitheliomatöse Hyperplasie, seborrhoische Keratose, Verruca vulgaris),
– zahlreiche Adnextumoren (z.B. Hidrokystom, Talgdrüsenadenom, proliferierender Trichilemmtumor),
– Hautmetastasen zahlreicher Malignome und
– das amelanotische Melanom.
In den meisten Fällen entscheidet erst der histologische Befund.

Therapie

Therapie. Die therapeutischen Maßnahmen sind abhängig von Tumorgröße und Lokalisation sowie von der Beschaffenheit des umgebenden Gewebes und den daraus resultierenden chirurgischen Möglichkeiten.

An erster Stelle der therapeutischen Maßnahmen steht die **radikale chirurgische Entfernung** der Tumormassen weit im gesunden Gewebe.

Die **radikale Entfernung der Tumormassen** weit im gesunden Gewebe (mindestens 1 cm) steht an erster Stelle der therapeutischen Maßnahmen; sie hat den Vorteil, daß anstelle des Tumors gesundes, normal belastbares Gewebe tritt. Das Spektrum der Eingriffe reicht von der einfachen primären Exzision bis zu weitreichenden plastisch-chirurgischen Maßnahmen, wie Schwenklappenplastiken, Transplantationen, Amputationen (Finger, Zehen, Zunge, Vulva, Penis, Anus, Rektum), Keilexzisionen bzw. Vermillektomien (sogenanntes Lip-shaving: großzügige Exzision der Unterlippe mit plastischem Lippenersatz durch Unterlippen-Mundschleimhaut) und eventuell Neck dissection (beim Zungen- und Lippenkarzinom).

Die **Radiotherapie** bleibt älteren und schwer operablen Patienten mit kleineren und früh erfaßten Spinaliomen vorbehalten.

Je nach Lokalisation und Ausdehnung wird eine Gesamtstrahlendosis von 50–80 Gy in fraktionierten Dosen über Wochen appliziert. Ein großer Nachteil der Radiotherapie ist der nicht sichere Nachweis der Tumorgrenzen und somit die Gefahr von Randrezidiven.

Bei nicht oder nur schwer operablen Tumoren wird eine fraktionierte **Radiotherapie** mit einer Gesamtstrahlendosis von 50–80 Gy appliziert.

Die **Chemotherapie** bleibt den metastasierenden, inoperablen oder nicht vollständig im Gesunden entfernten Tumoren vorbehalten.

Die **Chemotherapie** bleibt den metastasierenden und/oder inoperablen Spinaliomen vorbehalten. Sie kann auch als ergänzende Maßnahme bei nicht sicher im Gesunden entfernten Tumoren eingesetzt werden. Es werden Bleomycin (15 mg/m^2 Körperoberfläche zweimal wöchentlich, Gesamtmenge: 200 mg/m^2)

oder Methotrexat (20–50 mg/m^2 Körperoberfläche, einmal wöchentlich, Gesamtmenge ca. 300–500 mg/m^2) parenteral verabreicht. Als Nebenwirkung können eine Lungenfibrose oder sklerodermiforme Hautveränderungen sowie passagere Hauterscheinungen wie Erytheme, Pruritus und Hautschuppung auftreten.

Beim Spinaliom ist die lokale zytostatische Behandlung nicht ausreichend.

Prognose. Die Prognose der Spinaliome der Haut liegt bei 80% Heilung nach 5 Jahren Nachuntersuchung. Die Prognose der Spinaliome an der Haut-Schleimhaut-Grenze, Zunge und im Bereich des Ösophagus ist schlechter.

Der interessante Fall. Ein 75jähriger Landwirt bemerkte seit etwa sechs Monaten das Wachstum einer warzigen Veränderung am Kopf. Bereits im Alter von 30 Jahren hatte der Patient eine ausgeprägte androgenetische Alopezie; eine Kopfbedeckung hat er während der Tätigkeit im Freien selten getragen. Im Bereich des Scheitels fand sich ein 1 cm durchmessender, erhabener, grau-weiß keratotischer Tumor mit verruköser Oberfläche. Im ventralen Anteil des Tumors waren dunkelrot-braune Blutkrusten aufgelagert. Die umgebende Haut war leicht gerötet. *(Abb. 138, S. 209)*. Die Probeexzision ergab die Histologie eines hochdifferenzierten Spinalioms. Der Tumor wurde daraufhin mit einem Sicherheitsabstand von 1,5 cm weit im Gesunden entfernt. Der Hautdefekt wurde mittels eines aus der Supraklavikulargegend entnommenen Vollhauttransplantats gedeckt. In der nachfolgenden Durchuntersuchung fand sich kein Anhalt für eine Metastasierung. Fünf Jahre nach der Exzision war der Patient nach wie vor frei von Filiae. Zwischenzeitlich sind multiple neu aufgetretene, aktinische Präkanzerosen im Bereich des Kopfes, der Schläfen und der Wangenknochen kürettiert worden. Der Patient trägt jetzt regelmäßig einen Hut.

Prognose
Die Prognose der Spinaliome der Haut liegt bei 80% Heilung, die der Tumoren an der Haut-Schleimhaut-Grenze ist schlechter.

◄ **Der interessante Fall**

9.2.2 Basaliom

Synonyme. Epithelioma basocellulare, Basalzellkarzinom.

> **Definition.** Das Basaliom ist ein von den basalen Zellschichten der Epidermis und dem Follikel ausgehender Tumor, der invasiv und destruierend wächst, jedoch nicht metastasiert.
> Es fehlt somit ein Charakteristikum des echt malignen Wachstums; deshalb wird das Basaliom auch als semimaligner Tumor bezeichnet, womit eine Abgrenzung zu den malignen Tumoren einerseits und zu den benignen Geschwülsten andererseits erfolgt.

Häufigkeit. Das Basaliom ist der häufigste Tumor an der Haut; die Morbidität schwankt, entsprechend der Intensität der Sonnenbestrahlung, zwischen 20 bis 50 pro 100 000 Einwohner (Nord- und Mitteleuropa) und 250 pro 100 000 Einwohner (Australien). Die Häufigkeit des Auftretens steigt mit zunehmendem Alter. Manifeste Basaliome vor dem 40. Lebensjahr sind selten. Es besteht keine Geschlechtsbevorzugung.

Klinik. Basaliome findet man meist im sogenannten »zentrofazialen« Bereich; 80% der Basaliome finden sich innerhalb der Verbindungslinie beider Mundwinkel zum unteren Ohransatz und dem Haaransatz im Kapillitiumbereich. In absteigender Häufigkeit reihen sich das untere Gesichtsdrittel, Ohrmuscheln, Retroaurikulärbereich und Kopfhaut ein *(Syn. 36)*. Nur 5% der Basaliome finden sich an Stamm und Extremitäten. Das initiale Basaliom stellt sich entweder als stecknadelkopfgroßes, hautfarbenes, derbes Knötchen oder als hautfarbene Induration dar, die sich klinisch von der gesunden Haut allenfalls durch den Palpationsbefund und das Auftreten kleiner Teleangiektasien am Rande des befallenen Bereiches unterscheiden. Daraus entwickelt sich langsam (Monate bis Jahre) ein glasiger, hautfarbener, halbkugeliger Tumor mit Teleangiektasien (**solides Basaliom,** *Abb. 141)* oder ein zentral atrophisierender, nach zentripetal wachsender Tumor mit perlschnurartiger Rundleiste und Teleangiektasien (**zikatrisierendes Basaliom,** *Abb. 142)*.

9.2.2 Basaliom

◄ **Definition**

Häufigkeit
Das Basaliom ist ein häufig vorkommender Tumor mit einer Morbidität von 20–50/100 000 Einwohner (Nord- und Mitteleuropa) bis 250 pro 100 000 Einwohner (Australien). Die Häufigkeit steigt mit zunehmendem Alter. Es besteht keine Geschlechtsbevorzugung.

Klinik
Die bevorzugte Lokalisation des Basalioms ist der »zentrofaziale« Bereich *(Syn. 36)*.

Klinisch stellt sich das Basaliom als hautfarbenes Knötchen oder Induration mit perlschnurartigem Randwall und Teleangiektasien dar.

Klinisch unterscheidet man das solide, halbkugelig wachsende *(Abb. 141)*, **zikatrisierende,** zentral atrophisierende *(Abb. 142)*,

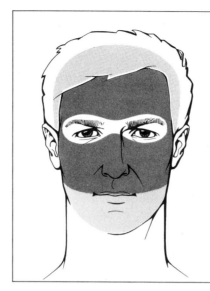

Synopsis 36: Schemazeichnung der Lokalisation und der Häufigkeit von Basaliomen am menschlichen Kopf.

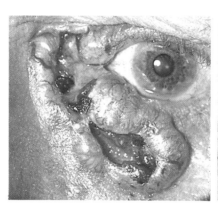

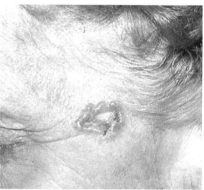

Abb. 141: Typisches Basaliom in zentrofazialer Lage mit perligem Randsaum, Teleangiektasien und zentraler Nekrose. Das Basaliom hat die Strukturen des äußeren Auges durchsetzt und zerstört.

Abb. 142: Zikatrisierendes Basaliom an der linken Schläfe bei einer 74jährigen Dame mit dünnem Randsaum und vernarbendem Zentrum. Die Ausdehnung des zikatrisierenden Basalioms in der Peripherie ist klinisch nicht exakt zu erfassen.

sklerodermiforme Basaliom (hautfarbene Induration),

Sklerodermiforme Basaliome sind besonders problematisch:
- diagnostisch, da sie als häufig vollkommen unauffällige Induration wachsen, ohne die basaliomverdächtigen Kriterien der Teleangiektasien und des perlschnurartigen Randsaumes aufzuweisen,
- therapeutisch, da makroskopisch das kranke von gesundem Gewebe nicht eindeutig abgegrenzt werden kann und daher häufig nicht im Gesunden exzidiert wird.

Ulcus rodens, zentral ulzeriert und

Ulcus terebrans (tiefe Infiltration über das Korium hinaus und Ulzeration).

Zentrale Ulzerationen führen zum **Ulcus rodens** (rodere: nagen) oder **Basalioma exulcerans.** Man unterscheidet sie von Ulzerationen anderer Genese wieder durch den perlschnurartigen Randwall und Teleangiektasien. Bei tief infiltrierendem und destruierendem Wachstum über das Korium hinaus spricht man von einem **Ulcus terebrans** oder **Basalioma terebrans**. Es handelt sich hierbei um tief ulzerierte, zu Blutungen neigende Tumoren, die Knorpel und Knochen angreifen und mitunter massive Verstümmelungen anrichten. Diese fortgeschrittene Form des Basaliomwachstums findet man gehäuft in ländlicher Umgebung, wo unzulängliche ärztliche Versorgung und eine höhere Indolenzschwelle der Patienten dazu führt, daß die rechtzeitige Erkennung und Behandlung des Tumors versäumt wird.

Sonderformen sind: Das **pigmentierte Basaliom**, mit starker melanozytärer braunschwarzer Pigmentierung. Klinisch kann es durch die typischen Basaliommerkmale, wie glasige Oberflächenbeschaffenheit, Teleangiektasien und perlschnurartige Formationen, von einem malignen Melanom, einem Angiokeratom, von Pigmentnävi und pigmentierten seborrhoischen Keratosen oder einem Naevus bleu differenziert werden.

Das **Rumpfhautbasaliom**, das klinisch meist als scharf begrenzter, planer, erythematosquamöser Herd imponiert. Die mehr braunrötliche Farbe und wenige perlschnurartige Basaliomformationen unterscheiden diese Herde von einem nummulären Ekzem, einem Morbus Bowen oder von Psoriasisherden. Rumpfhautbasaliome findet man häufig neben Psoriasisherden bei älteren Patienten, die sich in jungen Jahren einer Arsenbehandlung unterzogen haben.

Eine klinische und histologische Sonderform ist der seltene **fibroepitheliomatöse Tumor** (Pinkus-Tumor, 1953), der um das Basaliomgewebe eine mächtige fibromatöse Gewebsproliferation zeigt und der weniger invasiv wächst als ein Basaliom. Er kommt bei älteren Patienten in der Regel am Stamm und der unteren Extremität vor und stellt sich als hautfarbener oder rötlicher, weich elastischer, papillomatöser Tumor dar. Weitere klinische und histologische Sonderformen stellen die metatypischen Basaliome dar. Das **metatypische Basaliom vom »type mixte«** setzt sich aus typischen Basaliomzellen und teilweise aus an Spindelzellen erinnernde Zellen zusammen. Klinisch ist dieser ausschließlich histologisch zu diagnostizierende Tumor jedoch dem Basaliom zuzuordnen. Anders ist dies beim **metatypischen Basaliom vom »type intermediaire«**, das sich aus Zellen zusammensetzt, die weder den Basaliomzellen noch den Spindelzellen zuzuordnen sind. Hierbei handelt es sich häufig um verwilderte, entdifferenzierte Basaliome. Sie wachsen aggressiver destruierend und invasiver als normale Basaliome und haben die Fähigkeit zu metastasieren. Sie erinnern an Mischtumoren mit Anteilen von Basaliomen und solchen von Spinaliomen. Möglicherweise wird durch unzureichende Röntgenbestrahlung von Basaliomen eine Entdifferenzierung und damit der Übergang zu einem metatypischen Basaliom vom »type intermediaire« induziert.

Histologie. Basaliome sind solide epitheliale Tumoren mit zellulärer Ähnlichkeit zum Stratum basale. Basaliomzellen haben große, längsovale, basophile Kerne mit wenig Stroma. Von der meist atrophischen und häufig ulzerierten Epidermis aus wachsen die Basaliomzellstränge in das Korium hinein. Die äußere Zellschicht ist palisadenartig, während die Zellen im Zentrum des Tumors regellos angeordnet sind.

Zwischen den Basaliomsträngen liegt das Bindegewebe, das sich mehr (sklerodermiformes Basaliom, Pinkus-Tumor) oder weniger am Gesamtaufbau des Tumors beteiligt. Der Tumor ist zum Bindegewebe hin oft durch eine charakteristische Spaltbildung begrenzt, die (fixationsbedingt) durch Retraktion des Tumorgewebes entsteht.

Ätiologie. Der wichtigste ätiologische Faktor für Basaliome ist das UV-Licht. Dazu kommt eine genetische Disposition, die sich in einer besonderen UV-Empfindlichkeit manifestiert. Betroffen sind Menschen keltischen Typs mit sonnenempfindlicher Haut (Typ I und II) mit blonden oder roten Haaren und blauen oder blaugrünen Augen. Die Disposition alleine führt jedoch nicht zur Ausbildung eines Basalioms. Hinzu müssen auslösende Faktoren kommen wie die chronische und übermäßige Sonnenbestrahlung oder Kanzerogen-Expositionen.

Trivalentes, anorganisches Arsen, früher zur Behandlung der Psoriasis (Fowler-Lösung) und anderer Krankheiten verwendet, kann mit einer Latenzzeit von bis zu 30 Jahren zur Entwicklung von Rumpfhautbasaliomen führen. Bis 1942 wurden besonders im Weinbau arsenhaltige Insektenvertilgungsmittel verwendet. Diese führen bei Menschen, die im Weinbau tätig waren und durch den Genuß von ungewaschenem Obst oder »Haustrunk« aus arsenbehandelten Trauben Arsen aufgenommen hatten, zur Ausbildung von Basaliomen.

Des weiteren entstehen Basaliome auf atrophisierenden, narbigen Hautarealen, wie sie bei Lupus vulgaris und der Röntgendermatitis vorkommen sowie auf chronisch-ulzerös und -fistulierenden Prozessen.

Von allen genannten ätiologischen Faktoren ist die aktinische Belastung die wichtigste. Über 90% der Basaliome finden sich in den extrem sonnenexponierten Arealen der Haut (Lichtterrassen). Es scheint jedoch, daß für die Entstehung eines Basalioms eine geringere UV-Gesamtmenge erforderlich ist als für die eines Spinalioms.

Pathogenese
Die Basaliomzelle entsteht aus einer pluripotenten Epithelzelle, der im Gegensatz zum normalen Keratinozyten die Fähigkeit der Verhornung fehlt, die jedoch die mitotische Fähigkeit behält.

Pathogenese. Eine aus der Basalzellschicht (Keimschicht der Epidermis) stammende Zelle wird während des normalen Reifungsprozesses nach multiplen Teilungen in die obere Zellage der Epidermis befördert. Dort verliert sie ihre mitotische Fähigkeit und differenziert (Keratinisierung). Dieser Differenzierungsprozeß ist bei Basaliomzellen nicht zu finden. Das Basaliom entsteht aus einer maligne entarteten pluripotenten, basalen Epithelzelle. Im Gegensatz zu normalen Keratinozyten fehlt ihr die Fähigkeit zur Verhornung (Keratinisierung); sie behält aber die mitotische Fähigkeit bei. Diese pluripotenten Epithelzellen können ihren Ursprung sowohl in den basalen Zellschichten der Epidermis als auch in den Zellen des Follikelapparates haben. Im histologischen Bild erscheinen die Basaliomnester zunächst als knospenartig angeordnet, an Basalzellen erinnernde Herde, die einer fötalen Haaranlage ähneln.

Das **Basalzellnävussyndrom** ist eine autosomal-dominant vererbte Phakomatose, die mit multiplen, zunächst benignen Tumoren einhergeht. Jenseits der Pubertät können diese Tumoren in echte Basaliome übergehen.

Eine genetisch bedingte Sonderform ist das **Basalzellnävussyndrom** (Goltz-Gorlin-Syndrom, 1960). Es handelt sich um eine autosomal-dominant vererbte nävoide Phakomatose. Die betroffenen Kinder und Jugendlichen leiden unter multiplen, vor allem am Stamm vorkommenden, hautfarbenen bis rotbräunlichen, halbkugeligen Tumoren. Diese zunächst benignen Tumoren (nävoides Stadium) können jenseits der Pubertät in echte Basaliome mit der Fähigkeit des invasiven Wachstums übergehen (onkotisches Stadium). Neben den Basalzellnävi kommen Knochenanomalien (Kieferzysten, Spina bifida), Hypertelorismus, Ovarialfibrome und Verkalkung der Falx cerebri vor.

Diagnose und Differentialdiagnose
Die klinischen Charakteristika aller Basaliome sind perlschnurartiger Randsaum und Teleangiektasien. Die klinische Verdachtsdiagnose muß histologisch gesichert werden. Differentialdiagnosen siehe *Tabelle 44*.

Diagnose und Differentialdiagnose. Klinisch sind Basaliome vor allem durch die Ausbildung eines perlschnurartigen Randsaums (histologisch: Basalzellnester) und durch Auftreten von Teleangiektasien charakterisiert. Die klinische Diagnose muß histologisch durch eine primäre Exzision in toto oder durch eine Probeexzision gesichert werden.

Differentialdiagnose siehe *Tabelle 44*.

Tabelle 44: Differentialdiagnosen der verschiedenen Basaliom-Formen	
Basaliome	**Differentialdiagnosen**
kleine Basaliome	Talgdrüsenhypertrophie, senile Angiofibrome
Rumpfhaut-Basaliome	Morbus Bowen, Morbus Paget, Psoriasis, nummuläres Ekzem
ulzerierendes Basaliom	Spinaliom, Keratoakanthom
pigmentiertes Basaliom	exophytische seborrhoische Keratose Angiokeratom, Melanom, Naevus bleu

Therapie
Die Therapie der Wahl ist die **operative Entfernung** des Tumors; dadurch ist eine optimale Beurteilung der Geschwulstränder und eine gezielte Erweiterung des Eingriffs möglich.

Therapie. Die Therapie der Wahl ist die **chirurgische Exzision**. Dies ermöglicht die optimale Beurteilung der Geschwulstränder und, falls erforderlich, die gezielte Erweiterung des Eingriffs. Kleine Tumoren sind primär zu exzidieren, bei ausgedehnterem Befund oder bei besonderer Lokalisation (z.B. Augenlider) werden plastisch-chirurgische Eingriffe nötig.

Bei der mikroskopisch kontrollierten Chirurgie (MKC) werden topographisch gekennzeichnete Exzisate entnommen, die eine gezielte Revision ermöglichen; dieses Vorgehen hat sich besonders bei sklerodermiformen Basaliomen bewährt, bei denen häufig histologisch die Befunde ausgedehnter sind als klinisch zu vermuten war. Kürettage, Elektrodissektion oder Kryotherapie sind allenfalls bei sehr kleinen und initialen Basaliomen bei älteren Patienten indiziert. Die genaue histologische Beurteilung, insbesondere der Abtragungsränder, ist dabei erschwert.

Wenn wegen ungünstiger Lokalisation oder zu großer Tumorausdehnung die Exzision nicht möglich ist, sollte die Diagnose histologisch gesichert und eine Strahlentherapie angeschlossen werden. Dann wird eine fraktionierte Röntgenweichbestrahlung mit Einzeldosen von 3–5 Gy und einer Gesamtdosis bis 60 Gy zur Anwendung kommen; bei Knorpel- oder Knochenbefall wird eine Behandlung mit schnellen Elektronen durchgeführt. Wichtig ist, daß das Bestrahlungsfeld nach allen Seiten 0,5 bis 1 cm über die klinisch sichtbare Begrenzung des Tumors hinausreicht, um Randrezidive zu verhindern.

Strahlentherapie wird in nicht operablen Fällen mit Röntgenweichstrahlen oder mit schnellen Elektronen durchgeführt.

Prognose. Die Prognose der Basaliome ist in 95% der Fälle gut, insbesondere da sie nicht metastasieren. Bei ausgedehnten Befunden von Basalioma terebrans entspricht die Prognose der Lokalisation und der Ausdehnung des Tumors; destruierendes Wachstum im Bereich lebenswichtiger Organstrukturen kann zum Tode führen. Im Falle eines metatypischen Basalioms »type intermediaire« entspricht die Prognose der eines Spinalioms.

Prognose
Die Prognose eines Basalioms ist bei 95% der Fälle gut, insbesondere da es nicht metastasiert. Das Basalioma terebrans kann durch Destruktion zum Tode führen.

Der interessante Fall. Ein 63jähriger, hellhäutiger, ehemals rothaariger Gärtner stellte sich wegen eines seit etwa 1½ Jahren wachsenden Tumors an der Stirn links vor. Der etwa kirschkerngroße, halbkugelige Tumor hatte eine glasige, hautfarbene Oberfläche und zahlreiche Teleangiektasien. Medial davon fand sich ein planer, hellbrauner, unregelmäßig und unscharf begrenzter Herd. Er maß max. 1,5 x 1 cm. Im kranialen Anteil der Veränderung fanden sich mehrere stecknadelkopfgroße, dunkelbraune, plane Areale. Der klinische Befund war eindeutig. Es handelte sich im Bereich der
- Stirn links um ein solides Basaliom und im
- medialen Stirnbereich um eine Lentigo maligna mit Verdacht auf Übergang in ein LMM im kranialen Anteil *(Abb. 139)*.
Das Basaliom wurde spindelförmig, die Lentigo maligna mit einem Sicherheitsabstand von 1 cm exzidiert und in einer zweiten Sitzung mittels Rotationsplastik gedeckt. Histologisch fand sich ein adenoid zystisches Basaliom und eine Lentigo maligna mit Übergang in ein LMM bei 11 h (Clark Level II, Tumordicke 0,15 mm). Beide Herde waren weit im Gesunden exzidiert. Wegen der geringen Metastasierungstendenz und der guten Prognose des gerade erst durch die Basalmembran gebrochenen LMM wurde von einer Nachexzision Abstand genommen.

◀ **Der interessante Fall**

9.3 Malignes Melanom

9.3 Malignes Melanom

> *Definition.* Das maligne Melanom ist ein hochgradig maligner Tumor, der von den melaninbildenden Zellen (Melanozyten) ausgeht. Er metastasiert frühzeitig auf lymphogenem und hämatogenem Weg. Das rasche Einwandern von Melanomzellen in die dünnwandigen Lymphgefäße des oberen Koriums und die damit frühzeitig einsetzende Metastasierung erklärt sich dadurch, daß Melanozyten, sowohl benigne wie maligne, nicht im Zellverband wachsen und keine Interzellularbrücken bilden. Sie segregieren nach einer Zellteilung.

◀ **Definition**

Häufigkeit. Die Morbidität der malignen Melanome hat in den letzten Jahrzehnten kontinuierlich zugenommen. Während sie in den dreißiger Jahren in Mitteleuropa noch 1 bis 2 pro 100 000 war, stieg sie in den sechziger Jahren auf 5 pro 100 000 und in den achtziger Jahren auf 7 bis 8 pro 100 000 Einwohner an. Es ist nicht klar, ob für die steigenden Zahlen ausschließlich die vermehrte UV-Exposition verantwortlich ist.

In epidemiologischen Studien wird ein Süd-Nord-Gefälle innerhalb der Bevölkerung europäischer Herkunft deutlich. Je mehr man sich dem Äquator nähert, desto größer ist die Morbidität innerhalb der hellhäutigen Bevölkerung. Besonders hohe Zahlen werden von der hellhäutigen Bevölkerung Australiens berichtet (20/100 000). Die asiatische und die schwarze Bevölkerung desselben Breitengrades erkrankt nur $1/6$- bis $1/4$mal so häufig. Europäer entwickeln Melanome häufiger am Stamm und an den Extremitäten, während Afrikaner und Asiaten Melanome besonders im Bereich der weniger pigmentierten Areale wie Fußsohlen und Handinnenflächen sowie im Bereich der Schleimhäute entwickeln. Frauen sind fast doppelt so häufig befallen wie Männer.

Häufigkeit
Die Morbidität der malignen Melanome hat zugenommen. Sie liegt derzeit bei 7 bis 8 pro 100 000 Mitteleuropäer.

Die Morbidität nimmt in Äquatornähe zu: bei der hellhäutigen Bevölkerung Australiens bis zu 20 pro 100 000. Die asiatische und schwarze Bevölkerung entwickelt weniger häufig Melanome, diese allerdings bevorzugt im Bereich der Handteller, Fußsohlen und Schleimhäute.

Frauen sind etwa doppelt so häufig befallen wie Männer. Altersgipfel zwischen 30. und 70. Lebensjahr.

Vor der Pubertät tritt ein malignes Melanom extrem selten auf. Nur 2% der Melanomkranken sind unter 20 Jahre alt. In der dritten Lebensdekade befinden sich ca. 10% der Erkrankten, zwischen dem 30. bis zum 70. Lebensjahr ca. 80% der Erkrankten. Jenseits des 60. Lebensjahres nimmt insbesondere die Häufigkeit des Lentigo-maligna-Melanoms (LMM) zu. Die Altersverteilung des primär nodulären malignen Melanoms (NM) entspricht weitgehend der des superfiziell spreitenden malignen Melanoms (SSM) mit einer geringfügigen Verschiebung des Gipfels (NM: 20 bis 40 Jahre, SSM: 40 bis 60 Jahre). Vergleiche *Synopsis 37.*

Lichtempfindliche Haut (Hauttyp I und II) ist ein genetisch determinierter, prädisponierender Faktor für die Entwicklung eines malignen Melanoms. Darüber hinaus kommen ca. 10% der Melanome familiär gehäuft vor (Syndrom der dysplastischen Nävi, DNS). Es handelt sich hierbei um eine autosomal dominante Vererbung mit polygenem Erbgang oder inkompletter Penetranz.

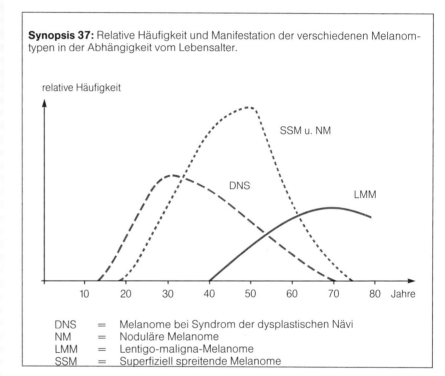

Synopsis 37: Relative Häufigkeit und Manifestation der verschiedenen Melanomtypen in der Abhängigkeit vom Lebensalter.

DNS	=	Melanome bei Syndrom der dysplastischen Nävi
NM	=	Noduläre Melanome
LMM	=	Lentigo-maligna-Melanome
SSM	=	Superfiziell spreitende Melanome

Klinik. Maligne Melanome sind in der Regel in ihrer Farbintensität unterschiedliche, tiefbraune bis blauschwarze Tumoren. Durch verschieden schnelles vertikales und horizontales Wachstum sowie sekundäre Veränderungen wie Erosion und Ulzeration, Blutungen und Verkrustung oder regressive Veränderungen entwickeln sich klinisch in Farbe, Form und Größe vollkommen verschiedenartige Tumoren. Mitunter finden sich im Tumor pigmentfreie Areale, selten ist ein Melanom völlig pigmentfrei (amelanotisches malignes Melanom, AMM). Die meisten Melanome finden sich bevorzugt im Bereich des Rückens, der Brust und der Extremitäten *(Syn. 38);* Lentigo-maligna-Melanome (LMM) finden sich bevorzugt im Gesicht, an Hals, Armen und Unterschenkeln.

Klinisch und histologisch lassen sich folgende **Melanomtypen** unterscheiden:
● **primär noduläres malignes Melanom (NM)** (Synonyme. Knotiges malignes Melanom, noduläres malignes Melanom) *(Abb. 143).*

Ca. 16% der malignen Melanome in der kaukasischen Bevölkerung sind primär noduläre maligne Melanome. Sie entstehen entweder »de novo« auf gesunder Haut oder aus einem pigmentierten Nävuszellnävus. Die bevorzugte Lokalisation sind Rücken, Brust und Extremitäten. Der Altersgipfel liegt zwischen 20 und 40 Jahren.

Die Anamnese ist in der Regel kurz (Monate bis zwei Jahre). Klinisch liegt meist ein brauner bis blauschwarzer, meist glatter, teils auch verruköser oder

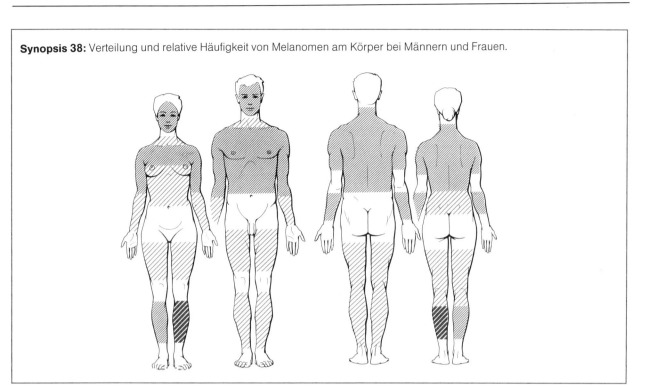

Synopsis 38: Verteilung und relative Häufigkeit von Melanomen am Körper bei Männern und Frauen.

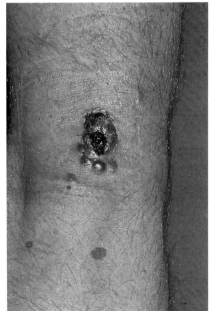

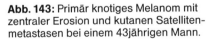

Abb. 143: Primär knotiges Melanom mit zentraler Erosion und kutanen Satellitenmetastasen bei einem 43jährigen Mann.

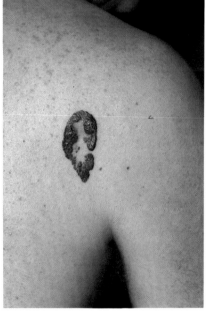

Abb. 144: Oberflächlich spreitendes Melanom (SSM) an der Schulter eines 33jährigen Mannes mit randständiger Regression mit Abheilung.

ulzerierter Knoten mit starker Blutungsneigung vor. Das NM wächst rasch von der dermoepidermalen Grenze ausgehend in vertikaler Richtung und hat somit die **schlechteste Prognose von allen Melanomformen.**

Histologisch setzt sich das NM entweder aus großen epitheloidzelligen, aus spindelzelligen oder aus kleinen malignen Melanozyten oder einer Mischung aus allen drei Zelltypen zusammen. Nach lateral ist das NM scharf begrenzt; insbesondere liegen keine atypischen intraepidermalen Melanozyten in der angrenzenden Epidermis. Intraepidermales Wachstum ist im Sinne eines invasi-

Das NM wächst rasch in vertikaler Richtung und hat die **schlechteste Prognose von allen Melanomformen.**
Histologisch kann es sich aus spindelförmigen, aus epitheloidzelligen, aus kleinen malignen Melanozyten oder aus einer Mischung aller drei Zellformen zusammensetzen *(Syn. 39).*

ven Wachstums zu verstehen und wird regelmäßig von einer in die Tiefe des Koriums gerichteten Invasion gefolgt.

● **Superfiziell spreitendes malignes Melanom (SSM)**
70% der malignen Melanome.

Die bevorzugte Lokalisation sind wie beim NM Rücken, Brust und Extremitäten. Am häufigsten kommt das SSM bei 40-bis 60jährigen Patienten vor *(Abb. 144).* Das SSM wächst zunächst vorwiegend horizontal und hat im diesem Stadium eine relativ gute Prognose.

Histologisch ist das SSM durch große, plasmareiche, »pagetoide« Melanozyten charakterisiert *(Syn. 39).*

● **Lentigo-maligna-Melanom (LMM)**
– 5% der malignen Melanome. Das LMM entsteht aus einer mitunter Jahrzehnte bestehenden Melanosis praeblastomatosa (Lentigo maligna). Die Prognose ist wegen des langen horizontalen Wachstums relativ gut.
Bevorzugte Lokalisation sind die sonnenexponierten Areale der Haut (Gesicht, Hals, Hände, Arme und Unterschenkel *(Abb. 145).*

Histologisch ist das LMM durch spindelförmige maligne Melanozyten mit pleomorphen, hyperchromatischen Kernen charakterisiert *(Syn. 39).*

● **Akrolentiginöses malignes Melanom (ALM)**

Im Bereich der Phalangen, Handinnenflächen, Fußsohlen und Schleimhäute vorkommendes Melanom.

Bei Afrikanern und Asiaten ist das ALM der am häufigsten vorkommende Melanomtyp.

● **Superfiziell spreitendes malignes Melanom (SSM)**
Synonym. Pagetoides malignes Melanom.

Der Anteil der superfiziell spreitenden malignen Melanome im hellhäutigen Krankengut beträgt **ca. 70%.** Die bevorzugte Lokalisation sind wie beim NM Rücken, Brust und Extremitäen. Der Altersgipfel liegt zwischen 40 und 60 Jahren. Die Anamnese ist relativ kurz (zwischen ein und fünf Jahren). Das SSM zeichnet sich durch relativ langes Wachstum in horizontaler Richtung aus; aus diesem Grund findet man bei diesem Melanomtyp mitunter die prämaligne Form eines »Melanoma in situ«. Daher hat ein in den Frühstadien erkanntes SSM eine relativ gute Prognose *(Abb. 144).*

Makroskopisch imponiert ein unterschiedlich von weißgrau, rosa bis blauschwarz pigmentierter, scharf begrenzter, gyrierter, flacher Tumor mit mehr oder weniger ausgeprägten nodulären Arealen.

Histologisch setzt sich das SSM aus großen, plasmareichen, zum Teil in Nestern, zum Teil einzeln liegenden »pagetoiden« Melanozyten zusammen. Sie sind über alle Schichten der Epidermis verteilt. Im Bereich der nodulären Areale des Tumors haben die malignen Melanozyten die Basalmembran durchbrochen und dringen in die Dermis ein. Im nodulären Anteil können neben den pagetoiden auch spindelförmige oder kleinzellige maligne Melanozyten vorkommen. Im Bereich der depigmentierten Areale des Tumors findet man eine ausgeprägte immunologische Reaktion mit Rundzellinfiltraten und starker Melanophagenaktivität. Die einzelnen Tumorzellen zeigen im Zytoplasma eine feine staubförmige Pigmentgranulation *(Syn. 39).*

● **Lentigo-maligna-Melanom (LMM)**
Etwa 5% der Melanome sind Lentigo-maligna-Melanome. Das LMM entwickelt sich auf dem Boden einer Melanosis praeblastomatosa Dubreuilh (Lentigo maligna). Diese kann Jahre bis Jahrzehnte als Präkanzerose bestehen, bevor sie in die maligne Wachstumsform übergeht. Die **bevorzugte Lokalisation** sind die sonnenexponierten Areale der Haut (Gesicht, Hals, Hände, Arme und Unterschenkel).

Die meisten LMM-Patienten sind älter als 60 Jahre.

Makroskopisch stellt sich das LMM als planer, relativ großer Herd dar mit 2 bis 6 cm Durchmesser. Die Farbe variiert von hell bis dunkelbraun und schwarz, von weißgrau bis blaugrau. In den grau-weißen Arealen findet vermutlich eine immunologische Regression des Tumors statt, die bis zur vollständigen Abheilung einiger Areale führen kann. Dazwischen finden sich dunkelbraune bis schwarze Knötchen, in denen invasives, vertikales Wachstum stattfindet *(Abb. 145).*

Histologie. Die malignen Melanozyten sind meist spindelförmig mit pleomorphen und hyperchromatischen Kernen. Sie liegen im Bereich der dunkel pigmentierten, planen Areale des Tumors in Zellnestern entlang der dermoepidermalen Grenze. Die restliche Epidermis ist nicht, wie beim SSM, durchsetzt von malignen Melanozyten. In den knotigen Arealen allerdings dehnen sich die malignen Zellen vertikal in beide Richtungen aus. Im tumorangrenzenden Korium findet sich ein gemischtzelliges Infiltrat mit dermalen Melanophagen und regelmäßig eine deutliche aktinische Elastose *(Syn. 39).*

● **Akrolentiginöses malignes Melanom (ALM)**
Synonym. Akral lokalisiertes malignes Melanom.

Ein kleiner Prozentsatz der Melanome entwickelt sich primär im Bereich der Phalangen, der Handinnenflächen und Fußsohlen oder im Bereich der Schleimhäute und Übergangsschleimhäute. Diese Melanome zählen zur Gruppe der akrolentiginösen Melanome. Bei dunkelhäutigen und orientalischen Völkern ist dies der häufigste Melanomtyp. ALM können im Bereich der Mund-, Genital-, Anal- und Darmschleimhaut vorkommen und werden wegen der häufig unzugänglichen Lokalisation meist erst in einem späten Tumorstadium diagnostiziert. Die schlechteste Prognose haben die anorektalen Melanome mit einer Fünfjahres-Überlebensrate < 10%.

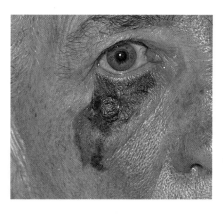

Abb. 145: Lentigo-maligna-Melanom (LMM) an der rechten Wange einer 70jährigen Frau mit zentraler Ausbildung eines Melanomknotens.

Synopsis 39: Schematische Tumoreindringungstiefen der Melanome nach CLARK I-V. Damit wird die Invasionstiefe des Melanoms in das Korium mit seinen verschiedenen Gefäßflechten und in das Unterhautfettgewebe bezeichnet. Die enormen Mächtigkeitsunterschiede des Koriums an verschiedenen Körperstellen können auf diese Weise besser berücksichtigt werden als bei der Angabe der vertikalen Tumordicke in mm.

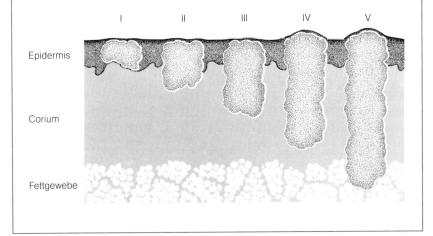

Makroskopisch und mikroskopisch ähnelt das ALM dem LMM. Es ist jedoch viel aggressiver. Es finden sich plane, zum Teil unscharf begrenzte Makulae in den Farbschattierungen hellbraun bis schwarz. In den dunklen Arealen können bereits knotige Veränderungen auftreten, die je nach Lokalisation durch mechanische Belastung zu Blutungen neigen. Sie können im Bereich des Nagelbettes zunächst als subunguale Verfärbung imponieren oder durch eine Nagelwachstumsstörung auffallen.

Die **Prognose** des ALM ist abhängig von Tumordicke und Eindringtiefe. Prinzipiell ist das ALM prognostisch günstiger zu beurteilen als das NM, da das vertikale Wachstum erst später einsetzt. Radikale chirurgische Therapie allerdings ist im Bereich der Phalangen und Schleimhäute nur bedingt durchführbar.

● **Amelanotisches malignes Melanom (AMM)**

Mitunter fehlt malignen Melanomen vom primär nodulären Typ (NM) die Fähigkeit, Pigment zu bilden. Sie werden als »amelanotische« maligne Melanome bezeichnet. Das AMM ist aufgrund allein des klinischen Befundes nicht zu diagnostizieren. Letztlich kann die Diagnose erst histologisch gestellt werden. Es handelt sich klinisch häufig um vollkommen pigmentfreie, erosive Tumoren, bevorzugt an den Extremitäten. Auch die Metastasen des AMM sind melaninfrei.

Es ist **histologisch** dem **LMM** verwandt, wächst jedoch viel aggressiver.

Die **Prognose** ist abhängig von Tumordicke und Eindringtiefe.

● **Amelanotisches malignes Melanom (AMM)**
Seltenes malignes Melanom, dessen Melanozyten **kein Melaninpigment** synthetisieren.

● Das **Aderhautmelanom** ist ein selten vorkommendes Melanom am hinteren Augenabschnitt.

Ätiologie und Pathogenese
Die Ätiologie des malignen Melanoms ist unbekannt. Als pathogenetischer Faktor wird die Auslösung durch UV-Bestrahlung angenommen. Dies ist experimentell nur für das LMM nachgewiesen, das fast ausschließlich im Bereich UV-exponierter Areale vorkommt.

In 60% entsteht ein malignes Melanom aus einem bereits vorhandenen Nävuszellnävus (NZN).

NZN sind im Gegensatz zu dysplastischen Nävi nicht als sogenannte Precursor-Nävi (Vorstufe eines malignen Melanoms) zu verstehen. Dysplastische Nävi findet man beim hereditären **dysplastischen Nävussyndrom** (DNS) gehäuft. Daraus entwickeln sich bis zum 70. Lebensjahr zwangsläufig eines oder mehrere maligne Melanome. Bei DNS kommen Melanome familiär gehäuft vor. *(Syn. 37).*

In ca. 20% entstehen maligne Melanome auf klinisch gesunder Haut.

Erstsymptom können Jucken, spontanes Bluten oder rasches Wachstum sein.

In weiteren 20% gehen sie aus einer melanotischen Präkanzerose (Lentigo maligna) hervor.

Diagnose und Differentialdiagnose

Im Verdachtsfall sollte nie eine Probeexzision, sondern immer eine Exzisionsbiopsie in Leitungsanästhesie oder Vollnarkose mit mindestens 1 cm Sicherheitsabstand nach allen Seiten durchgeführt werden. Die intraoperative Kryostatschnittdiagnose ergibt in 90% der Fälle eine korrekte Diagnose. Somit wird gegebenenfalls eine sofortige Erweiterung des Eingriffs möglich. In unklaren Fällen wird die Nachexzision sobald wie möglich nach Vorliegen des Paraffinschnittbefundes durchgeführt. Dies sollte spätestens drei Wochen nach dem Ersteingriff erfolgen.

● Selten kommt das **Aderhautmelanom** im Bereich des hinteren Augenabschnittes vor.

Ätiologie und Pathogenese. Die Ätiologie des malignen Melanoms ist unbekannt. Als pathogenetischer Faktor wird Induktion durch UV-Bestrahlung angenommen. Diese Hypothese konnte experimentell nur für das LMM nachgewiesen werden; dennoch scheint ein linearer Zusammenhang zwischen der Menge der UV-Exposition und der Genese maligner Pigmenttumoren zu bestehen. Dafür spricht die hohe Morbidität, insbesondere bei Patienten mit lichtempfindlicher Haut in Regionen mit starker Sonnenbelastung. Die Zunahme der Erkrankungsfälle in Mitteleuropa während der letzten 30 Jahre ist wahrscheinlich auf vermehrte UV-Exposition während der Freizeit zurückzuführen. Die alleinige Ursache scheint das UV-Licht jedoch nicht zu sein. Dafür spricht die Tatsache, daß maligne Melanome auch an nicht sonnenexponierter Haut und an Schleimhäuten vorkommen und zugenommen haben.

In 60% der Fälle entsteht ein Melanom aus einem seit Jahren bestehenden Nävuszellnävus (NZN), meist vom epidermalen oder junktionalen Typ.

Im Gegensatz zum dysplastischen Nävus ist ein NZN nicht unbedingt als Melanomvorstufe (Precursor-Nävus) zu verstehen. Es scheint nur ein besonders günstiges »Mikroklima« für die Entstehung von malignen Melanomen zu bestehen. Genetische Prädisposition für die Entwicklung von malignen Melanomen liegt beim autosomal-dominant vererbten **Syndrom der dysplastischen Nävi (DNS)** vor. In diesen Fällen können sich aus dysplastischen Nävi multiple maligne Melanome entwickeln. Diese Melanome kommen familiär gehäuft vor. Die Realisierung der Melanome beim DNS beginnt ab dem 20. Lebensjahr und erreicht mit dem 70. Lebensjahr nahezu 100%, d.h. fast alle Patienten mit DNS haben bis zum 70. Lebensjahr mindestens ein Melanom entwickelt *(vgl. Syn. 37).*

In ca. 20% der Fälle entstehen maligne Melanome auf klinisch gesunder Haut.

Häufig beobachten Patienten die Veränderung über einen langen Zeitraum und suchen erst einen Arzt auf, wenn der Herd durch Juckreiz, spontane Blutung oder tumoröses Wachstum auffällt.

In weiteren 20% entstehen Melanome auf dem Boden einer melanotischen Präkanzerose (Lentigo maligna), die häufig erst nach Jahren oder Jahrzehnten in ein LMM übergeht. In sehr seltenen Fällen kann auch aus einem Naevus coeruleus ein malignes Melanom entstehen.

Diagnose und Differentialdiagnose. In manchen Fällen, besonders im fortgeschritteneren Tumorstadium, ist die Diagnose aufgrund des klinischen Bildes schnell und eindeutig zu stellen.

Merke. Aus Hautveränderungen, bei denen differentialdiagnostisch ein Melanom in Betracht kommt, sollte nie eine Probeexzision entnommen werden; dadurch könnte einer vorzeitigen Metastasierung Vorschub geleistet werden. Bei unklaren Fällen hat sich die Exzisionsbiopsie mit der intraoperativen Kryostatschnellschnittdiagnose bewährt; sie ermöglicht gegebenenfalls eine sofortige Erweiterung des Eingriffs.

In Leitungsanästhesie oder Vollnarkose wird eine Exzisionsbiopsie mit mindestens 1 cm Sicherheitsabstand nach allen Seiten entnommen. In 90% der Fälle führen Kryostat- und Paraffinschnittuntersuchung zu identischen Ergebnissen. Mitunter liefert die Kryostatschnittechnik falsche Ergebnisse, dies sind meist falsch-positive Ergebnisse im Fall eines benignen juvenilen Melanoms (Spitz-Tumor), eines Naevus coeruleus oder NZN. In unklaren Fällen sollte deshalb der Eingriff erst nach Vorliegen der Paraffinschnittuntersuchung erweitert werden. Bei eindeutiger histologischer Diagnose eines malignen Melanoms mit einer Tumordicke von 0,75 mm sollte eine Nachexzision innerhalb der ersten drei Wochen nach dem Ersteingriff vorgenommen werden.

Zum weiteren Tumor-Staging gehören eingehende körperliche Durchuntersuchung einschließlich Röntgendiagnostik, Sonographie, Computertomographie und eventuell Lymphographie zum Ausschluß von Metastasen in Lymphknoten, Lunge, Leber, Herz, Gehirn und Knochen.

Differentialdiagnostisch kommen alle pigmentierten benignen und malignen Hautveränderungen in Frage. Ein AMM kann klinisch einem Spinaliom, mesenchymalen Tumoren und Hautmetastasen eines Karzinoms gleichen *(Tab. 45)*.

Differentialdiagnosen siehe *Tabelle 45.*

Tabelle 45: Differentialdiagnosen des malignen Melanoms

pigmentierte nävoide und melanozytische Veränderungen	pigmentierter Nävuszellnävus, Naevus papillomatosus et pigmentosus, benignes juveniles Melanom, Lentigo maligna, Naevus coeruleus
vaskuläre Veränderungen	thrombosiertes Hämangiom, Angiokeratom, Granuloma pyogenicum, Glomustumor, subunguales Hämatom
dermale Veränderungen	pigmentiertes Histiozytom, pigmentiertes Dermatofibrom
sonstige	pigmentierte seborrhoische Keratose, pigmentiertes Basaliom, Keratoakanthom, Melanoakanthom,
	DD der AMM: Spinaliom; mesenchymale Tumoren, Hautmetastasen von Karzinomen

Therapie.

Die sofortige und vollständige Entfernung des Primärtumors stellt das erste und wichtigste Kriterium der Behandlung dar.

Therapie
Am wichtigsten ist die sofortige und vollständige Exzision des Primärtumors.

Dem folgt die Untersuchung des ganzen Körpers über die Ausdehnung des Tumorleidens mit Festlegung des Stadiums *(Tab. 46)*. Gleichzeitig hat die histologische Aufarbeitung nicht nur die Diagnose zu sichern, sondern durch Festlegung der Eindringtiefe *(Tab. 47 u. Syn. 39)* und der Tumordicke *(Tab. 48)* Kriterien zur Prognose und Therapie zu liefern.

Ihr folgt die Untersuchung über die Ausdehnung der Tumorkrankheit im gesamten Organismus *(Tab. 46)*. Die histologische Diagnose wird ergänzt durch die Bestimmung von Eindringtiefe *(Tab. 47 u. Syn. 39)* und Tumordicke *(Tab. 48)* zur Festlegung von Prognose und Behandlung.

Tabelle 46: Stadieneinteilung beim Melanom

Stadium I:	Primärtumor ohne nachweisbare regionale Lymphknotenbeteiligung
Stadium II:	Primärtumor mit Nachweis von regionalen oder Intransit-metastasen (Mikrometastasen zwischen Primärtumor und regionaler Lymphknotenstation).
Stadium III:	Primärtumor mit hämatogenen oder lymphogenen Fernmetastasen

Die Behandlung des Primärtumors. Die chirurgische Entfernung des Primärtumors hat im gesunden Gewebe mit einem Sicherheitsabstand vom 3 bis 5 cm nach allen Seiten zu erfolgen. Dabei sollte die basale Muskelfaszie erhalten bleiben. Die Defektdeckung erfolgt mittels freiem Transplantat oder Verschiebeplastik. Neuerdings zeigen vergleichende Untersuchungen, daß die Prognose auch bei einem Sicherheitsabstand von nur 2 bis 3 cm nicht wesentlich schlechter ist.

Behandlung des Primärtumors
Die chirurgische Entfernung des Primärtumors hat im gesunden Gewebe mit einem Sicherheitsabstand von 3 bis 5 cm nach allen Seiten zu erfolgen.

Tabelle 47: Tumoreindringtiefe nach Clark *(vgl. Syn. 39)*	
	5-Jahres-Überlebensrate
Level I: Tumorzellen ausschließlich in der Epidermis	100%
Level II: Tumorzellen durch Basalmembran bis in das Stratum papillare	90–95%
Level III: Tumorzellen im oberen Korium (gesamtes Stratum papillare) bis zur Grenzzone vom Stratum reticulare	60–80%
Level IV: Tumorzellen im mittleren und unteren Korium	50–60%
Level V: Tumorzellen im subkutanen Fettgewebe	30–50%

Behandlung nach Tumorstadien

Stadium I: Nach Entfernung des Primärtumors mit **3 bis 5 cm Sicherheitsabstand** sind die Patienten 5 bis 8 Jahre regelmäßig nachzukontrollieren. Möglicherweise kann eine adjuvante Immuntherapie die Prognose noch verbessern.

Im **Stadium II** sind die erreichbaren Tumormassen operativ zu entfernen oder maßgeblich zu reduzieren. An Extremitäten wird die hypertherme Extremitätenperfusion mit Zytostatikabehandlung durchgeführt. **Mono- oder Polychemotherapie sowie Strahlentherapie wirken palliativ.**

Stadium III: Die palliativen Maßnahmen (Chemotherapie, Operation, Strahlentherapie) haben zur Tumorverminderung und zur Schmerzlinderung tumorreduzierenden Charakter. Sie wirken **nicht kurativ.**

Prognose
Die Melanomerkrankungen werden in drei klinische Krankheitsstadien (TNM, I–III) eingeteilt.

Die individuelle Prognose für den einzelnen Patienten im Stadium I ist abhängig von Tumordicke und Eindringtiefe des Primärtumors; Sie beträgt ca. 50–70%.
Die Fünf-Jahres-Überlebensrate für Stadium II beträgt 15–20%, für das Stadium III 0%.

Mit dem **prognostischen Index** werden die prognostischen Kriterien für Melanome im Stadium I zusammengefaßt.

Behandlung nach Tumorstadien. Melanompatienten mit entferntem Primärtumor und ohne nachweisliche weitere Tumorlokalisationen **(Stadium I)** sind während fünf bis acht Jahren regelmäßig zu kontrollieren. Eine prophylaktische Chemotherapie oder Röntgenbestrahlung empfiehlt sich nicht. Hingegen versucht man, diesen Patienten die immunologische Bewältigung von möglichen Mikrometastasen durch eine »adjuvante Immuntherapie« zu verbessern. Randomisierte Studien mit unspezifischen Immunstimulationen durch BCG und Interferone können den Erfolg solcher Unterfangen hoffen lassen, ohne ihn schon beweisen zu können. Eine individuell gezielte, melanomspezifische Immuntherapie wird angestrebt.

Melanompatienten im **Stadium II** (regionale Lymphknotenmetastasen) sollten einer Operation zugeführt werden mit dem Ziel, die erreichbaren Metastasen zu entfernen oder wenigstens die Tumormassen beträchtlich zu reduzieren. Anschließend kommt ebenfalls eine unspezifische Immuntherapie, eventuell kombiniert mit Interferon und Chemotherapie (DTIC, Cisplatinium oder Ifosfamid) als Mono- oder Polychemotherapie in Frage. Bei Befall einer Extremität kommt die hypertherme Extremitätenperfusion mit gleichzeitiger Entfernung der regionalen Lymphknoten in Frage. Dabei wird die isolierte Extremität durch eine Herz-Lungen-Maschine vom Körperkreislauf für eine Stunde abgetrennt, auf 41,5 °C erwärmt und mit einem hochdosierten Zytostatikum perfundiert.

Patienten im **Stadium III** (Lymphknoten- und Fernmetastasen) werden palliativ behandelt. Auch hier ist das Ziel, die Tumormassen zu reduzieren. Dies kann operativ nicht mehr in jedem Fall erreicht werden. Hier kommt eine palliative Röntgenbestrahlung von Metastasen oder Metastasengruppen in Frage sowie Behandlungsschemata mit Polychemotherapie und Interferonen. All diese Bemühungen wirken **nicht kurativ.**

Prognose. Zur prognostischen Beurteilung des Krankheitsverlaufs teilt man die Melanomerkrankungen in drei klinische Krankheitsstadien (TNM-System, I–III) ein.

Die Fünf-Jahres-Überlebensrate im Stadium III beträgt 0%. Im Stadium II wird sie in verschiedenen Untersuchungen zwischen 15% und 20%, im Stadium I zwischen 50% und 70% angegeben.

Die individuelle Prognose für den einzelnen Patienten im Stadium I ist abhängig von Tumordicke und Eindringtiefe des Primärtumors. So kann für einen Patienten mit einem Melanom des Stadiums I mit niedriger Metastasierungspotenz (»low-risk-melanoma«) die Heilungschance hundert Prozent sein.

Die **Tumoreindringtiefe nach Clark** *(Tab. 47, Syn. 39)* setzt die Prognose und damit das individuelle Risiko in Beziehung zur *Eindringtiefe* des Tumors *in die verschiedenen Hautschichten.* Dies gilt für alle Regionen.

Die **Tumordicke nach Breslow** *(Tab. 48)* setzt die Prognose und das individuelle Risiko in Beziehung zur *absoluten vertikalen Tumorausdehnung.* Die Korrelation zwischen Tumordicke und Tumoreindringtiefe verändert sich in den einzelnen Körperregionen, da sich die Dicke der Hautschichten unterscheidet. In Kombination mit der mitotischen Aktivität (Zahl der Mitosen/mm^2) des Tumors läßt sich ein **prognostischer Index** (Schmoeckel) angeben: Maligne Melanome mit **niedrigem** Metastasierungsrisiko (»low-risk-melanoma«: Metastasen bei weniger als 10% der Patienten) liegen vor, wenn:

- Tumordicke < 0,75 mm
- mitotischer Index < 5 Mitosen/mm^2, keine schweren Zellatypien, keine Regressionen und keine Ulzerationen bestehen.

Maligne Melanome haben ein **hohes** Metastasierungsrisiko (»high-risk-melanoma«: Rezidive und Metastasen bei ca. 75% der Patienten), wenn entweder
- Tumordicke > 3 mm oder
- prognostischer Index > 13 (Tumordicke x mitotischer Index) oder
- vaskuläre Invasion von Tumorzellen vorliegen.

Maligne Melanome mit **mittlerem** Metastasierungsrisiko (Rezidive oder Metastasen bei ca. 30% der Patienten) sind alle übrigen Melanome.

Ein weiteres prognostisches Kriterium ist die Lokalisation des Primärtumors. Melanome im Bereich der Extremitäten haben eine bessere Prognose als Tumoren im Kopf- oder Rumpfbereich, da dort die Metastasierung nach vielen Seiten erfolgen kann. Wegen der im Regelfall späten Diagnosestellung sind Melanome im Anogenitalbereich prognostisch besonders ungünstig.

Melanome im Bereich der Extremitäten haben eine bessere Prognose als im Bereich des Kopfes oder des Rumpfes.

Tabelle 48: Tumordicke nach Breslow	
Tumortiefe in mm	**5-Jahres-Überlebenschance**
< 0,75	100%
0,76–1,5	70–90%
1,51–2,25	70–80%
2,26–3,00	40–70%
> 3,00	20 60%

Der interessante Fall. Im Frühjahr 1983 bemerkte der damals 33jährige Patient das Wachstum eines zuvor bestehenden Nävus im Bereich des rechten Schulterblattes. Die Erstvorstellung bei einem Dermatologen fand vor allem wegen der »unreinen« Haut, in zweiter Linie wegen des wachsenden »Muttermals« im Dezember 1983 statt. Klinisch fand sich ein längsovaler, 3,5 x 2 cm messender, gyrierter, braunschwarzer Herd mit peripher gelagertem, kranial konfluierenden Tumorknoten. Das Zentrum des Tumors war nicht pigmentiert und frei von knotigen Veränderungen. Dort erschien die Haut teilweise graurot und atrophisch oder völlig unauffällig *(Abb. 144)*.
Die klinische Diagnose war eindeutig. Es handelte sich um ein malignes Melanom, wahrscheinlich vom SSM-Typ. Der Tumor wurde am Tag nach der Erstvorstellung in Vollnarkose mit einem Sicherheitsabstand von >3 cm bis zur Muskelfaszie exzidiert. Der Wundverschluß erfolgte zunächst mit einem synthetischen Hautersatz. Nach Erhalt der Histologie wurde eine Nachexzision von weiteren 2 cm durchgeführt. Der Defekt wurde mit einem Vollhauttransplantat aus der Oberschenkelregion gedeckt. Histologisch handelte es sich um ein SSM, Clark-Level IV, max. Tumordicke 1,85 mm mit reichlich spindelförmigen Melanozyten. In den depigmentierten Arealen und in der Tumorumgebung fand sich eine ausgeprägte lymphohistiozytäre Reaktion. Der Tumor war auch histologisch weit im Gesunden (Erstexzisat > 3 cm) entfernt. Die nachfolgende eingehende Durchuntersuchung (klinische Untersuchung, Röntgendiagnostik, Lymphographie, Sonographie, Computertomographie) ergab keinen Anhalt für Filiae. Es handelte sich somit um ein SSM, Stadium I.
Sechs Monate nach Exzision fiel klinisch ein vergrößerter Lymphknoten in der rechten Axilla auf. Es wurde eine radikale Lymphknotenresektion in der rechten Axilla durchgeführt. Drei der resezierten Lymphknoten waren positiv. Der Patient lehnte zu diesem Zeitpunkt eine Zytostatikatherapie ab. Ende 1984 traten multiple subkutane Melanommetastasen im Bereich des rechten Oberarmes, des Halses und periumbilikal auf; sie wurden großzügig reseziert. Im Mai 1985 fiel sonographisch eine Raumforderung im rechten Leberlappen auf. Radiologisch wurde der Verdacht auf Metastasen im Bereich beider Lungenhili geäußert. Nach 7 Zyklen zytostatischer Therapie (BHD-Schema: BCNU, Hydroxyurea, DTIC) waren die Metastasen in Leber und Lunge vollkommen eingeschmolzen. Im Juni 1986 im CT Nachweis von Lymphknotenmetastasen parailiakal und im rechten Leberlappen sowie Auftreten einer monströsen subkutanen Metastase im Bereich der rechten Wange. Nach 5 Zyklen zytostatischer Therapie mit Mafosfamid, Dacarbazin und β- und γ-Interferon wurde wieder eine Teilremission der Tumorknoten erreicht. Im Dezember 1986 traten großflächig subkutane Metastasen im Bereich der unteren Extremitäten auf. Im Januar 1987 verstarb der Patient in allgemeiner Tumorkachexie.

◄ **Der interessante Fall**

**9.4   Mesenchymale maligne
       Tumoren der Haut**

9.4.1 Fibrosarkom

Definition ▶

Häufigkeit
Das Fibrosarkom ist ein sehr seltener Tumor, der meist bei Männern jenseits des 40. Lebensjahres auftritt.

Klinik
Bevorzugt an der unteren Extremität treten derbe, subkutane Knoten auf *(Abb. 146)*. Metastasierung erfolgt rasch in Lunge und Leber.

Histologie
Der Tumor setzt sich aus »fischgrätenartig« angeordneten, atypischen Fibroblasten zusammen.

Therapie
Chirurgische Entfernung mit Chemo- und/oder Radiotherapie.

Prognose
Ungünstig.

9.4.2 Dermatofibrosarkom

Definition ▶

Häufigkeit
Kommt sehr selten bei 20- bis 40jährigen Patienten vor. Frauen sind etwas häufiger betroffen als Männer.

Klinik
Meist am Stamm vorkommender Tumor, der sich aus hautfarbenen bis rötlichen subkutanen Knoten zusammensetzt und der sehr selten metastasiert.

9.4   Mesenchymale maligne Tumoren der Haut

9.4.1 Fibrosarkom

> **Definition.** Primär in der Dermis aus Bindegewebszellen entstehender, rasch metastasierender, maligner Tumor der Haut.

Häufigkeit. Das Fibrosarkom ist ein sehr seltener Tumor. Er kann in jeder Altersgruppe – auch kongenital – vorkommen, jedoch sind am häufigsten Männer jenseits des 40. Lebensjahres betroffen.

Klinik. Das Fibrosarkom tritt am gesamten Integument, bevorzugt jedoch an den unteren Extremitäten auf. Die schmerzlosen, subkutanen, rotbraunen bis bläulichen, derben Knoten oder plattenartigen Indurationen nehmen sehr schnell an Größe zu und neigen zur Ulzeration *(Abb. 146)* Sie entstehen sowohl in gesunder Haut als auch in chronisch-degenerativen Hautveränderungen wie Bestrahlungsnarben (Radioderm) oder Lupus vulgaris. Das Fibrosarkom metastasiert rasch, bevorzugt in Lunge und Leber.

Histologie. Der Tumor setzt sich aus atypischen, spindel- bis rundzelligen Fibroblasten mit zahlreichen Mitosen zusammen. Die Zellen sind häufig faszikulär oder »fischgrätenartig« angeordnet. Das dazwischenliegende Stroma ist mehr oder minder faserreich und neigt zu muzinöser Degeneration (»Myxosarkom«).

Therapie. Die Therapie besteht aus großzügiger chirurgischer Entfernung im Gesunden mit anschließender Chemotherapie und/oder Radiotherapie.

Prognose. Ungünstig.

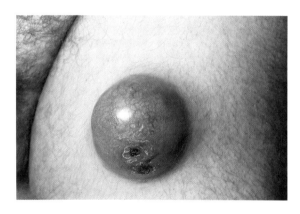

Abb. 146: Knotiges Fibrosarkom, welches trotz Operation zu multiplen parafokalen Metastasen und zu Fernmetastasen führte.

9.4.2 Dermatofibrosarkom

> **Definition.** Semimaligner Tumor, der lokal aggressiv wächst, häufig rezidiviert und selten metastasiert.

Häufigkeit. Das Dermatofibrosarkom ist sehr selten. Es kommt in jedem Lebensalter vor, bevorzugt jedoch bei 20- bis 40jährigen Patienten. Frauen sind etwas häufiger betroffen als Männer.

Klinik. Klinisch ist das Dermatofibrosarkom zwischen einem Dermatofibrom und einem Fibrosarkom einzuordnen. Es tritt meist am Stamm, bevorzugt in der Schulterregion als ein schmerzloser, subkutaner, hautfarbener bis rötlicher Tumor auf, der sich aus mehreren derben Knoten buckelig zusammensetzt. Diese erinnern im Initialstadium makroskopisch an ein Spontankeloid. Eine Metastasierung ist sehr selten und erfolgt wahrscheinlich nur, wenn der Tumor in ein echtes Fibrosarkom übergeht.

Histologie. Der Tumor setzt sich aus spindelförmigen, wellig und »wirbelartig« angeordneten Fibroblasten mit nur vereinzelten Zellatypien und Mitosen zusammen. Im Gegensatz zum Dermatofibrom reichen die Veränderungen bis tief in das subkutane Fettgewebe hinein. Das dazwischenliegende Stroma ist unterschiedlich zellreich, die Epidermis sekundär (durch vertikale Ausdehnung des Tumors) atrophisiert. Übergang in ein echtes Fibrosarkom ist möglich.

Histologie
Der Tumor setzt sich aus »wirbelartig« angeordneten atypischen Fibroblasten zusammen.

Therapie. Wegen der hohen Rezidivneigung ist eine großzügige chirurgische Entfernung im Gesunden erforderlich.

Therapie
Großzügige chirurgische Entfernung.

Prognose. Wegen der großen lokalen Rezidivneigung vorsichtig zu beurteilen.

Prognose
Die Rezidivneigung ist ausgeprägt.

9.4.3 Hämangiosarkom

Synonym. Angiosarkom.

◀ 9.4.3 Hämangiosarkom

> **Definition.** Seltener, im höheren Alter vorkommender Tumor mit später Metastasierungstendenz.

◀ **Definition**

Häufigkeit. Das Hämangiosarkom kommt sehr selten vor; es besteht keine Geschlechtsbevorzugung.

Häufigkeit
Sehr seltener Tumor des hohen Alters ohne Geschlechtsbevorzugung.

Klinik. Das Hämangiosarkom tritt am gesamten Integument auf; bevorzugt betroffen sind Gesicht und Kopf sowie die weibliche Brust. Makroskopisch findet sich zunächst ein planes, blaurotes, einem Hämatom gleichendes Infiltrat, das in einen blauroten Tumor übergeht. Bei Fortschreiten der Erkrankung kann es zu Lymphstauungen mit Lymphödem oder zu geschwürigem Zerfall des Tumors kommen. Das Hämangiosarkom metastasiert spät hämatogen, vor allem in die Lunge. In seltenen Fällen entsteht ein Hämangiosarkom auf dem Boden eines kongenitalen Hämangioms.

Klinik
Meist im Gesicht oder am Kopf tritt ein blauroter Tumor auf, der spät metastasiert.

Histologie. Das Angiosarkom setzt sich aus zwei Elementen zusammen:
- aus unregelmäßigen, vaskulären, untereinander anastomosierenden Hohlräumen, die von atypischen Endothelzellen umkleidet sind und
- aus dazwischenliegenden undifferenzierten, spindelförmigen Sarkomzellen, die in soliden Strängen angeordnet sind.

Histologie
Der Tumor besteht aus atypischen Endothelwucherungen mit dazwischenliegenden sarkomatösen Stromazellen.

Therapie. Wenn möglich, erfolgt die Exzision in toto. Wenn Lokalisation (Gesicht, Kopf) und Ausdehnung des Tumors dies nicht zulassen, wird eine fraktionierte Radiotherapie durchgeführt, gegebenenfalls mit anschließender Polychemotherapie.

Therapie
Chirurgische Entfernung oder Radiotherapie mit anschließender Polychemotherapie.

Prognose. Nach Metastasierung infaust.

Prognose
Infaust.

9.4.4 Lymphangiosarkom

Synonyme. (Hämangio-)Lymphosarkom, malignes Endotheliom bei chronisch elefantiatischem Lymphstau, Stewart-Treves-Syndrom.

◀ 9.4.4 Lymphangiosarkom

> **Definition.** Maligner, großflächiger Tumor, der auf dem Boden eines chronischen Lymphödems entsteht.

◀ **Definition**

Häufigkeit. Das Lymphangiosarkom kommt sehr selten vor; bevorzugt betroffen sind Frauen.

Häufigkeit
Das Lymphangiosarkom kommt sehr selten, bevorzugt bei Frauen in höherem Alter vor.

Klinik

Auf dem Boden eines chronischen Lymphödems entstehen multiple, blaurote, schmerzhafte Knoten *(Abb. 147)*. Häufigste Ursache ist ein Lymphödem des Armes bei vorangegangener Mastektomie mit axillärer Lymphknotenausräumung.

Klinik. Auf dem Boden eines chronischen Lymphödems mit elefantiatischem Lymphstau der oberen oder unteren Extremität entstehen multiple, sich großflächig ausdehnende, blaurote Erytheme, die sich zunehmend in zum Teil schmerzhafte, bis haselnußgroße Tumoren verwandeln. Diese Tumoren können konfluieren und sich über die gesamte betroffene Extremität ausdehnen *(Abb. 147)*. Häufigste Ursache für das Entstehen eines Lymphangiosarkoms ist ein chronisches Lymphödem des Armes, bei vorangegangener Mastektomie mit axillärer Lymphknotenausräumung nach Mammakarzinom. Im Schnitt zehn Jahre nach Mammaamputation entwickeln 0,5 % der Patientinnen ein Lymphangiosarkom.

Weniger häufig kommt der Tumor auf dem Boden eines kongenitalen oder eines postoperativen Lymphödems der unteren Extremität vor.

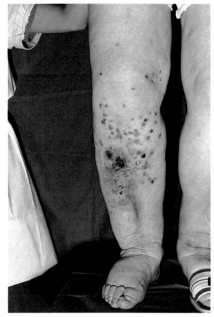

Abb. 147: Angiosarkom des rechten Beines mit multiplen kutanen und subkutanen Knoten bei einem angeborenen Lymphödem (Stewart-Treves-Syndrom).

Histologie

Der Tumor besteht aus atypischen endothelialen und perivaskulären Zellen, die lymphangiektatische Gefäße bilden.

Histologisch findet sich eine Proliferation atypischer endothelialer und perivaskulärer Zellen mit Ausbildung von lymphangiektatischen Gefäßen. Dazwischen liegen solide Komplexe mit pleomorphen und spindelförmigen sarkomatösen Zellen.

Therapie

Wichtig ist die Amputation der betroffenen Extremität mit anschließender Radio- und Chemotherapie.

Therapie. Die frühzeitige Amputation der betroffenen Extremität mit anschließender Röntgen- und Chemotherapie ist erforderlich.

Prognose

Infaust.

Prognose. Infaust.

9.4.5 Kaposi-Sarkom

Das früher sehr seltene Kaposi-Sarkom hat einen dramatischen Bedeutungswandel erfahren. Der Tumor wurde 1981 erstmals gehäuft bei New Yorker Homosexuellen beschrieben und unterschied sich klinisch vom »klassischen« Kaposi-Sarkom durch einen besonders aggressiven Verlauf.
Ähnlichkeiten mit der in Zentralafrika vorkommenden Form sind unverkennbar. Bald stellte sich heraus, daß es sich um eine Begleiterkrankung bei AIDS handelte.

9.4.5 Kaposi-Sarkom

Das Kaposi-Sarkom, das früher eine dermatologische Rarität darstellte, hat seit 1981 einen dramatischen Bedeutungswandel erfahren.

Bis zu diesem Zeitpunkt trat die sehr seltene Erkrankung mit einer Morbidität von 0,02 bis 0,05 pro 100 000 vor allem in Schwarzafrika auf. In Europa erkrankten fast ausschließlich Südosteuropäer, hauptsächlich Männer jenseits des 50. Lebensjahres.

Seit den fünfziger Jahren wurde in Zentralafrika neben der bis dahin bekannten, relativ benignen, langsam progredienten Form eine aggressive Variante des Kaposi-Sarkoms beobachtet. Diese kommt endemisch bei jungen Afrikanern vor und führt rasch zu viszeralem Befall und zum Tode.

1981 wurde erstmals gehäuftes Auftreten von Kaposi-Sarkomen bei jungen New Yorker Homosexuellen beschrieben. Das Krankheitsbild unterschied sich jedoch vom »klassischen« Kaposi-Sarkom sowohl durch die Lokalisation der Hautveränderungen wie insbesondere auch durch den aggressiven klinischen Verlauf. Ähnlichkeiten zur in Zentralafrika vorkommenden Form waren unverkennbar. Wie sich herausstellte, handelte es sich dabei um eine Begleiterkrankung des »erworbenen Immundefektsyndroms« (AIDS: acquired immunodeficiency syndrome).

Inwieweit die zentralafrikanische Form des Kaposi-Sarkoms in einem Zusammenhang mit dem möglicherweise schon seit langem in Afrika endemischen HIV-Virus steht, ist noch ungeklärt.

Man muß heute zwischen zwei klinisch völlig **unterschiedlichen Formen** des Kaposi-Sarkoms unterscheiden:

● das disseminierte Kaposi-Sarkom bei AIDS (DKS), das mittlerweile sehr viel häufiger ist als

● das »klassische« idiopathische Kaposi-Sarkom, wie es von Kaposi 1872 erstmals beschrieben wurde.

9.4.5.1 Disseminiertes Kaposi-Sarkom bei AIDS (DKS)

> **Definition.** Maligne, häufig bereits primär multifokal auftretende, vaskuläre Neoplasie der Haut bei HIV-Infizierten, die in ein systemisches Stadium mit Befall innerer Organe übergehen kann.

Häufigkeit. Wegen des Zusammenhangs des DKS mit dem AIDS muß angesichts zunehmender Verbreitung des AIDS mit einer erheblichen Zunahme von DKS-Erkrankungen gerechnet werden.

Nach heutigem Wissensstand erkranken etwa 30% der an AIDS Erkrankten an einem DKS.

Klinik. Das DKS kann in jeder Phase einer sich auf ein AIDS hinentwickelnden HIV-Infektion entstehen. Ein DKS kann auch ohne Vorliegen eines Lymphadenopathiesyndroms (LAS) oder eines »AIDS-related complex« (ARC), geschweige denn des Vollbilds von AIDS auftreten und somit die erste klinische Manifestation der HIV-Infektion darstellen.

Das DKS zeigt einen wesentlich aggressiveren Krankheitsverlauf als die »klassische« Form des Kaposi-Sarkoms. Häufig entsteht es bereits **primär multifokal** in Haut, Mund- und Genitalschleimhaut. Es handelt sich makroskopisch um multiple, braunrote bis bläuliche, zum Teil indurierte Plaques; diese können von Stecknadelkopf- bis zu Handtellergröße anwachsen, konfluieren und in derbe, schmerzhafte Knoten übergehen. Die Knoten können ulzerieren. Da der Lymphabfluß gestört ist, ist das befallene Areal häufig elefantiatisch aufgetrieben. Nach einem zunächst lokalisierten Verlauf geht das DKS rasch in die disseminierte Form mit Befall des gesamten Integumentes, der Schleimhäute, des Gastrointestinums, der Leber, Niere, Lunge und Lymphknoten über.

Histologie. Um Wucherungen von endothelialen Zellen mit Ausbildung von gefäßartigen Spalträumen findet sich eine unterschiedlich stark ausgeprägte Fibroblastenproliferation; in der Tumorumgebung liegen frische und ältere Hämorrhagien mit Hämosierinablagerungen sowie eine plasmazelluläre Stromareaktion.

Ätiologie. Die Infektion mit dem HIV-Virus scheint Voraussetzung zur Entstehung des DKS, nicht aber direkter Auslöser zu sein, da nur etwa 30% der AIDS-Patienten an einem Kaposi-Sarkom erkranken. Wahrscheinlich kann auf der Basis der durch das HIV-Virus ausgelösten Immundefizienz die noch unbekannte Noxe (Virus?) in den Körper eindringen und zum Entstehen des Tumors führen.

Differentialdiagnose. In Frage kommen alle solitär und multipel vorkommenden, benignen und malignen Gefäßtumoren wie Hämangiom, zirkumskripte und diffuse Angiokeratome, Glomustumor, Angiosarkom, Lymphangiosarkom, großknotige Lues II sowie die disseminierte Form der Sarkoidose.

Therapie. Die klassischen Methoden der Tumortherapie (Röntgen- und Chemotherapie) sind beim DKS nicht einsetzbar, da durch sie der ohnehin schon bestehende Abbau des immunologischen Abwehrsystems weiter verstärkt würde.

Man muß heute zwischen **zwei klinischen Formen** des Kaposi-Sarkoms unterscheiden:

● das disseminierte Kaposi-Sarkom bei AIDS (DKS),

● das »klassische« idiopathische Kaposi-Sarkom.

9.4.5.1 Disseminiertes Kaposi-Sarkom bei AIDS (DKS)

◀ Definition

Häufigkeit
Wegen der Verbreitung des AIDS muß mit einer erheblichen Zunahme von DKS-Erkrankungen gerechnet werden. Etwa 30% der AIDS-Patienten erkranken an einem DKS.

Klinik
Das DKS kann sich in jeder Phase einer HIV-Infektion entwickeln.

Häufig entstehen bereits **primär multifokal** in Haut, Mund- und Genitalschleimhaut braunrote bis bläuliche, indurierte Plaques. Diese können konfluieren und in derbe, schmerzhafte Knoten übergehen, die teilweise ulzerieren.
Das DKS geht rasch in die disseminierte Form mit Befall des gesamten Integuments, der Schleimhäute und inneren Organe über.

Histologie
Im Vordergrund steht die Fibroblastenproliferation um Wucherungen aus endothelialen Zellen mit Ausbildung von gefäßartigen Spalträumen.

Ätiologie
Die HIV-Infektion scheint eine Voraussetzung zur Entstehung des DKS zu sein. Wahrscheinlich kann auf der Basis der Immundefizienz der noch unbekannte Auslöser des DKS in den Körper eindringen.

Differentialdiagnose
In Frage kommen: Hämangiom, Angiokeratom, Glomustumor, Angiosarkom, Lymphangiosarkom, großknotige Lues II und disseminierte Form der Sarkoidose.

Therapie
Zahlreiche Versuche mit verschiedensten Substanzen haben bisher nicht zu einer erfolgreichen Behand-

lung der Grunderkrankung geführt. Mit der hochdosierten Gabe von α_2-Interferon kann man eine gewisse Reduktion des DKS erreichen. Die Behandlungserfolge durch 3-Azido-3-Desoxythymidin (AZT) können noch nicht beurteilt werden.

Prognose
Infaust.

9.4.5.2 »Klassisches« idiopathisches Kaposi-Sarkom

Definition ►

Häufigkeit
Das klassische Kaposi-Sarkom kommt mit einer Morbidität von 0,02 bis 0,05/100 000 sehr selten vor. In Europa erkranken vor allem Männer jenseits des 50. Lebensjahres süd-osteuropäischer Herkunft.

Klinik
Makroskopisch handelt es sich um meist solitär auftretende, braunrote bis bläuliche Plaques, meist im Bereich der unteren Extremität, die in derbe Knötchen übergehen können. Die Erkrankung kann spontan remittieren, bleibt jedoch häufig über Jahre stationär und geht erst sehr spät in die disseminierte Form über.

Histologie
Siehe DKS.

Ätiologie
Die Ätiologie ist unbekannt; rassisch-genetische Faktoren und Immundefizienz werden diskutiert.

Differentialdiagnose
Siehe DKS.

Therapie
Solitäre Herde werden exzidiert, kryotherapeutisch oder mit Laserstrahlen behandelt. Bei disseminiertem bzw. systemischem Befall ist die Röntgen- bzw. Chemotherapie indiziert.

Prognose
Langsame Progression.

Zahlreiche Versuche nach verschiedenen therapeutischen Prinzipien und mit verschiedensten Substanzen haben bisher nicht zu überzeugendem Erfolg bei der Behandlung der Grunderkrankung geführt. Allerdings kann die hochdosierte Gabe von α_2-Interferon zu einer gewissen Rückbildung der Tumormasse führen. Ob der Einsatz von 3-Azido-3-Desoxythymidin (AZT) überzeugende Behandlungserfolge bringen wird, kann derzeit noch nicht beurteilt werden.

Prognose. Diese ist wegen der Grunderkrankung infaust. Anämie und interkurrente Infektionen führen innerhalb kurzer Zeit (Monate bis drei Jahre) zum Tode.

9.4.5.2 »Klassisches« idiopathisches Kaposi-Sarkom

> *Definition.* Seltene, maligne, primär solitär auftretende vaskuläre Neoplasie der Haut, die langsam progredient ist und zu einem späten Zeitpunkt in ein systemisches Stadium mit Befall innerer Organe übergehen kann.

Häufigkeit. Das klassische Kaposi-Sarkom ist eine sehr seltene Erkrankung mit einer Morbidität von 0,02 bis 0,05 pro 100 000 (2 bis 5 Erkrankungen auf 10 Millionen Menschen). In Europa erkranken fast ausschließlich Menschen süd- oder südosteuropäischer Herkunft (Türkei, Italien, Polen, Juden). Männer erkranken etwa 10mal häufiger als Frauen. Betroffen sind hauptsächlich Patienten jenseits des 50. Lebensjahres.

Klinik. Der einzelne Herd des Kaposi-Sarkoms unterscheidet sich weder makroskopisch noch mikroskopisch vom DKS. Gravierende Unterschiede bestehen jedoch im klinischen Verlauf und hinsichtlich der Prognose. Bevorzugt im Bereich der unteren Extremität treten zunächst lokalisiert solitäre braunrote bis bläuliche Plaques auf; diese können an Größe zunehmen und in derbe schmerzhafte Knötchen übergehen. Eine spontane Remission ist in diesem Stadium möglich. Meist bleibt die Erkrankung jedoch über Jahre stationär und geht nach fünf bis zehn Jahren in die disseminierte Form mit lymphogener Ausbreitung in innere Organe über.

Histologie. Siehe DKS.

Ätiologie. Die Ätiologie des klassischen Kaposi-Sarkoms ist unbekannt; rassisch-genetische Faktoren wurden vielfach diskutiert, eindeutige Beweise für die genetische Hypothese gibt es nicht. Wie beim DKS scheint auch hier ein immunologischer Faktor von Bedeutung zu sein; dafür spricht, daß das idiopathische Kaposi-Sarkom bei Patienten mit systemischem Lupus erythematodes (fragliche Immundefizienz) und bei Patienten mit immunsuppressiver Therapie vorkommt.

Differentialdiagnose. Siehe DKS.

Therapie. Solitäre Herde werden exzidiert, kryotherapeutisch oder mit Laserstrahlen behandelt. Multiple Herde werden entweder mit schnellen Elektronen oder mit fraktionierter Röntgenweichteilbestrahlung (Gesamtdosis 20 bis 30 Gy) behandelt. Bei disseminiertem oder systemischem Befall, bei dem eine Rückbildung der neoplastischen Veränderungen mit lokalen Maßnahmen nicht zu erwarten ist, ist eine Mono- oder Polychemotherapie indiziert.

Prognose. Langsame Progression.

9.4.6 Kutane Metastasen

> **Definition.** Sekundär in der Haut abgesiedelte Tochtergeschwülste aus malignen Veränderungen anderer Organe, die entweder per continuitatem oder auf hämatogenem oder lymphogenem Weg entstehen.

Häufigkeit. Ca. 3 bis 5% der Patienten mit metastasierenden Malignomen entwickeln kutane Metastasen. Da Mamma- und Uteruskarzinome sehr häufig Hautmetastasen bilden, überwiegt die Zahl der weiblichen Patienten. Bei Männern führen Bronchial-, Magen- und Dickdarmkarzinom am häufigsten zu kutanen Metastasen.

Klinik. Hautmetastasen entstehen entweder per continuitatem, lymphogen oder hämatogen. Das makroskopische Bild und die jeweilige Ausdehnung können sehr unterschiedlich sein. Häufig treten jedoch einer oder multiple hautfarbene bis rötliche, derbe Knoten von unterschiedlicher Größe auf. Sie liegen kutan oder subkutan in verschiedenen Ebenen und sind mitunter nicht sichtbar, sondern nur palpabel. Ebenso können sie exophytisch und ulzerierend oder plattenartig als derbe Infiltration wachsen.

Plattenartiges Wachstum findet man besonders beim Mammakarzinom, das bevorzugt in die Haut der Brust-, Rücken- und Oberarmregion metastasiert. Dort bildet es eine fast panzerartige großflächige Induration der Haut (Cancer en cuirasse, *Abb. 148*).

> Tumoren, die bevorzugt Hautmetastasen bilden, sind mit absteigender Häufigkeit Mamma-, Magen-, Uterus-, Lungen-, Darm- und Nierenkarzinome.

Hautmetastasen können überall am gesunden Integument auftreten. Häufig befallen sind jedoch die
- Bauchwand (Metastasen von Primärtumoren in Lunge, Magen, Niere, Ovarien),
- Rückenhaut (Metastasen von Primärtumoren in Lunge und Brust),
- Extremitäten, Gesicht, Nacken, Kopfhaut (Metastasen von oropharyngealen oder Nierenkarzinomen).

Histologie. Das histologische Bild der kutanen Metastase läßt in der Regel Rückschlüsse auf histologischen Charakter oder gar Sitz des Primärtumors zu.
- **Adenokarzinom:** Der Primärtumor sitzt meist in Kolon, Lunge, Brust, Niere, Ovar oder Magen. Muzingefüllte Siegelzellen finden sich vor allem in den Metastasen eines Magenkarzinoms, seltener eines Nieren- oder Lungenkarzinoms.
- **Plattenepithelkarzinom:** Hautmetastasen mit den histologischen Charakteristika eines Plattenepithelkarzinoms stammen meist aus Karzinomen der Mundhöhle, Ösophagus, Lunge, Zervix, Penis oder auch aus Spinaliomen der Haut.

9.4.6 Kutane Metastasen

◀ Definition

Häufigkeit
3–5% der Patienten mit metastasierenden Malignomen entwickeln Hautmetastasen. Die Anzahl der weiblichen Patienten überwiegt.

Klinik
Hautmetastasen entstehen per continuitatem, lymphogen oder hämatogen. Meist handelt es sich um kutan oder subkutan liegende, hautfarbene bis rötliche Knoten. Plattenartiges Wachstum findet man vor allem beim Mammakarzinom; es kann großflächige, panzerartige Metastasen im Bereich der Brust-, Rücken- und Oberarmhaut bilden (Cancer en cuirasse, *Abb. 148*).

Tumoren, die bevorzugt Hautmetastasen bilden, sind Mamma-, Magen-, Uterus-, Lungen-, Darmund Nierenkarzinome.

Häufig befallen sind die
- Bauchwand (Primärtumor in Lunge, Magen, Niere, Ovarien),
- Rückenhaut (Primärtumor in Lunge, Brust),
- Extremitäten, Gesicht, Nacken, Kopfhaut (Primärtumor in Niere und Oropharyngealregion).

Histologie
Kutane Metastasen mit den histologischen Merkmalen eines
- **Adenokarzinoms** stammen aus Kolon, Lunge, Brust, Niere, Ovar oder Magen,

- **Plattenepithelkarzinome** stammen aus Mundhöhle, Ösophagus, Lunge, Zervix, Penis oder Haut,

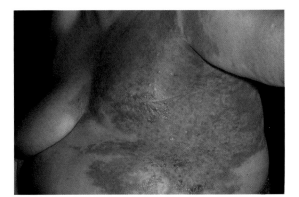

Abb. 148: Lymphangiosis carcinomatosa im Sinne eines »Cancer en cuirasse« 3 Jahre nach der Operation des Mammakarzinoms mit sehr starkem Juckreiz und starker Entzündungsreaktion an den progressiven Rändern (»Erysipelas carcinomatosum«).

● **undifferenzierte Metastasen** stammen von Lungen- oder Mammakarzinomen ab.

Sind kutane Metastasen lichtmikroskopisch nicht eindeutig zuzuordnen, kann durch Bestimmung des Zytokeratinmusters der Primärtumor weiter eingegrenzt werden.

Besonderheiten
Das **Erysipelas carcinomatosum** ist eine flächige kutane Metastasierung eines Mammakarzinoms. Klinisch ergibt sich das Bild eines Erysipels ohne Überwärmung. Histologisch finden sich Karzinomzellen in den kutanen Lymphgefäßen.

Therapie
Die Therapie richtet sich nach der Behandlung des Primärtumors.

9.5 Paraneoplastische Syndrome der Haut

Kutane Paraneoplasien sind Hautveränderungen, die mit malignen Tumoren **anderer Organe** vergesellschaftet sind.

Sie sind als **immunologische Reaktion** auf Tumorantigene zu verstehen, die vom Körper als fremd erkannt werden.

Man unterscheidet Symptome, die streng (obligate Paraneoplasie) und solche, die mit unterschiedlicher Häufigkeit (fakultative Paraneoplasie) mit einem Malignom assoziiert sind.

9.5.1 Obligate kutane paraneoplastische Syndrome *(Tab. 49).*

● **Acanthosis nigricans maligna**

Definition ▶

Klinik
Symmetrische, gelb-braun-schwarz pigmentierte verruköse Hyperplasie der Epidermis mit zahlreichen Fibromen im Bereich der Intertrigines. Der Primärtumor ist ein viszerales Adenokarzinom (z.B. Magen).

● **Undifferenzierte Hautmetastasen** haben ihren Ursprung in einem Lungen- oder Mammakarzinom.

Sind die kutanen Metastasen lichtmikroskopisch nicht eindeutig einzuordnen, besteht die Möglichkeit, durch Bestimmung der Zytokeratine den Primärtumor weiter einzugrenzen. Durch Auftragen fluoreszenzmarkierter, gegen definierte Zytokeratine gerichteter Antikörper auf das histologische Präparat erhält man ein spezielles Zytokeratinmuster, das den einzelnen Organen zuzuordnen ist.

Besonderheiten
Erysipelas carcinomatosum: Lymphogene oder Metastasierung per continuitatem eines Mammakarzinoms (seltener eines Magenkarzinoms) kann zu einem flächigen Erythem der Haut führen. Das klinische Bild erinnert an ein Erysipel; im Unterschied hierzu besteht jedoch keine Temperaturerhöhung.

Histologisch findet man Tumorzellen in den Lymphgefäßen des oberen und mittleren Koriums.

Therapie. Die Therapie richtet sich nach der Behandlung des Primärtumors; solitäre Hautmetastasen werden exzidiert mit anschließender Röntgen- und Chemotherapie.

9.5 Paraneoplastische Syndrome der Haut

Kutane Paraneoplasien sind Hautveränderungen, die mit malignen Tumoren **anderer Organe** vergesellschaftet sind; dabei handelt es sich weder um genetische Anomalien, die als (obligate oder fakultative) Präkanzerosen anzusehen sind und auf deren Boden Malignome entstehen können, noch um metastatische Veränderungen. Paraneoplastische Syndrome sind nicht direkt dem Tumor zugehörig und keine Geschwulstsymptome. Sie sind vielmehr als **immunologische Reaktion** auf Tumorantigene zu verstehen, die vom Körper als fremd (nonself) erkannt werden. Zwischen der Dermatose und dem Tumor besteht eine enge pathogenetische Beziehung; operative, radiologische oder chemotherapeutische Behandlung des Tumors führt zum Abklingen der Hautveränderungen.

In wenigen Fällen ist das paraneoplastische Syndrom streng assoziiert mit einer bestimmten Tumorart oder dem Befall bestimmter Organe. Mit der Paraneoplasie assoziierte Malignome können sowohl Tumoren aller viszeralen Organe, als auch lymphoproliferative Neoplasien sein. Mitunter findet sich der Primärtumor am Hautorgan selbst. In wenigen Fällen entsteht das paraneoplastische Syndrom vor Auftreten des assoziierten Malignoms (sogenannte »monitorische« Paraneoplasie). Meist entwickeln sich die Hautveränderungen gleichzeitig oder später als der Tumor.

Man unterscheidet kutane Paraneoplasien, die streng – nahezu 100%ig – mit einem Malignom assoziiert sind (obligate Paraneoplasie) und solche, die mit unterschiedlicher Häufigkeit mit einem Malignom vergesellschaftet sind (fakultative Paraneoplasie).

9.5.1 Obligate kutane paraneoplastische Syndrome *(Tab. 49)*.

● **Acanthosis nigricans maligna**

> **Definition.** In nahezu 100% der Fälle mit einer viszeralen Neoplasie (fast ausschließlich Adenokarzinome, speziell des Magens) assoziierte Hautveränderung.

Klinik. Symmetrische, gelb-braun-schwarz pigmentierte, papuloverruköse Hyperplasie der Epidermis. Im fortgeschrittenen Stadium ist die Haut »baumrindenartig« lichenifiziert. Auf der pigmentierten Hautveränderung sitzen zahlreiche weiche Fibrome. Prädilektionsstellen sind die Intertrigines (Axillen, Inguinal- und Genitoanalbereich); mit fortschreitender Erkrankung werden auch Hals und Streckseiten der Extremitäten befallen. Oft tritt zudem eine papillomatöse Verdickung der Mundschleimhaut auf.

Tabelle 49: Die obligaten kutanen Paraneoplasien

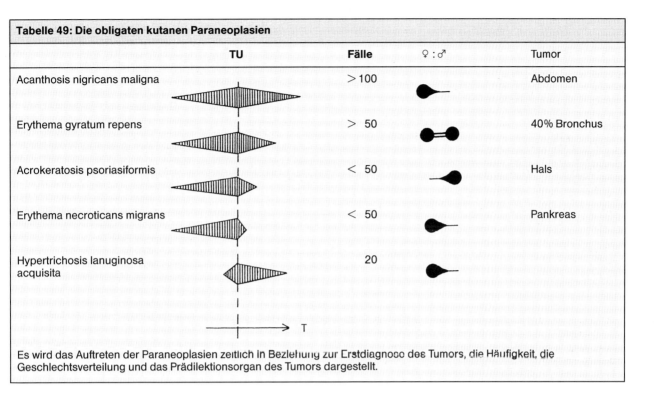

TU	Fälle	♀ : ♂	Tumor
Acanthosis nigricans maligna	> 100		Abdomen
Erythema gyratum repens	> 50		40% Bronchus
Acrokeratosis psoriasiformis	< 50		Hals
Erythema necroticans migrans	< 50		Pankreas
Hypertrichosis lanuginosa acquisita	20		

Es wird das Auftreten der Paraneoplasien zeitlich in Beziehung zur Erstdiagnose des Tumors, die Häufigkeit, die Geschlechtsverteilung und das Prädilektionsorgan des Tumors dargestellt.

Differentialdiagnostik. Die **Pseudo**akanthosis nigricans kommt konstitutionell bei übergewichtigen Patienten und bei Diabetikern mit dunkler Komplexion vor. Sie ist im Gegensatz zur Akanthosis nigricans maligna keine Paraneoplasie. Im klinischen Bild fehlt die verrukös-papulöse Veränderung; es finden sich nur weiche Fibrome auf hyperpigmentierter Haut der Intertrigines.

● **Acrokeratosis (psoriasiformis) Basex**

Klinik. Im Bereich der Akren (Nase, Ohren, Hände, Ellenbogen, Füße und Knie) entstehen unscharf begrenzte, hyperkeratotische, erythematosquamöse Herde von bis zu mehreren Zentimetern Durchmesser.

Die Acrokeratosis Basex ist eine teilweise monitorische Paraneoplasie, d.h., häufig treten erste kutane Symptome vor der Entwicklung des Malignoms auf.

Männer sind häufiger betroffen als Frauen. Der Primärtumor findet sich vor allem im Nasenrachenraum (Tonsillen, Kehlkopf, Zunge, Rachen).

● **Erythema gyratum repens Gammel**

Klinik. Im Bereich des Stammes und der proximalen Extremität treten streifenförmige oder anulär angeordnete Erytheme auf, die randständig eine halskrausenartige (Colerette-)Schuppung haben. Die sich wiederholenden Erytheme und Schuppung sind zum Teil parallel angeordnet, so daß eine »zebraartige« Streifung der Haut entsteht. Das Erythema gyratum repens ist häufig das Erstsymptom eines Malignoms (monitorische Paraneoplasie).

Es besteht keine Geschlechtsbevorzugung. Der Primärtumor kann jeglicher Herkunft sein; meist sind es jedoch Karzinome (Mamma-, Magen-, Ösophagus-, Lungen-, Prostata-, Genitalkarzinome). Selten werden andere assoziierte Neoplasien wie ein Melanom oder ein Plasmozytom gefunden.

● **Acrokeratosis Basex**

Klinik
Hyperkeratotische, erythematosquamöse Herde im Bereich der Akren.

Der Primärtumor findet sich im Nasenrachenraum.

● **Erythema gyratum repens Gammel**

Klinik
Im Bereich des Stammes und der proximalen Extremitäten finden sich streifenförmige Erytheme mit randständiger, halskrausenartiger (Colerette-)Schuppung.

Der Primärtumor kann jeglicher Herkunft sein.

● **Erythema necroticans migrans**

Klinik
Im Bereich der unteren Extremität und inguinal vorkommende anuläre, nach peripher wachsende Erytheme, die sekundär nekrotisieren können.
Es besteht ein Diabetes mellitus.
Der Primärtumor ist ein Inselzell- oder α-Zellkarzinom des Pankreas.

● **Hypertrichosis lanuginosa acquisita**
Klinik
Plötzliches, exzessives Wachstum lanugoartiger Haare im Bereich des gesamten Integuments.
Es besteht keine Assoziation zu Tumoren bestimmter Organe.

9.5.2 Fakultative kutane paraneo- plastische Syndrome
(Tab. 50)

● **Erythema necroticans migrans**

Synonyme. Staphylodermia superficialis circinata, Glukagenom-Syndrom.

Klinik. Die sehr seltene Paraneoplasie ist charakterisiert durch meist an der unteren Extremität und in der Inguinalregion vorkommende, bizarr konfigurierte, anuläre oder serpiginöse, nach peripher wachsende Erytheme. Zentral können sich Blasen bilden, die sekundär nekrotisieren und eintrocknen.
Es besteht ein Diabetes mellitus mit erhöhten Plasmaglukagonwerten.
Mit dem Erythema necroticans migrans sind Pankreaskarzinome (Inselzell- oder α-Zellkarzinome) streng assoziiert.
Das Erythema necroticans migrans ist eine monitorische Paraneoplasie.
Frauen erkranken häufiger als Männer.

● **Hypertrichosis lanuginosa acquisita**

Klinik. Plötzliches, meist im Gesicht beginnendes, exzessives Wachstum lanugoartiger Haare, das sich über das gesamte Integument ausbreitet.
Die Hypertrichosis lanuginosa acquisita ist ein Spätsymptom.
Frauen sind häufiger betroffen als Männer. Assoziierte Neoplasien sind Karzinome verschiedener Organe (Magen-, Darm-, Bronchial-, Gallenblasen- und Blasenkarzinom).

9.5.2 Fakultative kutane paraneoplastische Syndrome
siehe Tabelle 50.

Tabelle 50: Fakultative kutane paraneoplastische Syndrome		
Hautveränderung	**assoziierter maligner Tumor**	**Häufigkeit Koinzidenz**
Dermatomyositis	Karzinome: Lunge, Brust, Ovarien, Magen	häufig
bullöses Pemphigoid Dermatitis herpetiformis Duhring	Karzinome uncharakteristisch	häufig häufig
Cutis verticis gyrata Bloom-Syndrom Livedo reticularis Kälteurtikaria	Karzinome Leukosen Gammopathien, Lymphome	häufig häufig häufig
Erythrodermien Pruritus sine materia Zoster generalisatus Pemphigus vulgaris Erythema anulare centrifugum	Maligne Lymphome, Leukosen Karzinome, Lymphome Karzinome, Lymphome Karzinome, Lymphome Karzinome, Lymphome	selten selten selten selten selten
Mucinosis follicularis Skleromyxödem Pyoderma gangraenosum subkorneale Pustulose Pseudosklerodermie Thrombophlebitis migrans eruptive seborrhoische Warzen (Leser-Trelat-Syndrom)	Mycosis fungoides, Lymphome Plasmozytom Plasmozytom, Gammopathie, Leukosen Plasmozytom Plasmozytom, Lymphome, Bronchialkarzinom Karzinome: gastrointestinal, urogenital, Pankreas Adenokarzinome	selten selten selten selten selten selten selten

9.6 Pseudokanzerosen

9.6.1 Keratoakanthom (KA)

> **Definition.** Schnell wachsender, benigner, epithelialer Tumor mit der Fähigkeit zur Spontanremission.

Häufigkeit. Betroffen sind Patienten jenseits des 60. Lebensjahres. Männer erkranken häufiger als Frauen.

Klinik. Meist handelt es sich um einen sehr schnell (wenige Wochen) und halbkugelig wachsenden, solitären Tumor, dessen keratotisches Zentrum häufig eingedellt oder gar ulzeriert ist *(Abb. 149)*. Wie das Basaliom ist er besetzt mit zahlreichen Teleangiektasien. Beim Keratoakanthom finden sich jedoch keine randständigen, perlschnurartigen, basaliomatösen Knötchen.

Betroffen sind in der Regel die lichtexponierten Areale der Haut, wie Gesicht, Nacken, Hände und Unterarme. Bei multipel vorkommenden Keratoakanthomen dürfte, obwohl häufig nicht eindeutig nachweisbar, eine jahrelange Exposition gegenüber Kanzerogenen vorausgegangen sein.

Histologisch ähnelt das KA in einzelnen Arealen einem Spinaliom. Nur wenn im histologischen Schnitt der gesamte Tumor erfaßt ist, kann das Keratoakanthom eindeutig von einem hochdifferenzierten Spinaliom unterschieden werden.

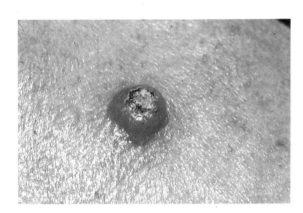

Abb. 149. Typisches Keratoakanthom mit Randwall (Lippenbildung) und zentralem keratotischen Pfropf an der Schulter eines 58jährigen Patienten. Das Element ist innerhalb von 4 Wochen neu aufgetreten.

Ein zentraler, unregelmäßig geformter Krater mit großem Hornpfropf ist umkleidet und teilweise lippenförmig überdeckt von einer papillomatosen Stachelzellproliferation. Die zum Teil atypischen Spindelzellen neigen wie beim Spinaliom zur Ausbildung von Hornperlen. Mitosen sind weniger häufig als beim Spinaliom. Das Korium ist durchsetzt von einem gemischtzelligen, entzündlichen Infiltrat.

Therapie. Die Exzision ist Therapie der Wahl. Spontanremission, auch angestoßen durch eine subtotale Exzision oder Kürettage ist möglich; leider auch gelegentliche Rezidive.

Prognose. Gut.

9.6 Pseudokanzerosen

9.6.1 Keratoakanthom (KA)

◀ Definition

Häufigkeit
Meist sind männliche Patienten jenseits des 60. Lebensjahres betroffen.

Klinik
Das KA kommt bevorzugt an lichtexponierten Arealen der Haut vor. Es handelt sich um einen schnell wachsenden solitären, halbkugeligen Tumor mit keratotischem Zentrum *(Abb. 149)*.

Histologie
Histologisch findet man atypische Spindelzellen mit Bildung von Hornperlen. Mitosen sind weniger häufig als beim Spinaliom; insgesamt liegt eine einem hochdifferenzierten Spinaliom sehr ähnliche Histologie vor.

Therapie
Wegen hoher Rezidivneigung ist die Exzision die Therapie der Wahl. Spontanremission ist oft auch nach Teilexzision möglich.

Prognose
Gut.

9.6.2 Pseudokarzinomatöse Hyperplasie

Definition ▶

Klinik
Es handelt sich um eine großflächige, überriechende Wucherung, die meist von Unterschenkelulzera älterer Patienten ausgeht.

Histologie
Die Histologie ist ähnlich der eines hochdifferenzierten Plattenepithelkarzinoms. Es finden sich eine massive Epithelproliferation mit Ausbildung von Hornperlen, jedoch keine atypischen Keratinozyten, keine Mitosen und kein invasives Wachstum.

Ätiologie und Pathogenese
Wahrscheinlich handelt es sich um eine vegetierende Pyodermie mit sekundärer Epithelproliferation.

Therapie
Unter antibiotischer Lokal- oder Systembehandlung wird der Tumor chirurgisch abgetragen.

Prognose
Gut, aber extrem chronisch.

9.6.3 Bowenoide Papulose des Genitales

Definition ▶

Klinik
Es treten multiple, rotbraune, bis linsengroße, papulöse Herde im Bereich des Genitales bei 20- bis 40jährigen Patienten auf.

Histologie
Ähnlich der des Morbus Bowen mit intradermalen, atypischen, dyskeratotischen Zellen.

9.6.2 Pseudokarzinomatöse Hyperplasie

> **Definition.** Flächige, hyperplastische Wucherung, die histologisch einem Spinaliom ähnelt.

Klinik. Es sind nur ältere Menschen betroffen. Die Erkrankung ist gekennzeichnet durch eine großflächige, zerklüftete und keratotische Wucherung, die mit einem äußerst unangenehmen Geruch mikrobieller Durchsetzung einhergeht. Fast immer geht sie von den Außenbezirken von Unterschenkelulzera aus.

Histologie. Die pseudokarzinomatöse Hyperplasie erinnert histologisch an ein hochdifferenziertes Plattenepithelkarzinom. Es findet sich eine massive Epithelproliferation mit Ausbildung von Hornperlen; die in das Korium einwachsenden Epithelzapfen bleiben jedoch überall deutlich durch eine Basalzellschicht umscheidet.

Im Gegensatz zum Spinaliom findet man keine eindeutig atypischen Keratinozyten oder Mitosen.

Ätiologie und Pathogenese. Ätiologie und Pathogenese der pseudokarzinomatösen Hyperplasie sind unbekannt. Gegen das Vorliegen eines hochdifferenzierten Plattenepithelkarzinoms spricht der jahrelange Verlauf und die fehlende Fähigkeit zu metastasieren. Man nimmt eine vegetierende Pyodermie (eventuell Mischinfektion) an, die sekundär zur Epithelproliferation führt.

Therapie. Da differentialdiagnostisch in erster Linie ein Spinaliom in Betracht kommt, ist zunächst ein solcher Prozeß auszuschließen. Hierzu sollten mehrere Biopsien aus lateralen und zentralen Bereichen des Tumors entnommen werden. Nach Sicherung der Diagnose wird der Tumor unter antibiotischer Lokal- und/oder Systembehandlung chirurgisch abgetragen und gegebenenfalls plastisch gedeckt. Bei ausgedehnten oder therapieresistenten Fällen ist eine parenterale Zytostatikatherapie indiziert.

Prognose. Gutartig, aber meist chronischer Verlauf.

9.6.3 Bowenoide Papulose des Genitales

Synonyme. Bowenoide Genitalpapeln, pigmentierte Papeln des Penis (PPP).

> **Definition.** Im Bereich der Vulva oder des Penis vorkommende papulöse Veränderungen, die histologisch einem Morbus Bowen gleichen, jedoch nicht sicher in ein Bowen-Karzinom übergehen können (Ursache: Humanpapilloma-virus der Gruppe 16).

Klinik. Bei 20- bis 40jährigen Patienten treten im Bereich der Glans, des Präputiums oder des Penisschafts sowie seltener im Bereich der Vulva multiple rotbraune, bis linsengroße, leicht papulöse Herde auf. Die Veränderungen sind nicht schmerzhaft; es besteht kein Juckreiz.

Das **histologische** Bild entspricht einem Morbus Bowen mit intradermalen atypischen Zellen und Dyskeratosen.

Differentialdiagnostisch werden PPP – da lichtmikroskopisch identisch dem Morbus Bowen – durch das klinische Bild (multiple Papeln) und durch den Nachweis von humanpathogenen Papillomviren der Gruppe HPV-16 in den Effloreszenzen abgegrenzt.

Ätiologie und Pathogenese. Humanpathogene Papillomviren der Gruppe HPV 16 werden für die Entstehung der bowenoiden Papulose verantwortlich gemacht. Bisher ist bei der bowenoiden Papulose kein invasives Wachstum im Sinne eines Bowenkarzinoms nachgewiesen worden, obwohl bekannt ist, daß die humanpathogenen Papillomviren vom Typ HPV 16 eine besonders onkogene Potenz haben. So werden mit bowenoider Papulose hochgradig assoziierte Zervixkarzinome und andere invasiv wachsende Genitaltumoren gefunden, bei denen humanpathogene Papillomviren, insbesondere HPV 16 und HPV 18, nachgewiesen werden.

Therapie. Von der früher durchgeführten invasiven chirurgischen Therapie wurde wegen der guten Prognose der bowenoiden Papulose Abstand genommen. Statt dessen wendet man lokale Zytostatika oder Kryotherapie an. Erste Erfolge mit parafokaler virustatischer Therapie (Interferone) sind evident.

Prognose. Chronisch rezidivierend, meist gutartig verbleibend.

Ätiologie und Pathogenese
Die bowenoide Papulose wird durch humanpathogene Papillomviren (HPV 16) ausgelöst. Diese sind in den Veränderungen nachweisbar. Bisher ist kein invasives Wachstum beobachtet worden.

Therapie
Konservatives Vorgehen ist indiziert. In Frage kommen lokale Zytostatika und Kryotherapie.

Prognose
Chronisch rezidivierend, gutartig.

10 Maligne Lymphome

Definition ▶

10 Maligne Lymphome

> **Definition.** Lymphome sind Neoplasien des Immunsystems. Im engeren Sinne beinhalten sie Entartungen von Lymphozyten; wegen des gleichen klinischen Erscheinungsbildes werden oft auch noch Neoplasien der mono-zytär-histiozytären Zellreihe und der myeloischen Reihe hinzugezählt. Die malignen Lymphome sind nicht häufig, zusammen mit den Leukämien und dem Morbus Hodgkin beträgt die Inzidenz etwa 15 pro 100 000 Einwohner und Jahr.

Die primären Manifestationsorte der Lymphome sind die lymphatischen Organe und sehr häufig die Haut.

Die Entwicklung elektronenmikroskopischer Techniken und besonders die Anwendung von enzymchemischer und immunhistologischer Verfahren (monoklonale Antikörper) brachten deutliche diagnostische Fortschritte. Die alte Einteilung in Retikulosarkom, Lymphadenosen, Retikulo- und Lymphosarkomatosen wurde abgelöst durch neuere Klassifikationssysteme, von denen sich die Kiel-Klassifikation in Europa durchgesetzt hat. Das wesentliche Einteilungskriterium stellt dabei der Malignitätsgrad des Lymphoms dar.

Zur Einteilung der Lymphome mit Hautmanifestationen siehe *Tabelle 51.*

In der *Tabelle 51* sind kutane Lymphome im engeren Sinne und andere Neoplasien des Immunsystems, die häufiger Hautmanifestationen aufweisen, und deren Ursprungszellen dargestellt.

Tabelle 51: Kutane Lymphome	
niedriger Malignitätsgrad:	**Urspungszellen**
Morbus Hodgkin Mycosis fungoides Sézary-Syndrom Immunozytom chronische lymphatische Leukämie	Retikulumzellen? T-Lymphozyten T-Lymphozyten B-Lymphozyten B-, selten T-Lymphozyten
hoher Malignitätsgrad:	**Ursprungszellen**
lymphoblastisches Lymphom zentroblastisches Lymphom immunoblastisches Lymphom Monozytenleukämie ATLL (Adult-T-cell-lymphoma/leukemia)	T-Lymphozyten oder B-Lymphozyten oft nicht klassifizierbar Mono-Histiozyten T-Lymphozyten

10.1 Morbus Hodgkin

Definition ▶

10.1 Morbus Hodgkin

Synonym. Lymphogranulomatose.

> **Definition.** Der Morbus Hodgkin ist eine chronisch progrediente Erkrankung des lymphatischen Gewebes mit oft infauster Prognose. Der Nachweis von Hodgkin- und Sternberg-Zellen ist für diese Erkrankung pathognomonisch.

Ätiologie
Unbekannt.

Ätiologie. Die Ursache der Erkrankung ist nicht bekannt.

Epidemiologie
Der Erkrankungsgipfel liegt im frühen Erwachsenenalter und jenseits des 50. Lebensjahres. Vor allem Männer sind betroffen.

Epidemiologie. Der Morbus Hodgkin tritt in zwei Erkrankungsgipfeln im jüngeren Erwachsenenalter sowie jenseits des 50. Lebensjahres, vor allem bei Männern, auf.

Klinik
Die Hauptmanifestationsorte des M. Hodgkin sind Lymphknoten und Milz.

Klinik. Die Hauptmanifestationsorte des Morbus Hodgkin sind Lymphknoten und Milz. Aufgrund des histologischen Bildes von befallenen Lymphknoten wird die Erkrankung in vier Typen eingeteilt.

Etwa 10% aller Erkrankten weisen **spezifische** Hauterscheinungen mit Nachweis von Hodgkin-Zellen in der Dermis auf.

Häufig bestehen diese in **spezifischen Infiltraten,** die als unscharf begrenzte, livid-rote oder bräunliche Plaques oder Knoten auftreten. Eine Exulzeration der Herde ist möglich. Prädilektionsorte sind der Rumpf und die Kopfhaut.

Bei der **Prurigo lymphogranulomatotica** finden sich vor allem an den Extremitäten stark juckende Knötchen. Diese werden durch spezifische Infiltrate hervorgerufen und wegen ihres starken Juckreizes frühzeitig zerkratzt.

Ulzerierende Tonsillitiden werden durch spezifische Infiltrate des lymphatischen Rachenringes ausgelöst, dieser Manifestationsort wird recht häufig gesehen. Ein Befall der Mundschleimhaut und des Zahnfleisches wird im Gegensatz zu Leukosen nicht beobachtet.

Die unspezifischen **paraneoplastischen Hautveränderungen** sind weitaus häufiger und sind oft der Auslöser einer Tumorsuche, die dann zur Diagnose einer Lymphogranulomatose führt. Häufig sind ein Pruritus sine materia sowie diffuse Hyperpigmentierungen der Haut. Gelegentlich tritt eine **symptomatische Prurigo** auf, die im Gegensatz zur Prurigo lymphogranulomatotica ein unspezifisches Infiltrat aufweist. Der **Zoster generalisatus** ist Folge einer durch den Morbus Hodgkin bedingten Immunsuppression. Seltener werden ichthyosiforme Hautveränderungen, eine Vaskulitis, ein Pemphigoid oder ein Erythema nodosum bei Morbus Hodgkin beobachtet.

Histologie. Der Morbus Hodgkin ist aufgrund des histologischen Befundes der befallenen Lymphknoten in vier Typen eingeteilt. Diese typischen histologischen Kriterien finden sich bei dermalen Infiltraten nicht. Die Diagnose Morbus Hodgkin erfordert den Nachweis von Hodgkin- und Sternberg-Zellen. Die **Hodgkin-Zelle** ist Vorläufer der Sternberg-Zelle, sie weist einen großen hellen Kern, der einen bei der Giemsa-Färbung blauen Nukleolus enthält, und basophiles Zytoplasma auf. Die **Sternberg-Riesenzelle,** die pathognomonisch für den Morbus Hodgkin ist, weist drei bis fünf Kerne mit den gleichen morphologischen Kennzeichen der Hodgkin-Zelle auf. Aufgrund der Oberflächenmarker dieser Zellen nimmt man an, daß diese von den interdigitierenden Retikulumzellen der Lymphknoten abstammen. Das Hodgkin-Infiltrat zeigt ein buntes Zellbild. Die dominierenden Zellen sind Lymphozyten, Langerhans-Zellen, Retikulum-Zellen und Granulozyten.

Therapie. Spezifische Infiltrate sollten aggressiv mit einer Polychemotherapie sowie einer Strahlenbehandlung angegangen werden. Die unspezifischen Hautveränderungen werden wie die betreffende Dermatose therapiert. Der häufig auftretende Pruritus ist oft therapierefraktär. Antihistaminika sowie eine Lichttherapie können effektiv sein.

10.2 Mycosis fungoides

Synonym. Granuloma fungoides.

Definition. Die Mycosis fungoides ist ein chronisch verlaufendes, kutanes T-Zell-Lymphom, das in fortgeschrittenen Stadien Lymphknoten und innere Organe befällt und zum Tode führt.

Epidemiologie. Mehr als ein Drittel aller kutanen Lymphome sind eine Mycosis fungoides. Die Erkrankung tritt bevorzugt bei Männern im mittleren und höheren Alter auf.

Klinik. Die klassische Mycosis fungoides durchläuft an der Haut drei typische Stadien, bevor ein Lymphknotenbefall und die Generalisation mit Befall der inneren Organe (Stadien IV und V) eintritt *(Tab. 52).* Sie beginnt mit dem sogenannten **prämycosiden Stadium** *(Abb. 150).* Man findet entzündlich gerötete, pityriasiform oder psoriasiform schuppende, scharf begrenzte Herde, die Juckreiz verursachen. In dieser Phase entsprechen die Herde einem nummulären oder lichenoiden Ekzem, einer Psoriasis oder einer großflächigen Parapsoriasis en plaque *(13.1.2).* Als Maximalform kann in diesem Stadium eine Erythroder-

Spezifische Hauterscheinungen werden bei 10% aller Erkrankten beobachtet. Häufig findet man **spezifische Infiltrate,** eine

Prurigo lymphogranulomatotica und

ulzerierende Tonsillitiden (lymphatischer Rachenring). Kein Befall des Zahnfleisches.
Weitaus häufiger sind unspezifische Hautveränderungen mit Pruritus,

symptomatische Prurigo

und **Zoster generalisatus.**

Histologie
Das Hodgkin-Infiltrat zeigt ein buntes Zellbild, pathognomonisch ist der Nachweis von **Hodgkin-** und **Sternberg-Zellen.**

Therapie
Bei spezifischen Hautveränderungen ist Polychemotherapie und eventuell Strahlentherapie erforderlich. Unspezifische Hautveränderungen werden wie die entsprechenden Dermatosen behandelt.

10.2 Mycosis fungoides

◄ Definition

Epidemiologie
Betrifft vor allem Männer im mittleren und höheren Alter.

Klinik
Es werden fünf Stadien unterschieden *(Tab. 52).*
Prämykosides Stadium (Stadium I):
Ekzematöse, stark juckende, relativ therapierefraktäre Herde *(Abb. 150).*

Tabelle 52 Stadieneinteilung der Mycosis fungoides

Stadium	histologischer Befund	Lymphknoten	Organbefall
I Prämykosidstadium	mit M. f vereinbar	–	–
II Infiltratstadium	Mycosis fungoides	–	–
III Tumorstadium	Mycosis fungoides	–	–
IV Infiltrat- oder Tumor-stadium	Mycosis fungoides	a. dermopathische Lymphadenopathie b. tumoröser Lymphknoten-befall	–
V Infiltrat- oder Tumor-stadium	(Mycosis fungoides)	+	+

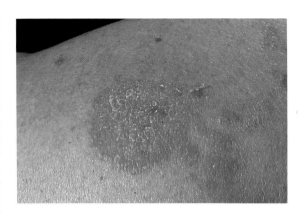

Abb. 150: Prämykosid – scharf begrenzter ekzematoider Herd, 6 Monate vor Diagnosestellung einer Mycosis fungoides (Stadium I).

mie auftreten. Auffällig ist die Chronizität und die relative Therapieresistenz der Erkrankung. Im prämykosiden Stadium ist die Diagnosestellung sehr schwierig, da weder klinisch noch histologisch sichere Zeichen der Mycosis fungoides vorliegen.

Infiltrationsstadium (Stadium II): stark juckende, plattenartige Infiltrate. Typischerweise Inseln gesunder Haut innerhalb der Mykosisherde *(Abb. 151)*.

Tumorstadium (Stadium III): Nachweis von schwammigen, halbkugeligen (fungoiden) Tumoren bei extremem Juckreiz *(Abb. 152)*.

Stadium IV: zunächst unspezifische Lymphknotenschwellung (dermopathische Lymphadenopathie), dann Mycosis fungoides der Lymphknoten.
Stadium V: Befall innerer Organe, vor allem Milz und Leber mit Mykosis-Zellen.

Prognose und Verlauf
Der Verlauf der Mycosis fungoides ist unberechenbar.

Mycosis fungoides d'emblée: Foudroyant verlaufende Form der Mycosis fungoides. Beginn mit dem Tumorstadium. Schlechte Prognose.

Bei Fortschreiten geht die Mycosis fungoides in das **Infiltratstadium** *(Abb. 151)* über. In prämykosiden Herden oder de novo entstehen infiltrierte Bezirke oder Plaques, die eine bräunlich-rote Eigenfarbe aufweisen. Typischerweise finden sich Inseln gesunder Haut in den Mycosis-fungoides-Bezirken. Der Juckreiz ist in diesem Stadium stark ausgeprägt. Bei weiterem Fortschreiten geht die Erkrankung in das **Tumorstadium** *(Abb. 152)* über. Innerhalb der Infiltrate bilden sich halbkugelige, teilweise exulzerierte Tumoren mit schwammartiger Konsistenz (fungoid). Klinisch und auch histologisch besteht der Eindruck einer weiteren Entdifferenzierung der Lymphomzellen.

Sowohl im **Infiltrat-** als auch im **Tumorstadium** können die Lymphknoten betroffen sein. Diese sind zunächst unspezifisch geschwollen (dermopathische Lymphadenopathie), später auch von Mycosis-fungoides-Zellen befallen.

Im späten Stadium V kommt es zur Organbeteiligung, betroffen werden vor allem Leber und Milz. Eine Beteiligung der Lunge und des ZNS sind möglich. Im peripheren Blut sind in diesem Stadium häufig Mycosis-fungoides-Zellen nachzuweisen. Das Allgemeinbefinden ist deutlich beeinträchtigt, in der Regel besteht Fieber.

Prognose und Verlauf. Der Verlauf der Mycosis fungoides ist unberechenbar. Oft verbleibt die Erkrankung im prämykosiden Stadium über Jahre oder Jahrzehnte, nach Eintritt in das Infiltratstadium führt die Krankheit in der Regel innerhalb einiger Jahre zum Tode. Rückbildungen und auch Heilungen besonders bei früher und adäquater Therapie sind möglich.

Foudroyante Verläufe **(Mycosis fungoides d'emblée)** überspringen das prämykoside und Infiltratstadium und beginnen sofort mit dem Tumorstadium; die Prognose dieser Fälle ist sehr schlecht.

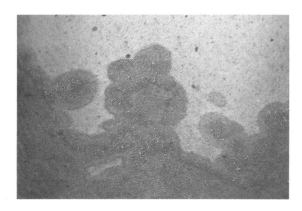

Abb. 151: Infiltratstadium einer Mycosis fungoides (Stadium II)

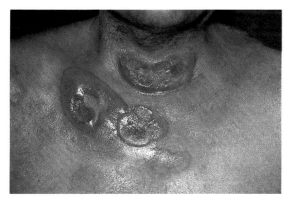

Abb. 152: Fungoide Herde bei Tumorstadien einer Mycosis fungoides (Stadium III)

Histologie. Das histologische Bild des prämykosiden Stadiums ist uncharakteristisch. Es finden sich entzündliche Infiltrate, wie sie bei ekzematösen Reaktionen gefunden werden. Der Nachweis von einzelnen atypischen lymphoiden Zellen ist nicht beweisend. Die Diagnose Mycosis fungoides ist dagegen im Stadium II und III sicher zu stellen. Im oberen Corium findet sich ein bandförmiges, polymorphes Infiltrat aus Histiozyten, Lymphozyten, Granulozyten und Plasmazellen. Typisch sind blastenartige, große, atypische Helfer-T–Lymphozyten, selten auch zytotoxische T-Lymphozyten, die einen hyperchromatischen hirschgeweihartig gelappten Kern aufweisen (Mykosis- oder **Lutznerzellen**). Charakteristisch ist eine Exozytose dieser Infiltratzellen in die Epidermis, dort bilden sie die pathognomonischen **Pautrier Mikroabszesse**. Im Tumorstadium ist das Bild monomorpher. Die Anzahl der atypischen Zellen nimmt deutlich zu.

Histologie
Bandförmiges Infiltrat im oberen Korium, Nachweis von Mykosis-(Lutzner-)Zellen. Ausbildung von **Pautrier-Mikroabszessen** in der Epidermis durch Infiltratzellen.

Ätiologie. Die Ursache der Mycosis fungoides ist nicht geklärt. Es ist umstritten, ob die Mycosis fungoides durch maligne Transformation einzelner Zellen aus chronischen Entzündungsherden der Haut entsteht, oder ob primär Tumorzellen vorliegen, die zunächst eine Begleitentzündung verursachen. Mit gentechnologischen Methoden konnte die Monoklonalität der Mykosiszellen, d.h. der Ausgang des Lymphoms von einer einzigen transformierten Zelle, nachgewiesen werden.

Ätiologie
Nicht bekannt.

Diagnose und Differentialdiagnose. Die Diagnosestellung im prämykosiden Stadium ist sehr schwierig. Die relative Therapieresistenz weist auch nach multiplen, negativen Hautbiopsien auf die Diagnose hin. Differentialdiagnostisch kommen in diesem Stadium ein Ekzem, die Psoriasis und besonders die Parapsoriasis en plaque in Frage. Das Infiltrat- und das Tumorstadium bieten ein klassisches Bild, nodöse Arzneimittelreaktionen, Pseudolymphome und andere maligne Lymphome können in diesen Fällen histologisch sicher ausgeschlossen werden.

Differentialdiagnose
Prämykosid: Ekzem, Psoriasis, Parapsoriasis. Infiltrat- und Tumorstadium: Pseudolymphome, nodöse Arzneireaktionen.

Therapie
Lokaltherapie: Kortikoide, Photoche-motherapie (PUVA).
Systemische Gabe einer Polyche-motherapie sowie Kortikoide im Stadium IV und V.

10.3 Sézary-Syndrom

Definition ▶

Epidemiologie
Nicht häufig. Betrifft vor allem Män-ner in höherem Alter.

Klinik
Stark juckende Erythrodermie mit Nachweis von Sézary-Zellen im peripheren Blut. Letaler Verlauf innerhalb weniger Jahre.

Histologie
Entspricht der Mycosis fungoides.

Ätiologie
Nicht bekannt.

Differentialdiagnose
Erythrodermieform anderer Genese (z.B. Ekzeme, Psoriasis, Lichen ruber).

Therapie
PUVA, Kortikoide lokal und syste-misch, Polychemotherapie, Leuko-phorese.

10.4 Immunozytom

Definition ▶

Ätiologie
Unbekannt.

Häufigkeit
Das Immunozytom ist ein seltenes Lymphom im mittleren Erwachse-nenalter.

Klinik
Es finden sich solitäre oder multiple braunrote Knoten. In seltenen Fällen werden die gebildeten Immunglobu-

---

Therapie. Beschränkt sich die Erkrankung auf die Haut (Stadien I-III), so soll-ten lokale Kortikoide in Kombination mit PUVA und evtl. Retinoide (Tigason®) eingesetzt werden. Tumorknoten sprechen auf Dermopan-Bestrahlung und auf schnelle Elektronen-Bestrahlung an. Im Stadium IV und V wird eine Polyche-motherapie empfohlen.

10.3 Sézary-Syndrom

Synonym. T-Zell-Erythrodermie.

> *Definition.* Erythrodermatisch verlaufendes kutanes T-Zell-Lymphom mit zirkulierenden atypischen T-Zellen (Lutzner- oder Sézary-Zellen).

Epidemiologie. Die Erkrankung ist weitaus seltener als die Mycosis fungoi-des, der Erkrankungsbeginn liegt selten vor dem 50. Lebensjahr.

Klinik. Das Sézary-Syndrom beginnt mit uncharakteristischen, ekzematösen Veränderungen, die sich in eine Erythrodermie mit ausgeprägter Hautinfiltra-tion weiterentwickeln. Die befallene Haut neigt zu Hyperpigmentation (Mela-noerythrodermie). Die Erkrankung führt zu einem ausgeprägten Juckreiz. An Handflächen und Fußsohlen treten paraneoplastisch ausgeprägte Hyperkerato-sen mit Nagelveränderungen auf. Die oberflächlichen Lymphknoten sind dermopathisch (unspezifisch) oder tumorös geschwollen. Fast immer lassen sich im peripheren Blut atypische T-Zellen (Sézary- oder Lutzner-Zellen) nach-weisen, die Krankheit wird deshalb als leukämoide Verlaufsform der Mycosis fungoides angesehen. Das Sézary-Syndrom führt nach einigen Jahren zum Tode, die Prognose ist schlechter als die der Mycosis fungoides.

Histologie. Das histologische Bild entspricht der Mycosis fungoides.

Ätiologie. Ungeklärt.

Diagnose und Differentialdiagnose. Der Nachweis von Sézary-Zellen in der Dermis und im Blut bei einer Erythrodermie beweist die Diagnose. Diffe-rentialdiagnostisch kommen Erythrodermieformen anderer Genese (Arznei-mittelreaktionen, Ekzeme, Psoriasis, Pityriasis rubra pilaris, Lichen ruber) in Betracht. Es ist nicht geklärt, ob die Alters-Erythrodermie ohne Nachweis von Sézary-Zellen in der Haut oder im peripheren Blut eine Vorstufe des Sézary-Syndroms darstellt.

Therapie. Wie bei Mycosis fungoides. Die interne Gabe von Kortikoiden sowie die Leukophorese zur Entfernung der Sézary-Zellen aus dem Blut werden empfohlen.

10.4 Immunozytom

> *Definition.* Das Immunozytom ist ein niedrig malignes B-Zell-Lymphom, hervorgerufen durch neoplastisch proliferierende Plasmazellen. Im Gegen-satz zu Plasmozytomen werden nur selten Immunglobuline ins Blut sezer-niert.

Ätiologie. Unbekannt.

Häufigkeit. Das Immunozytom ist ein seltenes Lymphom, das vor allem im mittleren Erwachsenenalter auftritt.

Klinik. Es finden sich rasch entstandene solitäre oder multiple braunrote Pla-ques oder Knoten, die keine Beschwerden verursachen. Manchmal werden gleichzeitig Lymphknoten oder Milz befallen. Die gebildeten Immunglobuline (meist IgM) werden in der Regel intrazellulär gespeichert und nur in seltenen

Fällen ins Blut sezerniert. Die Prognose ist günstig, jedoch ist eine weitere Entartung zu einem hochmalignen Lymphom möglich.

Histologie. Im mittleren und tiefen Korium finden sich massive Infiltrate aus Lymphozyten und lymphoplasmoiden Zellen mit B-Zell-Oberflächenmarker. Im Zytoplasma dieser Zellen sind Immunglobuline nachweisbar.

Differentialdiagnose. Differentialdiagnostisch kommen andere kutane Lymphome, vor allem die Mycosis fungoides und Pseudolymphome, in Betracht.

Therapie. Kleinere Herde sollten exzidiert werden, ansonsten ist eine Röntgenbestrahlung wirksam.

10.5 Hochmaligne Non-Hodgkin-Lymphome der Haut

Definition. Die hochmalignen Lymphome sind durch das Auftreten von Frühformen lymphatischer Zellen in Infiltraten gekennzeichnet.

Die genaue Klassifizierung erfolgt aufgrund histologischer, histochemischer und immunhistologischer Befunde. Früher wurden diese Lymphome als **Retikulosarkom** bezeichnet. Die Möglichkeit einer weiteren Klassifikation führte zur Einteilung in **zentroblastisches Lymphom, lymphoblastisches Lymphom** und **immunoblastisches Lymphom**. Die Erstmanifestation dieser hochmalignen Lymphome kann primär an der Haut sein, jedoch ist auch eine metastatische Hautbeteiligung nach Befall innerer Organe häufig.

Epidemiologie. Etwa 20% aller kutanen Lymphome sind hochmaligne. Diese treten vor allem im mittleren und höheren Lebensalter auf.

Klinik. Es entwickeln sich relativ rasch plattenartige Infiltrate oder tumoröse Knoten *(Abb. 153)*. Ein solitäres, wie auch ein disseminiertes Auftreten dieser roten bis braunen Herde ist möglich. Lymphknoten und Milz sind meist mitbeteiligt. Der Befall innerer Organe wie Leber und Lunge ist häufig. Der Verlauf ist foudroyant, die meisten Patienten sterben schon im Jahr nach der Diagnosestellung.

Histologie. Dichtes, monomorphes, mitosereiches Infiltrat von atypischen Frühformen lymphatischer Zellen. Die Entartung ist oft derartig ausgeprägt, daß auch durch Oberflächenmarkerbestimmung der Nachweis der Ursprungszelle nicht mehr möglich ist.

Diagnostik und Differentialdiagnostik. Die Diagnosestellung und die genaue Klassifizierung erfolgt durch histologische Methoden. Differentialdiagnostisch kommen Hautmetastasen in Betracht.

Therapie. Röntgenbestrahlung und Polychemotherapie werden versucht.

line ins Blut sezerniert. Entartung zum hochmalignen Lymphom ist möglich.

Histologie
Massive Infiltrate im Korium bestehen aus Lymphozyten und lymphoplasmoiden Zellen, die Immunglobuline speichern.

Differentialdiagnose
Andere kutane Lymphome oder Pseudolymphome.

Therapie
Falls möglich Exzision. Ansonsten Röntgenbestrahlung.

10.5 Hochmaligne Non-Hodgkin-Lymphome der Haut

◄ **Definition**

In diese Gruppe fallen das zentroblastische, das lymphoblastische und das immunoblastische Lymphom.

Epidemiologie
Lymphome dieser Art treten im mittleren bis höheren Alter auf.

Klinik
Es entwickeln sich rasch wachsende, plattenartige Infiltrate und Tumoren bei gleichzeitigem Befall von Lymphknoten und Milz *(Abb. 153)*. In der Regel letaler Verlauf innerhalb von 12 Monaten.

Histologie
Das dermale Infiltrat aus monomorphen, atypischen Frühformen lymphatischer Zellen.

Differentialdiagnose
Die Diagnose erfolgt histologisch. Die Differentialdiagnostik umfaßt insbesondere Hautmetastasen.

Therapie
Strahlentherapie, Polychemotherapie.

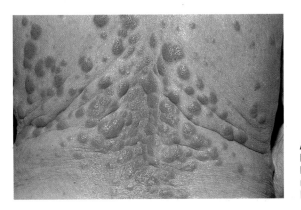

Abb. 153: Hochmalignes Non-Hodgkin-Lymphom; Retikulosarkomatose nach der alten Nomenklatur.

**10.6 Adult-T-cell-lymphoma/
leukemia (ATLL)**

Definition ▶

Epidemiologie
Tritt hauptsächlich in Japan und in
der Karibik auf.

Klinik
Typisch ist der Befall der lymphatischen Organe mit Hepatosplenomegalie und Hyperkalzämie. Bei der
häufig leukämischen Verlaufsform
findet man opportunistische Infekte.
In 50 % der Fälle kommt es zur Hautbeteiligung mit dermalen Infiltraten
wie bei der Mycosis fungoides.

Histologie
Entspricht der Mycosis fungoides.

Ätiologie
Die ATLL entsteht durch Trans-
formation von Lymphozyten durch
HTL-Viren.

Diagnose
Der klinische Verlauf und Antikörper
gegen HTLV-1 führen zur Diagnose.

Therapie
Polychemotherapie,
Strahlentherapie.

10.7 Pseudolymphome

Definition ▶

10.7.1 Lymphozytom

Definition ▶

Epidemiologie
Das Lymphozytom betrifft Kinder
und Jugendliche sowie weibliche
Erwachsene.

Klinik
Scharf begrenzte, lividrote Infiltrate
an Ohrläppchen, Mamille und
Skrotum *(Abb. 154).*

10.6 Adult-T-cell-lymphoma/leukemia (ATLL)

> **Definition.** Die ATLL ist ein hochmalignes Non-Hodgkin-Lymphom, das durch Transformation von T-Helfer-Lymphozyten durch das HIV-Virus ausgelöst wird.

Epidemiologie. Die ATLL kommt endemisch in der Karibik, im Südosten der USA und in Japan vor. Außerhalb dieser Gebiete sind Einzelfälle beschrieben worden.

Klinik. Die Erkrankung tritt als hochmalignes Lymphom mit dem Befall der lymphatischen Organe auf. Typisch sind eine Hepatosplenomegalie und eine paraneoplastische Hyperkalzämie. Bei der häufig leukämischen Verlaufsform beobachtet man opportunistische Infekte, die durch den Zusammenbruch des Immunsystems begünstigt werden.

In etwa 50 % der Fälle entstehen plattenartige oder tumoröse dermale Infiltrate. Der klinische Verlauf entspricht dann der Mycosis fungoides d'emblée. Die Erkrankung führt innerhalb weniger Jahre nach der Diagnosestellung zum Tode.

Histologie. Die Histologie entspricht der der Mycosis fungoides. Im Korium findet man ein massives monomorphes Infiltrat atypischer T-Helfer-Lymphozyten.

Ätiologie. Das Retrovirus HTLV wurde als Auslöser der ATLL erkannt. Die Infektion von T-Helfer-Lymphozyten durch dieses Virus führt zur malignen Transformation dieser Zellen.

Diagnose. Die Diagnose eines ATLL wird aufgrund des klinischen und histologischen Befundes in Kombination mit dem Nachweis von Antikörpern gegen HTLV-1 gestellt.

Therapie. Die Therapie entspricht der anderer hochmaligner Lymphome. Radio- sowie Chemotherapie werden versucht.

10.7 Pseudolymphome

> **Definition.** Kutane Pseudolymphome sind gutartige, rückbildungsfähige, lymphoproliferative Prozesse, die klinisch und oft auch histologisch einem malignen Lymphom gleichen. Als Ursache dieser Veränderungen kommen Insektenstiche, Arzneimittelallergien oder abnorme Reaktionen auf Licht oder Fremdkörper in Frage.

10.7.1 Lymphozytom

Synonym. Lymphadenosis cutis benigna.

> **Definition.** Das Lymphozytom ist ein singulärer, rückbildungsfähiger, reaktiv hyperplastischer, lymphoretikulärer Herd, der nach Insektenstichen und Zeckenbissen entsteht.

Epidemiologie. Das Lymphozytom tritt bei Kindern und Jugendlichen auf, bei Erwachsenen wird es meist bei Frauen beobachtet.

Klinik. In der Regel am Ohrläppchen *(Abb. 154)*, der Mamillengegend, der Axille oder am Skrotum findet man ein recht scharf begrenztes, relativ weiches, blaurotes, tumoröses Infiltrat; gelegentlich geht von diesem Herd Juckreiz aus, Allgemeinsymptome fehlen. Die regionären Lymphknoten sind zuweilen geschwollen, im Blutbild kann eine Lymphozytose bestehen.

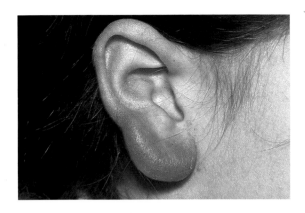

Abb. 154: Typisches Lymphozytom am Ohrläppchen bei einem 14jährigen Mädchen.

Histologie. Charakteristisch sind zum Teil diffuse, zum Teil auch lymphofollikuläre Infiltrate überwiegend von B-Lymphozyten im mittleren Korium (B-Zell-Pseudolymphom).

Ätiologie. Die Borrelia burgdorferi, übertragen durch Zeckenbisse, ist als Auslöser des Lymphozytoms erkannt worden.

Diagnose und Differentialdiagnose. Die Diagnose sollte histologisch und durch Bestimmung von Borrelien-Antikörpertitern gestellt werden, um ein echtes Lymphom, eine Sarkoidose, ein eosinophiles Granulom und an der Brust einen Morbus Paget auszuschließen.

Therapie. Therapeutisch gibt man Penicilline oder Tetrazykline für 10–14 Tage.

10.7.2 Lymphomatoide Papulose

Definition. Es ist eine chronische, schubartig verlaufende Dermatose, die durch entzündlich gerötete Papeln und Knötchen gekennzeichnet ist. Die Histologie bietet das Bild eines hochmalignen Lymphoms.

Epidemiologie. Seltene Erkrankung des mittleren Erwachsenenalters.

Klinik. Ohne jegliche Allgemeinerscheinungen treten schubartig rote Knötchen, besonders am Stamm und im Glutäalgebiet auf. Die asymptomatischen Effloreszenzen können sich hämorrhagisch nekrotisch umwandeln und heilen nach 3–4 Wochen unter Narbenbildung ab. Typisch ist ein Verlauf über viele Jahre, wobei bei 10% der Patienten ein echtes malignes Lymphom entsteht.

Histologie. Im Korium finden sich gehäuft atypische, bizarre, lymphoide Zellen, die T-Zelloberflächenmarker (T-Zell-Pseudolymphom) tragen. Das Bild erinnert an ein hochmalignes Lymphom. Durch Exozytose dieser atypischen Zellen können sie häufig in der Epidermis nachgewiesen werden. Hyperkeratosen oder Nekrosen sind sekundäre Veränderungen.

Ätiologie. Mit gentechnologischen Methoden konnte nachgewiesen werden, daß die lymphomatoiden Papeln durch jeweils monoklonale Proliferation transformierter T-Lymphozyten hervorgerufen werden. Die Rückbildung nach einigen Wochen bedeutet möglicherweise eine Selbstheilung durch Ausschaltung dieser Klone. Die Ursache dieser multiplen Transformation von Lymphozyten ist ungeklärt.

Histologie
Lymphofollikuläre Infiltrate von B-Lymphozyten.

Ätiologie
Infektion mit Borrelia burgdorferi.

Differentialdiagnose
Lymphom, Sarkoidose, eosinophiles Granulom (Gesicht), Morbus Paget (Mamille).

Therapie
Penicillin, Tetrazyklin.

10.7.2 Lymphomatoide Papulose

◄ Definition

Epidemiologie
Die seltene Erkrankung betrifft Erwachsene im mittleren Alter.

Klinik
Es entsteht ein polymorphes Bild durch schubartig auftretende, spontan abheilende Papeln ohne Allgemeinsymptome. Entartung zum malignen Lymphom ist möglich.

Histologie
Das Infiltrat besteht aus polymorphen, bizarren, lymphoiden Zellen.

Ätiologie
Nicht bekannt.

Differentialdiagnose
Pityriasis lichenoides acuta, Lues II.

Therapie
Keine effektive Therapie bekannt.

10.7.3. Aktinisches Retikuloid

Definition ▶

Epidemiologie
Selten, betrifft vor allem ältere Männer.

Klinik
Man findet lichenoide, ekzematöse Herde an den lichtexponierten Stellen, starker Juckreiz *(Abb. 155)* und eine ausgeprägte Lichtempfindlichkeit.

Histologie
Ein buntes, dermales Infiltrat zeigt atypische Lymphozyten, Eosinophile und Plasmazellen.

Ätiologie
Nicht sicher bekannt.

Differentialdiagnose
Photoallergisches Ekzem, Mycosis fungoides.

Therapie
Lichtschutz. Lokal: Kortikoide. Systemisch: Versuch mit Resochin, evtl. Kortikoide.

Diagnose und Differentialdiagnose. Die Diagnose wird durch das typische klinische Bild in Kombination mit der entsprechenden Histologie gestellt. Differentialdiagnostisch kommen die Pityriasis lichenoides acuta und auch eine Lues II in Betracht.

Therapie. Eine sicher wirksame Therapie ist nicht bekannt. Versucht werden kann die Gabe von Antibiotika, Kortikoiden oder eine Lichttherapie.

10.7.3 Aktinisches Retikuloid

> **Definition.** Chronische ekzematoide Lichtreaktion, die an ein Lymphom erinnert. Vorausgegangen sind in der Regel Photoallergien und eine persistierende Lichtreaktion.

Epidemiologie. Die Krankheit ist selten und betrifft Männer des mittleren und höheren Alters.

Klinik. An lichtexponierten Stellen des Gesichts und des Nackens entsteht ein zunehmend lichenoides, chronisches Ekzem mit Hautverdikkung, Rötung, Schuppung und starkem Juckreiz *(Abb. 155)*. In seltenen Fällen mündet die Erkrankung in eine Erythrodermie. Es besteht eine ausgeprägte Lichtempfindlichkeit gegenüber UVA, UVB und sichtbarem Licht.

Histologie. Im oberen Korium findet sich ein bandförmiges, dichtes, buntes Infiltrat aus lymphozytären Zellen, Plasmazellen und Eosinophilen. Vereinzelt lassen sich atypische Lymphozyten mit Mitosen nachweisen. Das Bild ist jedoch uncharakteristisch; typische, die Diagnose beweisende Veränderungen gibt es nicht.

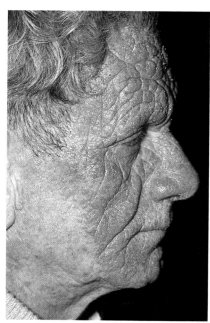

Abb. 155: Ausgeprägtes aktinisches Retikuloid bei einem 59jährigen Patienten mit multiplen Photoallergien (Gärtner).

Ätiologie. Die Ursache ist unbekannt. Man nimmt an, daß es infolge einer photoallergischen Dermatitis zu einer persistierenden Lichtreaktion kommt, die in einem aktinischen Retikuloid mündet.

Diagnose und Differentialdiagnose. Die Diagnose ergibt sich aus den klinischen und histologischen Befunden, differentialdiagnostisch kommt ein chronisch photoallergisches Ekzem und bei großflächigem Befall auch eine Mycosis fungoides in Betracht.

Therapie. Die Behandlung besteht in einem strikten Lichtschutz; die lokale oder systemische Gabe von Kortikoiden kann hilfreich sein. Der Versuch einer Abhärtung mit Carotaben®, Resochin® oder niedrigst dosiertem UVA kann erwogen werden. Die Prognose quoad sanationem ist mit Vorsicht zu stellen.

10.8 Leukosen der Haut

Leukosen oder Leukämien sind durch eine systemische diffuse und autonome Proliferation weißer Blutzellen gekennzeichnet. Meist kommt es zur Ausschwemmung dieser malignen Zellen ins Blut. Die Ursprungszelle der lymphatischen Leukämien mit der akuten und chronischen Form und den Lymphadenosen stammen aus der lymphozytären Zellinie, bei den myeloischen Leukämien oder den Myelosen ist das myeloisch-hämatopoetische Zellsystem betroffen. Im Rahmen dieses Buchabschnittes sollen nur die spezifischen Hauterscheinungen sowie unspezifische Veränderungen dieser Erkrankungen, die Leukämide, behandelt werden.

10.8.1 Lymphadenosis cutis circumscripta

> **Definition.** Die Lymphadenosis cutis circumscripta bezeichnet spezifische leukämische Infiltrate an Haut oder Schleimhäuten, die bei der chronisch lymphatischen Leukämie (CLL) und selten auch bei der akuten lymphatischen Leukämie (ALL) auftreten.

Epidemiologie. Bei etwa 30% der CLL werden spezifische Hautveränderungen beobachtet.

Klinik. Meist im Gesicht treten symmetrisch knotige Infiltrate auf, deren Farbe von hautfarben bis braunrot reicht. Unter Diaphanoskopie sieht man meist ein lupoides Infiltrat. Die Hautveränderungen verursachen keine Beschwerden, Juckreiz ist selten. Bei diffuser Infiltration mit Vergröberung der Gesichtszüge entsteht die **Facies leontina**. Der Befall der Schleimhäute ist häufig. Im Mund sind meist die Tonsillen sowie das Zahnfleisch (Makrulie) und der Gaumen betroffen.

Die lymphatisch-leukämische Erythrodermie mit generalisierter spezifischer Infiltration der Haut ist die seltene Maximalform der Lymphadenosis cutis circumscripta.

Histologie. Es findet sich eine massive Infiltration des Koriums durch ein monomorphes lymphozytäres Infiltrat. Keimzentren oder follikuläre Strukturen entstehen nicht. Die Epidermis ist nicht betroffen.

Differentialdiagnose. Differentialdiagnostisch kommen andere kutane Lymphome und Pseudolymphome in Betracht; ferner Granulomatosen wie die Sarkoidose und das eosinophile Granulom des Gesichtes.

Therapie. Die Behandlung erfolgt im Rahmen der Grundkrankheit mit einer Polychemotherapie. Die spezifischen Hautveränderungen sprechen sehr gut auf Strahlentherapie an.

10.8.2 Hautveränderungen bei akuten Leukosen

Bei den akuten Leukosen findet man regelmäßig Haut- und Schleimhautveränderungen. Häufig sind spezifische Infiltrate der Tonsillen und des Zahnfleisches. Es besteht eine Neigung zur Nekrotisierung. Seltener treten diese Veränderungen auch in der Anogenitalgegend und am übrigen Integument auf. Die Therapie besteht in einer Polychemotherapie, die Hautveränderungen sprechen auf eine Strahlentherapie an. Bakteriell superinfizierte Infiltrate sollten antibiotisch behandelt werden.

10.8 Leukosen der Haut

Leukosen oder Leukämien sind durch eine systemische diffuse und autonome Proliferation weißer Blutzellen gekennzeichnet.
Im folgenden sollen spezifische Hauterscheinungen und unspezifischen Veränderungen, die Leukämide, behandelt werden.

10.8.1 Lymphadenosis cutis circumscripta

◀ Definition

Epidemiologie
Spezifische Hauterscheinungen treten bei 30% der CLL auf.

Klinik
Es entstehen asymptomatische, symmetrische knotige Infiltrate, vor allem im Gesicht. Der Befall von Tonsillen, Zahnfleisch und Gaumen ist häufig.

Als Maximalform wird eine lymphatisch-leukämische Erythrodermie beobachtet.

Histologie
Man findet ein massives, monomorphes lymphozytäres Infiltrat im Korium.

Differentialdiagnose
Andere kutane Lymphome, Pseudolymphome und Granulomatosen.

Therapie
Polychemotherapie und Strahlentherapie.

10.8.2 Hautveränderungen bei akuten Leukosen
Zum Teil nekrotisierende spezifische Infiltrate der Tonsillen, des Zahnfleisches und der Anogenitalregion.

10.8.3 Hautveränderungen bei der Monozytenleukämie

Epidemiologie
Seltenes Vorkommen

Klinik
Spezifische Hautveränderungen können den leukämischen Blutveränderungen vorausgehen. Diese bestehen in einem polymorphen makulopapulösen, teilweise schuppigen Exanthem oder in nodösem Hautbefall mit multiplen blauroten Knoten. Mundschleimhautbefall ist möglich. Die Erkrankung führt innerhalb von Monaten zum Tode.

Histologie
Monomorphes monozytäres Infiltrat des Koriums ohne Beteiligung der Epidermis.

Differentialdiagnose
Andere kutane Lymphome.

Therapie
Polychemotherapie und Strahlentherapie sind temporär wirksam.

10.8.4 Leukämide

Unspezifische Hautveränderungen finden sich bei 50% aller Leukosen. Häufig sind Pruritus, Prurigo, unspezifische Erythrodermien.

Akute Leukosen verursachen Gerinnungsstörungen mit Hautblutungen. Außerdem Immunschwäche mit gehäuften Infekten.

Bei Kryoglobulinämie finden sich Livedo, Kälteurtikaria und Raynaud-Phänomene.

Therapie
Die Behandlung der Grundkrankheit steht im Vordergrund.

10.9 Histiozytosen

Definition ▶

10.8.3 Hautveränderungen bei der Monozytenleukämie

Synonym. Myelosis circumscripta monozytotica.

Epidemiologie. Hautveränderungen bei Monozytenleukämien sind selten, die Erkrankung tritt vor allem im höheren Alter auf.

Klinik. Die spezifischen Hautveränderungen der Monozytenleukämie gehen öfter den leukämischen Blutbildveränderungen voraus. Es findet sich ein polymorphes makulopapulöses, teilweise schuppiges, lividrotes bis bräunliches Exanthem oder ein nodöser Hautbefall. Hierbei entstehen eruptiv multiple blaurote Knoten ohne bevorzugten Sitz. Diese Hautveränderungen wurden früher als Retikulosarkomatose Gottron bezeichnet. Der Befall der Mundschleimhaut mit Gingivahyperplasie ist möglich. Die Erkrankung hat einen foudroyanten Verlauf und führt in wenigen Monaten zum Tode.

Histologie. Es findet sich ein monomorphes, bevorzugt perivaskuläres und periadnexielles Infiltrat aus monozytären Zellen. Die Epidermis ist nicht betroffen.

Differentialdiagnose. Differentialdiagnostisch kommen andere hochmaligne Non-Hodgkin-Lymphome in Betracht.

Therapie. Die Grunderkrankung sollte mit einer Polychemotherapie behandelt werden, die Hautveränderungen sprechen auf eine Strahlentherapie an. Der Effekt dieser Maßnahmen ist jedoch nur temporär.

10.8.4 Leukämide

Unspezifische Hauterscheinungen sind bei etwa 50% der Leukosepatienten zu beobachten. Der Pruritus sine materia ist eine bei allen Leukämieformen zu beobachtende Hauterscheinung, ebenso die Prurigo leucaemica. Generalisierte, unspezifische Erythrodermien finden sich häufig bei den chronisch lymphatischen Leukämien, die Unterscheidung von spezifischen Erythrodermieformen ist nur histologisch möglich. Die Erythrodermie kann dem Leukosenachweis längere Zeit vorausgehen.

Die Schwächung des Immunsystems kann zu einem generalisierten Zoster oder anderen Infektionen führen, ebenso beobachtet man manchmal einen malignen Herpes simplex, der im Mund unter dem Bild eines Aphthoid Pospischill-Feyrter auftritt. Die akuten Leukosen führen zu einer massiven Infiltration des Knochenmarkes, die daraus folgende Panzytopenie äußert sich am auffälligsten in Hämatomen und purpuriformen Blutungen (Zahnfleischblutungen). Die bei Plasmozytomen und Leukämien zu beobachtende Kryoglobulinämie kann eine Livedo reticularis, eine Kälteurtikaria und Raynaud-Phänomene auslösen. Als Auslöser eines Pyoderma gangraenosum kommen sowohl Plasmozytome wie Leukosen in Frage.

Therapie. Die Behandlung dieser unspezifischen Hautveränderungen entspricht der der ausgelösten Dermatosen. Falls eine Leukose als Grundkrankheit nicht bekannt ist, sollte diese bei den genannten Leukämiden ausgeschlossen werden.

10.9 Histiozytosen

Definition. Histiozytosen sind Hauterkrankungen, die durch monozytär-histiozytäre Infiltrate gekennzeichnet sind. Morphologisch erscheinen diese Infiltratzellen als Xanthomzellen, Epitheloidzellen, Fremdkörperriesenzellen oder Langerhanszellen.

10.9.1 Juveniles Xanthogranulom

Synonyme. Juveniles Riesenzellgranulom, Nävoxanthoendotheliom.

10.9 Juveniles Xanthogranulom

> **Definition.** Benigne Histiozytose des frühen Kindesalters, bei der gelbe Knoten bevorzugt im Gesicht auftreten, die sich innerhalb einiger Jahre spontan zurückbilden.

◀ **Definition**

Epidemiologie. Die Erkrankung ist nicht selten und tritt bei Säuglingen und Kleinkindern vor allem im ersten Lebensjahr auf.

Klinik. *(Abb. 156)* Am Kopf und den Streckseiten der Extremitäten finden sich gelbe, kutan gelegene Papeln oder halbkugelige Tumoren. Diese treten solitär oder zu mehreren ohne Regelmäßigkeit der Anordnung auf. In seltenen Fällen sind Schleimhäute, Augen und innere Organe betroffen. Ohne Therapie bilden sich die asymptomatischen Veränderungen innerhalb von Jahren unter Rücklassung einer Hyperpigmentierung zurück.

Epidemiologie
Die Erkrankung ist nicht selten und betrifft Säuglinge und Kleinkinder.

Klinik
Gelb glänzende Tumoren im Gesicht, die sich nach Monaten bis Jahren spontan zurückbilden. *(Abb. 156)*

Histologie. Es finden sich dermale granulomatöse Infiltrate von Histiozyten, Schaumzellen, Fremdkörperriesenzellen und Lymphozyten. Langerhanszellen sind nicht beteiligt, eine Beziehung zur malignen Histiozytosis X besteht nicht.

Histologie
Histiozytäre granulomatöse Infiltrate.

Ätiologie. Die Ätiologie ist unbekannt.

Ätiologie
Unbekannt.

Diagnose und Differentialdiagnose. Mastozytosen können durch fehlende urtikarielle Reaktionen nach physikalischen Reizen ausgeschlossen werden. Exanthematischer Befall im Gesicht kann eine Histiozytosis X imitieren, die histologisch ausgeschlossen werden kann.

Differentialdiagnose. Mastozytose, Histiozytosis X.

Therapie. Keine, allenfalls ist die Exzision störender Knoten zu erwägen. Bei exanthematischem Befall kann eine Kortikoidbehandlung erfolgreich sein.

Therapie
Keine nötig.

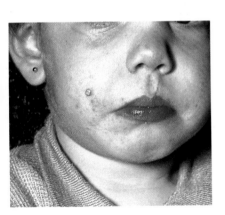

Abb. 156: Juveniles Xanthogranulom bei einem 18 Monate alten Mädchen.

10.9.2 Histiozytosis X

10.9.2 Histiozytosis X

> **Definition.** Histiozytosis X ist die Sammelbezeichnung für maligne Histiozytosen, die durch Infiltrate und Granulome aus proliferierenden Langerhanszellen gekennzeichnet sind.

◀ **Definition**

Epidemiologie. Die Histiozytosis X ist eine seltene Erkrankung, die vor allem im Kindesalter auftritt.

Epidemiologie
Selten, betrifft vor allem Kinder.

Klinik. Die Histiozytosis X wird nach Verlaufsform und Manifestationsalter in drei Erscheinungsformen eingeteilt, wobei Übergänge dieser Formen möglich sind.

Klinik
Einteilung in drei Unterformen.

Abt-Letterer-Siwe-Syndrom: Polymorphes Bild mit superinfizierten, teilweise nekrotischen Papeln. Septisches Fieber, Lymphadenopathie, Hepatosplenomegalie. Oft letaler Verlauf innerhalb von einem Jahr.

Hand-Schüller-Christian-Krankheit: Polymorphes Bild mit Flecken und zum Teil superinfizierten Papeln an Kopf, Rumpf und Anogenitalgegend. Knochenbefall, oft mit Destruktion der Sella und Diabetes insipidus. Chronisch progredienter Verlauf, oft letal.

Eosinophiles Granulom der Knochen: Hautveränderungen wie bei Hand-Schüller-Christian-Krankheit, aber diskreter. Obligater Knochenbefall mit häufigen Spontanfrakturen. Relativ gutartige Verlaufsform der Histiozytose.

Histologie
Infiltrate von **proliferierenden Histiozyten** (Langerhanszellen) und von **Xanthomzellen** (Hand-Schüller-Christian-Krankheit) oder **eosinophilen Granulozyten** (eosinophiles Granulom der Knochen).

Ätiologie
Nicht bekannt.

Differentialdiagnose
Seborrhoisches Ekzem, Morbus Darier.

Therapie
Lokaltherapie: Antiseptika, Kortikoide. Systemische Behandlung: Zytostatika (Cyclophosphamid, Methotrexat, Vincristin) sowie Strahlentherapie der Knochenveränderungen.

Das **Abt-Letterer-Siwe-Syndrom** tritt gewöhnlich als akute Erkrankung im ersten Lebensjahr auf. An der Haut findet man gelbbraune, leicht schuppende Papeln, die zum Teil nekrotisch zerfallen und dann sekundär superinfiziert werden. Das schubartige Neuauftreten von Effloreszenzen führt zu einem polymorphen Bild. Die Erkrankung ist primär generalisiert, sie bedingt septisches Fieber, eine Lymphadenopathie, eine Hepatosplenomegalie, Blutbildveränderungen und gelegentlich auch Knochenveränderungen. Die Erkrankung schreitet rasch voran und führt oft innerhalb eines Jahres zum Tode.

Die **Hand-Schüller-Christian-Krankheit** ist die chronische Verlaufsform der Histiozytosis X. Die Erkrankung beginnt im Kindesalter, selten auch im Erwachsenenalter. Die Hautveränderungen sind vielgestaltig, es finden sich braunrote Flecken und gelbbraune schuppende Papeln, die krustig belegt und oft auch superinfiziert sind. Prädilektionsorte sind der behaarte Kopf, die seborrhoischen Areale des Rumpfes und die Anogenitalregion. An den Schleimhäuten kann es zu schmerzhaften Ulzerationen kommen. Durch Granulombildung in den Knochen kommt es zu Defekten, die im Bereich der Schädelkalotte zu einem Landkartenschädel führen. Bei Befall der Sella kommt es zum Diabetes insipidus, Granulome in der Orbita führen zum Exophthalmus. Der Verlauf ist in der Regel chronisch progredient und führt in vielen Fällen zum Tode. Die Prognose ist um so besser, je später die Erkrankung auftritt.

Das **eosinophile Granulom der Knochen** ist eine relativ gutartige Verlaufsform der Histiozytosis X. Sie wird als Spielart der Hand-Schüller-Christian-Krankheit aufgefaßt, bei der Knochendefekte im Vordergrund stehen, die oft zu Spontanfrakturen führen. Die Hautveränderungen entsprechen der Hand-Schüller-Christian-Krankheit, sind jedoch diskreter ausgeprägt. Die Erkrankung schreitet nur langsam fort, zuweilen kommt es zu Spontanheilungen. Eine Beziehung zum eosinophilen Granulom des Gesichtes (Granuloma faciei) besteht nicht.

Histologie. Die Histiozytosen sind durch Proliferation von Histiozyten im Korium gekennzeichnet. Diese Zellen tragen die Oberflächenmarker von Langerhanszellen (CD 1). Elektronenmikroskopisch lassen sich Langerhans- oder Birbeck-Granula in diesen Zellen nachweisen. Die Histiozytosisformen können histologisch unterschieden werden. Der Nachweis von Histiozyteninfiltraten und Granulomen ist bei allen Formen möglich. Für die Hand-Schüller-Christian-Krankheit sind Zellen mit Lipoideinlagerungen (Xanthomzellen) typisch. Die Infiltrate beim eosinophilen Granulom der Knochen sind zusätzlich von vielen eosinophilen Granulozyten durchsetzt.

Ätiologie. Die Ätiologie ist unbekannt.

Diagnose und Differentialdiagnose. Bei allen Erkrankungen der Histiozytosis X, die histologisch abgesichert werden sollten, kommen differentialdiagnostisch ein seborrhoisches Ekzem sowie ein Morbus Darier in Betracht.

Therapie. Die Gabe von Kortikoiden und Zytostatika (Methotrexat, Cyclophosphamid, Vincristin) ist bei den akuten Verlaufsformen der Histiozytosis X indiziert. Lokaltherapeutisch kommen Antiseptika und Kortikoide zum Einsatz. Knochenveränderungen sprechen auf Strahlentherapie an.

10.10 Mastozytosen

Synonyme. Mastzellen-Nävus, Mastozytom, Urticaria pigmentosa.

> **Definition.** Die Mastozytosen beruhen auf einer umschriebenen Mastzell-
> anhäufung in der Haut. Sie imponieren als pigmentierte Flecken oder Infil-
> trate, die nach Reiben urtikariell anschwellen.

◄ Definition

Epidemiologie. Die Mastozytosen sind nicht selten und treten vor allem als Mastozytom im Säuglings- und Kleinkindalter auf; im Jugend- und frühen Erwachsenenalter sieht man exanthematische, kleinfleckige Mastozytosen.

Epidemiologie
Betrifft Kinder und jüngere Erwachsene.

Klinik. Die häufigste klinische Erscheinungsform ist das **solitäre Mastozytom**. Bevorzugt am Stamm finden sich scharf begrenzte bis zu münzgroße, schmutzig gelbe bis bräunlich pigmentierte Flecken oder tumoröse Infiltrate. Reiben an diesen Herden führt zur Freisetzung von Histamin aus Mastzellen. Es kommt zur apfelsinenschalenartig urtikariellen Anschwellung der Flecken bei starkem Juckreiz. Bei der **exanthematischen Mastozytose** *(Abb. 157)* finden sich am gesamten Integument multiple, pigmentierte Flecken, Papeln oder kleine Knoten. Die Generalisation in einer Erythrodermie ist dabei eine selten beobachtete Maximalvariante. Bei der seltenen, **bullösen Mastozytose** treten nach Reiben an Mastozytoseherden Blasen auf, die dabei freigesetzten Histaminmengen können zu systemischen Reaktionen führen. Bei **systemischen Mastozytosen** finden sich Infiltrate an inneren Organen und Knochen. Hinweis für diese klinische Erscheinungsform sind Diarrhöen, Kreislaufstörungen und Magengeschwüre. Die Entartung von Mastozytosen zu **Mastzellretikulosen und Mastzelleukämien** sind sehr selten.

Klinik
Infiltrate von Linsen- bis Münzgröße, die nach physikalischen Reizen urtikariell anschwellen. Stärkere Pigmentierung der Flecken möglich *(Abb. 157)*.

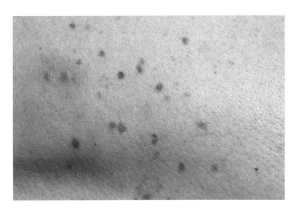

Abb. 157: Exanthematische Mastozytose mit urtikarieller Schwellung der Herde, 10 Minuten nach Reiben (li. Bildrand).

Histologie. Diffus im oberen Korium finden sich Mastzellinfiltrate, die anhand ihrer histamin- und heparinhaltigen Granula nachgewiesen werden. Zuweilen besteht eine perivaskuläre Akzentuierung dieser Zellen im mittleren Korium. Auf eine schonende Biopsietechnik zur Vermeidung der Histaminfreisetzung muß geachtet werden.

Histologie
Mastzellinfiltrate im Korium.

Ätiologie. Unbekannt.

Ätiologie
Nicht bekannt.

Diagnose und Differentialdiagnose. Die typischen Veränderungen der Herde nach physikalischen Reizen legen die Diagnose einer Mastozytose nahe, diese sollte histologisch gesichert werden. Differentialdiagnostisch kommen Xanthome, Histiozytome, Lymphome, Arzneiexantheme und Insektenstichreaktionen in Frage.

Differentialdiagnose
Xanthome, Histiozytome, Lymphome, Arzneiexantheme, Insektenstiche.

Therapie. Antihistaminika unterdrücken die Histamineffekte Flush, Pruritus und gastrointestinale Erscheinungen. Gute Wirkung zeigt eine Photochemotherapie (PUVA). Die Patienten sind zu warnen vor Histaminliberatoren (Kodein, Morphin, Azetylsalizylsäure) sowie vor physikalischen Reizen (heiße und kalte Bäder).

Therapie
Antihistaminika, UVA-(PUVA-) Bestrahlung.

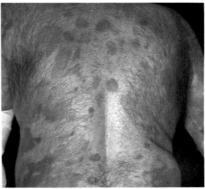

Abb. 158: Mycosis fungoides im Stadium III mit Infiltraten und Tumoren nebeneinander bei einem 73jährigen Patienten.

Der klinische Fall ▶

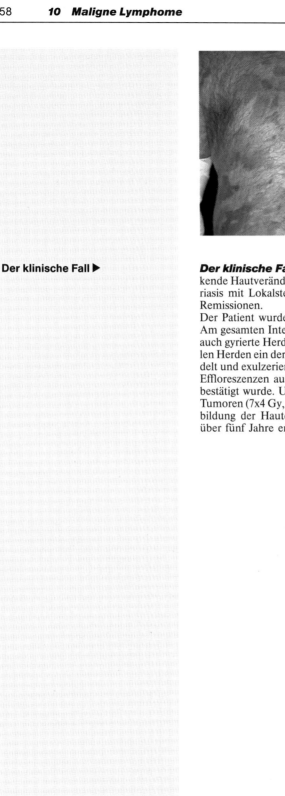

Der klinische Fall. Bei einem 73jährigen Patienten bestanden seit etwa 10 Jahren jukkende Hautveränderungen, die vom Hausarzt unter der Diagnose Ekzem und später Psoriasis mit Lokalsteroiden behandelt wurden. Diese Therapie führte immer wieder zu Remissionen.

Der Patient wurde zur Abklärung vorgestellt *(Abb. 158)*.

Am gesamten Integument fanden sich scharf begrenzte, bis handflächengroße, teilweise auch gyrierte Herde. Die Oberfläche wies eine feine Schuppung auf; deutlich war bei vielen Herden ein dermales Infiltrat zu palpieren, einige Elemente waren tumorös umgewandelt und exulzeriert. Der Patient klagte über einen ausgeprägten Juckreiz, der von diesen Effloreszenzen ausging. Wir stellten die Diagnose Mycosis fungoides, die histologisch bestätigt wurde. Unter systemischer PUVA-Behandlung sowie Röntgenbestrahlung der Tumoren (7x4 Gy, Dermopan Stufe IV) kam es nach Wochen zur fast vollständigen Rückbildung der Hauterscheinungen, die mit intermittierenden Behandlungszyklen schon über fünf Jahre erhalten werden kann.

11 Granulomatöse Erkrankungen

11 Granulomatöse Erkrankungen

Die Einordnung beruht auf dem einheitlichen histologischen Substrat, dem Granulom. Weiterhin haben diese Krankheiten die unklare Ätiologie, den chronischen Verlauf und den braun- oder blaurötlichen Aspekt gemeinsam. Letzteren prüft man am besten unter Glasspateldruck.

11.1 Sarkoidose

11.1 Sarkoidose (M. Besnier-Boeck-Schaumann)

Synonyme. Boecksches Sarkoid, Morbus Besnier-Boeck-Schaumann.

> **Definition.** Die Sarkoidose ist eine nicht verkäsende, granulomatöse Systemerkrankung unklarer Ätiologie und Pathogenese, die meist im mittleren Lebensalter auftritt. Betroffen sind vor allem mediastinale und periphere Lymphknoten, Lunge, Haut, Leber, Milz, Augen, Parotis und Phalangen. Sie zeichnet sich ferner aus durch eine Depression der zellulären Immunität und einen oft positiven Kveim-Test.

◄ **Definition**

Häufigkeit. Sarkoidose ist eine nicht seltene, weltweit verbreitete Erkrankung, die beide Geschlechter gleichermaßen befällt, obwohl Frauen häufiger von Hautsarkoidose betroffen werden. Sie tritt meist im mittleren Lebensalter auf. Es besteht eine gesicherte familiäre Belastung und eine Assoziation mit HLA-B 7 und DR 5.

Häufigkeit
Sie ist eine nicht seltene Erkrankung im mittleren Lebensalter. Frauen sind häufiger von Hautsarkoidose betroffen.

Klinik. *(Syn. 40)* Zunächst muß man die Sarkoidose nach akuten, subakuten und chronischen Verläufen unterteilen. In allen Stadien kommen Hauterscheinungen vor. Die Hautärzte werden im Frühstadium meist mit dem Erythema nodosum konfrontiert. Die chronische Sarkoidose kann unerkannt abheilen, aber auch durch Entwicklung einer irreversiblen Fibrose (Lunge) zum tödlichen Ausgang führen.

Klinik
Man unterscheidet eine akute von einer subakuten und chronischen Verlaufsform. Zum Organbefall siehe *Synopsis 40.* Im Frühstadium sehen die Hautärzte häufig ein Erythema nodosum.

● **Hauterscheinungen.** Bei 40–50% der Patienten mit Sarkoidose bestehen Hauteffloreszenzen mit einer ausgesprochenen Polymorphie. Typisch ist immer der lupoide Aspekt bei Diaskopie (Glasspateldruck) mit graugelblicher Eigenfarbe (apfelgeleefarbig) und das negative Sondenphänomen. Nur selten verursacht das Boecksche Sarkoid Juckreiz.

Hauterscheinungen treten in 40–50% der Fälle auf und sind vielgestaltig. Unter Glasspateldruck erscheinen sie lupoid; das Sondenphänomen ist negativ.

● **Erythema nodosum.** *(Abb. 159)* Findet sich bei 30% der Patienten. Es tritt hauptsächlich im akuten und subakuten Stadium auf. Deshalb sollte man bei diesem Krankheitsbild, das vorwiegend bei jungen Frauen auftritt, unbedingt radiologisch nach einer bihilären Adenopathie fahnden *(Abb. 160).* Wenn sich außerdem noch eine Hyp- oder Anergie beim Tuberkulintest zeigt, spricht man vom Löfgren-Syndrom. Die Prognose ist gut.

Erythema nodosum *(Abb. 159)* findet sich bei 30% der Patienten. Das Löfgren-Syndrom ist charakterisiert durch Erythema nodosum, bilaterale mediastinale Lymphknotenschwellung *(Abb. 160),* sowie Hyp- oder Anergie im Tuberkulintest.

● **Angiolupoid Brocq-Pautrier.** Meist bei Frauen entwickeln sich auf den Brillenauflagestellen angiomartige Effloreszenzen mit Teleangiektasien. Die Farbe geht ins Bräunliche und nimmt unter Glasspateldruck einen typischen lupoiden Aspekt an.

Das **Angiolupoid Brocq-Pautrier** zeigt sich mit angiomartigen Herden an den Brillenauflagestellen.

● **Kleinknotig-disseminierte Form** (benignes Miliarlupoid; *Abb. 161).* Diese Form ist gekennzeichnet durch multiple, lividrote, mittelderbe, papulöse oder kleinknotige, nicht konfluierende, aber häufig gruppierte Effloreszenzen an den Streckseiten der Extremitäten, im Gesicht und gelegentlich auch am Rumpf.

Die kleinknotig-disseminierte Form entsteht hauptsächlich an den Extremitätenstreckseiten, im Gesicht und am Stamm *(Abb. 161).*

● **Zirzinäre Form.** *(Abb. 162)* Sie findet sich vor allem im Gesichts- und Nackenbereich und kann oft nur histologisch von der Necrobiosis lipoidica differenziert werden.

Die zirzinäre Form *(Abb. 162)* besteht aus gyrierten Herden im Gesicht und im Nacken.

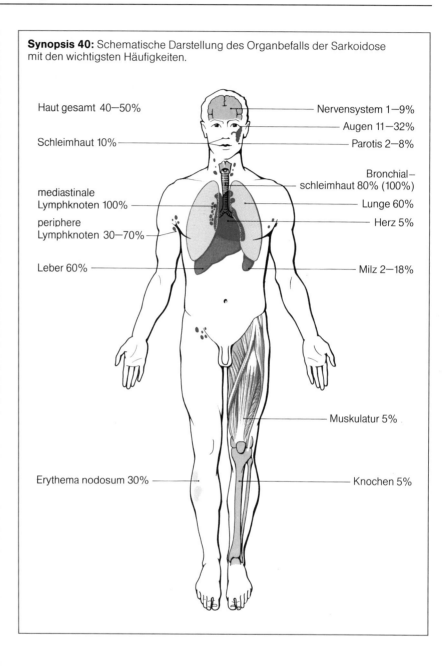

Synopsis 40: Schematische Darstellung des Organbefalls der Sarkoidose mit den wichtigsten Häufigkeiten.

Haut gesamt 40–50%

Schleimhaut 10%

mediastinale Lymphknoten 100%

periphere Lymphknoten 30–70%

Leber 60%

Erythema nodosum 30%

Nervensystem 1–9%

Augen 11–32%

Parotis 2–8%

Bronchialschleimhaut 80% (100%)

Lunge 60%

Herz 5%

Milz 2–18%

Muskulatur 5%

Knochen 5%

Die großknotige Form tritt meist als **Lupus pernio** im Nasen- und Wangenbereich auf. Fast immer ist auch eine Organbeteiligung vorhanden.

Die subkutan-knotige Form (Abb. 163) tastet man als subkutane Knoten.
Die Narbensarkoidose zeigt sich als livide und knotige Auftreibung in einer Narbe.
Schleimhautveränderungen: Beteiligt sind vor allem die Schleimhäute im Augen- und Hals-Nasen-Ohren-Bereich.
Allgemeinerscheinungen: Anfänglich entwickeln sich nur indifferente Symptome. Erst später entstehen

● **Lupus pernio** ist eine relativ häufige Erscheinungsform der **großknotigen Form** und tritt im Rahmen einer chronischen Sarkoidose auf als eine flächenhafte, livide Infiltration der Nase, Ohren und Wangen. Großknotige Formen können auch in ähnlicher Weise an Extremitäten und Rumpf erscheinen. Diese Form weist auf eine Beteiligung innerer Organe hin.

● **Subkutan-knotige Form.** (Abb. 163) In der Subkutis finden sich sarkoide Granulome. Die überliegende Haut ist leicht livide oder unverändert.
Ganz typisch ist die **Narbensarkoidose**, die sich durch eine entzündliche Infiltration und livide Verfärbung einer Narbe äußert. Zur Sicherung der Diagnose ist die Histologie notwendig.

Schleimhauterscheinungen. Konjunktiven, Nasenschleimhaut, Tonsillen und Kehlkopfschleimhaut weisen glasige Knötchen, Knoten oder Plaques auf.

Allgemeinerscheinungen. Am Anfang bestehen unspezifische Symptome wie Müdigkeit, Gewichtsverlust und Abgeschlagenheit. Häufig wird erst durch ein Erythema nodosum oder das Löfgren-Syndrom die Diagnose gestellt.

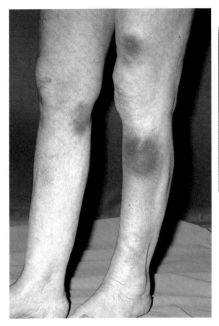

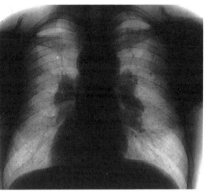

Abb. 160: Löfgren-Syndrom mit symmetrischer Lymphknotenschwellung des Lungenhilus bei Sarkoidose (Röntgenaufnahme).

◄**Abb. 159:** Erythema nodosum bei einer 73jährigen Patientin mit alter Tuberkulose.

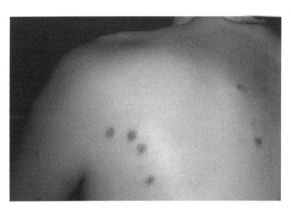

Abb. 161: Disseminierte, kleinknotige Form der Hautsarkoidose am Rücken eines sonst gesunden 35jährigen Mannes.

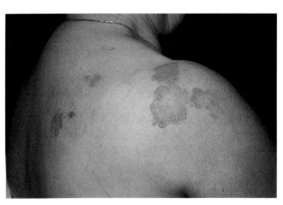

Abb. 162: Anuläre und zirzinäre Hautsarkoidose im Schulterbereich einer 68jährigen Frau.

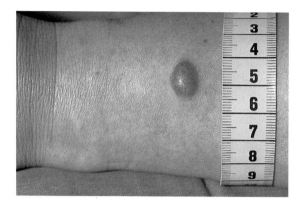

Abb. 163: Subkutanknotige Form der Hautsarkoidose am Unterarm eines 42jährigen Mannes.

Lungenbeteiligung (eventuell bis zu Fibrose), Ostitis multiplex cystoides Jüngling, Augenbeteiligung (möglicherweise als Heerfordt-Syndrom), Lymphknoten-, Leber- und Milzschwellung sowie Befall des Nervensystems.

Lungen. Die bihiläre Adenopathie kann über einer Marmorierung der Lungen zu einer Lungenfibrose führen.

Knochen. Es finden sich zystische Aufhellungen, insbesondere an den Handknochen, als sogenannte Ostitis multiplex cystoides Jüngling.

Augen. Wichtig sind Iridozyklitis, unspezifische Konjunktivitis, Uveitis und Retina-Ödem. Als **Heerfordt-Syndrom** zusammengefaßt wird die bilaterale Uveitis mit doppelseitiger Parotisschwellung, Beteiligung der übrigen Speichel- und Tränendrüsen, mit Fieber, Nervenparesen und evtl. auch Hautbeteiligung.

Leber und Milz. Sie sind bei einem Drittel der Patienten vergrößert.

Lymphknoten. Indolente, derbe, nicht verwachsene, in der Regel mäßige Vergrößerungen peripherer Lymphknoten treten in 30–70% der Fälle auf.

Zentrales Nervensystem. Polyneuritiden und sarkoide Infiltration des ZNS und der Meningen können eine breite Symptomatik hervorrufen.

Histopathologie
Bindegewebig eingescheidete **Epitheloidzellgranulome** mit Langhans-Riesenzellen ohne zentrale Nekrobiose sind die typischen Merkmale.

Histopathologie. Typisch ist das sarkoide Granulom im Korium und der Subkutis, das aus bindegewebig eingescheideten **Epitheloidzellinseln** besteht. Zudem finden sich auch Langhans-Riesenzellen und solche mit vielfachen Einschlüssen (Asteroide, Schaumann-Körper). Eine zentrale Nekrobiose fehlt. Ein intakter Bindegewebsstreifen trennt das Granulom von der Epidermis.

Ätiologie und Pathogenese
Sie ist unklar. Man vermutet eine immunologische Störung.

Ätiologie und Pathogenese. Unklare Ätiologie. Übergänge zu Tuberkulose werden beschrieben. Eine infektiöse Genese bleibt unbestätigt. Momentan glaubt man eher an eine immunologische Störung mit zellulärer Hyporeaktivität gegenüber vielen Antigenen (Ausnahme Kveim-Reaktion) und normaler bis gesteigerter humoraler Immunität.

Diagnose und Differentialdiagnose
Die Diagnose erfolgt aus dem klinischen Bild, der Histologie, der tuberkuloiden Anergie, und dem **positiven Kveim-Test.** Dieser wurde jedoch wegen der fehlenden Standardisierung aufgegeben.

Diagnose und Differentialdiagnose. Bei dieser Erkrankung kann der Dermatologe oft eine bis dahin unerkannte Systemerkrankung aufdecken. Aus dem klinischen Bild, der Histopathologie, den negativen Reaktionen auf die Recallantigene (Multitest Merieux) und dem positiven Kveim-Test gelingt die Diagnosesicherung.

Der **Kveim-Test** beruht auf einer Granulombildung nach intrakutaner Injektion von Extrakten aus Sarkoidose-Granulomen. Er ist in 85% der Sarkoidosefälle positiv. Wegen fehlender Standardisierung wird er aufgegeben. Zur speziellen Diagnostik siehe *Tabelle 53.*

Zur speziellen Diagnostik siehe *Tabelle 53.*

Tabelle 53: Spezielle Diagnostik
● BSG – beschleunigt
● Serumelektrophorese – γ- und α2-Globulinerhöhung
● Hyperkalzämie und -kalzurie
● Leberenzyme – erhöht bei Leberbeteiligung
● Angiotensin-converting-enzyme – erhöht bei starker Lungenbeteiligung
● Röntgen-Thorax – mediastinale Lymphknoten, Lungenbeteiligung
● Röntgen der Hände – Ostitis multiplex cystoides.

Differentialdiagnose. Die Abgrenzung der Sarkoidose muß erfolgen gegen:

Lupus vulgaris mittels Tuberkulintest, Histologie, Sondenversuch

Lues II mittels Serologie

Lepra mittels Anamnese, Anästhesie der Läsionen

Leishmaniosis mittels Anamnese, Histologie

Pseudolymphome mittels Anamnese sowie gegen eine örtliche granulomatöse Gewebsreaktion, wie z.B. das Akanthoma fissuratum. Hier hilft jedoch die Lokalisation weiter.

Zur Stadieneinteilung der Sarkoidose im Röntgenbild siehe *Tabelle 54.*

Differentialdiagnose
Hauttuberkulose, Lues, Lepra.
Zur Stadieneinteilung der Sarkoidose im Röntgenbild siehe *Tabelle 54.*

Tabelle 54: Stadien des Krankheitsverlaufes im Thorax-Röntgenbild	
Stadium I	mediastinale Lymphknoten und Strukturveränderungen des Lungenparenchyms
Stadium II	manifeste Lungenparenchymveränderungen, insbesondere in den Mittelfeldern
Stadium III	Fibrosestadium mit doppelseitigen Vernarbungen und Pleuraschwielen

Therapie. Man sollte drei Prinzipien berücksichtigen:

● Es ist nur eine morbostatische Behandlung möglich!

● Es besteht eine hohe Tendenz zur Spontanheilung!

● Die Sarkoidose ist eine Systemerkrankung und erfordert eine interdisziplinäre Zusammenarbeit.

Systemische Therapie. Als antientzündliche systemische Therapie sind ACTH und Glukokortikoide empfehlenswert, wo nötig, in Kombination mit Tuberkulostatika (falls Aktivierungsgefahr einer Begleittuberkulose besteht). Kortikoide sind indiziert sowohl in der arthritischen Initialphase der akuten Verlaufsform als auch als Langzeittherapie in den Stadien II und III der chronischen Lungensarkoidose. Im Falle strikter Kortikoid-Kontraindikation kann man auch auf eine antiproliferative Behandlung mit Azathioprin oder Methotrexat zurückgreifen. Nichtsteroidale Antiphlogistika sind nicht wirksam. Hauterscheinungen sprechen zum Teil auch auf Chloroquin an.

Lokaltherapie. Die besten Erfolge erzielt man mit einer intraläsionalen Injektion von Triamcinolonacetonid-Kristallsuspension oder mit glukokortikoidhaltigen Folienverbänden. Bei kleineren Herden kommt auch eine Exzision in Frage. Photochemotherapie und UV-B zeigen sich zum Teil ebenfalls hilfreich, Radiotherapie dagegen nur in ausgewählten Fällen.

Prognose. Die Prognose ist in der Regel günstig, wird aber bestimmt von Lungenbefall, Lungenfibrose und Cor pulmonale. Die Erkrankung ist sehr rezidivfreudig und belastet die Patienten psychisch (Gesichtsherde) und physisch oft stark, was wiederum richtungweisend ist für die Behandlung. Eine Restitutio ad integrum ist möglich, oft bleiben aber Atrophien und Narben zurück.

Therapie
Die interdisziplinäre Zusammenarbeit ist wichtig. Dennoch ist bei dieser, zur Spontanheilung tendierenden, Erkrankung nur eine morbostatische Behandlung möglich, wobei für schwere Formen oder als Übergangsbehandlung vor allem Glukokortikoide oder ACTH, manchmal sogar Zytostatika wie Azathioprin oder Methotrexat, notwendig sind.

Lokaltherapie
Für die externe Therapie stehen die Glukokortikoide als intraläsionale Injektion oder unter Folienverbänden an erster Stelle.

Prognose
Quoad vitam ist sie meistens günstig. Ausnahme: Lungenfibrose. Quoad sanationem ist sie weniger gut wegen der Rezidivfreudigkeit und der oft atrophischen Abheilung.

11.2 Granuloma anulare

11.2 Granuloma anulare

Definition ▶

> **Definition.** Gutartige, chronische, vorwiegend bei Jugendlichen an den Akren auftretende, umschriebene Erkrankung mit Bildung derber, sich zentrifugal ausbreitender Papeln, die häufig ringförmig (anulus=kleiner Ring) angeordnet sind.

Häufigkeit
Relativ selten mit Bevorzugung von Kindern und Jugendlichen. Gynäkotropie.

Klinik. Prädilektionsstellen sind Hände, Finger, Füße und Zehen. Es finden sich derbe juckreizfreie, hautfarbene bis gering gerötete Papeln, die meist anuläre Figuren bilden (Abb. 164).

Häufigkeit. Das Granuloma anulare ist relativ selten. Meistens erkranken Kinder (40% im 1. Lebensjahrzehnt) und Jugendliche. Es besteht eine deutliche Gynäkotropie.

Klinik. *(Abb. 164)* Die Dorsalseiten von Händen, Fingern, Füßen und Zehen gelten als Prädilektionsstellen, aber auch Unterarme und Ellbogen, Unterschenkel und seltener Gesicht. Gesäß und Körperstamm können befallen sein. Es handelt sich um umschriebene, derbe, juckreizfreie, hautfarbene bis gering gerötete Papeln, die sich peripherwärts ausbreiten und zentral ohne Narbenbildung abheilen können. So entstehen anuläre und polyzyklische Figuren mit alabasterfarbigem Randwall. In immer neuen Schüben können weitere Papeln hinzutreten.

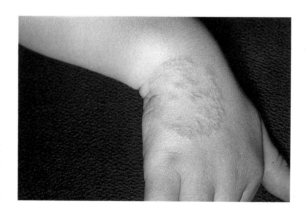

Abb. 164: Granuloma anulare mit typischem Knötchensaum am rechten Handrücken eines 11jährigen Mädchens.

Sonderformen

● **Subkutane Knotenform**
Derbe Knoten mit unveränderter Oberfläche. Besonders bei Kindern an Beinen, Gesäß und Kopf.

● **Disseminierte Form:**
Die Ringbildung steht hier nicht im Vordergrund. Es kommt zur disseminierten Eruption von sich aggregierenden Papeln und Knötchen. Meist Erwachsene betroffen.

Sonderformen

● **Subkutane Knotenform.** Derbe, manchmal schwer gegenüber Rheumaknoten abgrenzbare Knoten mit unveränderter Oberfläche. Sie bestehen vor allem bei Kindern an den Beinen, am Gesäß, an den Handinnenflächen und am Kopf.

● **Disseminierte Form.** (Granuloma anulare disseminatum) Die Ringbildung steht hier nicht im Vordergrund. Es kommt zu einer disseminierten Eruption von sich aggregierenden Papeln und Knötchen. Man stellt gelegentlich eine beschleunigte Blutsenkung oder eine Eosinophilie fest. Betroffen sind hauptsächlich Erwachsene, wobei mehrfach eine Beziehung zu Diabetes mellitus und eine Provokation durch Sonnenlicht beobachtet wird.

Histopathologie
Epitheloidzellige Granulome im oberen Korium mit oder ohne zentrale Nekrobiosezonen.

Histopathologie. Unter der kaum veränderten Epidermis findet man im Korium nekrobiotische Bezirke mit mehr oder weniger vollständiger Kollagenfaserdegeneration, sauren Mukopolysacchariden und reichlich Glykogen. Diese Bezirke sind umgeben von epitheloidzelligen Granulomen und lymphozytären Infiltraten.

Ätiologie und Pathogenese
Die Ätiologie ist ungeklärt.

Ätiologie und Pathogenese. Die Ätiologie ist ungeklärt. Man weiß, daß kein Zusammenhang mit Tuberkulose oder mit rheumatischen Erkrankungen besteht. Ein Diabetes mellitus sollte ausgeschlossen werden.

Diagnose und Differentialdiagnose. Das klinische Bild erlaubt oft eine einfache Diagnosestellung; sonst hilft die Biopsie. Schwierig ist manchmal die Differentialdiagnose zu Necrobiosis lipoidica, Noduli rheumatosi, Lichen ruber anularis und anulärer Sarkoidose. Bei Einzelherden an der Hand kommt auch ein Schwimmbadgranulom oder ein Fremdkörpergranulom (Kakteenstachel-Verletzungen) in Frage.

Therapie. Glukokortikoide sind die Therapie der Wahl, insbesondere als Folienverband oder als intraläsionale Injektion. Recht häufig erfolgt spontan Rückbildung nach Biopsie oder nach Kryotherapie. Nur bei der disseminierten Form kommt eine systemische Behandlung mit INH oder PUVA in Frage.

Prognose. Die Prognose ist gut, spontane Rückbildung häufig, weshalb sich eine therapeutische Zurückhaltung empfiehlt.

11.3 Melkersson-Rosenthal-Syndrom

> **Definition.** Symptomenkomplex unklarer Genese, gekennzeichnet durch Lingua plicata, rezidivierende periphere Fazialisparesen und Cheilitis granulomatosa.

Häufigkeit. Es handelt sich um ein seltenes, relativ wenig bekanntes und oft inkomplett auftretendes Syndrom. Die ersten Krankheitszeichen treten bei jungen Erwachsenen auf. Beide Geschlechter sind gleich häufig betroffen. Eine familiäre Häufung ist bekannt.

Klinik. Die **Cheilitis granulomatosa** ist das häufigste, meist auch das erste Symptom und imponiert als rezidivierende, später immer länger persistente Schwellung der Lippen (insbesondere der Oberlippe). Diese sind rüsselförmig, oft asymmetrisch verdickt und gerötet. Anfänglich bilden sich die Schwellungen nach Tagen bis Wochen zurück; später bleibt die Schwellung als Makrocheilie stehen. Der Patient spürt ein Spannungsgefühl oder Paresthesien. Leichtes Fieber und allgemeines Krankheitsgefühl begleiten oft. Eine rezidivierende **Fazialisparese** kommt dazu und kann gelegentlich auch als erstes Symptom auftreten. Sie ist vom peripheren Typ und meist einseitig. In 10% der Fälle wird der Nervus trigeminus mitbetroffen. Sogar zentralnervöse und psychische Symptome können erscheinen.

Lingua plicata (Faltenzunge) mit Infiltration und Starre der Zunge, rascher Ermüdung, Geschmacks- und Empfindungsstörungen stellt das dritte Leitsymptom dar. Weitere durch Granulome bedingte Schwellungen betreffen gelegentlich die Wangen (Pareiitis granulomatosa), die Augenlider (Blepharitis granulomatosa), die Stirn (Metopitis granulomatosa), eine oder beide Gesichtshälften (Prosopitis granulomatosa) oder den Gaumen (Uranitis granulomatosa).

Für die Diagnose oligosymptomatischer Formen ist die Kenntnis weiterer neurovegetativer Randsymptome wichtig, z.B. migräneähnliche Kopfschmerzen, Geschmacksstörungen, Hyperakusis oder einseitiges Gesichtsschwitzen.

Histopathologie. Die Cheilitis granulomatosa zeigt sich durch epitheloidzellige Granulome der Submukosa in einer ödematösen Umgebung. Anfangs und zwischen den Schüben finden sich häufig nur spärliche, später perivasculäre Infiltrate.

Ätiologie und Pathogenese. Die Ätiologie ist unklar. Vermutlich handelt es sich um ein polyätiologisches Geschehen mit genetischen, vegetativ-dysregulativen sowie entzündlichen, möglicherweise auch infektallergischen Komponenten.

Diagnose und Differentialdiagnose
Das klinische Bild ist meist eindeutig; sonst hilft die Biopsie. Necrobiosis lipoidica, Noduli rheumatosi, Lichen ruber anularis und anuläre Sarkoidose sollten abgegrenzt werden.
Therapie
Die wichtigste Behandlung besteht in der intraläsionalen Injektion von Glukokortikoiden als Kristallsuspension oder unter Folienverband. Oft erfolgt nach der Biopsie eine spontane Rückbildung.
Prognose
Die Prognose ist gut, deshalb empfiehlt sich eine therapeutische Zurückhaltung.

11.3 Melkersson-Rosenthal-Syndrom

◀ Definition

Häufigkeit
Beginnt meist im jungen Erwachsenenalter. Es besteht eine familiäre Häufung.

Klinik
Es besteht eine Symptomentrias mit
● **Cheilitis granulomatosa** als rezidivierende, oft asymmetrisch immer länger persistente Schwellung der Lippen mit Spannungsgefühl,

● Rezidivierender peripherer, meist unilateraler **Fazialisparese** und

● **Lingua plicata** mit Funktionsstörungen. Außerdem sind häufig neurovegetative Randsymptome richtungweisend.

Histopathologie
Zunehmende perivaskuläre Infiltrate entwickeln sich zu epitheloidzelligen Granulomen.

Ätiologie und Pathogenese
Unklare Ätiologie – vermutlich Polyätiologie.

Diagnose und Differentialdiagnose
Vor allem die Rezidivneigung und die Chronizität der Symptome führt zur Diagnose.
Differentialdiagnostisch sind insbesondere das rezidivierende Erysipel und der rezidivierende Herpes simplex wichtig.

Therapie
Systemisch: Prednisolon, Diclofenac oder Azetylsalizylsäure. Lokal: Intraläsionale Kortikoidinjektion. Bei einer stabilen hochgradigen Makrocheilie Operation.

Prognose
Quoad sanationem meist schlecht. Chronischer, schubweiser Verlauf.

11.4 Granuloma faciale eosinophilicum

Definition ▶

Häufigkeit
Sehr selten. Androtropie. Entsteht meist zwischen dem 40. und 50. Lebensjahr.

Klinik
Hauptsächlich an Wangen und Schläfen finden sich flach erhabene, rote bis bräunliche Läsionen mit orangenschalenähnlicher Oberfläche.

Histopathologie
Aus einer leukozytären Phase entwickelt sich eine fibrotische Phase mit Speicherung von Hämosiderin, Melanin und Lipiden.

Ätiologie und Pathogenese
Unklare, vermutlich reaktive Granulomatose.

Diagnose und Differentialdiagnose
Typisches klinisches Bild. Vor allem gegenüber Sarkoidose, »Lymphocytic Infiltration«, Lupus vulgaris und Pseudolymphom sollte differenziert werden.

Diagnose und Differentialdiagnose. Wenn kein Vollbild vorliegt, wird die Diagnose häufig verfehlt. Vor allem die Rezidivneigung und die Chronizität der Symptome führen zur Diagnosestellung.

Ergänzend zu werten sind die neurovegetativen »Randsymptome«.

Die Differentialdiagnose der Makrocheilie umfaßt vor allem die Infektionen (wie Herpes rezidivans und Erysipel), Allergien (Quinckeödem), das hereditäre Angioödem (HANE), Tumoren (Sarkome), Traumata (Hämatom) und Sarkoidose.

Therapie. Diese ist symptomatisch. In schweren Fällen, und nur wenn noch keine persistente Makrocheilie besteht, empfiehlt sich die systemische Gabe von 40–60 mg Prednisolon mit langsamer Reduktion der Dosierung nach 3 Wochen. Auch nichtsteroidale Antiphlogistika und Azetylsalizylsäure sind nützlich. Die intraläsionale Injektion von Triamcinolon als Kristallsuspension wirkt vor allem zum Abfangen eines Schubes. Bei einer stabilen und hochgradigen Makrocheilie bleibt nur die operative Reduktion (Keilexzision).

Prognose. Der Verlauf ist chronisch und erstreckt sich schubweise über Jahre bis Jahrzehnte. Die Heilungsperspektiven sind schlecht.

11.4 Granuloma faciale eosinophilicum

Synonym. Eosinophiles Granulom des Gesichtes.

> *Definition.* Chronisch-entzündliche, umschriebene, granulomatöse, meist plattenförmige Gesichtsherde bei älteren Erwachsenen mit unbekannter Ätiologie.

Häufigkeit. Sehr seltene Veränderung, die vorwiegend Männer zwischen dem 40. und 50. Lebensjahr betrifft und sich über viele Jahre erstreckt.

Klinik. Betroffen sind vor allem Wangen, Schläfen und auch Nase, Stirn, Kinn und behaarter Kopf, gelegentlich sogar Handrücken und Unterarme. Es finden sich flach erhabene, mäßig derbe, scharf begrenzte, oft multipel auftretende Läsionen, anfänglich eher rot, später mehr bräunlich. Meistens entsteht eine orangenschalenähnliche Oberfläche (eingezogene Follikelostien). Bei Glasspateldruck zeigt sich eine gelblichbraune Eigenfarbe.

Histopathologie. Die Leitkriterien sind ein hauptsächlich eosinophiles, dermales Infiltrat (leukozytäre Phase), wobei eine Zone unterhalb der Epidermis und um die Haarfollikel herum verschont bleibt. Daraus entwickeln sich zunächst perivaskulär, später mehr diffus angeordnete fibrotische Granulome mit Speicherung von Hämosiderin, Melanin und Lipiden (fibrotische Phase).

Ätiologie und Pathogenese. Unklare Ätiologie. Wahrscheinlich handelt es sich um eine reaktive Granulomatose.

Diagnose und Differentialdiagnose. Das typische Granuloma faciale mit seiner apfelsinenschalenähnlichen Oberfläche, seiner rot-bräunlichen Farbe als Plaque im Gesicht gehört häufig mit zu der Differentialdiagnose der Gesichtsfloreszenzen. Die Abgrenzung ist hauptsächlich bei Sarkoidose, Lupus vulgaris und Pseudolymphome (»lymphocytic infiltration of the skin«) ein Problem, ab und zu auch bei Lupus erythematodes, fixem Arzneimittelexanthem und Erythema elevatum et diutinum.

Das eosinophile Granulom des Gesichtes ist von der Histiozytosis X durch das Fehlen von Histiozyten und Birbeck-Granula (elektronenmikroskopisch) abgrenzbar.

Therapie. Die Behandlung ist wenig erfolgversprechend. Kortikoide sollten nur unter Folienverbänden oder als Kristallsuspension intraläsional angewandt werden. Kleinere Herde kann man auch exzidieren. In manchen Fällen hilft eine systemische Therapie mit Chloroquin (Resochin) oder DADPS.

Prognose. Die Prognose ist günstig, spontane Abheilung jedoch selten.

11.5 Necrobiosis lipoidica (diabeticorum)

Synonym. Dermatitis atrophicans lipoides diabetica.

Definition. Es ist ein sklerodermiformer Prozeß mit papulösem Rand, der hauptsächlich bei Patienten mit Diabetes, Prädiabetes und Hypertonie auftritt und histologisch eine zentral nekrobiotische, granulomatöse Entzündung mit Lipidablagerungen in der Dermis aufweist.

Häufigkeit. Diese relativ häufige Krankheit kann in jedem Alter auftreten, bevorzugt jedoch das mittlere Lebensalter. Frauen sind häufiger befallen. Nur bei 3 von 1000 Diabetikern findet sich eine Necrobiosis lipoidica, aber 50–70% der Necrobiosis-lipoidica-Patienten haben Diabetes.

Ätiologie und Pathogenese. Die Ätiologie ist unbekannt. Da häufig ein Diabetes oder Prädiabetes vorliegt, hat man versucht, sie unter dem Nenner »Mikroangiopathie« unterzubringen. Für Necrobiosis lipoidica bei Nichtdiabetikern ist damit aber keine Erklärung erbracht.

Klinik. Prädilektionsstellen sind die Unterschenkelstreckseiten (Schienbein), die Fußgelenkgegend und die Fußrücken. In nur 15% sind auch andere Körperteile, manchmal sogar der Kopf, befallen.

Aus papulösen oder makulösen gelb-bräunlichen Elementen entwickeln sich unregelmäßige, aber scharf begrenzte, plattenartig indurierte Herde mit Atrophie der Epidermis und Teleangiektasien sowie einem rötlichen bis lividroten Rand *(Abb. 165)*. Meist symmetrisches Auftreten. Bei Glasspateldruck zeigt sich am Rand ein lupoider Aspekt. Nicht selten entstehen schlecht heilende Ulzerationen im Zentrum.

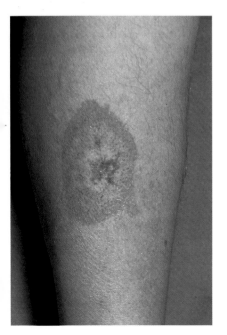

Abb. 165: Necrobiosis lipoidica mit plattenartigen, scharf begrenzten Infiltrationen, zentraler Atrophie (Teleangiektasen) mit scholligen Fetteinlagerungen am Unterschenkel einer 48jährigen Patientin mit Diabetes mellitus.

Therapie
Lokale Glukokortikoide mit Okklusivverband oder intraläsional und Exzision kleinerer Herde.

Prognose
Günstig.

11.5 Necrobiosis lipoidica (diabeticorum)

◄ Definition

Häufigkeit
Relativ häufig. Gynäkotropie.

Ätiologie und Pathogenese
Die Ätiologie ist unklar. Die diabetische Mikroangiopathie spielt eine Rolle.

Klinik
Die **Schienbeinregion** ist am häufigsten befallen. Es finden sich symmetrische, sklerodermiforme Herde mit zentralen Teleangiektasien und rötlichem bis lividrotem Rand *(Abb. 165)*.

Histopathologie
Als Folge einer Angiopathie entwikkelt sich eine Nekrobiose kollagenen Gewebes mit Ablagerung von Lipoiden.

Diagnose und Differentialdiagnose
Sklerodermiforme Herde der Schienbeinregion bei Diabetes mellitus oder diabetischer Grundlage führen zur Diagnose. Hauptsächlich das Granuloma anulare sorgt für differentialdiagnostische Probleme.

Therapie
Behandlung der Grunderkrankung und lokale Kortikoide.

Verlauf
Chronisch mit Abheilung unter Narbenbildung. Bei einem Drittel entwickeln sich Ulzera.

Sonderform

Granulomatosis disciformis chronica et progressiva (Miescher) Vermutlich handelt es sich um eine Necrobiosis lipoidica ohne Diabetes mellitus, wobei histologisch tiefer gelegene und mehr epitheloidzellige Herde als nekrobiotische Veränderungen mit Lipoidablagerungen im Vordergrund stehen.

11.6 Lichen nitidus

Definition ▶

Häufigkeit
Selten.

Klinik
Vor allem am Penis und den Unterarmbeugeseiten auftretende glänzende, glasstecknadelkopfgroße, juckreizfreie Papeln in dichter Aussaat *(Abb. 166)*.

Histopathologie
Epitheloide Granulome in der oberen Dermis ohne Nekrose.

Ätiologie und Pathogenese
Eigenständige Krankheit unklarer Genese.

Diagnose und Differentialdiagnose
Typisches klinisches Bild und typische Histologie.

Histopathologie. Die Epidermis ist atrophisch verstrichen. In der Dermis finden sich unscharf begrenzte kollagene Degenerationszonen mit Lipoideinlagerungen. Am Rande kommt es zur Bildung von entzündlichen Infiltraten, epitheloidzelligen Granulomen und Fibrose. Die Gefäße zeigen Endothelverdickung und häufig Verschlüsse.

Diagnose und Differentialdiagnose. Das klinische Bild und der Befall der Prädilektionsstellen führen zur Diagnose. Die Histologie sichert dieselbe.

Differentialdiagnostisch kommen Granuloma anulare, Sclerodermia circumscripta, Sarkoidose und rheumatische Hautmanifestationen in Betracht.

Therapie. Eine befriedigende Therapie ist nicht bekannt. Zunächst sollte ein eventuelles Grundleiden behandelt werden. (Diabetes mellitus, Hypertonie). Ferner gibt es gute Erfolge mit lokalen Glukokortikoiden als intrafokale Injektion oder unter Folienverband. Außerdem werden Kompressionsverbände empfohlen.

Verlauf. Bei 20% besteht Spontanrückbildung mit Narben, aber meist ist der Verlauf chronisch und führt in einem Drittel der Fälle zu Ulzerationen.

Sonderform

Granulomatosis disciformis chronica et progressiva (Miescher)
Wahrscheinlich handelt es sich um eine Sonderform der Necrobiosis lipoidica bei Nichtdiabetikern mit Sitz oder Ausgangspunkt im tiefen Korium.

Klinisch entsprechen die Herde einer Necrobiosis lipoidica, aber histologisch finden sich kaum Nekrobiose und Lipoidablagerungen, dafür mehr epitheloidzellige, granulomatöse Herde in tieferer Lage.

11.6 Lichen nitidus

Synonym. Granuloma nitidum.

> *Definition.* Der Lichen nitidus ist eine chronische, ätiologisch unklare, durch epitheloidzellige Granulome ohne Nekrose in den Papillenspitzen gekennzeichnete Hauterkrankung, die sich als multiple, stecknadelkopfgroße, lichenoide Papeln manifestieren.

Häufigkeit. Sie ist eine seltene, nicht geschlechtsgebundene Dermatose, die in jedem Alter auftreten kann.

Klinik. Prädilektionsstellen sind Penisschaft und Unterarmbeugeseiten, gelegentlich auch der Stamm. Generalisierte Formen sind sehr selten.

Es finden sich rötliche, glänzende (nitidus=glänzend), bis glasstecknadelkopfgroße, nur ganz leicht erhabene, zum Teil zentral eingedellte Papeln, die nicht jucken *(Abb. 166)*. Mit der Lupe ist oft ein zentrales braunes Pünktchen (Granulom) zu sehen. Sie stehen in dichter Aussaat.

Histopathologie. Typisches Bild mit epitheloidzelligen, in den Papillenspitzen gelegenen Granulomen ohne Nekrose, die seitlich durch eine akanthotische Epidermis umfaßt werden. Zentral ist die Epidermis dagegen atrophisch.

Ätiologie und Pathogenese. Die Ätiologie ist unklar. Vieles spricht für eine eigenständige Krankheit.

Diagnose und Differentialdiagnose. Die charakteristischen Effloreszenzen, der chronische Verlauf sowie die typische Histologie ermöglichen die Diagnose. Differentialdiagnostisch kommen Lichen ruber planus (Pruritus,

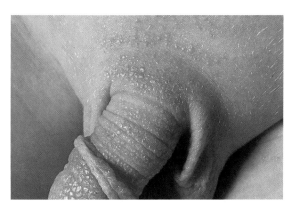

Abb. 166: Lichen nitidus mit glänzenden, glasstecknadelkopfgroßen rötlichen Papeln im Genitalbereich bei einem sonst gesunden 3jährigen Knaben.

Schleimhautbeteiligung), Lichen scrophulosorum (Tuberkulintest), Miliaria rubra cristallina (kürzerer Verlauf), Lichen trichophyticus (Pilznachweis) und Pityriasis rubra pilaris (pityriasiform schilfernd) sowie manchmal auch plane Warzen und Mollusca contagiosa in Betracht.

Therapie. Lokale Kortikosteroide helfen bei dieser therapieresistenten Erkrankung am besten.

Verlauf. Der Verlauf ist chronisch mit spontaner, narbenfreier Abheilung nach Monaten bis Jahren.

11.7 Noduli rheumatosi

Synonyme. Rheumaknoten, Rheumatismus nodosus.

Man unterscheidet »rheumatische Knötchen« und »rheumatoide Knoten«.

Klinik und Häufigkeit. **Rheumatische Knötchen** treten hauptsächlich bei Kindern im Rahmen einer **akuten** Polyarthritis – bei über 30% der Fälle von rheumatischem Fieber – als subkutane Knötchen über Knochenvorsprüngen und Gelenken auf.

Rheumatoide Knoten finden sich in geringer Zahl hauptsächlich im Ulnarbereich in der Nähe des Ellbogens bei Erwachsenen mit **chronischer** Polyarthritis.

Histopathologie. Es findet sich bei beiden eine fibrinoide Nekrose.

Pathogenese. Unklar.

Differentialdiagnose. Sie umfaßt Heberden-Knoten, juxtaartikuläre Knoten (Lues), Gichttophi, Xanthome, Kalzinose, Acrodermatitis chronica atrophicans und Granuloma anulare.

Therapie. Das Grundleiden soll behandelt werden. Bei Bedarf kann man die Knoten eventuell exzidieren, sonst ist die intraläsionale Glukokortikoidinjektion die effektivste Therapie.

Verlauf. Rheumaknoten bilden sich nach unterschiedlich langer Zeit zurück, während rheumatoide Knoten in der Regel bestehen bleiben, spontan perforieren oder bei Belastung ulzerieren können.

Differentialdiagnose: Lichen ruber planus, Lichen scrophulosorum, Miliaria rubra cristallina, Lichen trichophyticus und Pityriasis rubra pilaris.

Therapie. Wenig erfolgversprechend. Versuche mit lokalen Kortikosteroiden.

Verlauf
Chronisch mit spontaner Heilung.

11.7 Noduli rheumatosi

Klinik und Häufigkeit
Rheumatische Knötchen: multiple subkutane Knötchen über Knochenvorsprüngen und Gelenken bei akuter Polyarthritis, hauptsächlich im Kindesalter.
Rheumatoide Knoten: indolente, subkutane Knoten, vor allem beim Erwachsenen bei chronischer Polyarthritis.

Histopathologie
Fibrinoide Nekrose.

Pathogenese
Unklar.

Differentialdiagnose
Andere subkutane knotenbildende Dermatosen.

Therapie
Die Behandlung des Grundleidens und intraläsionale Glukokortikoidinjektionen sind neben der Exzision am effektivsten.

Verlauf
Rückbildung nach unterschiedlich langer Zeit.

12 Blasenbildende Erkrankungen

Übersicht ▶

12 Blasenbildende Erkrankungen

Unter diesem Begriff werden chronisch verlaufende Hautkrankheiten unterschiedlicher Genese zusammengefaßt, deren Primäreffloreszenzen Blasen sind. Das sind einerseits Genodermatosen und andererseits Dermatosen, die wahrscheinlich **immunologisch** bedingt sind:
- Pemphigus-Gruppe
- Pemphigoid-Gruppe
- Dermatitis herpetiformis Duhring
- lineare IgA-Dermatose
- Pemphigus chronicus benignus familiaris

12.1 Pemphigus-Krankheiten

Definition ▶

12.1 Pemphigus-Krankheiten

Definition. Es sind chronische Dermatosen, die durch akantholytische Blasenbildung auf gesunder Haut, Pemphiguszellen im Blasenlumen und Autoantikörper gegen die Oberflächen von Plattenepithelzellen (»Pemphigus-Antikörper«) gekennzeichnet sind.

Akantholytische Blasen entstehen intraepidermal durch Auseinanderweichen der Keratinozyten *(Syn. 41).*

Akantholytische Blasen entstehen intraepidermal durch Auseinanderweichen der Keratinozyten *(Syn. 41).* Die so getrennten Zellen runden sich und können am Blasengrund zytologisch nachgewiesen werden. Sie heißen **Pemphiguszellen.** Ursache der Akantholyse sind Autoantikörper gegen oberflächenassoziierte Antigene der Keratinozyten, die Zell-Zell-Kontakte lösen und die Bildung neuer Kontakte hemmen.

Die Pemphigus-Krankheiten umfassen ▶

Die Pemphigus-Krankheiten umfassen:
- Pemphigus vulgaris   • Pemphigus vegetans   • Pemphigus foliaceus
- Pemphigus erythematosus   • Fogo selvagem

12.1.1 Pemphigus vulgaris

Definition ▶

12.1.1 Pemphigus vulgaris

Definition. Auf gesunder Haut und Schleimhaut entstehen durch Akantholyse Blasen in den unteren Epidermisschichten. Pemphigus-Antikörper sind im Serum und abgelagert in den Interzellularräumen der betroffenen Hautareale nachweisbar.

Häufigkeit
Der Pemphigus vulgaris ist selten.

Häufigkeit. Der Pemphigus vulgaris ist selten. Bevorzugt erkranken Menschen im mittleren und **höheren Lebensalter,** seltenst auch Kinder. Die Geschlechter sind gleich häufig betroffen.

Klinik
Es treten in gesunder Haut **schlaffe Blasen** mit klarem Inhalt auf, die rasch platzen, Erosionen ergeben und verkrusten. Sie dehnen sich exzentrisch aus und konfluieren *(Abb. 167).*

Klinik. Die ersten Zeichen des Pemphigus vulgaris sind unscheinbar. An beliebigen Hautstellen, oft am Kopf, am Nabel oder an der Brust treten **schlaffe Blasen** mit klarem Inhalt auf. Sie platzen rasch, ergeben Erosionen und verkrusten. Der Blasenrand schiebt sich exzentrisch weiter. Durch Konfluenz der Herde entstehen großflächige Läsionen, die teils erodiert, teils schuppig-krustig belegt sind, aber auch noch intakte Blasen zeigen *(Abb. 167).* Die Reepithelialisierung beginnt im Zentrum und erfolgt ohne Narbenbildung. Eine reaktive Hyperpigmentierung bleibt jedoch noch lange an Stellen abgeheilter Blasen bestehen. Es kann das gesamte Integument befallen werden. Da während akuter Phasen an normaler Haut durch seitlich schiebenden Druck Blasen auslösbar sind (Nikolski-Phänomen I), werden oft die druckexponierten Intertrigines und die Glutäalregion bevorzugt und sehr hartnäckig befallen. Teils entstehen dort sekundär Vegetationen. Bei mehr als der Hälfte der Patienten beginnt die Erkrankung an den Mundschleimhäuten und bleibt zuweilen lange Zeit darauf beschränkt. Die Blasen platzen dort noch rascher, und es entstehen leicht blutende, schmerzhafte Erosionen. Bisweilen werden auch die Genitalschleimhäute befallen.

Durch seitlich-schiebenden Druck sind auf gesunder Haut Blasen auslösbar (Nikolski-Phänomen I positiv). Bei der Hälfte beginnt die Krankheit in der Mundschleimhaut

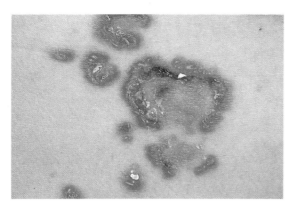

Abb. 167: Pemphigus vulgaris.

Histologie. Es herrschen suprabasal lokalisierte, akantholytische Blasen vor, d.h. Blasen entstanden durch Verlust des Zell-Zell-Kontaktes und Insudation von Serum. In älteren Blasen finden sich Pemphiguszellen (Tzanck-Test als exfoliative Zytologie auch positiv) und Leukozyten. Die Dermis ist von Leukozyten infiltriert *(Syn. 41)*.

Immunhistologisch lassen sich in Interzellularräumen der Epidermis IgG- und Komplementablagerungen nachweisen.

Laborbefunde. Charakteristisch und diagnostisch von entscheidender Bedeutung sind IgG-Autoantikörper im Serum (»Pemphigus-Antikörper«). Andere Parameter sind diagnostisch nicht wichtig und erst in fortgeschrittenen Stadien pathologisch: BKS, Blutbild, Serumproteine und Elektrolyte.

Ätiologie und Pathogenese. Die »Pemphigus-Antikörper« sind bei allen Patienten gegen das gleiche Antigen an der Zelloberfläche von Plattenepithelzellen gerichtet. Wahrscheinlich ist das Antigen ein hochmolekulares Glykoprotein, das membranassoziiert ist. Diese Antikörper scheinen eine wesentliche pathogenetische Bedeutung (Autoimmunerkrankung) zu haben und keine sekundären Phänomene zu sein. Dafür sprechen, daß ihr Titerverlauf der Schwere der Krankheit parallel geht und Pemphigus vulgaris überzufällig häufig mit anderen Autoimmunerkrankungen (Myasthenie, perniziöse Anämie) kombiniert ist. Es wird diskutiert, daß die Fixation von »Pemphigus-Antikörpern« im Interzellularraum proteolytische Fermente aktiviert, die die Akantholyse und Blasenbildung induzieren.

Diagnose und Differentialdiagnose. Blasen an der Mundschleimhaut und/oder später am Körper mit Pemphiguszellen im Blasenlumen und positives Nikolski-Phänomen lassen an einen Pemphigus vulgaris denken. Akantholytische Blasenbildung in suprabasalen Schichten und der Nachweis von Pemphigus-Antikörpern im Serum bestätigen die Verdachtsdiagnose.

Abzugrenzen sind die übrigen bullösen Dermatosen *(Tab. 55)*.

Therapie. Glukokortikoide systemisch sind das Mittel der Wahl. Es hat sich bewährt mit hohen Dosen (~ 100 mg Prednison) zu beginnen, die reduziert werden, wenn eine Remission eingetreten ist. Danach sucht man die niedrigst mögliche Erhaltungsdosis zu finden, die zur Aufrechterhaltung der Remission ausreicht. Liegt die Glukokortikoiddosis unter der sogenannten Cushing-Schwelle, so wird man diese Dosis langfristig verordnen. Liegt sie aber höher und sind somit schwere Nebenwirkungen zu erwarten, beginnt man in der Remissionsphase eine zusätzliche immunsuppressive Therapie, z.B. mit Azathioprin (Imurek® 100–200 mg/Tag). Danach kann gewöhnlich die Glukokortikoid-Erhaltungsdosis deutlich reduziert werden. Die Nebenwirkungen der immunsuppressiven Therapie: Leukopenie, Nephrotoxizität, Infektanfälligkeit sind zu beachten. Die Therapie richtet sich nach dem klinischen Verlauf und dem Titerverlauf der Pemphigus-Antikörper, die eng korreliert sind (s.o.). Bei schweren Verlaufsformen kommen auch Cyclophosphamid, Methotrexat und eventuell Plasmapherese in Betracht.

Die externe Therapie soll die Reepithelialisierung der Erosionen fördern und sekundäre Infektionen verhindern. Gut geeignet sind Farbstoffe.

Histologie
Siehe Synopsis 41.

Laborbefunde
Synopsis 41.

Ätiologie und Pathogenese
Die Erkrankung ist **autoimmunologisch** bedingt.

Diagnose und Differentialdiagnose
Blasen an der Mundschleimhaut und/oder am Körper mit positivem Nikolski-Phänomen lassen an einen Pemphigus vulgaris denken. Der histologische Nachweis der Akantholyse in den suprabasalen Schichten ist beweisend.

Therapie
Mittel der Wahl ist die systemische Therapie mit Glukokortikoiden und Immunsuppressiva (z.B. Azathioprin), eventuell Zytostatika.

Außerdem gibt man Externa zur Förderung der Reepithelialisierung und zur Verhinderung sekundärer Infektionen.

Synopsis 41: Histologische und immunhistochemische Befunde bei:

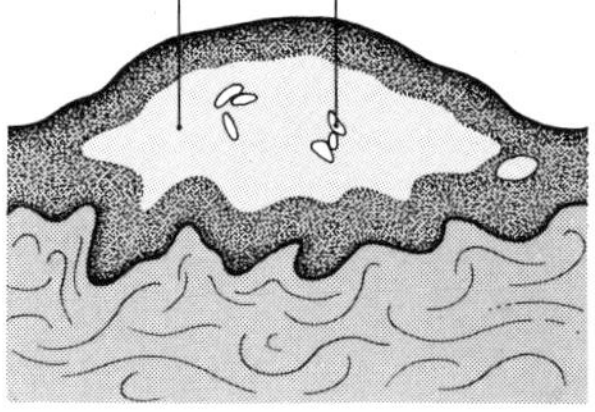

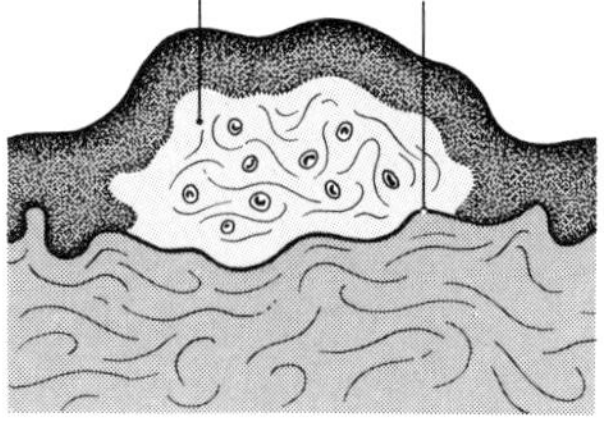

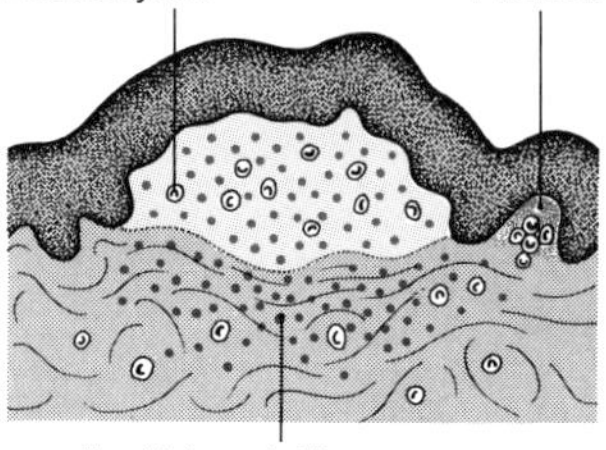

	Pemphigus vulgaris	Bullösem Pemphigoid	Dermatitis herpetiformis Duhring
Histologie: Blasenbildung	suprabasale Akantholyse	subepidermale, junktionale Blase	subepidermale, dermolytische Blase

intraepidermale Blase

Pemphiguszellen

subepidermale Blase

Basalmembran

eosinophile und neutrophile Leukozyten

Papillenspitzen-Abszeß

entzündliches Infiltrat

Immunhistologie: DIF (erkrankte Haut)	IgG- und Komplementablagerungen in den Interzellularräumen der Epidermis in befallenen Arealen	IgG- und Komplementablagerungen homogen-linear längs der Lamina lucida der Basalmembran	granuläre IgA-und Komplementablagerungen in den dermalen Papillenspitzen und granuläre IgA-Ablagerungen unterhalb der Basalmembranzone

IIF (Serum des Patienten)

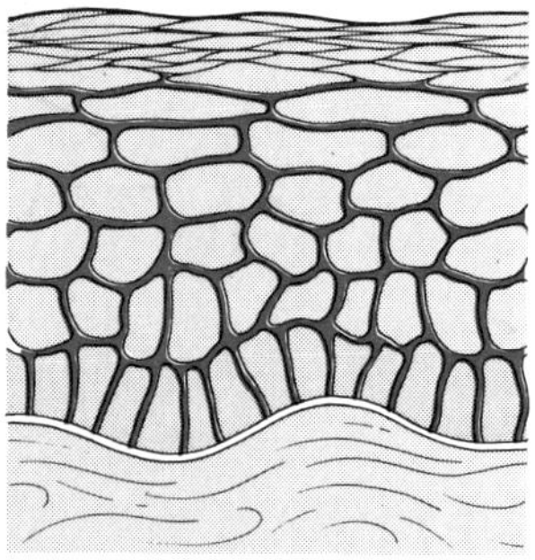

Interzellularsubstanz-Auto-Antikörper »Pemphigus-Antikörper«

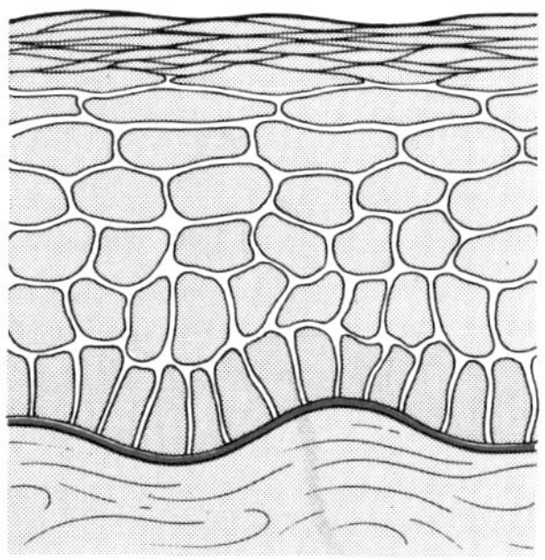

Basalmembran-Autoantikörper »Pemphigoid-Antikörper«

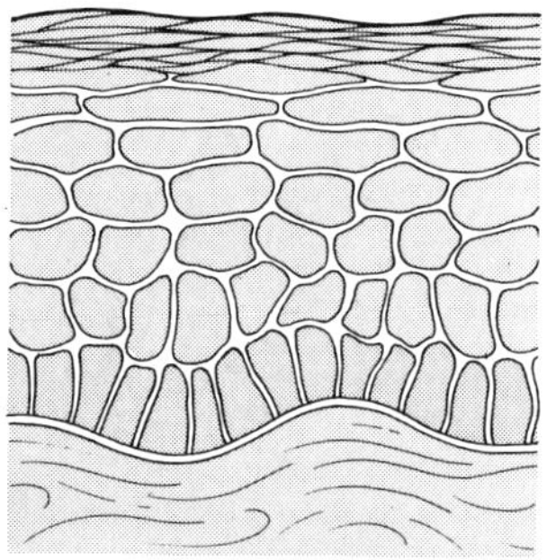

Autoantikörper gegen die Epidermis nicht bekannt, manchmal vorhanden: Endomyosin-, Retikulin- oder Gliadin-Antikörper

Prognose
Der Verlauf ist akut bis chronisch.

Prognose. Der Verlauf kann akut bis chronisch mit intermittierenden Remissionen sein. Unbehandelt und vor dem Einsatz von Glukokortikoiden verlief die Erkrankung meist in ein bis drei Jahren letal. Glukokortikoide und Immunsuppressiva verbesserten die Prognose entscheidend. Die Todesursachen sind jetzt vorwiegend die Folgen der langfristigen Glukokortikoid- und immunsuppressiven Therapie.

Tabelle 55: Differentialdiagnose von Pemphigus vulgaris, bullösem Pemphigoid und Dermatitis herpetiformis Duhring			
	Pemphigus vulgaris	**Bullöses Pemphigoid**	**Dermatitis herpetiformis Duhring**
Geschlechtsverteilung	Frauen und Männer gleich	Frauen etwas häufiger	meist Männer
Erkrankungsalter	30–60 Jahre	meist älter als 60	20–50 Jahre
Hautbefall	schlaffe Blasen vorwiegend auf normaler Haut und Erosionen	polymorphes Bild mit prallen, meist großen Blasen auf erythematöser Haut und Erosionen	gruppierte Bläschen auf erythematöser und urtikarieller Haut, Erosionen und Krusten
Schleimhautbefall	meistens	selten	praktisch nie
Tzanck-Test *(S. 272)*	positiv (Pemphiguszellen)	negativ	negativ
Nikolski-Phänomen I *(S. 270)*	positiv	negativ (positiv nur in Herden)	negativ
Nikolski-Phänomen II *(S. 277)*	positiv	positiv	negativ
Jodprovokation	negativ	negativ	positiv
subjektive Beschwerden	Erosionen sind schmerzhaft	Erosionen sind schmerzhaft	brennende und juckende Empfindungen
Therapie	Kortikosteroide, Azathioprin, Plasmapherese	Tumor-Suche! Kortikosteroide, Azathioprin	Sulfone, Sulfonamide, jodfreie Diät (bei ausgeprägter Enteropathie auch glutenfreie Diät)

[handschriftlich:] Prognose : ohne Therapie 1–3 Jahre | Let. ohne Th. 30% | Gute Prognose

12.1.2 Pemphigus vegetans

> **Definition.** Der Pemphigus vegetans ist eine Sonderform des Pemphigus vulgaris, die gekennzeichnet ist durch Blasenbildung mit nachfolgenden Erosionen und papillomatösen Vegetationen. Eventuell ist diese Verlaufsform die Folge einer speziellen Immunitätslage des Patienten.

Häufigkeit. Viel seltener als Pemphigus vulgaris.

Klinik. Die schlaffen, rasch erodierten Blasen heilen nicht ab, sondern es entstehen papillomatöse Wucherungen, Vegetationen genannt. Beim Abtrocknen können die Läsionen einen warzenartigen Aspekt annehmen. Prädilektionsstellen für die Vegetation sind die Intertrigines, wo Mazeration und bakterielle Besiedelung fördernd wirken. Am übrigen Integument herrschen mehr oder weniger pemphigustypische Blasen vor.

Histologie. Die Epidermis zeigt suprabasale, durch Akantholyse entstandene Blasen und zugleich besteht eine ausgeprägte Akanthose und Papillomatose. Meist sind in den Reteleisten multiple Mikroabszesse, angefüllt mit Neutrophilen und Eosinophilen vorhanden.

Ätiologie. Siehe Pemphigus vulgaris.

Diagnose und Differentialdiagnose. Zur Abgrenzung von anderen vegetierenden Dermatosen sind die akantholytischen Blasen im Initialstadium mit erst nachfolgender Akanthose und Papillomatose sowie die »Pemphigus-Antikörper« im Serum diagnostisch entscheidend. Differentialdiagnostisch ist zu denken an vegetierende Pyodermien (Staphylokokken!), Condylomata lata bei Lues II (TPHA!) und Acanthosis nigricans (Histologie!).

12.1.2 Pemphigus vegetans

◄ Definition

Häufigkeit
Sehr selten.

Klinik
Die Blasen erodieren rasch, und in den Erosionen entstehen papillomatöse Vegetationen.

Histologie
Suprabasale, akantholytische Blasen sowie Akanthose und Papillomatose.

Ätiologie
Siehe Pemphigus vulgaris.

Diagnose und Differentialdiagnose
Pemphigus-Antikörper im Serum sind entscheidend.

Therapie
Systemisch mit Glukokortikoiden
(s. Pemphigus vulgaris). Lokal bei
geringer Ausdehnung: Glukokorti-
koid-Cremes.

Prognose
Siehe Pemphigus vulgaris.

12.1.3 Pemphigus foliaceus

Definition ▶

Häufigkeit
Sehr selten.

Klinik
Schlaffe, rasch platzende Blasen,
die dann klebrigkrustige erosive
Läsionen ergeben.
Typisch ist ein unangenehmer Fötor.
Schleimhautbefall ist selten.

Histologie
Akantholytische Blasenbildung im
Stratum granulosum.

Laborbefunde
»Pemphigus-Antikörper« kommen
vor.

Ätiologie und Pathogenese
Pemphigus foliaceus ist **autoimmunologisch** bedingt, wobei die Antikörper gegen andere Antigene
gerichtet sind als die eigentlichen
»Pemphigus-Antikörper«.

**Diagnose und Differential-
diagnose**

Therapie
Systemisch: Glukokortikoide und/
oder Immunsuppressiva.

Therapie. Systemische Therapie wie bei Pemphigus vulgaris.

Als lokale Maßnahmen kommen bei geringer Ausdehnung auch Glukokortikoide mit antimikrobiellem Zusatz und die chirurgische Abtragung in Betracht.

Prognose. Der Verlauf erfolgt in Schüben, zuweilen kann ein generalisierter Pemphigus vulgaris auftreten. Die Vegetationen sind häufig sehr therapieresistent.

12.1.3 Pemphigus foliaceus

> ***Definition.*** Es handelt sich um eine Erkrankung, die durch akantholytische Blasen im Stratum granulosum, Auto-Antikörper im Serum, die ähnlich den »Pemphigus-Antikörpern« reagieren und Ablagerung von IgG und Komplement im Stratum granulosum im Bereich der betroffenen Areale gekennzeichnet ist (direkte und indirekte Immunfluoreszenz sind dem Pemphigus vulgaris ähnlich).

Häufigkeit. Die Erkrankung ist sehr selten. Am meisten betroffen sind Menschen zwischen dem 30. und 60. Lebensjahr.

Klinik. Die ersten Läsionen sind flache, schlaffe, rasch aufplatzende Blasen, die **meist am behaarten Kopf, im Gesicht und am oberen Rumpf lokalisiert sind.** Die rasch zerstörten Blasen hinterlassen flache, nässende Erosionen, die schuppigkrustig belegt sind. Sie dehnen sich exzentrisch aus. So kann sich eine sekundäre Erythrodermie entwickeln. Das gesamte Integument ist dann gerötet und von klebrigen, blätterteigartigen Schuppenkrusten bedeckt. Bakterielle Sekretzersetzung ergibt einen charakteristischen, unangenehmen Fötor. Durch Reibung entstehen immer neue Läsionen (Nikolski-Phänomen I ist positiv). Der **Schleimhautbefall ist selten** und nur gering.

Histologie. Akantholytische Blasenbildung im Stratum granulosum, häufig auch Akanthose und Papillomatose. In der Dermis findet man ein leukozytäres Infiltrat.

Laborbefunde. Typisch und von diagnostischer Bedeutung sind Autoantikörper im Serum und abgelagert in den Interzellularräumen der Epidermis (»Pemphigus-AK«), deren Antigen noch unbekannt ist. Zytologische Untersuchungen zeigen Pemphiguszellen im Blaseninhalt. Die Parameter (BKS, Blutbild, Dysproteinämie) sind erst bei fortgeschrittenem Stadium pathologisch.

Ätiologie und Pathogenese. Die **Autoantikörper** im Serum von Patienten mit Pemphigus foliaceus reagieren in der direkten und indirekten Immunfluoreszenz ähnlich wie »Pemphigus-Antikörper«. Auch sie färben die Interzellularräume der gesamten Epidermis homogen an. Biochemische und immunologische Untersuchungen sprechen aber dafür, daß sie gegen andere Antigene gerichtet sind als die eigentlichen »Pemphigus-Antikörper«, wahrscheinlich gegen ein desmosomales Glykoprotein. Für die pathogenetische Bedeutung dieser Antikörper sprechen die gleichen Beobachtungen und Versuchsergebnisse wie bei Pemphigus vulgaris (s.o.).

Diagnose und Differentialdiagnose. Die aufgelagerten Schuppenkrusten und die Prädilektionsstellen lassen auch an einen diskoiden Lupus erythematodes und an ein seborrhoisches Ekzem denken. Bei erythrodermatischen Ausprägungen müssen ein generalisiertes Ekzem, eine Psoriasis vulgaris oder Prämykoside abgegrenzt werden. Histologische, immunhistologische und serologische Befunde erlauben die Differenzierung.

Therapie. Wie bei Pemphigus vulgaris, vornehmlich Glukokortikoide und Immunsuppressiva (Azathioprin). Zusätzlich sind bakterielle Sekundärinfektionen systemisch und/oder lokal zu behandeln. Lokal haben sich Desinfizienzien (KMnO$_4$, Eosin) und Adstringenzien (Eichenrindenextrakte) bewährt.

12.1.4 Pemphigus erythematosus

Synonyme. Pemphigus seborrhoicus, Senear-Usher-Syndrom.

> **Definition.** Der Pemphigus erythematosus ist durch erythematosquamöse Plaques und akantholytische Blasen in den seborrhoischen Arealen gekennzeichnet. Immunologisch betrachtet, handelt es sich um eine Kombination von Pemphiguserkrankung mit Lupus erythematodes, da sowohl an der Basalmembran-Zone abgelagerte Antikörper wie bei Lupus erythematodes (Kap. 5), als auch »Pemphigus-Antikörper« und manchmal ANA im Serum nachzuweisen sind.

Häufigkeit. Die Erkrankung ist sehr selten. Besonders Erwachsene im mittleren Alter sind betroffen.

Klinik. In den seborrhoischen Arealen (Gesicht, behaarter Kopf, Brust- und Rückenmitte) bestehen symmetrische, seborrhoid schuppende, mit Schuppenkrusten belegte, erythematöse Herde zusammen mit Blasen, die rasch platzen *(Abb. 168).* Typisch sind der flüchtige Verlauf und das wechselnde Aussehen der Hauteffloreszenzen. **Die Schleimhäute sind nicht befallen.** Häufig besteht ein Juckreiz.

Histologie. Das histologische Bild entspricht dem Pemphigus foliaceus.

Immunologische Befunde. Die direkte Immunfluoreszenz zeigt in den Herden bei 80% bandförmige Ablagerungen von IgG-Antikörpern in der subepidermalen Basalmembranzone wie bei Lupus erythematodes *(Kapitel 5)* und zusätzlich in den Interzellularräumen abgelagerte IgG-Antikörper (»Pemphigus-Antikörper«).
 Im Serum werden »Pemphigus-Antikörper« und manchmal auch ANA nachgewiesen. Antikörper gegen die Basalmembranzone (»Pemphigoid-Antikörper«) sind nicht vorhanden.

Verlauf. Die Erkrankung kann lokalisiert bleiben und in Schüben verlaufen, sie kann aber auch generalisieren und so das Bild eines Pemphigus foliaceus ergeben.

Diagnose und Differentialdiagnose. Differentialdiagnostisch kommen in erster Linie ein seborrhoisches Ekzem, ein Lupus erythematodes oder ein Pemphigus vulgaris in Betracht, die sich jedoch histologisch und immunhistologisch sowie durch Autoantikörper im Serum abtrennen lassen.

Therapie. Schwere Verläufe werden systemisch mit Glukokortikoiden oder mit Immunsuppressiva behandelt. Wenige Einzelherde wird man lokal mit Glukokortikoid-Creme oder Glukokortikoid-Kristallsuspension behandeln.

12.1.4 Pemphigus erythematosus

◀ **Definition**

Häufigkeit
Sehr selten.

Klinik
Am Kopf und am oberen Rumpf sind erythematöse Herde mit Schuppen, Krusten und Blasen vorhanden *(Abb. 168).*
Kein Schleimhautbefall.

Histologie
Siehe Pemphigus foliaceus.

Immunologische Befunde
LE-Band, ANA und Pemphigus-Antikörper sind nachweisbar.

Verlauf
Oft lokalisiert.

Diagnose und Differentialdiagnose

Therapie
Glukokortikoide systemisch oder lokal je nach klinischer Ausprägung.

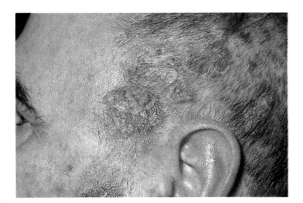

Abb. 168: Pemphigus erythematosus. Auf gerötetem Grund besteht eine seborrhoide Schuppung mit Bläschen im Randbereich.

12.1.5 Brasilianischer Pemphigus foliaceus

Definition ▶

Häufigkeit
Bevorzugt junge Frauen.

Klinik
Ähnlich dem Pemphigus foliaceus.

Histologie
Siehe Pemphigus foliaceus.

Immunologische Befunde
»Pemphigus-Antikörper«.

Ätiologie
Wahrscheinlich autoimmunologisch.

Verlauf
Chronisch.

Therapie
Systemisch Glukokortikoide.

Der klinische Fall ▶

12.1.5 Brasilianischer Pemphigus foliaceus

Synonyme. Fogo selvagem (»wildes Feuer«).

> **Definition.** Die Erkrankung ist dem Pemphigus foliaceus sehr nahe verwandt, jedoch ist sie endemisch im zentralen Südamerika.

Häufigkeit. Der brasilianische Pemphigus foliaceus betrifft vorwiegend junge Frauen (65% unter 50 Jahren) und tritt familiär gehäuft auf.

Klinik. Sehr ähnlich dem Pemphigus foliaceus. Es können neben den Blasen Erythrodermien und Papillomatosen in den Vordergrund treten. Die Schleimhäute bleiben unbeteiligt. Subjektiv klagen die Patienten über Schmerzen, die wie Feuer brennen (»wildes Feuer«).

Histologie. Die histologischen Befunde entsprechen dem Pemphigus foliaceus.

Immunologische Befunde. Im Serum sind in hohen Titerstufen Autoantikörper gegen oberflächenassoziierte Antigene der Keratinozyten nachweisbar (»Pemphigus-Antikörper«). Sie sind wahrscheinlich gegen dasselbe desmosomale Glykoprotein gerichtet wie bei Pemphigus foliaceus (s.o.) und auch in den Interzellularräumen abgelagert nachweisbar. Der Titerverlauf ist parallel der Ausprägung der Krankheit.

Ätiologie. Der Nachweis von **Autoantikörpern,** gegen Interzellularsubstanzen, (»Pemphigus-Antikörper«), deren Titer dem Krankheitsgeschehen parallel verläuft, spricht für eine immunologische Erkrankung. Das endemische Auftreten weist noch auf ein zusätzliches infektiöses Agens (z.B. Virus) hin.

Verlauf. Vor Einführung der Glukokortikoide nahm der brasilianische Pemphigus foliaceus einen chronischen Verlauf, der nach 10 bis 30 Jahren zum Tode führte. Oft mehrjährige systemische Glukokortikoidtherapie führen derzeit in 55% der Fälle zu einer Heilung.

Therapie. Systemische Glukokortikoide für ein bis drei Jahre in einer Dosierung, die sich nach dem klinischen Bild richtet. Zusätzlich systemische und lokale Therapiemaßnahmen entsprechend der Sekundärinfektion.

Der klinische Fall. Die 52 Jahre alte Patientin hat seit neun Monaten rezidivierend schmerzhafte Erosionen an den Mundschleimhäuten. Unterschiedliche Lokaltherapeutika sprachen nicht an. Seit vier Monaten treten zunehmend am Nabel, in der Leistenregion und am Rücken auf gesunder Haut schlaffe Blasen auf, die rasch platzen und verkrusten. Die bei der Krankenhausaufnahme durchgeführte histologische Untersuchung ergab eine akantholytische Blasenbildung in den unteren Epidermisschichten. In der direkten Immunfluoreszenz waren in den Interzellularräumen der Epidermis IgG- und Komplementablagerungen erkennbar. Die »Pemphigus-Antikörper« hatten im Serum einen Titer von 1:320. Diese histologischen und immunhistologischen Befunde bestätigten die klinische Verdachtsdiagnose eines Pemphigus vulgaris. Eine systemische Therapie mit anfangs 100 mg Decortin pro Tag führte zur Remission, die mit Azathioprin 100 mg und Decortin 8 mg pro Tag seit zwei Monaten stabil blieb.

12.2 Pemphigoid-Gruppe

Definition ▶

12.2 Pemphigoid-Gruppe

> **Definition.** Bei den Erkrankungen dieser Gruppe entstehen die Blasen epidermolytisch, d.h. durch Abheben der gesamten Epidermis von der Dermis. Es entstehen so subepidermale Blasen. Da keine intraepidermale Akantholyse vorkommt, fehlen die Pemphiguszellen (Tzanck-Test negativ).
> Die **Pemphigoid-Gruppe** umfaßt:
> ● Bullöses Pemphigoid,
> ● vernarbendes Schleimhautpemphigoid,
> ● Herpes gestationis.

12.2.1 Bullöses Pemphigoid

Synonyme. Parapemphigus, Alterspemphigoid.

> **Definition.** Die Erkrankung ist gekennzeichnet durch prall gespannte Blasen, die subepidermal auf gesunder Haut oder auf erythematösen Plaques entstehen. Typisch sind Autoantikörper gegen die Basalmembranzone im Serum. Die Krankheit verläuft chronisch, und sie tritt häufig paraneoplastisch auf.

Vorkommen. Am häufigsten betroffen sind Patienten nach dem 60. Lebensjahr.

Klinik. Die charakteristischen Effloreszenzen sind erbs- bis haselnußgroße pralle Blasen, die generalisiert, bevorzugt jedoch in den Falten, am oberen Abdomen und an den Oberschenkelinnenseiten auftreten. Manchmal bleibt die Erkrankung einige Zeit lokalisiert. Die Blasen entstehen auf völlig gesunder Haut und/oder auf elevierten Erythemen. Ausgedehnte Erytheme können auch ohne Blasen vorhanden sein *(Abb. 169)*. Der Blaseninhalt ist meist klar oder hämorrhagisch, da bei der subepidermalen Blasenbildung Kapillaren des oberflächlichen Plexus angerissen werden können *(Syn. 41)*.

Da die Blasendecke aus der gesamten Epidermis besteht, sind die Blasen wesentlich widerstandsfähiger als bei Pemphigus-Krankheiten. Wenn sie platzen, entstehen flache Erosionen, die blutig-krustig belegt sind. Sie heilen von den Rändern ausgehend narbenlos ab.

Das Nikolski-I-Phänomen kann, vorwiegend in Blasenrandgebieten, positiv sein (s.o.). Das Nikolski-II-Phänomen ist positiv, d.h. vorhandene Blasen lassen sich durch seitlichen Druck verschieben.

Die Mundschleimhaut ist nicht oft befallen (nur 20%), die übrigen Schleimhäute sehr selten.

Gelegentlich bestehen Juckreiz oder Schmerzen durch die verkrusteten Erosionen.

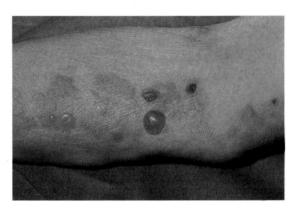

Abb. 169: Bullöses Pemphigoid. Pralle Blasen unterschiedlicher Größen und Erytheme.

Histologie. Anfangs entwickelt sich eine subepidermale Spalte, die gesamte unveränderte Epidermis wird abgehoben und zur Blasendecke. Der Blaseninhalt besteht manchmal nur aus Serum, manchmal sind reichlich Eosinophile vorhanden. In der oberen Dermis findet sich ein Infiltrat aus Lymphozyten, Histiozyten, eosinophilen und neutrophilen Leukozyten *(Syn. 41)*.

Elektronenmikroskopisch ist die Spaltbildung innerhalb der Lamina lucida lokalisiert *(Syn. 41)*.

Immunhistologie. Immunhistologisch können entlang der meist nicht verbreiterten Basalmembran abgelagerte Immunglobuline und Komplement nachgewiesen werden.

12.2.1 Bullöses Pemphigoid

◀ Definition

Vorkommen
Meist sind ältere Menschen betroffen.

Klinik
Pralle Blasen auf gesunder Haut oder auf Erythemen treten bevorzugt in den Falten, am Abdomen und an den Oberschenkelinnenseiten auf *(Abb. 169)*. Die Blasendecke ist widerstandsfähig.

Die Mundschleimhaut ist nur in 20% der Fälle befallen.

Histologie
Subepidermale Blasenbildung mit dermalem Infiltrat *(Syn. 41)*.

Immunhistologie
Entlang der Basalmembran sind Immunglobuline und Komplement abgelagert.

Laborbefunde
Typisch sind **Autoantikörper** im Serum gegen Basalmembranbestandteile (»Pemphigoid-Antikörper«).

Ätiologie und Pathogenese
Wahrscheinlich ist es eine **Autoimmunerkrankung.**

Das bullöse Pemphigoid tritt häufig als Paraneoplasie auf.

Diagnose und Differentialdiagnose
Siehe *Tabelle 55.*

Therapie
Tumorsuche! Therapie mit systemischen Glukokortikoiden und lokale Behandlung mit Desinfizienzien.

Prognose
Chronischer, meist schubweiser Verlauf. Die Prognose ist von evtl. Vorliegen eines Tumors abhängig.

Der klinische Fall ▶

12.2.2 Vernarbendes Schleimhautpemphigoid

Definition ▶

Laborbefunde. Typisch sind die bei 40 bis 80% der Patienten im Serum vorhandenen **Autoantikörper,** die gegen Antigene der Basalmembran gerichtet sind (»Basalmembran-Antikörper«, »Pemphigoid-Antikörper«). Diese Antikörpertiter sind nicht mit der Krankheitsaktivität korreliert. Alle übrigen Parameter sind unauffällig. Erst später treten unspezifisch auf: erhöhte BKS, Proteinmangel, Leukozytose, Anämie.

Ätiologie und Pathogenese. Die Ätiologie ist unbekannt. Am ehesten handelt es sich um eine **Autoimmunerkrankung,** bei der Autoantikörper im Serum zirkulieren, die gegen noch unbekannte Antigene der Basalmembranzone gerichtet sind. Die Antigen-Antikörper-Reaktion entlang der Basalmembran führt dann zur Aktivierung der Komplementkaskade und nachfolgend zur Blasenbildung. Für einen Immunmechanismus spricht ferner die Assoziierung mit anderen immunologischen Erkrankungen wie Dermatomyositis, systemischem Lupus erythematodes, Colitis ulcerosa.

Da das bullöse Pemphigoid häufig als Paraneoplasie auftritt, könnte die Autoantikörperbildung primär durch das als »fremd« erkannte Karzinom induziert werden. Durch Kreuzreaktion dieser Antikörper mit der Basalmembranzone der Haut würden dann die Blasen entstehen.

Auch Medikamente, wie z.B. Penicillin und Furosemid, können ein bullöses Pemphigoid induzieren.

Diagnose und Differentialdiagnose. Gespannte, pralle Blasen auf gesunder Haut und elevierten Erythemen lassen bei älteren Patienten an ein bullöses Pemphigoid denken. Das Pemphigoid wird durch subepidermale Blasenbildung, IgG- und Komplementablagerungen entlang der Basalmembran sowie meist »Basalmembran-Antikörper« im Serum und negativen Tzanck-Test gesichert.

Differentialdiagnostisch sind Pemphigus vulgaris, Morbus Duhring und eine diabetische bullöse Dermatose (Diabetes, keine entsprechenden immunhistologischen Befunde!) abzutrennen.

Therapie. Eine Tumorsuche ist in jedem Falle angezeigt.

Systemisch Glukokortikoide, anfangs in hohen Dosen (40–50 mg Prednisolon), die weitere Dosierung erfolgt entsprechend dem Verlauf. Meist reichen niedrige Dosen jedoch aus. Nur in therapieresistenten Fällen wird man Immunsuppressiva (Azathioprin) zusätzlich verordnen.

Lokal erfolgt die Behandlung desinfizierend, z.B. Pinseln mit Eosin-Lösung.

Prognose. Die Erkrankung verläuft chronisch, meist in Schüben. Wenn ein Malignom bekannt und therapiert ist, sistiert das Pemphigoid häufig und es rezidiviert bei Tumorprogression. Die Letalität beträgt ohne Therapie 30%. Glukokortikoide und Immunsuppressiva verbessern die Prognose entscheidend.

Der klinische Fall. Die 64jährige Patientin leidet seit einem Jahr an mäßig juckenden großflächigen Erythemen, in denen immer wieder pralle, teils hämorrhagische Blasen auftreten. Die histologische Untersuchung zeigte subepidermale Blasen mit einem lymphozytären Infiltrat in der Dermis. Die direkte Immunfluoreszenz ließ an der Basalmembranzone abgelagertes Immunoglobulin und Komplement erkennen. Im Serum waren Basalmembran-Antikörper (Titer 1:128) vorhanden. Bei der Durchuntersuchung fand sich ein lobuläres Mammakarzinom, das vollständig reseziert werden konnte. Unter der oralen Therapie mit Kortikosteroiden (Beginn mit 40 mg Urbason täglich und langsamem Ausschleichen) sistierte das bullöse Pemphigoid schon 2 Monate nach der Operation.

12.2.2 Vernarbendes Schleimhautpemphigoid

Synonym. Benignes Schleimhautpemphigoid.

> *Definition.* Es ist eine chronische bullöse Dermatose, die bevorzugt an den Schleimhäuten auftritt, selten aber auch die Haut befällt und zu Vernarbungen führt.

Ätiologie. Wahrscheinlich handelt es sich um eine vernarbende Variante des bullösen Pemphigoids.

Klinik. Am häufigsten sind die Konjunktiven und die Mundschleimhaut betroffen, auch die Nasen-, Rachen-, Genital- und Analschleimhäute können befallen sein. Die Hautbeteiligung ist selten.

In den Augen beginnt das bullöse Schleimhautpemphigoid mit kleinen Blasen an den bulbären Konjunktiven, die rasch platzen, eine chronische Konjunktivitis unterhalten und unter starker narbiger Schrumpfung abheilen. Dies führt zu narbigen Synechien zwischen bulbären und palpebralen Konjunktiven. Die Augenbeweglichkeit wird reduziert. Ektropien bedingen sekundäre Hornhautveränderungen mit Pannusbildung und Ulzerationen, die zur Erblindung führen. Die Verlegung der Tränenausführungsgänge durch Narben führt zur Austrocknung der Konjunktiven mit Panophthalmie, was letztlich zum Verlust des Auges führt.

Auch an den Mundschleimhäuten treten rezidivierend Blasen auf, die rasch platzen und zu stark schmerzenden Erosionen führen, die unter narbiger Schrumpfung abheilen. Die gleichen narbigen Synechien entstehen auch an den anderen Schleimhäuten.

Eine **Hautbeteiligung** tritt nur in ca. 30% auf und ist meist nur gering. In den meisten Fällen sind die Blasen auf wenige Areale beschränkt, vor allem Gesicht, Nabelregion und Mons pubis. Generalisierte Blasenschübe sind extrem selten.

Histologie. Charakteristisch ist die subepidermale Blasenbildung, wobei die gesamte Epidermis das Blasendach bildet. Anfangs herrscht im Korium ein Infiltrat aus Eosinophilen, Lymphozyten und Plasmazellen vor, später kommt eine fibroblastische Aktivität mit Vaskularisation und narbiger Schrumpfung hinzu.

Immunhistologische Befunde. Mittels direkter Immunfluoreszenz lassen sich in der Basalmembranzone wie beim bullösen Pemphigoid lineare Ablagerungen von IgG, IgA und Komplement nachweisen. Jedoch sind zirkulierende Basalmembran-Antikörper in der indirekten Immunfluoreszenz nur selten vorhanden.

Verlauf. Der Verlauf ist schubweise über Jahre bei gutem Allgemeinzustand. Probleme bereiten die narbigen Stenosen und das nachlassende Sehvermögen. In 20% der Fälle tritt Erblindung ein.

Therapie. Auf Sulfone spricht die Erkrankung manchmal an. Versucht werden können auch Glukokortikoide, systemisch oder intraläsional. Synechien werden operativ angegangen.

12.2.3 Herpes gestationis

> ***Definition.*** Der Herpes gestationis ist eine polymorphe bullöse Dermatose der Schwangerschaft, die starken Juckreiz verursacht und der Pemphigoid-Gruppe zugehört.

Vorkommen. Sie ist selten. Es tritt etwa ein Fall pro 3000 bis 10 000 Schwangerschaften auf.

Klinik. Nach der 20. Schwangerschaftswoche, manchmal allerdings erst nach der Entbindung, treten bevorzugt in der Periumbilikalregion und an den Extremitäten, später auch am gesamten Integument ödematöse, polyzyklische Plaques auf, in denen kleinere und größere Blasen entstehen. Häufig sind die kleinen Blasen gruppiert herpetiform angeordnet. Das gleichzeitige Vorhandensein von ödematösen Plaques, Erythemen, Blasen verschiedener Größe und Krusten gibt der Dermatose ein polymorphes Aussehen *(Abb. 170)*. Gelegentlich sind die

Ätiologie
Siehe Pemphigoid.

Klinik
Bevorzugt an den Konjunktiven treten kleine Blasen auf, die rasch platzen und mit starker narbiger Schrumpfung abheilen, dies führt zu Synechien.
Seltener sind die Mund- und Genitalschleimhäute betroffen und nur ganz gelegentlich auch die Haut.

Histologie
Siehe Pemphigoid.

Immunhistologie
Siehe Pemphigoid.
Zirkulierende Antikörper gegen Basalmembranstrukturen sind nur selten nachweisbar.

Verlauf
Schubweiser Verlauf. Komplikationen stellen narbige Stenosen dar.

Therapie
Intraläsionale Injektionen von glukokortikoidhaltigen Suspensionen, ophthalmologische Operationen, Therapieversuche auch mit Sulfonen.

12.2.3 Herpes gestationis

◀ Definition

Vorkommen
Sehr selten.

Klinik
Im letzten Schwangerschaftstrimenon treten ödematöse, polyzyklische Plaques auf, in denen verschieden große Blasen entstehen, die gelegentlich herpetiform angeordnet sind *(Abb. 170)*.

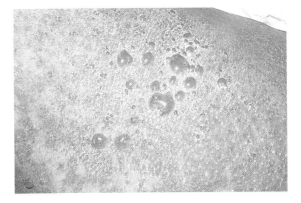

Abb. 170: Herpes gestationis. Auf erythematösen Plaques stehen herpetiform gruppierte Blasen unterschiedlicher Größe.

Der **Juckreiz** ist stark. Nikolski-I- und -II-Phänomen sind häufig positiv. Das Neugeborene kann dieselben Effloreszenzen haben.

Histologie
Subepidermale Blasenbildung mit entzündlichem Infiltrat im Korium.

Labor
Häufig Bluteosinophilie.

Pathogenese
Wahrscheinlich immunologisch bedingte Erkrankung mit hormoneller Abhängigkeit.

Diagnose und Differentialdiagnose
Die Diagnose beruht auf dem Auftreten während der Gravidität, dem polymorph-bullösen Bild und dem starken Pruritus.

Therapie
Glukokortikoidhaltige Externa, in schweren Fällen auch systemisch.

Schleimhäute mitbetroffen. Nikolski I und II sind häufig positiv. Der Herpes gestationis juckt sehr stark. Das Allgemeinbefinden ist wenig beeinträchtigt.

Dieselben Effloreszenzen können auch beim Neugeborenen auftreten. Sie heilen jedoch in wenigen Wochen spontan ab.

Histologie. Es liegt eine subepidermale Blasenbildung mit entzündlichem Infiltrat im Korium vor. Mittels direkter Immunfluoreszenz können in allen Fällen lineare Komplementablagerungen und in einigen Fällen auch Immunglobulinablagerungen längs der Basalmembran nachgewiesen werden.

Laborbefunde. Im Serum ist meist ein Immunglobulin G, der sogenannte HG-Faktor, nachweisbar, der Komplement bindet und so zur Blasenbildung führen kann. Hingegen sind Antikörper gegen Antigene der Basalmembranzone nur in 10% der Fälle nachweisbar. Häufig ist eine starke Bluteosinophilie vorhanden.

Pathogenese. Die passive Übertragung auf das Neugeborene und die immunologischen Befunde weisen auf eine immunologische Genese hin. Da gestagenhaltige Kontrazeptiva auch außerhalb der Schwangerschaft in wenigen Fällen einen Herpes gestationis provozierten, handelt es sich eventuell um eine autoimmunologische, hormonell abhängige Dermatose.

Diagnose und Differentialdiagnose. Die Diagnose beruht auf dem Auftreten während der Gravidität, dem polymorph-bullösen klinischen Bild und dem starken Pruritus. Differentialdiagnostisch sind abzugrenzen eine Dermatitis herpetiformis Duhring, ein bullöses Pemphigoid und ein Erythema exsudativum multiforme, was mittels immunhistologischer und histologischer Untersuchungen sowie der Anamnese gelingt.

Therapie. Leichte Fälle behandelt man nur lokal mit glukokortikoidhaltigen Cremes oder Austrocknen mit Farbstoffen. Bei ausgedehntem Befall sind systemisch Glukokortikoide individueller Dosierung indiziert. Gestagenhaltige Kontrazeptiva dürfen auch nach der Entbindung nicht verordnet werden.

12.3 Dermatitis herpetiformis Duhring

Definition ▶

12.3. Dermatitis herpetiformis Duhring

Synonym. Morbus Duhring.

Definition. Die Dermatitis herpetiformis Duhring ist eine polymorphe, oft chronisch-rezidivierend verlaufende Dermatose, die mit brennenden und schmerzhaften Empfindungen einhergeht. Charakteristisch sind subepidermale Spannungsblasen und Ansammlungen von Granulozyten sowie granuläre IgA-Ablagerungen in den dermalen Papillenspitzen. Die meisten Patienten haben zugleich eine Enteropathie.

Häufigkeit. Die Dermatose ist selten. Sie betrifft alle Altersgruppen, bevorzugt jedoch Männer im mittleren Alter.

Klinik. Anfangs treten uncharakteristische Erytheme und ödematöse Plaques mit **brennendem** bis **schmerzhaftem Juckreiz** auf. Darauf entstehen kleine Bläschen, die oft in Gruppen herpetiform angeordnet sind, oder auch große Blasen. Die Blasen dehnen sich exzentrisch aus und verkrusten rasch *(Abb. 171)*. Diese synchrone Polymorphie mit Erythemen, urtikariellen Plaques, Blasen, Bläschen und Krusten ist sehr charakteristisch. Hinzu kommen Kratzeffekte mit Impetiginisierung. Die typischen Lokalisationen sind die Streckseiten der Arme, der Schultergürtel, das Abdomen sowie die Glutäal- und Oberschenkelregion. Dieses Verteilungsmuster gibt einen Hinweis auf Morbus Duhring. Die Schleimhäute erkranken praktisch nie *(Tab. 55)*.

Die Patienten sind **jodempfindlich.** Lokale und systemische Applikation von Jod oder anderen Halogeniden kann zu Exazerbationen führen.

Bei etwa 90% der Patienten tritt zugleich eine **glutensensitive Enteropathie** auf, die einer milden Form der idiopathischen Steatorrhö gleicht. Jedoch ist das Verhältnis zwischen Dermatitis herpetiformis Duhring und der Enteropathie derzeit noch unklar.

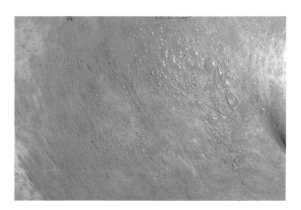

Abb. 171: Dermatitis herpetiformis Duhring. Kleine Bläschen stehen gruppiert in erythematöser Umgebung.

Histologie und Immunpathologie. Die **Blasenbildung** erfolgt **subepidermal.** Im Blasenlumen finden sich massenhaft eosinophile und neutrophile Leukozyten. Die basalen Zellen der Epidermis des Blasendachs sind oft nekrotisch. Die Blasen gehen aus Papillenabszessen hervor. Das sind Mikroabszesse aus eosinophilen und neutrophilen Leukozyten in den Spitzen der dermalen Papillen. Besonders in den Blasenrandbereichen und in den Erythemen sind diese zahlreich zu finden. Im Korium besteht ein buntes, entzündliches Infiltrat.

Elektronenmikroskopische Befunde zeigen, daß die Blasen unterhalb der Lamina densa entstehen, d.h. die Lamina densa bildet die unterste Lage eines Blasendaches *(Syn. 41)*.

In der direkten Immunfluoreszenzmikroskopie lassen sich bei fast allen Patienten granuläre IgA- und Komplement-Ablagerungen in den Papillenspitzen und in der Basalmembranzone nachweisen.

Die indirekte Immunfluoreszenz zeigt bei einem Teil der Patienten Autoantikörper im Serum. Es sind derzeit verschiedene Autoantikörper bekannt: Retikulin-, Gliadin- oder Endomyosin-Antikörper, deren Bedeutung im Rahmen der Dermatitis herpetiformis Duhring noch unklar ist.

Laborbefunde. Oft finden sich eine Bluteosinophilie und erniedrigte IgM-Spiegel bei erhöhtem IgA.

Pathogenese. Die Ätiologie ist unklar. Wahrscheinlich handelt es sich um ein polyätiologisches Krankheitsbild bei genetischer Prädisposition. Manifestationsfördernd sind Malignome, Fokalinfekte, Jod und andere Halogene sowie Nahrungsmittel, insbesondere Gluten. Genetisch ist die Dermatitis herpetiformis Duhring in 80% mit den Histokompatibilitätsantigenen HLA B8 und HLA DRW3 assoziiert.

Häufigkeit
Die Dermatitis herpetiformis Duhring ist selten, bevorzugt sind Männer.

Klinik
Anfangs treten uncharakteristische erythematöse Plaques mit **brennendem** bis **schmerzhaftem Juckreiz** auf, danach entstehen darauf Gruppen von kleinen Bläschen. Die Prädilektionsstellen sind Streckseiten der Arme, Schultergürtel, Abdomen und Glutäal- und Oberschenkelregion *(Abb. 171)*. Typisch ist eine synchrone Polymorphie der Effloreszenzen. Schleimhautbefall liegt praktisch nie vor *(Tab. 55)*. Es besteht eine **Jodempfindlichkeit. 90% der Patienten** haben zugleich eine **glutensensitive Enteropathie.**

Histologie und Immunpathologie
Subepidermale Blasenbildung mit massenhaft Eosinophilen und Neutrophilen im Blasenlumen und leukozytären Mikroabszessen in den Papillenspitzen.

Granuläre IgA-Ablagerungen in den Papillenspitzen und in der Basalmembranzone sind charakteristisch.

Manchmal können Autoantikörper (Retikulin-, Gliadin- und Endomyosin-Antikörper) nachgewiesen werden.

Laborbefunde
Oft Bluteosinophilie und erhöhte IgA-Spiegel.

Pathogenese
Unklar.
Manifestationsfördernd wirken Jod und glutenhaltige Nahrungsmittel.

Diagnose und Differentialdiagnose
Siehe *Tabelle 55.*

Diagnose und Differentialdiagnose. Die klinische Diagnose beruht auf dem polymorphen Exanthem mit Prädilektion der Extremitäten-Streckseiten, der Schulter und Glutäalregion und den typischen brennenden bis schmerzenden Empfindungen. Bestätigt wird die Diagnose histologisch durch die subepidermalen Blasen und die Mikroabszesse in den dermalen Papillenspitzen sowie immunhistochemisch durch den Nachweis von granulären IgA-Ablagerungen in den dermalen Papillenspitzen und in der Basalmembranzone. Diese histologischen und immunhistologischen Befunde erlauben die klinisch oft schwierige Abgrenzung vom bullösen Pemphigoid, von Prurigoformen, chronischen Ekzemen und Erythema exsudativum multiforme.

Therapie
Sulfone und Sulfonamide.
Jod- und glutenarme Diät, sofern vom Verlauf her indiziert.

Therapie. Mittel der Wahl sind Sulfone, z.B. Diaminodiphenylsulfon (DADPS), initial sind 150 bis 300 mg nötig, zur Stabilisierung reichen meist 50 bis 100 mg aus. Der Wirkungsmechanismus dieses Präparates ist ungeklärt. Wirksam sind auch Sulfonamide wie z.B. Sulfapyridin. Im akuten Schub oder bei Sulfon-/Sulfonamidunverträglichkeit kommen Glukokortikoide in Betracht. Eine glutenfreie Diät bessert die Enteropathie und in manchen Fällen, jedoch nicht immer, auch die Hauterscheinungen. Sie ist jedoch sehr aufwendig und teuer und deshalb nur bei ausgeprägter Enteropathie angezeigt. Eine jodarme Diät ist immer notwendig. Antihistaminika sind bei starkem Juckreiz angezeigt. Extern können Glukokortikoide, Lotio alba oder Teerpräparationen versucht werden.

Prognose
Akuter bis chronisch-rezidivierender Verlauf.

Prognose. Nach Fokussanierung heilt die Dermatitis herpetiformis Duhring oft ab. Sie kann aber auch chronisch-rezidivierend über Jahre und Jahrzehnte verlaufen, wobei in den meisten Fällen die Krankheitsintensität nachläßt. Der Allgemeinzustand bleibt immer unbeeinflußt.

12.4 Lineare IgA-Dermatose

12.4 Lineare IgA-Dermatose

Definition ▶

> **Definition.** Die Dermatose ist charakterisiert durch lineare IgA-Ablagerungen der Basalmembran, was sie von der Dermatitis herpetiformis Duhring und vom bullösen Pemphigoid abgrenzt. Klinisch ist diese Abtrennung nicht möglich.

Häufigkeit
Sehr selten, bevorzugt Frauen.

Häufigkeit. Die Erkrankung ist viel seltener als die Dermatitis herpetiformis Duhring. Bevorzugt betroffen sind Frauen.

Klinik
Klinisch entspricht die lineare IgA-Dermatose einem Mischbild von Dermatitis herpetiformis Duhring und bullösem Pemphigoid ohne Prädilektionsstellen. Eine Enteropathie ist extrem selten.

Klinik. Das klinische Bild entspricht einem Mischbild aus Dermatitis herpetiformis Duhring und bullösem Pemphigoid oder ähnelt vorwiegend einer der beiden Dermatosen. Prädilektionsstellen gibt es nicht. Eine glutensensitive Enteropathie kommt viel seltener als bei der Dermatitis herpetiformis Duhring vor, und auch die Jodempfindlichkeit ist wesentlich geringer. Diese klinischen Beobachtungen sowie die fehlende Assoziation mit den Histokompatibilitätsantigenen HLA B8 und HLA DRW3 (s.o.) unterstützen die Eigenständigkeit dieses Krankheitsbildes.

Pathologie und Immunpathologie
Siehe Dermatitis herpetiformis Duhring.
Pathognomonisch sind **lineare IgA-Ablagerungen längs der Basalmembranzone.** Autoantikörper sind nicht bekannt.

Pathologie und Immunpathologie. Der histologische Befund ist wie bei der Dermatitis herpetiformis Duhring.
Die direkte Immunfluoreszenz ergibt lineare IgA-Ablagerungen und Komplementablagerungen längs der Basalmembranzone. Autoantikörper konnten bisher nicht nachgewiesen werden. Die Diagnose wird immunhistochemisch durch den Nachweis linearer IgA-Ablagerungen längs der Basalmembranzone gestellt.

Therapie
Sulfone und Sulfonamide.

Therapie. Die lineare IgA-Dermatose spricht oft auch auf Sulfone und Sulfapyridine an.

Prognose
Chronischer Verlauf.

Prognose. Die Krankheit verläuft chronisch über Jahre.

12.5 Pemphigus chronicus benignus familiaris

Synonyme. Dyskeratosis bullosa hereditaria, Morbus Hailey-Hailey.

> **Definition.** Es handelt sich um eine autosomal dominant vererbte Derma-
> tose mit variabler Genpenetranz. Charakterisiert ist sie durch das rezidivie-
> rende Auftreten von gruppierten Bläschen in umschriebenen Arealen, vor-
> nehmlich in den Körperfalten.

Ätiologie. Die Erkrankung ist genetisch bedingt. Traumen, Wärme, Feuchtigkeit und Mikroben können Schübe induzieren. Da histologisch auch Dyskeratosen häufig zu beobachten sind, könnte es sich um eine bullöse Variante des
Morbus Darier *(Syn. 41)* handeln. Jedoch hat der Pemphigus chronicus benignus
familiaris nichts zu tun mit den Erkrankungen der Pemphigus-Gruppe und
nichts mit den hereditären Epidermolysen.

Klinik. Nach der Pubertät kommt es in den Axillen und Leisten sowie am seitlichen Hals in erythematöser Umgebung zu kleinen Blasen, die oft konfluieren.
Nach Platzen der Blasendecken entstehen nässende Areale, die zu Vegetationen
neigen und verkrusten *(Abb. 172)*. Die Begrenzung dieser Plaques ist scharf. Die
Läsionen dehnen sich in der Peripherie aus und zentral heilen sie zugleich ab,
wodurch ein polymorphes Bild entsteht.

Verlauf. Die Erkrankung verläuft in Schüben mit vollständigen Remissionen.
Es besteht gewöhnlich Juckreiz.
  Das Allgemeinbefinden ist nicht gestört.

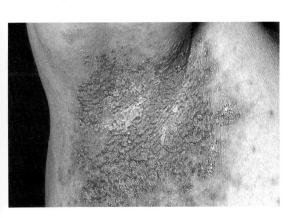

Abb. 172: Pemphigus chronicus benignus familiaris. Erythematöse Herde mit Bläschen und Schuppenkrusten in den großen Körperfalten.

Histologie. Vorherrschend sind eine ausgeprägte suprabasale Akantholyse
und Dyskeratosen der akantholytischen Zellen. Daher sind Pemphiguszellen im
Blasengrundausstrich nachweisbar. Leukozyten fehlen.
  »Pemphigus-Antikörper« sind nicht nachweisbar.
  Der Pemphigus chronicus benignus familiaris ist abzugrenzen von einer
Intertrigo (bakteriell oder mykotisch superinfiziert) und vom Pemphigus vege-
tans

Diagnose. Die Anamnese mit schubhaftem Verlauf, die Prädilektionsstellen
und das klinische Bild mit Blaseneruptionen lassen an einen Pemphigus chronicus benignus familiaris denken. Histologisch wird die Diagnose bestätigt.

Therapie. Krankheitsinduzierende Faktoren wie Traumen, Hitze und Sonne
müssen gemieden werden. Meist ist eine kombinierte Lokaltherapie mit Glukokortikoiden und Antibiotika ausreichend. Nur bei schweren Verläufen werden
diese Präparate systemisch verabreicht.
  Gute Dauererfolge bringt auch die Exzision mit Hauttransplantation.

12.5 Pemphigus chronicus benignus familiaris

◄ Definition

Ätiologie
Es ist eine genetisch bedingte Erkrankung.

Klinik
Nach der Pubertät treten **in den gro-
ßen Körperfalten** in erythematischer
Umgebung Blasen auf, die erodieren
und zu Vegetationen neigen
(Abb. 172).

Verlauf
Die Erkrankung verläuft in Schüben.
Es besteht gewöhnlich Juckreiz.

Histologie
Suprabasale Akantholyse und
Dyskeratosen.

Diagnose
Schubweise Blaseneruptionen in
den Intertrigines erlauben die Verdachtsdiagnose, die histologisch
bestätigt wird.

Therapie
Meist ist eine kombinierte Lokal-
therapie mit Glukokortikoiden und
Antibiotika ausreichend.

13 Exanthematische
     Hautkrankheiten

13.1 Parapsoriasis-Gruppe

Hier werden Krankheiten zusammengefaßt, die gewisse Ähnlichkeiten mit der Psoriasis aufweisen und scharf begrenzte, kaum juckende, entzündliche Papeln mit diskreter Parakeratose aufweisen.

Dazu zählen:
13.1.1 Pityriasis lichenoides

Definition ▶

Ätiologie
Nicht bekannt.

Epidemiologie
Seltene Erkrankung.

Klinik
Chronisch oder akut, selbst limitierend und schubweise tritt ein Exanthem mit scharf begrenzten, linsengroßen Papeln auf mit parakeratotischem Schuppendeckel *(Abb. 173)*. Die akuten Elemente zeigen oft hämorrhagische Nekrosen.

Histologie
Im oberen Korium findet sich eine lymphozytäre Vaskulitis in kleinknotiger Anordnung mit akanthotischer Epidermis und Hyper-Parakeratose.

13 Exanthematische Hautkrankheiten

13.1 Parapsoriasis-Gruppe

Unter diesem Namen faßt man eine heterogene Gruppe von Krankheiten zusammen, die gewisse Ähnlichkeiten mit der Psoriasis aufweisen: Scharf begrenzte, kaum juckende, entzündliche Papeln mit diskreter Parakeratose. Dazu gehört die Pityriasis lichenoides mit einer chronischen und einer akuten Erscheinungsform sowie die Parapsoriasis en plaques mit einer kleinfleckigen und einer großflächigen Form.

13.1.1 Pityriasis lichenoides

> **Definition.** Chronische, in seltenen Fällen akute, selbst limitierende exanthematische Dermatose mit kleinfleckigen Papeln, lymphozytärer Vaskulitis und psoriasiformer Reaktion der Epidermis.

Ätiologie. Nicht bekannt, möglicherweise liegt eine parainfektiöse, lymphozytäre Vaskulitis vor.

Epidemiologie. Seltene Erkrankung der Jugendlichen und Erwachsenen.

Klinik. Die Pityriasis lichenoides ist gekennzeichnet durch ein über Wochen bis Monate, oft in Schüben ablaufendes Exanthem mit einer Vielzahl von linsengroßen, ovalen oder runden, scharf begrenzten, wenig juckenden, entzündlichen Papeln mit rötlicher bis brauner Farbe *(Abb. 173)*. Diese sind bedeckt von einem parakeratotischen Schuppendeckel, der von der Seite her angehoben werden kann (Sargdeckelphänomen).

Bei der Pityriasis lichenoides acuta (varioliformis Mucha-Habermann) ist der Verlauf akut, und einzelne oder eine große Zahl der papulösen Elemente zeigen hämorrhagische Nekrosen, die schmerzen. In den meisten Fällen treten chronische und akute Elemente nebeneinander auf.

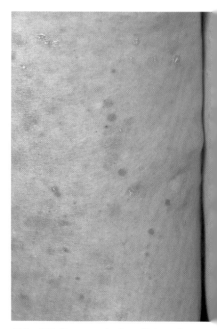

Abb. 173: Parapsoriasis guttata unter dem Bild der Pityriasis lichenoides mit positivem Hobelspanphänomen rechts oben.

Histologie. Im oberen Korium findet sich eine lymphozytäre Vaskulitis um die Gefäße herum in kleinknotiger Anordnung. Die Epidermis darüber ist akanthotisch verdickt und zeigt eine umschriebene Hyper-Parakeratose. Bei den akuten Elementen kommt eine Nekrose der Epidermis und gelegentlich der obersten Koriumanteile im Zentrum der Papeln hinzu, die oft hämorrhagisch durchsetzt ist.

Differentialdiagnose. Bei der chronischen Form sind die Psoriasis guttata und ein psoriasiformes Syphilid im Rahmen der Lues II abzugrenzen, bei der akuten Form eine allergische Vaskulitis, papulöse Arzneiexantheme und Windpocken.

Therapie. Die Behandlung ist systemisch zu führen, kombiniert mit einer desinfizierenden oder antientzündlichen Lokalbehandlung. Liegt ein Infekt zugrunde, so steht die Behebung desselben unter antibiotischer Abschirmung im Vordergrund. Symptomatisch können Steroide und auch eine systemische PUVA-Therapie helfen.

13.1.2 Parapsoriasis en plaques (Brocq)

> **Definition.** Diskrete, exanthematische und stammbetonte, entzündliche Erkrankung der Haut mit chronisch-rezidivierendem Verlauf und runden bis ovalen, kleinfleckig bis großflächigen, scharf begrenzten, makulösen Herden mit kleieförmiger Schuppung.

Ätiologie. Nicht bekannt. Die großflächige Form kann in ein kutanes T-Zell-Lymphom übergehen (Mycosis fungoides, prämykotisches Stadium).

Epidemiologie. Es handelt sich um die häufigste Erkrankung der Parapsoriasis-Gruppe, Manifestation bei Jugendlichen und Erwachsenen aller Altersgruppen.

Klinik. Die Parapsoriasis en plaques stellt eine exanthematische Erkrankung dar mit kleinfleckigen, runden und meist ovalen Herden, die stammbetont an den Spaltlinien der Haut ausgerichtet sind, an den Extremitäten vorwiegend die Beugeseiten befallen und wenig jucken. Die Elemente sind scharf begrenzt, flach oder nur angedeutet papulös, von hellroter bis leicht gelbbrauner Färbung und zeigen eine leicht gefältelte, an Atrophie erinnernde Oberfläche, die auf Kratzen und bei älteren Elementen auch spontan eine feine kleieförmige Schuppung zeigt *(Abb. 174)*. Bei der großflächigen Form können bizarre zusammenfließende Felder, wiederum vorwiegend am Stamm, auftreten, die makulöse und leicht papulöse, also stärker infiltrierte Bereiche haben und in der Regel jucken. Die Parapsoriasis en plaques, vor allem die kleinfleckige Form, zeigt eine deutliche Besserung im Sommer und eine Verschlechterung im Winter.

Histologie. Diskret und uncharakteristisch findet sich ein lymphozytäres Infiltrat in der oberen Dermis mit gelegentlicher Exozytose der Lymphozyten in die Epidermis. Die Epidermis selbst ist kaum verändert und zeigt nur eine geringe Parakeratose. Bei der großflächigen Form können histologisch die ersten Zeichen eines kutanen T-Zell-Lymphoms auftreten mit dichten lymphozytären Infiltraten (T_4-Helferzellen) und Zellatypien sowie mit vereinzelten Pautrier-Mikroabszessen in der basalen Epidermis.

Differentialdiagnose
Die Psoriasis guttata und Lues II sowie Vaskulitis, Arzneiexantheme und Windpocken sind abzugrenzen.

Therapie
Antibiotische Behandlung oder systemische PUVA-Therapie, blande Lokalbehandlung.

13.1.2 Parapsoriasis en plaques (Brocq)
◄ Definition

Ätiologie
Nicht bekannt, die großflächige Form kann in ein kutanes T-Zell-Lymphom übergehen.

Epidemiologie
Häufigste Erkrankung der Parapsoriasis-Gruppe.

Klinik
Exanthematische Erkrankung mit kleinfleckigen bis ovalen, stammbetonten und an den Spaltlinien ausgerichteten pityriasiformen Elementen *(Abb. 174)*.

Bei der großflächigen Form konfluieren solche Elemente zu bizarren Gebilden.

Die Parapsoriasis en plaques zeigt eine Besserung im Sommer.

Histologie
Diskretes, lymphozytäres Infiltrat im oberen Korium mit nur geringgradigen Epidermisveränderungen. Bei der großflächigen Form treten atypische T-Lymphozyten und Pautrier-Mikroabszesse auf.

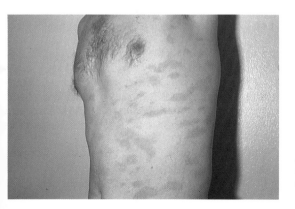

Abb. 174: Parapsoriasis en plaques mit typischen ovalen Herden an den Flanken des Körpers.

Differentialdiagnose
Pityriasis versicolor, seborrhoische Ekzeme und Pityriasis rosea.

Therapie
Abheilung nach UV-Bestrahlung.

Prognose
Die kleinfleckige Form ist harmlos und chronisch-rezidivierend, selbst limitierend.
Die großflächige Form verläuft chronisch-rezidivierend, in 10–45% der Fälle stellt sie sich als frühes Stadium eines kutanen T-Zell-Lymphoms (Mycosis fungoides) dar.

13.2 Lichen ruber

Definition ▶

Ätiologie
Nicht bekannt.

Epidemiologie
Betrifft vorwiegend Erwachsene, Männer mehr als Frauen.

Klinik
Die Einzelmorphe ist eine entzündliche, polygonale und scharf begrenzte Papel. Nach Aufhellung ist die Wickham-Streifung sichtbar (Abb. 175).

Juckreiz tritt am Anfang auf, zurück bleibt eine posteruptive Pigmentierung.
Pigmentierung ohne vorangehenden Lichen ruber entspricht einer »Ashy-Dermatose«.
Posteruptiv können auch Depigmentierungen bleiben.
Der Lichen ruber befällt bevorzugt die Beugestellen (Syn. 42).

Der Lichen ruber ist oft durch exogene Einflüsse provozierbar und lokalisierbar (isomorpher Reizeffekt, Koebner-Phänomen).

Differentialdiagnose. Oberflächliche Hautmykosen, vor allem die Pityriasis versicolor und seborrhoische Ekzeme mit stammbetonten Ausbreitungen sind zu erwägen sowie die Pityriasis rosea.

Therapie. Die kleinfleckige und die großflächige Form sprechen auf Sonnenbestrahlung, SUP-Behandlung und auf die systemische PUVA-Therapie an, während eine lokale Behandlung nur bei Juckreiz notwendig ist.

Prognose. Die kleinfleckige Form ist chronisch-rezidivierend und immer harmlos. Sie macht kaum Beschwerden.

Die großflächige Form verläuft ebenfalls chronisch-rezidivierend und in vielen Fällen mit Juckreiz, welcher der Therapie zugänglich ist. 10 bis 45% der großflächigen Fälle von Parapsoriasis en plaques, und darunter besonders diejenigen Fälle mit poikilodermatischen und atrophisierenden Stellen sowie mit starkem Juckreiz, entwickeln sich chronisch-progressiv in ein kutanes T-Zell-Lymphom (Mycosis fungoides). Sie bedürfen der engmaschigen Kontrolle und der intensiven Behandlung (Kap. 10.2).

In seltenen Fällen treten klein- oder großflächige Formen der Parapsoriasis en plaques im Verlauf eines Morbus Hodgkin, einer systemischen Amyloidose oder eines Plasmozytoms, begleitend oder monitorisch als Paraneoplasie auf.

13.2 Lichen ruber

Synonym: Knötchenflechte

> **Definition.** Chronische, rezidivierende, entzündliche Erkrankung der Haut und der hautnahen Schleimhäute, nicht ansteckend und nicht erblich, mit Juckreiz und großer morphologischer Vielfalt.

Ätiologie. Nicht bekannt. Möglicherweise liegt eine virusbedingte Autoimmunreaktion vor.

Epidemiologie. Der Lichen ruber ist eine der häufigsten Hautkrankheiten unbekannter Ursache, er befällt vorwiegend Erwachsene und die Männer häufiger als die Frauen.

Klinik. Die häufigste Form des Lichen ruber stellt der **Lichen ruber planus** dar. Die Einzelmorphe ist eine gerötete, scharf und polygonal begrenzte, flache oder zentral eingedellte, manchmal ringförmige Papel. Punktfein bis zu Linsengröße stehen sie oft in Gruppen (Abb. 175), konfluieren zu größeren, unregelmäßigen Platten (Plaques) und sogar zu netzförmigen Feldern. Auf diesen Elementen sieht man eine feine weißliche Streifung (**Wickham-Streifung**), die nicht abwischbar ist. Es handelt sich um die durchscheinende Verdickung des Stratum granulosum (Hypergranulose), welche oft erst nach Aufhellung der darübergelegenen Hornschicht durch Öl oder Wasser darzustellen ist.

Schubweise und akut mit starkem Juckreiz auftretend, persistieren die Papeln monate- und jahrelang. Noch deutlich länger ist eine posteruptive Pigmentierung sichtbar. Tritt eine solche ohne akute und juckende Phase des Lichen ruber auf, so spricht man von einer »Ashy-Dermatose« wegen der alleinigen aschgrauen Pigmentierung ohne Juckreiz.

Bei rassisch stark pigmentierter Haut kann der Lichen ruber auch zu einer Pigmentinkontinenz mit persistenter Depigmentierung führen.

Prädilektionsstellen des Lichen ruber planus sind die Beugestellen am Handgelenk, die Vorderarm-Innenseiten, der untere Rücken und die Knöchelregion (Syn. 42). An den Handflächen, Fußsohlen und am Nagelfalz imponieren die Lichen-ruber-Papeln oft als »warzenartige« Knötchen. Die Nägel können dadurch im Wachstum gestört sein.

Beim Lichen ruber läßt sich durch äußere Einflüsse (Verletzung, Kratzen, Druck etc.) der Haut ein **isomorpher Reizeffekt** (Koebner-Phänomen) hervorrufen mit eruptiven Elementen entlang der traumatisierten Stellen.

Synopsis 42: Prädilektionsstellen des Lichen ruber planus.

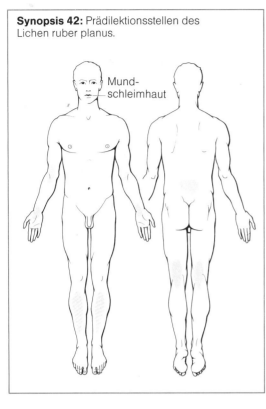

Mund-
schleimhaut

Selten tritt der Lichen ruber exanthematisch oder gar als Erythrodermie auf, möglicherweise infolge vorhergehender Exantheme anderer Ursache als isomorpher Effekt.

Neben dem häufigsten und klassischen Lichen ruber planus findet sich oft beim selben Patienten ein **Lichen ruber mucosae,** wobei Mundschleimhaut, Zunge, Lippen, die Genitalschleimhäute (bei beiden Geschlechtern) und der Analtrichter in dieser Reihenfolge der Häufigkeit befallen sind. Der Lichen ruber mucosae juckt selten, er ist gekennzeichnet durch die streifige oder netzartige Zeichnung (Wickham-Streifen) und weist, vor allem am Genitale, gelegentlich erosive und schmerzhafte Stellen auf.

Der Lichen ruber mucosae zeigt die Wickham-Streifung sehr deutlich.

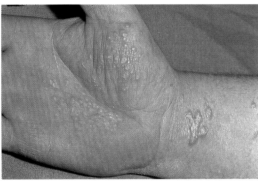

Abb. 175: Lichen ruber planus.

Sonderformen

● **Lichen ruber verrucosus:** vor allem an den Unterschenkeln mit großen, knotigen Herden, welche jahrelang persistieren, zu Narben führen und sich sehr therapieresistent verhalten *(Abb. 176).*

● **Lichen ruber acuminatus:** Multiple, punktförmige Lichen-ruber-Elemente an den Haarfollikeln, oft exanthematisch auftretend mit wenig Juckreiz *(Abb. 177).* Als Maximalvariante gilt das seltene Graham-Little-Lasseur-Syndrom mit Lichen ruber acuminatus, follikulärem Befall der Axillar- und Genitalbehaarung sowie der Kopfhaut. Es kommt zum Verlust der Haare dieser Regionen, wobei an der Kopfhaut ein narbiger Status pseudopeladicus als narbige Alopezie zurückbleibt.

Histologie. Der Schwerpunkt des entzündlichen Geschehens spielt sich an der dermoepidermalen Grenze ab mit einer ballonierenden Degeneration der Basalzellen und einer Inkontinenz der Basalmembran. Melanosomen und epidermale Proteine (gepackt in sog. zytoide Körperchen) erreichen die Dermis und werden dort phagozytiert oder gelagert (posteruptive Pigmentierung). Die obere Dermis ist bandförmig eingenommen von einem dichten, lymphohistiozytären Infiltrat, welches die Epidermis erreicht und vorwölbt (entzündliche Papel). Die

Als **Sonderformen** imponieren Lichen ruber verrucosus am Unterschenkel und Lichen ruber acuminatus an den behaarten Stellen. Gut sichtbar in den Abbildungen *176 u. 177.*

Histologie
Ballonierende Degeneration der Basalzellschicht, Akanthose und Hypergranulose der Epidermis sowie ein bandförmiges Rundzell-Infiltrat in der oberen Dermis sind die Charakteristika.

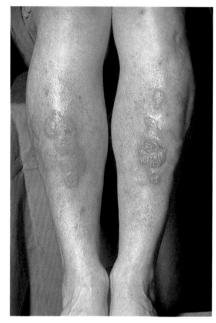
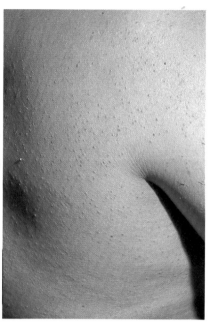

Abb. 176: Lichen ruber verrucosus

Abb. 177: Lichen ruber acuminatus mit punktförmigen Papeln.

Epidermis selbst erfährt neben der basalen Degeneration auch einen Proliferationsreiz, der zur Hyperpigmentierung und vor allem zur Hyperepidermopoese mit der besonderen, herdförmig oder streifig angeordneten Verdickung des Stratum granulosum (Wickham-Streifen) und zu einer uncharakteristischen und nicht immer deutlich ausgeprägten Hyperkeratose führt.

Das besondere histopathologische Bild unterhält die Vermutung einer lokalen, möglicherweise virusbedingten Autoimmunreaktion.

Differentialdiagnose
Siehe *Tabelle 56* und *Synopsis 43.*

Die **Differentialdiagnose** des Lichen ruber und seiner Sonderformen ist in *Tab. 56* gegeben, diejenige des Lichen ruber mucosae in Synopsis 43.

Tabelle 56: Differentialdiagnose der Lichen-ruber-Spielarten	
Verdacht auf	**differentialdiagnostische Überlegungen**
Lichen ruber planus	● lichenoide Arzneiexantheme (Schwermetalle, Antimalariamittel, Aminophenazon, Chlorothiazid u.a.m. ● akute »graft-versus-host«-Reaktion der Haut (GVHR) ● papulöse Lues II ● Lichen amyloidosus
Lichen ruber acuminatus	● Lichen nitidus ● follikuläre Verhornungsstörungen
Lichen ruber verrucosus	● Tuberculosis verrucosa cutis
Lichen ruber mucosae	● Leukoplakia nicotinica ● Balanitis scleroticans ● Craurosis vulvae

---

Synopsis 43: Differentialdiagnose an der Mundschleimhaut

Lichen ruber mucosae oris

Leukoplakia nicotinica

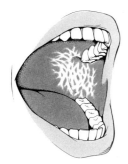
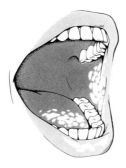

Streifige Zeichnung (Wickham-Streifen) Schwerpunkt im hinteren Wangendrittel und an der Gingiva.

Oberfläche glatt, wenig verletzlich. Geringe subjektive Symptome.

Lange Persistenz.

Flächig-gefelderte Zeichnung im vorderen Wangenbereich und an der Unterlippe.

Oberfläche rauh, verletzlich.

Oft Rückbildung schon 2–3 Wochen nach Ausschaltung der Noxe (Rauchen!)

Therapie. Die Therapie des Lichen ruber ist eine symptomatische. Im Vordergrund steht die **Lokaltherapie** mit stark wirksamen Steroiden, welche meßbar erfolgreich zur Entzündungshemmung und Juckreizverminderung führen. Die Anwendung ist offen, unter Okklusivverbänden oder mittels intrafokaler Injektion. An den Schleimhäuten sollte eine lokale Steroidbehandlung nur bei deutlichen subjektiven Beschwerden erfolgen mit Haftsalben, Lutschtabletten (möglichst nicht schlucken, sondern am Ort zergehen lassen) oder mit intrafokalen Injektionen.

Schweren Fällen ist, und auch dann nur als Initialbehandlung, die **systemische Therapie** vorbehalten mit oralen Steroiden über Tage bis Wochen, mit ACTH-Injektionen (Synacthen) in begrenzter Zahl oder mit dem Retinoid Tigason in der Dosis von 25 bis 75 mg für einige Wochen. Die Retinoidbehandlung kann auch kombiniert werden mit einer systemischen PUVA-Therapie.

13.3 Pityriasis rosea

Synonym. Schuppenröschen.

> **Definition.** Die Pityriasis rosea ist eine akut-entzündliche und selbstheilende Dermatose mit multiplen, ovalen, erythrosquamösen Herden, vorwiegend am Stamm.

Ätiologie. Die Ursache ist nicht bekannt. Virale oder immunologische Mechanismen konnten nie bestätigt werden. Es besteht keine Erblichkeit.

Häufigkeit. Es handelt sich um eine reine Hauterkrankung mittlerer Häufigkeit, Morbidität ca. 1%. Frauen sind häufiger befallen als Männer. Das Manifestationsalter liegt zwischen 10 bis 35 Jahren, selten können auch Kinder und alte Leute befallen sein. Die Pityriasis rosea ist eine einmalige Erkrankung, Rückfälle treten höchstens bei 2% der Patienten auf.

Klinik. Die Pityriasis rosea beginnt in der Regel (bis 90% der Fälle) mit einer einzigen, gut münzengroßen **Mutterplatte** (Primär-Medaillon, Plaque mère, Herald patch), die fast immer am Stamm, selten an den proximalen Extremitäten zu finden ist und kaum Symptome macht. Rötung und kleieförmige Schuppung, im Zentrum beginnend und am Rand als Saum stehend, sind die Charak-

Therapie
Lokal mit Steroiden, auch intrafokal. In schweren und exanthematischen Fällen kommt eine systemische Behandlung mit Steroiden, ACTH, Retinoiden (Tigason) und PUVA-Therapie in Frage.

13.3 Pityriasis rosea

◄ **Definition**

Ätiologie
Eine Ursache ist nicht bekannt.

Häufigkeit
Die Morbidität beträgt ca. 1%, das Manifestationsalter liegt zwischen 10 und 35 Jahren. Selten Rückfälle.

Klinik
Die Pityriasis rosea beginnt mit einer münzgroßen **Mutterplatte,** die nach Tagen bis Wochen von einem, evtl. mehreren exanthematischen Schü-

ben von runden bis ovalären Herden am Stamm und an den proximalen Extremitäten gefolgt wird *(Syn. 44)*. Diese Herde sind entsprechend der **Spaltlinien** der Haut ausgerichtet. Sowohl Mutterplatte wie die einzelnen Herde des Exanthems zeigen eine scharf begrenzte Rötung mit einer kleieförmigen, randständig betonten **Schuppung** (sog. Collerette, *Abb. 178)* und Juckreiz. Die Haut ist irritierbar.

Die Pityriasis rosea heilt spontan und narbenfrei nach 6–8 Wochen ab.

Diagnose und Differential-diagnose
Diese muß entsprechend der *Tabelle 57* aktiv betrieben werden.

teristika. In 5% der Fälle treten geringe Allgemeinsymptome (Kopfschmerzen, Abgeschlagenheit, Nervosität etc.) dazu.

Nach einigen Tagen bis zwei Wochen kommt es zu einem Exanthem mit multiplen, kleinfleckigen, ovalären, geröteten Herden, die sich am Stamm **entlang der Spaltlinien** der Haut ausrichten *(Syn. 44)* und neben dem Stamm auch die proximalen Extremitäten befallen. Hände, Füße und Gesicht bleiben fast immer frei *(Abb. 178)*. Die einzelnen Elemente werden im Laufe der nächsten Tage größer, tragen eine kleieförmige **Schuppung,** die wiederum zentral aufbricht und mit einem randständigen Saum stehen bleibt (sog. Collerette). **Juckreiz** tritt in einzelnen Fällen ausgesprochen stark auf. Ein zweiter und auch ein dritter exanthematischer Schub kann nachfolgen. Die Krankheit heilt spontan und narbenfrei nach sechs bis acht Wochen ab. In seltenen Fällen treten auch gerötete, scharf begrenzte Elemente an der Mundschleimhaut auf. Allgemeinsymptome sind in der Regel nicht dabei, auch keine Lymphknotenschwellung.

Diagnose und Differentialdiagnose. Die Diagnose kann in der Regel aus dem Verlauf, der typischen Morphologie und deren Verteilung gemacht werden. Eine Vielzahl von anderen Krankheiten können eine Pityriasis rosea imitieren *(Tab. 57)* und müssen aktiv ausgeschlossen werden.

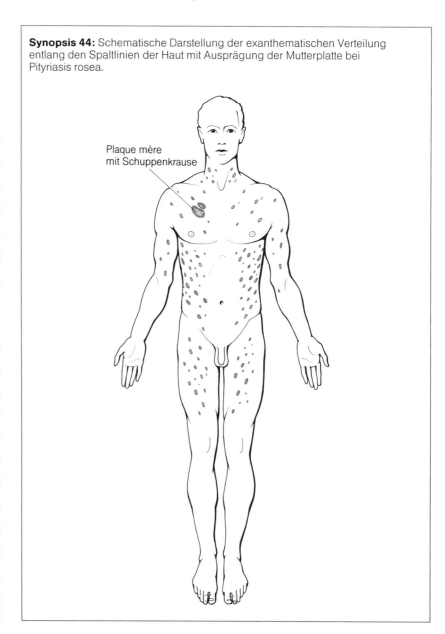

Synopsis 44: Schematische Darstellung der exanthematischen Verteilung entlang den Spaltlinien der Haut mit Ausprägung der Mutterplatte bei Pityriasis rosea.

Plaque mère mit Schuppenkrause

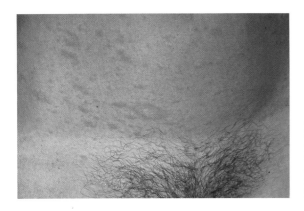

Abb. 178: Pityriasis rosea: Typische Mutterplatte am Bauch bei einer 23jährigen Frau mit eine Woche später hinzugekommenem Exanthem.

Tabelle 57: Differentialdiagnose der Pityriasis rosea	
ähnliche Krankheitsbilder machen	**Abgrenzung durch**
nummuläres Ekzem, seborrhoisches Ekzem mit Generalisierung	Morphologie und Verteilung
Arzneimittelexanthem	Anamnese, Testung
Lues II	Erregernachweis, Serologie
Parapsoriasis en plaques	Verlauf, Histologie
Pityriasis versicolor	Erregernachweis

Therapie. Die Pityriasis rosea bedarf eigentlich keiner Behandlung, sie läuft und klingt spontan ab. Behandelt werden muß der oft sehr starke und quälende Juckreiz, wobei berücksichtigt werden muß, daß die Haut besonders reizbar ist. Irritationen durch intensive Waschungen, Detergenzien oder mechanische Möglichkeiten (Bürsten, Wechselbäder etc.) sind zu vermeiden, da sie den Juckreiz steigern. Die juckreizstillende Therapie ist lokal mit Ölbädern, nachfettenden Cremes und möglicherweise einige Tage mit milden steroidhaltigen Externa zu führen. Antihistaminika nützen wenig.

Prognose. Die Pityriasis rosea ist eine gutartige, selbstheilende Erkrankung mit geringer Rückfallquote. Sie ist nicht ansteckend, beeinträchtigt die körperliche und die geistige Leistungsfähigkeit nicht. Die spontane Abheilung kann durch zu intensive Lokalbehandlung verzögert werden.

13.4 Morbus Reiter

Synonyme. Reiter-Syndrom, Reiter-Trias.

> **Definition.** Postinfektiöse Erkrankung mit Urethritis, Konjunktivitis, Arthritis und Hautveränderungen.

Häufigkeit. Seltene Erkrankung, tritt in über 90% bei Männern auf.

Klinik. Ein bis vier Wochen nach einem Infekt (Darminfekt oder Urogenitalinfekt) kommt es zu einem akuten Krankheitsgeschehen mit **Fieberattacken,** Abgeschlagenheit und Bettlägerigkeit, die Wochen bis Monate dauert. In 30 bis 40% der Fälle kommt es zu einem chronisch-schubweisen Geschehen, teilweise über Jahre. Gleichzeitig mit den Fieberattacken tritt eine leichte, schleimige bis trübe **Urethritis** auf, die in der Regel steril ist und oft auch eine milde Prostatitis. An den Augen kommt es zu einer bilateralen serösen, selten eitrigen **Konjunktivitis,** die nur in wenigen Fällen von einer Iridozyklitis begleitet wird. Von besonderer Bedeutung ist die sehr schmerzhafte und zur Immobilisierung führende

Therapie
Der Spontanverlauf kann durch eine Therapie kaum beeinflußt oder bei zu intensiver Maßnahme höchstens verzögert werden. Zur Juckreizstillung sind Ölbäder und eine milde Lokalbehandlung angezeigt.

Prognose
Die Pityriasis rosea ist eine gutartige, selbstheilende Erkrankung mit geringer Rückfallquote. Die geistige und körperliche Leistungsfähigkeit sind nicht eingeschränkt.

13.4 Morbus Reiter

◄ Definition

Häufigkeit
Selten, vorwiegend bei Männern.

Klinik
Einige Wochen nach einem Infekt kommt eine **fieberhafte Krankheit** zustande, die Wochen bis Monate dauert. Schubweises Geschehen über Jahre ist möglich.

Unspezifische Urethritis mit Prostatitis, bilaterale **Konjunktivitis,** eine akut entzündliche, sehr schmerzhafte **Polyarthritis** (Knie, Füße, Iliosakralgelenke), gruppierte **pustulöse Exantheme** mit Bevorzugung der Handflächen und Fußsohlen, gefolgt von psoriasiformen **Keratosen** (Abb. 179) sowie Schleimhautveränderungen (**Balanitis circinata**, Abb. 180) stellen das klinische Vollbild dar. Einzelne Symptome fehlen.

akute **Arthritis** mit Rötung, Schwellung und Ergüssen der Knie- und Fußgelenke sowie der Iliosakralgelenke. An der Haut treten vielgestaltige, meist gruppierte **pustulöse Exantheme** besonders an Handflächen und Fußsohlen auf, mit Manifestationen auch periungual und subungual. Die Pusteln sind steril, platzen auf und werden nachgefolgt von psoriasiformen **Hyperkeratosen** (Abb. 179). Gelegentlich ist die Palmarfaszie sehr schmerzhaft (Fasziitis). An den Schleimhäuten beobachtet man oft eine Exfoliatio areata linguae und die nahezu pathognomonische polyzyklische, erosive und sterile **Balanitis circinata** (Abb. 180). Über die Häufigkeit der Symptome gibt Tabelle 58 Aufschluß.

Tabelle 58: Symptome des Morbus Reiter	
Urethritis	95–100%
Prostatitis	50–80%
Konjunktivitis	50–90%
Iridozyklitis	10–20%
Polyarthritis	30–50%
Fasciitis plantaris	20%
Hautveränderungen	30–50%
Balanitis circinata	20–50%

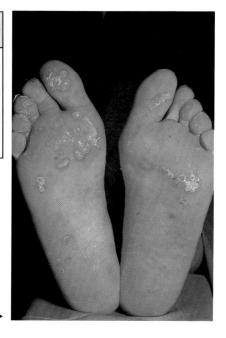

Abb. 179: Umschriebene, meist schmerzhafte Plantarkeratosen bei Morbus Reiter.   ▶

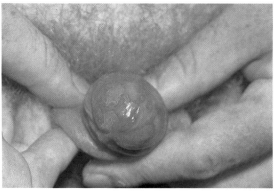

Abb. 180: Balanitis circinata bei Morbus Reiter.

Besondere Befunde
Entzündungszeichen bei negativer Rheumaserologie. In 75% der Fälle HLA-B 27 positiv.

Ätiologie und Pathogenese
Postinfektiöse Erkrankung mit unbekannter Pathogenese. Auslösung nach Shigellen-Enteritis, Gonorrhö, Chlamydien-Infektion und anderen.

Diagnose und Differentialdiagnose
Die anamnestische und klinische Diagnose ist beim Vollbild leicht. Schwierigkeiten machen die mono-

Besondere Befunde. Leukozytose und erhöhte Blutsenkung treten regelmäßig zusammen mit den anderen Entzündungszeichen auf. Rheumaserologie negativ. In 75% der Morbus-Reiter-Fälle ist HLA-B 27 positiv.

Ätiologie und Pathogenese. Es handelt sich um eine postinfektiöse Erkrankung, deren Pathogenese nicht bekannt ist. Als Auslösung kommen enterale Infekte (Shigellen) und venerische Infektionen (Gonorrhö, Chlamydien) in Frage, doch werden Fälle von Morbus Reiter auch nach anderen Infektionen beschrieben.

Diagnose und Differentialdiagnose. Die Diagnostik als androtrope, postinfektiöse Erkrankung mit der typischen Symptomatik ist relativ einfach. Schwieriger ist es bei mono- oder oligosymptomatischen Formen. Die negative Serologie, der akute Verlauf mit in der Regel vollständiger Rückbildung erlaubt die Abgrenzung zu Krankheiten des rheumatischen Formenkreises, die Morphologie an der Haut dient zur Abgrenzung von postinfektiösen vaskulitischen Krankheitsbildern und der Psoriasis.

Therapie. Die Behandlung ist mit Steroiden systemisch (Beginn mit 40–80 mg Prednisolon täglich) einzuleiten, bei starken Gelenkschmerzen kann nicht auf Antirheumatika verzichtet werden. Die Lokalbehandlung dient der Keratolyse und der Desinfektion.

Prognose. Die Hälfte bis zwei Drittel der Fälle heilen nach einem akuten, über Wochen bis Monate laufenden einmaligen Geschehen ab und hinterlassen in der Regel keine Defekte. Die übrigen Fälle können chronisch-rezidivierend, mit schwächeren Schüben über Jahre fortdauern, zu Gelenkveränderungen führen und damit zu einer Einschränkung der Belastbarkeit.

Der klinische Fall. Bei einem 28jährigen Patienten traten, nachdem er mehrere Wochen eine geringe seröse Urethritis anterior ohne Beschwerden beobachtete, als akutes Geschehen eine Balanitis circinata *(Abb. 180)* und eine akute Arthritis auf. Diese betraf zunächst flüchtig mehrere Gelenke der Extremitäten mit nachfolgender Konzentration auf beide Knie und das linke Sprunggelenk. Die Arthritis war so schmerzhaft, daß eine Inaktivierung des Patienten und Bettlägrigkeit eintraten. Mehrere Tage später erschienen an den Handflächen und Fußsohlen sowie vereinzelt auch am Unterschenkel zunächst pustulöse, nach Tagen schuppende, tropfenförmig umschriebene entzündliche Herde *(Abb. 179)*, die auf Druck schmerzen. Es handelte sich um einen typischen Morbus Reiter im Anschluß an eine Chlamydienurethritis, wobei sowohl Chlamydien im Urethralsekret als auch eine Erhöhung der Chlamydienantikörper im Serum nachgewiesen werden konnten. Die Initialbehandlung wurde mit täglich 60 mg Urbason (langsames Ausschleichen) und 200 mg Tetracyclin geführt und brachte zunächst eine Abheilung der Chlamydienurethritis und nach zwei Monaten ein Abklingen der schmerzhaften Symptome des Morbus Reiter. Erfreulicherweise traten keine nachfolgenden Schübe auf.

13.5 Morbus Behçet

Synonym. Behçet-Erkrankung

Definition. Seltene, chronisch-rezidivierende, fieberhafte Erkrankung mit Aphthose, Hypopyon-Iritis und Polyarthritis.

Häufigkeit. Selten, tritt bei Männern doppelt so häufig auf wie bei Frauen.

Klinik. Gleichzeitig, nacheinander oder alternierend treten die Kardinal- und Nebensymptome auf. Daraus resultiert ein chronisch-schubweises Geschehen, begleitet von Allgemeinsymptomen, Fieber, Müdigkeit und Muskelschmerzen. Die **Kardinalsymptome** sind **Stomatitis aphthosa** mit in der Regel multiplen, schmerzhaften Aphthen in der Mundhöhle und im Nasen-Rachen-Raum. Gleichzeitig treten **genital** an Haut und Schleimhaut schmerzhafte Aphthen und Ulzerationen auf, die eine schlechte Heilungstendenz zeigen. Seltener treten zudem aphthöse Zustände entlang des gesamten Verdauungstraktes auf mit der Gefahr der Darmblutung und der Perforation. Am Auge tritt einseitig, selten symmetrisch, eine sterile **Hypopyon-Iritis** auf, mit unspezifischer Entzündung der vorderen Augenabschnitte. An den Gelenken imponiert eine chronisch-rezidivierende **Polyarthritis** mit Rötung, Schwellung und vorübergehender Inaktivierung der betroffenen Gelenke.

An der Haut können **sterile Pustulationen, Erythema nodosum** und eine Thrombophlebitis migrans als Begleitsymptome auftreten, während am Nervensystem, peripher wie auch zentral, nekrotisierende Herde auftreten können mit entsprechenden Ausfällen.

oder oligosymptomatischen Formen, bei denen erst der Verlauf Aufschluß gibt.

Therapie
40–80 mg Prednisolon systemisch pro Tag, eventuell kombiniert mit Antirheumatika. Keratolytische und desinfizierende Lokalbehandlung.

Prognose
Die Hälfte bis zwei Drittel der Fälle heilen nach dem akuten Geschehen ohne Defekte ab. In chronisch-rezidivierenden Fällen können Gelenkveränderungen zurückbleiben.

◄ **Der klinische Fall**

13.5 Morbus Behçet

◄ **Definition**

Häufigkeit
Seltene, androtrope Erkrankung.
Klinik
Chronische, schubweise Erkrankung mit einer Vielzahl von Symptomen, gleichzeitig oder nacheinander auftretend.
Kardinalsymptome sind die **Stomatitis aphthosa** mit schmerzhaften, schlecht heilenden Aphthen im Mund-Nasen-Bereich und **genital,** eine **Hypopyon-Iritis** und eine chronisch-rezidivierende **Polyarthritis.**

Nebensymptome an der Haut sind **pustulöse Exantheme, Erythema nodosum,** Thrombophlebitis migrans sowie herdförmige Reizungen oder Ausfälle des Nervensystems.

Besonderheiten: Unspezifische Stichkanalreaktion mit steriler Pustulation (Behçet-Reaktion).

Ätiologie und Pathogenese
Unbekannt, möglicherweise spielt eine Hyperchemotaxis der Granulozyten eine Rolle.

Diagnose und Differentialdiagnose
Anamnestisch und klinisch kann beim Vollbild kaum Zweifel bestehen *(Tab. 54)*. Bei oligosymptomatischen Formen kann die Diagnose in der Regel bei Vorliegen von ein bis zwei Kardinalsymptomen und einigen Nebensymptomen gestellt werden.

Therapie
Die symptomatische und systemische Kortikosteroidtherapie wird gelegentlich mit Immunsuppressiva unterstützt.
Mit Colchicin kann die Hyperchemotaxis der Granulozyten gedrosselt werden. Lokale Desinfektion und Schmerzlinderung.

Prognose
Chronisch-rezidivierender Verlauf, perforierende Ulzerationen im Darm können zu akuten Komplikationen führen.

13.6 Polymorphe Lichtdermatose (PLD)

Definition ▶

Häufigkeit
Stark zunehmend, betrifft vorwiegend Frauen.

Klinik
Die Hauterscheinungen treten im Frühjahr und Sommer, oft erstmals im Urlaub auf. Mehrere Schübe im Jahr erfahren eine Abschwächung (Härtung) mit erneutem schweren Schub im nächsten Frühling.

Befallen sind die freigetragenen Körperstellen (Hals, Brust, Arme), während Gesicht und Hände meist frei sind (Lichtgewöhnung). **Papu-löse, pruriginöse, vesikulöse oder lichenoide Elemente** treten auf und persistieren Tage bis Wochen *(Abb. 181)*.

Besonderheiten. An der Haut von Patienten mit Morbus Behçet läßt sich eine unspezifische Stichkanalreaktion auslösen (auch nach Kochsalzquaddel intradermal) mit steriler Pustulation nach einigen Tagen, der histologisch ein polymorphkerniges, zum Teil zerfallendes leukozytäres Infiltrat entspricht. Experimentell kann man in diesen Fällen eine Hyperchemotaxis der Granulozyten nachweisen neben allgemeinen Entzündungszeichen im peripheren Blut.

Ätiologie und Pathogenese. Die Ursache ist nicht bekannt. Bei der Pathogenese spielt sehr wahrscheinlich die Hyperchemotaxis der Granulozyten eine Rolle bei der Manifestation der nekrotisierenden Lokalreaktionen.

Diagnose und Differentialdia-gnose. Die Diagnose des vollen klinischen Bildes *(Tab. 59)* ist leicht. Bei unvollständigem Bild kann die Diagnose bei Vorliegen von ein bis zwei Kardinal- und entsprechenden Nebensymptomen gestellt werden. Die pathologische Stichkanalreaktion (Behçet-Reaktion) ist pathognomonisch, jedoch nur im akuten Krankheitszustand auslösbar.

Tabelle 59: Symptome des Morbus Behçet	
Stomatitis aphthosa	90–100%
genitale Aphthen (Ulzera)	60–90%
Augenveränderungen (Iritis, Konjunktivitis)	30–90%
Hautveränderungen, unspezifisch	59–90%
Polyarthritis	20–60%
neurologische Läsionen	10–30%
Thrombophlebitis	10–30%

Therapie. Die Therapie ist symptomatisch und systemisch antientzündlich mit Kortikosteroiden zu führen. Gelegentlich kann durch eine begleitende Behandlung mit Immunsuppressiva das Krankheitsgeschehen gedrosselt werden. Mit Colchicin (3 x 0,5 mg täglich, Colchicum Dispert) versucht man im akuten Geschehen die Hyperchemotaxis der Granulozyten zu drosseln. Die Lokalbehandlung dient der Desinfektion und der Schmerzlinderung.

Prognose. Chronisch-rezidivierende Allgemeinerkrankung, die in einzelnen Fällen auslaufen kann, in anderen durch akute Komplikationen (Blutung, Perforation) bedrohlich wird.

[handschriftliche Notiz: meist junger ♂, befallen Mund + Genital]

13.6 Polymorphe Lichtdermatose (PLD)

Definition. Papulöses, vesikulöses oder lichenoides, lichtprovoziertes Exanthem unbekannter Ursache mit narbenfreier Abheilung.

Häufigkeit. Die polymorphe Lichtdermatose hat in den letzten 15 Jahren sehr stark zugenommen, sie betrifft vorwiegend Frauen im Erwachsenenalter, seltener Männer und Jugendliche. Familiäre Häufung kommt vor.

Klinik. Die Hauterscheinungen treten **im Frühjahr oder Sommer** auf, oft erstmals während des Urlaubs in einer sonnenreichen Gegend. Das Ausmaß der Symptome ist abhängig von der Intensität der Bestrahlung und tritt in der Regel am dritten bis fünften Tag auf. Die polymorphe Lichtdermatose tritt im Laufe des Jahres **in mehreren Schüben,** in der Regel mit zunehmender Abschwächung auf. Die Dermatose heilt im Winter ohne Residuen ab und erscheint im Frühling wieder mit unverminderter Stärke. Die PLD tritt viele Jahre lang auf, oft mit zunehmender Stärke, also auch in heimischen Bereichen, und schwächt sich nur in wenigen Fällen nach Jahren und Jahrzehnten ab. An den freigetragenen Körperstellen, vor allem Hals, Brust, Arme und gelegentlich an den Beinen, kommt es Stunden bis Tage nach der Sonnenexposition zu einem quälenden **Juckreiz** mit Aufschießen von **papulösen, pruriginösen, vesikulösen oder lichenoiden Elementen** *(Abb. 181)*. Meist ist das morphologische Bild bei einem Patienten relativ uniform, während es von Patient zu Patient stark variiert. Die Elemente persistieren Tage bis Wochen und werden durch neue Sonnenexposition verstärkt. Gesicht und Handrücken werden in der Regel verschont (Härtung durch Gewöhnung).

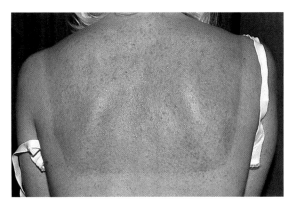

Abb. 181: Polymorphe Lichtdermatose an den frei getragenen Stellen des Oberkörpers bei einer 25jährigen Dame; vorwiegend papulöse, stark juckende Ausprägung.

Histomorphologie. Ein uncharakteristisches, lymphozytäres Infiltrat findet sich um die Gefäße des oberen Koriums mit mehr oder weniger spongiotischer Auflockerung der Epidermis.

Ätiologie und Pathogenese. Die Ätiologie ist unbekannt, die Pathogenese zeigt eine histomorphologische Reaktion in Anlehnung an eine Spättypreaktion, die durch UVA-Bestrahlung ausgelöst wird. Ein Allergen ist nicht bekannt. Bei betroffenen Patienten können isomorphe Elemente durch wiederholte UVA-Bestrahlungen (5–30 Joule/cm^2) ausgelöst werden.

Therapie. Die Therapie ist symptomatisch und besteht im Vermeiden der UVA-Bestrahlung und im konsequenten Lichtschutz gegen UVB und UVA. Sie kann auch geführt werden mit Resochin, 125 mg täglich, beginnend fünf Tage vor der gefährlichen Sonnenexposition (Urlaub) und weitergeführt bis zum Ende derselben. In Anlehnung an die Lichtgewöhnung im Laufe des Jahres und an die Abhärtung von Gesicht und Handrücken kann vier bis sechs Wochen vor der gefährdenden Exposition eine Abhärtung durch Lichtgewöhnung eingeleitet werden mit langsam ansteigenden Ganzkörperbestrahlungen (UVA oder in schweren Fällen systemische PUVA-Therapie).

Prognose. Die polymorphe Lichtdermatose ist eine gutartige, wenn auch juckende und einen Urlaub verderbende Dermatose. Sie heilt narbenfrei ab.

13.7 Prurigo-Gruppe

Es handelt sich um eine heterogene Gruppe von exanthemischen Hautkrankheiten mit stark **juckenden Knötchen,** die akut, subakut oder chronisch verlaufen können. Die Ätiologie ist unklar und wahrscheinlich vielfältig, die Pathogenese in den meisten Fällen nicht zu klären. Prurigo-Erkrankungen sind häufig.

13.7.1 Prurigo acuta

Synonyme. Strophulus infantum, Prurigo simplex, Urticaria papulosa.

> **Definition.** Es handelt sich um eine akute, juckende Hauterkrankung der Kinder ohne Begleitung durch Allgemeinsymptome.

Häufigkeit. Im Kindesalter zwischen zwei und zehn Jahren häufig, vorwiegend im Sommer und Herbst mit Tendenz zur Selbstlimitierung.

Klinik. Exanthemisch mit einer Betonung der Flanken und der Extremitäten treten akut juckende, entzündlich gerötete urtikarielle Papeln auf mit einem zentralen Bläschen. Diese Elemente jucken so stark, daß sie zwangshaft zerkratzt werden. Erst beim Auftreten von Blutungen hört der Juckreiz auf. Die Krankheit kann in Schüben ablaufen und ist in der Regel selbstlimitierend. Allgemeinsymptome sind in der Regel nicht vorhanden.

Histomorphologie
Es findet sich ein lymphozytäres Infiltrat mit Spongiose der Epidermis.

Ätiologie und Pathogenese
Die Ätiologie ist unbekannt, die Pathogenese zeigt eine allergische Spättypreaktion. Ein Allergen ist nicht bekannt. Die Auslösung erfolgt durch UVA.

Therapie
Die Vermeidung von UVA-Bestrahlung und konsequenter Lichtschutz stehen im Vordergrund. Symptomatisch 125 mg Resochin täglich während der gefährlichen Sonnenexposition oder Abhärtung durch Lichtgewöhnung vier bis sechs Wochen vor derselben (UVA oder PUVA).

Prognose
Gutartig mit narbenfreier Abheilung.

13.7 Prurigo-Gruppe

Heterogene Gruppe exanthematischer Hauterkrankungen mit Juckreiz.

13.7.1 Prurigo acuta (Strophulus infantum)

◄ Definition

Häufigkeit
Häufig bei Kindern, im Sommer und Herbst.

Klinik
Exanthematisch treten in Schüben und meist selbstlimitierend entzündliche, teils urtikarielle Papeln mit einem zentralen Bläschen auf. Starker Juckreiz.

Histologie
Epidermale Seropapel mit Lymphozyteninfiltrat im Korium.

Ätiologie und Pathogenese
Wahrscheinlich als allergische Reaktion (kindliche Form der Urtikaria) auf Infekte oder Parasiten.

Diagnose und Differentialdiagnose
Urtikaria, epidermaler Parasitenbefall, Varizellen.

Therapie
Darmentleerung und Teepause. Antipruriginöse Lokalbehandlung.

Prognose
Gutartig und selbstlimitierend.

13.7.2 Prurigo simplex subacuta

Definition ▶

Häufigkeit
Mittelhäufig, bei Frauen im Erwachsenenalter. Psychosomatische Überlagerung.

Klinik
Exanthematische, mückenstichartige Seropapeln mit Übergang in akanthotische Papeln bei schubweisem Verlauf über Wochen bis Monate. Starker Juckreiz ohne Allgemeinsymptome *(Abb. 182)*.

Histologie
Seropapel mit Übergang in akanthotische Papel.

Ätiologie und Pathogenese
Vielseitig und unklar.

Histologie. Eine frische Seropapel findet sich intraepidermal mit einem unspezifischen lymphozytären Infiltrat im Korium, gelegentlich durchsetzt von eosinophilen Leukozyten. Narbige Abheilung nur infolge von tiefen Kratzeffekten.

Ätiologie und Pathogenese. Es handelt sich wahrscheinlich um ein allergisches Geschehen, welches der Urtikaria nahesteht (kindliche Urtikariaform). Blande Infekte, Verdauungsstörungen und intestinale Parasitosen können die Ursache darstellen. Oft werden auch epidermal Parasitosen als Ursache oder als Differentialdiagnose angesprochen.

Diagnose und Differentialdiagnose. Differentialdiagnostisch sind ein massiver epidermaler Parasitenbefall, im Frühstadium Varizellen abzugrenzen.

Therapie. Darmentleerung und Teepause sowie eine lokale antipruriginöse Behandlung.

Prognose. Der Verlauf ist gutartig und selbstlimitierend.

13.7.2 Prurigo simplex subacuta

Synonyme. Strophulus adultorum, Urticaria papulosa chronica.

Definition. Schubweise, über Wochen bis Monate verlaufende Dermatose mit exanthemischem Befall von stark juckenden Seropapeln ohne einheitliche Ursache.

Häufigkeit. Mittelhäufig, bevorzugt tritt die Krankheit bei Frauen zwischen dem 20. und dem 50. Lebensjahr auf. Eine psychosomatische Überlagerung wird oft beobachtet.

Klinik. Mückenstichartige, bis linsengroße, hellrote Papeln mit zentralen Bläschen und äußerst starkem Juckreiz finden sich am Stamm und an den proximalen Extremitäten *(Abb. 182)*. Gelegentlich ist auch das Gesicht und die behaarte Kopfhaut mitbefallen. Der Juckreiz der Primäreffloreszenzen läßt erst durch Zerkratzen nach, wodurch sekundäre, oft superinfizierte und narbig abheilende Elemente entstehen. Manchmal sind auch streifige Kratzspuren zu sehen. Allgemeinsymptome sind in der Regel nicht vorhanden außer einer psychosomatischen Überlagerung, die bis zum Zoonosenwahn führen kann.

Histologisch findet sich eine epidermale Seropapel, bei fortgeschrittenen Elementen eine Akanthose und ein unspezifisches lymphohistiozytäres Infiltrat.

Ätiologie und Pathogenese. Beide sind vielfältig und unklar.

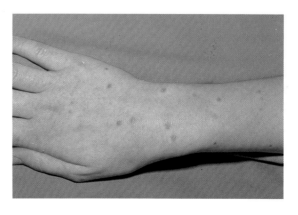

Abb. 182: Prurigo subacuta mit noch unzerkratzten, entzündlichen Elementen am Vorderarm.

Diagnose und Differentialdiagnose. Die Prurigo simplex subacuta ist oft als symptomatische Reaktion bei einer Grunderkrankung zu verstehen. Sie kann bei Diabetes, bei Leberstoffwechselstörungen und bei malignen Tumoren auftreten mit dem Verdacht auf eine metabolische Ursache. Auch in der Schwangerschaft und bei Menstruationsstörungen kann eine Prurigo auftreten mit dem Verdacht auf eine hormonelle Ursache. Bei Fokalinfekten, Magen-Darm-Störungen und intestinalen Parasitosen wird eine infektallergische Ursache diskutiert.

Differentialdiagnostisch muß im Rahmen einer psychosomatisch überlagerten Akne eine pruriginöse Reaktion als Acne necrotica in Betracht gezogen werden. Auch im Rahmen einer Neurodermitis atopica können pruriginöse Elemente auftreten, die dem Krankheitsbild vorübergehend eine besondere Note geben.

Therapie. Erkennen und Behebung möglicher Ursachen. Ist dies nicht möglich, so kommt eine Purgation mit einer zwei- bis dreitägigen Teepause zur Sanierung der Darmverhältnisse in Frage. Die Lokalbehandlung sollte mit Antipruriginosa, kurzfristig mit Steroidcremes oder –lotiones geführt werden. Eine zu stark austrocknende Behandlung ist zu vermeiden, da sonst zusätzlich diffuser Juckreiz entsteht. In hartnäckigen Fällen ist eine unspezifische Behandlung mit oralen Tetrazyklinen, gefolgt von oralen Antimykotika und einer Normalisierung der Darmflora möglich. Die psychosomatische Mitbetreuung ist frühzeitig und intensiv anzustreben.

Prognose. Der Verlauf ist chronisch-rezidivierend über viele Monate, gutartig. Nur in seltenen Fällen ist die Erkrankung als Prurigo paraneoplastica einzustufen.

Besonderheit. Prurigo nodularis Hyde. Es handelt sich um eine sehr seltene, primär noduläre Prurigo der Extremitäten mit akanthotischen, stark juckenden Knoten, die über Jahre persistieren oder langsam voranschreiten. Zur symptomatischen Therapie werden einzelne Knoten exzidiert, mit Triamcinolon-Kristallsuspension infiltriert oder durch Kryotherapie angegangen.

Diagnose und Differentialdiagnose
Symptomatische Prurigo bei Diabetes, Lebererkrankungen und malignen Tumoren. Auch während der Schwangerschaft und bei Fokalinfekten möglich.

Differentialdiagnostisch sind eine pruriginös zerkratzte Akne und eine pruriginöse Neurodermitis atopica auszuschließen.

Therapie
Behandlung und Behebung der Grundkrankheit. Symptomatisch mit Purgation und Teepause. Lokale Antipruriginosa, kurzfristig Steroide. In hartnäckigen Fällen unspezifische Behandlung mit oralen Tetrazyklinen, Antimykotika und Darmregulanzien. Psychosomatische Mitbehandlung ist anzustreben.

Prognose
Chronisch-rezidivierend, sonst gutartig.

Prurigo nodularis Hyde
Seltene, primär noduläre Prurigo der Extremitäten mit starkem Juckreiz. Jahrelang persistierend. Symptomatische Therapie: Exzision einzelner Knoten, Kryotherapie oder Steroide intrafokal.

14. Umschriebene Dermatosen

14.1 Lichen Vidal

Definition ▶

Häufigkeit
Häufige, harmlose und umschriebene Hauterkrankung mit Bevorzugung des weiblichen Geschlechtes.

Klinik
Solitär oder mit mehreren Lokalisationen treten umschriebene, stark **juckende lichenoide Veränderungen** auf. Das Zentrum zeigt eine lichenoide Platte, die am Rand in einzelne Papeln aufgelöst ist und eine diskrete braune Pigmentierung zeigt (Abb. 83).
Lokalisation: Bevorzugt in der Körpermitte, Beugestellen der Arme und Unterschenkel.

Korrelation zu psychischen Belastungen deutlich.

Besonderheiten: Der Lichen Vidal kann verrukös verändert sein.

Ohne lichenoide Veränderungen kann er als Lichen invisibilis auftreten.

Histologie
Mächtige Akanthose der Epidermis mit Parakeratose und unspezifischem lymphohistiozytären Infiltrat. Epidermale Nervenendigungen vermehrt.

Ätiologie und Pathogenese
Nicht bekannt.

14   Umschriebene Dermatosen

14.1 Lichen Vidal

Synonyme. Lichen chronicus, Neurodermitis circumscripta.

Definition. Umschriebenes, chronisch-persistentes Ekzem mit starkem Juckreiz. Meist solitär, selten multilokulär.

Häufigkeit. Häufige, harmlose Hauterkrankung mit Bevorzugung des weiblichen Geschlechts im mittleren Lebensalter. Eine überdurchschnittliche Korrelation mit dem Formenkreis der Atopie wird, obschon oft diskutiert, nicht beobachtet.

Klinik. Meist solitär und umschrieben, selten an mehreren Körperstellen tritt ein sehr starker, durch Kratzen **kaum stillbarer Juckreiz** auf, dem eine umschriebene Lichenifikation folgt. Die Morphologie derselben zeigt im Zentrum eine flächige, sehr starke Lichenifikation mit Verdickung der Haut (Hautfalte bei Abheben deutlich verdickt), mit Vergröberung des Oberflächenreliefs und mehr oder weniger parakeratotischer Schuppung. Am Rande der Lichenifikation ist dieselbe in einzelne lichenoide Papeln aufgelöst. Das ganze umschriebene Element zeigt eine diskrete braune Hyperpigmentierung, welche in der Regel die Lichenifikation überschreitet (Abb. 183). Die einzelnen Herde sind münzengroß bis handtellergroß und zeigen eine Bevorzugung der Körpermitte (Nacken, Kreuz, Damm, Genitale) sowie der Unterschenkel und der Vorderarm-Beugeseiten. Der Lichen Vidal ist eine chronische und zu lokalen Rezidiven neigende Erkrankung, die viele Jahre persistieren kann. Eine Korrelation zu psychischen Belastungen kann oft beobachtet werden mit deutlichen Verschlechterungen oder Rezidiven.

Besonderheiten: Der Lichen Vidal kann stellenweise oder im gesamten zu verrukösen Elementen neigen, die im Wechsel mit Kratzeffekten imponieren (Lichen Vidal verrucosus). Andererseits gibt es Erscheinungsformen, die nur durch den **charakteristischen Juckreiz** und die Chronizität imponieren. Gelegentlich kommt im Laufe der Zeit die Hyperpigmentierung hinzu, während die Lichenifikation ausbleibt (Lichen invisibilis).

Histologie. Eine mächtige, plumpe Akanthose der Epidermis imponiert ebenso wie eine Hyperkeratose mit parakeratotischen Einschlüssen. Im Korium findet sich ein mehr oder weniger stark ausgeprägtes, lymphohistiozytäres Infiltrat. Mit Spezialfärbungen kann man eine Zunahme der Nervenendigungen in die Epidermis feststellen als mögliches Korrelat des chronischen Juckreizes.

Ätiologie und Pathogenese. Die Ätiologie ist nicht bekannt. Dasselbe gilt für die initiale Pathogenese, während für den Unterhalt und für Rezidive psychosomatische Bezüge eine wesentliche Rolle spielen. Das morphologische Substrat der Vermehrung epidermal gelegener Nervenendigungen kann die Chronizität des sehr starken Juckreizes zu deuten helfen.

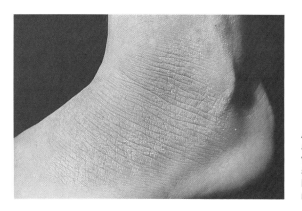

Abb. 183: Lichen Vidal am Fuß mit lichenoider, verdickter Platte, randständiger papulöser Auflösung und Hyperpigmentierung.

Diagnose und Differentialdiagnose. Die Diagnose durch Juckreiz, Chronizität und die dreigegliederte Morphologie ist charakteristisch. Die wesentliche Differentialdiagnose besteht zur umschriebenen Psoriasis, die aus der Anamnese und der Morphologie, oft nur unter Zuhilfenahme der Histologie gelöst werden kann. Weiter müssen differentialdiagnostisch ausgeschlossen werden: Ablagerungskrankheiten (Lichen amyloidosus, Lichen myxomatosus), der Lichen ruber planus und lichenoide Formen der Hauttuberkulose. Dabei hilft vor allem die Histologie mit Spezialfärbungen.

Therapie. Diese ist lokal mit antientzündlichen Substanzen und Keratolytika zu führen. In der Regel helfen nur lokale Kortikosteroide, vorteilhafterweise unter Okklusivverband. In vielen Fällen ist die intrafokale Anwendung von Glukokortikoid-Kristallsuspension in mehreren Sitzungen notwendig. Die Anwendung von lokalen Teerpräparaten in mehreren Zyklen kann antiakanthotisch wirken. Eine systemische Behandlung erübrigt sich.

Prognose. Gut; der Lichen Vidal ist aber wegen seiner Chronizität oft äußerst quälend und beeinträchtigt die Lebensqualität des Trägers deutlich.

Der klinische Fall. Eine 35jährige Geschäftsfrau leidet seit vier Jahren an einem quälenden Juckreiz des linken Fußrückens, so daß sie dem Kratzen, oft »bis aufs Blut«, nicht widerstehen kann. Seit einem Jahr ist aus dem Lichen invisibilis ein typischer Lichen Vidal mit dicker Haut, Pigmentsaum und unvermindertem Juckreiz entstanden *(Abb. 183)*. Letzterer wird besonders quälend, wenn geschäftliche Anstrengungssituationen die ganze Konzentration verlangen oder wenn im privaten Bereich Probleme anstehen. Erst nach Erkennen der psychosomatischen Zusammenhänge, verbunden mit mehreren tropfenweisen intrafokalen Instillationen von Triamcinolon-Kristallsuspension mit einem Anästhetikum, kommt es zur Besserung des Juckreizes und zur Rückbildung der Lichenifikation.

14.2 Zirkumskripte Sklerodermie

Synonyme. Morphea, lokalisierte Sklerodermie.

Definition. Die zirkumskripte Sklerodermie ist eine episodische Erkrankung, bei der es an umschriebener Stelle zu einem entzündlich-ödematösen Erythem und nachfolgend zu einer plaqueartigen Sklerose der Haut mit Atrophisierung kommt.

Ätiologie. Unbekannt. Es handelt sich möglicherweise um eine vaskuläre Dysfunktion, eine Borrelien-Infektion oder um eine immunologische Erkrankung.

Epidemiologie. Die zirkumskripte Sklerodermie ist relativ selten. Bevorzugt erkranken Erwachsene (20 bis 40 Jahre), meist Frauen. Aber auch Kinder sind im Gegensatz zur progressiven systemischen Sklerodermie betroffen.

Diagnose und Differentialdiagnose
Die Diagnose durch Juckreiz, Chronizität und die dreigeteilte Morphologie ist charakteristisch. Umschriebene Psoriasis, lichenoide Ablagerungskrankheiten, Lichen ruber und lichenoide Hauttuberkulose kommen differentialdiagnostisch in Frage.

Therapie
Lokale Steroidbehandlung, unter Okklusivverband oder intrafokal.

Prognose
Gut, allerdings Neigung zur Chronizität.

◄ **Der klinische Fall**

14.2 Zirkumskripte Sklerodermie

◄ **Definition**

Ätiologie
Unbekannt.

Epidemiologie
Selten, meist sind Frauen betroffen.

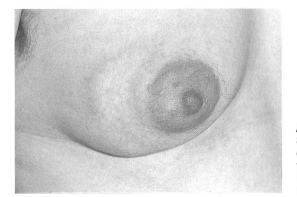

Abb. 184: Umschriebene Sklerodermie (Morphaea) der Brust mit zentraler, weißlich-glänzender Sklerose und lilafarbenem Infiltratsaum.

Klinik
Anfangs bestehen fleckige Erytheme, die sich, vom Zentrum ausgehend, in Sklerosen umwandeln und die Haut-Adnexe atrophisieren *(Abb. 184)*.

Es kommen verschiedene **klinische Formen** vor:
- Herdförmige zirkumskripte Sklerodermie
- Disseminierte zirkumskripte Sklerodermie
- Bandförmige zirkumskripte Sklerodermie (en coup de sabre).

Labor
Die Untersuchung des Serums auf antinukleäre Antikörper ist negativ.

Histologie
Anfangs bestehen ein lymphozytäres, dermales Infiltrat und eine Verquellung der Kollagenfasern, später eine Verbreiterung und Homogenisierung der Dermis.

Verlauf
Sehr variabel.

Therapie
Penicillin, Glukokortikoide.

14.3 Lichen sclerosus et atrophicans

Definition ▶

Epidemiologie
Seltene, umschriebene Hautveränderungen des mittleren Erwachsenenalters, Frauen bevorzugt.

Klinik
Scharf begrenzte, solitäre und gruppierte Papeln mit elfenbeinweißer, hyperkeratotischer Oberfläche der Haut oder Genitalschleimhäute *(Abb. 185)*.
Der Lichen sclerosus führt zur **Atrophie** und **Verletzungsanfälligkeit**.
Der Lichen am weiblichen Genitale, aber auch am männlichen, führt zur juckenden Atrophie (Craurosis vulvae aut penis).

Klinik. Anfangs besteht ein fleckförmiges, zentrifugal sich ausdehnendes Erythem, das zunehmend teigig derb wird. Rasch darauf folgt im Zentrum beginnend die Umwandlung in eine harte, weißlich glänzende Platte. Das Resterythem bleibt als charakteristischer, fliederfarbener Ring anfänglich noch bestehen (**Lilac ring;** *Abb. 184*). Nach längerem Bestand kommt es oft zur Atrophie der Haarfollikel und zu De- und Hyperpigmentierungen. Nach dem spontanen Stillstand kann es zur völligen Rückbildung kommen, oft bleibt die Sklerose aber bestehen.

Nach dem klinischen Bild sind **verschiedene Formen** zu unterscheiden:
- Herdförmige zirkumskripte Sklerodermie. Es bestehen nur ein Herd oder wenige, vorwiegend große Herde am Stamm.
- Disseminierte zirkumskripte Sklerodermie. Viele Herde sind über das gesamte Integument verteilt.
- Bandförmige zirkumskripte Sklerodermie. Bandförmig, bevorzugt in der Längsrichtung, sind die Extremitäten betroffen oder die seitliche Stirnregion (en coup de sabre).

Laborbefunde. Die Untersuchungen des Serums auf antinukleäre Antikörper (ANA) sind negativ. Der Nachweis von ANA würde auf eine **systemische** Sklerodermie hindeuten.

Histologie. Das entzündliche Stadium ist gekennzeichnet durch ein lymphozytäres Infiltrat in der Dermis und eine ödematöse Verquellung der Kollagenfasern. Im folgenden sklerotischen Stadium verbreitert sich das dermale Bindegewebe, die Kollagenfaserbündel werden homogenisiert und die Adnexe atrophisieren.

Verlauf. Der Krankheitsverlauf ist sehr unterschiedlich. In der Regel heilt die Erkrankung nach einigen Jahren spontan ab. In älteren Herden können schlecht heilende Ulzera entstehen. Sklerosen in Gelenknähe behindern manchmal die Beweglichkeit.

Therapie. Im entzündlichen Stadium ist Penicillin 3 ME/die für zwei Wochen angezeigt.

Lokal können kortikoidhaltige oder heparinhaltige Cremes versucht werden. Bei bandförmigem Befall sind zusätzlich physikalische Maßnahmen notwendig.

14.3 Lichen sclerosus et atrophicans

> **Definition.** Chronisch-progrediente, lichenoide, scharf begrenzte Papel der Haut und der Genitalschleimhäute unbekannter Ursache.

Epidemiologie. Relativ seltene, umschriebene Hauterkrankung, bevorzugt bei Weißen, wobei Frauen öfter als Männer betroffen sind. Selten in der Kindheit, häufig im mittleren Erwachsenenalter auftretend, verläuft sie chronisch-progredient.

Klinik. Als Primäreffloreszenzen treten solitäre oder gruppierte, scharf begrenzte, elfenbeinweiße hyperkeratotische Papeln auf, die sich chronisch-progredient ausdehnen und mit Nachbarpapeln konfluieren können *(Abb. 185)*. Am Anfang kann manchmal eine kurze und diskrete Entzündungsphase beobachtet werden. Der Lichen sclerosus et atrophicans juckt schubweise, führt zu einer **Atrophie** der Haut und der Schleimhäute mit Schrumpfungsprozessen und **Verletzungsanfälligkeit**. Der obere Rücken und das Kreuz sind die Prädilektionsstellen an der Haut, wobei auch bullöse und hämorrhagische Elemente auftreten können.

Die **häufigste Lokalisation** ist diejenige am weiblichen Genitale, die zu einem atrophischen Schwund der Schamlippen mit starkem Juckreiz führt (Craurosis vulvae). Am männlichen Genitale führen die Veränderungen zu einer Induration und Schrumpfung des Präputiums, des Frenulums mit häufigen Einrissen

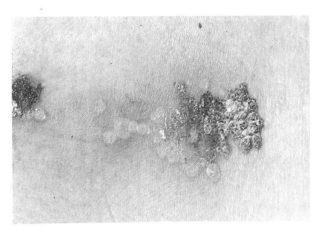

Abb. 185: Multilokulärer Lichen sclerosus et atrophicans mit gruppierten, scharf begrenzten Papeln, deren Oberfläche eine elfenbeinfarbene Hyperkeratose aufweist. Ein Teil der Elemente ist bullös abgehoben und hämorrhagisch unterlaufen (Prädilektionsstelle sakral).

sowie zu einer Verengung der Urethralöffnung (Craurosis penis). **Chronisch-erosive Elemente gelten als fakultative Präkanzerosen.**

Histopathologie. Atrophie der Epidermis mit reaktiver Hyperkeratose. Ein lymphozytäres Infiltrat der Dermis umgibt eine diskrete Kolliquationsnekrose der oberen Dermis, wobei vor allem die elastischen Fasern frühzeitig zerstört werden.

Ätiologie und Pathogenese. Nicht bekannt.

Differentialdiagnose. Leukoplakien, Lichen ruber planus atrophicans, Lichen Vidal.

Therapie. Die Lokalbehandlung im Genitalbereich dient der Reinigung und der Juckreizstillung durch lokale Kortikosteroidanwendungen oder Testosteronpropionat 2%ig in einer Fettsalbe. Intraläsionale Triamcinoloninjektionen können akute Juckreizphasen unterbrechen. Die Behandlung der Hautherde beschränkt sich auf eine fettende Pflege.

Chronisch-erosive Elemente sind wegen der Gefahr der Präkanzerose zu exzidieren. Beim Mann ist in fortgeschrittenen Stadien in der Regel die Zirkumzision mit Frenulum-Plastik angezeigt.

Prognose. Es handelt sich um ein chronisch-progredientes, oft mit schubweisen Juckreizattacken einhergehendes Krankheitsbild, das mit Ausnahme der präkanzerösen Potenz gutartig ist und nur die lokale Befindlichkeit beeinträchtigt.

Histopathologie
Epidermisatrophie mit **reaktiver Hyperkeratose** und diskreter Kolliquationsnekrose der oberen Dermis.

Ätiologie und Pathogenese
Nicht bekannt.

Differentialdiagnose
Leukoplakien, Lichen ruber atrophicans, Lichen Vidal.

Therapie
Die Lokalbehandlung wird mit Reinigung, lokalen Steroiden zur Entzündungshemmung und Testosteronpropionat 2%ig in Fettsalbe durchgeführt.
Chronisch-erosive Elemente gelten als Präkanzerosen und sind zu exzidieren.

Prognose
Chronisch-progredientes, juckendes Krankheitsbild, mit Ausnahme der präkanzerösen Potenz erosiver Elemente allerdings gutartig.

15   Ablagerungskrankheiten

15.1   Metallablagerungen

15.1.1 Argyrose

Definition ▶

Klinik
Verfärbungen in allen möglichen
Grautönen zeigen sich hauptsäch-
lich an lichtexponierten Bereichen.

Histopathologie
Mikroskopisch ist die Ablagerung
von Silberpartikeln nachweisbar.

Ätiologie und Pathogenese
Silbersalzhaltige Medikation (sowohl
extern als auch intern) oder
industrielle Exposition können eine
Argyrose verursachen.

Therapie
Keine.

Prognose
Permanente Einfärbung.

15.1.2 Hydrargyrose

Definition ▶

Klinik
Grauschwarze Pigmentierung an
Händen und Gesicht.

Histopathologie
Quecksilbergranula eingelagert.

Ätiopathogenese
Vor allem Bleichcremes und Augensalben.

Therapie
Versuch mit Penicillamin.

15   Ablagerungskrankheiten

15.1 Metallablagerungen

15.1.1 Argyrose

Synonym. Argyrie.

Definition. Umschriebene oder universelle Silbereinlagerungen in der Haut.

Klinik. Man unterscheidet zwischen einer umschriebenen und einer universellen Form. Es kommt zunächst zu einer graubraunen, später zu einer grauen bis grau-schwärzlichen Verfärbung der Schleimhaut (Konjunktiven oder Mundschleimhaut) oder der Haut. Die Hyperpigmentierung manifestiert sich am stärksten an den lichtexponierten Arealen, Stirn, Nase und an den Händen.

Histopathologie. Sowohl lichtmikroskopisch als auch elektronenmikroskopisch sind Silberpartikel nachweisbar an der Basalmembran und den elastischen Fasern.

Ätiologie und Pathogenese. Die lokalisierte Argyrose ist zurückzuführen auf die örtliche Verwendung von silbersalzhaltigen Externa, z.B. in Form von Nasentropfen oder Silbernitrat-Präparationen. Die universelle Argyrie entwickelt sich nach der langfristigen Benutzung von silbersalzhaltigen Medikamenten oder nach industrieller Exposition (silberverarbeitende Industrie).

Erwähnenswert ist die iatrogene Argyrie nach der Verwendung von Adsorgan wegen chronischer Gastritis oder Magenulzera.

Therapie. Wenig erfolgversprechend, dekorative Kosmetik.

Prognose. Die Pigmentierung ist permanent.

15.1.2 Hydrargyrose

Definition. Grau-schwärzliche Pigmentierung der Haut nach langfristiger Benutzung von Quecksilberderivaten.

Klinik. Die Pigmentierung äußert sich vor allem im Gesicht und an den Händen, besonders in den Handlinien.

Histopathologie. Man findet Quecksilbergranula an den elastischen Fasern.

Ätiopathogenese. Die bekanntesten Auslöser sind Hautbleichcremes (gegen Sommersprossen) und Augensalben.

Therapie und Prognose. Penicillamin fördert die Quecksilbersalzausscheidung.

15.1.3 Hämochromatosen

Synonyme. Bronzediabetes, Siderose.

15.1.3 Hämochromatosen

> **Definition.** Es handelt sich um ein Eisenüberladungs-Syndrom, das gekennzeichnet wird durch schiefergraue Hyperpigmentierung der Haut, Diabetes mellitus und Leberzirrhose. Häufig besteht ein Hypogonadismus.

◀ **Definition**

Häufigkeit. Man unterscheidet die primäre und die sekundäre Hämochromatose. Frauen und Männer werden befallen. Meist beginnt das Leiden zwischen dem 40. und 60. Lebensjahr. Die primäre Hämochromatose wird autosomalrezessiv vererbt; die sekundäre ist nicht erblich und entsteht als Folge anderer Erkrankungen.

Häufigkeit
Selten. Die primäre Hämochromatose ist autosomal-rezessiv vererbt, die sekundäre entsteht als Begleiterkrankung.

Klinik. Die Hautsymptomatik kann den anderen Erscheinungen viele Jahre vorangehen, aber auch erst später zum Ausdruck kommen. Vor allem die lichtexponierten Bereiche und die Beugen sind graubraun bis bronzefarbig verfärbt. Sogar die Schleimhäute können befallen sein. Weitere dermatologische Erscheinungen sind Haarausfall (75%), Koilonychie (50%) und eine atrophisch wirkende, ichthyosiform schuppende Haut.

Die Eisenüberladung führt zur Organbeteiligung mit Hepatosplenomegalie, Diabetes mellitus durch Pankreasschädigung, Hypogonadismus mit Libidoverlust, Herzkrankheiten und schließlich seronegativer Polyarthropathie.

Klinik
Meist geht eine graubraune bis bronzefarbige Einfärbung der Beugen und der lichtexponierten Hautbereiche voraus mit Haarausfall und Koilonychie. Es folgen eine Hepatosplenomegalie, Pankreasschädigung mit Diabetes mellitus, Hypogonadismus und Polyarthropathie.

Histopathologie. Typisch ist die Melaninvermehrung in der Basalzellschicht, das Auftreten von Melanophagen in der oberen Dermis sowie Eisenablagerung in der tieferen Dermis. In anderen Organen zeigen sich ebenfalls Eisendepots mit Begleitfibrose.

Histopathologie
Typisch ist die Melaninhyperpigmentierung der Basalzellschicht und Eisenablagerungen in der Dermis.

Ätiologie und Pathogenese. Die Ätiologie ist unklar. Durch den genetischen Defekt erfolgt eine erhöhte Resorption von Eisen aus dem Darm. Bei den sekundären Formen werden die Leberzellen durch Alkohol und eisenhaltige Getränke geschädigt.

Ätiologie und Pathogenese
Aus unklarer Ursache kommt es zur verstärkten Resorption und Ablagerung von Eisen.

Diagnose und Differentialdiagnose. Verdächtig ist die Kombination von Hyperpigmentierung, Diabetes mellitus und Leberzirrhose. Typisch sind Hypersiderinämie und gesättigtes Plasmatransferrin. Insbesondere die Leberbiopsie, weniger die Hautbiopsie (Axillen), führt zur Diagnosesicherung.

Ausgeschlossen werden sollten andere Pigmentstörungen, wie z.B. Argyrose, Hydrargyrose, Arsenmelanose und Morbus Addison.

Diagnose und Differentialdiagnose
Hyperpigmentierung mit Diabetes mellitus und Leberzirrhose sind eine verdächtige Trias.
Andere Speicherkrankheiten und der M. Addison sollten ausgeschlossen werden.

Therapie. Aderlässe (zu Beginn bis zu 500 ml wöchentlich), eisenarme Diät, Desferoxamin (Chelatbildner) unter Kontrolle des Ferritins sind therapeutisch und prophylaktisch hilfreich.

Therapie
Aderlässe, eisenarme Diät und Desferoxamin (Chelatbildner).

15.2 Kalzinosen

15.2 Kalzinosen

> **Definition.** Bei den Kalzinosen kommt es zur Präzipitation von unlöslichen Kalziumsalzen in Geweben. Auch die Haut kann davon betroffen sein. Mögliche Ursachen sind lokale Schädigungen oder Systemerkrankungen mit erhöhter Kalzämie. Meist bleibt die Genese unklar.
> Die Einteilung richtet sich nach der Ätiologie *(Tab. 60).*

◀ **Definition**

Klinik. Man findet einzelne oder mehrere, eventuell disseminierte, harte, weiße Papeln, Knoten oder Plaques, gelegentlich mit Begleitentzündung und therapieresistenten Ulzerationen. Die Diagnose einer Kalkablagerung läßt sich häufig schon aufgrund des Tastbefundes und der Inspektion stellen. Noch einfacher wird es, wenn sich kalkiger Inhalt entleert.

Klinik
Man tastet harte, weiße Papeln, Knoten oder Plaques.

Tabelle 60: Einteilung der Kalzinosen
I. Dystrophische Kalzinosen
1. An einen lokalen Prozeß gekoppelt
– kongenital: Fibrodysplasia ossificans
– traumatisch: Narbe
– degenerativ: bei venöser Stase
– neoplastisch: Epithelioma calcificans Malherbe
2. Mit allgemeinen Störungen verbunden oder im Rahmen von Systemerkrankungen
– Dermatomyositis
– systemischer Lupus erythematodes (SLE)
– CREST-Syndrom
– Ehlers-Danlos-Syndrom
– Pseudoxanthoma elasticum
– Acrodermatitis atrophicans
II. Idiopathische Kalzinose:
– Calcinosis universalis
– Calcinosis circumscripta
– Calculus cutaneus
– Kalkknötchen an den Ohrrändern
– Calcinosis tumoralis
III. Metastatische Kalzinose (Störungen im Kalzium- und/oder Phosphorstoffwechsel)
1. Mit Hyperkalzämie
– Hyperparathyreoidismus
– Sarkoidose
– destruierende Knochenerkrankungen
– medikamentös (Vitamin D- oder AT10-Überdosierung)
– Milch-Alkali-Syndrom
2. Mit Normokalzämie
– chronische Nierenerkrankungen
– Pseudohypoparathyreoidismus

Therapie
Falls möglich, ist das Grundleiden zu behandeln, sonst bleibt nur der operative Weg als symptomatische Behandlung.

Prognose
Langsame Progression; einzelne Kalkherde verschwinden nicht.

Therapie. Sie gestaltet sich sehr unterschiedlich. Bei der dystrophischen Kalzinose mit lokaler Schädigung steht die operative Maßnahme im Vordergrund. Bei den sonstigen dystrophischen Kalzinosen sowie bei der metastatischen Kalzinose muß das Grundleiden behandelt werden. Das Auftreten einer stärkeren Entzündung verlangt den Einsatz von Glukokortikoiden.

Prognose. Die Prognose der Kalzinose ist ungünstig. Spontane Rückbildung ist äußerst selten.

Allgemein betrachtet, können die Konsequenzen schwerwiegend sein. Die Calcinosis metabolica verläuft meistens chronisch-progredient. Die Patienten versterben häufig an den Folgen einer Sekundärinfektion. Bei der metastatischen Kalzinose wird die Prognose durch das Grundleiden bestimmt.

15.3 Hyalinosen

Lipoidproteinose.

15.3 Hyalinosen

Insgesamt seltene Erkrankungen. Am wichtigsten ist die Lipoidproteinose. Nur diese wird hier besprochen.

Lipoidproteinose

Synonyme. Urbach-Wiethe-Syndrom, Hyalinosis cutis et mucosae.

Definition ▶

Definition. Es handelt sich um eine autosomal-rezessive Erkrankung mit Ablagerung von Lipiden und Typ-IV-Kollagen mit Beginn in der Kindheit.

Häufigkeit
Selten.

Häufigkeit. Seltene Erkrankung ohne Geschlechtsprädisposition.

Klinik. Heiserkeit seit früher Kindheit ist das hervorstechendste Kennzeichen. Die Zunge wird größer und gröber; die Lippen werden dicker. Gelb-bräunliche Noduli entstehen in der Mundhöhle. An der Haut, insbesondere im Gesicht, sind die Knötchen eher gelblich-weiß und lösen häufig an behaarten Regionen Haarausfall aus. Am Stamm konfluieren sie zu morphaea-artigen Plaques. Auch andere Organe können befallen werden. Typisch sind intrakranielle Verkalkungen, die epileptiforme Anfälle auslösen können.

Histopathologie. Im Korium sieht man Hyalin-PAS-positive amorphe Massen mit extrazellulären Lipoiden.

Ätiologie und Pathogenese. Die Ätiologie ist unbekannt.

Diagnostik. Die Heiserkeit seit früher Kindheit, die typischen Papeln und Plaques sowie die Histologie sichern die Diagnose.

Differentialdiagnose.

● Lichen myxoedematosus (Histologie)
● Hyalinosis cutis bei Protoporphyria erythropoetica (keine Schleimhautbeteiligung)

Therapie. Eine kausale Therapie ist nicht möglich; somit bleibt nur die Exzision von störenden Herden sowie eine Dermabrasio.

Prognose. Die Krankheit ist progredient bis zum frühen Erwachsenenalter. Eine Rückbildung erfolgt nicht. Problematisch ist die Larynxbeteiligung, insbesondere, wenn eine Tracheotomie notwendig wird.

15.4 Purinstoffwechselstörungen

15.4.1 Gicht

Synonyme. Podagra, Arthritis urica.

> **Definition.** Diese heterogene Gruppe wird charakterisiert durch Hyperurikämie und rezidivierende akute Arthralgien mit Uratablagerungen in und um die Gelenke, eventuell auch in der Haut.

Häufigkeit. Betroffen werden vor allem Männer (95%) und hauptsächlich nach dem 40. Lebensjahr. 40% der Patienten haben eine positive Familienanamnese. Meist findet sich eine polygene Vererbung, obwohl auch manches für einen unregelmäßig dominanten Erbgang spricht. Statistisch gesehen, besteht ein Zusammenhang mit dem Nahrungsmittelangebot sowie mit der Intelligenz und dem professionellen Niveau.

Klinik. Das typische klinische Bild ist schon seit der frühen Medizingeschichte (Hippokrates) bekannt. Man unterscheidet die akute und die chronische Gicht.

Akute Gicht: Nach einer zunächst asymptomatischen hyperurikämischen Phase entwickelt sich, meist nach Diätfehlern oder nach kleinen Verletzungen, eine akute Arthralgie, in 80% der Fälle am Großzehengrundgelenk (Sprunggelenk und Fußwurzel: 10%; Kniegelenk: 5%). Es zeigen sich die klassischen Entzündungssymptome: rubor, calor, dolor, tumor und functio laesa. Bei Abklingen wird der befallene Bereich häufig violettfarben und schuppt ab.

Bei der **chronischen Gicht** entstehen aus rezidivierenden akuten Attacken destruierende, persistente Gelenkveränderungen. In etwa 50% der Fälle lagert sich Natriumurat in der Subkutis ab. Die weißlich-gelblichen, verschieblichen, meist schmerzlosen Knötchen nennt man Tophi oder Gichtknötchen. Sie finden sich bevorzugt am freien Helixrand sowie in der Umgebung erkrankter Gelenke.

Auf jeden Fall sollte man eine mögliche Nierenbeteiligung ausschließen.

Klinik
Heiserkeit, Makroglossie, Makrocheilie und gelbliche Knötchen bis Plaques an Haut und Schleimhaut sind typisch. Eventuell Organbefall.

Histopathologie
Lipoide in Hyalinablagerungen.

Ätiologie und Pathogenese
Unbekannt.

Diagnostik
Aufgrund der Heiserkeit seit früher Kindheit, typischer Papeln und Plaques sowie der Histologie möglich.

Differentialdiagnose
● Lichen myxoedematosus,
● Hyalinosis cutis bei Protoporphyria erythropoetica

Therapie
Exzision einzelner Herde oder Dermabrasio.

Prognose
Progredient bis zum Erwachsenenalter.

15.4 Purinstoffwechselstörungen

15.4.1 Gicht

◀ **Definition**

Häufigkeit
Hauptsächlich Männer nach dem 40. Lebensjahr werden betroffen. Die Familienanamnese ist häufig positiv.

Klinik
Man unterscheidet die akute und die chronische Gicht.

Akute Gicht äußert sich als akute Arthralgie am Großzehengrundgelenk mit den klassischen Entzündungssymptomen.

Chronische Gicht dagegen ist gekennzeichnet durch destruierende Gelenkveränderungen und subkutane Gichttophi, insbesondere am Ohr.

Histopathologie
Natriumuratkristalle, umgeben von einer Fremdkörperreaktion.

Histopathologie. Nach Fixierung in absolutem Alkohol sieht man Natriumurat als büschelweise angeordnete, nadelartige Kristalle in der Dermis und Hypodermis umgeben von einem Fremdkörpergranulom.

Ätiologie und Pathogenese
Die **primäre Gicht** wird hauptsächlich durch verminderte renale Purinausscheidung ausgelöst.

Die **sekundäre Gicht** entsteht im Rahmen anderer Erkrankungen oder wird medikamentös verursacht.

Ätiologie und Pathogenese. Man unterscheidet primäre und sekundäre Gicht. Die **primäre Gicht** ist zurückzuführen auf die verminderte renale Purin-Ausscheidung. Weniger als 10% der Patienten haben eine erhöhte Purinbiosynthese.

Die **sekundäre Gicht** läßt sich auf einen erhöhten Substratanfall als Komplikation bei Polyzythämie, Leukämien, chronischer Niereninsuffizienz, perniziöser Anämie und bei der Einnahme verschiedener Medikamente zurückführen.

Diagnose
Hyperurikämie, Arthralgieattacken, insbesondere bei Ansprechen auf Colchicin, und Tophi sind typisch.

Diagnose. Hinweisend sind die Hyperurikämie, Arthralgieattacken, insbesondere bei Ansprechen auf Colchicin, und Tophi.

Differentialdiagnose
Bei Gelenkschmerzen: alle anderen Arthralgien. Bei Tophi am Ohr: Chondrodermatitis nodularis helicis, Kalkknötchen der Ohrränder, Basaliom. Bei Tophi in Gelenknähe: Xanthome, rheumatische und rheumatoide Knoten, Calcinosis cutis und Heberden-Knötchen.

Differentialdiagnose. Bei Gelenkschmerzen kommen alle anderen Erkrankungen, die mit Arthralgien einhergehen, auch in Frage. Was die Hauterscheinungen betrifft, sollte man insbesondere an Chondrodermatitis nodularis helicis, Kalkknötchen der Ohrränder und an Basaliome denken.

Weiter sind abzugrenzen: Xanthome, rheumatische und rheumatoide Knoten, die Calcinosis cutis und Heberden-Knötchen.

Therapie
Präventiv mit Diät, Probenecid und Allopurinol. Symptomatisch: Antiphlogistika, Analgetika und Colchicin.

Therapie. Kausal behandelt man durch purinarme Diät, Probenecid (Benemid) und Allopurinol. Im akuten Fall sind nichtsteroidale Antiphlogistika (z.B. Indometacin), Analgetika und Colchicin indiziert. Störende und kleinere Tophi können kürettiert oder exzidiert werden.

Prognose
Relativ gut. Andere Stoffwechselstörungen sollten berücksichtigt werden.

Prognose. Insbesondere durch die neueren Medikamente hat die Gicht einen Großteil ihres Schreckens verloren. Allerdings muß man bei Gichtpatienten häufig auch mit anderen Stoffwechselstörungen rechnen.

15.4.2 Lesch-Nyhan-Syndrom

X-chromosomal vererbte Form der Hyperurikämie. Führt zur geistigen Retardierung.

15.4.2 Lesch-Nyhan-Syndrom

Ein sehr seltenes, X-chromosomal rezessiv vererbtes, durch vollständiges Fehlen des Enzyms Hypoxanthin-Guanin-Phosphoribosyl-Transferase bedingtes Automutilationssyndrom (Autophagie), wobei die geistig retardierten Kinder massive Bißverletzungen aufweisen. Eine wirksame Therapie dieser Form der Hyperurikämie ist nicht bekannt.

15.5 Tätowierungen

Man unterscheidet Schmutz- und Schmucktätowierungen.

Schmutztätowierungen entstehen durch das Eindringen von gefärbten und färbenden Partikeln bei Unfällen.

Schnelles Eingreifen durch Ausbürsten innerhalb 72 Stunden läßt die Notwendigkeit von späteren Stanzexzisionen größtenteils vermeiden.

Bei **Schmucktätowierungen** werden unterschiedliche Farbpartikel durch Nadelstiche in die Dermis eingebracht.

Sowohl operative, chemische als auch physikalische Behandlungsmöglichkeiten können zur Entfernung eingesetzt werden.

15.5 Tätowierungen

Man unterscheidet zwischen Schmutz- und Schmucktätowierungen. Beide entstehen durch das Eindringen oder Einbringen von gefärbten Partikeln in das Bindegewebe der Haut.

Schmutztätowierungen sind in der Regel Folgen von Unfällen mit Feuerwerkskörpern, von Pulverschmauchverletzungen oder von Straßenunfällen. Das Eindringen von Metallsplittern in die Haut löst eine bräunliche Verfärbung (Siderose) aus. Bei Bergleuten entstehen häufig Kohlestaubtätowierungen durch Einbringung von Kohlepartikeln. Innerhalb der ersten 72 Stunden können Schmutzpartikel durch Ausbürsten relativ einfach und ohne große kosmetische Beeinträchtigung entfernt werden. Später bleibt fast nur die Möglichkeit der Stanzexzision.

Schmucktätowierungen werden nur auf Wunsch des Patienten wegen der Angst vor einer sozialen Stigmatisierung entfernt. Sie werden zumeist in der Pubertät oder während der Militärdienstzeit, sowohl von Laien als auch von Profis, durch das Einbringen von verschiedenen Farbpartikeln durch Nadelstiche in die Dermis gesetzt.

Zur Entfernung kommen sowohl Exzision (eventuell Serienexzisionen), Stanzexzision, Schleifung, Spalthautabtragung, chemische Ätzung als auch Laser-Therapie in Betracht. Eine narbenlose Entfernung ist nicht möglich.

15.6 Störungen im Fettstoffwechsel

15.6.1 Xanthomatosen

> **Definition.** Xanthome (xanthos = gelb, oma = Tumor) und Xanthelasmen sind Neubildungen als Folge einer Speicherung von Plasmalipoproteinen durch Perizyten und Makrophagen in der Haut. Erhöhte Plasmalipoproteinkonzentrationen im Serum sind häufig vorhanden, aber keine »conditio sine qua non«.

Häufigkeit. Relativ häufig. Zum Teil werden die primären Hyperlipoproteinämien vererbt. Dabei kommen autosomal dominante und rezessive Erbgänge vor.

Klinik und Klassifikation.

● **Xanthelasmen:** Meist bilaterale und symmetrische, strohgelbliche bis elfenbeinfarbige, beetartig konfluierte weiche Papeln und Plaques an den Augenlidern, hauptsächlich am Oberlid und am inneren Augenwinkel *(Abb. 186)*. Oft besteht kein Hinweis für eine Hyperlipidämie und die Xanthelasmen sind Ausdruck einer örtlichen Fettstoffwechselstörung.

Klinik und Klassifikation
● **Xanthelasmen:** Meist bilaterale,
gelbe, flache Plaques, vor allem am
Oberlid *(Abb. 186)*.
Meist stellen sie eine örtliche
Stoffwechselstörung dar.

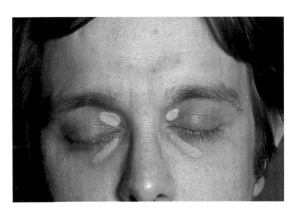

Abb. 186: Xanthelasma palpebrarum bei einer 32jährigen Frau.

● **Xanthoma planum:** Sie äußern sich als gelbliche oder orangefarbige, flache, manchmal kaum palpable Lipideinlagerungen. Die Prädilektionsstelle ist der Rumpf. Gehäuftes Auftreten bei Lymphomen, Leukämie und beim multiplen Myelom lassen an eine Paraneoplasie denken. Plane Xanthome können aber auch wie das Xanthelasma palpebrarum eine örtliche Stoffwechselstörung darstellen.

● **Xanthoma planum:** Scharf
begrenzte, flache Lipideinlagerungen, hauptsächlich am Rumpf. Hier
gilt: örtliche Störung oder Paraneoplasie.

● **Xanthoma eruptivum:** Sie entwickeln sich akut. Bevorzugt befallen ist das Gesäß, der Rücken und die Extremitätenstreckseiten. Die Xanthome imponieren als symmetrische, gelbliche, von einem roten Hof umgebene Papeln *(Abb. 187)*. Die entzündliche Umgebung und sogar die Xanthome selbst können unter Hinterlassung einer diskreten Pigmentierung zurückgebildet werden. Das Auftreten dieser Erscheinungen weist auf erhöhte Konzentrationen von Chylomikronen oder VLDL hin, also auf eine Hypertriglyzeridämie vom Typ I, III, IV oder V. In Kombination mit tuberösen Xanthomen spricht man von tuberoeruptiven Xanthomen.

● **Xanthoma eruptivum:** Multiple,
plötzlich aufschießende, von einem
roten Hof umgebene Papeln zeigen
sich im Rahmen einer Hypertriglyzeridämie *(Abb. 187)*.

● **Xanthoma tuberosum:** Knotige Elemente mit einer großen Variationsbreite in Form (flach bis lobulär), Größe (0,5–5 cm Durchmesser) und Farbe (gelblich, rötlich bis bräunlich). Sie entwickeln sich langsam an den Extremitätenstreckseiten und typischerweise bei einer Hypercholesterinämie oder LDL-Vermehrung beim Typ II und III der Hyperlipidämien.

● **Xanthoma tuberosum:** Knotige
Effloreszenzen in unterschiedlicher
Größe, Farbe und Form an den
Extremitätenstreckseiten bei Hypercholesterinämie.

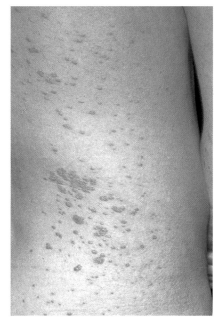

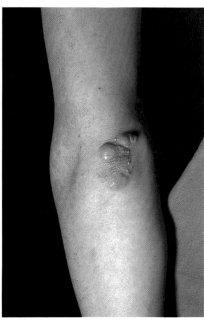

Abb. 187: Multiple eruptive Xanthome am Stamm eines 28jährigen Mannes mit Hypertriglyzeridämie.

Abb. 188: Tuberöse Xanthome über den Ellenbogensehnen bei einem 30jährigen Mann mit Hypercholesterinämie vom Typ II.

● **Xanthoma tendinosum et articulare:** Als Begleitung einer Hypercholesterinämie entwickeln sich gelbliche, feste Knoten an Sehnen, Ligamenten, Faszien und am Periost, hauptsächlich an den Fingern und an der Achillessehne *(Abb. 188)*.

● **Xanthochromia palmaris striata aut papulosa:** Flache bis papulöse, gelbliche Veränderungen an den Palmae.

Histopathologie
In mächtigen perivaskulären Infiltraten findet man typischerweise Schaumzellen und Toutonsche Riesenzellen. Jüngere Xanthome weisen eher Entzündung, ältere eher Fibrose auf.

Ätiologie und Pathogenese
Xanthelasmen und Xanthome entwickeln sich aus einer örtlichen Störung oder bei Hyperlipoproteinämien.

Differentialdiagnose
Xanthelasmata palpebrarum müssen von Syringomen und Milien, Xanthome von anderen juxta-artikulären Tumoren und Histiozytosen abgegrenzt werden.

● **Xanthoma tendinosum et articulare:** Man sieht langsam wachsende, feste Knoten insbesondere an der Achillessehne *(Abb. 188)* und an den Fingerstreckseiten. Fast alle Sehnen, auch an Palmae und Plantae, können befallen werden, ebenso wie auch Ligamente, Faszien und das Periost. Röntgenologisch stellt man keine Verkalkung fest. Im Serum findet sich eine schwere Hypercholesterinämie und ein erhöhter LDL-Spiegel beim Typ II und III der Hyperlipoproteinämien.

● **Xanthochromia palmaris striata aut papulosa:** Gelbliche, zum Teil streifige Effloreszenzen an den Handinnenflächen verdicken sich und werden gelegentlich papulös. Sie treten auf bei Typ III-Hyperlipoproteinämie und VLDL-Erhöhung.

Histopathologie. Man findet mächtige perivaskuläre Infiltrate aus lymphozytären und histiozytoiden Zellen, die Lipidmaterial aufnehmen und sich in Schaumzellen und Schaumriesenzellen (Touton-Zellen) umwandeln. Die Lipoide bestehen aus Cholesterinkristallen, Phospholipoiden, Fettsäuren und anderen Fetten. In älteren Xanthomen kommt es zu einer zunehmenden Fibrosierung. Bei eruptiven Xanthomen besteht eine entzündliche Umgebungsreaktion.

Ätiologie und Pathogenese. Xanthelasmen und Xanthome können im Rahmen von primären oder sekundären Hyperlipoproteinämien entstehen. Sie können allerdings auch lokalisiert als Ausdruck einer umschriebenen Störung auftreten.

Differentialdiagnose. Xanthelasmata palpebrarum müssen von Syringomen und Milien, Xanthome von anderen juxta-artikulären Tumoren und Histiozytosen abgegrenzt werden.

Therapie. Treten die Xanthome und Xanthelasmen als Begleitung einer Hyperlipoproteinämie auf, muß diese behandelt werden (Diät und Lipidsenker).

Bei den sekundären Hyperlipoproteinämien sollte zunächst die Grunderkrankung behandelt werden.

Bei störenden Xanthelasmen oder Xanthomen führt nur die Exzision oder die diathermische Entfernung zu einer befriedigenden Besserung.

Prognose. Primäre familiäre Hyperlipoproteinämien haben eine sehr unterschiedliche Prognose, die durch die Gefäßveränderung bestimmt wird. Die Hauterscheinungen können unter der Diät verschwinden.

Die Prognose der sekundären erworbenen Hyperlipoproteinämien wird im wesentlichen durch die Grunderkrankung bestimmt.

Xanthome aufgrund einer örtlichen Störung haben eine gute Prognose. Allerdings ist Spontanrückbildung ausgeschlossen, die weitere Ausdehnung leider nicht. Plane Xanthome ohne Hyperlipidämie treten gehäuft bei Lymphomen, Leukämie und beim multiplen Myelom auf.

Der klinische Fall. Bei einem 49jährigen Patienten, der wegen Claudicatio intermittens in die Sprechstunde kam, stellte man eine Hyperlipoproteinämie Typ III nach Frederickson fest. Seine Großmutter war an einem Herzinfarkt verstorben. Klinisch ließ sich ein lehrbuchmäßiger Arcus lipoides corneae und bilaterale Xanthelasmen an beiden Oberlidern diagnostizieren. Eine Operation der Verschlußstelle an der Bifurcatio wurde geplant. Präoperativ stellte man noch einen latenten Diabetes mellitus fest. Die operative Behandlung der Xanthelasmen wurde nicht gewünscht. Es wurde empfohlen, eine lipidsenkende Diät einzuhalten; außerdem wurde ein Lipidsenker verschrieben.

15.6.2 Systemische Lipidablagerungskrankheiten mit normalem Serumlipoidspiegel

Zu dieser Gruppe gehören das Refsum-Syndrom, das Angiokeratoma corporis diffusum (Morbus Fabry), die Tangier-Krankheit, die Gaucher-Krankheit, die Sphingomyelinose (Niemann-Pick-Krankheit) und die disseminierte Lipogranulomatose. Diese Krankheiten sind sehr selten, nur zwei werden angesprochen.

● Refsum-Syndrom

Synonyme. Heredopathia atactica polyneuritiformis, Phytansäurethesaurismose.

Durch einen Defekt der Phytansäure-α-Hydroxylase wird Phytansäure (Stoffwechselprodukt von Phytol, ein im Chlorophyll z.B. von grünen Gemüsen enthaltener Alkohol) in mehreren Geweben, auch in der Haut, abgelagert.

Wichtigste Symptome sind Nachtblindheit, Katarakt, Polyneuritis (insbesondere distal), zerebrale Ataxie und eine ichthyosiforme Dermatose, zum Teil mit Palmar- und Plantarkeratomen. Von der Ichthyosis vulgaris kann sie durch den Phytansäurenachweis im Serum und durch Lipidanalyse der Haut abgegrenzt werden.

Therapie. Die Behandlung besteht aus einer chlorophyllfreien Diät.

● Angiokeratoma corporis diffusum Fabry

Synonym. Thesaurismosis hereditaria lipoidica.

Ein X-chromosomal vererbter Defekt der α-Galaktosidase-A verursacht hauptsächlich bei Männern eine Anreicherung von Trihexosylceramid in den kleinen Gefäßen der Viszera und der Haut.

Kardiovaskuläre, renale, ophthalmologische und dermatologische Symptome stehen im Vordergrund. Der Hautarzt wird mit zahlreichen, bis zu linsengroßen, dunkelroten bis schwarzen Flecken oder Knötchen konfrontiert. Zum Teil tastet man eine keratotische Oberfläche. Diese »Angiokeratome« werden gebildet aus erweiterten kleinen Gefäßen in der oberen Dermis und sind bedeckt von einer dünnen Epidermis mit oder ohne Hyperkeratose.

Die **Prognose** ist schlecht infolge Urämie und vaskulärer Zwischenfälle.

Therapie
Treten die Xanthome und Xanthelasmen als Begleitung einer Hyperlipoproteinämie auf, muß diese behandelt werden (Diät und Lipidsenker). Ist die Hyperlipoproteinämie erworben, steht die Behandlung der Grunderkrankung im Vordergrund.
Prognose
Die Hauterscheinungen können unter Diät verschwinden, was die Prognose der Hyperlipoproteinämien nicht beeinflußt. Sekundäre Hyperlipoproteinämien erfordern eine Therapie der Grunderkrankung. Bei einer örtlichen Störung ist eine Rückbildung ausgeschlossen.

◀ **Der klinische Fall**

15.6.2 Systemische Lipidablagerungskrankheiten mit normalem Serumlipoidspiegel
Hierzu zählen z.B. das Refsum-Syndrom, der M. Fabry, M. Gaucher und die disseminierte Lipogranulomatose, nur zwei werden angesprochen.

● **Refsum-Syndrom**
Ein Defekt der Phytansäure-α-Hydroxylase verursacht Phytansäureablagerung und äußert sich an der Haut als Ichthyosis.

Wichtige Symptome sind Nachtblindheit, Katarakt, Polyneuritis, Ataxie und ichthyosiforme Dermatose.

Therapie
Chlorophyllfreie Diät.

● **Angiokeratoma corporis diffusum Fabry**
Ein Defekt der α-Galaktosidase-A mit Trihexosylceramidablagerung verursacht an der Haut multiple Angiome bzw. Angiokeratome.
Der Hautarzt findet neben den linsengroßen, dunkelroten Flecken oder Knötchen häufig eine kardiovaskuläre renale oder ophthalmologische Beteiligung.

Die Prognose ist infolge renaler und vaskulärer Zwischenfälle schlecht.

15.7 Amyloidosen

Definition ▶

15.7 Amyloidosen

> **Definition.** Es handelt sich um eine Gewebsentartung, wobei es zu extrazellulärer Ablagerung von Amyloid, einem Glykoprotein mit fibrillärer Ultrastruktur, kommt.

Einteilung, Häufigkeit und Geschlechtsverteilung:

Einteilung

● **Systemische Amyloidose**
– hereditäre A.
– idiopathische A.
– sekundäre A.

● **Lokalisierte Amyloidosen**
– Lichen amyloidosus
– makulöse A.
– Amyloidosis cutis atrophicans
– Amyloidtumoren der Haut

● Systemische Amyloidose – kein Geschlecht bevorzugt.
  – **hereditäre Amyloidose:** ohne klinisch relevante Amyloidablagerung.
  – **idiopathische Amyloidose**, die »klassische primäre systemische Amyloidose«: mit Hauterscheinungen in 30%.

● Lokalisierte Amyloidose – seltenere Form, Frauen bevorzugt.
  – **Lichen amyloidosus**
  – **makulöse Amyloidose**
  – **Amyloidosis cutis atrophicans**
  – **Amyloidtumoren der Haut**

● **Sekundäre Amyloidose**; auch Begleitamyloidose. Sie tritt in Verbindung mit chronisch-infektiösen und nichtinfektiösen Erkrankungen auf. Am besten bekannt ist das Auftreten bei malignen Tumoren und beim Plasmozytom.

Klinik
● **Systemische Amyloidose**
Polymorphes Bild, typisch sind weiß-gelbliche Papeln bis Plaques mit häufigem Einbluten; eventuell auch Schleimhautbeteiligung.

Klinik

● Die **systemische Amyloidose** ist gekennzeichnet durch eine ausgesprochene Polymorphie. Typisch sind kleine, zu Knoten und sogar zu Plaques auswachsende, weißlich-gelbliche Papeln, vor allem periorbital, im Kopfbereich (Folge: Alopezie) und in den Intertrigines. Dazu finden sich petechiale bis flächenhafte Einblutungen. Die Mundschleimhaut kann befallen sein mit glasigen Knötchen, verhärteten Plaques, Einblutungen und Makroglossie; bei Larynxbefall auch Schluckbeschwerden und Heiserkeit.

● **Lokalisierte Amyloidosen**
Lichen amyloidosus:
stark juckende, dichtstehende Papeln an den Unterschenkel-streckseiten.

● **Lokalisierte Amyloidosen**
Der **Lichen amyloidosus** betrifft hauptsächlich die Unterschenkel-streckseiten in Form von stark jukkenden, hyperkeratotischen, hautfarbenen bis gelblich-bräunlichen, dichtstehenden Papeln.

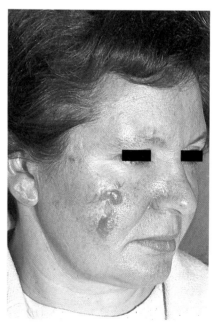

Die **makulöse Hautamyloidose** imponiert als braune, oft konfluierende Verfärbung zwischen den Schulterblättern.

Makulöse Hautamyloidose:
braune Maculae zwischen den Scapulae.

Bei der **Amyloidosis cutis nodularis atrophicans** Gottron finden sich bräunlich-rote Knoten, die teilweise ein anetodermatisches Zentrum zeigen.

Die **Amyloidtumoren** der Haut kann man von den vorgenannten Formen unterscheiden; sie befallen hauptsächlich das Gesicht und weisen keine Atrophie auf (Abb. 189).

Amyloidosis cutis nodularis atrophicans: Knoten mit zentraler Atrophie.
Amyloidtumoren: rotbraune Gesichtstumoren (Abb. 189).

Abb. 188: Amyloidtumoren umschrieben im Gesicht einer 44jährigen Frau.

Histopathologie. Das Amyloid ist periretikulär (um Retikulinfasern und Basalmembran) oder perikollagen (um Kollagenfasern) gelagert. Die Organzellen selbst enthalten kein Amyloid. Der Amyloidnachweis gelingt am besten mit der Kongorotfärbung und durch Untersuchung von Doppelbrechung im Polarisationsmikroskop.

Ätiologie und Pathogenese. Die Ätiopathogenese ist unbekannt. Allerdings scheint die Amyloidbildung ein aktives Geschehen auf zellulärer Ebene darzustellen, das durch verschiedene Ursachen lokal oder systemisch ausgelöst werden kann.

Diagnose und Differentialdiagnose. Bei den systemischen Amyloidosen führt die Rektumbiopsie mit Amyloidnachweis eher als eine Haut- oder Mundschleimhautbiopsie zur Diagnosestellung. Bei den lokalisierten Amyloidosen kann per definitionem nur eine Hautbiopsie die Diagnose bestätigen.

Zur **Differentialdiagnose** der systemischen Formen gehören Hyalinosis cutis et mucosae, Lichen myxoedematosus sowie bei knotigen Effloreszenzen tuberöse Xanthome. Der Lichen amyloidosus sollte von Lichen-ruber-Formen abgegrenzt werden sowie vom Lichen simplex chronicus. Die makulöse Hautamyloidose läßt an Lichen Vidal denken sowie an postinflammatorische Hyperpigmentierungen. Bei der Amyloidosis cutis nodularis atrophicans kommen differentialdiagnostisch Amyloidtumoren sowie andere mit zentraler Atrophie einhergehende Dermatosen in Betracht.

Therapie. Bei systemischen Amyloidosen empfiehlt sich ein Versuch mit Azathioprin und D-Penicillamin. Bei Vorliegen einer Grundkrankheit muß diese vordringlich behandelt werden.

Wegen des teilweise starken Juckreizes bei den lokalisierten Formen sind Glukokortikoide lokal und intrafokal angezeigt. Operative Maßnahmen kommen vor allem bei den nodulären und knotigen Formen in Frage.

Prognose. Nur bei den sekundären systemischen Formen besteht die Möglichkeit einer Rückbildung, sofern die zugrunde liegende Erkrankung behoben werden kann. Sonst ist die Prognose der systemischen Amyloidose durch die Beteiligung weiterer Organe infaust.

Die lokalisierten Formen sind therapieresistent, aber gutartig.

15.8 Muzinosen

> **Definition.** Bei Myxodermien oder Muzinosen finden sich Ablagerungen von gallertigem Material im Gewebe durch Störungen im Mukopolysaccharidstoffwechsel. Die schleimartige Substanz besteht aus Glykosaminoglykanen mit neutralen (z.B. Hexosamine) und sauren (z.B. Hyaluronsäure) Mukopolysacchariden, die ein unterschiedliches färberisches Verhalten zeigen.

Bei Muzinoseverdacht soll man das Gewebe in absolutem Alkohol mit 1% Formalin und nicht mit dem gewöhnlichen Formalin fixieren. Folgende Muzinosen sind an der Haut von Bedeutung:
- Das diffuse Myxödem,
- Myxoedema circumscriptum praetibiale symmetricum,
- Mucinosis follicularis,
- Mucinosis erythematosa reticularis,
- Lichen myxoedematosus und
- Skleromyxödem (Arndt-Gottron).

Histopathologie
Organzellen enthalten niemals Amyloid; es zeigt sich mit Kongorot oder im Polarisationsmikroskop in periretikulärer oder perikollagener Anordnung.

Ätiologie und Pathogenese
Unbekannt. Chronisch-entzündliche Prozesse können auslösend wirken.

Diagnose
Systemische Form: Rektumbiopsie.
Lokalisierte Form: Hautbiopsie.

Differentialdiagnose
Systemische Formen: Hyalinosis cutis et mucosae, Lichen myxoedematosus und tuberöse Xanthome.
Lokalisierte Formen bzw. Lichen amyloidosus: Lichen ruber.

Therapie
Systemische Formen: Azathioprin und D-Penicillamin.

Lokalisierte Formen: lokale Glukokortikoide.
Operation der knotigen Elemente.

Prognose
Chronisch-progredient; bei der systemischen Amyloidose durch die Organbeteiligung infaust.

15.8 Muzinosen

◄ **Definition**

Von Bedeutung sind:
- Das diffuse Myxödem
- Myxoedema circumscriptum praetibiale symmetricum,
- Mucinosis follicularis,
- Mucinosis erythematosa reticularis,
- Lichen myxoedematosa und
- Skleromyxödem (Arndt-Gottron).

15.8.1 Diffuses Myxödem

15.8.1 Diffuses Myxödem

Definition ▶

Häufigkeit
Sehr selten.
Klinik
Man sieht eine fahle, trockene, ödematöse, zum Teil gelbliche und nicht eindrückbare Haut, hauptsächlich im Gesicht und an den Extremitäten.

Ätiologie und Pathogenese
Begleiterscheinung einer Hypothyreose.
Diagnose und Differentialdiagnose
Hypothyreose mit Ödembildung ohne Eindrückbarkeit führt zur Diagnose.

Therapie
Substitutionstherapie der Hypothyreose.
Prognose
Rückbildung des Myxödems unter der Substitutionsbehandlung.

Synonyme. Echtes Myxödem, diffuse Myxodermie bei Hypothyreose.

> **Definition.** Infolge einer Hypothyreose sammeln sich disseminiert und diffus saure Mukopolysaccharide und Flüssigkeit in der Haut an.

Häufigkeit. Sehr selten.

Klinik. Man sieht eine sebostatische und hyperkeratotische, fahle, ödematöse Haut. Charakteristisch ist die Unmöglichkeit der Dellenbildung durch Fingerdruck, wie das bei anderen Ödemen der Fall ist. Am auffälligsten sind diese Veränderungen an den Extremitäten und im Gesicht. Die Nasolabialfalten sowie Palmae und Plantae sind gelblich verfärbt.

Ätiologie und Pathogenese. Begleiterscheinung einer Hypothyreose.

Diagnose und Differentialdiagnose. Die typische Klinik mit dem charakteristischen Gesichtsausdruck bei nachgewiesener Hypothyreose führt zur Diagnose. Manchmal wird ein Myxödem mit einer Sklerodermie verwechselt.

Therapie. Substitutionstherapie der Hypothyreose.

Prognose. Unter Durchführung einer Substitutionsbehandlung bilden sich die Hauterscheinungen zurück.

15.8.2 Myxoedema circumscriptum praetibiale symmetricum

15.8.2 Myxoedema cirumscriptum praetibiale symmetricum

Definition ▶

Häufigkeit
Nicht selten; Gynäkotropie.

Klinik
Kennzeichnend sind gelbliche bis lividrote, apfelsinenschalenartige Unterschenkelödeme mit Hypertrichose *(Abb. 190)*.

Histopathologie
Es findet sich eine dermale Einlagerung von sauren und neutralen Mukopolysacchariden.

Synonyme. Prätibiales Myxödem, Myxodermia circumscripta symmetrica praetibialis, zirkumskriptes prätibiales Myxödem.

> **Definition.** Es handelt sich um eine nach Thyreoidektomie oder bei Hyperthyreose auftretende prätibiale Einlagerung von sauren Mukopolysacchariden.

Häufigkeit. Nicht so selten; mit deutlicher Gynäkotropie.

Klinik. An den Unterschenkelstreckseiten, eventuell bis zum Fußrücken, entwickeln sich gelbliche bis lividrote, kissenartige, apfelsinenschalenartige Ödeme *(Abb. 190)* mit Hypertrichose. Begleitsymptome wie Exophthalmus und Trommelschlegelfinger dürfen nicht übersehen werden.

Histopathologie. Muzine findet sich hauptsächlich im mittleren und unteren Drittel der Dermis. Histochemisch handelt es sich um saure und neutrale Mukopolysaccharide. Das Kollagen wirkt reduziert und auseinandergedrückt. Sperrarterien in der Dermis sind vermehrt.

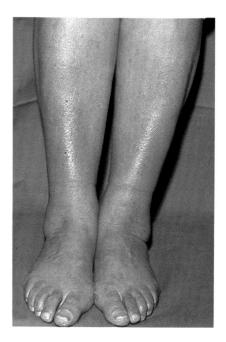

Abb. 190: Myxoedema circumscriptum praetibiale an den Unterschenkeln bei einer 66jährigen Patientin, deren Hyperthyreose durch Thyreoidektomie behandelt wurde.

Ätiologie und Pathogenese. Typisch ist das Auftreten nach Thyreoidektomie oder bei Hyperthyreose (Morbus Basedow). Man diskutiert vor allem das LATS (long acting thyroid stimulator) als auslösenden Faktor (Autoimmunkrankheit?).

Diagnose und Differentialdiagnose. Das klinische Aussehen, die Schilddrüsendiagnostik und die Vorgeschichte eines behandelten Morbus Basedow führen zur Diagnose. Differentialdiagnostisch kommen andere Unterschenkelödeme und die Necrobiosis lipoidica in Betracht.

Therapie. In erster Linie soll die Grundkrankheit behandelt werden. Dazu eventuell intraläsionale Injektionen mit Glukokortikoiden oder Hyaluronidase. Mit längerfristiger Kompression wurde Erfolg erzielt.

Prognose. Nur in einem Teil der Fälle bilden sich die Hauterscheinungen unter entsprechender Behandlung zurück.

15.8.3 Mucinosis follicularis

Synonyme. Alopecia mucinosa, Mucophanerosis intrafollicularis et seboglandularis.

> ***Definition.*** Es handelt sich hierbei um idiopathisch oder symptomatisch auftretende intraepitheliale Muzineinlagerungen in Talgdrüsen und Follikelwand.

Häufigkeit. Nicht selten.

Klinik. Man unterscheidet die **akute-subakute, benigne Form** mit teigig infiltrierten, alopezischen, zum Teil papulösen Herden von der **chronisch-benignen Form** mit multiplen, polymorphen, keratotischen Herden an den Extremitäten und am Stamm.
  Eine chronische Form bei malignen Lymphomen entspricht einer follikulär betonten Mycosis fungoides. Sie tritt häufiger auf als die idiopathische Form, weshalb eine Mucinosis follicularis auch als eine Paraneoplasie zu deuten ist.

Histopathologie. Man findet eine Zelldegeneration in der äußeren Haarwurzelscheide und in den Talgdrüsen mit Bildung von zystischen Räumen angefüllt mit Muzin. Außerdem sieht man unterschiedlich ausgeprägte lymphohistiozytäre Infiltrate, die bei der symptomatischen Mucinosis follicularis einen Rückschluß auf die Grunderkrankung erlauben.

Ätiologie und Pathogenese. Die Ätiologie ist unbekannt. Wahrscheinlich werden die mukoiden Substanzen sekundär im Anschluß an Zellschädigungen im Talgdrüsenapparat und den äußeren Haarwurzelscheiden gebildet und abgelagert.

Diagnose und Differentialdiagnose. Eine Blickdiagnose ist nur selten möglich. Die histologische Untersuchung erst bringt die Sicherheit.
  Differentialdiagnostisch sind zu erwähnen: Alopecia areata, Tinea capitis, Tinea barbae, seborrhoisches Ekzem, Lichen simplex chronicus und Lichen ruber acuminatus.

Therapie. Enttäuschend. Glukokortikoide helfen am besten bei systemischer Anwendung. Sonst kommen auch Dapsone, PUVA und Röntgenweichstrahlentherapie in Betracht. Bei der symptomatischen Form steht die Behandlung der Grunderkrankung im Vordergrund.

Ätiologie und Pathogenese
Hyperthyreose und Thyreoidektomie liegen dem Myxödem meist zugrunde.

Diagnose und Differentialdiagnose
Die typische Anamnese, Klinik und Schilddrüsendiagnostik führen zur Diagnosestellung.

Therapie
Behandlung der Hyperthyreose. Dazu evtl. intraläsionale Injektionen mit Glukokortikoiden oder Hyaluronidase. Kompression!

Prognose
Nur teilweise erfolgt eine behandlungsbedingte Rückbildung.

15.8.3 Mucinosis follicularis

◄ Definition

Häufigkeit
Nicht selten.

Klinik
Man unterscheidet die **akute-subakute benigne Form** mit teigig infiltrierten, alopezischen, zum Teil papulösen Herden von der **chronisch-benignen Form** mit multiplen, polymorphen, keratotischen Herden an den Extremitäten und am Stamm. Die chronische Form bei malignen Lymphomen entspricht einer follikulär betonten Mycosis fungoides.

◄ Histopathologie

Ätiologie und Pathogenese
Wahrscheinlich handelt es sich um eine sekundäre Muzinbildung nach Zellschädigung.

Diagnose
Histologisch.
Differentialdiagnostisch kommen in Betracht: Alopecia areata und Tinea capitis et barbae.

Therapie
Enttäuschend. Systemische Glukokortikoide helfen am besten. Bei der symptomatischen Form Grundkrankheit behandeln.

Prognose
Sie ist von der Form abhängig und geht von Abheilung innerhalb Wochen bis zur infausten Konsequenz eines malignen Lymphoms.

Prognose. Auch hier wird differenziert zwischen idiopathisch und symptomatisch. Die akut-idiopathische Form heilt nach Wochen bis Monaten ohne bleibende Alopezie ab.

Die chronisch-idiopathische Form kann sich über das ganze Integument ausdehnen und mehrere Jahre persistieren. Es muß sogar damit gerechnet werden, daß sich später noch ein malignes Lymphom entwickelt. Bei der symptomatischen Form besteht keine Rückbildungstendenz. Die Prognose ist allein von der Grundkrankheit abhängig.

15.8.4 Mucinosis erythematosa reticularis (REM)

15.8.4 Mucinosis erythematosa reticularis

Synonyme. Retikuläre erythematöse Muzinose, REM-Syndrom, plaqueartige kutane Muzinose.

Definition ▶

> *Definition.* Im oberen Thoraxbereich sieht man netzförmige Erytheme als Ausdruck einer Ablagerung von mukoiden Substanzen im Bindegewebe.

Vorkommen
Betroffen sind Frauen im mittleren Lebensalter.

Vorkommen. Befallen sind hauptsächlich Frauen im mittleren Lebensalter. Wahrscheinlich kommt das REM-Syndrom häufiger vor als gedacht, wird aber oft übersehen.

Klinik
Im zentralen Brust- und Rückenbereich bilden sich erythematöse, evtl. netzförmig zusammenfließende Infiltrate. Sonneneinwirkung bewirkt eine Verschlechterung.

Klinik. Es bilden sich erythematöse Infiltrate, die netzförmig zusammenfließen. Prädilektionsstellen sind die zentralen Brust- und Rückenbereiche. Nur selten wird auch die abdominelle Haut befallen. Ein milder Juckreiz ausgenommen, bestehen keine Symptome.

Häufig verschlechtern sich Lokalbefund und Juckreiz nach Sonnenbestrahlung.

Histologie
Typisch sind ein perivaskuläres und perifollikuläres lymphozytäres Infiltrat und alcianblaue Niederschläge zwischen den Kollagenfasern.

Histologie. Die Epidermis ist normal. Dermal findet sich eine Gefäßerweiterung mit einem vorwiegend lymphozytären perivaskulären und perifollikulären Infiltrat. Wichtig für die Diagnose ist das Vorhandensein von alcianblauen Niederschlägen zwischen den Kollagenfasern.

Ätiopathogenese
Nach einem entzündlichen Prozeß entstehen mukoide Ablagerungen.

Ätiopathogenese. Man vermutet ein entzündliches Geschehen, in dessen Verlauf mukoide Substanzen abgelagert werden.

Diagnose und Differentialdiagnose
Differentialdiagnostisch an ein seborrhoisches Ekzem und an Lupus erythematodes denken.

Diagnose und Differentialdiagnose. Die wichtigste Differentialdiagnose stellt das seborrhoische Ekzem dar. Außerdem sollte das REM-Syndrom vom Lupus erythematodes abgegrenzt werden.

Therapie
Eine spontane Rückbildung ist möglich. Sonst helfen nur Antimalariamittel.

Therapie. Synthetische Antimalariamittel (Chloroquinphosphat, Hydroxychloroquin und Mepacrin) sind in vielen Fällen hilfreich. Eine spontane Rückbildung ist nicht ausgeschlossen. Antihistaminika und Glukokortikoide sind wirkungslos.

Prognose
Chronischer Verlauf.

Prognose. Das REM-Syndrom ist chronisch, verschwindet aber in manchen Fällen spontan.

15.8.5 Lichen myxoedematosus

15.8.5 Lichen myxoedematosus

Synonyme. Mucinosis papulosa seu lichenoides, Myxodermia papulosa.

Klinik
Sehr selten. Umschriebene papulöse oder plaqueartig besetzte Felder mit weicher Infiltration.

Klinik. Diese sehr seltene Erkrankung mit unbekannter Ätiopathogenese tritt unabhängig von einer Schilddrüsenerkrankung auf und äußert sich vor allem an den Armen, am Rumpf und an den Oberschenkeln. Man unterscheidet eine diskrete papulöse, eine lokalisierte, eine generalisierte Form mit Plaques und eine eruptive Form mit urtikariellen Plaques und Noduli. Das Skleromyxödem (Arndt-Gottron) wird häufig als eine Form des Lichen myxoedematosus im Sinne einer generalisierten, lichenoiden papulösen Eruption betrachtet. Fakultativ sind Leberfunktionsstörungen und Plasmazellinfiltration des Knochenmarks assoziiert. Bemerkenswert sind Serumeiweißerhöhung und abnorme Mengen von Serumglobulinen.

Histologisch zeigt sich eine Fibromuzinose.

Prognostisch muß insbesondere auf die Gefahr kardialer und zerebraler Insulte hingewiesen werden.

Therapie. Für die externe Behandlung benützt man intraläsionale Injektionen von Hyaluronidase oder Glukokortikoid-Kristallsuspension. Zur internen Therapie wurden Glukokortikoide und Immunsuppressiva zum Teil mit gutem Erfolg versucht. Insgesamt aber sind die Ergebnisse enttäuschend.

Histologie
Fibromuzinose.
Prognose
Chronisch progredient.
Therapie
Unbefriedigend.

15.8.6 Skleromyxödem (Arndt-Gottron)

Synonym. Arndt-Gottron-Syndrom.

> **Definition.** Es handelt sich um eine sehr seltene, hauptsächlich bei Frauen auftretende Dermatose mit einer flächenhaften Verdickung und Verhärtung der Haut sowie daraufstehenden disseminierten Papeln. Beides wird hervorgerufen durch Einlagerung mukoider Substanzen und gesteigerte fibroblastische Aktivität. Es wird häufig als eine Form des Lichen myxoedematosus gesehen.

15.8.6 Skleromyxödem

◀ **Definition**

Klinik. Klinisch imponiert folgende **Symptomentrias:**

- Sklerodermieartiges Bild vom Typ der diffusen Sklerodermie mit mimischer Starre.
- Elefantenhautartige, hyperpigmentierte, dicke und in groben Falten abhebbare Haut (Pachydermie).
- Multiple, dichtstehende, lichenoide, derbe hautfarbene, oft jukkende Papeln, die manchmal auch linear angeordnet sind und hauptsächlich im Gesicht und am Nakken auftreten *(Abb. 191).*

Ätiologie und Pathogenese. Das Skleromyxödem Arndt-Gottron ist eine massive kutane Manifestation eines Plasmozytoms (IgG oder IgM), die oft der hämatologischen Manifestation vorausgeht.

Therapie und Prognose werden von der Grundkrankheit bestimmt.

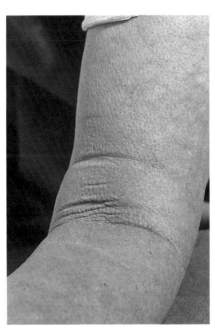

Abb. 191: Skleromyxödem Arndt-Gottron mit flächiger Pachydermie und daraufstehendem papulösen Besatz bei einer 46jährigen Patientin mit einem Plasmozytom (IgG).

Klinik
Symptomentrias:
- Sklerodermieartige diffuse Verdickung.
- Pachydermie mit grobem Faltenbild.
- Aussaat multipler Papeln *(Abb. 191).*

Ätiologie und Pathogenese
Das Skleromyxödem ist eine massive kutane Manifestation eines Plasmozytoms (IgG oder IgM), die oft der hämatologischen Manifestation vorausgeht.

Therapie und Prognose
werden von der Grundkrankheit bestimmt.

16 Erbkrankheiten der Haut

16.1 Neurofibromatosis
generalisata

Definition ▶

Erbgang und Häufigkeit
Autosomal-dominante Erbkrankheit
mit Expressivitätsschwankung und
Heterogenie *(Tab. 61)*.

16　Erbkrankheiten der Haut

16.1 Neurofibromatosis generalisata

Synonym. Morbus von Recklinghausen

> **Definition.** Erblich neuroektodermale Systemerkrankung (Phakomatose) mit einer Trias von Hautsymptomen: Neurofibrome, Café-au-lait-Flecken und kleinfleckige Hyperpigmentierungen der Axillen.

Erbgang und Häufigkeit. Die autosomal-dominante Erbkrankheit zeigt deutliche intra- und interfamiliärer Expressivitätsschwankungen. Die Häufigkeit beträgt 1:3000 mit einer hohen Rate von Neumutationen. Es besteht eine Heterogenie mit fünf erblichen und zwei sporadischen Typen *(Tab. 61)*. Der Typ I ist der häufigste und wird hier angesprochen.

Tabelle 61: Heterogenie bei der Neurofibromatosis generalisata von Recklinghausen (nach V. M. Riccardi)	
autosomal dominant	
klassische kutane Lokalisation der Trias, 85–90%	Typ I
Haut gering befallen, bilaterale Akustikus-Neurinome »Akustikus-Typ«	Typ II
gemischter kutaner und zentraler Befall	Typen III, IV, VI
sporadisch	
segmentäre kutane Form (somatische Mutation)	Typ V
generalisierte, spätmanifeste Fälle	Typ VII

Klinik
Seit der Kindheit treten multiple
Neurofibrome der Haut *(Abb. 192)*
auf und gelegentlich einzelne, große,
wammenartige Neurofibrome.

Scharf begrenzte, ovale Pigmentflecken treten als **Café-au-lait-Flek-
ken** frühkindlich auf und sind oft das
einzige Symptom. Mindestens fünf
solcher Flecken, größer als 2,5 cm,
erlauben die Diagnose. Daneben
treten kleinfleckige Hyperpigmentierungen der Axillen auf *(Abb. 193)*.
Neurofibrome können am Nervensystem, am Skelett und in inneren
Organen auftreten. Bei ZNS-Befall
treten epileptische Anfälle auf.

Klinik. Seit früher Kindheit, mit einer Verstärkung in der Adoleszenz, treten multiple kutane und subkutane **Neurofibrome** auf, als kleine, weiche, indolente Knötchen in der Haut *(Abb. 192)* oder als gestielte Exophyten. Sie sind in der Regel schmerzfrei und gelegentlich bräunlich eingefärbt. Vereinzelt kommen auch derbe Fibrome und andere Nävi vor. Neurofibrome können, zumeist vereinzelt, sehr groß werden, wammenartig entstellend wirken und als lokale Dermatochalasis herunterhängen, zum Beispiel am Oberlid als Paragraphen-Neurofibrome. Kleine Neurofibrome treten fast regelmäßig am vorderen Auge (Iris) als **Lish-Knötchen** auf.

Am Stamm und an den proximalen Extremitäten kommen ovale, scharf begrenzte Pigmentflecken als **Café-au-lait-Flecken** frühkindlich zur Ausprägung. Oft sind sie das erste und jahrelang das einzige Symptom. Finden sich mehr als fünf Café-au-lait-Flecken größer als 2,5 cm, so kann allein damit die Diagnose gestellt werden. Daneben treten häufig, meist während der Adoleszenz, multiple **kleinfleckige Hyperpigmentierungen** besonders der Axillen auf *(Abb. 193)*.

Neurofibrome können an Nerven, am Rückenmark und im zentralen Nervensystem auftreten und entsprechend Ausfälle sowie **epileptische Anfälle** verursachen. Skelettveränderungen, vor allem an der Wirbelsäule (z.B. Kyphoskoliose), Störungen innerer Organe und Debilität finden sich häufig.

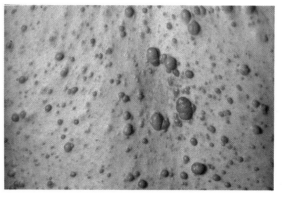

Abb. 192: Neurofibromatosis von Recklinghausen; multiple kleine und mittelgroße, weiche Neurofibrome der Rückenhaut.

Bei der Neurofibromatosis von Recklinghausen kommt es selten zu einer sarkomatösen Entartung großer Neurofibrome und relativ häufig zu malignen Tumoren des lymphatischen oder hämatopoetischen Systems (maligne Entartung in 10 bis 25% der Fälle).

Ätiologie und Pathogenese. Erbkrankheit, der wahrscheinlich eine genetische und somatische Hypermutabilität zugrunde liegt.

Diagnose und Differentialdiagnose. Durch die klinische Trias der Haut, wobei multiple Neurofibrome (histologisch gesichert) sowie mindestens fünf Café-au-lait-Flecken größer als 2,5 cm die Diagnose sichern. Zusätzlich finden sich kleinfleckige Hyperpigmentierungen in den Axillen.

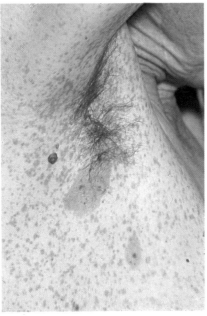

Abb. 193: Neurofibromatosis von Recklinghausen: zwei Café-au-lait-Flecken und kleinfleckige Hyperpigmentierung der Axilla.

Therapie. Symptomatisch durch Exzision der störenden Neurofibrome.

Prognose. Die Krankheit ist chronisch progredient und determiniert durch die Möglichkeit der malignen Entartung (Neurofibrosarkome, Lymphome, Hämoblastosen) und die epileptischen Anfälle.

Maligne Entartung der Neurofibrome ist selten, häufiger tritt bei diesen Patienten eine Hämoblastose auf.

Ätiologie und Pathogenese
Erbkrankheit mit Hypermutabilität.

Diagnose und Differentialdiagnose
Durch die klinische Trias mit multiplen Neurofibromen und mehr als fünf Café-au-lait-Flecken sowie kleinfleckige Hyperpigmentierungen der Axillen.

Therapie
Exzision der störenden Neurofibrome.

Prognose
Chronisch progredient, determiniert durch die maligne Entartung und die epileptischen Anfälle.

16.2 Tuberöse Hirnsklerose

Synonyme. Morbus Bourneville-Pringle, Adenoma sebaceum.

> **Definition.** Erbliche, neuroektodermale Erkrankung (Phakomatose) mit der Trias: Epilepsie, Schwachsinn und Hautveränderungen (Adenoma sebaceum), sowie mit weißen, blattförmigen Flecken.

Erbgang und Häufigkeit. Autosomal-dominante Erbkrankheit mit frühkindlicher Manifestation sowie inter- und intrafamiliärer Expressivitätsschwankung. Die Häufigkeit beträgt 7:100 000.

Klinik. Die Haut ist zu 100% betroffen und zeigt in der Regel auch die frühesten charakteristischen Symptome *(Tab. 62)*. Die weißen, ovalen und mit einem gezähnten Rand als blattförmige Flecken charakterisierten Veränderungen treten vereinzelt am Stamm und an den proximalen Extremitäten auf *(Abb. 194)*. Diese Flecken sind bei hellhäutigen Kindern sehr diskret und müssen gesucht werden; sie persistieren. Im Laufe der Kindheit und der Adoleszenz kommt es zur Ausprägung des Adenoma sebaceum mit multiplen, zentrofazial angereicherten, schmutzig-braunen bis roten Knötchen ohne subjektive Symptome *(Syn. 45)*. Es handelt sich um Angiofibrome oder gefäßreiche Bindegewebsnävi.

Im Laufe des Lebens kommen in unterschiedlicher Häufigkeit Bindegewebsnävi vor allem im Kreuz, Fibrome am Nagelfalz (Koenen-Tumoren) und andere Nävi hinzu. Die Symptome am zentralen Nervensystem mit epileptiformen Anfällen und Schwachsinn sind frühe und die Entwicklung in fast allen Fällen entscheidende Veränderungen. Fibrome und Angiofibrome können auch am Zahnfleisch, im Auge und an inneren Organen auftreten. Am Herzen und an der Niere kommt es gelegentlich zur malignen Entartung (Fibrosarkome).

16.2 Tuberöse Hirnsklerose

◀ Definition

Erbgang und Häufigkeit
Autosomal-dominant mit frühkindlicher Manifestation und Expressivitätsschwankung.

Klinik
Die Haut ist immer betroffen mit weißen, blattförmigen Flecken, dem zentrofazialen Adenoma sebaceum und bindegewebigen Nävi *(Abb. 194)*.

Die zentralnervösen Symptome mit epileptiformen Anfällen und Entwicklungsrückständen sind entscheidend.

Die Fibrome an Herz und Nieren können gelegentlich entarten.

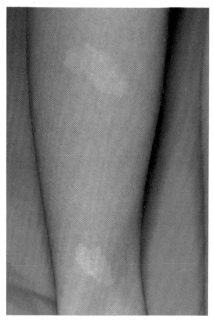

Abb. 194: Zwei ovale, blattförmige weiße Flecken mit gezähntem Rand am Bein eines Kindes mit tuberöser Hirnsklerose.

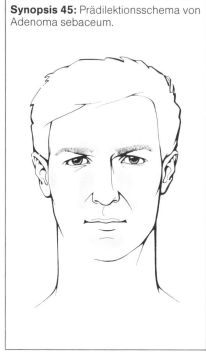

Synopsis 45: Prädilektionsschema von Adenoma sebaceum.

Tabelle 62: Hautsymptome der tuberösen Hirnsklerose		
Häufigkeit der Manifestation bei	**Kindern (5jährig)**	**Erwachsenen (35jährig)**
Frühsymptome Adenoma sebaceum weiße blattförmige Flecken	~ 50% 80–90%	~ 100% 50–80%
Spätsymptome Bindegewebsnävi inkl. Fibrome Koenen-Tumoren andere (Naevi spili, Angiome Chagrinlederhaut, Teleangiektasien usw.)	20–30% < 10% < 10%	~ 60% ~ 20% ~ 30%

Ätiologie und Pathogenese
Neuroektodermales Erbleiden.

Diagnose und Differentialdiagnose
Sowohl die weißen, blattförmigen Flecken in Mehrzahl wie auch das Adenoma sebaceum sind pathognomonisch.

Therapie
Die antiepileptische Therapie ist vordringlich. Das Adenoma sebaceum kann symptomatisch geschliffen, bindegewebige Tumoren exzidiert werden.

Ätiologie und Pathogenese. Neuroektodermales Erbleiden.

Diagnose und Differentialdiagnose. Die weißen, blattförmigen Flecken, in Mehrzahl auftretend, sind pathognomonisch (Differentialdiagnose: Pityriasis versicolor alba), zumal wenn sie mit unklaren Anfällen und Entwicklungsstörungen einhergehen. Das zentrofaziale Adenoma sebaceum tritt später auf und ist ebenfalls pathognomonisch (Differentialdiagnose: zentrofaziale Epitheliome, atypische Akne).

Therapie. Die antiepileptische Behandlung steht im Vordergrund. Das Adenoma sebaceum im Gesicht kann durch Schleifung verbessert werden (Wiederholung möglich). Koenen-Tumoren können exzidiert werden.

Prognose. Die Hautveränderungen haben großen Wert in der Frühdiagnostik, sie beeinflussen die Prognose nicht. Diese wird von der Schwere der zentralnervösen Symptome frühzeitig bestimmt und in 5 bis 10% der Fälle durch Auftreten von Fibrosarkomen an Herz oder Niere.

16.3 Xeroderma pigmentosum (XP)

Definition. Heterogene Gruppe von sehr seltenen, autosomal-rezessiven Erbkrankheiten mit Pigmentanomalien und multiplen Tumoren auf lichtexponierter Haut. Die DNS-Reparatur in den Zellkernen ist vermindert oder fehlt.

Häufigkeit und Erbgang. Zwei bis vier Patienten pro 1 Mill. Menschen zeigen die manifeste Erkrankung dieser autosomalen und rezessiven Erbkrankheit. Männer und Frauen sind gleich häufig befallen; Xeroderma pigmentosum kommt in allen Rassen und Kontinenten vor. Die Genfrequenz beträgt 1:200, die heterozygoten Träger sind klinisch gesund und können nicht biochemisch erfaßt werden.

Man kennt bis jetzt 8 **Gruppen** von XP (A-H) bei welchen die Exzisionsreparatur vermindert oder defekt ist. Sie unterscheiden sich durch das Manifestationsalter, die Häufigkeit, die Schwere der Erkrankung und die Art der lichtinduzierten Tumoren. Dazu kommt der **Varianten-Typ (V),** bei welchem die Postreplikations-Reparatur vermindert ist. Diese Patienten entsprechen mittelschweren Fällen mit Krankheitsmanifestationen im frühen Erwachsenenalter *(Tab. 63)*.

Prognose
Die Hautveränderungen haben diagnostischen Wert, während die Prognose durch die zentralnervösen Symptome bestimmt wird und gelegentlich durch Sarkome.

16.3 Xeroderma pigmentosum (XP)

◀ Definition

Häufigkeit und Erbgang
2–4 pro 1 Mill., Genfrequenz 1:200, autosomal-rezessiv.

Man kennt bis heute 8 Gruppen (A–H), die sich durch Manifestationsalter, Häufigkeit, Schwere der Erkrankung und Art der lichtinduzierten Tumoren unterscheiden. Der **Varianten-Typ (V)** ist durch einen mittelschweren Krankheitsverlauf gekennzeichnet *(Tab. 63)*.

Tabelle 63: Heterogenität von Xeroderma pigmentosum (408 Fälle bis 1988)

Komplementationsgruppen	Fälle	UDS	Hautsymptome	vorherrschende Haut-Tumoren	neurologische Symptome
A	158	<5%	schwer, früh	SCC	++ (DC-Sy.)
B	1	10%	+ Cockayne-Sy.		+
C	73	10–47%	mittel-schwer	SCC + BCC	–
D	45	25–60%	mittel	LMM	–
E	13	40–60%	mild, spät	BCC	–
F	12	<10%	mittel		+
G	3	<2%	mittel		+
H	1	30%	+Cockayne-Sy.		+
Variant	128	100%	mild, spät	BCC	–

SCC = Spinaliom, BCC = Basaliom, LMM = Lentigo-maligna-Melanom

Klinik. Alle Patienten weisen eine Lichtempfindlichkeit mit lange persistenter Rötung der Haut auf und zeigen eine Lichtscheu. Nach wenigen Lichtexpositionen und nach einer Latenzzeit von Monaten bis einigen Jahren treten chronische Lichtschäden multipel an den exponierten Hautstellen auf: Pigmentverschiebungen, trockene Haut mit epidermaler Atrophie, aktinische Elastose des Bindegewebes, multiple **Präkanzerosen** und **maligne Hauttumoren** (Basaliome, Spinaliome, Melanome) *(Abb. 195)*. Latenzzeit, Schwere der Hautveränderungen sowie Zahl und Art der Tumoren hängen vom Komplementationstyp ab und vom Ausmaß der exogenen Belastung.

Pigmentverschiebungen, Atrophien und Neoplasien treten auch an den Augenlidern und im vorderen Augenabschnitt auf. Neurologische Symptome kommen bei ca. 15% aller XP-Patienten vor, vor allem beim Komplementationstyp A. Solche Fälle mit schweren zerebellären Ataxien sind als De Sanctis-Cacchione-Syndrom bekannt.

Ätiologie. Die Sonnenbestrahlung (UVB) führt zu einer Vielzahl von molekularbiologischen Veränderungen an der DNS der lichtexponierten Zellen, wobei vorwiegend benachbarte Thymin-Moleküle dimerisieren. Dadurch wird der

Klinik
Alle Patienten weisen eine Lichtempfindlichkeit und persistente Rötung als Sofortsymptom auf.

Spätveränderungen wie Pigmentverschiebungen, Epidermisatrophie, aktinische Elastose, multiple **Präkanzerosen** und **Hauttumoren** treten nach Monaten bis Jahren auf.

Auch die vorderen Augenabschnitte können mitbefallen sein.
15% zeigen neurologische Störungen.

Ätiologie
Man findet eine Reduktion oder Fehlen der **Exzisionsreparatur** von licht-

induzierten Thymindimeren bei den Komplementationsgruppen A–H *(Tab. 63).*

Defekt der **Postreplikationsreparatur** beim Varianten-Typ.

DNS-Strang funktionell inaktiviert. Die Zelle verfügt über drei fehlerfreie Erholungsmechanismen, diese Schäden zu beheben. Bei den XP-Komplementationsgruppen A–H ist der **Exzisionsmechanismus** vermindert oder defekt, weshalb Thymindimere persistieren und durch fehlerhafte Notfallmechanismen eliminiert werden. Die so eingeführten Fehler stellen Punktmutationen dar, die Ausgangspunkte von somatischen Mutationen sind. Beim Varianten-Typ ist die fehlerfreie **Postreplikationsreparatur** vermindert, weshalb ähnliche Abläufe eingeleitet werden. Es ist nicht klar, warum einzelne Gruppen besondere Tumorinzidenzen haben (z.B. XP-D 100% Melanome).

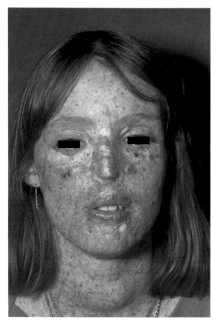

Abb. 195: Xeroderma pigmentosum Typ C mit Pigmentverschiebungen im Gesicht und am Hals, multiplen Basaliomen, melanotischen Präkanzerosen und Operationsnarben von früheren Exzisionen. Cheliitis actinica der Unter- und Oberlippe.

Diagnose und Differentialdiagnose
Unterscheidung der XP-Typen vergleiche *Tabelle 63,* beachte die unterschiedliche Tumorinzidenz.

Abgrenzung zu Poikilodermien, Porphyrien und seltenen Syndromen.

Diagnose und Differentialdiagnose. Die Diagnose und die Differentialdiagnose des Komplementationstyps können klinisch nur vermutet werden (gesichert werden sie durch die Messung der Exzisionsreparatur an Lymphozyten oder kultivierten Fibroblasten. Letztere werden in Cokultivierungsversuchen auch für die Bestimmung des Komplementationstyps verwendet).

Klinisch und molekularbiologisch ist die Differentialdiagnose zur Gruppe der Poikilodermien, zu anderen seltenen Syndromen mit Lichtempfindlichkeit (Cockayne-Syndrom, Bloom-Syndrom) und den Porphyrien möglich.

Therapie
Es existiert keine kausale Therapie. Die Entfernung der manifesten Tumoren ist wichtig! Lichtschutz und Vermeiden von Lichtexposition!

Therapie. Eine kausale Therapie gibt es nicht. Lichtschutz und Vermeidung jeglicher Sonnenexposition sind notwendig. Die lichtveränderte Haut muß in drei- bis sechsmonatigen Abständen kontrolliert werden, Präkanzerosen sind zu kürettieren, realisierte Tumoren operativ zu entfernen.

Prognose
Lebensqualität reduziert, Lebenserwartung abhängig von den Tumoren.

Prognose. Die Lebensqualität der Patienten mit XP ist reduziert, die Lebenserwartung durch die Tumoren und deren Entfernung determiniert.

Die genetische Beratung von Familien mit einem XP-Patienten ist dringend notwendig. Eine pränatale Diagnostik bei den Gruppen A–H ist möglich.

16.4 Vergreisungssyndrome

16.4 Vergreisungssyndrome

Synonym. Progerie-Syndrome.

Definition ▶

> **Definition.** Inhomogene Gruppe von sehr seltenen, autosomal-rezessiv vererbten Krankheiten mit vorzeitiger Alterung der Haut und von inneren Organen.

Häufigkeit. Alle drei familiär vorkommenden Formen (Akrogerie, Progerie und Werner-Syndrom) sind sehr selten und werden autosomal rezessiv vererbt. Daneben kommen einige solitäre Formen besonderer Art vor.

Klinik. Man unterscheidet *(Tab. 64):*

Die **Akrogerie** (Gottron) mit regionaler, akral beginnender und langsam zentripetal fortschreitender, atrophisch vorgealterter Haut und Gesichtsveränderungen im Sinne eines Vogelgesichtes. Innere Organe sind nicht betroffen, die Lebenserwartung ist normal.

Tabelle 64: Organbefall und Differentialdiagnose bei Vergreisungssyndromen

	Akrogerie	Werner-Syn.	Progerie
Hautatrophie	+ (akral)	+ (akral)	++
Minderwuchs	–	+	++
Lebenserwartung	–	+	++
Arteriosklerose	–	++	++
Diabetes	–	+ (~ 50%)	+ (~ 50%)
Hypogenitalismus	–	++	+
besondere Merkmale	–	Katarakte Tumoren 10%	–

Die **Progerie** (Hutchinson-Gilford), bei welcher frühkindlich eine generalisierte atrophisierende Vergreisung der Haut auftritt, die vergesellschaftet ist mit einem unproportionierten Zwergwuchs, mit Entwicklungsstörungen aller Organe, mit krächzender Stimme, Haarverlust und Lipoatrophie im Gesicht. Die Geschlechtsreife wird nicht erreicht, die Patienten sterben vorher an Arteriosklerose oder Herzinfarkt.

Das **Werner-Syndrom** (Progeria adultorum) zeigt nach normaler Kindheit einen vorzeitigen Wachstumsstopp mit 16 bis 18 Jahren und stellt eine bizarre Mischung oder eine »Karikatur« des Alterns dar. Im dritten Lebensjahrzehnt tritt eine atrophisch-sklerodermieartige Vergreisung der Haut und des Unterhautgewebes an den Extremitäten und im Gesicht auf mit zentripetaler Progression. Gleichzeitig ergrauen die Haare, und es tritt eine vorzeitige Glatzenbildung auf. Bilaterale Katarakte und eine krächzende Stimme gehören dazu. Die Geschlechtsreife wird zwar erreicht, findet aber ein vorzeitiges Ende durch Hodenatrophie oder vorgezogene Menopause mit 30 bis 35 Jahren. Etwa die Hälfte aller Patienten erkrankt in diesem Alter an einem Diabetes mellitus. Die Lebenserwartung ist reduziert, die Patienten versterben in der Regel an den Folgen der vorzeitigen Arteriosklerose. 10% der Patienten entwickeln bösartige Tumoren, meist Sarkome.

Ätiologie. Es handelt sich bei den Vergreisungssyndromen um Störungen der molekularen Abläufe des zellulären Alterns, was an kultivierten Fibroblasten modellhaft studiert werden kann. Eine Reduktion der Zellteilungen an kultivierten Fibroblasten ist eindrücklich nachweisbar, wie auch ein vorzeitiges Zusammenbrechen von zellulären Stoffwechselabläufen.

Diagnostik. Differentialdiagnostisch muß die Abgrenzung der Vergreisungssyndrome von den Krankheiten der Sklerodermie-Gruppe und von den Poikilodermien sowie vom Xeroderma pigmentosum erfolgen. Zur Unterscheidung und Charakterisierung der verschiedenen Formen der Vergreisungssyndrome dient *Tabelle 64.*

Therapie. Nicht möglich.

Prognose. Sie ist determiniert durch die Veränderungen am kardiovaskulären System mit vorzeitigem Ableben durch Gefäßverschlüsse, Blutungen oder durch Herzinfarkt.

Häufigkeit
Alle drei Formen der Vergreisungssyndrome sind äußerst selten, die Vererbung ist autosomal-rezessiv.

Klinik
Man unterscheidet *(Tab. 64):*
Die **Akrogerie** zeigt regionale, akral beginnende Voralterung der Haut mit Vogelgesicht ohne andere Veränderungen.

Die **Progerie** ist eine schwere, frühkindlich beginnende generalisierte Vergreisung der Haut und aller Organe mit vorzeitigem Tod an Arteriosklerose.

Das **Werner-Syndrom** zeigt nach normaler Kindheit einen Wachstumsstopp mit 16–18 Jahren und eine »Karikatur« des vorzeitigen Alterns mit Befall innerer Organe.

Ätiologie
Vergreisungssyndrome zeigen eine Störung der molekularen Abläufe des zellulären Alterns.

Diagnostik
Die Abgrenzung der Vergreisungssyndrome von den Sklerodermien, Poikilodermien und vom Xeroderma pigmentosum muß erfolgen.

Therapie
Nicht möglich.

Prognose. Abhängig von den Veränderungen am kardiovaskulären System, Herzinfarkt, Arteriosklerose.

16.5 Die Porphyrinkrankheiten

16.5 Die Porphyrinkrankheiten

Synonym. Porphyrien.

Porphyrien sind Stoffwechselkrankheiten, bei denen die Hämbiosynthese im Knochenmark und in der Leber gestört ist. Es treten je nach Defekt unterschiedliche Anhäufungen bestimmter Zwischenprodukte der Porphyrinsynthese in pathologischen Konzentrationen auf *(Syn. 46)*.

Porphyrien sind Stoffwechselkrankheiten, bei denen die Porphyrin- und Hämbiosynthese im Knochenmark und in der Leber gestört ist. Bei den Porphyrinen handelt es sich um Tetrapyrrole, die durch Oxidation physiologischer Zwischenprodukte bei der Hämsynthese entstehen. Es handelt sich um eine vielstufige Synthese durch eine Kette von Enzymen. Hereditäre, durch Fehlfunktion eines oder mehrerer Enzyme charakterisierte Störungen können ebenso wie toxische Beeinflussung (Hormone, Medikamente, Gifte) zu einer Störung der Hämsyn-

Synopsis 46: Schematische Darstellung des Porphyrinstoffwechsels bei normalen Menschen und bei den Porphyrinkrankheiten.

ALS = Aminolävulinsäure
PBG = Prophobilinogen
Uro = Uroporphyrine
Kopro = Koproporphyrine
Proto = Protopophyrine

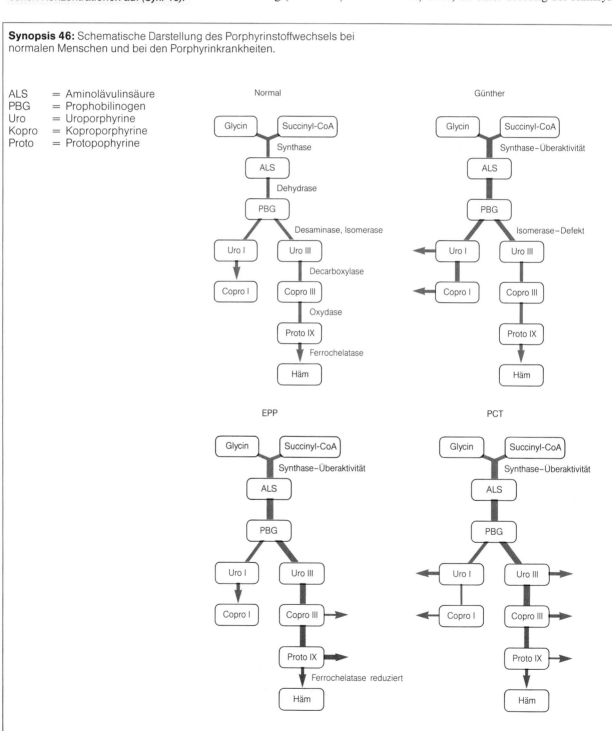

these und zu einer Anhäufung bestimmter Zwischenprodukte führen, die unter normalen Umständen nur in Spuren gebildet und über die Niere und im Stuhl ausgeschieden werden *(Syn. 46)*. Obwohl die chemische Struktur aller Porphyrine ähnlich ist, variieren die Symptome je nach Löslichkeit, Lokalisation, Ablagerung und Konzentration dieser Stoffe in Zellen und Zellorganellen. Dabei können rötliche Verfärbungen auftreten. Porphyrine absorbieren in oxidiertem Zustand Licht im UVA- und im sichtbaren Bereich und wirken phototoxisch, wenn sie in hohen Konzentrationen in der Haut erscheinen. Die meisten Porphyrinkrankheiten zeigen deshalb lichtabhängige Sofort- und Spätschäden an den lichtexponierten Stellen der Haut und der Schleimhäute. In Gegenwart von Sauerstoff bilden bestrahlte Porphyrine Peroxide, welche die Zellmembranen und die Zellorganellen schädigen und so zur Hämolyse, zu Blasenbildungen und zu Nekrosen führen können. Die Porphyrinkrankheiten werden unterteilt in:

- **erythropoetische Porphyrien** (Anhäufung von Porphyrinen durch Störung der Hämsynthese im Knochenmark):
  - erythropoetische Protoporphyrie (EPP)
  - Porphyria erythropoetica congenita (CEP)
- **hepatische Porphyrien** (defekte Hämsynthese in der Leber):
  - Porphyria cutanea tarda (PCT)
  - Porphyria variegata
  - hereditäre Koproporphyrie
  - intermittierende Porphyrie (Porphyria acuta intermittens)

Die letzten drei Porphyrien sind sehr selten und zeigen wenig phototoxische Symptome an der Haut. Die Porphyria acuta intermittens zeigt neben starken kolikartigen Schmerzen mit Leukozytose auch neurologische oder psychische Symptome.

16.5.1 Erythropoetische Protoporphyrie (EPP)

Synonym. Protoporphyrinämische Lichtdermatose.

> **Definition.** Es handelt sich um eine seltene, familiäre, lichtempfindliche Hauterkrankung mit akuten urtikariellen und chronischen pachydermieartigen Veränderungen aufgrund eines angeborenen Defektes der Ferrochelatase mit massiver Anreicherung von Protoporphyrin in den Erythrozyten.

Häufigkeit. Seltene, in allen Rassen vorkommende Erkrankung. Man nimmt eine Morbidität von 1 Patient auf 10 000 Menschen an. Der Erbgang ist autosomal-dominant, Männer sind etwa doppelt so häufig betroffen wie Frauen.

Klinik. Schon in früher Kindheit treten bei kurzer **Sonnenexposition,** bevorzugt an Handrücken und im Gesicht, hier besonders über der Nase, an den Wangen und am Kinn, brennende und juckende Rötungen auf *(Abb. 196)*. In abortiven Fällen besteht nur ein brennender Juckreiz. Stunden später erscheint entweder ein urtikarielles, flüchtiges, oder aber ein derbes, tagelang anhaltendes Infiltrat. Die Haut erscheint orangenschalenartig aufgetrieben, oft kommen Einblutungen hinzu, selten treten Bläschen auf. Da die Hautveränderungen jucken, werden sie oft zerkratzt, und es bleiben windpockenartige, manchmal auch flächige, oft diskrete Narben zurück. Bei wiederholten Sonnenexpositionen verstärken sich die Symptome, was häßliche und flächige Narben sowie im Laufe der Jahre eine zunehmende Vergröberung und Verdickung der Haut (Pachydermie) zur Folge hat. Diese beruht auf der perivaskulären Einlagerung von Lipoproteinen im kutanen Bindegewebe *(Abb. 197)*.

Ätiologie und Pathogenese. Es handelt sich um einen angeborenen Enzymdefekt der Ferrochelatase, so daß es in den jungen Erythrozyten zu einer bis zu 100fachen Erhöhung des Protoporphyrins kommt *(Syn. 46)*. Diese Erythrozyten unterliegen bei ihrer Passage durch lichtexponierte Haut der Photohämolyse, Protoporphyrine treten ins perivaskuläre Gewebe aus und führen unter Bestrahlung auch dort zu massiven Zellschäden, welche die klinischen Sym-

Je nach Löslichkeit und Konzentration derselben variieren die Symptome. Porphyrine führen zu einer Lichtempfindlichkeit (UVA und sichtbares Licht), welche ein klinisches Leitsymptom darstellt.

Die Prophyrinkrankheiten werden unterteilt in:
erythropoetische Porphyrien (Anhäufung von Porphyrinen durch Störung der Hämsynthese im Knochenmark) und
hepatische Porphyrien (Defekt der Hämsynthese in der Leber).

Die Porphyria acuta intermittens zeigt neben starken kolikartigen Schmerzen mit Leukozytose auch neurologische oder psychische Symptome.

16.5.1 Erythropoetische Protoporphyrie (EPP)

◀ Definition

Häufigkeit
Autosomal-dominante Erkrankung, Morbidität 1 Patient auf 10 000 Menschen.

Klinik
Nach **Sonnenexposition** treten an den bestrahlten Stellen (Gesicht, Handrücken) brennende und juckende Rötungen auf, die tagelang persistieren und gelegentlich hämorrhagisch einbluten *(Abb. 196)*. Narben können zurückbleiben. Bei wiederholten Expositionen kommt es zur Pachydermie durch Einlagerung von Lipoproteinen *(Abb. 197)*.

Ätiologie und Pathogenese
Es handelt sich um einen angeborenen Enzymdefekt der Ferrochelatase, wodurch die jungen Erythrozyten Protoporphyrin in großen Mengen anreichern.

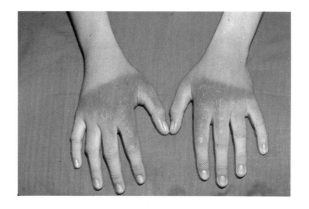

Abb. 196: Erythropoetische Protoporphyrinämie (EPP): persistentes Erythem der lichtexponierten Handrücken mit deutlicher Abzeichnung des kleidungsgeschützen Vorderams.

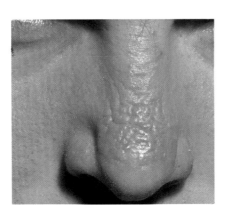

Abb. 197: Erythropoetische Protoporphyrinämie (EPP): Pachydermie des öfters exponierten Nasenrückens mit Einlagerung pathologischer Glykoproteine.

ptome auslösen. Selten kommt es auch zu Ablagerungen von übermäßigen Protoporphyrinen in der Leber, was zu Leberzellschäden führt und gelegentlich zu protoporphyrinhaltigen Gallensteinen.

Diagnose und Differentialdiagnose
Die klinische Verdachtsdiagnose kann durch die Protoporphyrin-Fluoreszenz in einer Erythrozyten-Suspension bewiesen werden.

Diagnose und Differentialdiagnose. Die erythropoetische Protoporphyrinämie kann aufgrund der klinischen Symptome von den anderen Porphyrinkrankheiten abgegrenzt werden. Die Diagnose kann durch die Protoporphyrin-Fluoreszenz in einer Erythrozytensuspension bewiesen werden. Dabei wird mit Hilfe eines Fluoreszenzmikroskopes (Anregung bei 405 nm, mit Sperrfilter bei 500 nm) untersucht. Ca. 10% der Erythrozyten, es handelt sich um die jugendlichen Erythrozyten, fluoreszieren rötlich für wenige Sekunden, um dann der Photohämolyse anheimzufallen. Das Präparat muß deshalb immer wieder verschoben werden. Solche »Fluorozyten« sind auch bei der erythropoetischen Porphyrie zu beobachten und selten bei Bleivergiftungen. Sie zeigen aber nur bei der erythropoetischen Protoporphyrinämie Photohämolyse. Die Protoporphyrine sind auch im Stuhl erhöht, die Urinporphyrine werden in normalen Mengen ausgeschieden.

Die Lichturtikaria (sehr selten) zeigt keine Störung des Porphyrinstoffwechsels.

Therapie
Äußerer Lichtschutz und β-Karotin oral (25–200 mg pro Tag).

Therapie. Neben dem konstanten Lichtschutz und der Vermeidung von direkten Sonnenexpositionen durch zweckmäßige Bekleidung hat sich β-Karotin als oraler Lichtschutz (Radikalfänger) bewährt. Die Dosis muß individuell zwischen 25–200 mg pro Tag gefunden werden. Nebenwirkungen dieser Behandlung, außer einer leichten Gelbfärbung der Haut, sind nicht bekannt.

Prognose
Gut, besonders bei wirksamem Lichtschutz.

Prognose. Die Prognose ist gut. Die Lebensqualität ist durch die Vermeidung der Sonnenexpositionen individuell unterschiedlich beeinträchtigt. Dies kann durch die β-Karotinbehandlung teilweise behoben werden.

16.5.2 Porphyria erythropoetica congenita (CEP)

Synonym. Morbus Günther.

> **Definition.** Es handelt sich um eine sehr seltene, schwere Porphyrinkrankheit mit Lichtempfindlichkeit, Mutilationen der mehrfach befallenen Stellen, vorab der Akren, mit Narbenkarzinomen. Komplikationen entstehen durch die Splenomegalie und eine hämolytische Anämie.

Häufigkeit und Erbgang. Sehr seltene, schwere Stoffwechselerkrankung. Ca. 200 Patienten sind beschrieben. Autosomal-rezessiv, die Eltern der Erkrankten sind oft blutsverwandt.

Klinik. Als erstes Zeichen der Erkrankung findet man durch Urin rosarot gefärbte Windeln. Schon in der frühen Kindheit treten nach Lichtexposition Rötungen der Haut auf, gefolgt von hämorrhagischen Bläschen und Blasen, die zu schlecht heilenden, oft superinfizierten Erosionen und Ulzerationen führen. Dies hat, vor allem durch Wiederholung, an den Akren (besonders den Fingern, der Nase und der Ohrmuscheln) Mutilationen zur Folge, die teilweise sklerodermieartig, derb und gestrafft imponieren, teilweise hyper- oder hypopigmentiert sind. Am behaarten Kopf treten oft fleckförmige bis flächige, narbige Alopezien auf. Besonders auffällig ist die Hypertrichose der lichtexponierten Hautflächen an Handrücken und Vorderarmen, besonders aber an den Wangen und den seitlichen Stirnpartien. Die Kranken leiden zusätzlich häufig an einer Splenomegalie und einer hämolytischen Anämie (Milzexstirpation oft notwendig). Als Spätveränderungen treten an den oft exponierten und mutilierten Stellen Narbenkarzinome auf (Nase, Unterlippe, Ohren).

Diagnose und Differentialdiagnose. Die Abgrenzung von den anderen Porphyrinkrankheiten ist in *Synopsis 46* dargestellt. Neben dem Urin zeigen auch die Haut und die Zähne (Erythrodontie) eine rötliche Verfärbung, die unter Woodlicht kräftiger rot erscheint. Auch die Knochen und die Schnittfläche der meisten Organe zeigen im Woodlicht eine Rotfluoreszenz. Biochemisch sind die Gesamt-Porphyrine in den Erythrozyten stark vermehrt. Dies betrifft ungefähr zu gleichen Teilen die Kopro- und die Protoporphyrine. Eine massive Porphyrinausscheidung im Urin wird regelmäßig gefunden, wie auch eine solche im Stuhl. 60 bis 90% aller Porphyrine gehören der Isomeren-Reihe I an (normalerweise III). Die histologische Untersuchung der Haut ergibt keine richtungweisenden Veränderungen, die Blasen liegen subepidermal. In seltenen Fällen kann nur die biochemische Analyse (Porphyrinstoffwechsel) eine Abgrenzung zu Xeroderma pigmentosum und zu Poikilodermien erbringen.

Therapie. Strenger Lichtschutz und Meiden jeglicher Sonnenexposition ist unabdingbar. Bei einigen, nicht so schwer betroffenen Patienten kann ein oraler Lichtschutz durch β-Karotin (50–200 mg täglich) erwirkt werden, wenn diese Behandlung schon in der Kindheit begonnen wird.

Prognose. Die Lebensqualität ist deutlich eingeschränkt, die Lebenserwartung ist determiniert durch die hämolytische Anämie und die sekundär auftretenden Narbenkarzinome.

16.5.3 Porphyria cutanea tarda (PCT)

> **Definition.** Die häufigste Porphyrinkrankheit, sie tritt im Erwachsenenalter auf und weist in der Regel auf einen Leberschaden hin.

Häufigkeit und Erbgang. Sie ist die häufigste Porphyrie überhaupt und tritt zwischen dem 40. und 70. Lebensjahr bei ca. 1% der Bevölkerung auf. Man unterscheidet eine seltene, erbliche (autosomal-dominante) Form von einer häufigen, erworbenen oder symptomatischen Erkrankung.

16.5.2 Porphyria erythropoetica congenita (CEP)

◀ Definition

Häufigkeit und Erbgang
Sehr seltene, autosomal-rezessive Stoffwechselerkrankung (200 Patienten bekannt).

Klinik
Rot gefärbte Windeln können als erstes Symptom beobachtet werden. An den lichtexponierten Stellen kommt es im ganzen Leben zu hämorrhagischen Blasen mit narbiger Abheilung. Bei Wiederholung kommt es zu Mutilationen, narbigen Alopezien und später zu Narbenkarzinomen. Auffällige Hypertrichose der lichtexponierten Stellen der Arme und im Gesicht.

Diagnose und Differentialdiagnose
Diese wird in *Synopsis 46* dargestellt. In seltenen Fällen kann nur die biochemische Analyse (Porphyrinstoffwechsel) eine Abgrenzung zu Xeroderma pigmentosum und zu Poikilodermien erbringen.

Therapie
Strenger Lichtschutz, gelegentlich kann β-Karotin (50–200 mg täglich) einen gewissen Schutz bieten.

Prognose
Eingeschränkte Lebensqualität und eingeschränkte Lebenserwartung.

16.5.3 Porphyria cutanea tarda

◀ Definition

Häufigkeit und Erbgang
Die häufigste Porphyrie, tritt bei 1% der Bevölkerung zwischen dem 40. und 70. Lebensjahr auf.

Klinik
Es handelt sich in der Regel um eine Auswirkung einer Leberschädigung (zumeist alkoholischer Genese). An Handrücken, Unterarmen und im Gesicht tritt eine **erhöhte Verletzlichkeit, eine Lichtempfindlichkeit mit Blasenbildung** (narbige Abheilung mit Milien) und eine **Hypertrichose** auf *(Abb. 198)*.

Klinik. Die Erkrankung beginnt in der Regel zwischen dem 40. und 70. Lebensjahr als eine der Auswirkungen eines alkoholischen Leberschadens. Befallen sind bevorzugt die Handrücken, Unterarmstreckseiten, Gesicht und Nacken. Die Patienten klagen über eine **erhöhte Verletzlichkeit** der Haut, die zu **Blasen** und schlecht heilenden Wunden führt. Nach Lichtexpositionen erscheinen Bläschen und Blasen in wenig geröteter Umgebung. Nach Einreißen der Blasendecke kommt es zu **Erosionen** und **Ulzerationen,** die ebenso wie die Bagatellverletzungen unter Hinterlassung von Narben und von Milien abheilen *(Abb. 198)*. Weitere Symptome sind fleckige **Hyperpigmentierungen** und eine regelmäßige **Hypertrichose** mit besonderer Betonung der seitlichen Periorbitalregion. Bei chronischem Verlauf können sklerodermieartige Hautveränderungen an Stirn und Kopfhaut auftreten. Die Lichtempfindlichkeit ist nicht immer stark ausgeprägt und wird deshalb vom Patienten oft nicht bemerkt. Sie

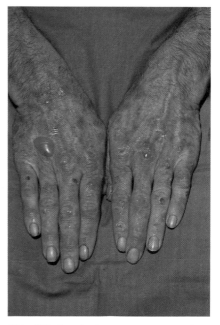

Abb. 198: Porphyria cutanea tarda (PCT) mit Blasen, Krusten, Narben und Narbenmilien an den lichtexponierten Handrücken eines Patienten mit chronischem Leberleiden.

kann wechseln. Bei allen Patienten findet man einen Leberschaden unterschiedlichen Ausmaßes bis hin zur Leberzirrhose. Die Ursache (Alkohol, Hepatitis, Lebergifte etc.) ist vielfältig.

Ätiologie und Pathogenese
Erblicher oder in den meisten Fällen durch Leberschaden erworbener Defekt der Uroporphyrin-III-Decarboxylase.
Der Urin zeigt eine Rotfluoreszenz im Woodlicht.

Gleichartige Veränderungen treten gelegentlich unter Östrogentherapie auf und bei Patienten mit Hämodialyse.

Ätiologie und Pathogenese. Der erblichen Form liegt ein Enzymdefekt der Uroporphyrin-III-Decarboxylase zugrunde. Bei den erworbenen Formen kommt es offenbar im Rahmen der Leberzellstörung ebenfalls zu einer Insuffizienz dieses Enzyms, was zu einer massiven Vermehrung der Porphyrinausscheidung im Urin, aber auch im Stuhl führt *(Syn. 46)*. Der frische Urin zeigt oft eine Rotfluoreszenz im Woodlicht. Dieselbe rötliche Fluoreszenz zeigen auch Leberbiopsien.

Porphyria-cutanea-tarda-artige Erkrankungen können auch unter einer Östrogentherapie auftreten und werden auch bei Hämodialyse-Patienten beobachtet. Epidemisch trat eine Porphyria cutanea tarda bei Vergiftungen durch Weizen, der mit Hexachlorbenzol präpariert wurde, auf und auch bei Arbeitern, die mehrfach chlorierten Phenolen exponiert waren.

Diagnose und Differentialdiagnose
Diese sind in *Synopsis 46* aufgeführt.

Diagnose und Differentialdiagnose. Die Differentialdiagnostik ist in *Synopsis 46* angegeben. Die Diagnose der Porphyria cutanea tarda kann mit dem klinischen Bild, der Erfassung des Leberschadens und durch die Bestimmung der vermehrten Porphyrinausscheidung im Urin gesichert werden.

Therapie
In erster Linie Vermeidung jeder weiteren Leberschädigung und der Lichtexposition.

Die Aderlaßbehandlung führt ebenso wie die niederdosierte Behandlung mit Chloroquin zu einer vorübergehenden Normalisierung der Klinik und der biochemischen Befunde.

Therapie. Eine Voraussetzung zur Therapie ist die Meidung aller lebertoxischen Einflüsse, Genußmittel, Medikamente etc. Auch eine Prophylaxe der Lichtexposition ist notwendig.

Die pathologische Stoffwechsellage kann durch eine Aderlaßtherapie wirksam beeinflußt werden. Ein- bis zweimal wöchentlich werden Aderlässe von 500 ml durchgeführt und über Wochen, möglicherweise in größeren Abständen, vorgenommen. Kontrollparameter sind Serumeisenkonzentration, Hämoglobin und die Porphyrinausscheidung im Urin, die sich in der Regel nach einigen Wochen normalisiert. Die Wirkungsweise der Behandlung ist ungeklärt (Enzyminduktion?). Eine medikamentöse Therapie mit Chloroquin (Resochin) in der Dosierung von 2 x 125 mg/Woche für die Dauer von neun bis zwölf Monaten kann ebenfalls zu einer Normalisierung der biochemischen Befunde und zu einer Abheilung der Haut bei der Porphyria cutanea tarda führen. Man nimmt an, daß Resochin durch Komplexbildung eine verstärkte Ausscheidung der pathologischen Porphyrine im Urin bewirkt, eine Maßnahme, die durch die Alkalisierung des Urins mit Natriumbicarbonat oder Uralyt U ebenfalls angestrebt wird.

Prognose. Die Porphyria cutanea tarda zeigt immer einen Leberschaden an, dessen Ausmaß und Verlauf die Prognose bestimmt.

Die **Prognose** wird durch das Ausmaß des Leberleidens bestimmt.

Der klinische Fall. Ein 46jähriger Heizungsmonteur, welcher vor sechs Jahren eine infektiöse Hepatitis A durchmachte, empfand seit einem Jahr eine gesteigerte Verletzlichkeit seiner Finger und Hände, wenn er unvorsichtig anstieß oder fest zupackte. Schürfungen entstanden auf schrägen und tangentialen Druck sehr viel eher als auf senkrechte Belastung. Daneben bemerkte er auch, daß die Haut nach einer geringen Sonnenexposition leichter rot wurde und länger brannte. Dies bemerkte er vor allem an der Stirne, am Nacken und auf den Handrücken. Seit einigen Wochen traten auch spontan kleine bis mittlere pralle Blasen am Handrücken und an den Fingerstreckseiten auf, die in gesunder Haut standen und nach Wochen narbig abheilten *(Abb. 198)*. Der klinische Verdacht auf eine Prophyria cutanea tarda wurde durch die zehnfach verstärkte Ausscheidung von Uroporphyrinen im Urin bewiesen. Die Leberfunktionsstörung führte neben einer Fettleber auch zu einem latenten Diabetes und besserte sich auf Alkoholkarenz und Diät deutlich. Unter Lichtschutz und einer kontinuierlichen Aderlaßtherapie heilten die vorhandenen Hautveränderungen narbig ab, und neue traten nicht mehr auf.

16.6 Ichthyosen

16.6 Ichthyosen

> **Definition.** Ichthyosen (Ichthys = Fisch) sind diffuse Verhornungsstörungen, die mit trockener Haut und vermehrter Schuppung einhergehen. Es überwiegen bei weitem die erblichen Formen. Diese sind nach klinisch-genetischen, biochemischen und ultrastrukturellen Kriterien voneinander abzugrenzen *(Tab. 65)*.

◀ Definition

16.6.1 Ichthyosis vulgaris (ADI)

16.6.1 Ichthyosis vulgaris (ADI)

Synonym. Autosomal-dominante Ichthyosis vulgaris (ADI).

Epidemiologie. Mit einer geschätzten Morbiditätsrate von 1:1000 häufigste hereditäre Ichthyose. Keine Geschlechtsbevorzugung.

Epidemiologie
Häufigste Ichthyose (1:1000).

Genetik. Der Erbgang ist autosomal-dominant. Es besteht eine ausgeprägte intrafamiliäre Variabilität des klinischen Bildes.

Genetik
Autosomal-dominanter Erbgang.
Ausgeprägte klinische Variabilität.

Klinik. Die Verhornungsstörung wird in früher Kindheit (erstes bis zweites Lebensjahr) manifest, verläuft leicht progredient bis zur Pubertät und bleibt dann im wesentlichen unverändert. Hohe Luftfeuchtigkeit und warme Umgebungstemperatur beeinflussen den Hautzustand günstig. Betroffen sind vor allem die Streckseiten der Extremitäten, weniger der Stamm, der Hals und die seitlichen Gesichtspartien. Die Gelenkbeugen bleiben frei *(Abb. 199)*. Die Haut ist trocken, schuppt entweder feinpulverig und pityriasiform oder zeigt polygonale, zentral fest haftende Hornplättchen *(Abb. 200)*. Die Haut der Palmae und Plantae ist häufig verdickt, das Handlinienmuster charakteristisch vergröbert (Ichthyosishand, *Abb. 201*). Die Haut der Handflächen fühlt sich jedoch überraschend weich an. Charakteristisch sind außerdem follikuläre Hyperkeratosen (Schultern, Glutäen, proximale Extremitäten, *Abb. 202*). Schweiß- und Talgsekretion sind vermindert. Assoziierte Symptome (Augen-, Ohr-, Skelett- und Zahnanomalien, endokrine, neurologische, psychiatrische Symptome usw.) sind beschrieben. Wahrscheinlich aber handelt es sich in der Mehrzahl der Fälle um ein zufälliges Zusammentreffen. Überdurchschnittlich häufig (20%) findet sich gleichzeitig eine atopische Dermatitis.

Klinik
Manifestation im 1.–2. Lebensjahr.

Besserung im Sommer.

Extremitäten bevorzugt, Gelenkbeugen bleiben frei; verstärkte Handfurchung (Ichthyosishand), follikuläre Keratosen. Vergleiche *Abbildungen 199 bis 201*.

Charakteristisch sind follikuläre Hyperkeratosen *(Abb. 202)*. Verminderte Schweiß- und Talgsekretion.

Histologie. Retentionshyperkeratose mit verschmälertem oder vollständig fehlendem Stratum granulosum. Follikulär betonte Verhornung. Verminderung von Talgdrüsen und Haarfollikeln. Ultrastrukturell kann ein Defekt der Keratohyalinsynthese nachgewiesen werden.

Histologie
Retentionshyperkeratose, verschmälertes Stratum granulosum.
Keratohyalindefekt.

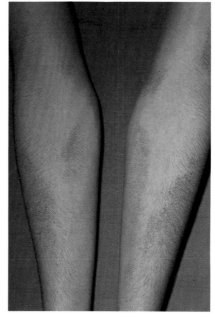

Abb. 199: Ichthyosis vulgaris. Feinlamelläre, bräunliche Schuppung unter Aussparung der Ellenbeugen.

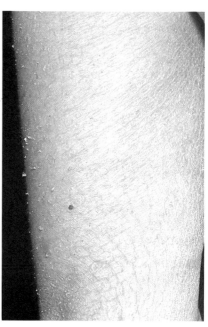

Abb. 200: Kleieförmige und gefelderte Schuppung bei Ichthyosis vulgaris (Oberarm).

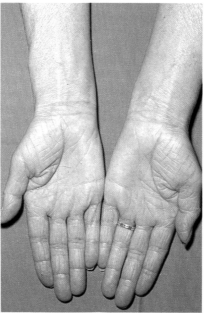

Abb. 201: Handlinienmuster (Ichthyosishand) bei Ichtyosis vulgaris.

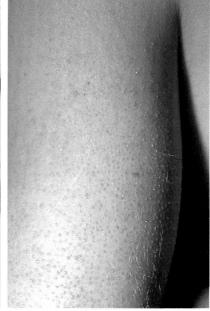

Abb. 202: Follikuläre Hyperkeratosen (Oberarm) bei Ichthyosis vulgaris; häufig auch an Schultern, Glutäen und proximalen Extremitäten.

16.6.2 X-chromosomale Ichthyose (XRI)

Epidemiologie
Zweithäufigste hereditäre Ichthyose, an der nur männliche Individuen erkranken.

16.6.2 X-chromosomale Ichthyose (XRI)

Synonyme. X-chromosomal rezessive Ichthyose (XRI), Steroidsulfatasemangel-Syndrom.

Epidemiologie. Zweithäufigste hereditäre Ichthyose (1:6000), an der klinisch nur männliche Individuen erkranken.

Genetik. Der Erbgang ist X-chromosomal-rezessiv. Die weiblichen Konduktorinnen zeigen gelegentlich tiefsitzende Hornhauttrübungen und diskrete Schuppung an den Extremitäten.

Klinik. Die Krankheit manifestiert sich in den ersten Lebensmonaten, gelegentlich schon bei Geburt, verläuft bis zur Pubertät progredient und später unter jahreszeitlichen Schwankungen (Besserung im Sommer) im wesentlichen stationär. Bevorzugt betroffen sind der Stamm, die großen Beugen und Unterschenkelstreckseiten. Palmae und Plantae bleiben frei, das Handlinienmuster ist normal. Follikuläre Keratosen fehlen. Die Schuppen sind im Vergleich zur dominanten Ichthyose gröber und zuweilen rhomboid *(Abb. 203)*. Insgesamt ist der Befall schwerer. Fakultatives Symptom sind punkt- oder kommaformige Hornhauttrübungen. Hypogonadismus und Kryptorchismus können assoziiert sein.

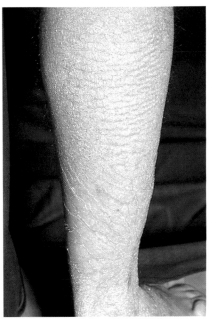

Abb. 203: Grobfeldrige Schuppung bei X-chromosomal-rezessiver Ichthyose (rechter Unterschenkel).

Histologie. Retentionshyperkeratose mit überwiegend zwei- bis dreireihigem Stratum granulosum. Das Keratohyalin ist ultrastrukturell normal und meistens vermehrt.

Biochemie. Die Diagnose kann durch den Nachweis eines Steroidsulfatase- bzw. Arylsulfatase-C-Mangels gesichert werden. Dies kann direkt in Leukozyten und Fibroblasten geschehen, oder indirekt mit Hilfe der Lipidelektrophorese (beschleunigte Wanderungsgeschwindigkeit der Beta-Lipoproteine). Es handelt sich um die bisher einzige Ichthyose, die mit einem definierten Stoffwechseldefekt einhergeht.

Weitere X-chromosomal gebundene ichthyosiforme Verhornungsstörungen sind die **X-chromosomal-dominante Ichthyose bei Chondrodysplasia punctata** sowie das **CHILD-Syndrom** (congenital hemidysplasia with ichthyosiform nevus and limb defects).

16.6.3 Bullöse Erythrodermia congenitalis ichthyosiformis

Synonym. Dominante Ichthyose mit granulöser Degeneration.

Epidemiologie. Die Häufigkeit wird auf 1: 300 000 bis 1:1 000 000 geschätzt.

Genetik. Der Erbgang ist unregelmäßig autosomal-dominant. Zahlreiche sporadische Fälle weisen auf eine hohe Spontanmutationsrate.

Klinik. Manifestation bei Geburt mit blasigen Epidermisablösungen auf intensiv gerötetem Grund (Bild des »verbrühten Kindes«). Im weiteren Verlauf bestimmen schubartig auftretende Blasen und Erosionen das klinische Bild. Narben resultieren nicht. Im Laufe der Jahre geht die Rötung und Bereitschaft zur Blasenbildung zurück. Die Haut wird zunehmend trocken und hyperkeratotisch. Die Hornbildungen können kammartig und streifig sein und einen stacheligen Aspekt annehmen, insbesondere im Stamm- und Beugenbereich

Genetik
X-chromosomal-rezessiver Erbgang.

Klinik
Manifestation in den ersten Lebensmonaten. Besserung im Sommer.

Handlinien normal, Beugen beteiligt, follikuläre Keratosen fehlen.

Zum klinischen Bild siehe *Abbildung 203*.

Histologie
Retentionshyperkeratose, normales Keratohyalin.

Biochemie
Nachweis eines Steroidsulfatasemangels diagnostisch beweisend.

16.6.3 Bullöse Erythrodermia congenitalis ichthyosiformis

Epidemiologie
Häufigkeit 1:300 000 bis 1:1000 000.

Genetik
Autosomal-dominanter Erbgang, hohe Spontanmutationsrate.

Klinik
Erstmanifestation bei Geburt mit Blasen auf gerötetem Grund (»verbrühtes Kind«), später ausgeprägte Hyperkeratosen. Stamm und Beugen bevorzugt *(Abb. 204)*, Palmoplantarkeratosen, Neigung zu Blasenbildung.

(Abb. 204). Häufig bestehen ausgeprägte Palmoplantarkeratosen. Haar- und Nagelwachstum sind verstärkt. Die Tendenz zur mechanisch ausgelösten Blasenbildung bleibt lebenslang erhalten. Neben der generalisierten Form existiert auch eine sehr seltene nävoide Form (Naevus verrucosus). Beide können zusammen in einer betroffenen Familie vorkommen.

Histologie (Marginalie)
Granulöse Degeneration (Akanthokeratolyse) ist histologisches Leitsymptom.

Histologie. Diagnostisch ausschlaggebend ist die konstant nachweisbare granulöse Degeneration (Akanthokeratolyse). Die epidermale Zellproliferation ist gesteigert. Elektronenmikroskopisch findet man eine Verklumpung der Tonofibrillen. Erhöhung des n-Alkangehalts der Hornschicht um 20 bis 25%.

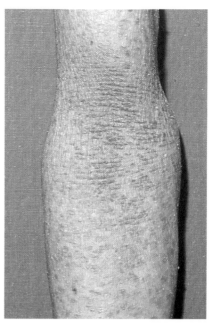

Abb. 204: Bullöse Erythrodermia congenitalis Ichthyosiformis mit stacheligen Hyperkeratosen (rechte Ellenbeuge).

16.6.4 Nichtbullöse Erythrodermia congenitalis ichthyosiformis (Marginalie)

16.6.4 Nichtbullöse Erythrodermia congenitalis ichthyosiformis

Synonym. Rezessive Erythrodermia congenitalis ichthyosiformis.

Epidemiologie (Marginalie)
Häufigkeit zwischen 1:300 000 und 1:1 000 000.

Epidemiologie. Die Häufigkeit wird wie für die bullöse Form zwischen 1:300 000 und 1:1 000 000 geschätzt.

Genetik. Der Erbgang ist autosomal-rezessiv.

Klinik (Marginalie)
Erstmanifestation häufig unter dem Bild des »**Kollodium-Babys**«. Danach Erythrodermie mit feiner Schuppung.

Klinik. Bei Geburt findet sich nicht selten das Bild eines sogenannten **Kollodium-Babys,** d.h., das Neugeborene ist von einem pergamentartigen Sack umhüllt, der sich faltig abhebt, aufreißt und nach wenigen Tagen abgestoßen wird. Danach imponiert eine Erythrodermie mit feinen, fest haftenden, weißlichen Schuppen. Das gesamte Integument ist befallen. Im Gesicht kann sich ein Ektropium der Unterlider entwickeln. Haar- und Nagelwachstum sind beschleunigt. Assoziierte Symptome fehlen.

Histologie (Marginalie)
Proliferationshyperkeratose, Tonofibrillen normal.

Histologie. Proliferationshyperkeratose. Stratum granulosum mäßig verdickt. Kein Strukturdefekt der Tonofibrillen. Lipideinlagerungen im Stratum corneum. Der n-Alkangehalt der Hornschicht ist wie bei der dominanten Form erhöht.

16.6.5 Ichthyosiforme Erythrodermie mit Oligophrenie und spastischer Di/Tetraplegie (Marginalie)

Ichthyosiforme Erythrodermien mit neurologischen und endokrinologischen Symptomen: Sjögren-Larsson- und Rud-Syndrom.

16.6.5 Ichthyosiforme Erythrodermie mit Oligophrenie und spastischer Di/Tetraplegie (Sjögren-Larsson-Syndrom)

Sehr seltene, autosomal-rezessiv vererbte Ichthyose, die das ganze Integument einschließlich der Palmae und Plantae befällt. Das Krankheitsbild ist obligat mit Oligophrenie und spastischer Di- bzw. Tetraplegie assoziiert. Es ist fraglich, ob es sich bei der Symptomenkombination **ichthyosiforme Erythrodermie mit Epilepsie, Oligophrenie, Hypogenitalismus, partiellem Riesenwuchs und Polyneuritis (Rud-Syndrom)** um ein eigenständiges Krankheitsbild handelt.

16.6.6 Lamelläre Ichthyosen

Diese Gruppe ist erst vor wenigen Jahren von den ichthyosiformen Erythrodermien abgegrenzt worden. Es existiert eine autosomal-rezessive und eine autosomal-dominante Form.

Klinik. Die Ichthyose erscheint bei Geburt. Die Schuppung entwickelt sich groblamellär, rund-oval oder rhombisch gefeldert und hat ein schmutzig graubraunes Kolorit *(Abb. 205)*. Ein Erythem ist nicht oder nur andeutungsweise vorhanden. Das ganze Integument ist befallen. Die mimische Beweglichkeit ist oft eingeschränkt und ein vollständiger Lidschluß nicht möglich. Beim rezessiven Typ ist die Ektropiumbildung obligat. Die histologischen Veränderungen sind wenig charakteristisch (Hyperkeratose, Akanthose), der n-Alkangehalt der Hornschicht ist normal.

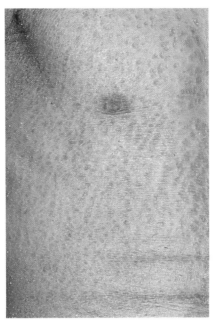

Abb. 205: Schmutzig-braune, groblamelläre Schuppung bei lamellärer Ichthyose (rezessiver Typ).

16.6.7 Ichthyosis hystrix

Heterogene Krankheitsgruppe (Hystrix = Stachelschwein) mit z.T. grotesken, stacheligen Hornbildungen. Bisher sind vier, nach Erstbeschreiber bzw. Herkunftsort benannte Genotypen bekannt (Typ Lambert, Bäfverstedt, Curth-Macklin und Rheydt).

Der **Harlekin-Fetus**, ein in einen rissigen Hornpanzer eingemauertes Neugeborenes, stellt einen eigenen Genotyp dar und gehört nicht in diese Gruppe. Diese Kinder überleben nur selten die ersten Lebenstage.

16.6.8 Ichthyosis linearis circumflexa (Comèl)

Autosomal-rezessiv vererbte Dermatose, gekennzeichnet durch erythematöse, langsam peripher fortschreitende, gyrierte und mit einer gedoppelten Schuppenleiste besetzte Herde. Ihre Zugehörigkeit zu den Ichthyosen ist umstritten. Sind Haarschaftanomalien (Trichorrhexis invaginata, »Bambushaar«) und atopische Diathese assoziiert, spricht man vom **Netherton-Syndrom**.

16.6.9 Ichthyose bei Heredopathia atactica polyneuritiformis (Refsum)

Das **Refsum-Syndrom** ist eine Lipidose (pathologische Speicherung von Phytansäure infolge Phytansäure-alpha-Hydroxylasemangels) und geht in ca. 50% der Fälle mit ichthyosiformen Hautveränderungen einher, die klinisch und histologisch an eine dominante Ichthyosis vulgaris erinnern. Elektronenmikroskopisch stellt sich jedoch ein strukturell normales Keratohyalin dar. Charakteristisch sind außerdem Phytansäurespeichernde Liposomen.

Klinisch stehen neurologische und ophthalmologische Symptome im Vordergrund: Atypische Retinitis pigmentosa, Pupillenveränderungen, Katarakt, Polyneuropathie mit distal betonten Extremitätenparesen, Ataxie, Nystagmus und häufig eine Innenohrschwerhörigkeit. Vergleiche auch *Kapitel 16.2 f* Lipidspeicherkrankheiten.

16.6.6 Lamelläre Ichthyosen

Genetik
Autosomal-dominanter und autosomal-rezessiver Typ bekannt.

Klinik
Starke, grobfeldrige Schuppenbildung am ganzen Körper ohne Erythem *(Abb. 205)*.

Histologie
Hyperkeratose und Akanthose, wenig charakteristisch.

16.6.7 Ichthyosis hystrix

Bisher 4 verschiedene Genotypen bekannt.

Harlekin-Fetus nicht mit dem Leben vereinbar.

16.6.8 Ichthyosis linearis circumflexa (Comèl)
Autosomal-rezessiver Erbgang. Erythematöse Herde mit gedoppelter Schuppenleiste.

16.6.9 Ichthyose bei Heredopathia atactica polyneuritiformis (Refsum)

Refsum-Syndrom: Lipidose mit ichthyosiformen Hautveränderungen und neuroopthhalmologischen Symptomen.

Klinisch stehen neurologische und opthalmologische Symptome im Vordergrund: Atypische Retinitis pigmentosa, Pupillenveränderungen, Katarakt, Polyneuropathie mit distal betonten Extremitätenparesen, Ataxie, Nystagmus und häufig eine Innenohrschwerhörigkeit.

Differentialdiagnose der hereditären Ichthyosen
Familienanamnese und sorgfältige klinische Untersuchung *(Tab. 65).*

Differentialdiagnose der hereditären Ichthyosen. Familiäre Belastungsverhältnisse, Manifestationsalter, Schwere der Verhornungsstörung, Handlinienmuster, Beugenbeteiligung, follikuläre Hyperkeratosen sowie die Neigung zu diffusen Hautrötungen und Blasenbildung sind die wichtigsten klinischen Kriterien zur Bestimmung des Ichthyosetyps. Auch die Erfassung assoziierter Anomalien (vor allem neurologische, ophthalmologische und endokrinologische Symptome) kann nützlich sein. Histologie, Elektronenmikroskopie und ggf. spezielle Laboruntersuchungen (Steroidsulfatase, n-Alkangehalt der Hornschicht) erlauben eine weitere Differenzierung *(Tab. 65).*

Therapie der hereditären Ichthyosen
Rückfettende Hautpflege, Keratolyse vor allem mit harnstoffhaltigen Salben. Ölbäder.

In schweren Fällen orale Retinoide (Tigason®) und kurzfristig Kortikosteroide.

Therapie der hereditären Ichthyosen. Grundlage der Behandlung bildet die regelmäßige und intensiv rückfettende Hautpflege. In leichteren Fällen (Ichthyosis vulgaris, X-chromosomale Ichthyose) reichen lokale Maßnahmen meist aus. Diese zielen auf Keratolyse und Hydratisierung der Hornschicht. Dazu eignen sich vor allem harnstoffhaltige Salben (z.B. Urea 10,0, Aqua dest. 30,0, Ungt. Cordes ad 100,0). Auch Kochsalzsalben (z.B. Natr. chlorat. 10,0, Aqua dest. q. s. ad solut., Ol. oliv. 30,0 Lanolin ad 100,0) sind für die Hautdurchfeuchtung gut geeignet, können allerdings lokale Reizungen hervorrufen. Salizylsäurehaltige Externa (5 bis 10%) in größeren Mengen bergen die Gefahr der perkutanen Intoxikation und sollten nur umschrieben (z.B. auf Handteller und Fußsohlen) angewendet werden. Öl- oder Kochsalzbäder (3%) sowie Höhensonne, Sauna oder Aufenthalte an der Nordsee (Klimatherapie) können die Lokalbehandlung wirkungsvoll unterstützen. In schwereren Fällen (ichthyosiforme Erythrodermien, lamelläre Ichthyosen, Ichthyosis-hystrix-Gruppe) sind zusätzlich orale Retinoide, insbesondere Tigason® (0,25–1 mg/kg) angezeigt, wobei die Indikation bei Kindern wegen dessen Wirkung auf das Skelettsystem (Hyperostosen, Dysplasien) zurückhaltend zu stellen ist. Die interne Gabe von Kortikosteroiden kann vor allem in der Neugeborenenphase (Kollodium-Baby, Blasenschübe)

Tabelle 65: Differentialdiagnose der wichtigsten hereditären Ichthyosen

Diagnose	Manifestation	klinische Besonderheiten	fakultative Begleitsymptome	histologischer Typ	Ultrastruktur	Erbgang
Ichthyosis vulgaris	1. Lebensjahr oder später, häufigste Form	milde Schuppung, Beugefalten frei, Keratosis follicularis, vergröbertes Handfurchenmuster, Abortivfälle häufig	Atopien	Retentionshyperkeratose (mit follikulärer Beteiligung)	Keratohyalindefekt	autosomal-dominant
X-chromosomale Ichthyose	Geburt oder 1. Lebensjahr	mäßige Schuppung, Beugen beteiligt, nur Männer befallen, Palmae und Plantae o.B., keine Keratosis follicularis, Steroidsulfatasemangel	Hornhauttrübungen, Kryptorchismus	Retentionshyperkeratose (ohne follikuläre Beteiligung)	Kein Keratohyalindefekt	X-chromosomal-rezessiv
bullöse Erythrodermia congenitalis ichthyosiformis	Geburt (»verbrühtes Kind«)	starke Schuppung, Beugenbetonung, Blasen, Palmoplantarkeratosen	–	Akanthokeratolyse	Tonofibrillenverklumpung	autosomal-dominant
nicht-bullöse Erythrodermia congenitalis ichthyosiformis	Geburt (Kollodium-Baby)	starke, kleieförmige Schuppung, Beugenbefall, variable Rötung, Ektropium	Hyperepidermotrophie (Haare, Nägel)	Proliferationshyperkeratose	quantitative Verschiebungen	autosomal-rezessiv
lamelläre Ichthyose	Geburt	groblamelläre (quaderartige) Schuppung ohne Erythem, Ektropium	–	Hyperkeratose, Parakeratose, Stratum granulosum verbreitert	quantitative Verschiebungen	autosomal-rezessiv

und bei starker Ekzematisierung notwendig werden. Einen wichtigen Platz hat die genetische Beratung der Familie (ggf. unter Einschluß der pränatalen Diagnostik) sowie die rechtzeitige Berufsberatung des Ichthyosepatienten, dem von einer Tätigkeit in feuchtem Milieu und vom Kontakt mit hauttoxischen und entfettenden Substanzen grundsätzlich abgeraten werden soll.

Genetische Familienberatung, evtl. pränatale Diagnostik.

16.6.10 Symptomatische Ichthyosen

Ichthyosiforme Hautzustände können auch erworben und Ausdruck verschiedener Grundkrankheiten sein *(Tab. 66)*. Grundsätzlich sollte bei jeder spätmanifestierenden Ichthyose insbesondere nach malignen Prozessen gefahndet werden.

16.6.10 Symptomatische Ichthyosen
(Tab. 66)
Bei Erstmanifestation einer Ichthyose im Alter sollte an ein paraneoplastisches Geschehen gedacht werden.

Tabelle 66: Symptomatische Ichthyosen

1. Paraneoplastisch	– maligne Lymphome (Morbus Hodgkin, Mycosis fungoides, Plasmozytom) und – viszerale Karzinome (z.B. Bronchialkarzinom, Mammakarzinom).
2. Infektiös	– Lepra, Lues, Tuberkulose, Typhus
3. Vitaminmangel	– A-Hypovitaminose, Pellagra
4. Medikamentös	– Nikotinsäure
5. Sonstige	– Altershaut, Down-Syndrom, Hypothyreose, Langzeitdialyse, trophische Störungen (Nervenläsionen, Syringomyelie)

Der klinische Fall. Ein 76jähriger Patient stellte sich wegen hartnäckig juckender Unterschenkel vor. Die Untersuchung ergab eine sehr trockene, entzündlich gerötete Haut und feine Hornschichteinrisse im Sinne eines Eczema craquelé.
Bei näherer Inspektion fiel eine ichthyosiforme Schuppung am ganzen Körper auf. Die Extremitäten waren bevorzugt betroffen, die Beugen waren frei. Auf näheres Befragen gab der Patient an, daß er schon immer trockene Haut gehabt habe, ein »Erbstück« von seiner Mutter.
Die Handflächen zeigten eine verstärkte Furchung. Der Patient gab weiter an, daß sich der Hautzustand im Sommer immer wesentlich bessere. Unter einer Behandlung mit Ölbädern und rückfettenden Wasser-in-Öl-Emulsionen klangen die Veränderungen rasch ab. Diagnose: Austrocknungsekzem (Eczema craquelé) bei autosomal-dominanter Ichthyosis vulgaris.

◀ **Der klinische Fall**

16.7. Hereditäre Epidermolysen

Die erblichen Epidermolysen stellen eine heterogene Krankheitsgruppe dar, gekennzeichnet durch die lokalisierte oder generalisierte Neigung der Haut und der Schleimhäute, auf geringfügige mechanische Traumen mit Blasen zu reagieren. Bisher sind 16 verschiedene Genotypen bekannt, die nach klinischen, genetischen und vor allem ultrastrukturellen Kriterien gegliedert werden *(Tab. 67)*.

Die bisher gebräuchliche Unterscheidung zwischen vernarbenden (dystrophischen) und nicht-vernarbenden (nicht-dystrophischen) Epidermolysen ist abgelöst worden durch die Klassifikation nach der elektronenmikroskopisch oder immunhistologisch lokalisierbaren Spaltungsebene. Danach lassen sich drei Untergruppen voneinander abgrenzen:
● Epidermolysis bullosa simplex: intraepidermale (epidermolytische) Blasenbildung.
● Epidermolysis bullosa junctionalis: junktionale (junktiolytische) Blasenbildung.
● Epidermolysis bullosa dystrophica: subepidermale (dermolytische) Blasenbildung.
Hereditäre Epidermolysen sind sehr selten. Nur die wichtigsten seien kurz aufgeführt.

16.7 Hereditäre Epidermolysen

Gruppe seltener Genodermatosen mit gesteigerter Bereitschaft zur Blasenbildung *(Tab. 67)*.

Die Gliederung der Epidermolysen erfolgt nach der »Etage« der Blasenbildung in
● epidermolytische,
● junktiolytische und
● dermolytische Epidermolysen.

Tabelle 67: Hereditäre Epidermolysen

I. **Hereditäre Epidermolysen (EB) mit intraepidermaler (epidermolytischer) Blasenbildung**

    A. **Autosomal-dominante Vererbung**
        1. EB simplex (Köbner)
        2. EB simplex (Weber und Cockayne)
        3. EB herpetiformis (Dowling und Meara)
        4. EB simplex »Ogna« (Gedde-Dahl)
        5. EB simplex mit scheckiger Pigmentierung (Fischer und Gedde-Dahl)
    B. **X-chromosomal-rezessive Vererbung**
        1. Dystrophia bullosa hereditaria, Typus maculatus (Mendes da Costa und van der Valk)

II. **Hereditäre Epidermolysen (EB) mit junktionaler (junktiolytischer) Blasenbildung**

    A. **Autosomal-rezessive Vererbung**
        1. EB atrophicans generalisata gravis »letalis« (Herlitz)
        2. EB atrophicans generalisata mitis »Disentis« (Hashimoto, Schnyder und Anton-Lamprecht)
        3. EB atrophicans localisata (Schnyder und Anton-Lamprecht)
        4. EB atrophicans inversa (Gedde-Dahl und Anton-Lamprecht)
        5. EB progressiva sive neurotrophica (Gedde-Dahl)

III. **Hereditäre Epidermolysen (EB) mit intradermaler (dermolytischer) Blasenbildung**

    A. **Autosomal-dominante Vererbung**
        1. EB dystrophica albopapuloidea (Pasini)
        2. EB dystrophica localisata (Cockayne und Touraine)
    B. **Autosomal-rezessive Vererbung**
        1. EB dystrophica generalisata (Hallopeau-Siemens)
        2. EB dystrophica inversa (Gedde-Dahl)

16.7.1 Epidermolysis bullosa simplex

Köbner-Typ: Häufigste, nicht-vernarbende Epidermolyse, geringer Krankheitswert. Epidermolytische Blase. Autosomal-dominanter Erbgang *(Abb. 206).*

16.7.1 Epidermolysis bullosa simplex (Köbner)

Häufigste und mildeste hereditäre Epidermolyse mit regelmäßig autosomal-dominantem Erbgang. Manifestation bei Geburt oder in früher Kindheit. Prädilektionsstellen sind Hände, Füße *(Abb. 206)* und die großen Gelenke. Warme Umgebungstemperatur fördert die Manifestation. Keine assoziierten Symptome. Die Kontinuitätstrennung erfolgt innerhalb der Basalschicht durch Zytolyse, Narben entstehen nicht.

16.7.2 Epidermolysis bullosa hereditaria letalis

Herlitz-Typ: Sehr schwer verlaufende Epidermolyse, mehrjährige Überlebenszeiten sind die Ausnahme. Junktiolytische Blase, autosomal-rezessiver Erbgang *(Abb. 207).*

16.7.2 Epidermolysis bullosa hereditaria letalis (Herlitz)

Großflächige, schlecht heilende Erosionen *(Abb. 207)* schon bei Geburt, Befall der Schleimhäute, Nageldystrophien und Zahnschmelzdefekte kennzeichnen diesen sehr schweren Epidermolysetyp. Die betroffenen Kinder überleben nur selten die ersten Lebensjahre. Der Erbgang ist – wie bei allen bisher bekannten Epidermolysen mit junktionaler Blasenbildung – autosomal-rezessiv. Elektronenmikroskopisch entwickelt sich die Blase zwischen den Basalzellen und der Basalmembran in der Lamina lucida. In Arealen mit intakter Junktionszone kann eine Hypoplasie der Hemidesmosomen nachgewiesen werden, wobei offen bleiben muß, ob es sich dabei um einen primären Strukturdefekt oder um eine enzymatische Folgereaktion handelt.

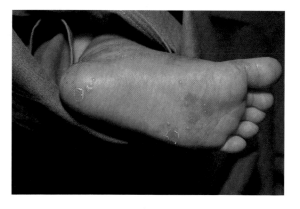

Abb. 206: Epidermolysis bullosa simplex (Köbner). Reizlose Blasen und Erosionen nach mechanischer Belastung (li. Fußsohle).

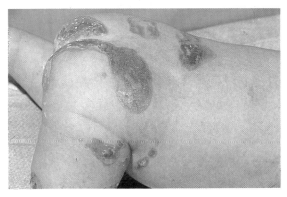

Abb. 207: Epidermolysis bullosa hereditaria letalis (Herlitz). Überkrustete, teilweise superinfizierte Erosionen beim Säugling (Sakral- und Glutäalregion).

16.7.3 Epidermolysis bullosa hereditaria dystrophica (Hallopeau-Siemens)

Dieser rezessiv vererbte Typ gehört mit einer geschätzten Inzidenz von 1:200 000 zu den häufigeren Epidermolysen, insbesondere in Regionen mit hoher Konsanguinität. Klinisch kann eine lokalisierte Form mit fast ausschließlichem Befall der Akren von einer schwer verlaufenden, generalisierten Form unterschieden werden. Letztere ist gekennzeichnet durch frühe Blasenschübe, ausgedehnte Erosionen, Atrophien, Milien und Narbenbildung, wobei Finger und Zehen zu Synechien verschmelzen und in Beugekontraktur erstarren können *(Abb. 208)*. Immer finden sich Nageldystrophien. Die Schleimhäute sind regelmäßig betroffen, gefürchtet sind narbige Stenosen (Kehlkopf, Ösophagus).

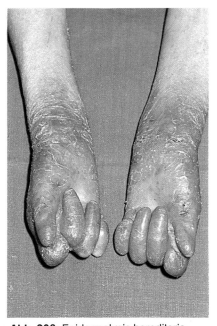

Abb. 208: Epidermolysis hereditaria dystrophica (Hallopeau-Siemens). Schwerer Befall mit fortgeschrittenen Synechien und Mutilationen der Hände.

16.7.3 Epidermolysis bullosa hereditaria dystrophica

Hallopeau-Siemens-Typ: Häufigste vernarbende Epidermolyse, Schleimhautbefall (Strikturen), Nageldystrophien, Zahnschmelzdefekte. Schwere (generalisierte) und leichtere (lokalisierte) Verlaufsform. Dermolytische Blase, autosomal-rezessiver Erbgang *(Abb. 208)*.

Häufig zeigen die Kinder einen Wachstums- und Entwicklungsrückstand. Ebenfalls häufig sind Zahnanomalien (Schmelzdefekte). Die Narbenfelder sind fakultative Präkanzerosen und disponieren zu Plattenepithelkarzinomen. Die Lebenserwartung ist durch zahlreiche weitere Komplikationen (Sekundärinfektionen, Amyloidose, Sepsis, Blutungen aus Erosionen) herabgesetzt.

16.7.4 Epidermolysis bullosa dystrophica inversa

Beim Typus inversus bleiben die Akren meist frei *(Abb. 209)*.

16.7.4 Epidermolysis bullosa dystrophica inversa (Gedde-Dahl)

Variante des Hallopeau-Siemens-Typs mit großflächigen Blasen und Erosionen, die Stamm, Axillen, Leisten und die Genitoanalregion bevorzugen und schlecht heilen. Atrophien und Narben erscheinen erst im fortgeschrittenen Alter. Assoziierte Symptome entsprechen im wesentlichen dem Hallopeau-Siemens-Typ (Nageldystrophien, Zahnschmelzhypoplasien und zu narbiger Stenosierung führender Schleimhautbefall). Die Akren sind fast nie beteiligt *(Abb. 209)*. Histologisch findet man bei beiden Formen eine subepidermale Blase. Die Kontinuitätstrennung erfolgt unterhalb der Basalmembran in der obersten papillären Dermis (dermolytische Blase).

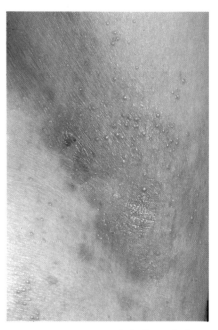

Abb. 209: Epidermolysis bullosa dystrophica inversa (Gedde-Dahl). Blasenreste, Milien und Narben (rechte Inguinalregion).

Differentialdiagnose der hereditären Epidermolysen
Differentialdiagnose exakt nur mit Hilfe der Elektronenmikroskopie oder Immunhistologie möglich *(Tab. 68)*.

Die Differentialdiagnose umfaßt auch weitere bullöse Dermatosen (z.B. Dermatitis herpetiformis, bullöse Arzneiexantheme, Pemphiguskrankheiten u.a.).

Die **Epidermolysis bullosa acquisita** kommt bei bestimmten Erkrankungen (z.B. M. Crohn, Diabetes mellitus, multiples Myelom) vor. Keine genetische oder exogene Ursache. Bevorzugt an Händen, Ellenbogen, Knien und Füßen.

Differentialdiagnose der hereditären Epidermolysen. Die Abgrenzung der hereditären Epidermolysen untereinander ist klinisch nur bedingt möglich. Oft muß die Hilfe der Elektronenmikroskopie oder spezieller immunhistologischer Verfahren (Lokalisierung der Spaltungsebene mittels monoklonaler Antikörper gegen Antigene der Basalmembranzone) in Anspruch genommen werden. Die wichtigsten klinischen Unterscheidungsmerkmale sind Erbgang, Blasenauslösung durch Trauma, Lokalisation, Narbenbildung, Milien, Schleimhautbeteiligung (Stenosen) und Nageldystrophien *(Tab. 68)*. Für bestimmte Epidermolysetypen kommen andere bullöse Dermatosen differentialdiagnostisch in Betracht, so für den Dowling-Meara-Typ die Dermatitis herpetiformis (Duhring), für den Herlitz-Typ die Acrodermatitis enteropathica und die bullöse Impetigo (Dermatitis exfoliativa), für den Köbner-Typ die mechanischen und (photo-)toxischen Bullosen. Auch bullöse Arzneiexantheme, Pemphiguskrankheiten und Porphyrien, insbesondere die Porphyria erythropoetica Günther müssen ausgeschlossen werden.

Die **Epidermolysis bullosa acquisita** zeigt weder eine erkennbare genetische, noch eine exogene Ursache. Sie kommt bei entzündlichen Darmerkrankungen (Morbus Crohn) vor, aber auch bei Stoffwechselkrankheiten (Diabetes mellitus), beim multiplen Myelom, bei Amyloidose und beim Lupus erythematodes. Es besteht keine Familiarität. Sie tritt erst im späteren Lebensalter auf und bevorzugt Hände, Ellenbogen, Knie und Füße. Die Blasenbildung erfolgt subepidermal, Narbenbildung ist häufig. Immunhistologisch finden sich lineare IgG-Ablagerungen in der Basalmembranzone. Es handelt sich um eine Ausschlußdiagnose.

Tabelle 68: Differentialdiagnose der häufigsten hereditären Epidermolysen

Epidermo-lysetyp	Prädilekti-onsstellen	Nageldys-trophien	Narben	Milien	Verlauf	Blasen	Erbgang
Köbner	Palmae und Plantae, große Gelenke	–	–	–	leicht, tempe-raturab-hängig	epider-molytisch	autosomal-dominant
Dowling-Meara	Gesicht, Stamm, Extremitäten (herpetiform)	–	–	–	leicht bis mittelschwer	epidermoly-tisch	autosomal-dominant
Herlitz	Kopf, Gesicht, Stamm, Glutäen	+	–	–	schwer, vor dem 1. Le-bensjahr letal	junktio-lytisch	autosomal-rezessiv
Pasini	Hand- und Fuß-rücken, große Gelenke, Pasini-Papeln am Stamm	+	+	+	leicht bis mittelschwer	dermoly-tisch	autosomal-dominant
Cockayne-Touraine	Hand- und Fuß-rücken, große Gelenke	+	+ z.T. keloidig	+	leicht, günstige Be-einflussung durch Puber-tät und Schwanger-schaft	dermo-lytisch	autosomal-dominant
Hallopeau-Siemens	Hände, Füße, große Gelenke oder generalisiert	+	+	+	schwer, Mutilationen, Strikturen, Synechien	dermo-lytisch	autosomal-rezessiv

Therapie der hereditären Epidermolysen. Die therapeutischen Mög-lichkeiten sind zwangsläufig beschränkt. Grundsätzlich angezeigt ist die Vermei-dung von Trauma und Hitze, regelmäßige Hautpflege (häufiges Einfetten), früh-zeitige Eröffnung der Blasen und desinfizierende Lokalbehandlung, außerdem eine rechtzeitige Berufsberatung. Bei schweren Fällen (Herlitz-Typ, Hallopeau-Siemens-Typ) können vorübergehend hohe Dosen von Kortikoiden verbunden mit lokaler und/oder systemischer Antibiotikabehandlung hilfreich sein. Vit-amin E (bis 1200 mg/die) ist ohne gesicherte Wirkung, ebenso Chloroquin und Dapsone (DADPS). Gute Effekte werden von der Klimatherapie berichtet (Meerbäder, Sonne). Eine chirurgische Behandlung kann bei den stenosieren-den und mutilierenden Epidermolysen (Hallopeau-Siemens-Typ) notwendig werden, insbesondere zur Lösung der Synechien (keine Intubationsnarkose!). Die vorsichtige Bougierung von Ösophagusstenosen ist möglich, in schweren Fällen muß eine Witzel-Fistel angelegt werden. Bei der Behandlung der rezes-siv-dystrophischen Typen wurde neuerdings Phenytoin mit Erfolg eingesetzt. Wirkungsmechanismus ist die Hemmung der bei diesen Epidermolysen ver-mehrt gebildeten, strukturell abnormen Kollagenase. Dadurch wird der enzy-matische Abbau der Verankerungsfasern verhindert. Die Wirkung ist vom Serumspiegel des Medikaments abhängig, wegen dessen sehr geringer therapeu-tischer Breite eine einschleichende Behandlung erforderlich ist. Ein Serumspie-gel zwischen 10 und 20 µg/ml ist anzustreben. Besonders wichtig ist die Aufklä-rung der Eltern über Prognose und erblichen Hintergrund des Leidens sowie eine angemessene Familienberatung. In schweren Fällen (Hallopeau-Siemens- und Herlitz-Typ) kann eine pränatale Diagnostik erfolgen. Dabei ermöglicht die elektronenmikroskopische und/oder immunhistologische Untersuchung einer mittels Fetoskopie gewonnenen Hautbiopsie (18. bis 20. Schwangerschaftswo-che) eine Diagnosestellung.

Therapie der hereditären Epidermolysen
Die therapeutischen Möglichkeiten sind begrenzt. Sorgfältige Haut-pflege und Vermeiden von Traumen unerläßlich. Im Blasenschub Korti-kosteroide, lokal und systemisch. Bei schweren Verläufen Behand-lungsversuch mit Phenytoin (Kolla-genasehemmer) sinnvoll.

Bei operativen Eingriffen (z.B. zur Lösung der narbigen Synechien) sind Intubationsnarkosen kontrain-diziert.

Genetische Familienberatung und ggf. pränatale Diagnostik.

16.8 Palmoplantarkeratosen

Palmoplantarkeratosen sind in erster Linie genetisch determiniert, können aber auch symptomatisch (erworben) sein.

Die wichtigsten sind:
● **Keratosis palmoplantaris diffusa circumscripta**
Unna-Thost-Typ: Gleichmäßige Verdickung von Handtellern und Fußsohlen, dominanter Erbgang *(Abb. 210)*.

● **Keratosis palmoplantaris papulosa s. maculosa**
Buschke-Fischer-Typ: Hornige Papeln, die Warzen ähneln, dominanter Erbgang *(Abb. 211)*.

● **Keratosis palmoplantaris cum degeneratione granulosa**
Voerner-Typ: Diffuse PPK mit granulöser Degeneration.

● **Keratosis palmoplantaris varians**
Wachters-Typ: Inselförmige oder striäre (variable) Keratosen, dominanter Erbgang *(Abb. 212)*.

16.8. Palmoplantarkeratosen

Flächenhafte oder umschriebene Verhornungsstörungen der Handteller und Fußsohlen sind überwiegend erblich bedingt. Die hereditären Palmoplantarkeratosen (PPK) werden den symptomatischen gegenübergestellt. Sie können isoliert auftreten (PPK im engeren Sinne) oder als Begleitsymptom einer generalisierten Verhornungs- oder ektodermalen Entwicklungsstörung (PPK im weiteren Sinne). Zahlreiche Genotypen sind bisher beschrieben worden, von denen nur die wichtigsten erwähnt werden.

● **Keratosis palmoplantaris diffusa circumscripta (Unna-Thost)**
Relativ häufige, regelmäßig autosomal-dominant vererbte PPK mit gleichmäßiger, scharf begrenzter, wachsartiger Verdickung von Handtellern und Fußsohlen *(Abb. 210)*. Rhagadenbildungen und Hyperhidrose sind häufig. Die Verhornungsstörung setzt in früher Kindheit (1. bis 2. Lebensjahr) ein. Assoziierte Symptome fehlen.

● **Keratosis palmoplantaris papulosa s. maculosa (Buschke-Fischer)**
Autosomal-dominante PPK, die erst im zweiten Lebensjahrzehnt manifest wird. Man findet gruppierte, derbe Papeln, die zentral gedellt sind oder eine Hornperle enthalten *(Abb. 211)*. Diese werden häufig als vulgäre Warzen verkannt.

● **Keratosis palmoplantaris cum degeneratione granulosa (Voerner)**
Diffuse PPK, autosomal-dominant, mit dem histologischen Leitsymptom der granulösen Degeneration (Akanthokeratolyse). Druckexponierte Areale bevorzugt.

● **Keratosis palmoplantaris varians (Wachters)**
Diese PPK ist durch inselförmige oder striäre Muster gekennzeichnet. Manifestation und Ausprägungsgrad sind von physikalischen Faktoren abhängig. An den Händen überwiegen die streifigen Keratosen *(Abb. 212)*, während an den Fußsohlen inselförmige bzw. schwielenartige Elemente vorherrschen. Der Erbgang ist regelmäßig autosomal-dominant.

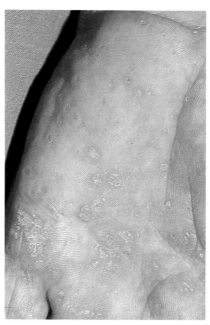 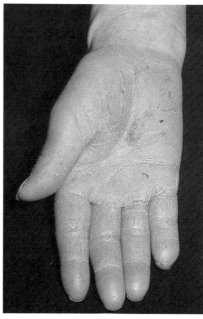

Abb. 210: Keratosis palmoplantaris papulosa s. maculosa (Buschke-Fischer). Isolierte und gruppierte verruköse Papeln z.T. nach Verlust der zentralen Hornperle (li. Palma).

Abb. 211: Keratosis palmoplantaris diffusa circumscripta (Unna-Thost). Flächenhafte Hyperkeratose, scharf begrenzt, angedeutet erythematöser Randsaum.

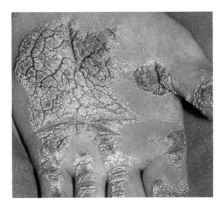

Abb. 212: Keratosis palmoplantaris varians (Wachters). Streifige Keratosen der Fingerbeugen, insulärer Befall der Hohlhand.

● **Keratosis palmoplantaris transgrediens (Stulli)**
Die auf der jugoslawischen Insel Meleda endemische PPK wird autosomal-rezessiv vererbt. Die Keratosen bleiben nicht auf Handteller und Fußsohlen beschränkt, sondern greifen auf Hand- und Fußrücken bzw. Ferse über. Die Finger können sklerodaktylieartig immobilisiert werden. Hyperhidrose, Rhagaden und subunguale Keratosen kommen hinzu.

Syndrome mlt Palmoplantarkeratosen

Bei diesen Krankheitsbildern sind neben der Haut auch noch andere Organsysteme betroffen:

● **Pachyonychia-congenita-Syndrom (Jadassohn-Lewandowsky)**
Leitsymptom ist die massive Pachyonychie (Nagelverdickung). Hinzu kommen umschriebene PPK (inselförmig, diffus oder striär), follikuläre Keratosen (Stamm und Extremitäten) und Leukokeratosen (leukoplakieähnliche Beläge der Schleimhäute). Weitere assoziierte Symptome (Zahnanomalien, Korneadystrophie, Innenohrschwerhörigkeit u.a.) sind beschrieben. Die Vererbung ist autosomal-dominant.

● **Papillon-Lefèvre-Syndrom**
Autosomal-rezessiv vererbte PPK mit früh (1. bis 5. Lebensjahr) einsetzender Periodontopathie, die zu unaufhaltsamem Zahnverlust führt. Die PPK sind wenig ausgeprägt. Das Syndrom kann mit Debilität und körperlicher Retardierung einhergehen.

● **Richner-Hanhart-Syndrom**
Herpetoide Epitheldystrophien der Kornea, umschriebene klavusartige und sehr schmerzhafte PPK und Oligophrenie kennzeichnen dieses sehr seltene, rezessiv vererbte Syndrom, dem eine Tyrosinämie (Typ II) zugrunde liegt. Phenylalanin- und tyrosinarme Kost führen zu einer deutlichen Besserung oder gar Abheilung der Haut- und Augensymptome.

Palmoplantarkeratosen als Teilmanifestation erblicher Verhornungsstörungen. Solche finden sich unter anderem bei der bullösen und nichtbullösen Erythrodermia ichthyosiformis congenitalis, bei den Erythrokeratodermien, der hidrotischen Ektodermaldysplasie, beim Morbus Darier und der Pityriasis rubra pilaris.

Differentialdiagnose der Palmoplantarkeratosen. Familienanamnese, Manifestationsalter, Morphe und Verteilung der Verhornungsstörung sowie assoziierte Symptome erlauben in vielen Fällen eine korrekte Diagnose. Histologie und Elektronenmikroskopie sind – vom Voerner-Typ abgesehen – wenig hilfreich. **Symptomatische (erworbene) PPK** müssen ausgeschlossen werden. Diese können hormonellen (Hypothyreose, Klimakterium), infektiösen (Lues II, Verrucae vulgares, Mykosen), mechanischen (Klavi, Schwielen), para-

● **Keratosis palmoplantaris transgrediens**
Stulli-Typ (Meleda-Krankheit): Über die Palmoplantargrenze hinausgehende, diffuse Keratosen mit Bewegungseinschränkung und starker Hyperhidrose, rezessive Vererbung.

Syndrome mit Palmoplantarkeratosen

● **Pachyonychia-congenita-Syndrom**
Jadassohn-Lewandowsky-Syndrom: Pachyonychien, PPK und Leukokeratosen (häufig auch Zahnanomalien, Schwerhörigkeit u.a.).

● **Papillon-Lefèvre-Syndrom**
PPK mit Periodontopathie (evtl. auch geistiger und körperlicher Retardierung).

● **Richner-Hanhart-Syndrom**
Korneadystrophien, schmerzhafte PPK und Oligophrenie bei Tyrosinämie.

Differentialdiagnose der Palmoplantarkeratosen
Aufgrund klinischer Kriterien ist die DD in den meisten Fällen möglich. Symptomatische PPK manifestieren später als hereditäre PPK.

neoplastischen (viszerale Karzinome), toxischen (Arsen, Gold), trophischen (Lymphödeme, Syringomyelie) oder unbekannten (Lichen ruber, Psoriasis palmoplantaris, tylotisches Ekzem u.a.) Ursprungs sein.

Therapie der hereditären Palmoplantarkeratosen
Symptomatische Behandlung mit salizylsäurehaltigen Rezepturen; auch Vitamin-A-Säure- und harnstoffhaltige Externa.
In schweren Fällen intermittierend orale Retinoide.

Therapie der hereditären Palmoplantarkeratosen. Vom Richner-Hanhart-Syndrom abgesehen, ist nur eine symptomatische Behandlung möglich. Lokal sind salizylsäurehaltige Rezepturen (5 bis 10%) angezeigt. Auch Vitamin-A-Säure- und harnstoffhaltige Externa sind geeignet, unterstützt durch tägliche Bäder mit Sapo kalinus oder Kochsalz (3%) und anschließender mechanischer Entfernung der Keratosen (Hornhauthobel). Orale Retinoide (Tigason) können in Einzelfällen zu dramatischen Besserungen führen, sollten jedoch wegen der unerwünschten Langzeitwirkungen nur intermittierend gegeben werden.

16.9 Erythrokeratodermien

16.9 Erythrokeratodermien

Definition ▶

> *Definition.* Diese Krankheitsgruppe ist durch stabile oder variable Erytheme gekennzeichnet, die von unterschiedlich stark ausgeprägten Keratosen überlagert werden.

Klinisch werden unterschieden:
● **Erythrokeratodermia figurata variabilis**

Klinisch werden unterschieden:
● **Erythrokeratodermia figurata variabilis (Mendes da Costa)**
Schubweise, zentrifugal wachsende, symmetrische und teilweise keratotisch umgewandelte Erytheme, die durch Konfluenz polyzyklische Herde bilden, vor allem im Gesicht, an den Glutäen und den proximalen Oberschenkeln. Wechselhafter Verlauf mit Progressionen und Regressionen. Keine assoziierten Symptome. Manifestation in früher Kindheit. Der Erbgang ist autosomal-dominant. Histologisch Hyperkeratose, Akanthose und Papillomatose, elektronenmikroskopisch Verminderung der Keratinosomen.

● **Erythrokeratodermia symmetrica progressiva**

● **Erythrokeratodermia symmetrica progressiva (Gottron)**
Scharf begrenzte, langsam progrediente erythrokeratotische Herde in symmetrischer Anordnung mit Bevorzugung des Gesichts, der Knie und Ellenbogen sowie der Akren. Der Stamm bleibt meist frei. Erstmanifestation gewöhnlich im Schulalter. Erblichkeit ist nicht gesichert.

● **Erythrokeratodermia progressiva mit Taubheit**

● **Erythrokeratodermia progressiva mit Taubheit (Schnyder)**
Sehr seltene, akral betonte Erythrokeratodermie mit diffuser Palmoplantarkeratose, Innenohrschwerhörigkeit und psychosomatischer Retardierung. Weiter können eine erosive Keratitis, motorische Störungen und Fußdeformitäten assoziiert sein. Bisher sind nur Solitärfälle beschrieben.

Therapie der Erythrokeratodermien
Rückfettende Hautpflege und Keratolyse.

Therapie der Erythrokeratodermien. Rückfettende Hautpflege, im Schub externe Kortikoide, evtl. in Kombination mit Vitamin-A-Säure lokal, in schweren Fällen Versuch mit aromatischem Retinoid (Tigason®).

16.10 Follikularkeratosen

16.10 Follikularkeratosen

Verhornungsstörungen der Haarfollikel.

Es handelt sich um eine große Gruppe von überwiegend seltenen, auf den Haarfollikel beschränkten Verhornungsstörungen, von denen lediglich die Keratosis follicularis und die Dyskeratosis follicularis (Darier) besprochen werden sollen.

16.10. 1 Keratosis follicularis

16.10.1 Keratosis follicularis

Hornige Follikelostien, vor allem an Extremitätenstreckseiten, Reibeisengefühl.

Die Keratosis follicularis (Lichen pilaris, Keratosis pilaris) ist eine relativ häufige, auf die Follikelmündung beschränkte Verhornungsstörung, die vor allem Mädchen im Pubertätsalter betrifft und die Extremitäten (Oberarmstreckseiten, Außenseite der Ober- und Unterschenkel) bevorzugt. Die nicht-entzündlichen, hornigen Papeln erzeugen ein typisches Reibeisengefühl. Die Keratosis follicularis kann Teilmanifestation einer Ichthyosis vulgaris sein. Der Verlauf ist langwierig, im Alter kommt es zur Rückbildung oder sogar Abheilung. Autosomaldominante Vererbung ist wahrscheinlich. Therapeutisch können salizylsäure- und harnstoffhaltige Salben versucht werden.

16.10.2 Dyskeratosis follicularis (Darier)

Synonym. Morbus Darier.

16.10.2 Dyskeratosis follicularis (Darier)

> **Definition.** Genetisch determinierte, überwiegend follikulär manifestierende Verhornungsstörung mit wechselhaftem Verlauf.

◀ Definition

Genetik. Die Vererbung ist unregelmäßig autosomal-dominant mit variabler Expressivität. Hohe Spontanmutationsrate. Auch segmentäre Manifestation durch somatische Mutation möglich. Geringes Überwiegen des männlichen Geschlechts.

Genetik
Autosomal-dominante Vererbung mit variabler Expressivität.

Klinik. Die charakteristische Grundeffloreszenz ist eine stecknadelkopf- bis knapp linsengroße, von einer schmutzig-braunen Hornmasse besetzte Papel. Diese keratotischen Papeln können isoliert oder gruppiert stehen oder zu größeren Herden konfluieren. Auch das interfollikuläre Gewebe reagiert mit. Prädilektionsstellen sind der behaarte Kopf, die seborrhoischen Areale (vordere und hintere Schweißrinne, *Abb. 213*) sowie die Genitoanalregion. Die befallenen Areale neigen insbesondere im Bereich der großen Beugen zu Mazeration und Superinfektion und können sich in übelriechende Vegetationen umwandeln. Starker Juckreiz ist möglich. Im Bereich der Papillarlinien der Handteller und Fußsohlen finden sich typische punktförmige, durch keratotische Inseln bedingte Unterbrechungen. Hand- und Fußrücken zeigen häufig braune, planen Warzen ähnliche Keratosen (Acrokeratosis verruciformis). Die Nägel sind längsgerillt und brüchig. Im Bereich der Mundschleimhaut, besonders an Wange und Gaumen, finden sich weißliche, papulöse Herde. Das Krankheitsbild kann mit Intelligenzminderung und psychischen Auffälligkeiten einhergehen.

In den meisten Fällen setzen die Hauterscheinungen im Pubertätsalter ein. Der Verlauf ist wechselhaft mit Besserungen in der kalten Jahreszeit. Eine Provokation der Dermatose durch UV-Licht ist möglich.

Klinik
Charakeristisch sind schmutzig-braune, dyskeratotische Papeln, Bevorzugung der seborrhoischen Areale *(Abb. 213)*, Neigung zu Mazeration, punktförmige Unterbrechung der Papillarleisten, dystrophische Nägel und leukoplakieähnliche Schleimhautveränderungen.
Die Nägel sind längsgerillt und brüchig.
Hand- und Fußrücken zeigen häufig braune, planen Warzen ähnliche Keratosen.

In der kalten Jahreszeit Besserung des Hautbefundes.

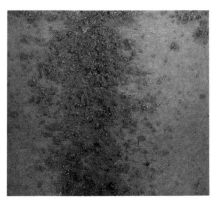

Abb. 213: Dyskeratosis follicularis (Darier). Befall der vorderen Schweißrinne mit schmutzig-braunen follikulären Papeln.

Histologie. Lichtmikroskopisch findet sich neben Papillomatose, Akanthose und Hyperkeratose die charakteristische fokale akantholytische Dyskeratose, d.h. vorzeitige Einzelzellverhornung in Form sog. Corps ronds und Grains. Akantholytische Spaltbildung.

Histologie
Fokale akantholytische Dyskeratose.

Differentialdiagnose. Eine Verkennung des Krankheitsbildes ist nur in abortiven oder segmentären Fällen denkbar. Die dyskeratotische, follikuläre Papel in talgdrüsenreichen Zonen und das charakteristische Papillarleistenmuster erlauben in vielen Fällen die klinische Diagnosestellung, die dann histologisch belegt werden kann. Nicht selten geschieht es, daß der Untersucher an die Diagnose einfach nicht denkt. Am ehesten werden dann chronische Ekzeme,

Differentialdiagnose
Wenn man an die Erkrankung denkt, erlauben die dyskeratotischen, follikulären Papeln in talgdrüsenreichen Zonen und das charakteristische Papillarleistenmuster die klinische Diagnose.

Nicht selten kommt es zur Verwechslung mit chronischen Ekzemen, insbesondere seborrhoischen Ekzemen.

insbesondere seborrhoische Ekzeme vermutet. Weiter kommen differentialdiagnostisch in Frage die transitorische akantholytische Dermatose (Grover), der Pemphigus chronicus benignus familiaris (Hailey-Hailey) und bei segmentärem Befall die striären, verrukösen Nävi.

Therapie
Im Schub externe Kortikosteroide, intermittierend Vitamin-A-Säure lokal oder aromatisches Retinoid (Tigason).

Therapie. Im Schub sind externe Kortikosteroide, bei Superinfektion in Kombination mit Antibiotika und antiseptischen Bädern indiziert. Versuch mit Vitamin-A-Säure lokal. Eine ausgezeichnete Wirkung hat aromatisches Retinoid (Tigason), das zu dramatischen Verbesserungen des Hautzustandes führt, jedoch wie bei allen hereditären Verhornungsstörungen nur morbostatisch wirkt.

Kurs: ♂ li Bein, entlang d. Gefäße, seit 1968

17 Formenkreis der Atopien

17.1 Atopische Dermatitis

Synonyme. Neurodermitis atopica oder diffusa, endogenes Ekzem, atopisches Ekzem.

> **Definition.** Die atopische Dermatitis ist eine bevorzugt im Kleinkindesalter manifestierende, chronisch-rezidivierende Hauterkrankung. Leitsymptome sind der starke Juckreiz und die trockene Haut. Zusammen mit der Rhinitis allergica und dem allergischen Asthma bronchiale bildet sie den Formenkreis der Atopien.

Häufigkeit. Die atopische Dermatitis ist in erster Linie eine Hautkrankheit der Kinder und gehört mit einer geschätzten Inzidenz von 3–4% zu den häufigsten Kinderkrankheiten. In den Industrieländern wird seit einigen Jahren eine deutliche Häufigkeitszunahme beobachtet.

Genetik. Die atopische Dermatitis ist eine erbliche Dispositionskrankheit. Die aus umfangreichen Stammbaum- und Zwillingsuntersuchungen gewonnenen Daten sind am besten mit dem Modell der multifaktoriellen Vererbung mit Schwellenwert vereinbar. Dabei wird die (atopische) Disposition als Summe aller in eine gleiche Richtung weisenden Gene (additive Polygenie) angenommen. Sobald ein von Umweltfaktoren abhängiger und individuell variabler Schwellenwert überschritten wird, schlägt die Disposition in Krankheit um. Ca. $^2/_3$ der Erkrankten entstammen einer mit Atopien belasteten Familie.

Klinik. Die atopische Dermatitis ist durch eine außergewöhnliche Polymorphie gekennzeichnet. Ihr Verlauf ist unberechenbar. Sie kann sich in einem Milchschorf ein für allemal erschöpfen oder ebenso in früher Kindheit nach kurzer Ausbreitung auf Stamm und Extremitäten, sie kann als Beugenekzem persistieren oder in Form disseminierter Prurigoknoten, sie kann sich auf die Hände zurückziehen oder sich nur als trockene Haut äußern, sie kann aber auch zu kaum beherrschbaren erythrodermatischen Schüben exazerbieren.

Die atopische Dermatitis manifestiert oft früh, allerdings selten innerhalb der ersten vier Lebenswochen, und erscheint dann als **Milchschorf** *(Abb. 214)*. Dieser verdankt seinen Namen nicht einer (selten) assoziierten Milchallergie, sondern bildhafter Beschreibung (Wichmann, 1794: »...Schorf von der Farbe einer über Feuer eingetrockneten Milch«). Ca. 70% aller Patienten erkranken bereits im Laufe des ersten Lebensjahres. In dieser Frühphase dominieren ekzematöse, exsudative Veränderungen (Leiteffloreszenz: Papulovesikel, *Tab. 69*), ohne nennenswerte Infiltration **(E-Typ).** Jenseits des zweiten Lebensjahres entwickeln sich stabilere Ekzemflächen, es herrscht nun der Lichenifikationstyp **(L-Typ)** vor. Die Haut ist trocken und zeigt stellenweise ein vergröbertes Faltenrelief. Gelenknahe Lokalisationen, Beugen *(Abb. 215 u. 216)*, Nacken, Hals und Innenseite der Oberschenkel sind bevorzugt betroffen. Für viele der Ekzemkinder beginnt nun eine qualvolle Zeit mit Juckattacken, Kratzexzessen und schlaflosen Nächten. Dabei treten die Krankheitsschübe scheinbar wahllos auf oder in deutlicher Abhängigkeit von **Provokationsfaktoren.** Dazu gehören:

- Klima,
- Jahreszeit (Herbst-Winter-Gipfel),
- Infekte,
- Allergenexposition,
- Nahrungsmittel und
- emotionale Faktoren.

17 Formenkreis der Atopien

17.1 Atopische Dermatitis

◀ **Definition**

Häufigkeit
3–4% aller Kinder leiden an Manifestationen einer atopischen Dermatitis, in Großstädten wahrscheinlich noch mehr.

Genetik
Die atopische Dermatitis ist wie die Psoriasis vulgaris eine erbliche Dispositionskrankheit. Ca. ⅔ der Erkrankten haben Familienangehörige mit Atopien (Asthma, Rhinitis, atopische Dermatitis).

Klinik
Das klinische Bild ist außergewöhnlich variabel, der Verlauf unberechenbar. Trockene Haut und Juckreiz wechselnder Intensität bestimmen das Bild.

Die Erstmanifestation tritt als Milchschorf auf *(Abb. 214)*. Später entwickeln sich umschriebene, lichenifizierte Herde, vor allem in Gelenknähe (Beugenekzem; *Abb. 215 u. 216)*.

Im Herbst zeigt sich häufig eine Verschlechterung (Beginn der Heizperiode).

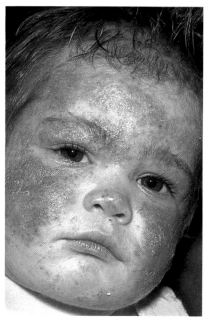

Abb. 214: Milchschorf (Crusta lactea). Schuppenkrusten auf erythematösem Grund mit Betonung der seitlichen Gesichtspartien.

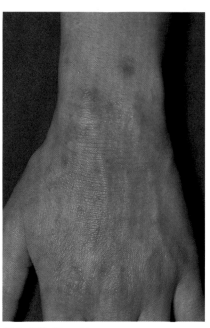

Abb. 215: Vergröberung des Hautfaltenreliefs (Lichenifikation) und Exkoriationen über dem linken Handgelenk und Handrücken.

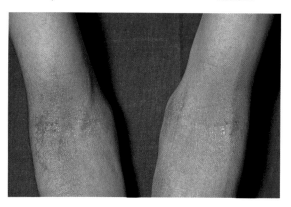

Abb. 216: Befall der Ellenbeugen, bevorzugte Lokalisation der atopischen Dermatitis (Beugenekzem).

Es besteht eine Neigung zu bakterieller und viraler Superinfektion (Eczema herpeticatum, *Abb. 217;* Eczema molluscatum).

Handekzeme können alleiniger Ausdruck einer atopischen Dermatitis sein.

Minimalvarianten sind häufig *(Abb. 218–220 u. Tab. 70)* und verraten die topische Disposition.

Sehr häufig verschlechtert sich das Bild in den Wintermonaten. **Komplikationen** werden vor allem als Superinfektionen (Staphylokokken, Viren) beobachtet, die wegen der gestörten zellulären Immunität auf ein günstiges Terrain treffen. Gefürchtet ist der disseminierte Befall mit Herpes-simplex-Viren (Eczema herpeticatum, *Abb. 217).*

Nicht selten kommt es zu einer beetartigen Ausstreuung von Mollusca contagiosa (Eczema molluscatum), insbesondere auf kortikosteroidvorbehandelter Haut.

Die Ekzemschübe werden in der Regel mit den Jahren milder und ca. $^3/_4$ der Betroffenen haben mit Abschluß der Pubertät keine oder nur noch geringe Hauterscheinungen. In der Adoleszenz und im frühen Erwachsenenalter sind pruriginöse Knötchen häufig **(P-Typ).** Die klinischen Erscheinungen werden diskreter und die Diagnose wird schwieriger. So kann im Erwachsenenalter ein Handekzem alleiniger Ausdruck einer atopischen Dermatitis sein (ca. 20% aller Handekzeme sind atopisch).

Bei der ausgeprägten klinisch-morphologischen Vielfalt der atopischen Dermatitis sind **Minimalvarianten** und larvierte Formen besonders häufig *(Abb. 218, 219 u. 220).* Die Mehrzahl von diesen sind in *Tabelle 70* aufgeführt. Die Zusammenstellung diagnostischer Kriterien 1. und 2. Ordnung entstand aus der Erkenntnis, daß die atopische Dermatitis keinen klinischen, histologischen oder

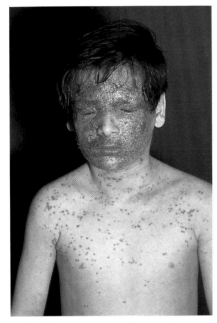

Tabelle 69: Atopische-Dermatitis-Phasen und vorherrschende Effloreszenz	
1. Phase	2. Trimenon bis Ende des 2. Lebensjahres: Papulo-vesikel, ekzemähnlich (E-Typ)
2. Phase	4.–12. Lebensjahr: Lichenifikation, liche-noide Papel (L-Typ)
3. Phase	Ab 13. Lebensjahr: Papel auf urtikariellem Grund, Übergang in Prurigo-knoten (P-Typ)

Abb. 217: Eczema herpeticatum. Disse-minierter Herpes-simplex-Befall auf dem Boden einer atopischen Dermatitis. Bakterielle Superinfektion des Gesichts.

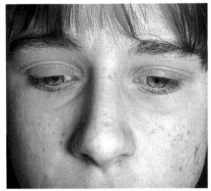

Abb. 218: Fältolung und trockene Schuppung der Orbitalregion.

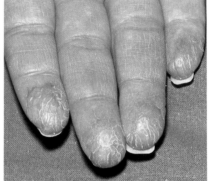

Abb. 219: Fingerkuppenekzem (Pulpitis sicca) als Ausdruck einer atopischen Dermatitis.

laborchemischen »Marker« hat und nur aufgrund eines »Merkmalsbündels« erkannt werden kann. Von den weniger bekannten Manifestationsformen sind vor allem zu erwähnen: depigmentierte, rauhe und leicht schuppende Flecken (Pityriasis alba), herdförmige follikuläre Papeln (»Hühnerhautflecken«), perio-rale Ekzeme (»Leckekzem«) und die oft als Fußmykose verkannten schuppigen Dermatitiden der Fußsohlen (»atopische Winterfüße«) sowie die schuppenden Finger- und Zehenkuppen (Pulpitis sicca). In 10 bis 20% ist eine autosomal-dominante Ichthyosis vulgaris assoziiert.

Die **Prognose** kann nicht exakt angegeben werden. Es ist wahrscheinlich, daß etwa 1/4 der erkrankten Kinder auch noch als Erwachsene unter Ekzemschüben leiden. Die Bereitschaft, auf Hautbelastungen ekzematös zu reagieren, bleibt lebenslang erhalten. Etwa $^3/_4$ aller Patienten mit atopischer Dermatitis zeigen positive Hautteste auf die verschiedensten Allergene. Im Säuglingsalter über-wiegen die Reaktionen auf Nahrungsmittel, insbesondere Eiklar und Milch; im Laufe der Jahre verschiebt sich das Spektrum zugunsten von Inhalationsallerge-

Prognose
Eine gesteigerte Hautempfindlichkeit bleibt lebenslang bestehen. Haut-teste auf Nahrungsmittel- und Inha-lationsallergene sind häufig positiv, aber nur selten (ca. 15%) klinisch relevant. Die atopische Dermatitis ist keine Allergie!

Das Serum-IgE ist in 80% erhöht.

nen wie Gräserpollen, Tierhaare und Hausstaubmilbe. Ob diese eine ätiologische Bedeutung für das Ekzemgeschehen haben, ist umstritten.

Laboruntersuchungen haben keine überragende Bedeutung. Das Serum-IgE wird in ca. 80% der Fälle erhöht gemessen, mitunter in exzessiven Konzentrationen, und kann zur Untermauerung der Diagnose mit herangezogen werden. Aussagefähiger ist jedoch eine IgE-Bestimmung aus dem Nabelschnurblut bei der Geburt, die eine Einschätzung des Atopierisikos erlaubt. Der RAST-Test ist häufig positiv (Pollen, Tierhaare, Hausstaub).

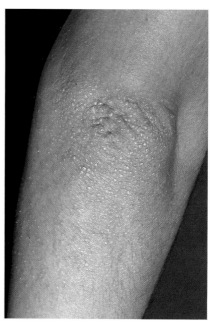

Abb. 220: Follikuläre Papeln über dem linken Ellenbogen (»Hühnerhautfleck«)

Tabelle 70: Klinik der atopischen Dermatitis. Diagnostische Kriterien. Je 3 Haupt- und Nebenkriterien müssen erfüllt sein (modifiziert nach Rajka und Hanifin)	
Hauptkriterien	**Nebenkriterien**
– Pruritus – typische Morphe und Lokalisation (Lichenifikation oder vergröberte Hautfalten der Beugen; bei Kindern: Gesichts- und Streckseitenbeteiligung) – chronische oder chronisch rezidivierende Dermatitis – atopische Eigen- oder Familienanamnese (Asthma, Rhinitis allergica, atopische Dermatitis)	– Xerodermie =trockene Haut – Ichthyosis vulgaris (hyperlineäre Palmae, follikuläre Keratosen) – positive Hauttests (Soforttyp) – erhöhtes Serum-IgE – früher Erkrankungsbeginn – Neigung zu Hautinfektionen (besonders S. aureus und Herpes simplex) – Neigung zu unspezifischer Hand- oder Fußdermatitis – Mamillenekzem – Cheilitis, Perioralekzem – Rhagaden (Unterlippe, Mundwinkel, retroaurikulär) – rezidivierende Konjunktivitis – gedoppelte Lidfalte, Lidekzem – Augenveränderungen (Keratokonus, Katarakt) – halonierte Augen – Gesichtsblässe/Gesichtsekzem – Pityriasis alba – Halsfalten – Juckreiz durch Schwitzen – Wollunverträglichkeit – Nahrungsmittelunverträglichkeit – weißer Dermographismus – Verlauf abhängig von exogenen und emotionalen Faktoren

Ätiologie und Pathogenese. Die atopische Dermatitis ist eine multifaktoriell verursachte Krankheit *(Syn. 47)*. Voraussetzung für ihre Manifestation ist eine erbliche Disposition. Es ist bis heute nicht gelungen, die immunologischen, neurovegetativen und hautphysiologischen Abweichungen auf einen gemeinsamen Basisdefekt zurückzuführen.

Störungen der humoralen Immunität betreffen vor allem die Aktivität und Regulation der IgE-Synthese. Im Gegensatz zu Asthma und Rhinitis ist bei der atopischen Dermatitis eine pathogene Rolle des IgE allerdings bisher nicht gesichert. **Störungen der zellulären Immunität** äußern sich vor allem in einer erhöhten Neigung zu bakteriellen und viralen Infektionen und einer verminderten Kontaktsensibilisierbarkeit. Für eine gestörte T-Zellfunktion gibt es zahlreiche experimentelle Hinweise, die zum heute allgemein akzeptierten Konzept vom Defekt der T-Zellen mit Suppressorfunktion für die IgE-Synthese geführt haben. Zusammenfassend ist der Immunstatus bei der atopischen Dermatitis charakterisierbar als Hyperimmunglobulie E mit verminderter zellulärer Immunität (»IgE-Athlet und T-Zell-Schwächling«). Es ist bisher ungeklärt, warum sich das klinische Bild gegensätzlich verhält. Trotz reduzierter zellulärer Immunität liegt eine Ekzemreaktion vor (Typ IV), während die umschriebene Aktivitätssteigerung im humoralen System ohne klinisches Korrelat bleibt.

Neben den immunologischen Abweichungen bestehen Störungen im vegetativen Nervensystem (erhöhter Vasokonstriktorentonus, abnorme Schweißregulation u.a.). Zur Erklärung wird die Hypothese von Szentivanyi herangezogen. Diese geht von einer endogenen Blockade der Betarezeptoren aus, welche eine Verstärkung alpha-adrenerger und cholinerger Reaktionen bewirkt.

Ätiologie und Pathogenese
Immunologische, neurovegetative und hautkonstitutionelle Abweichungen auf dem Boden einer erblichen Disposition *(Syn. 47)* wirken in schwer überschaubarer Weise zusammen.

[handschriftliche Notiz: JgE ↑ (humorale Im ↑) zelluläre Immunität ↓]

Zusammenfassend ist der Immunstatus bei der atopischen Dermatitis charakterisierbar als Hyperimmunglobulie E mit verminderter zellulärer Immunität (»IgE-Athlet und T-Zell-Schwächling«).

Außerdem besteht ein Ungleichgewicht in den vegetativen Kontrollmechanismen (endogene Blockade der Betarezeptoren).

Synopsis 47: Multifaktorielle Genese der atopischen Dermatitis (modifiziert nach Braun-Falco, Plewig und Wolff).

Pathogenetisch bedeutsam sind außerdem **Störungen funktioneller Hauteigenschaften**. Trockene Haut durch Sebostase und gesteigerten transepidermalen Wasserverlust, Verminderung der Alkaliresistenz.

Differentialdiagnose
Die seborrhoische Säuglingsdermatitis hat fette Schuppen, bevorzugt die Mittellinie und die großen Körperfalten und juckt selten oder gar nicht.

Therapie
Wichtig ist die Basistherapie als täglich rückfettende Hautpflege. Im Schub können kurzfristig lokale Kortikosteroide gegeben werden, die in ihrer Wirksamkeit unübertroffen und bei kritischem Einsatz risikolos sind.

Allgemeinunterstützende Maßnahmen betreffend Diät, Klima, Bade- und Waschverhalten, Kleidung, Psychohygiene, Berufsberatung sind wesentliche Voraussetzungen für einen Therapieerfolg.

17.2 Respirations-Atopien

17.2.1 Pollenallergie

Definition ▶

Ätiologie
Erbliche Disposition (Atopie) und Exposition mit potenten Allergenen führen zur Pollinose.

Epidemiologie
Die Ersterkrankungen zeigen einen Gipfel zwischen dem 20. bis 30. Lebensjahr. Männer und Frauen erkranken gleich häufig.

Pathogenetisch bedeutsam sind außerdem **Störungen funktioneller Hauteigenschaften**. Unter diesen steht die **trockene Haut** (Xerodermie) an erster Stelle, die durch einen gesteigerten **transepidermalen Wasserverlust** und eine **verminderte Talgproduktion** (Sebostase) zustande kommt. Eine dünnere Hornschicht zusammen mit einer gesteigerten Irritabilität der Haut führt zu einer **Verminderung der Alkaliresistenz**, d.h. einer Schädigung ihrer Pufferkapazität. Aus diesen Eigenschaften der atopischen Haut wird ihre besondere Empfindlichkeit gegenüber allen Reinigungsmaßnahmen gut verständlich.

Differentialdiagnose. Im Säuglingsalter kann die Abgrenzung gegenüber einer seborrhoischen Dermatitis schwierig sein. Fettglänzende Schuppen, die Bevorzugung der Mittellinie und der großen Körperfalten (Axillen, Leisten), der fehlende Juckreiz und die meist problemlose Therapie bzw. die Spontanheilung nach einigen Wochen sind Argumente für eine seborrhoische Dermatitis.

Therapie. Die Behandlung der atopischen Dermatitis ist eine langwierige und verantwortungsvolle Aufgabe. Der Patient muß über die erbliche Grundlage des Leidens aufgeklärt sein und über die Tatsache, daß eine lebenslängliche Hautempfindlichkeit bestehen bleibt. Eine konsequente, tägliche Hautpflege mit wirkstofffreien Grundlagen sowie eine wenig entfettende Hautreinigung (Ölbäder) muß auch bei erscheinungsfreier Haut erfolgen und stellt die beste Rezidivprophylaxe dar. Ekzemschübe sollten möglichst früh mit lokalen Kortikosteroiden abgefangen werden. Dazu eignen sich besonders die nebenwirkungsarmen Hydrokortison-Derivate. Nach einer ersten Besserung empfiehlt es sich, rasch auf steroidfreie Externa (z.B. teerhaltige Präparate) überzugehen. Gelegentlich ist die interne Gabe von Antihistaminika hilfreich.

Unterstützende Maßnahmen, die von der richtigen Kleidung bis zum richtigen Urlaubsort reichen, tragen wesentlich zum Therapieerfolg bei. Eine Diät kann sinnvoll sein, bei 5–10% der Patienten sind schubauslösende Nahrungsmittel nachzuweisen. Generell ist von Zitrusfrüchten, Obstsäften, Alkoholika und stark gewürzten Speisen abzuraten. Heilklimatische Aufenthalte im Hochgebirge oder an der See können vorübergehend zur vollständigen Abheilung führen. Nicht selten wird eine Besserung des Hautbefundes durch eine UV-Therapie erzielt, vor allem in Form des langwelligen UV-A. Kleidung und Wäsche sollten aus weicher Baumwolle sein. Eine angemessene psychologische Betreuung ist fast in allen Fällen nützlich, eine Psychotherapie kann jedoch die sachgemäße dermatologische Behandlung keinesfalls ersetzen und ist nur in Ausnahmefällen als zusätzliche Behandlungsmaßnahme erfolgversprechend. Wesentlich ist außerdem eine rechtzeitige Berufsberatung (keine »schmutzigen« Berufe, die häufiges Waschen verlangen, keine Berufe mit erhöhter Allergenexposition wie Bäcker, Friseur, Tierpfleger u.a.).

17.2 Respirations-Atopien

17.2.1 Pollenallergie

Synonyme. Heuschnupfen, Heufieber, Pollinose, Heuasthma, Rhinitis et Conjunctivitis allergica sive pollinotica sive saisonalis.

> ***Definition.*** Durch Pollen ausgelöste und somit saisongebundene allergische Soforttyp-Reaktion insbesondere an den Schleimhäuten von Auge, Nase und Bronchien.

Ätiologie. Die Pollinose betrifft Menschen mit erblicher atopischer Disposition, also mit der genetisch festgelegten Steigerung der Allergiebereitschaft. Dabei spielt die Exposition mit potenten Allergenen für die Entstehung der Pollenallergie eine wesentliche Rolle.

Epidemiologie. Betroffen sind alle Lebensalter, jedoch liegt der deutliche Gipfel für Ersterkrankungen zwischen dem 20. bis 30. Lebensjahr. Ersterkrankungen nach dem 45. Lebensjahr sind selten. Frauen und Männer erkranken gleich häufig. Die Erkrankungshäufigkeit beträgt 2–5% der Bevölkerung. Wes-

Synopsis 48 (li): Gemittelte tageszeitliche Veränderung des Graspollengehaltes der Luft in einem Wiesengebiet bei Mannheim von 14 warmen, regenfreien Tagen (22.5.–9.6.) aus den Jahren 1967, 1969, 1973 und 1974 mit mehr oder weniger konstanten Windverhältnissen (Aus Fuckenrieder, K.: Ber. Umweltbundesamt 9 [1976] 1–85).

Synopsis 49: Zu Syn. 48 gehörender Tagesgang der Temperatur (————) und der Luftfeuchtigkeit (–––––). Quelle siehe Synopsis 48.

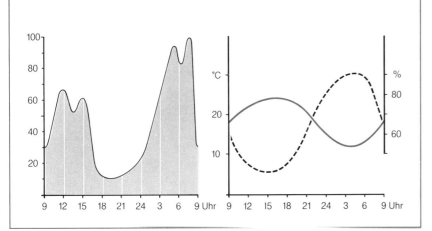

halb die Stadtbevölkerung und gehobenere Gesellschaftsschichten häufiger erkranken, ist noch unklar.

Auslösende Allergene sind in erster Linie Pollen anemophiler Pflanzen, d.h. Windbestäuber, die nur durch den Wind verbreitet werden und kleiner als 30 μ sind. Anemophile Pflanzen produzieren sehr viele Pollenkörner; Roggen zum Beispiel mit einer einzigen Ähre 4,2 Millionen. Da Pollen ein stark sensibilisierendes Allergen enthalten müssen, um Heuschnupfen zu verursachen, kommen in Mitteleuropa als bevorzugte »Pollinoseverursacher« Pollen von Gräsern, Roggen, Birke, Erle und Hasel in Frage. Pollen von Insekten- und Selbstbestäubern können nur dann als Allergen eine Rolle spielen, wenn unmittelbarer Kontakt mit den Pflanzen besteht.

Meteorologische Faktoren beeinflussen direkt und indirekt das Beschwerdebild. Der Grad der Besonnung und das Ausmaß der Niederschläge bestimmen den Pollengehalt der Luft *(Syn. 48 u. 49).* Die Windverwehung der Pollen kann mehrere 100 km betragen, die Flughöhe bis 4000 m erreichen. Pollenflugvorhersage und Blühkalender, vor allem aber die eigene Beobachtung der Flora helfen bei der Bestimmung fraglicher Pollenallergene und der angepaßten Therapie. Zur Auslösung der klinischen Symptome genügen bei einem Sensibilisierten 5 bis 50 Pollenkörner! Die tägliche Inhalation beträgt 5000 bis 8000 Pollen.

Klinik. Die Beschwerden setzen akut ein mit dem jeweils relevanten Pollenflug und enden mit diesem ebenso wieder. Es kommt zu Niesattacken, Fließschnupfen, eventuell im Wechsel mit verstopfter Nase, akuter Bindehautentzündung mit Juckreiz, Rötung, Schwellung und Augentränen, auch Juckreiz im Rachen und in den Gehörgängen.

Husten ist oft das erste Symptom für eine Mitreaktion der Bronchien, die schließlich in ein Pollenasthma münden kann; der sogenannte »Etagenwechsel« ist eingetreten. Etwa jeder dritte Pollinotiker erkrankt nach 5 bis 15 Jahren an einem Bronchialasthma! Bei Kindern und Kleinkindern kann es zu einer Tracheitis allergica, gekennzeichnet durch schwere paroxysmale Hustenattacken (Pseudokrupp) kommen.

Bei kleinen Mädchen tritt gelegentlich eine Vulvovaginitis pollinotica mit quälendem Juckreiz auf. Auch Meteorismus und Durchfälle kommen vor und sind wohl Ausdruck einer Allergenwirkung an der Intestinalschleimhaut nach Verschlucken von Pollen (auch Honiggenuß!). Weiterhin wurden beschrieben: Polyarthritische Beschwerden (Polyarthritis serosa), die saisonale Dermatitis und die Kontakturtikaria.

Die Pollinose wird fast ausschließlich von Pollen anemophiler Pflanzen ausgelöst, überwiegend von Gräsern, Roggen, Birke, Erle und Hasel.

Wind, Regen, Temperatur, Luftfeuchtigkeit und Tageszeit bestimmen den Pollengehalt der Luft *(Syn. 48 u. 49).* Die Windverwehung kann mehrere 100 km betragen.

Klinik
Die Heuschnupfensymptomatik setzt akut ein mit Niesattacken, Fließschnupfen und juckenden Augen zu Beginn des relevanten Pollenfluges und endet mit diesem wieder.

Bei 30% der Pollinotiker kommt es nach einigen Jahren zum »Etagenwechsel« mit Beteiligung der Bronchien.

Diagnostik
Grundstein und Basis der Allergie-diagnostik ist die ausführliche Anamnese.

Entscheidende Testmethode zum Nachweis der Sensibilisierung und Bestätigung der Diagnose ist der Hauttest, insbesondere der Prick-Test.

Provokationstests und RAST kön-nen in unklaren Fällen Anamnese und Hauttest hilfreich ergänzen *(Syn. 50).*

Therapie
Die symptomatische Behandlung erfolgt mit Antihistaminika, in Aus-nahmefällen auch mit Glukokorti-koiden.
Zur kausalen Therapie steht die **spezifische Hyposensibilisierung** zur Verfügung *(Tab. 71–73).* Einen Überblick über die therapeutischen Möglichkeiten gibt *Tabelle 74.*

Diagnostik. Am Anfang der Diagnostik steht die sorgfältig erhobene Ana-mnese einschließlich der Familienanamnese und die Exploration nach anderen Symptomen der Atopie. Während die Dauer der Pollinose Aufschluß über das Stadium der Erkrankung geben kann, bezweckt die Frage nach der jahreszeit-lichen Ausdehnung eine Aussage über das Allergenspektrum.

Als zweite Maßnahme hat die allergologische Testung sowohl für die Diagno-sestellung und -bestätigung als auch für die Therapie große Bedeutung. Dies geschieht in der Regel im Prick-Test, der für den Patienten schonend und gefahrlos ist. Die Bewertung der Reaktion, die nach Quaddelgröße, Erythem und Pseudopodien beurteilt wird, erfolgt nach 10 bis 20 Minuten.

Zur Beurteilung der Wertigkeit von Hauttestreaktionen muß wiederum die Anamnese hinzugezogen werden, um aktuelle Allergene von nicht oder nicht mehr relevanten zu trennen.

Besteht Unklarheit über die Relevanz eines Inhalationsallergens, kann eine **Provokation** (nasal, konjunktival oder auch bronchial) hilfreich sein *(Syn. 50).* Insbesondere die bronchiale Provokation ist jedoch nicht ohne Risiko (Status asthmaticus!).

Der Radio-Allergo-Sorbent-Test (RAST) gibt Auskunft über die qualitativen IgE-Verhältnisse, ist jedoch nur im Zusammenhang mit der Anamnese, dem Krankheitsbild und dem Hauttestergebnis aussagekräftig. Als Screening-Pro-gramm ist der RAST nicht geeignet und wegen des großen technischen und finanziellen Aufwandes zurückzustellen.

Therapie. Zur symptomatischen Behandlung der Pollinose, bei der eine Aller-genkarenz naturgemäß kaum möglich ist, stehen Antihistaminika und für Aus-nahmefälle auch Glukokortikosteroide lokal und systemisch zur Verfügung.

Die kausale Behandlung der Pollinose erfolgt durch die **spezifische Hyposen-sibilisierung** mit einer dem aktuellen Allergenspektrum angepaßten Pollenmi-schung während drei präsaisonaler Kuren. Der Erfolg der Behandlung wird bestimmt durch die Präzision der Diagnose, die angepaßte Therapie und die Kooperation zwischen Arzt und Patient *(Tab. 71).* Nachdem Kontraindikationen der Hyposensibilisierung *(Tab. 72)* ausgeschlossen wurden, gilt es, Fehler bei der Testung, der Rezeptur der Hyposensibilisierungsextrakte sowie technische Fehler bei der Hyposensibilisierung selbst *(Tab. 73 u. 74)* zu vermeiden.

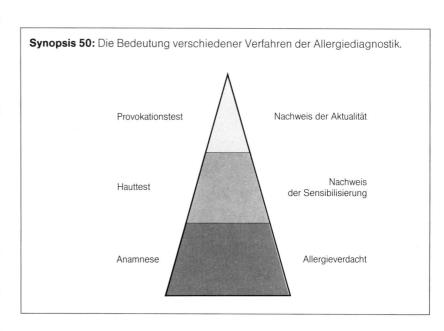

Synopsis 50: Die Bedeutung verschiedener Verfahren der Allergiediagnostik.

Provokationstest — Nachweis der Aktualität

Hauttest — Nachweis der Sensibilisierung

Anamnese — Allergieverdacht

Tabelle 71: Indikationen für eine Hyposensibilisierung

- Unmöglichkeit einer Allergenkarenz
- Vorliegen einer IgE-vermittelten Allergie vom anaphylaktischen Typ (Konjunktivitis, Rhinitis, Bronchialasthma)
- Nachweis eines Allergenspektrums mit weitgehend gesicherter Aktualität der für die Hyposensibilisierung vorgesehenen Allergene
- Abstimmung der Schwere des Krankheitsbildes zum Aufwand und Risiko einer Hyposensibilisierung
- Beachtung des optimalen Alters: Injektionsbehandlung im allgemeinen bis zum 50. Lebensjahr

---

Tabelle 72: Kontraindikationen der Hyposensibilisierung

- Schwangerschaft, sofern sie schon bei Beginn der geplanten Hyposensibilisierung besteht. Tritt nach einer bereits seit 4 Monaten durchgeführten Hyposensibilisierung eine Schwangerschaft ein, kann die Therapie fortgesetzt werden.
- aktive Tuberkulose, insbesondere tuberkulo-allergische Augenerkrankungen.
- stärkere entzündliche Prozesse am Reaktionsorgan.
- schwere allgemeine chronische Entzündungen, z.B. Osteomyelitis oder andere chronische eitrige Prozesse.
- chronische Erkrankungen der inneren Organe mit ursächlicher und begleitender Beteiligung des Autoimmunsystems, z.B. entzündliche Leber- und Nierenerkrankungen, Thyreotoxikose, akuter Rheumatismus.
- zerebrale Krampfleiden

Tabelle 73: Technische Fehler bei der Hyposensibilisierung

- falsche Injektionstechnik (i.m., i.v.)
- falscher Injektionsort
- Allergenüberdosierung
- Verwechslung der Konzentration
- falsche Präparatelagerung (zu warm, eingefroren)
- zu kurzer Injektionsabstand (wäßrige Lösungen!)
- Dosissteigerung trotz Nebenwirkungen
- Dosissteigerung bei interkurrenten Infekten oder anderen Erkrankungen
- Interferenz mit anderen Impfungen

Tabelle 74: Therapeutische Möglichkeiten

A	kausal	Allergenausschaltung bzw. -meidung
B	bedingt kausal	spezifische Hyposensibilisierung
C	symptomatisch	lokale und systemische »Antiallergika«

17.2.2 Andere Inhalationsallergien

Neben den Pollen spielen zahlreiche andere nichtsaisonale (kosaisonale) Inhalationsallergene eine Rolle beim Auftreten von Soforttyp-Reaktionen an den Atemwegen, den Augenbindehäuten, dem Gastrointestinaltrakt und der Haut.

Die tierischen Allergene stammen von Säugetieren (Haare, Epithelien und Speichel von Hund, Pferd, Katze u.a.), von Vögeln (Gefiederstaub der Großpapageien!), Insekten (Hausstaubmilben, Seidenraupe, rote Mückenlarve als Fischfutter u.a.) und Weichtieren (Perlmutterstaub).

17.2.2 Andere Inhalationsallergien

Soforttyp-Reaktionen an Atemwegen, Konjunktiven, dem Gastrointestinaltrakt sowie der Haut können auch verursacht werden durch ganzjährig vorkommende Inhalationsallergene tierischen und pflanzlichen Ursprungs.

Wie bei der Pollinose ist die ausführliche persönliche und berufliche Anamnese die Basis für eine erfolgreiche Diagnostik. Bei begründetem Verdacht auf eine beruflich bedingte Erkrankung muß Hautarztbericht und Meldung an die BG erfolgen.

Die Allergenkarenz ist der erste und wichtigste therapeutische Schritt. Falls dies nicht ausreichend möglich ist, kommt eine symptomatische Behandlung wie bei der Pollinose in Frage.

Eine Hyposensibilisierung mit beruflichen Allergenen und Tierhaaren ist nicht sinnvoll.

17.2.3 Spezifische Hyposensibilisierung

= Desensibilisierung

Die spezifische Hyposensibilisierung stimuliert durch langsam gesteigerte Zufuhr kleinster Allergenmengen die Bildung sogenannter blockierender IgG-Antikörper, was zu einer Senkung des spezifischen IgE-Spiegels führt **(vgl. Tab. 71–73).**

Zu den Allergenextrakten siehe *Tabelle 75.*

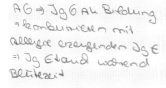

Hausstaub stellt ein Konglomerat zahlreicher verschiedenartiger Allergene wie Pollen, Pilzsporen, Tierepithelien, Milbenkot, Textilfasern und Nahrungsmittelresten dar.

Pflanzliche Allergene sind nicht nur Pollen, sondern auch Pilzsporen, Mehl und Kleie, Holzstäube, Rhizinusbohnen etc., sowie Proteasen, welche als bakterielle Enzyme in der Waschmittelindustrie eingesetzt werden. Häufige chemische Allergene sind: Epoxidharze, Formalin, Phthalsäureanhydrid, Arzneimittelstäube und Insektizide. Die Exposition erfolgt oft beruflich, aber auch im Haushalt und in der Freizeit. Die Diagnostik läuft analog zu derjenigen bei der Pollinose, wobei die persönliche und die berufliche Anamnese neben den Hauttests von besonderer Bedeutung ist. Im Falle des begründeten Verdachtes auf eine beruflich bedingte Erkrankung ist ein Hautarztbericht und Meldung an die zuständige Berufsgenossenschaft zu erstatten.

Die **Therapie** hat eine weitgehende Allergenkarenz zum Ziel. Das bedeutet je nach Allergen Berufswechsel, Trennung von einem Haustier und bei der Hausstaubmilbenallergie die weitgehende Sanierung der häuslichen Verhältnisse. Ist eine Allergenkarenz nicht oder nicht vollständig möglich, kommt neben der symptomatischen Behandlung mit Antihistaminika und Glukokortikosteroiden eine spezifische Hyposensibilisierung in Frage. Die Behandlung erfolgt dann ganzjährig (kosaisonal), bei saisonalen Pilzsporen auch präsaisonal wie bei der Pollinose. Eine Hyposensibilisierung mit beruflichen Inhalationsallergenen oder Tierepithelien wird man nur in Ausnahmefällen durchführen, da die Allergenkarenz wirkungsvoller und fast immer realisierbar ist. Die wesentliche Voraussetzung für den Erfolg einer Hyposensibilisierung ist die weitgehende Allergenkarenz während der Hyposensibilisierung, wie dies bei den Pollinosen nahezu perfekt gegeben ist.

17.2.3 Spezifische Hyposensibilisierung

Bei der Hyposensibilisierung (früher Desensibilisierung) handelt es sich um eine Immuntherapie, bei der durch langsam gesteigerte Zufuhr kleinster Allergenmengen im Laufe der Behandlung zunehmend spezifische IgG-Antikörper produziert werden. Diese »blockierenden« Antikörper besitzen eine große Affinität zum Antigen und konkurrieren auch rein quantitativ mit den vorliegenden IgE-Antikörpern. Durch diese kompetitive Hemmung der IgE-Antikörper kommt es im Verlaufe einer spezifischen Hyposensibilisierung zu einem langsamen Absinken des IgE-Spiegels; der sonst beim Pollinotiker zu beobachtende IgE-Anstieg in der Blütezeit tritt nicht mehr auf **(vgl. Tab. 71–73).**

Eine Übersicht über die Entwicklung der Allergenextrakte gibt *Tabelle 75.*

Tabelle 75: Entwicklung der Allergenextrakte	
1. Stufe	wäßrige Allergenextrakte
2. Stufe	Semi-Depot-Extrakte mit Adsorption an Aluminiumsalze
3. Stufe	Behandlung der Allergenextrake mit Glutardialdehyd und Zusatz von Tyrosin als Depoteffekt
4. Stufe	modifizierte Allergene nach milder Formaldehydbehandlung (Formallergoide)
5. Stufe	wäßrige Extrakte oder Extrakte mit Bindung an schwache Depotbildner (Alginat) mit nachfolgender Gefriertrocknung (Lyophilisierung)

Die Allergenextrakte sollten nicht mehr als drei für den Patienten relevante Einzelallergene enthalten. Zu vermeiden ist das Mischen von Allergenen verschiedener Saisonalität sowie das Mischen von saisonalen und perennialen Allergenen. Bei sehr breitem Allergenspektrum mit gesicherter Aktualität müssen gegebenenfalls zwei getrennte Behandlungssätze angewandt werden.

Da die Hyposensibilisierung nicht risikofrei ist, sollte die Indikation dazu exakt und streng gestellt werden. Bei starken, über mehrere Wochen oder gar Monate andauernden Beschwerden von seiten der Atemwege, insbesondere der Bronchien, sowie der Augenbindehäute ist eine Hyposensibilisierung angezeigt.

Die bei Kindern bis zum sechsten Lebensjahr durchgeführte orale Hyposensibilisierung hat gegenüber der injektiven Behandlung der älteren Kinder und Erwachsenen eine geringere Erfolgsquote; eines der Probleme ist die schlechte Steuerbarkeit der Dosierung, die vom jeweiligen Zustand des gastrointestinalen Milieus abhängt.

Da mit zunehmendem Alter die Bildung der IgE-Antikörper nachläßt, ist eine Hyposensibilisierung, von Ausnahmen abgesehen, nur bis etwa zum 50. Lebensjahr sinnvoll. Zudem sind die Therapieerfolge um so schlechter, je länger eine Inhalationsallergie besteht. Kontraindikationen der Hyposensibilisierung sind in *Tabelle 72* aufgeführt. Dringende Schutzimpfungen dürfen erst eine Woche nach der letzten Hyposensibilisierungsinjektion erfolgen. Nach der Impfung darf drei Wochen lang nicht hyposensibilisiert werden.

Zu den Kontraindikationen der Hyposensibilisierung siehe *Tabelle 72.* Bei Schutzimpfungen wird die Hyposensibilisierung 1 Woche vor und 3 Wochen danach unterbrochen.

Durchführung der Hyposensibilisierung

Nach der vom Arzt persönlich vorzunehmenden subkutanen Injektion an der Streckseite des Oberarms etwa handbreit oberhalb des Ellenbogens *(Syn. 51)* muß der Patient wenigstens 30 Minuten in der Praxis beobachtet werden. Körperliche Anstrengung, auch Saunabesuch, sollte in den folgenden 24 Stunden unterbleiben.

Mögliche Nebenwirkungen sind aus *Tabelle 76,* die erforderlichen Vorsichtsmaßnahmen aus Tabelle 77 zu ersehen.

Wichtig ist die Unterbrechung bei Infekten (analog zu Impfungen).

Durchführung der Hyposensibilisierung

Der Patient muß vor Behandlungsbeginn über die Risiken der Hyposensibilisierung aufgeklärt werden. Die Injektionen sind vom Arzt persönlich vorzunehmen. Vor jeder Injektion ist nach der Verträglichkeit der vorausgegangenen Injektion zu fragen. Zur Technik siehe *Synopsis 51.* Mögliche Nebenwirkungen sind aus *Tabelle 76,* die erforderlichen Vorsichtsmaßnahmen aus *Tabelle 77* zu ersehen.
Wichtig ist die Unterbrechung bei Infekten (analog zu Impfungen).

Tabelle 76: Nebenwirkungen der Hyposensibilisierung

häufig	Lokalreaktion	Schwellung Granulom
gelegentlich	unspezifische Symptome	Müdigkeit Kopfschmerz Schwindel
selten	Anaphylaxie	Konjunktivitis Rhinitis Pruritus Urtikaria Asthma bronchiale Tachykardie Schock (sehr selten!)
Sehr selten	Serumkrankheit	Arthralgie Fieber Lymphknotenschwellung Neuritis

Tabelle 77: Vorsichtsmaßnahmen bei der Hyposensibilisierung

- sorgfältige Zwischenanamnese vor jeder Injektion.
- keine Verwechslung von Therapielösungen, weder bezüglich Packungen anderer Patienten noch bezüglich Fläschchen falscher Konzentrationen.
- Steigerung nicht nach Schema, sondern nach Reaktionsstärke der vorhergehenden Injektion.
- Schütteln der Semi-Depot-Lösung vor dem Aufziehen zur Vermeidung gefährlicher Allergenkonzentrationen.
- Aspiration vor der Injektion zur Vermeidung intravasaler Injektionen.
- Wartezeit von mindestens 30 Minuten in der Praxis zur Erfassung und evtl. Therapie früh auftretender Begleitreaktionen.
- Vorhandensein einer Schockapotheke griffbereit in immer sofort einsatzfähigem Zustand; Adrenalin sollte unter keinen Umständen fehlen!

Synopsis 51: Technik der subkutanen Injektion zur Hyposensibilisierung an der Unterarm-Außenseite.

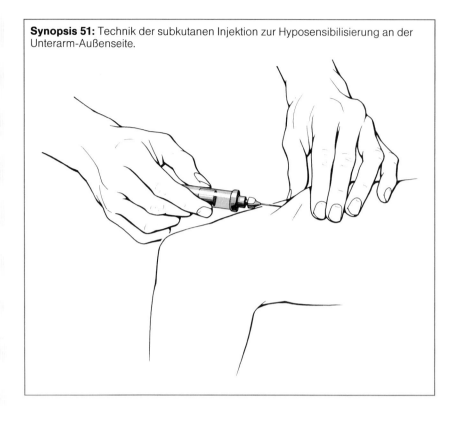

Mögliche Gründe für Mißerfolge sind in *Tabelle 78* aufgeführt.

Schwere allergische Schocks sind überaus selten; Schockfragmente erfordern das Vorhandensein einer Schockapotheke und geschultes Personal *(Tab. 79)*.

Die Erfolge der Hyposensibilisierung bei Pollinose (Beschwerdefreiheit oder wesentliche Besserung) schwanken je nach Autoren zwischen 60% und 94%. Mögliche Gründe für Mißerfolge sind in *Tabelle 78* aufgeführt. Therapie der Begleitreaktionen: Schwere allergische Schocks sind sehr selten; nach einer Veröffentlichung der Berliner Asthma-Poliklinik über 16 000 Injektionen wurde nur ein einziger schwerer Zwischenfall beobachtet. Schockfragmente dagegen können gelegentlich auftreten, so daß eine griffbereite Schockapotheke unbedingt erforderlich ist. Im allgemeinen ist der Schock um so schwerer, je rascher er nach der Injektion auftritt. Eine Übersicht über Schweregrad allergischer Reaktionen vom Soforttyp gibt *Tabelle 79*.

Tabelle 78: Gründe für Mißerfolge der spezifischen Hyposensibilisierung

- **fehlerhafte Diagnostik**
  unterbliebene »Aufsplittung« bei Allergie gegen Pollen verschiedener
  Pflanzenfamilien (z.B. Baum-Mischextrakte, Unkräuter-Mischextrakte)
  falsche Interpretation von positiven Testergebnissen durch Außerachtlassen
  von Anamnese und Provokationstests.

- **fehlerhafte Rezeptur**
  mehr als drei unterschiedliche Allergene in einer Lösung bedingen gegen-
  seitige Verdünnung unter die jeweils effiziente Dosis. Kombination von
  saisonalen, perennialen und diskontinuierlich auftretenden Allergenen in
  einer Therapielösung.

- **fehlerhafte Dosissteigerung**
  zu rasche Dosissteigerung: »overtreatment«
  zu geringe Steigerung bzw. zu wenige Injektionen durch zu späten
  Behandlungsbeginn

- **sonstige häufige Gründe**
  falsche Indikationsstellung, z.B. beim Vorliegen irreparabler Organschäden
  oder Komplikationen, wie Infekten etc.
  extrem hoher Sensibilisierungsgrad und häufige Begleitreaktionen, die das
  Erreichen einer wirksamen Enddosis verhindern.

- **»echte« Versager (immunologische Nicht-Ansprecher)**
  Unfähigkeit des Immunologischen Apparates des Patienten, den Status
  der Hyposensibilisierung trotz richtiger und konsequenter Behandlung
  zu erreichen (z.B. mangelhafte Bildung blockierender Antikörper?)

Tabelle 79: Schweregrad allergischer Reaktionen vom Soforttyp

Grad 0: **schwere Lokalreaktionen**
über handtellergroße Schwellung

Grad I: **leichte Allgemeinreaktionen**
generalisierte Urtikaria, Pruritus, Übelkeit, Angst

Grad II: **mäßige Allgemeinreaktionen**
beliebige Symptome aus Grad I und mindestens 2 der folgenden:
Quincke-Ödem, Engegefühl im Thorax, Giemen, Bauchbeschwerden
Nausea, Erbrechen, Durchfall, Schwindelgefühl

Grad III: **schwere Allgemeinreaktionen**
Grad II und I und mindestens 2 der folgenden:
Dyspnoe, Dysphagie, Heiserkeit, verwaschene Sprache,
Benommenheit, Schwächegefühl, Todesangst

Grad IV: **Schockreaktionen**
Beliebige Symptome aus Grad III, II und I sowie mindestens 2 der
folgenden: Zyanose, Blutdruckabfall, Kollaps,
Inkontinenz, Bewußtlosigkeit

18 Psoriasis

18 Psoriasis

Synonym. Schuppenflechte

Definition ▶

> **Definition.** Die Psoriasis ist eine sehr häufige, gutartige, erbliche Dispositionskrankheit der Haut (auch der Schleimhaut, Gelenke und Nägel) mit scharf, aber oft unregelmäßig begrenzten, streckseitenbetonten, entzündlichen Papeln mit parakeratotischer Schuppung. Männer und Frauen sind gleich häufig betroffen.

Häufigkeit und Erbgang
Die Psoriasis ist eine häufige, erbliche Dispositionskrankheit der Haut (multifaktorielle Vererbung mit Schwellenwerteffekt). Die Morbidität bei Europäern beträgt 2–3% der Bevölkerung.

Neben der Psoriasis vulgaris der Haut gibt es die Psoriasis arthropathica mit Befall der Gelenke und die Psoriasis pustulosa als besondere Form. Bei diesen beiden Formen besteht eine erhöhte Korrelation mit HLA-B 27.
Epidemiologisch können von der Psoriasis vulgaris zwei Typen unterschieden werden:

Typ I, schwere Fälle mit früher Manifestation (10–25 Jahre), familiäre Belastung und Koppelung zum HLA-System.
Bei der Mehrzahl der Patienten ist durch mechanische Irritation eine Psoriasis isomorph auslösbar (Köbner-Phänomen).

Häufigkeit und Erbgang. Psoriasis ist eine häufige Hauterkrankung. Mit Ausnahme der Eskimos, Indianer und der afrikanischen Neger erkranken alle Rassen, am häufigsten die Europäer, wo die Morbidität 2 bis 3% der Bevölkerung ausmacht. Sie ist eine erbliche Dispositionskrankheit; man nimmt eine polygene und multifaktorielle Vererbung mit Schwellenwerteffekt an. Genotypisch determiniert ist außer der Disposition auch der Typ der Psoriasis, während die Lokalisation der Morphen und der Verlauf im wesentlichen peristatisch bedingt sind. Mechanische, infektiöse und psychosomatische Auslösungen sind gut bekannt.

Man unterscheidet verschiedene Psoriasis-Formen:

Die Psoriasis vulgaris der Haut mit ihren morphologischen Sonderformen.

Die Psoriasis arthropathica: umfaßt 5 bis 7% der Psoriatiker.

Die Psoriasis pustulosa: umfaßt 0,5 bis 2,5% der Psoriatiker.

Bei der Psoriasis arthropathica und der Psoriasis pustulosa besteht eine erhöhte Korrelation mit HLA-B 27.

Die Psoriasis vulgaris mit ihren unterschiedlichen Erscheinungsformen gliedert sich epidemiologisch in zwei morphologisch nicht oder nur schwer unterscheidbare Typen:

Typ I. Umfaßt die schweren Fälle der Psoriasis mit frühem Manifestationsalter zwischen 10 und 25 Jahren. Die familiäre Belastung ist hoch. Eine Koppelung besteht mit HLA-B 13 und HLA-B 17. Eine besonders starke Koppelung bis zu 95% besteht zu HLA-Cw 6 und HLA-Dr 7. Diese Befunde legen nahe, daß die für diesen Psoriasis-Typ relevanten Gene ebenfalls auf dem kurzen Arm des Chromosoms 6 liegen. Bei der Mehrzahl der Patienten ist durch mechanische Irritation eine Psoriasis isomorph auslösbar **(Köbner-Phänomen).** 60 bis 70% der Psoriasis-vulgaris-Patienten gehören zum Typ I.

Merke ▶

[handschriftlich:] Köbner-Phänomen: Reagiert auf unspez. Reiz mit Psoriasis

> **Merke.** Als isomorpher Reizeffekt oder Köbner-Phänomen wird beim Psoriatiker die krankheitsspezifische Hautreaktion auf unspezifische Reize verstanden.

Typ II, leichte und spät manifeste Fälle (35–60 Jahre) ohne familiäre Häufung und ohne Koppelung zum HLA-System.
Das Köbner-Phänomen ist kaum auslösbar.

Typ II. Umfaßt vorwiegend relativ leichte Fälle der Psoriasis mit einer späten Manifestation zwischen 35 und 60 Jahren ohne familiäre Häufung. Eine Koppelung zu den genannten HLA-Typen besteht nicht oder nur in geringem Maße. 30 bis 40% der Psoriasis-Patienten sind diesem Typ zuzuordnen. Das Köbner-Phänomen ist kaum auslösbar.

Die Psoriasis, einschließlich ihrer besonderen Formen, betrifft Männer und Frauen gleichermaßen.

Klinik
Die Einzelmorphe stellt eine scharf begrenzte, entzündliche Papel mit parakeratotischer Schuppung dar (Abb. 221). Punktförmige, münzenförmige, großflächige, bizarre Veränderungen (Abb. 222) sowie erythrodermatische Formen sind bekannt.

Klinik. Die klassische Hautveränderung der Psoriasis stellt eine scharf begrenzte, entzündliche Papel mit nicht fest haftender, parakeratotischer Schuppung dar *(Abb. 221).* Die einzelnen Elemente können punktförmig klein, tropfenförmig exanthematisch (Psoriasis guttata), münzenförmig oder durch Zusammenfließen mehrerer Herde auch großflächig in bizarren Formen (Psoriasis geographica, *Abb. 222)* und in der Maximalvariante als Psoriasis der gesamten Hautoberfläche (Psoriasis erythrodermatica) auftreten. In besonderen Fällen kann die Psoriasis-Morphe auch streifig, ringförmig (anulär) oder bogenförmig (gyriert) vorkommen und imponiert oft durch verschiedene Elemente nebeneinander. Gelegentlich findet man Familien, bei denen eine besondere morphologische Form und Ausprägung intrafamiliär konstant auftritt.

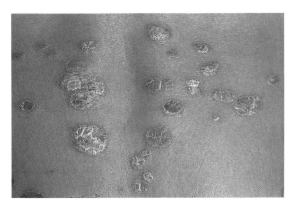

Abb. 221: Typische, scharf begrenzte Herde der Psoriasis von Münzen- und Tropfengröße (Psoriasis vulgaris und Psoriasis guttata) mit starker, parakeratotischer Schuppung, die nicht fest haftet.

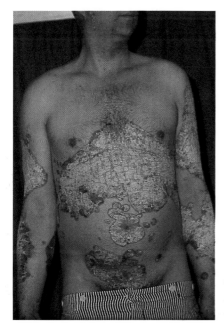

Abb. 222: Psoriasis geographica mit großflächigen, scharf begrenzten Psoriasisherden am Stamm und den Extremitäten und Aussparung der Ellenbeugen.

Die Psoriasis zeigt eine ganz ausgeprägte **Prädilektion** der Erscheinung und der Persistenz ihrer Elemente über den Streckseiten der Extremitäten und im behaarten Kopf. Sie kann aber auch, das klassische Verteilungsmuster geradezu umkehrend, bevorzugt in den Falten, perianal und am Bauchnabel lokalisiert sein (Psoriasis inversa). Ganz selten treten psoriatische Elemente auch an der Schleimhaut (Zunge, Genitale) auf *(Syn. 52)*.

Die psoriatischen Elemente unterliegen einem steten, mehr oder weniger dynamischen Wandel ihrer Gestalt, ihrer Häufigkeit und ihrer Ausprägung. Dieser Gestaltwandel mit Ausbreitung der psoriatischen Veränderungen und Regressionen kann kontinuierlich oder wellenförmig in Wochen bis Jahren ablaufen. Oft ist eine deutliche Korrelation mit den Jahreszeiten zu beobachten, **wobei 90% der Psoriatiker im Sommer** (Einfluß von Sonnenlicht und Badegewohnheiten) **eine Verbesserung** oder gar eine befristete Abheilung erfahren, die sehr oft im Herbst oder Winter von einem Rückfall gefolgt wird. Es gibt auch Verläufe mit erscheinungsfreien Intervallen von mehreren Jahren.

Die Psoriasis schmerzt nicht und juckt wenig oder gar nicht. Ausnahmen stellen die besonderen Formen der Psoriasis inversa und der infektprovozierten, akuten Psoriasis guttata dar, die stark jucken können. Zudem juckt jede gereizte Psoriasis, unabhängig von der Ursache der Reizung.

Streckseiten
behaarter Kopf

besser im Sommer

Prädilektion der Streckseiten der Extremitäten und des behaarten Kopfes ist sehr ausgesprochen. Selten kommt es zur Psoriasis inversa (Befall der Beugestellen und des Nabels) *(Syn. 52)*.

Der Gestaltwandel der psoriatischen Veränderungen ist typisch und charakteristisch. Wellenförmige Verläufe sind häufig mit **Besserung oder Abheilung im Sommer** und Rückfällen im Winter. Erscheinungsfreie Intervalle können Monate bis Jahre dauern.

Die Psoriasis der Haut schmerzt nicht und juckt selten. Die Psoriasis inversa hingegen und die infektprovozierte Psoriasis guttata können stark jucken.

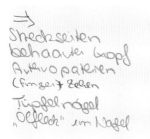

(handschriftliche Notizen)
⇒ Streckseiten
behaarter Kopf
Arthropathien
(Finger + Zehen)
Tüpfelnägel
„Ölfleck" im Nagel

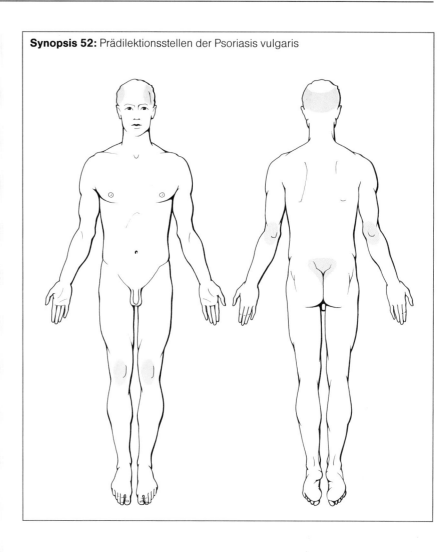

Synopsis 52: Prädilektionsstellen der Psoriasis vulgaris

Psoriasis der Nägel

Im Laufe der Psoriasiserkrankung treten oft charakteristische Nagel-veränderungen auf:
Tüpfelnägel *(Abb. 223)* als symptomlose, kleine trichterförmige Einziehungen der Nagelplatte.

Umschriebene **Onycholysen** an einem oder mehreren Nägeln mit gelb-bräunlichen, scharf begrenzten Ablösungen der Nagelplatte von der Unterlage, meist marginal.
In der Nagelmitte imponieren sie als **Ölfleck**, der im Nagelbett liegt und nicht im Nagel selbst.
Nageldystrophien mit Verdickung und Verwerfung des gesamten Nagels, oft schmerzhaft (sogen. Krümelnägel).

Die Psoriasis der Nägel

Im Lauf der Psoriasiserkrankung, selten als erstes Symptom, treten sehr häufig charakteristische psoriatische Nagelveränderungen auf:

Tüpfelnägel sind Nägel, die einige bis viele kleine trichterförmige Einziehungen der Nagelplatte aufweisen *(Abb. 223)*. Diese Veränderungen, die oft mehrere oder alle Nägel betreffen, sind symptomlos und oft schwer zu sehen. Neben der Psoriasis treten sie gelegentlich bei der Alopecia areata auf.

Umschriebene Onycholysen treten bei der Psoriasis scharf begrenzt an einem oder an mehreren Nägeln auf. Ein Nagel kann auch mehrere dieser Stellen zeigen, die als gelb-bräunliche, schmutzige Veränderungen **unter** der Nageloberfläche imponieren. Sie können am **Nagelrand (Onycholysis lateralis)** oder in der **Mitte des Nagels (»Ölfleck«)** auftreten und machen keine Symptome. Die Nagelplatte ist vom Nagelbett abgelöst, wobei die Nagelunterseite kompakt bleibt. Dies kann bei der Onycholysis lateralis geprüft werden.

Nageldystrophien treten bei der Psoriasis auf, wobei vorwiegend diejenigen Nägel befallen sind, an deren Finger oder Zehen Erscheinungen der Psoriasisarthropathie oder auch akropustulöse Psoriasisschübe abgelaufen sind. Der gesamte Nagel ist dystrophisch, aufgeworfen und verdickt (Krümelnägel). Er löst sich in der Regel von der Unterfläche und ist schmerzhaft. Differentialdiagnostisch muß eine Nagelmykose abgegrenzt werden.

Fortsetzung Synopsis 52: Prädilektionsstellen der Psoriasis inversa.

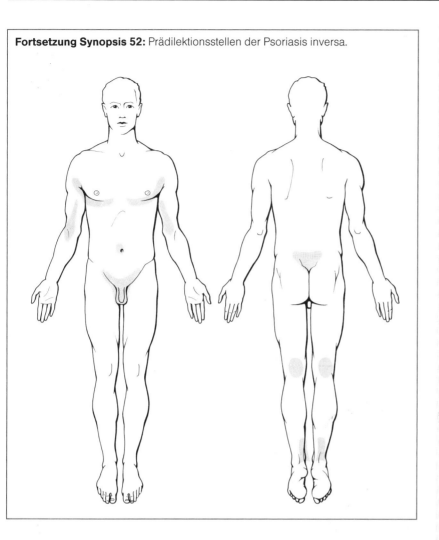

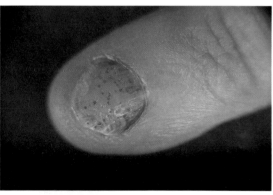

Abb. 223: Tüpfelnägel: grübchenförmige Einziehungen der Nagelplatte bei Psoriasis vulgaris.

Die Psoriasis arthropathica

Bei 5 bis 7% der Psoriasispatienten tritt zumeist nach den ersten Hautveränderungen, selten gleichzeitig oder gar vorher, eine Psoriasis arthropathica (Arthritis psoriatica) auf. In den meisten Fällen ist diese vom **peripheren Typ** *(Syn. 53)*, wobei eins oder mehrere kleine Gelenke, oft symmetrisch, von akuten, sehr schmerzhaften und geröteten Auftreibungen betroffen sind. Der Befall von Finger- und Zehengelenken oder der Befall aller Gelenke eines Fingers ist typisch für die Arteriitis psoriatica. Das Geschehen läuft schubweise über Monate und Jahre und wechselt oft das betroffene Gelenk. Neben den Weichteilschwellun-

Die Psoriasis arthropathica

Im Laufe der Psoriasiserkrankung tritt bei 5–7% der Patienten eine Psoriasis arthropathica auf, die meist vom **peripheren** und selten vom **axialen Typ** *(Syn. 53)* ist. Typisch akuter oder auch chronischer Beginn mit Befall von **Finger- und Zehenendgliedern.** Symptome sind die der entzündlichen Gelenkerkrankung. Der Rheumafaktor ist negativ, eine Korrelation zum HLA-B27 jedoch deutlich.

Psoriasis pustulosa

Selten kommt es im Verlaufe der Psoriasis zu akuten pustulösen Eruptionen, die exanthematisch auftreten können (Typ Zumbusch) oder nur akral lokalisiert sind (Typ Barber). In der Epidermis treten **sterile,** spongiforme Pusteln voller Leukozyten auf *(Abb. 224).*

gen um die Gelenkkapsel kommt es zur Destruktion und zur Wucherung der Synovia sowie zu einer gelenknahen Osteoporose. Die Spätzustände sind durch Destruktion, Mutilation und Ankylose der Gelenke charakterisiert. Differentialdiagnose: Primär chronische Polyarthritis. Seltener tritt der **axiale Typ** der Psoriasis arthropathica mit Befall und Versteifung der Iliosakralgelenke und der Wirbelsäule *(Syn. 53)* auf. Differentialdiagnose: Morbus Bechterew.

Die Psoriasis arthropathica tritt vorwiegend bei der Psoriasis vom Typ I mit familiärer Häufung und früher Manifestation auf. Eine Korrelation mit HLA-B 27 ist deutlich, vor allem beim axialen Typ. Der Rheumafaktor ist negativ. *) and bei Bechterew)*

Psoriasis pustulosa

Im Laufe von akuten Schüben der Psoriasis kann es zu pustulösen Eruptionen kommen, wobei multiple, gruppiert stehende und oft zusammenlaufende, weiße, auf Berührung schmerzhafte, intraepidermale Pusteln auf geröteter Haut stehen. Man spricht von der Psoriasis pustulosa generalisata (Typ Zumbusch) beim exanthematischen Befall des gesamten Körpers oder großer Teile davon und vom akral lokalisierten Typ Barber bei Befall nur der Hände *(Abb. 224)* und Füße. Die Pusteln entstehen durch leukozytäre Anschoppung von gekammerten Bläschen der Epidermis (spongiforme Pusteln) und sind **steril.** Die Psoriasis pustulosa ist selten.

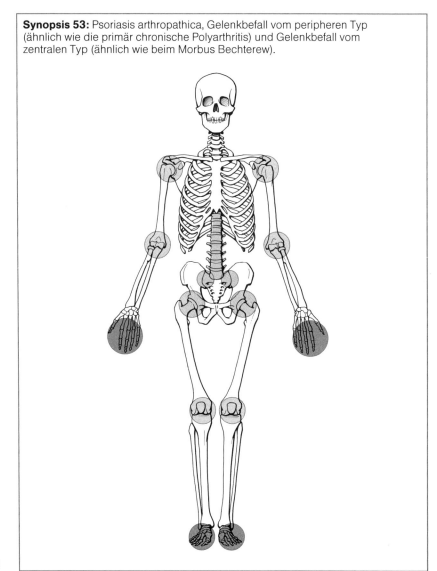

Synopsis 53: Psoriasis arthropathica, Gelenkbefall vom peripheren Typ (ähnlich wie die primär chronische Polyarthritis) und Gelenkbefall vom zentralen Typ (ähnlich wie beim Morbus Bechterew).

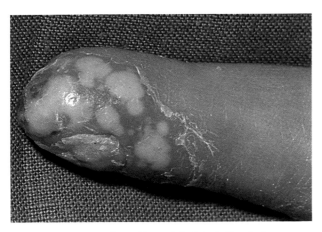

Abb. 224: Akral an einem Finger lokalisierte Psoriasis pustulosa mit sterilen Pusteln und Nageldystrophie.

Histologie. Die scharf begrenzte, entzündliche Papel der Psoriasis kommt durch charakteristische epidermale Veränderungen und durch ein uncharakteristisches entzündliches Infiltrat zustande. Die Epidermis zeigt eine massive, **psoriasiforme Akanthose** mit birnenförmig ausgezogenen Reteleisten, was zu einer mächtigen Verzahnung mit den ebenfalls ausgezogenen bindegewebigen Papillen führt. Über den Papillen ist die Epidermis auf wenige Zellagen verschmälert. Das Stratum basale zeigt eine bis auf das Zehnfache erhöhte mitotische Aktivität ohne degenerative Zeichen. Das Stratum granulosum ist reduziert oder fehlt, während die Hornschicht mächtig verdickt erscheint, Kernreste enthält und so locker gebaut ist, daß schichtweise Luft zwischen die Lamellen dringt **(Hyper-Parakeratose)**. Die bindegewebigen Papillen zeigen ein Ödem, weit gestellte Gefäße mit unregelmäßigen Kalibern und sind von einem dichten zellulären Infiltrat angefüllt. Bei frühen und vor allem bei akuten psoriatischen Veränderungen enthält das Infiltrat reichlich granulozytäre Leukozyten, die teilweise in die Epidermis einwandern, wo sie zu subkornealen leukozytären Abszessen führen können (Munro-Mikroabszesse). Bei der **Psoriasis pustulosa** kommt es zu multiplen spongiformen, **sterilen Pusteln** in der oberen Epidermis.

Je älter die psoriatische Veränderung ist, desto mehr besteht das entzündliche Infiltrat im Bindegewebe aus Lymphozyten und Histiozyten.

Ätiologie und Pathogenese. Die Psoriasis als erbliche Dispositionskrankheit ist genetisch verankert (Genotyp). Die Manifestation ist variabel und von exogenen Faktoren abhängig (Phänotyp). Die wichtigsten Faktoren, die zur Auslösung einer psoriatischen Manifestation (Realisierung des Phänotyps) führen, sind in *Synopsis 54* aufgeführt. Andererseits gibt es eine Reihe von Faktoren (klimatische Einflüsse, Sonnenbestrahlung), die zu einer Unterdrückung der Manifestation führen und therapeutisch genützt werden können.

Ein Genprodukt, das zur Auslösung psoriatischer Veränderungen führt, ist nicht bekannt. Ebenso ist unklar, ob die Pathogenese der psoriatischen Papel mit den dermalen Veränderungen (Gefäße der Papillenspitzen) oder mit epidermalen Veränderungen beginnt. An der Epidermis ist die Psoriasis durch eine massive Hyperepidermopoese gekennzeichnet, die keine Zelldysplasien aufweist und nicht zu malignen Entwicklungen Anlaß gibt.

Die mitotische Aktivität der Basalzellschicht ist um das Zehnfache erhöht (normal 0,5% Mitosen in der Basalzellschicht), was zu einer Aufquellung der Epidermis mit Keratinozyten (Akanthose) und einer Beschleunigung der Durchwanderungsgeschwindigkeit führt. Die Differenzierung ist gerafft und es scheint, daß sie auch essentiell gestört ist. Während ein Keratinozyt in der normalen Epidermis zwei Wochen zur Differenzierung benötigt und weitere zwei Wochen als Hornlamelle persistiert, durchläuft der psoriatische Keratinozyt die Differenzierung in fünf bis neun Tagen und verweilt als Hornlamelle nur wenige Tage. Die überstürzte und **gestörte Verhornung** äußert sich im Fehlen des Stratum granulosum und in der **Hyperparakeratose.**

Histologie
Die scharf begrenzte, entzündliche Papel der Psoriasis entspringt einer charakteristischen epidermalen Veränderung und einem uncharakteristischen entzündlichen Infiltrat. An der Epidermis imponiert die **psoriasiforme Akanthose** mit birnenförmig ausgezogenen Reteleisten, einer erhöhten mitotischen Aktivität im Stratum basale, einer Reduktion des Stratum granulosum und einer mächtigen, aber lockeren **Hyper-Parakeratose** der Hornschicht.
Die bindegewebigen Papillen zeigen ein Ödem, weit gestellte Gefäße und ein zelluläres Infiltrat, das anfänglich leukozytär, später lymphohistiozytär zusammengesetzt ist.

Ätiologie und Pathogenese
Der Genotyp der Psoriasis ist erblich verankert. Auslösende Faktoren führen zur Manifestation des Phänotyps *(Syn. 54)*, während andere Faktoren zu dessen Rückbildung führen (Therapie).

Ein psoriatisches Genprodukt ist nicht nachweisbar.

Die Psoriasis zeigt eine massive Hyperepidermopoese ohne Zelldysplasien.
Die mitotische Aktivität der Basalzellschicht ist um das Zehnfache erhöht, die Durchwanderungsgeschwindigkeit der Keratinozyten durch die Epidermis deutlich reduziert. **Die Verhornung ist unvollständig (Parakeratose).**

Str. granulosum fällt (handwritten)

Synopsis 54: Psoriasis vulgaris: Schematische Darstellung der Provokation des genotypisch angelegten Leidens durch exogene Einflüsse und deren Umkehr durch andere exogene Einflüsse unter Einschluß der Therapie.

Genotyp.

Infekte
Verletzung
psychisches Trauma
Entzündung der Haut

Sonne
Klima
Therapie

Phänotyp.

Bei der Initiation psoriatischer Veränderungen sowie bei akuten Verschlechterungen (Psoriasis pustulosa) werden immunologische Reaktionen (Keratinantikörper) mit Aktivierung des Komplementsystems und von Membranlipiden (Arachidonsäure-Abkömmlinge) diskutiert mit massiven leukotaktischen Effekten. Die starke leukozytäre Durchsetzung der frühen Infiltrate und die sterile Pustulation basieren auf solchen Abläufen.

Sowohl die Ätiologie wie auch die Pathogenese der Psoriasis bleibt an vielen Punkten aber noch unerschlossen.

> Vieles zur Ätiologie und Pathogenese der Psoriasis ist noch unklar.

Diagnose und Differentialdiagnose. Die Diagnose der Psoriasis aus der familiären Disposition und der Verteilung der scharf begrenzten, wenig juckenden, entzündlichen Papeln ist in der Regel leicht. Zusätzliche Sicherheit kann durch die diagnostischen **Kratzphänomene** erreicht werden:

> **Diagnose und Differentialdiagnose**
> Familiäre Häufung, Verteilung und typische Morphologie erlauben die Diagnose im Regelfall.
> Diagnostische **Kratzphänomene** helfen zusätzlich:
> Das **Kerzentropfenphänomen** weist die Parakeratose der Hornschicht nach.
> Durch weiteres Kratzen folgt die Ablösung eines glänzenden Häutchens **(Phänomen des letzten Häutchens).**
> Das **Blutstropfenphänomen** (Auspitz) weist die psoriatische Akanthose nach.

Das **Kerzentropfenphänomen** zeigt eine strichweise Aufhellung und Aufrauhung der parakeratotischen Hornschicht durch Bestreichen mit der Brocq-Kürette (ersetzt den Fingernagel) und weist die Hyperparakeratose nach (Analogie: Kratzen über einen festen Kerzentropfen auf einem Tuch). Wird durch weiteres Kratzen die parakeratotische Hornschicht entfernt, tritt ein glänzendes oberstes Häutchen zutage **(Phänomen des letzten Häutchens),** auf welchem beim nochmaligen Kratzen tropfenförmige Blutungen ohne Schmerzen auftreten. Mit diesem **Blutstropfenphänomen** (Auspitz) wird die extreme Verdünnung der Epidermis über den Papillenspitzen nachgewiesen, also die psoriatische Akanthose.

Die Abgrenzung der Psoriasis arthropathica vom peripheren Typ von der primär chronischen Polyarthritis und der Psoriasis arthropathica vom axialen Typ vom Morbus Bechterew ist durch den charakteristischen Hautbefall und die familiäre Belastung leicht möglich, wenn auch beachtet werden muß, daß, wenn auch sehr selten, beim selben Patienten sowohl eine Psoriasis wie auch eine chronische Polyarthritis auftreten können.

Zur Abgrenzung der Psoriasis arthropathica vom Reiter-Syndrom siehe *Kap. 13.4.*

Die **Psoriasis pustulosa** muß abgegrenzt werden von der Pustulosis palmoplantaris mit chronisch-rezidivierenden Pusteln an Handflächen und Fußsohlen sowie von der Acrodermatitis continua Hallopeau mit rezidivierenden Pustulationen an den Fingerendgliedern. Diese beiden Pustulosen zeigen keine Häufung mit anderen psoriatischen Manifestationen, keine psoriasistypischen HLA-Korrelationen und lassen sich histologisch an frühen Elementen durch die subkorneale Pustel unterscheiden.

> Von der akral lokalisierten **Psoriasis pustulosa** muß die Pustulosis palmoplantaris und die Acrodermatitis continua Hallopeau abgegrenzt werden. Sie zeigen sterile subkorneale Pusteln.

Therapie. Am Anfang jeder Psoriasisbehandlung steht die Entfernung der Schuppen **(Keratolyse)** durch lokale Anwendungen, zum Beispiel Acidi salicylici 5% in Vaseline, Harnstoff-Salben, kombiniert mit Solebädern oder Ölbädern. Die Keratolyse muß wiederholt werden, sobald sich die parakeratotische Hornschicht wieder ausgebildet hat. Die antipsoriatische Lokaltherapie und auch systemische Behandlungen zielen auf eine **Drosselung der Hyperepidermopoese** und auf eine **Entzündungshemmung.** Lokal eignet sich dazu Dithranol (Antralin) in Vaseline (anfangs 0,05–0,1%ig, langsam ansteigend, cave: Dermatitis) im Salbentuch oder als Kurzbehandlung (»Minutentherapie«, 10 bis 30 Minuten). Lokale (aber auch systemische) Steroide in Salben- oder Cremegrundlagen führen zu einer wirksamen Drosselung der Hyperepidermopoese und wirken stark antientzündlich. Wegen der Gefahr der Epidermisatrophie und einer Rarefizierung des dermalen Bindegewebes ist eine langfristige Anwendung ungeeignet. Eine Normalisierung der Hyperepidermopoese kann auch mit dem oralen Retinoid Tigason® 25–50 mg täglich erreicht werden. In seltenen und ausgewählten, schweren Fällen kommt auch die systemische Behandlung mit dem Zytostatikum Methotrexat (25 mg i.m. einmal pro Woche oder 5 mg an 5 Wochentagen) in Frage. In Anlehnung an die klimatischen Besserungen ist die selektive Ultraviolett-Phototherapie (SUP) ausgearbeitet worden und die Photochemotherapie mit UVA-Bestrahlungen zwei Stunden nach der oralen Einnahme von 10 mg/15 kg KG Meladinine (8-Methoxpsoralen), viermal wöchentlich. Diese modernen und effektiven Behandlungsmaßnahmen können in gewissen Fällen auch kombiniert angewandt werden.

Prognose. Die Psoriasis ist eine gutartige Erkrankung der Haut mit gelegentlichem Befall der Gelenke und der hautnahen Schleimhäute. Sie führt nicht zu Hautkrebs oder Tumoren anderer Organe. Durch ihren chronisch-rezidivierenden Verlauf ist sie jedoch für den Patienten und für seine Umgebung sehr lästig. Die Behandlungsmöglichkeiten erlauben eine Verbesserung des Hautzustandes, der in den meisten Fällen auch zu einer Abheilung der manifesten Veränderungen führt, kann aber nicht verhindern, daß nach einem unterschiedlich langen freien Intervall weitere Psoriasisschübe auftreten können. Die Manifestation ist also durch Behandlung zu reduzieren und auch zum Verschwinden zu bringen, die Disposition aber bleibt vorhanden und ist nicht heilbar. Patienten mit einer schweren und häufig rezidivierenden Psoriasis kommen durch die Krankheit und manchmal auch durch deren Behandlung in eine Isolation hinein. Durch Verlust der Arbeit, durch krankheitsbedingte Meidung vieler sozialer Kreise sowie durch Resignation und Selbstisolation können diese Menschen vereinsamen. Die Flucht in Alkohol- und Drogenabhängigkeiten wird oft beobachtet. In diesen Fällen ist die Prognose für ein wertvolles und vollwertiges Leben deutlich eingeschränkt. Die Psoriasis arthropathica ihrerseits kann durch Schmerzhaftigkeit und Mutilation zu einer schweren Beeinträchtigung der Gelenke, vor allem der Hände und Füße führen.

Der klinische Fall. Ein 29jähriger Patient litt seit vier Jahren an wechselnden schmerzhaften Schwellungen von einzelnen Fingergelenken. Die Nägel der betroffenen Finger zeigten immer wieder eingezogene Tüpfelungen und gelegentlich Querrillen *(Abb. 223).* Vom Rheumatologen war eine primär chronische Polyarthritis ausgeschlossen und das HLA-B 27 gefunden worden. Vor einem Jahr war im Anschluß an eine Angina ein juckendes, feintropfiges Exanthem am ganzen Körper unter Einschluß der behaarten Kopfhaut aufgetreten, dem kein Enanthem zugeordnet war. Nach einigen Tagen wandelten sich die einzelnen Exanthemmorphen in typische erythrosquamöse, parakeratotische, schuppende Herde um und zeigten, an den Druckstellen der Kleider Aufreihungen im Sinne eines Köbner-Phänomens. Klinisch und histologisch konnte die Diagnose einer Psoriasis gesichert werden. Unter der antibiotischen Behandlung der Angina und einer systemischen Photochemotherapie mit 8-MOP waren die akuten Psoriasiserscheinungen nach vier Wochen abgeheilt. Zurück blieben plaqueförmig Psoriasiserscheinungen an den Streckseiten der Ellenbogen und am rechten Knie, die mit einer lokalen Antralin-Behandlung kontrolliert werden konnten.

Therapie
Zunächst soll eine **Keratolyse** durch lokale Anwendung von Keratolytika und Bädern durchgeführt werden.

Die antipsoriatische Therapie zielt auf eine **Drosselung der Hyperepidermopoese** und auf eine **Entzündungshemmung.** Lokal durch Dithranol (Antralin) oder Steroide.

Systemisch durch Steroide, durch das Retinoid Tigason oder selten durch das Zytostatikum Methotrexat.

In Anlehnung an die Klimatherapie der Psoriasis ist die Phototherapie (SUP) und die Photochemotherapie (PUVA) ausgearbeitet worden. Bei letzterer wird die Phototherapie mit einer Chemotherapie kombiniert.

Prognose
Die Psoriasis ist eine gutartige Hauterkrankung mit gelegentlichem Befall der Gelenke und der hautnahen Schleimhäute. Sie führt nicht zu Tumoren. Die Prognose ist in der Regel gut.

Die schwere Psoriasis allerdings führt durch die Krankheit und deren Behandlung zur Isolation und Resignation der Patienten. Die Lebensqualität ist in diesen Fällen schwer eingeschränkt.

Die Psoriasis arthropathica kann zu Schmerzhaftigkeit und Funktionsverlust der Gelenke führen.

◄ **Der klinische Fall**

19 Akne und akneähnliche Erkrankungen

19.1 Acne vulgaris

19 Akne und akneähnliche Erkrankungen

19.1 Acne vulgaris

Definition ▶

> **Definition.** Häufige, multifaktorielle Erkrankung besonders talgdrüsenreicher Hautregionen mit Komedonen und daraus entstehenden entzündlichen Papeln, Pusteln und Knoten in der Pubertät bis zum frühen Erwachsenenalter.

Epidemiologie
Die Acne vulgaris betrifft fast jeden Menschen in der Pubertät. Jungen erkranken häufiger und oft schwerer als Mädchen. Die Erkrankung klingt im Laufe des 3. Lebensjahrzehntes ab.

Epidemiologie. Acne vulgaris zählt zu den häufigsten Hautkrankheiten. Sie beginnt meist in der Pubertät und klingt im Laufe des dritten Lebensjahrzehntes wieder ab. Jungen sind häufiger und oft schwerer betroffen als Mädchen und junge Frauen. Die Erkrankung tritt in unterschiedlich starker Ausprägung, zumindest in der Pubertät, bei nahezu jedem Menschen auf.

Klinik
Je nach Schweregrad werden drei Formen unterschieden:
- Acne comedonica
- Acne papulopustulosa
- Acne conglobata.
Man unterscheidet primäre nicht entzündliche, sekundäre entzündliche und tertiäre nicht mehr entzündliche Akneeffloreszenzen.

Klinik. Klinisch werden je nach der Schwere drei Akneformen unterschieden:
- **Acne comedonica**
- **Acne papulopustulosa**
- **Acne conglobata.**
Diese Klassifizierung wird bestimmt durch das unterschiedlich starke Auftreten primär nicht entzündlicher und sekundär entzündlicher Akneeffloreszenzen. Nach Abklingen der akuten Phase können tertiäre nicht mehr entzündliche Effloreszenzen auftreten.

Primär nicht entzündliche Akneeffloreszenzen:
Zunächst entstehen durch eine Proliferations- und Retentionshyperkeratose **Mikrokomedonen**. Daraus bilden sich **geschlossene Komedonen**, die sich in **offene Komedonen** mit einem äußeren schwarzen Zentrum aus Melanin umwandeln.

Primär nicht entzündliche Akneeffloreszenzen

Mikrokomedonen entstehen durch Proliferations- und Retentionshyperkeratose. Der Talgdrüsenfollikel wird dadurch aufgeweitet. Die ständig weitergebildeten Korneozyten bilden schließlich die intrafollikulären Hornmassen. Klinisch sichtbar wird ein **geschlossener Komedo** – eine halbkugelige, milienartige Effloreszenz, aus der sich durch Druck der weißliche Inhalt fadenförmig entleeren kann.

Aus den geschlossenen entwickeln sich **offene Komedonen** mit dem typischen schwarzen Mittelpunkt äußerlich, der aus Melanin gebildet wird. Der produzierte Talg kann ungehindert an die Hautoberfläche abfließen. Der Hornpfropf im Infundibulum wächst weiter an durch Korneozytenproduktion und -adhäsion. Dazwischen befinden sich Talg, Propionibakterien, Staphylokokken und Pityrosporumarten. Zwischen dem Korneozytengerüst finden sich auch multiple Telogenhaare, die nicht mehr nach außen wachsen können. Die Talgdrüsen selbst bilden sich weitgehend zurück.

Sekundäre entzündliche Akneeffloreszenzen:
Durch die intrafollikulären Bakterien kann es zu Entzündungen kommen. Es entstehen **Papeln** und später **Pusteln**.
Schmerzhafte **Knoten** entwickeln sich durch Entzündungen, wenn die Follikel rupturieren und ihren Inhalt ins umgebende Bindegewebe entleeren. Sie heilen narbig ab.
Abszesse mit Fistelgängen können auftreten.

Sekundäre entzündliche Akneeffloreszenzen

Papeln entstehen durch Entzündungen innerhalb des Follikels, eventuell mit Ruptur des Korneozytenepithels und Entleerung in die Umgebung. Während dieser Entzündungsphase können sich **Pusteln** entwickeln. Diese ins umgebende Bindegewebe entleerte Korneozytenmassen und durch Entzündungen dorthin gelangte Haarschäfte verursachen durch Fremdkörperentzündungen **Knoten**, die meist sehr schmerzhaft sind. Die späte Abheilung erfolgt unter Narbenbildung. Bei schwer verlaufenden Akneformen findet man zusätzlich **Abszesse**, häufig mit Fistelgängen, die sich bei neuen Akneschüben immer wieder entzünden können.

Tertiäre nicht mehr entzündliche Akneeffloreszenzen:
Bei schwerer Akne und nach Manipulation bleiben **Narben** zurück.
Zysten sind nicht mehr entzündliche Knoten.

Tertiäre nicht mehr entzündliche Akneeffloreszenzen

Narben können bei den schweren Akneformen und bei mechanischen Manipulationen zurückbleiben. Keloidbildungen sind möglich.

Zysten sind nicht mehr entzündliche Knoten. Die bleibende Rupturneigung kann immer wieder Anlaß zu Entzündungen geben.

Fistelkomedonen sind fuchsbauartige, epithelausgekleidete Gänge, die durch Einbrechen entzündlicher Akneeffloreszenzen ineinander übergehen und nach Abheilung kommunizieren.

Fistelkomedonen sind fuchsbauartige Gänge.

Acne comedonica

Sie ist gekennzeichnet durch das überwiegende Auftreten von offenen und geschlossenen Komedonen, die in Anzahl und Ausprägung stark variieren und damit die Schwere der Erkrankung wesentlich bestimmen. Die Komedonen finden sich hauptsächlich im Gesicht, besonders im Nasenbereich *(Abb. 225)*.

Acne comedonica

Komedonen überwiegen; hauptsächlich im Gesicht, nasal betont *(Abb. 225)*.

Acne papulopustulosa

Aus den Komedonen können sekundär entzündliche **Papeln** und **Pusteln** entstehen. Die Anzahl der Papeln und Pusteln beeinflußt die Schwere des Krankheitsbildes. In schweren Fällen sind außer Gesicht auch Hals, Dekolleté, Rücken und Oberarme betroffen. Bei tiefreichenden Entzündungen können narbig abheilende, schmerzhafte, indurierte Knoten entstehen *(Abb. 226)*.

Acne papulopustulosa

Man findet vor allem **Papeln** und **Pusteln,** außer im Gesicht auch am Rücken und Dekolleté *(Abb. 226)*.

Acne conglobata

Bei dieser **schwersten Akneform** ist die Seborrhö weit stärker ausgeprägt als bei den anderen Formen. Häufig betrifft sie das männliche Geschlecht. Kennzeichnend sind neben Komedonen, Papeln, Pusteln und indurierten Knoten fuchsbauartige Fistelkomedonen, besonders im Rücken- und Nackenbereich, sowie multiple einschmelzende Knoten, die der Akneform ihren Namen geben. Weiter finden sich Zysten, multiple Narben und auch Keloide. Diese schwere und entstellende Akneform kann auch nicht aknetypische Lokalisationen, besonders Stammpartien und Arme, befallen und ist für die Betroffenen psychisch schwer belastend *(Abb. 227)*.

Acne conglobata

Sie ist die **schwerste Akneform** und betrifft häufiger junge Männer. Neben Komedonen, Papeln und Pusteln entstehen im Gesicht und am Oberkörper schmerzhafte Knoten und Fistelkomedonen. Diese schwer entstellende Akneform kann psychisch sehr belastend sein *(Abb. 227)*.

Sonderformen

Acne fulminans. Aus ungeklärter Ursache kommt es selten, fast ausschließlich bei jungen Männern mit vorher bestehender Acne conglobata, akut zu einer Leukozytose und BSG-Beschleunigung sowie Fieber und Polyarthralgien. An den aknebefallenen Lokalisationen zeigen sich hämorrhagische Nekrosen, die großflächig einschmelzen können. Bei dem sehr schweren Krankheitsbild kann begleitend ein **Erythema nodosum** auftreten.

Aknetetrade. Auch dieses Krankheitsbild tritt selten und fast nur beim männlichen Geschlecht auf. Man findet hier keinen oder nur einen geringen Befall der aknetypischen Prädilektionsstellen, was zu Fehldiagnosen führen kann.

Neben einer relativ leicht verlaufenden **Acne conglobata** entwickeln sich in Axillen und Leisten brettharte, einschmelzende Infiltrate mit Ausbreitungsneigung **(intertriginöse Abszesse)** und Keloidbildung, **abszedierender Perifollikulitis,** auch auf Nacken und Kopfhaut übergreifend. Die Aknetetrade beinhaltet zusätzlich das Auftreten eines **Pilonidalsinus** in der Rima ani oder darüber. Übergänge der Entzündungen auf das äußere Genitale und das Gesäß sind häufig und oft über Jahre anhaltend. Durch Einschmelzungen der Entzündungsherde kommt es auch hier zu epithelausgekleideten Fistelgängen mit hämorrhagisch putride und bakteriell zersetztem Inhalt.

Die **ausgeprägte Narbenbildung** kann in den intertriginösen Regionen zu Bewegungseinschränkungen, an der Kopfhaut zu einer irreversiblen Alopezie führen. Leukozytose und BSG-Erhöhung sind möglich. Erschwerend, aber selten, können Spinaliome oder eine kutane Amyloidose hinzukommen.

Die Entzündungen gehen von den Talgdrüsenfollikeln aus. Die apokrinen Drüsen spielen bei der Aknetetrade trotz der ähnlichen Lokalisation keine ursächliche Rolle.

Sonderformen

Bei der **Acne fulminans** kommen Fieber, Polyarthralgien, Leukozytose und BSG-Erhöhung hinzu.

Die **Aknetetrade** tritt häufiger beim männlichen Geschlecht auf und betrifft mit abszedierenden Entzündungen die intertriginösen Bereiche. Sie beinhaltet
● eine **Acne conglobata,**
● **intertriginöse Abszesse** und Infiltrate,
● **schwere Follikulitiden** besonders im Nacken
● und einen **Pilonidalsinus** in der Rima ani.
Neben den tiefen Entzündungen findet man in Axillen und Leisten **fistulierende Abszesse.** Es kommt zur **Narben-** und **Keloidbildung.** Bei Befall der Kopfhaut verbleibt eine narbige Alopezie.

Ausgangsort der Entzündungen sind die **Talgdrüsenfollikel**, nicht die apokrinen Drüsen.

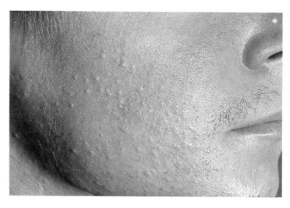

Abb. 225: Acne comedonica bei 18jährigem Patienten.

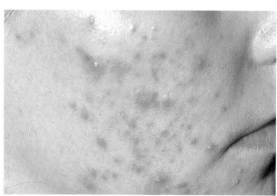

Abb. 226: Acne papulopustulosa seit 5 Jahren bei 20jähriger Patientin.

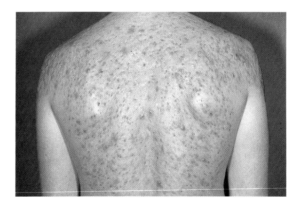

Abb. 227: Acne conglobata mit Befall des gesamten Rückens und der Schultern, seit 2 Jahren fortschreitend.

Bei der »**Acne excoriée des jeunes filles**« werden diskrete Akneeffloreszenzen zwanghaft manipuliert, was zu Narben führt. Betrifft fast nur Frauen.

Die **Acne necroticans** ist eine follikuläre Pyodermie und kann varioliform vernarben. Sie ist keine eigentliche Akne.

Acne medicamentosa: Durch lokale und orale Medikamente können follikulär gebundene Papeln und auch Komedonen entstehen. Am bekanntesten ist die **Steroidakne**. Häufige Ursachen sind auch Halogene, INH, Vitamin B, ACTH und Antibiotika (Tetrazyklin).

Acne excoriée des jeunes filles. Vor allem Mädchen und junge Frauen mit einer diskreten Acne vulgaris verursachen durch zwanghaftes Manipulieren an Akneeffloreszenzen persistierende, zum Teil sehr entstellende Narben. Eine psychologische Beratung und Therapie ist in hartnäckigen Fällen angebracht.

Acne necroticans. Diese Erkrankung zählt trotz des Namens nicht zum Formenkreis der Akne, sondern zu den follikulären beziehungsweise parafollikulären Pyodermien. Auf seborrhoischen Arealen entstehen zentral nekrotisierende Papeln, die nach Abfallen einer Kruste varioliforme Narben hinterlassen. Pruritus wird beschrieben.

Acne medicamentosa. Um einen diskreten follikulären Hornpfropf treten entzündliche Papeln auf. Die sekundäre Entstehung weiterer Komedonen ist möglich. Verursacht wird diese Erkrankung am häufigsten durch systemische und lokale Glukokortikosteroidanwendung. Weitere Auslöser sind **Halogene** (z.B. in Schlafmitteln), **INH, Vitamin B, ACTH** und einige **Antibiotika** wie Tetrazykline. Nach Absetzen des verantwortlichen Medikaments klingt das Erscheinungsbild bald ab.

Acne neonatorum. Wahrscheinlich durch mütterliche Androgene bildet sich bei Neugeborenen eine leichte papulopustulöse Akneform mit Komedonen der Wangen bei guter Spontanremission.

Acne venenata (Kontaktakne). Bei diesem akneähnlichen Bild spielt die Disposition der erkrankten Patienten zur Acne vulgaris eine große Rolle.

Durch direkten, oft beruflichen Hautkontakt, in seltenen Fällen aber auch durch perorale oder inhalative Aufnahme, kommt es vor allem zu Komedonen und danach zu weiteren Akneeffloreszenzen auch an den nicht aknetypischen Lokalisationen. Auslösende Stoffe sind z.B. **Öl, Teer, Pech** und **chlorierte Kohlenwasserstoffe**. Bekannt wurden Akneepidemien nach Unfällen mit **Dioxin** oder **Perchlornaphthalin**. Neben der zum Teil sehr schweren Hauterkrankung können innere Organe, ZNS und Knochenmark betroffen sein.

Durch einen exogenen mechanischen Entzündungsreiz an Scheuer- und Druckstellen kann eine milde Acne vulgaris gereizt werden und auch an akneuntypischen Stellen eine **Acne mechanica** entstehen.

Die **Kosmetikakne** entsteht bei unsachgemäßer Hautpflege mit zu fetten oder komedogenen Externa. Vor allem an Stirn, Kinn und Wangen entwickeln sich geschlossene Komedonen, die sich entzünden können.

Bei der **Acne aestivalis (Mallorca-Akne)** kommt es an lichtexponierten Regionen unter UV-Bestrahlungen zu hartnäckiger Papelentwicklung, besonders im Gesicht, an Oberarmen und Rücken. Oft werden Sonnenschutzmittel als Ursache angeschuldigt, ein Auftreten ist auch ohne deren Einfluß beschrieben.

Ätiologie. Hauptursachen der Akne sind **Seborrhö** und **follikuläre Hyperkeratose** *(Syn. 55)*. Die Seborrhö findet sich bei fast allen Aknepatienten. In der Pubertät vergrößern sich die Talgdrüsenacini durch **Androgeneinwirkung** und die Talgproduktion nimmt zu. Durch eine Proliferations- und Retentionshyperkeratose in den Follikeln entstehen Komedonen. Dabei kommt es nicht zu einem follikulären Talgstau. Es findet sich eine massiv verstärkte Adhäsion zwischen den Korneozyten, die den stabilen **Hornpfropf** innerhalb des Follikels bilden.

Synopsis 55: Schematische Darstellung der Pathogenese der Akne.

Die follikuläre Keratose (a) führt zum Talgstau in der vergrößerten Talgdrüse (b) und zur retrograden mikrobiologischen Besiedelung derselben mit anschließender Ruptur (c)

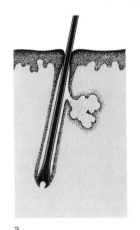
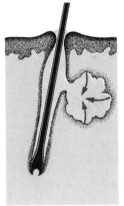

a   b   c

Bakterien im Infundibulum spalten die Neutralfette des primär sterilen Talges in freie Fettsäuren. Diese werden sowohl für die entzündliche Komedonenumwandlung als auch für die kausale Hyperkeratose verantwortlich gemacht. Die lipasebildenden Bakterien in den unteren anaeroben Follikelanteilen sind Propionibakterien. Man unterscheidet drei Typen, wobei **Propionibacterium acnes** (Typ I) am häufigsten vorkommt. Des weiteren kennt man P. granulosum als Typ II und P. parvum als Typ III. Die sich in den oberen Follikelanteilen befindenden Staphylokokken und Pilze spielen keine wesentliche Rolle bei der

Neugeborenenakne entsteht durch mütterliche Androgene und heilt meist spontan ab.

Acne venenata: Öl, Pech, Teer und chlorierte Kohlenwasserstoffe wirken akneauslösend und -fördernd **(Kontaktakne).** Besonders gefährdet sind Personen mit einer Disposition zur Akne. Der Kontakt ist meist beruflich bedingt und erfolgt lokal, inhalativ oder oral. Befallen werden auch akneuntypische Stellen. Dioxine und Perchlornaphthaline verursachten Akneepidemien.
Die **Acne mechanica** entsteht durch Reizung einer Acne vulgaris an Druck- und Scheuerstellen.
Durch zu fette oder komedogene Externa kann sich eine **Kosmetikakne** entwickeln.

Bei der **Mallorca-Akne** treten nach Besonnung Papeln an den belichteten Stellen auf. Ein Zusammenhang mit Sonnenschutzmitteln ist nicht gesichert.

Ätiologie
Seborrhö und **follikuläre Hyperkeratose** sind die wichtigsten Entstehungsursachen der Akne *(Syn. 55)*. Androgene fördern die Entwicklung. Komedonen entstehen durch Proliferations- und Retentionshyperkeratose sowie erhöhte Talgproduktion. Es bildet sich ein intrafollikulärer stabiler **Hornpfropf** durch vermehrt produzierte und aneinander haftende Hornzellen.

Bakterien fördern durch Spaltung der Neutralfette des Talges die Entstehung freier Fettsäuren. Dadurch entstehen Entzündungen und Hyperkeratosen. **Die Hauptrolle spielt das Propionibacterium acnes.**

Aknepatienten reagieren empfindlicher auf komedogene Stoffe.

Immunologische Ursachen der Akne sind inzwischen nachgewiesen. Die Neigung zur Seborrhö und die Talgdrüsenbeschaffenheit werden vererbt, nicht die Akne selbst.

Therapie
Eine gründliche **Reinigung** kann die Akne nicht beseitigen, wohl aber günstig beeinflussen, da fast immer eine Seborrhö vorliegt.

Die Acne comedonica spricht am besten auf **schälende Externa** wie Vitamin-A-Säure und Benzoylperoxid an.
Bei der Acne papulopustulosa wird mit **lokalen Antibiotika** wie Erythromycin und Clindamycin und **Antiseptika** behandelt.

Antibiotika, und hier an erster Stelle Tetrazykline können bei starker Pustelbildung **oral** in niedriger Dosierung gegeben werden. Das Propionbacterium acnes ist sehr tetrazyklinempfindlich.

Antiandrogene wie cyproteronacetat- (z. B. Diane 35) und chlormadinonacetathaltige (z.B. Eunomin) **Kontrazeptiva** blockieren die körpereigene Androgenwirkung auf die Talgdrüsen und beeinflussen die Akne bei Frauen positiv.

Die **13-cis-Retinsäure** (Roaccutan) ist ein Vitamin-A-Säure-Derivat und bewirkt bei oraler Gabe von 0,2 bis 1,0 mg/kg eine Reduktion der Seborrhö, Talgdrüsenverkleinerung und Entzündungshemmung. Aufgrund der möglichen Nebenwirkungen bleibt sie den schweren und vernarbenden Akneformen vorbehalten.
Während und bis 3 Monate nach der Gabe von Roaccutan müssen Patientinnen sicheren Empfängnisschutz betreiben.

Diätetische Vorschriften sind nicht generell zu begründen. Individuelle Beobachtungen von Unverträglichkeiten sollen aber berücksichtigt werden.

Eine **manuell-physikalische Therapie** kann durch Entleerung oder Entfernung der Komedonen eine Verbesserung bewirken.

Chirurgische Therapie: Knoten und Abszesse müssen manchmal inzi-

Akneentstehung. Zur Seborrhö und Hyperkeratose findet sich bei Aknepatienten eine **erhöhte follikuläre Empfindlichkeit** auf komedogene Stoffe. Eher als nicht erkrankte Personen entwickeln sie Verhornungsstörungen und perifollikuläre Entzündungen. Immunologisch bedeutsam ist eine vermehrte Antikörperbildung von Aknepatienten gegen Antigene von P. acnes und eine Herabsetzung der zellulären Immunantwort bei Patienten mit Acne conglobata. Dies kann den Erkrankungsverlauf beeinflussen. Weitere immunologische Ursachen der Akne wurden bisher nicht gefunden.

Vererbt werden **disponierende Faktoren** für die Erkrankung, wie Seborrhö und Beschaffenheit der Talgdrüsen. Man geht von einem polygenen autosomaldominanten Erbgang mit unterschiedlicher Penetranz aus.

Therapie.

Reinigung. Nahezu alle Aknepatienten neigen zur Seborrhö. Nicht ursächlich, aber positiv unterstützend kann eine gründliche Reinigung den Akneverlauf beeinflussen. Dazu sollten Syndets und alkoholische Lösungen verwendet werden.

Lokaltherapeutika. Bei Komedonen bietet sich eine **Schälbehandlung** mit Vitamin-A-Säure oder Benzoylperoxid an, was zunächst zu einer Reizung und »Reifung« der Komedonen führt. Um in dieser Phase Therapieabbrüche zu vermeiden, ist eine gute Patientenaufklärung und, wie bei der Aknetherapie grundsätzlich, eine gute Patientenführung nötig. Bei entzündlichen Aknceffloreszenzen, Papeln und Pusteln, steht eine **antiseptische Behandlung** mit alkoholischen Lösungen, Gesichtsmasken und eine **lokale antibiotische Therapie** im Vordergrund. Hier wird vor allem Erythromycin und Clindamycin in verschiedenen Grundlagen verwendet.

Orale Antibiotika. Findet sich eine starke Pustelbildung, so werden Antibiotika auch systemisch gegeben. Hier steht Tetrazyklin an erster Stelle (z.B. Minocyclin 1–2x 50 mg täglich). Das für die Akneentstehung wichtige Propionibacterium acnes ist außerordentlich tetrazyklinempfindlich. Mögliche Komplikationen nach langer Gabe sind gramnegative Follikulitiden.

Antiandrogene. Diese können bei Frauen in Zusammenarbeit mit einem Gynäkologen zur Blockade der körpereigenen Androgenwirkung auf die Talgdrüsen gegeben werden. In Kombination mit Östrogenen kommen hier cyproteronacetathaltige (z.B. Diane 35) oder chlormadinonacetathaltige (z.B. Eunomin) Kontrazeptiva in Frage.

13-cis-Retinsäure (Roaccutan). Neue Therapiemöglichkeiten, besonders der schweren Acne conglobata, hat die Einführung dieses oral wirksamen Vitamin-A-Säureabkömmlings eröffnet. Über eine Reduktion der Seborrhö, Verkleinerung der Talgdrüsen und antiinflammatorische Wirkung kommt es in einer Tagesdosierung von 0,2–1,0 mg pro kg Körpergewicht nach drei bis fünf Monaten zu einer langandauernden Remission. Als Nebenwirkung werden Teratogenität, Trockenheit der Haut und Schleimhäute, selten Muskel- und Gelenkbeschwerden sowie bei höherer Dosis Cholesterin- und Triglyzeridanstiege im Blut beschrieben. **Der Empfängnisschutz muß bei Patientinnen während und bis drei Monate nach Therapie mit 13-cis-Retinsäure gewährleistet sein.**

Diät. Außer individuellen Reaktionen auf Nahrungsmittel, die natürlich berücksichtigt werden sollen, gibt es keine generellen nutritiven Einflüsse auf die Akne. Auf Diätvorschriften sollte deshalb verzichtet werden, auch um eine zusätzliche psychische Belastung der Aknepatienten zu vermeiden.

Manuell-physikalische Therapie. Diese kann unterstützend durch Entfernung oder Entleerung der Komedonen wirken. Eine gleichzeitige lokale oder systemische Aknebehandlung ist jedoch unabdingbar.

Chirurgische Therapie. Einschmelzende Knoten und Abszesse können kleine Stichinzisionen zur Entleerung nötig machen. Zur Narbenkorrektur nach

Abklingen der Akne sind Exzisionen, Schleifungen und Unterspritzen auch frischer Läsionen mit Glukokortikosteroid-Kristallsuspensionen möglich. Intertriginöse Exzisionen sind bei der Aknetetrade nicht immer vermeidbar.

Phototherapie. Eine Bestrahlung mit UV-A und UV-B kann eine nützliche Unterstützung sein, ersetzt aber in keinem Fall eine konsequente lokale bzw. systemische Aknetherapie.

Prognose. Gut. Durch eine konsequente Behandlung kann der Krankheitsverlauf gemildert und verkürzt werden. Meist spontanes Abklingen Anfang des dritten Lebensjahrzehntes.

Der klinische Fall. Bei der 20jährigen Patientin *(Abb. 226)* traten zunächst in der Pubertät multiple Komedonen im Nasen- und Wangenbereich auf. Später entwickelten sich zudem entzündliche Papeln und Pusteln. Inzwischen sind durch mechanische Manipulationen einige Narben hinzugetreten. Es besteht eine typische Acne papulopustulosa. Unter einer kurzfristigen oralen Therapie mit Tetrazyklin und einer langfristigen Lokaltherapie mit erythromycinhaltigen Emulsionen sowie der Unterlassung mechanischer Manipulationen kommt es zu einer kontinuierlichen Abheilung des Befundes.

19.2 Rosazea

Synonyme. Kupferfinne, Kupferrose, Acne rosacea.

Definition. Entzündliche Gesichtsdermatose der zweiten Lebenshälfte mit Erythemen und Teleangiektasien, Papeln und Pusteln sowie gelegentlich einem Rhinophym.

Epidemiologie. Beginn meist im dritten bis vierten Lebensjahrzehnt. Frauen sind etwas häufiger als Männer betroffen, nur die Rhinophymentwicklung ist fast ausschließlich bei Männern zu sehen. Rosazeavorstufen können schon vor dem dritten Lebensjahrzehnt auftreten.

Klinik. Die Rosazea manifestiert sich in der **Gesichtsmitte**. Befallen werden Wangen, Nase, Stirn und Kinn. Seltene Lokalisationen sind Dekolleté und seitliche Halspartien. **Perioral** und periorbital finden sich schmale, **erscheinungsfreie Zonen.** Der Krankheitsverlauf ist schubartig mit unterschiedlicher Schwere *(Abb. 228)*.
Am Beginn stehen paroxysmale oder transitorische Erytheme.
Nach und nach persistieren die Erytheme über Stunden. Zusätzlich treten Teleangiektasien vor allem im Nasen-Wangen-Bereich auf. An den Prädilektionsstellen in der Gesichtsmitte finden sich auf lividen Erythemen persistierende, senfkorn- bis erbsgroße Papeln und schließlich Pusteln. Im Gegensatz zur Akne sind die entzündlichen Effloreszenzen nicht follikulär gebunden, **Komedonen fehlen.** Die entzündlichen Effloreszenzen heilen ohne Narbenbildung ab. Im weiteren Verlauf treten die akuten entzündlichen Phasen immer häufiger auf, und eine Ausbreitung über die Gesichtsmitte hinaus ist möglich. Betroffen werden schließlich auch Stirn, behaarter Kopf, die seitlichen Hals- und retroaurikulären Bezirke sowie die prästernale Region.
Bei weiterer Intensivierung der Erkrankung können entzündliche Infiltrate und Knoten auftreten. Vor allem im Nasen- und Wangenbereich wirkt die Haut höckerig und aufgetrieben. Als Maximalform kann sich ein Rhinophym ausbilden.

Komplikationen. In 2–5% der Rosazea tritt eine **Augenbeteiligung** auf, deren Schwere jedoch nicht mit den Stadien bzw. der Ausprägung der Rosazea korreliert. Man findet eine Konjunktivitis oder Blepharitis. Bei der selteneren Keratitis kann es sogar zu Korneaperforationen und -trübungen kommen, die eine Erblindung zur Folge haben können.

Auch bei leichten Rosazeaformen muß aus diesem Grunde routinemäßig ein ophthalmologisches Konsil erfolgen.

---

diert werden. Nach Abklingen der Akne können Narbenkorrekturen nötig sein, z.B. durch Exzision, Schleifung oder Steroidkristallsuspensionsunterspritzung.

UV-A und UV-B-Bestrahlungen können die Akne verbessern.

Prognose
Gut. Milderung und Verkürzung möglich. Meist spontanes Abklingen nach dem 20. Lebensjahr.

◀ **Der klinische Fall**

19.2 Rosazea

◀ **Definition**

Epidemiologie
Die Rosazea beginnt meist im 3. bis 4. Lebensjahrzehnt und betrifft häufiger Frauen. Das Rhinophym tritt fast nur bei Männern auf.

Klinik
Prädilektionsstellen sind Wangen, Nase, Stirn und Kinn. Das Dekolleté und die Halsseiten werden selten befallen. Periorale und periorbitale Bereiche bleiben erscheinungsfrei. Die zunächst flüchtigen Erytheme persistieren später über Stunden. Teleangiektasien treten auf. Zentrofazial bleiben livide Erytheme bestehen, auf denen sich Papeln und Pusteln entwickeln *(Abb. 228)*. **Komedonen fehlen.** Die entzündlichen Effloreszenzen heilen narbenlos ab, treten aber immer häufiger auf. Eine Ausbreitung über die zentrofazialen Prädilektionsstellen ist möglich. Im späteren Verlauf entwickeln sich entzündliche Infiltrate und Knoten, die die Haut höckerig und aufgetrieben erscheinen lassen. Durch eine **Talgdrüsenhyperplasie** kann es zu unförmigen Gewebshyperplasien wie dem Rhinophym kommen.

Komplikationen
Augenbeteiligung mit Konjunktivitis, Blepharitis und Keratitis bis hin zur Erblindung. Die Augenbeteiligung ist unabhängig vom Schweregrad der Rosazea.

◀ **Merke**

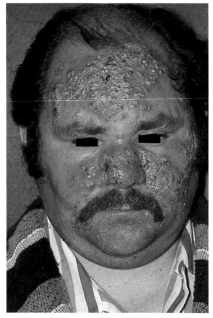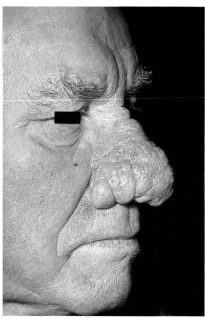

Abb. 228: Seit Jahren bestehende ausgeprägte Rosacea papulopustulosa bei 35jährigem Patienten mit äthylisch bedingter Gastritis.

Abb. 229: Großknolliges Rhinophym seil 4 Jahren infolge einer ausgebrannten Rosazea bei 77jährigem Patienten.

Das **Rhinophym** betrifft fast nur Männer und entsteht durch Talgdrüsenhypertrophie, Bindegewebshyperplasie und Gefäßerweiterung. Die Nase ist monströs vergrößert, zum Teil ohne weitere Anzeichen einer Rosazea. Bizarre Hyperplasien können seltener auch an Ohr und Kinn entstehen *(Abb. 229).*

Rhinophym. Diese Vergrößerung der Nase betrifft fast ausschließlich Männer und entsteht durch eine massive Talgdrüsenhypertrophie, Bindegewebshyperplasie und Gefäßerweiterung. Sie entsteht bei 7–10 % der Rosazea. Dabei kann diese Knollennase bizarre, auch asymmetrische Formen annehmen. Das Rhinophym kann auch ohne weitere Rosazeaerscheinungen auftreten. Die Hyperplasien sind therapeutisch nicht konservativ zu beeinflussen. Gleichartige Veränderungen sind seltener auch an anderen Lokalisationen zu finden, wie das Otophym am Ohr, das Gnatophym am Kinn und das Metophym über der Nasenwurzel *(Abb. 229).*

Besonderheiten

Die **lupoide Rosazea** ist eine Sonderform mit histologisch nachweisbaren tuberkuloiden Granulomen.

Wird eine Rosazea lokal mit **Steroiden** behandelt, treten Teleangiektasien, Atrophie, Komedonen, Papeln und Pusteln auf. Bei Steroidentzug kommt es kurzfristig zu einer weiteren Verschlechterung.

Eine **Kandidose** kann als Superinfektion auftreten.

Die **Demodikose** ist eine rosazeaartige Erkrankung und betrifft vor allem Frauen. Die Talgdrüsen werden von Milben befallen und können sich dadurch entzünden.

Ätiologie
Nicht geklärt. Vererbung und bestimmte innere Erkrankungen werden diskutiert. Häufig findet sich eine Seborrhö, die jedoch nicht obli-

Besonderheiten

Lupoide Rosazea. Die Bezeichnung kennzeichnet ein kleinknotiges, braun-rotes Erscheinungsbild der Rosazea, das auf Glasspateldruck ein lupoides Infiltrat und histologisch tuberkuloide Granulome zeigt.

Steroidrosazea. Bei einer lokalen Kortikosteroidbehandlung der Rosazea treten typische Nebenwirkungen wie Teleangiektasien, Atrophie, Komedonen und entzündliche Papeln und Pusteln auf. Nach Absetzen der lokalen Behandlung kommt es zu einem akuten Aufflammen der Rosazea. Eine konsequent kortikosteroidfreie Lokaltherapie ist wichtig.

Eine Superinfektion mit **Candida albicans** ist bei der Rosazea möglich und sollte behandelt werden.

Demodikose. Dieses eher seltene und zu den rosazeaartigen Erkrankungen gezählte Krankheitsbild betrifft häufig Frauen und äußert sich mit Papeln und Pusteln sowie einer pityriasiformen Schuppung an den Wangen und Augenlidern. Die Talgdrüsenfollikel sind von der Milbe Demodex folliculorum und anderen Demodexarten befallen, wo die Milben selbst, ihre Eier und ihr Kot zu Reizungen und auch zu Fremdkörpergranulomen führen können.

Ätiologie. Nicht geklärt. Diskutiert werden erbliche Faktoren und Verbindungen zu inneren Erkrankungen, wie Hypertonus und gastrointestinale Störungen. Die Seborrhö findet sich nur bei Rhinophymentwicklung obligat, die Rosazea ist aber nicht immer so deutlich mit einer Seborrhö verbunden wie die Akne.

Durch äußere Einflüsse, wie Genuß von Alkoholika und Gewürzen, durch Hitze, Kälte und starke Sonneneinwirkung kann über die bestehende **Gefäßhyperreaktivität** eine Provokation hervorgerufen werden.

Histologie. In den frühen Stadien finden sich Gefäßerweiterungen und später lymphozytäre, perifollikuläre Infiltrationen. Spätere Stadien zeigen Talgdrüsenhyperplasien.

Differentialdiagnose. Von der Acne vulgaris ist die Rosazea, außer durch die Altersverschiedenheit, durch das Fehlen von Komedonen und durch die typischen düsterroten Erytheme zu unterscheiden *(Tab. 80)*. Des weiteren kommen akneiforme Exantheme, besonders die Steroidakne und die periorale Dermatitis in Betracht. Die Krankheitsbilder Lupus erythematodes chronicus discoides und Lupus miliaris disseminatus faciei (der früher zu den Tuberkuliden gezählt wurde und heute als polyätiologisches Krankheitsbild angesehen wird) müssen differentialdiagnostisch ausgeschlossen werden.

Tabelle 80: Differentialdiagnose Akne und Rosazea

Effloreszenzen	Akne	Rosazea
Komedonen	+++	–
Papeln	++	++
Pusteln	++	++
Knoten	+	+
Narben	+	–
Keloide	+	–
Teleangiektasien	–	++
Augenbeteiligung	–	+ (2–5%)
Talgdrüsenhyperplasie (Rhinophym)	–	+ (7–10%)

Therapie.

Reinigung. Die Reinigung muß mit milden Seifen oder Syndets erfolgen. Jede lokale Irritation durch zu stark reizende Substanzen ist zu meiden.

Lokaltherapeutika. Örtliche Antibiotikabehandlung mit Tetrazyklinen, Erythromycin, Chloramphenicol oder Clindamycin in einer nicht reizenden Grundlage (0,5–2%ig) können gute Erfolge erbringen. Alkoholische Lösungen sollten hier, wie generell bei der Rosazea, nur sehr vorsichtig und zurückhaltend eingesetzt werden.
Erfolge können auch mit lokalen Metronidazolanwendungen (1–2%ig) erzielt werden.

Orale Antibiotika. In der Ätiologie der Rosazea spielt die bakteriologische bzw. parasitäre Besiedelung (Demodex folliculorum) kaum eine Rolle. Trotzdem ist eine orale Tetrazyklingabe außerordentlich wirksam. Vermutlich kommt hier die antiinflammatorische Wirkung zum Tragen. Auch die mögliche Augenbeteiligung wird durch orale Tetrazykline positiv beeinflußt. Sie sind bei florider Augenerkrankung das Mittel der Wahl. Die orale Behandlung mit Metronidazol ist wirkungsvoll, wobei man aber heute aufgrund der Nebenwirkungen der lokalen Anwendung den Vorzug gibt.

13-cis-Retinsäure (Roaccutan). Nur schwere Rosazeaformen werden mit Roaccutan behandelt. Gute Erfolge mit oft jahrelang anhaltenden Remissionen sind damit erzielbar.

Diät. Eine spezielle Diät gibt es nicht. Zu meiden sind jedoch heiße Getränke, scharfe Gewürze und Alkohol, da diese flushartige Erytheme provozieren können.

gat ist. Die Rosazea kann durch Alkohol, Gewürze, Kälte, Hitze und Sonnenlicht proviziert werden. Es besteht eine **Gefäßhyperreaktivität.**

Histologie
Gefäßerweiterungen, dann lymphozytäre Infiltrate, später Talgdrüsenhyperplasien.

Differentialdiagnostisch wichtig ist das Auftreten meist im Erwachsenenalter, das Fehlen von Komedonen und die typischen düsterroten Erytheme *(Tab. 80)*. Abgegrenzt werden müssen Akne, akneiforme Exantheme, vor allem Steroidakne, periorale Dermatitis, Lupus erythematodes chronicus discoides und Lupus miliaris disseminatus faciei.

Therapie

Milde **Reinigung.**

Lokale antibiotische Behandlung - z. B. mit Erythromycin, keine reizenden Grundlagen, wenig alkoholische Lösungen.

Eine Lokaltherapie mit Metronidazol ist ebenfalls möglich.

Orale Tetrazyklingaben sind vor allem bei Augenbeteiligung Mittel der Wahl.

Bei schweren Fällen ist **13-cis-Retinsäure** (Roaccutan) indiziert.

Alkoholika, scharfe Gewürze und heiße Getränke sollten gemieden werden.

In der nichtentzündlichen Phase ist Gesichtsmassage empfehlenswert.

Manuell-physikalische Therapie: Empfehlenswert ist eine Massagebehandlung, die vom Patienten selbst ausgeführt werden kann. Mit kreisenden Fingerbewegungen sollen die befallenen Hautareale, außer in der entzündlichen Phase, zweimal täglich massiert werden. Damit ist eine Besserung der Gefäßhyperreaktivität erreichbar.

Chirurgische Therapie: Elektrokoagulation gröberer Teleangiektasien. Operative Abtragung eines Rhinophyms.

Chirurgische Therapie. Einzelne gröbere Teleangiektasien können durch Elektrokoagulation mit feinster Nadel oder dem Argon-Laser verödet werden.

Das Rhinophym wird in Lokalanästhesie oder Narkose mit Einmalrasierern oder Skalpell abgetragen und die normale Nasenform wieder modelliert. Die operativen Verbesserungsmöglichkeiten sind gut, die Reepithelisierung geht rasch und meist komplikationslos vonstatten.

Lichtschutz, besonders im Frühjahr.

Lichtschutz: Sonnenlicht, besonders im Frühjahr, kann die Rosazea provozieren. Deshalb sind Sonnenexpositionen zu vermeiden und Sonnenschutzmittel zu empfehlen.

Prognose
Phasenhafter Verlauf. Augenbeteiligung möglich.

Prognose. Gut, jedoch phasenhafter Verlauf. Komplikationen bei Augenbeteiligung sind möglich.

19.3 Periorale Dermatitis

19.3 Periorale Dermatitis

Synonym. Periorale, rosazeaartige Dermatitis.

> **Definition.** Entzündliche zentrofaziale, insbesondere periorale Dermatose unklarer Ätiologie, vor allem Frauen jüngeren und mittleren Alters betreffend.

Definition ▶

Epidemiologie
Betroffen sind meist Frauen ab dem 3. Lebensjahrzehnt.

Epidemiologie. Beginn meist im dritten Lebensjahrzehnt. Die vor allem Frauen betreffende Erkrankung ist jedoch auch im Kindesalter und höheren Erwachsenenalter festzustellen. Sie wurde zuerst in den USA, dann auch in den west- und später in den osteuropäischen Ländern beobachtet.

Klinik
Auf perioralen Erythemen finden sich Papeln bzw. Papulopusteln. Ein schmaler Rand um die Lippen bleibt frei. Möglich ist die Ausbreitung auf das übrige Gesicht, besonders auf die Augenoberlider *(Abb. 230)*.

Die periorale Dermatitis ist eine chronische Dermatose mit Spontanremissionen und Rezidiven. Sie heilt narbenlos ab.

Klinik. Perioral und in den Nasolabialfalten finden sich auf gelb-rötlichen, leicht schuppenden Erythemen Papeln bzw. Papulopusteln. Eine schmale Randzone der Lippen bleibt erscheinungsfrei und ist ein wichtiges diagnostisches Kriterium. Bei weiterer Ausdehnung können auch Kinn und Augenunterlider, später Augenoberlider, Stirn und Wangen befallen werden. Schließlich ist ein Auftreten am Haaransatz, retroaurikulär und am seitlichen Hals möglich. Teleangiektasien finden sich fast nur nach lokaler Kortikosteroidtherapie. Die Patientinnen klagen über ein brennendes Spannungsgefühl, seltener über Pruritus *(Abb. 230)*.

Die periorale Dermatitis ist chronisch und kann über Wochen und Monate andauern bei einem ständig wechselnden Ausprägungsbild. Spontanremissionen sind möglich. Die Abheilung erfolgt narbenlos, es kann jedoch zu einem Rezidiv kommen.

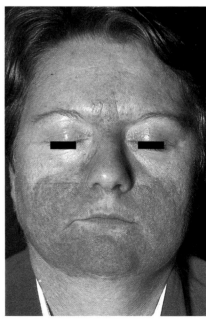

Abb. 230: Periorale Dermatitis nach 4monatigem Steroidabusus. Zu beachten ist die schmale periorale Aussparung.

Komplikationen. Bei lokaler Behandlung der perioralen Dermatitis mit (fluorierten) Glukokortikosteroiden kommt es nach kurzfristiger Besserung zu einer deutlichen Verschlechterung. Nach deren Absetzen tritt eine weitere, kurzfristige Verschlechterungsphase ein, in der die Patientinnen engmaschig betreut werden müssen, um ein Zurückgreifen auf die lokalen Steroide zu verhindern.

Kortikoide in der Behandlung der perioralen Dermatitis sind als kontraindiziert anzusehen.

Ätiologie. Die Ursache der perioralen Dermatitis ist nicht geklärt. Diskutiert werden Auslösungsfaktoren wie **fluorierte Zahnpasten, Seifen** und viele andere im alltäglichen Gebrauch übliche Externa sowie mechanische Irritationen. Unbestritten ist als eine der häufigsten Ursachen eine vorausgegangene, unkontrollierte lokale Glukokortikosteroidanwendung aufgrund einer anderen, meist banalen Dermatose. Aber auch die Anwendung lokaler Glukokortikosteroide aufgrund einer perioralen Dermatitis selbst führt zu einer Verschlechterung. Bei langfristiger Anwendung sind schwere Schäden unumgänglich. Das Vollbild einer **Steroidrosazea** kann dadurch verursacht werden.

Der Nachweis von Candidaarten, fusiformen Spirillen oder Stäbchen ist häufig gelungen. Diese werden jedoch nicht als ursächlich angesehen. Trotzdem kann eine Behandlung dieser Superinfektion eine deutliche Besserung erbringen und sollte bei positivem Nachweis auch erfolgen.

Belichtung kann die periorale Dermatitis provozieren. Häufig findet man jedoch keinen Zusammenhang mit Lichtbestrahlung. Von manchen Autoren wird die periorale Dermatitis nur als Minimalvariante der Rosazea (Rosazea minor) und nicht als eigenständige Erkrankung angesehen wegen der Ähnlichkeiten im klinischen Bild und in den therapeutischen Möglichkeiten.

Histologie. Ähnlich wie bei der Rosazea, zusätzlich spongiotische Veränderungen der Epidermis. Bei der Sonderform der lupoiden perioralen Dermatitis finden sich tuberkuloide Granulome.

Differentialdiagnose. Von der Rosazea ist die Unterscheidung durch das Verteilungsmuster möglich. Weiterhin kommen Acne vulgaris, atopisches und seborrhoisches Ekzem in Betracht sowie der Folgezustand nach lokaler Glukokortikosteroidtherapie dieser Dermatosen oder anderer Ekzeme *(Syn. 56)*.

Komplikationen
Sie entstehen durch eine lokale Steroidtherapie. Es kommt rasch zu **Steroidschäden** und zu einer Verschlechterung. Bei Absetzen tritt durch »Steroidentzug« eine Verschlechterung auf.
Kortikoide in der Behandlung der perioralen Dermatitis sind als kontraindiziert anzusehen.

Ätiologie
Ungeklärt. Angeschuldigt werden fluorierte Zahnpasten und andere alltägliche Externa. Häufigstes Auftreten nach lokaler Steroidtherapie im Gesicht.

Bei lokaler Steroidtherapie der perioralen Dermatitis kann eine **Steroidrosazea** entstehen. Superinfektionen z.B. mit Candidaarten sind möglich, aber nicht krankheitsauslösend.
Lichtprovokation ist möglich.

Histologie
Ähnlich wie bei Rosazea.

Differentialdiagnose
Durch Verteilungsmuster von Rosazea unterscheidbar *(Syn. 56)*. Akne, atopische und seborrhoische Ekzeme müssen abgegrenzt werden.

Synopsis 56: Verteilungsmuster der Rosazea (li.) und der perioralen Dermatitis (re.).

Rosazea   periorale Dermatitis

Therapie
Besonders milde Reinigung.

Verzicht auf Kosmetika. Keine fettenden Externa.
Lokale Steroide sind kontraindiziert.
Lokale antibiotische Therapie z.B. mit Erythromycin.

Orale Antibiotika wie Tetrazyklin oder Erythromycin.

Keine irritierende mechanische Behandlung.

Prognose
Die Therapie sollte sehr zurückhaltend erfolgen. Narbenlose Abheilung. Rezidivmöglichkeit.

Der klinische Fall ▶

Therapie.

Reinigung. Wie bei der Rosazea sollten alle aggressiven Substanzen gemieden werden. Die Reinigung sollte nur mit warmem Wasser, eventuell mit milden Seifen oder Syndets erfolgen.

Lokaltherapeutika. Wenn möglich, sollte auf alle Kosmetika und besonders auf fettende Externa verzichtet werden. Eine lokale Behandlung mit Erythromycin in einer nicht reizenden und nicht zu fetten Grundlage kann gute Erfolge erzielen. **Lokale Glukokortikosteroide sind kontraindiziert.** Candidasuperinfektionen sollten lokal behandelt werden.

Orale Antibiotika. Die orale Gabe von Erythromycin oder Tetrazyklin kann eine Verbesserung erbringen.

Manuell-physikalische Therapie. Auf alle irritierenden externen Maßnahmen sollte während der Erkrankungsphase verzichtet werden.

Prognose. Allgemein sollte die Therapie der perioralen Dermatitis sehr zurückhaltend sein, da bereits ein konsequentes Meiden aller Externa zu einer, wenn auch langsam eintretenden, Erscheinungsfreiheit führen kann. Es kommt zu einer narbenlosen Abheilung. Rezidive sind möglich.

Der klinische Fall. Die abgebildete 25jährige Patientin *(Abb. 230)* kommt mit vorwiegend perioral und nasolabial lokalisierten, spitzkegeligen, kleinsten Papeln und Papulovesikeln, da die auswärts diagnostizierte »Akne« trotz konsequent eingehaltener Therapie eher zugenommen hatte. Schließlich wurde vier Monate lang mit einer Steroidcreme behandelt, was zunächst zu einer kurzfristigen Besserung und dann zu einer weiteren Verschlechterung führte.
Die Diagnose einer perioralen Dermatitis wurde gestellt – hierzu trug auch die auf der Abbildung erkennbare und typische Aussparung einer schmalen erscheinungsfreien Zone um das Lippenrot bei. Unter Verzicht auf alle Kosmetika und durch eine dreiwöchige orale Tetrazyklin-Therapie heilte die Erkrankung narbenfrei ab.

[handschriftliche Notizen:]
Klins: junge ♀, Befall perioral + periorbital

Steroide NW: Teleangieflasie
Atrophie
Steroidrosazea

20 Venen und Venenkrankheiten einschließlich Proktologie

Krankheiten der oberflächlichen und tiefen Venen der unteren Extremitäten sind ausgesprochene Volkskrankheiten. Von den leichteren Formen sind hierzulande mehrere Millionen, von schwereren weit über eine Million Menschen betroffen. Venenerkrankungen sind ein interdisziplinäres medizinisches Problem, sie spielen jedoch eine bedeutende Rolle in der Dermatologie. Ganz besonders wichtig sind die oberflächliche und tiefe Varikosis sowie die Folgezustände der chronisch-venösen Insuffizienz, wie zum Beispiel das Ulcus cruris.

20.1 Anatomie, Physiologie und Pathophysiologie der Venenkrankheiten

Der Rückstrom des venösen Blutes verläuft an der unteren Extremität über das tiefe (subfasziale) und das ausgedehnte, oberflächliche (epifasziale) Venensystem. Die oberflächlichen Venen des Saphena-Systems *(Syn. 57)* zeigen eine ausgeprägte anatomische Variabilität sowohl in ihrem Verlauf, in ihrem Durchmesser und in der Zahl der Verbindungsvenen (Venae perforantes oder communicantes) zu tiefen Venen.

Die **V. saphena magna** entsteht aus kleinen Venen im Fußbereich. Sie verläuft vor dem Innenknöchel an der Innenseite des Unterschenkels nahe der Tibia, hinter dem Condylus medialis femoris auf die Oberschenkelinnenseite und tritt dort über die Adduktorenmuskulatur etwa handbreit unter dem Leistenband in die Tiefe, wo sie im Hiatus saphenus in die V. femoralis mündet. Vor der Mündungskrümmung, der sogenannten Krosse (Crosse), münden verschiedene andere Venen, wodurch der Venenstern in der Leistenbeuge zustande kommt. Die Funktionstüchtigkeit dieser anatomischen Struktur ist für die Entstehung der Stammvarikose entscheidend.

Die **V. saphena parva** *(Syn. 57)* drainiert vor allem den Fußrücken, an dem sie über den Arcus venosus dorsalis Verbindung mit der V. saphena magna hat. Die V. saphena parva verläuft unter dem Innenknöchel zur Wade, wo sie kurz unterhalb der Kniekehle durch die Faszie hindurch in einer S-förmigen Krümmung in die V. poplitea mündet. Diese Mündung ist jedoch anatomisch sehr variabel.

Die **tiefen Venen**, die in drei Schichten zum größten Teil in der Muskulatur verlaufen, begleiten die gleichnamigen Arterien in einer gemeinsamen Faszienhülle. Phlebologisch sind verschiedene der zahlreichen Verbindungsvenen zwischen oberflächlichem und tiefem Venensystem bedeutsam. Die wichtigsten Gruppen dieser **Vv. perforantes** sind in *Synopsis 57* dargestellt. Vor allem die Insuffizienz der Cockett-Gruppe kann zum Ulcus cruris führen.

Für die normale Venenfunktion besonders bedeutsam sind die **Taschenklappen,** die einen Blutrückfluß und damit eine Gefäßerweiterung verhindern. Die Zahl der Klappen ist in den einzelnen Venen und Venenabschnitten sehr verschieden. Hämodynamisch sind die Verhältnisse sehr komplex, zum einen wegen des sehr variablen Volumens dieses Niederdrucksystems, zum anderen wegen der extravasalen Druckverhältnisse und der engen funktionellen Bindung an den Gewebestoffwechsel und das Lymphsystem. Im Stehen ist das Venensystem maximal belastet, der Druck liegt bei etwa 90 mmHg (12 kPa). Der geringe Innendruck im venösen System bedeutet allerdings auch eine leichte Verlegung bei Kompression durch äußere Faktoren, z.B. bei Tumoren und nach Traumen im Abdominal- oder Thoraxbereich.

Für die Versorgung des Gewebes spielen die Druckverhältnisse im Bereich der Endstrombahn eine entscheidende Rolle. Neuere Untersuchungen lassen jedoch vermuten, daß die früher gemessenen Druckgradienten die tatsächlichen Verhältnisse nicht korrekt wiedergeben und in ihrer hämodynamischen Bedeutung überschätzt wurden.

Für den Gewebestoffwechsel gleichermaßen wichtig wie das Venensystem ist das **Lymphsystem**. Die Gewebeflüssigkeit sammelt sich in präformierten Spalten des Bindegewebes, von wo sie in blind endende, mit einem einschichtigen Endothel ausgekleidete Lymphkapillaren eintritt. Die Lymphkapillaren vereinigen sich zu einem ausgedehnten Lymphgefäßnetz, das mit den Blutgefäßen und

20 Venen und Venenkrankheiten einschließlich Proktologie

Venenkrankheiten sind sehr häufig. Sie haben den Charakter von Volkskrankheiten.

20.1 Anatomie, Physiologie und Pathophysiologie der Venenkrankheiten

Der Blutabfluß an den Extremitäten erfolgt über ein oberflächliches epifasziales und tiefes subfasziales Venensystem *(Syn. 57)* mit Verbindungsvenen (Vv. communicantes/ perforantes).

V. saphena magna:
Diese Vene mündet unterhalb des Leistenbandes (Crosse) in die V. femoralis.

Der Venenstern der Leistenbeuge entsteht durch Mündung verschiedener Venen.

V. saphena parva *(Syn. 57):*
Mündung unterhalb der Kniekehle in die V. poplitea, Mündungsort anatomisch sehr variabel.

Die **tiefen Venen** verlaufen in drei Schichten in der Muskulatur zusammen mit Arterien. Zwischen tiefem und oberflächlichem Venensystem existieren zahlreiche Verbindungsvenen (Vv. perforantes, *Syn. 57*).

Die **Taschenklappen** sind für die Venenfunktion besonders wichtig. Die Zahl der Klappen ist je nach Vene variabel.

Im Stehen und Sitzen ist die hämodynamische Belastung des Venensystems besonders groß.

Die Druckverhältnisse im Bereich der Endstrombahn sind für die Gewebeversorgung entscheidend.

Das **Lymphsystem** ist integraler Bestandteil des Flüssigkeitsaustausches und des Gewebestoffwechsels.

Synopsis 57: Schematische Darstellung des oberflächlichen Venensystems am Bein.

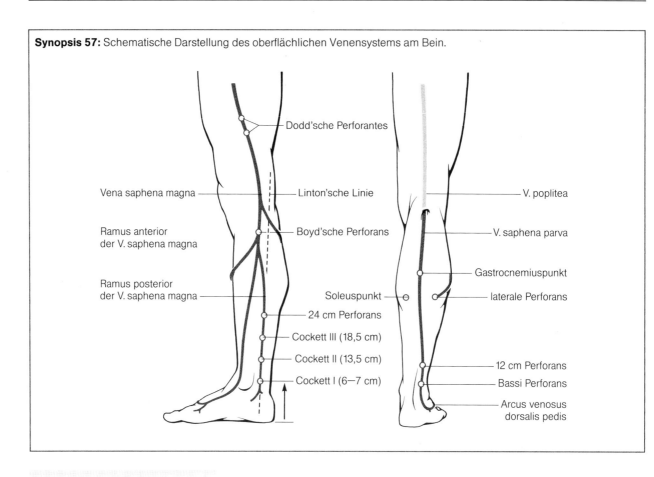

Vena saphena magna

Ramus anterior
der V. saphena magna

Ramus posterior
der V. saphena magna

Dodd'sche Perforantes

Linton'sche Linie

Boyd'sche Perforans

Soleuspunkt

24 cm Perforans

Cockett III (18,5 cm)

Cockett II (13,5 cm)

Cockett I (6–7 cm)

V. poplitea

V. saphena parva

Gastrocnemiuspunkt

laterale Perforans

12 cm Perforans

Bassi Perforans

Arcus venosus
dorsalis pedis

Blut- und Lymphgefäßsystem bilden eine funktionelle Einheit. Der Lymphtransport erfolgt durch rhythmische Kontraktion der Lymphgefäße.

Bei Überlastung der Transportkapazität der Lymphgefäße manifestieren sich Ödeme.

Vol.-zunahme > 25% ⟹ Ödem (handwritten annotation)

Klinik
An Symptomen finden sich Spannungs-, Druck- und Schweregefühl, Wadenkrämpfe.
Tiefe Venenthrombosen sind oft symptomarm.

Untersuchung bei Venenkrankheiten
Eine gründliche **Anamnese** ist für die Ursachenklärung bedeutsam (Fragen nach Operationen, Schwangerschaften, früheren Thrombosen, Nikotinabusus, Einnahme von Hormonpräparaten, Beruf).

dem Bindegewebe eine Einheit bildet, wobei ab einer gewissen Gefäßgröße Klappen und glatte Muskelzellen in der Wand vorhanden sind. Der Lymphtransport wird von einer langsamen, rhythmischen Kontraktion dieser Lymphangiome bewirkt. Wird die kompensatorische Kapazität des Lymphsystems zum Abtransport der proteinreichen Ödemflüssigkeit überschritten, kommt es zum manifesten Lymphödem.

Kompliziert werden die Verhältnisse durch zahlreiche Faktoren, wie dem Zustand der bindegewebigen Matrix und der Funktion von Makrophagen, die den kolloidosmotischen Druck wesentlich beeinflussen. Eine erhöhte Flüssigkeitsansammlung wird jedoch erst bei der beträchtlichen Volumenzunahme von 25% und mehr klinisch manifest. Ursachen des Beinödems sind vor allem hydrostatische Belastung (stehende Berufe bei genetisch bedingter Disposition), Venenwandschädigungen, Klappeninsuffizienz der Venen oder der Perforansvenen, venöser Hochdruck und Endothelschäden, Abflußstauung bei Störungen des Lymphabflusses (auch bei Entzündungen wie Erysipel und Kontaktekzem) und arterielle Insuffizienz.

Klinik. Die Symptomatik bei Venenkrankheiten ist relativ monomorph, sie besteht vor allem in Spannungs-, Druck- oder Schweregefühl, seltener in nächtlichen Wadenkrämpfen. Bei Hautveränderungen kommt es häufiger zu Juckreiz. Tiefe Venenthrombosen sind oft symptomarm, falls nicht, kommt es zu eher dumpfen Schmerzen, die in Rücken, Thorax und Kopf ausstrahlen können, sowie zur Beinschwellung.

Untersuchungen bei Venenkrankheiten. Da erbliche Faktoren für die Entstehung von Venenkrankheiten eine Rolle spielen, ist die Familienanamnese bedeutsam. Anamnestisch wichtig sind ferner Operationen, Schwangerschaften, Thrombosen, Einnahme von Hormonpräparaten, Nikotinabusus, hämatologische Erkrankungen und die Frage, in welcher Körperhaltung der Beruf ausgeübt wird. Zunehmend häufiger sind Thrombosen durch sportliche Betätigung und durch lange Flugreisen.

Die **Inspektion** des stehenden Patienten muß die Genitalregion mit einschließen und bei guter Beleuchtung erfolgen.

Mittels **Palpation** lassen sich Faszienlücken und teilweise auch insuffiziente Perforansvenen der Cockett-Gruppe *(Syn. 57)* erfassen. Am liegenden Patienten werden mittels Ultraschall die Fußpulse geprüft und der Blutdruck gemessen, außerdem die Mündung der V. saphena magna bzw. der V. saphena parva auf Suffizienz überprüft. Der Umfang der Beine wird gemessen, es wird geprüft, ob ein Ödem vorhanden ist, außerdem wird die Gelenkbeweglichkeit festgestellt.

Zur orientierenden Überprüfung der Venenfunktion eignen sich die Tests nach **Trendelenburg** und nach **Perthes**.

Beim Test nach **Trendelenburg** hält der liegende Patient das Bein in die Senkrechte, wodurch sich, durch Ausstreichen unterstützt, die Venen entleeren. Nach Kompression der V. saphena magna am Oberschenkel kommt es nach dem Aufstehen bei suffizienten Klappen der Perforansvenen zu einer langsamen Füllung von distal. Wird die Stauung gelöst, füllen sich die Venen bei suffizienten Klappen der Einmündung und der Saphena magna selbst nur langsam von proximal. Bei Insuffizienz beider Systeme kommt es zur schnellen Füllung aus beiden Richtungen. Beim **Perthes-Test** wird ein Stauschlauch am stehenden Patienten unterhalb des Knies angelegt. Nach fünfminütigem Gehen sollten sich die Unterschenkelvenen entleert haben. Bleiben die Varizen gefüllt, sind wahrscheinlich die Venae perforantes oder die tiefen Leitvenen insuffizient.

Apparative Untersuchungen

Die wichtigste apparative Screening-Untersuchung ist aufgrund des geringen Aufwandes die mit dem **Ultraschall–Doppler** *(Syn. 58)*. Sie beruht auf einer Frequenzänderung des Ultraschalls an bewegten Grenzflächen. Für phlebologische Zwecke finden vor allem Frequenzen zwischen 4 und 5 sowie 8 und 10 MHz Verwendung. Der langsame venöse Blutstrom läßt sich durch die niedrige Frequenz des Strömungssignals leicht von dem höherfrequenten arteriellen Signal unterscheiden. Eine Insuffizienz der Klappen der V. saphena magna und der Krosse läßt sich durch den **Valsalva-Preßversuch** nachweisen, bei dem durch die intraabdominale Druckerhöhung ein mittels Doppler feststellbarer Blutrückfluß in die Vene stattfindet.

Die **Inspektion** des stehenden Patienten muß bei guter Beleuchtung erfolgen.
Die **Palpation** der Venen und Faszienlücken gehört ebenso zur Untersuchung wie die Prüfung von Fußpulsen, Blutdruck, Beinumfang, Gelenkbeweglichkeit, Ödem.

Einfache Funktionstests nach **Trendelenburg** und **Perthes** zur Prüfung der Suffizienz tiefer Venen und Perforansvenen.

Apparative Untersuchungen:
Ultraschall-Doppler: Die Frequenz des Strömungssignals ist abhängig von der Geschwindigkeit:
venös = langsam = niederfrequent, arteriell = schnell = höherfrequent *(Syn. 58)*.

Der **Valsalva-Preßversuch** dient zur Prüfung der Suffizienz der Klappen der V. saphena magna und der Krosse.

Synopsis 58: Schematische Darstellung der Doppler-Ultraschalluntersuchung am Unterschenkel.

US-Sonde

Hartgummiring

Perforansvene

Zur Doppleruntersuchung der Perforansvenen siehe *Synopsis 58.*
Lichtreflexionsrheographie (LRR): Auffüllung des oberen Gefäßplexus bei suffizienten tiefen Venen in mehr als 25 sec.

Fußvolumetrie zur statischen und dynamischen Messung des Fußvolumens.

Phlebodynamometrie: direkte blutige Druckmessung am Fußrücken.

Venenverschlußplethysmographie: unblutige Druck-Volumenmessung.

Phlebographie: röntgenologische Kontrastmitteldarstellung anatomischer Venenverhältnisse, unverzichtbar vor operativen Eingriffen.

20.2 Venenkrankheiten

20.2.1 Primäre Varikose

Definition ▶

Die primäre Varikose ist sehr häufig, ca. 20% der Bevölkerung sind betroffen.

Klinik
Varikose der oberflächlichen Venen durch Klappeninsuffizienz *(Abb. 231).*

Saphena-magna-Insuffizienz: Vier Schweregrade je nach Ausmaß des Refluxes.
Grad I: Insuffizienz der Krosse.
Grad II: Reflux bis oberhalb des Knies.
Grad III: Reflux bis unterhalb des Knies.
Grad IV: Reflux bis zum Knöchel.
Seitenastvarikose der Saphenaaststämme.
Saphena-parva-Insuffizienz: Drei Schweregrade je nach Ausmaß des Refluxes werden unterschieden.
Grad I: Insuffizienz der Einmündung.
Grad II: Insuffizienz bis Unterschenkelmitte.
Grad III: Insuffizienz bis zum Knöchel.

Die Doppleruntersuchung der Perforansvenen ist in *Synopsis 58* dargestellt.

Die **Lichtreflexionsrheographie** (LRR) beruht auf der Messung der Blutfülle des oberen Gefäßplexus mittels Infrarotlicht. Gemessen wird vor und nach definierter Fußbewegung im oberen Sprunggelenk. Die zur erneuten Auffüllung des Gefäßplexus erforderliche Zeit liefert gute Hinweise auf die Suffizienz des Venensystems. In der Regel beträgt sie mehr als 25 sec.

Zahlreiche andere, teils recht aufwendige Verfahren stehen für die Venendiagnostik zur Verfügung. Bei der **Fußvolumetrie** wird das Fußvolumen mittels Wasserverdrängung oder video-morphometrischer Auswertung der Beinschatten bestimmt. Die **Phlebodynamometrie** erlaubt nach Punktion einer Fußrückenvene die direkte Druckmessung. Die Druckdifferenz zwischen dem normalerweise 75–90 mmHg (10–12 Kpa) betragenden Venendruck vor und nach Bewegung liefert Hinweise auf insuffiziente Venen. Bei der **Venenverschlußplethysmographie** wird der Verlauf des Druckes im Bein oder des Beinvolumens mittels Dehnungsmeßstreifen vor und nach Kompression bestimmt.

Neben diesen dynamischen Meßverfahren ist die **Phlebographie**, also die Kontrastmitteldarstellung des Venensystems einschließlich der Perforansvenen, besonders wichtig. Mit Hilfe dieses nicht ganz einfachen Verfahrens ist es möglich, die zahlreichen morphologischen Varianten des Venenverlaufs zuverlässig zu erfassen, eine für operative Eingriffe wichtige Voraussetzung.

20.2 Venenkrankheiten

20.2.1 Primäre Varikose

> *Definition.* Bei der primären Varikose handelt es sich um eine Erweiterung der großen oberflächlichen Venenstämme, der Leit- und Muskelvenen, der Perforansvenen sowie kleinerer und kleinster Venen. Mit zunehmender Dauer der Varikosis kommt es im Gefolge der Klappeninsuffizienz zur Beeinträchtigung der Mikrozirkulation. Die trophischen Störungen können zum Gewebsuntergang führen, der klinisch als Ulcus cruris in Erscheinung tritt.

Etwa ein Fünftel der erwachsenen Bevölkerung zeigt eine mehr oder weniger ausgeprägte Varikose, wobei Männer und Frauen etwa gleichermaßen betroffen sind.

Klinik. Auffällig ist die Varikose der V. saphena magna, die auf einer Insuffizienz der Krosse oder der Klappen im Verlauf der Vene beruht *(Abb. 231).* Nicht selten findet sich gleichzeitig eine Perforansvenen-Insuffizienz.

Vier Schweregrade der Saphena-magna-Stammvarikosis lassen sich mittels Ultraschall-Doppler unterscheiden:
Grad I: Insuffizienz der Krosse.
Grad II: Reflux bis oberhalb des Knies.
Grad III: Reflux bis unterhalb des Knies.
Grad IV: Reflux bis zum Knöchel.

Die Erweiterung der Seitenäste der V. saphena magna und die der V. saphena parva wird als **Seitenastvarikose** bezeichnet. Die **Stammvarikose der V. saphena parva** wird in **drei Schweregrade** eingeteilt:
Grad I: Insuffizienz der Einmündung.
Grad II: Insuffizienz bis Unterschenkelmitte.
Grad III: Insuffizienz bis zum Knöchel.

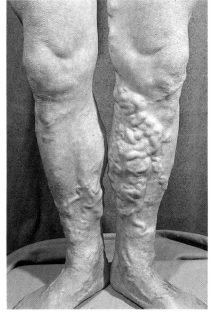

Abb. 231: Primäre Varikose mit großen Varizenkonvoluten besonders am linken Unterschenkel.

Die Stammvarikose beider Venensysteme kann bei langem Bestand zu Phlebitiden und zur chronisch-venösen Insuffizienz mit oder ohne Ulcus cruris führen (s.u.). Die Insuffizienz der tiefen **Leit-** und **Muskelvenen** ist durch die versteckte Lage dieser Venen etwas schwieriger zu diagnostizieren. Ödembildung, Schwere- und Spannungsgefühl bei intaktem oberflächlichen Venensystem sind wegweisend, gesichert wird die Diagnose phlebographisch.

Die **Perforansvenen-Insuffizienz** ist häufig mit Insuffizienz der oberflächlichen und tiefen Venen kombiniert. Das hierbei entstehende »Pendelblut«, vor allem im Bereich der Cockett-Gruppe, kann zu sogenannten Blow-out-Ulzera führen. Zur Diagnostik finden Ultraschall-Doppler *(Syn. 58)* und Phlebographie Verwendung.

Therapie. Oberflächlich varikös veränderte Venen lassen sich, sofern das tiefe Venensystem sicher durchgängig ist, entweder medikamentös sklerosieren oder chirurgisch entfernen (»strippen«). Kaliberstarke Varizen werden im allgemeinen operativ entfernt, kleinere Varizen, Varizenkonvolute und Seitenastvarikosen dagegen häufig lokal verödet. Operation und Verödungsbehandlung lassen sich auch kombinieren. Insuffiziente Perforansvenen werden subfaszial ligiert oder durchtrennt, die Möglichkeit einer Sklerosierung ist umstritten.

Die **Verödungsbehandlung** wird mit verschiedenen Lösungen (z.B. Aethoxysklerol, Varigloban) durchgeführt. Diese reizen die Venenwand so erheblich, daß es zu einer starken Entzündungsreaktion und Bildung eines künstlichen Thrombus kommt. Die Kontraindikationen für eine Sklerosierungstherapie sind in *Tabelle 81* dargestellt. Die Sklerosierung hat eine Reihe typischer **Komplikationsmöglichkeiten**: paravenöse Injektion mit Nekrosebildung, arterielle Injektion mit der Gefahr eines Gefäßverschlusses und nachfolgender Gangrän sowie anaphylaktische bzw. anaphylaktoide Reaktionen durch Unverträglichkeit des Verödungsmittels. Diese Reaktionen können noch nach Stunden auftreten. Die Komplikationsmöglichkeiten der operativen Therapie sind in den einschlägigen chirurgischen Lehrbüchern nachzulesen. Da heutzutage Unterschenkelvenen für **Bypass-Operationen** eingesetzt werden, ist die Indikation zur Entfernung transplantationsfähiger Venen streng zu stellen.

> **Tabelle 81: Kontraindikationen für die Sklerotherapie von Varizen**
>
> * akute Phlebothrombose
> * fortgeschrittene Herzinsuffizienz
> * Nieren- und Lebererkrankungen
> * arterielle Durchblutungsstörungen
> * Beinödeme
> * eingeschränkte Beinbeweglichkeit
> * superinfizierte Dermatosen
> * Verödungsmittel-Unverträglichkeit

20.2.2 Oberflächliche Thrombophlebitis

Definition. Entzündung der oberflächlichen Venenstämme mit den Symptomen Rötung, Schwellung, Druck- und Spontanschmerz. Gelegentlich erhöhte Temperaturen. Beide Geschlechter sind gleichermaßen betroffen.

Klinik. Meist plötzlich auftretende, schmerzhafte Schwellung oberflächlicher Venenabschnitte, auch im Bereich von Varizen (dann auch als Varikophlebitis bezeichnet). Die Haut ist gerötet, die entzündete Vene als derber Strang oder Knoten in der Tiefe tastbar. Ausgedehnte Thrombophlebitiden können mit Fieber und Blutbildveränderungen einhergehen.

Zu oberflächlichen Venenentzündungen kann es zum Beispiel auch nach Insektenstichen und nach paravenöser Injektion kommen. Gelegentlich ist die Thrombophlebitis Begleitphänomen von Infektionskrankheiten wie Syphilis und Tuberkulose sowie von Systemerkrankungen wie dem Behçet-Syndrom.

Stammvarikose kann zur chronisch-venösen Insuffizienz und Ulcus cruris führen. Die Insuffizienz tiefer Venen ist schwierig zu diagnostizieren, am besten phlebographisch.

Die **Perforansvenen-Insuffizienz** ist oft mit einer Klappeninsuffizienz der Saphena-Venen kombiniert.

Therapie Es werden Stripping oder Verödung der Venen angewendet, eventuell kombiniert je nach Kaliber und Therapeut.

Die **Verödungsbehandlung** beruht auf der Reizung der Venenwand mit nachfolgender Entzündungsreaktion und Thrombosierung.

Wichtigste **Komplikationen** der Sklerosierung sind Unverträglichkeitsreaktionen durch Verödungsmittel, sowie versehentliche paravenöse und intraarterielle Injektion.

Bei der Therapie der Varikosis ist zu beachten, daß für **Bypass-Operationen** geeignete Venen erhalten bleiben.

20.2.2 Oberflächliche Thrombophlebitis

◀ Definition

Klinik Es kommt zur plötzlich auftretenden, schmerzhaften Schwellung oberflächlicher Venen. Sind Varizen betroffen, wird das Krankheitsbild auch als Varikophlebitis bezeichnet. Bei schweren Verlaufsformen finden sich Allgemeinsymptome. Seltenere Ursachen der oberflächlichen Thrombophlebitis sind Insek-

tenstiche, paravenöse Injektionen, Infektions- und Systemerkrankungen.
Die Phlebitis migrans (saltans) ist eine seltene Form der Phlebitis, vor allem bei neoplastischen und infektiösen Erkrankungen.
Die Phlebitis der seitlichen Thoraxvenen wird als Mondor-Krankheit bezeichnet. Auch die Kranzfurchen-Phlebitis im Sulcus coronarius penis gehört in diesen Formenkreis.

Diagnose
Die Diagnose oberflächlicher Venenentzündungen ist klinisch relativ einfach.
Differentialdiagnostisch müssen vor allem Erysipel, selten auch Erythema nodosum, abgegrenzt werden.

Bei korrekter Behandlung sind **Komplikationen** selten. Werden tiefe Venen in die Entzündung einbezogen, kann es zur tiefen Thrombose und zur Lungenembolie kommen. Ulzerationen und eitrige Einschmelzung der Phlebitis-Herde sind selten.

Therapie
Am wichtigsten ist die Mobilisierung der mit Kompressionsverband versorgten Patienten. Zusätzlich kommt die innerliche Gabe von Antiphlogistika wie Indometacin oder Azetylsalizylsäure in Betracht. Lokal können Externa mit Heparin oder Ichthyol verwendet werden. Thrombosierte Varixknoten lassen sich auch per Stichinzision entleeren.

20.2.3 Phlebothrombose

Definition ▶

Epidemiologie
Tiefe Venenthrombosen sind nicht selten, sie kommen vor allem postoperativ, postpartal und bei immobilisierten Patienten vor.

Pathogenese
Pathogenetisch bedeutsam ist die sogenannte Virchow-Trias, die auf der Kombination von Stase, Venenwandschädigung und subtilen Blutgerinnungsstörungen beruht. Sie kommt vor allem nach Verletzungen, Operationen und Geburten vor, außerdem bei hämatologischen und neoplastischen Erkrankungen.

Eine Sonderform der Thrombophlebitis ist die Phlebitis migrans (saltans), die vor allem Männer betrifft. Hierbei kommt es, meist im Rahmen von Infekten oder Systemerkrankungen wie Lupus erythematodes, schubweise zu oberflächlichen Phlebitiden wechselnder Lokalisation, oft begleitet von Störungen des Allgemeinbefindens und von Fieber.

Eine weitere seltene Form der Thrombophlebitis ist die der V. thoracoepigastrica (Mondor-Krankheit), die bei subakuter Entzündung als derber Strang am seitlichen Thorax palpabel ist. Auslöser scheint manchmal schwere körperliche Arbeit zu sein. In diese Gruppe der Thrombophlebitiden gehört auch die Kranzfurchen-Phlebitis im Sulcus coronarius penis.

Diagnose. Bei allen oberflächlichen Venenentzündungen ist die Krankheit recht charakteristisch und zumeist klinisch zu diagnostizieren.
Differentialdiagnostisch kommt vor allem das Erysipel in Betracht, das jedoch diffuser und flächenhafter ist, außerdem stärkere Allgemeinsymptome, insbesondere Schüttelfrost, verursacht. Das Erythema nodosum kann aufgrund multipler Veränderungen und wegen des schubweisen Verlaufs leicht abgegrenzt werden.

Komplikationen. Bei entsprechender Therapie kommt es nur selten zu Komplikationen. So kann es bei ausgedehnter Thrombophlebitis im Bereich der proximalen Vena saphena magna zu einem Übergreifen der Entzündung auf die tiefen Venen kommen, wobei die Gefahr der tiefen Venenthrombose mit nachfolgender Lungenembolie besteht. Eine seltene Komplikation sind auch die eitrige Einschmelzung der Thrombophlebitis und die Ulzeration.

Therapie. Patienten mit oberflächlicher Thrombophlebitis müssen mobilisiert werden, da bei Bettruhe die Gefahr besteht, daß tiefe Venen betroffen werden. Wichtigste Maßnahme ist ein gut sitzender Kompressionsverband, ergänzt durch ein nichtsteroidales Antiphlogistikum wie Indometacin oder Azetylsalizylsäure. Zur Lokalbehandlung können ichthyol- oder heparinhaltige Externa verwendet werden. Antibiotika sind nur bei septischen Verlaufsformen indiziert. Bei der Varikophlebitis kann versucht werden, den Thrombus per Stichinzision zu entfernen, wenn die akuten Erscheinungen abgeklungen sind.

20.2.3 Phlebothrombose

> ***Definition.*** Bei der Phlebothrombose handelt es sich um einen thrombotischen Verschluß tiefer Venen, bevorzugt am Unterschenkel, links häufiger als rechts, selten beidseits.

Epidemiologie. Phlebothrombosen sind nicht selten. Über die wahre Häufigkeit ist jedoch nichts bekannt, zum einen wegen diagnostischer Schwierigkeiten, zum anderen, weil nicht wenige tiefe Thrombosen stumm verlaufen und erst nach vielen Jahren anhand der Folgezustände retrospektiv diagnostiziert werden.

Pathogenese. Entscheidend für die Entstehung der tiefen Venenthrombose ist die Kombination aus Verlangsamung der Blutströmung, Wandveränderungen der Venen und subtilen Blutgerinnungsstörungen (sogenannte Virchow-Trias). Die Stase beruht meist auf der Immobilisierung des Patienten oder auch auf einer Traumatisierung der Vene. Gefäßwandschädigungen kommen durch Verletzungen, Operationen oder Entzündungen zustande. Störungen der Gerinnung beruhen oft auf hämatologischen oder neoplastischen Erkrankungen. Besonders gefährdet sind Patienten in der postoperativen Phase, vor allem nach Eingriffen im Bauch- und Beckenbereich sowie nach Beinfrakturen. Eine erhöhte Gefährdung besteht auch postpartal und bei immobilisierten Patienten.

Klinik. Mehr oder weniger ausgeprägte Schmerzsymptomatik im Bereich der Leiste, der Kniekehle oder der Fußsohle. Kletterpuls, initiales Ödem und Erweiterung der oberflächlichen Venen am Unterschenkel sowie Druckempfindlichkeit im Bereich der Fußsohlen sind weitere Warnsymptome.

Diagnostik. Die Prüfung verschiedener Schmerzpunkte ist unzuverlässig. Aussagekräftig sind bei Thrombosen im Oberschenkelbereich vor allem die Ultraschalluntersuchung, im Unterschenkelbereich der Fibrinogen- und der Plasminogentest, die mit radioaktiv markiertem Jod bzw. Technetium durchgeführt werden. Die Phlebographie ist zur Diagnostik der Phlebothrombosen aller Lokalisationen geeignet, je nach Lokalisation der Thrombose jedoch manchmal schwer zu interpretieren.

Komplikationen. In etwa 3% kommt es zur Lungenembolie mit oft letalem Ausgang, in etwa 50% zu einem **postthrombotischen Syndrom.** Seltener ist die venöse Gangrän (Phlegmasia coerulea dolens), bei der es durch Störung der Mikrozirkulation zu einer kompletten Verlegung des venösen Abflusses kommt. Klinisch eindrucksvolle, zyanotische Schwellung der Extremität, die zur Gangrän und zum Schock führen kann. Intensivmedizinische Behandlung ist erforderlich mit dem Versuch der medikamentösen oder chirurgischen Thrombolyse.

Differentialdiagnose. Akutes Lymphödem, Muskelriß und Muskelzerrung sowie Erysipel sind leicht abzugrenzen.

Therapie. Wichtigste Maßnahme ist die medikamentöse Thrombolyse (mit Streptokinase oder Urokinase), sofern keine Kontraindikationen wie Hypertonie, hohes Lebensalter, Karzinom, Magen-Darm-Ulzera sowie hämatologische Erkrankungen vorliegen. Bei Lokalisation des Thrombus im Becken- oder Leistenbereich kommt auch die Thrombektomie in Betracht. Zur **Rezidivprophylaxe** werden Antikoagulanzien und Kompressionsverbände eingesetzt. Letztere sollen auch die Ausbildung des sogenannten postthrombotischen Syndroms verhindern.

20.2.4 Chronisch-venöse Insuffizienz (CVI) und Folgezustände

Venöse Abflußstörungen, insbesondere bei primärer Varikose und nach Phlebothrombose, führen nicht selten zur chronisch-venösen Insuffizienz mit trophischen Störungen und deren Komplikation Ulcus cruris. In letzterem Fall wird auch der Begriff postthrombotisches Syndrom verwendet.

An mehr oder weniger ausgeprägter chronisch-venöser Insuffizienz leiden ca. 3 bis 5 Millionen der erwachsenen Bundesbürger, wobei Frauen etwas häufiger betroffen sind als Männer. Die Inzidenz steigt mit zunehmendem Lebensalter an.

Klinik. Im Frühstadium findet sich ein Ödem vor allem im Knöchelbereich. Bei längerem Bestand kommt es zur Verhärtung des Subkutangewebes (Stauungsinduration). Entzündliche Vorgänge führen
- zur Hyperpigmentierung (Dermite ocre),
- zu Atrophien (Atrophie blanche) und
- Depigmentierungen.

Eine Erweiterung der Venen des Plantarrandes, als Corona phlebectatica bezeichnet, ist häufiges Zeichen einer chronisch-venösen Insuffizienz. Auch Störungen des Nagelwachstums mit Onychomykosen sind nicht selten. Ausgeprägt entzündliche Vorgänge führen zum **Stauungsekzem,** das nicht nur Folge der chronischen Stauung ist, sondern oft auch Ausdruck einer Kontaktallergie gegen lokal verwendete Zubereitungen.

Wichtigste **Komplikation** der CVI ist das **Ulcus cruris,** das bevorzugt im Bereich der **Unterschenkelinnenseite** auftritt *(Abb. 232).* Über 90% der Ulzera des Unterschenkels sind venöser Genese, arterielle Durchblutungsstörungen und andere Ursachen sind vergleichsweise selten. Verschiedene Ulkusformen lassen sich unterscheiden. Das thrombo- oder periphlebitische Ulkus ist Folge

Klinik
Klinisch sind Schmerzen, Kletterpuls, Ödem und Erweiterung oberflächlicher Unterschenkelvenen auffallend.

Diagnostik
Mittels Ultraschall-Doppler, Fibrinogen- und Plasminogentest sowie mit der Phlebographie wird die Diagnose gesichert.

Komplikationen
Lungenembolie, **postthrombotisches Syndrom,** selten venöse Gangrän durch Störung der Mikrozirkulation und Verlegung des venösen Abflusses. Klinisch zyanotische Schwellung der Extremität, Gefahr des Schocks und der Gangrän. Medikamentöse oder chirurgische Thrombolyse.

Differentialdiagnose
Lymphödem, Muskelriß und -zerrung, Erysipel.

Therapie
Thrombolyse, Thrombektomie.

Prophylaxe: Kompressionsverbände, Antikoagulanzien.

20.2.4 Chronisch-venöse Insuffizienz (CVI) und Folgezustände
Chronisch-venöse Insuffizienz tritt als Folgezustand der Varikose und des postthrombotischen Syndroms ein.
CVI ist bei beiden Geschlechtern sehr häufig

Klinik
Ödembildung, nachfolgend trophische Störungen mit Induration, Hyper- und Depigmentierung, Atrophie, Corona phlebectatica und Stauungsekzem kennzeichnen die CVI.

Wichtigste **Komplikation** der CVI ist das **Ulcus cruris** *(Abb. 232).*

Ulzera kommen auch durch Thrombo- und Periphlebitis zustande.

Multiple Ulzera sind möglich. Das sogenannte Blow-out-Ulkus entsteht über insuffizienten W. perforantes (Cockett-Gruppe).

Pathogenetisch entscheidend ist das Mißverhältnis zwischen Flüssigkeitszu- und -abstrom mit Ödembildung, das zu Bindegewebsneubildung und Entzündung führt.

Differentialdiagnose
Ulzera durch arterielle Durchblutungsstörung, bei Stoffwechselkrankheiten und Gummata bei Tertiärsyphilis sind abzugrenzen, aber vergleichsweise selten.

Therapie
Kompressionsverband mit Kurzzugbinden, nach Entstauung mit Kompressionsstrümpfen bei mäßiger CVI.

Innerliche Behandlung mit venenwirksamen Pharmaka allenfalls Adjuvans.
Die Lokalbehandlung von Stauungsdermatose und Ulcus cruris ist nach Möglichkeit mit Externa ohne sensibilisierende Inhaltsstoffe vorzunehmen, da die **Gefahr kontaktallergischer Reaktionen** bei dieser Patientengruppe sehr groß ist, wodurch die Behandlung unnötig kompliziert wird.

Der klinische Fall ▶

oberflächlicher Thrombophlebitiden mit Gewebedestruktion. Beim postthrombotischen Ulkus finden sich nicht selten mehrere Ulzera am gleichen Bein. Das sogenannte Blow-out-Ulkus entsteht über insuffizienten Perforansvenen vor allem im Bereich der Cockett-Gruppe. Gamaschenulzera im Knöchelbereich beruhen häufig auf Thrombosen in dünneren, retikulären Varizen.

Pathogenetisch kommt es, vor allem durch die Überlastung des Lymphtransportes, bei der Ödembildung zur Einlagerung wasserbindender Substanzen und nachfolgend zu einer vermehrten Bildung von Bindegewebe. Umbauvorgänge an den kleinen Gefäßen und perikapilläre Fibrinablagerungen führen zu einer Hypoxie des Gewebes, die letztendlich zum Gewebeuntergang führt.

Differentialdiagnostisch sind Ulzera durch arterielle Durchblutungsstörungen, Stoffwechselkrankheiten wie Diabetes mellitus, Kryoglobulinämie, Prolidase-Mangel, Sichelzell-Anämie, Ulzera bei Colitis ulcerosa und Morbus Crohn sowie Gummata bei Tertiärsyphilis auszuschließen.

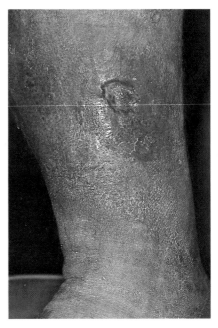

Abb. 232: Ulcus cruris und Stauungsdermatose des rechten Unterschenkels. Die das Ulkus umgebende Haut ist gerötet, teils flächenhaft verdickt und bräunlich verfärbt. Deutliche Varikose der Knöchel- und Fußrückenvenen.

Therapie. Wichtigste therapeutische und prophylaktische Maßnahme zur Verhinderung von Rezidiven ist der kunstgerechte Kompressionsverband mit Kurzzugbinden, der die Pumpwirkung der Wadenmuskulatur unterstützt. Wichtigste Kontraindikation für den Kompressionsverband sind arterielle Durchblutungsstörungen, etwa ab Schweregrad IIb. Korrektes Anwickeln eines Kompressionsverbandes erfordert Übung und ist nur von einem Teil der Patienten zu erlernen. Die häufig eingesetzten Kompressionsstrümpfe sind nur für geringere Schweregrade der CVI geeignet, wobei der nach Messung des entstauten Beines angepaßte Kompressionsstrumpf einen optimalen therapeutischen Effekt hat. Die medikamentöse Behandlung mit venenwirksamen Pharmaka hat allenfalls unterstützenden Charakter, sie ist kein Ersatz für die Kompressionsbehandlung.

Die Lokalbehandlung von Stauungsdermatose und Ulcus cruris ist nach Möglichkeit mit Externa ohne sensibilisierende Inhaltsstoffe vorzunehmen, da die **Gefahr kontaktallergischer Reaktionen** bei dieser Patientengruppe sehr groß ist, wodurch die Behandlung unnötig kompliziert wird. Schmierig belegte Ulzera müssen gereinigt werden. Dies kann durch **enzymhaltige** Zubereitungen, zum Beispiel Varidase, Fibrolan, kombiniert mit feuchten Umschlägen, geschehen. Zur Anregung der Epithelisierung nach erfolgter Reinigung eignen sich vor allem nichtallergene Puder, z.B. auf Dextranbasis, oder synthetische Schaumstoffe. Zur Verbesserung der Epithelisierung können die Wundränder von Zeit zu Zeit inzidiert werden. Eine Deckung mit Spalthaut kommt nur dann in Betracht, wenn das Ulkus nicht mehr superinfiziert ist.

Der klinische Fall. Die jetzt 72jährige Patientin kam wegen Ulzera im Bereich beider Innenknöchel, die rechts seit mehr als 10 Jahren, links seit knapp 2 Jahren bestanden. Vor 27 Jahren war es nach einem komplizierten Knöchelbruch rechts zu einer beidseitigen Thrombose der tiefen Bein- und Beckenvenen gekommen. Nach Rekonvaleszenz war die Patientin mehrere Jahre beschwerdefrei, dann stellten sich zunehmend Spannungsgefühl und Schmerzen in den Beinen ein, vor allem bei längerem Stehen, zuletzt Unterschenkelödeme, Pigmentverschiebungen und Ulzera.

20.3 Proktologie

Kolon, Sigma und Rektum bilden für die Defäkation eine funktionelle Einheit. Die willkürliche Stuhlentleerung (Kontinenz) ist dabei von komplexen Regelmechanismen abhängig, die das ZNS, anorektale Muskulatur, Gefäßpolstersystem des Plexus haemorrhoidalis und sensible Empfindungen des Anoderms umfassen *(Syn. 59)*.

Untersuchung. Nach einer ausführlichen Anamnese über Eßgewohnheiten, Stuhlgang, Erkrankungen, Medikation etc. wird der Patient entweder in Linksseitenlage oder in Steinschnittlage untersucht. Einfachste Untersuchungsmethode ist die **digitale Austastung** des Rektums, bei der sich Sphinktertonus und Prostata beurteilen lassen. Die Untersuchung des Anorektums erfolgt, etwa bis in 10–15 cm Höhe, mit dem Proktoskop, das entweder seitlich (Blond) oder vorne (Morgan) offen ist. Für die Untersuchung des Rektums sind starre Rektoskope gebräuchlich, höhere Abschnitte lassen sich nur mittels biegsamer Fiberglasoptik (Koloskop) im Rahmen der Rektosigmoidoskopie bis in etwa 30 cm Höhe einsehen.

20.3 Proktologie

Die unteren Darmabschnitte bilden eine funktionelle Einheit zur Regelung der Kontinenz. Zur anatomischen Situation des Enddarms siehe *Synopsis 59.*

Untersuchung
Die Untersuchung nach ausführlicher Anamnese erfolgt digital, rektoskopisch oder koloskopisch.

Proktoskopisch 10–15 cm einsehbar, höhere Abschnitte bis 30 cm nur koloskopisch.

Synopsis 59: Schematische Darstellung der anatomischen Situation im Enddarm mit Darstellung der Hämorrhoiden Grad I–IV.

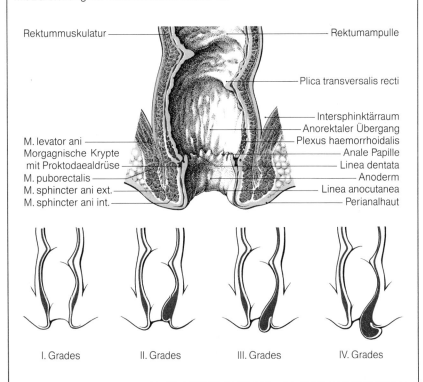

20.3.1 Analekzem

> ***Definition.*** Akute bis chronische Entzündung des Anoderms (»Ekzem«) mit ausgeprägtem Juckreiz. Sehr häufig, wobei neben Irritationen vor allem kontaktallergische Sensibilisierungen eine Rolle spielen.

Klinisch finden sich alle Stadien des Ekzems, wobei subakute und chronische Stadien vorherrschen. Betroffen ist vor allem die unmittelbare Umgebung des Anus in Form einer flächenhaften, unscharf begrenzten, oft infiltrierten Rötung der Haut. Durch die Mazeration bedingt nicht selten weißliche Verfärbung *(Abb. 233)*. Schuppung fehlt häufig, bedingt durch die Lokalisation.

20.3.1 Analekzem

◀ **Definition**

Klinisch finden sich alle Ekzemstadien in der unmittelbaren Umgebung des Anus *(Abb. 233)*.

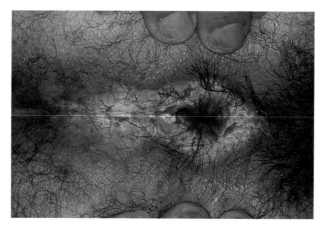

Abb. 233: Analekzem mit flächiger Verdickung der mazerierten und von Erosionen durchsetzten Perianalhaut.

Histologisch zeigt sich die typische Ekzemreaktion mit Akanthose und Spongiose.

Histologisch typische Ekzemreaktion mit Akanthose und Spongiose der Epidermis und bandförmigem, subepidermalem Infiltrat vorwiegend aus Lymphozyten.

Pathogenetisch Irritation bei partieller Inkontinenz durch Hämorrhoiden, Marisken, Analprolaps. Oft falsche Genitalhygiene. Kontaktallergische Sensibilisierungen beachten.

Pathogenese. Irritationen durch Stuhl bei Hämorrhoiden, Marisken und Analprolaps, Intestinalmykose, mangelhafte oder übertriebene Analhygiene sowie exogene Irritation durch Lokaltherapeutika und Suppositorien. Diese sind nicht selten Ursache einer Kontaktallergie (Kontaktekzem), deshalb immer Abklärung durch die Epikutantestung mit den wichtigsten Kontaktallergenen (Konservierungsmittel, Lokalanästhetika, Antibiotika, Salbengrundlagen).

Differentialdiagnose
Mykosen und Psoriasis (inversa).

Differentialdiagnose. Vor allem intertriginöse Mykosen, Psoriasis vulgaris der Rima ani mit nur geringen Manifestationen an anderen Körperstellen, seltener Lichen ruber planus kommen in Betracht. Die Psoriasis dieser Lokalisation zeigt häufig eine charakteristische Rhagade entlang der Analfalte.

Therapie
Beseitigung des Grundleidens; Lokaltherapie mit blanden Externa; angemessene Reinigungsmaßnahmen.

Therapie. Ganz im Vordergrund steht die Beseitigung oder Linderung der angeführten Ursachen. Zur Lokalbehandlung austrocknende Externa mit geringer allergisierender Potenz (Farbstoffe, z.B. 0,5%ige wäßrige Eosinlösung). Zusätzlich Sitzbäder mit gerbstoffhaltigen Mitteln. Stark austrocknende Reinigungsmaßnahmen, vor allem durch den übermäßigen Gebrauch detergenzienhaltiger Reinigungsmittel, müssen vermieden werden.

20.3.2 Marisken

20.3.2 Marisken

Synonyme. Analfalte, Vorpostenfalte, Wächter.

Definition ▶

> *Definition.* Zumeist weiche, teils knotige, teils faltenartige Veränderungen am Übergang von Anoderm zur umgebenden Haut. Marisken sind häufige, harmlose Veränderungen, wahrscheinlich anlagebedingt als Folge entzündlicher Prozesse.

Klinik
Schlaffe hautfarbene, symptomarme Hautfalten *(Abb. 234).*

Klinik. Eine bis mehrere, meist schlaffe, hautfarbene Falten perianal *(Abb. 234).*

Symptomatik. Marisken sind im allgemeinen symptomlos. Ab einer gewissen Größe können sie jedoch Probleme bei der Defäkation machen.

Histologie
Weiche Fibrome.

Histologie. Lockeres, gefäß- und fettgewebsreiches Bindegewebe ohne wesentliche epidermale Veränderungen.

Differentialdiagnose
Prolabierte Analpapille, spitze Kondylome, gestielte Tumoren.

Differentialdiagnose. Verwechslung mit hypertrophen, prolabierten Analpapillen, mit spitzen Kondylomen und gestielten Tumoren möglich.

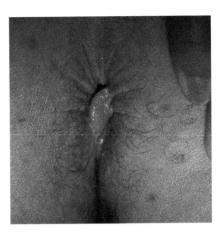

Abb. 234: Mittelgroße Mariske (Analfalte)

Therapie. Größere Mariske können (elektro-)chirurgisch abgetragen werden, vor allem bei gleichzeitigem Analekzem. Zur Vermeidung von Stenosen keine zirkuläre Abtragung.

Therapeutisch chirurgische Abtragung (nicht zirkulär!).

20.3.3 Analthrombose

> *Definition.* Meist akute, schmerzhafte Schwellung des Analrandes von bläulicher Farbe durch eine Thrombose im Bereich des perianalen Venenplexus.

20.3.3 Analthrombose

◄ Definition

Klinik. Rote bis blaurote, pralle Knoten im Bereich des anokutanen Überganges. Charakteristisch plötzlicher Schmerz, z.B. nach Anstrengung oder Entbindung. Bei Spontanperforation Rückgang der Schmerzen.

Klinik
Blaurote, pralle, sehr schmerzhafte Schwellung, oft nach Anstrengung.

Differentialdiagnose. Eine Verwechslung mit anderen Krankheitsbildern ist kaum möglich, am ehesten noch mit thrombosierten Hämorrhoiden, die aber wesentlich höher lokalisiert sind.

Differentialdiagnose
Verwechslung mit Hämorrhoiden kaum möglich.

Therapie. Innerhalb der ersten Tage ist eine Stichinzision und Entleerung der Thromben möglich. Innerlich und lokal Antiphlogistika, z.B. Indometacin.

Therapeutisch Inzision, heute oft nur konservativ mit Antiphlogistika.

20.3.4 Hämorrhoiden

> *Definition.* Vergrößerung der submukös im distalen Rektum gelegenen Gefäßpolster des Plexus haemorrhoidalis *(Abb. 235)*. Zwischen 50 und 70% aller Erwachsenen haben Hämorrhoiden unterschiedlichen Schweregrades.

20.3.4 Hämorrhoiden

◄ Definition

Beide Geschlechter sind betroffen, eine gewisse hereditär bedingte Disposition scheint vorhanden zu sein.

Beide Geschlechter sind betroffen; eine genetische Disposition ist wahrscheinlich.

Klinik. Im allgemeinen werden vier Schweregrade unterschieden *(Syn. 59)*. Hämorrhoiden ersten Grades lassen sich nur proktoskopisch als rote bis blaurote Polster bzw. Knoten erfassen, vor allem bei 3, 7 und 11 Uhr in Steinschnittlage *(Abb. 235)*, wobei der Patient auf dem Rücken liegt und die Beine seitlich auf Stützen gelegt werden. Projiziert man in dieser Lage ein Zifferblatt auf die Analregion, lassen sich die Veränderungen eindeutig entsprechend der Uhrzeit angeben.

Klinisch werden vier Schweregrade *(Syn. 59)* unterschieden. Hämorrhoiden meist bei 3, 7 und 11 Uhr (Steinschnittlage; *Abb. 235*).

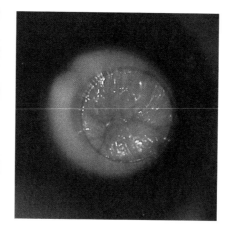

Abb. 235: Rektoskopisches Bild von Hämorrhoiden I. Grades bei 3 und 7 Uhr mit düsterroter Vorwölbung der Schleimhaut.

Hämorrhoiden III. und IV. Grades sind prolabiert. Subjektiv finden sich Schmerzen oder Brennen bei der Defäkation. Gleichzeitig häufig auch Blutauflagerungen auf dem Stuhl.

Pathogenese
Disposition, Stauung, Gravidität und Nahrung gelten als Hauptfaktoren.

Diagnose
Proktoskopisch.

Therapie
(Syn. 59). Je nach Stadium kommen Koagulation, Sklerosierung, Ligatur, Operation in Betracht. Lokalbehandlung nur adjuvant.
Stuhlregulierung durch ballastreiche Kost und Defäkationsrhythmus ist wichtig.

Hämorrhoiden zweiten Grades lassen sich inspektorisch fassen, wenn der Patient preßt, solche dritten und vierten Grades sind durch ihren Prolaps (reponibel bzw. nicht reponibel) prima vista zu diagnostizieren. Subjektiv verursachen Hämorrhoiden Schmerzen und Brennen, vor allem bei und nach der Defäkation. Nicht selten sind Blutauflagerungen auf dem Stuhl.

Pathogenese. Disposition, Stauung durch sitzende Lebensweise, Gravidität und ballaststoffarme Nahrung werden als Hauptfaktoren angesehen.

Diagnose. Wegweisend ist der proktoskopische Befund.

Therapie. Für alle Stadien sind die Stuhlregulierung durch ballastreiche Kost sowie regelmäßige Defäkation wichtig. Im Stadium I lassen sich die Hämorrhoiden mit Infrarotlicht koagulieren oder sklerosieren. Diese Verödungsbehandlung ist auch im Stadium II gebräuchlich, neben der Gummibandligatur. In den Stadien III und IV ist die Haemorrhoidektomie Therapie der Wahl, Sklerosierung bzw. Gummibandligatur kommen nur in Ausnahmefällen in Betracht. Eine symptomatische Therapie mit Suppositorien kommt nur temporär oder zur Unterstützung spezifischer Verfahren in Betracht.

20.3.5 Analfissur

20.3.5 Analfissur

Definition ▶

Definition. Geschwüriges Ulkus des Anoderms, bis auf den Schließmuskel reichend. Relativ häufiges Krankheitsbild.

Klinik
Schmerzhaftes Ulkus, oft bei 6 Uhr.

Pathogenese
Eine Analfissur entwickelt sich meist bei Hämorrhoidalleiden und nach Analthrombose.

Diagnose
Inspektorisch, kaum Verwechslung mit syphilitischem Primäraffekt möglich.

Therapie
Antiphlogistische Lokalbehandlung, evtl. Exzision oder Verschorfung.

Klinik. Sehr schmerzhaftes Ulkus, zumeist bei 6 Uhr, häufig mit Schließmuskelkrampf.

Pathogenese. Ursächlich sind Hämorrhoiden wesentlich und harter Stuhlgang, manchmal eine vorausgegangene Analthrombose.

Diagnose und Differentialdiagnose. Unproblematisch, da sehr charakteristisch. Die Abgrenzung gegen einen syphilitischen, nicht schmerzenden Primäraffekt ist leicht möglich.

Therapie. Im akuten Stadium antiphlogistische Lokalbehandlung, bei chronischer Fissur Exzision oder Verschorfung mit dem Laser bzw. elektrochirurgisch. Gleichzeitig Behandlung eventuell vorhandener Grundleiden.

20.3.6 Rektumkarzinom

Von den häufigen Karzinomen des Kolons und des Rektums sind etwa ein Drittel bis die Hälfte im Rektum lokalisiert und damit bei der Rektoskopie zu erfassen.

Klinik. Nicht selten sind Blutauflagerungen auf dem Stuhl, die meist als hämorrhoidale Blutung fehlgedeutet werden, sowie Obstipation im Wechsel mit Durchfall. Bei der Inspektion finden sich flache oder erhabene, manchmal gestielte Tumoren mit glatter oder verruköser Oberfläche unterschiedlicher Größe, gelegentlich ulzeriert.

20.3.7 Verschiedene Krankheitsbilder

Der Analkanal ist häufig Sitz **spitzer Kondylome,** die von Papillomviren (HPV) hervorgerufen werden. An begleitende Geschlechtskrankheiten (Gonorrhö, Syphilis, AIDS) ist zu denken. **Condylomata lata** als spezifische Hautveränderungen bei der Sekundärsyphilis kommen differentialdiagnostisch in Betracht.

Andere **Tumoren** als Plattenepithelkarzinome, insbesondere **Basaliom, Bowen-Karzinom** und **malignes Melanom** sind in dieser Lokalisation selten. Besonders in Frühfällen ist eine bioptische Klärung anzustreben, bei fortgeschrittenen Veränderungen klinische Diagnostik und chirurgische Intervention. Eine Entzündung der Proktodäaldrüsen äußert sich als **Kryptitis,** die vor allem Defäkationsbeschwerden macht. Davon ausgehend kann es zum periproktitischen Abszeß und zur Analfistel kommen. Letztere werden aufgrund des anatomischen Verlaufs klassifiziert. Auszuschließen sind hierbei Grundkrankheiten wie Morbus Crohn, Colitis ulcerosa, Aknetetrade und Tuberculosis colliquativa cutis. Einzelne Fisteln können mittels Fadendrainage behandelt werden, häufig ist jedoch nur die radikale chirurgische Sanierung erfolgreich.

Bei subkutanen Fisteln im Steißbeinbereich handelt es sich um **Sinus-pilonidalis-Zysten.** Diese sind Dermoidzysten ektodermalen Ursprungs und enthalten oft reichlich Haare. Früher oder später kommt es zur Entzündung und zur Abszeßbildung.

Therapeutisch kommt nur die Ausräumung der Zyste und ihrer Fistelgänge in Betracht.

Der klinische Fall. Eine 35jährige Frau, bei der seit geraumer Zeit ein Hämorrhoidalleiden bekannt war, kam wegen unerträglicher Schmerzen im Analbereich in die Sprechstunde. Vorausgegangen war ein mehrstündiger Aufenthalt auf einem kalten Stuhl in einem ungeheizten Raum. Bei der Untersuchung fand sich ein praller, blauroter Knoten am äußeren Analring, etwa bei 5 Uhr. Diagnose: Analthrombose. Nach zweitägiger innerlicher Behandlung mit 50 mg Indometacin p.o. war die Patientin klinisch weitgehend beschwerdefrei.

20.3.6 Rektumkarzinom

Etwa 30–50% der Karzinome des distalen Dickdarms sind im Rektum lokalisiert.

Klinik
Blutauflagerungen auf dem Stuhl, Obstipation im Wechsel mit Durchfall.
Klinisch Tumoren unterschiedlicher Gestalt und Oberfläche.

20.3.7 Verschiedene Krankheitsbilder

Spitze Kondylome durch HPV-Viren.

Breite Kondylome als Manifestation einer Lues II.

Seltenere **Tumoren** im Analbereich sind: Basaliom, Bowen-Karzinom, malignes Melanom.

Kryptitis: Entzündung der Proktodäaldrüsen, Ausgangspunkt für proktitische Abszesse und für Analfisteln.

M. Crohn, Colitis ulcerosa, Aknetetrade und Tuberculosis colliquativa cutis sind auszuschließen.
Therapie: Fadendrainage, chirurgische Sanierung.
Sinus-pilonidalis-Zysten im Steißbeinbereich. Dermoidzysten ektodermalen Ursprungs. Enthalten häufig Haare.

◀ **Der klinische Fall**

21   Erkrankungen der Arterien

21.1 Anatomie und Physiologie der Gefäßversorgung der Haut

Die Gefäßversorgung der Haut ist durch drei Gefäßnetze in unterschiedlichen Etagen, verbunden durch vertikale Gefäße, charakterisiert.
Die Epidermis ist gefäßfrei; sie wird durch aufsteigende Arteriolen und Kapillaren in den Papillenspitzen versorgt. Arteriovenöse Anastomosen finden sich vor allem an den Akren. Die Hautdurchblutung ist von lokalen, nervalen, hormonellen und zentralnervösen Faktoren abhängig.

21.2 Erkrankungen mit permanenter Gefäßerweiterung

Die Erweiterung der Kapillaren wird als Teleangiektasie, lokalisiert oder generalisiert *(Tab. 82)* bezeichnet.

21   Erkrankungen der Arterien

21.1 Anatomie und Physiologie der Gefäßversorgung der Haut

Die Gefäßversorgung der Haut erfolgt, etwas schematisiert, durch drei horizontal angeordnete Gefäßnetze, die jeweils durch vertikal verlaufende Gefäße verbunden sind. Das tiefste Netz aus relativ kaliberstarken Gefäßen besteht im Bereich der Muskelfaszien. Aus den mittleren Gefäßen an der Grenze zwischen subkutanem Fettgewebe und dermalem Bindegewebe entsteht durch aufsteigende »Kandelabergefäße« das oberflächlichste Netz zwischen papillärem und retikulärem Bindegewebe. Von diesem Netz aus wird die Epidermis durch Arteriolen und Kapillaren, die bis in die Papillenspitzen reichen, versorgt. Haarfollikel und Drüsen sind von einem dichten Kapillargeflecht umgeben. Arteriovenöse Anastomosen, die für die Thermoregulation bedeutsam sind, finden sich relativ häufig in der Haut, vor allem in den Akren. Die Regulation der Hautdurchblutung ist ein komplexer Vorgang, bei dem lokale, periphere, nervale und zentralnervöse Vorgänge beteiligt sind. Die Messung der Hautdurchblutung ist apparativ aufwendig, Hautfarbe und Hauttemperatur lassen nur ungenügende Schlüsse auf die Durchblutung zu.

21.2 Erkrankungen mit permanenter Gefäßerweiterung

Weitaus die meisten der Hautveränderungen, die auf einer anatomischen oder funktionellen Gefäßerweiterung beruhen, betreffen die Kapillaren. Deren permanente Erweiterung wird als Teleangiektasie bezeichnet. Teleangiektatische Hautveränderungen lassen sich in zwei Hauptgruppen unterteilen *(Tab. 82)*. Nävoide und tumoröse Gefäßveränderungen sind in den entsprechenden Kapiteln abgehandelt.

Tabelle 82: Teleangiektasien: Mögliche Ursachen

primäre Teleangiektasien:
- Naevus flammeus
- Angioma serpiginosum
- hereditäre hämorrhagische Teleangiektasien (Morbus Osler)
- Ataxia teleangiectatica (Louis-Bar-Syndrom)
- lokalisierte essentielle Teleangiektasien
- generalisierte essentielle Teleangiektasien
- Spider-Nävi

sekundäre Teleangiektasien:
- entzündlich (z.B. bei Rosazea)
- physikalisch (Licht-, Röntgenstrahlen)
- posttraumatisch
- chemisch (z.B. Kortikosteroide)
- bei Autoimmunkrankheiten (Dermatomyositis, Lupus erythematodes, Sklerodermie)
- bei Mastozytose (Teleangiectasia macularis perstans)
- bei Genodermatosen (Bloom-Syndrom, Rothmund-Thomson-Syndrom)

21.2.1 Primäre, lokalisierte und generalisierte Teleangiektasien

Relativ häufige, auch familiäre Erkrankungen. Die lokalisierte Form ist meist auf den Gesichtsbereich beschränkt.

Klinik. Auf bestimmte Körperstellen beschränkte, flächenhafte, diffuse, unscharf begrenzte Areale aus einem dichten Netz von feinen und feinsten Teleangiektasien, die aus Distanz betrachtet als flächenhafte Rötung imponieren. Nicht selten verstärkt Sonnenlichteinfluß die Bildung von Teleangiektasien.

Therapie. Je nach Blutfülle und Tiefenausdehnung der erweiterten Gefäße kann ein guter bis sehr guter Erfolg mit der Argon-Laser-Therapie erreicht werden, bei der die Gefäße unter Schonung der Epidermis koaguliert werden.

21.2.1.1 Spider-Nävus (Naevus araneus)

> **Definition.** Sowohl solitär als auch multipel auftretende Gefäßspinnen. Ihre Assoziation mit Lebererkrankungen und Schwangerschaft ist beim Erwachsenen bekannt.

Klinik. Das von einem zentralen, manchmal deutlich pulsierenden arteriellen Gefäß ausstrahlende Netz mit bis zu 2 cm Durchmesser ist sehr charakteristisch *(Abb. 236)*. Bevorzugte Lokalisationen sind Kopf und Hals sowie die Hände und der obere Thorax. Spontane Rückbildung ist selten, ausgenommen bei den Spider-Nävi in der Gravidität und bei Kindern.

Therapie. Verödung des zuführenden Gefäßes mit der Diathermie-Nadel, bei größeren Nävi auch mit dem Argon-Laser oder mit der Saphirspitze des Neodym-YAG-Lasers. Rezidive sind bei beiden Verfahren nicht selten.

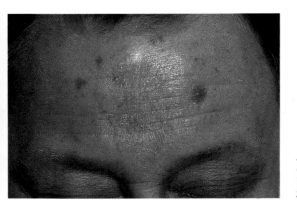

Abb. 236: Spider-Nävi der Stirnhaut bei einem Patienten mit Leberzirrhose.

21.2.1.2 Hereditäre hämorrhagische Teleangiektasien (Morbus Osler)

> **Definition.** Autosomal-dominant vererbte Erkrankung mit kleineren und größeren angiomartigen Gefäßektasien an Haut, Schleimhäuten und inneren Organen.

Klinik. Erstes und häufigstes Symptom ist Nasenbluten schon im Kindes- oder Jugendalter, manchmal auch erst im Erwachsenenalter. Gleichzeitig oder später treten multiple, umschriebene Gefäßerweiterungen und Angiome von bläulicher oder dunkelroter Farbe auf, vor allem an der oberen Körperhälfte. Schleimhautbefall sehr charakteristisch.

21.2.1 Primäre, lokalisierte und generalisierte Teleangiektasien
Teleangiektasien sind familiär gehäuft.

Klinik
Die lokalisierte Form ist oft im Gesicht, klinisch als diffuse Rötung zu finden, und wird durch Sonnenlicht verstärkt.

Therapie
Die Therapie der Wahl ist die Koagulation mit dem Argon-Laser.

21.2.1.1 Spider-Nävus
◄ Definition

Klinik
Die Gefäßspinne mit zentral pulsierendem Gefäß ist meist an Kopf, Hals oder Händen lokalisiert, mit spontaner Rückbildungsmöglichkeit *(Abb. 236)*.

Therapie
Verödung des zuführenden Gefäßes mit der Diathermie-Nadel oder mit dem Laser. Rezidive sind nicht selten.

21.2.1.2 Hereditäre hämorrhagische Teleangiektasien
◄ Definition

Klinik
Nasenbluten tritt oft als Erstsymptom auf. Zunehmend treten Angiome an Haut und Schleimhäuten auf.

Therapie
Je nach Größe Verödung mit der Diathermie-Nadel, dem Argon- oder dem Neodym-YAG-Laser.

21.2.1.3 Ataxia teleangiectatica

Definition ▶

Klinik
Teleangiektasien im Gesichtsbereich mit Konjunktivbeteiligung, zerebelläre Ataxie, gehäuft Infekte und später Tumoren treten in bunter Folge auf.

Therapie
Behandlung der Folgen des Immundefektes und Infektionsprophylaxe.

Prognose
Ernst (Tumoren).

21.3 Funktionelle Gefäßkrankheiten

Die Gefäßdurchblutung ist von zentralnervösen und lokalen Faktoren abhängig.

21.3.1 Akrozyanose

Definition ▶

Klinik
Typisch ist eine blaurote, schmerzhafte Verfärbung der Akren mit begleitender Hyperhidrose und Parästhesie.

Ätiologie und Pathogenese
Zentralnervöse oder humorale Störung des Gefäßtonus.

Diagnose
Irisblenden-Phänomen: Füllung anämischer Bezirke vom Rand her. Die Wiedererwärmungszeit ist nach Abkühlung verlängert.

Differentialdiagnose
Periphere Durchblutungsstörungen, Herzvitien, Kryoglobulinämie, Raynaud-Phänomen, Sklerodermie sind auszuschließen.

Therapie
Kälteexposition meiden, Nikotinkarenz, Gefäßtraining.

Prognose
Meist spontane Besserung nach Jahren.

Therapie. Kleinere Herde lassen sich mit der Diathermie-Nadel, größere, auch solche an den Schleimhäuten, mit dem Argon- oder dem Neodym-YAG-Laser koagulieren.

21.2.1.3 Ataxia teleangiectatica (Louis-Bar-Syndrom)

> *Definition.* Seltene, autosomal-rezessiv vererbte Erkrankung mit der Trias kutaner Teleangiektasien, zerebellärer Ataxie und humoralem Immundefizit, vor allem in Form eines IgA-Mangels.

Klinik. Schon in früher Kindheit imponieren Wachstumsverzögerung, zerebelläre Symptomatik, mentale Retardierung und Teleangiektasien im Gesichtsbereich. Auffällig ist die Beteiligung der Konjunktiven, besonders deren lateraler Anteile. Im weiteren Verlauf treten gehäuft Tumoren auf.

Therapie. Beeinflussung des Immundefekts mit Gammaglobulinen und Transfer-Faktor. Expositionsprophylaxe und bei manifesten Infekten antimikrobielle Behandlung.

Prognose. Ernst durch die Infektanfälligkeit und die Neigung zur Bildung maligner Tumoren.

21.3 Funktionelle Gefäßkrankheiten

Die periphere Durchblutung wird insbesondere über den Gefäßtonus beeinflußt, der wiederum vor allem von zentralnervösen und lokalen Nervenimpulsen, von der Blutviskosität sowie von der Integrität der Gefäße abhängt.

21.3.1 Akrozyanose

> *Definition.* Funktionelle Störung der Gefäßdurchblutung mit passiver Hyperämie der Endstrombahn, die wahrscheinlich auf einer Regulationsstörung des ZNS beruht und ausgelöst sowie verstärkt wird durch Kältereize. Betroffen sind vor allem Frauen.

Klinik. Typisch sind blaurote, schmerzhafte, nur langsam weichende, fleckige oder diffuse Verfärbungen der Finger, vor allem nach Kälteexposition. Häufig bestehen gleichzeitig eine Hyperhidrose und Parästhesien.

Ätiologie und Pathogenese. Wahrscheinlich liegt eine Regulationsstörung des Gefäßtonus zentralnervöser und humoraler Genese zugrunde.

Diagnose. Auf Druck füllt sich die anämische Stelle nicht gleichmäßig, sondern vom Rand her **(Irisblenden-Phänomen)**. Nach Abkühlung unter standardisierten Bedingungen ist die Wiedererwärmungszeit im Vergleich zu Hautgesunden deutlich verlängert. Oszillographisch imponieren verkleinerte Pulsamplituden.

Differentialdiagnose. In erster Linie ist an periphere Durchblutungsstörungen, auch solche durch Veränderungen im Schultergürtelbereich, Zyanose bei kongenitalen Herzvitien, Kryoglobulinämie, Raynaud-Syndrom, akrale Form der Sklerodermie und Akrodynie zu denken.

Therapie. Kältereize und Berufe mit Kälteexposition sind strikt zu meiden. Durchblutungsfördernde Medikamente sind von fraglichem Wert. Noxen wie Nikotin sind auszuschalten, dazu kommt ein Gefäßtraining, z.B. mit Wechselbädern.

Prognose. Gut, häufig vollständige Rückbildung im Verlauf von Jahren.

21.3.2 Erythrocyanosis crurum puellarum

Es handelt sich um eine Sonderform der Akrozyanose bei jungen Mädchen und Frauen, die nicht an den Akren, sondern vor allem an den Beinen auftritt.

Klinik. Erytheme treten an kälteexponierten Stellen, insbesondere an den Beinen nach Kälteexposition auf. Wie bei der Akrozyanose häufig mit Hyperhidrose und Parästhesien vergesellschaftet.

Diagnose. Rein klinisch und anamnestisch.

Differentialdiagnose. Insbesondere Frostbeulen (Perniosis) und Erfrierungen (Anamnese!), selten Erythema induratum (Bazin).

Therapie. Wie bei der Akrozyanose.

Prognose. Gut, zumeist spontane Rückbildung innerhalb von Jahren.

21.3.3 Livedo reticularis (Cutis marmorata)

> **Definition.** Netzförmige Zeichnung der Haut, besonders an den proximalen Extremitäten, durch Erweiterung subkutaner Gefäßplexus.

Klinik. Regelmäßige, zumeist symmetrische, netzförmige Zeichnung durch durchscheinende Gefäße mittleren Kalibers. Besonders ausgeprägt an den Extremitäten *(Abb. 237)*. Die Haut erscheint oft gleichzeitig kühl.

Frauen sind bevorzugt befallen.

Juckreiz und Parästhesien treten als Begleitsymptome auf, wie bei der Akrozyanose. Bei ausgeprägten Veränderungen kommen sehr schmerzhafte, schlecht heilende Ulzera hinzu. Diese Kombination wird gelegentlich als eigenständiges Krankheitsbild (Livedo reticularis mit Sommerulzeration) angesehen.

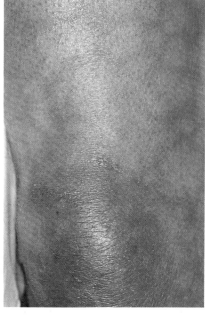

Abb. 237: Livedo reticularis mit netzförmiger Zeichnung durch subkutane Gefäße ähnlichen Kalibers. Knie akrozyanotisch verändert.

Ätiologie und Pathogenese. Die idiopathische Form wird meist durch Kälte provoziert (Livedo reticularis e frigore) und beruht, wahrscheinlich wie die Akrozyanose, auf einer neurovegetativen Dysregulation im Bereich der Endstrombahn. Durch Wärme (z.B. Heizkissen) bzw. Infrarotstrahlen lassen sich gleichartige Veränderungen auslösen (Livedo reticularis e calore). Bei häufiger Provokation können dauerhafte, fleckige Hyperpigmentierungen zurückbleiben.

Diagnose. Das klinische Bild ist recht charakteristisch. Abzugrenzen ist die Livedo racemosa, die jedoch blitzfigurenartige, meist asymmetrische Gefäßerweiterungen zeigt.

Therapie. Unbefriedigend. Eingesetzt werden Kneipp-Anwendungen und sportliche Betätigung zum Gefäßtraining. Nikotinkarenz.

21.3.2 Erythrocyanosis crurum puellarum
Sonderform der Akrozyanose.

Klinik
Erytheme an den Beinen, die nach Kälteexposition auftreten.

Diagnose
Klinisch.

Differentialdiagnose
Frostbeulen, Erfrierungen.

Therapie
Wie bei der Akrozyanose.

Prognose
Gute Prognose, da spontane Rückbildung.

21.3.3 Livedo reticularis (Cutis marmorata)
◀ Definition

Klinik
Netzförmig tritt eine Gefäßzeichnung, verstärkt nach Kälteeinwirkung, an den Extremitäten vorwiegend bei Frauen auf *(Abb. 237)*. Juckreiz und Parästhesien, manchmal Ulzera (Livedo reticularis mit Sommerulzera) treten bei schweren Fällen hinzu.

Ätiologie und Pathogenese
Kälteexposition und Wärmeexposition wirken auslösend bei vegetativer Dysregulation des Gefäßtonus.

Diagnose
Das klinische Bild ist wegweisend.

Therapie
Gefäßtraining (Wechselbäder), Nikotinkarenz.

Prognose
Gut, meist spontane Rückbildung.

Prognose. Gut, da es wie bei den anderen funktionellen Gefäßkrankheiten meist im Verlauf von Jahren zur spontanen Rückbildung kommt.

21.3.4 Erythromelalgie

21.3.4 Erythromelalgie

Definition ▶

> **Definition.** Seltenes Krankheitsbild mit schmerzhafter Rötung distaler Extremitätenabschnitte. Betroffen sind jüngere Menschen unabhängig vom Geschlecht.

Klinik
Anfallsartige, schmerzhafte Rötung der Füße und Hände mit Ödem (Abb. 238).

Klinik. Anfänglich meist anfallsartig auftretende, später persistierende schmerzhafte Schwellung der Hände oder der Füße. Deutliche Hyperämie mit ödematöser und erythematöser Schwellung *(Abb. 238)*.

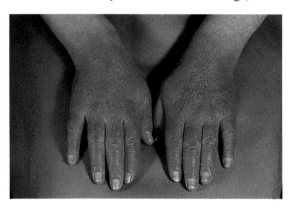

Abb. 238: Erythromelalgie bei 33jährigem Patienten, seit 15 Jahren bestehend.

Ätiologie und Pathogenese
Ursache unbekannt. Symptomatisch bei Endangiitis obliterans, Diabetes mellitus, Polyzythämie. Wärmereize wirken auslösend.

Ätiologie und Pathogenese. Meist ist keine Ursache erkennbar. Symptomatisches Auftreten bei Endangiitis obliterans, Diabetes mellitus und Polyzythämie. Anfälle werden meist durch Wärmereize (Bettwärme!) ausgelöst. Diskutiert wird, ob eine Störung des Prostaglandinstoffwechsels eine Rolle spielt.

Diagnose
Anfallsprovokation durch kontrollierte Erwärmung. Nach Grundkrankheiten fahnden.

Diagnose. Auslösung des Anfalls durch Erwärmung auf über 30 °C, wobei die Auslösetemperatur individuell verschieden ist. Nach Grundkrankheiten muß gesucht werden.

Differentialdiagnose
Klinisch charakteristisches Krankheitsbild.

Differentialdiagnose. Es bestehen kaum Verwechslungsmöglichkeiten für das charakteristische Krankheitsbild.

Therapie
Azetylsalizylsäure, Calciumantagonisten, Adaptationsbehandlung.

Therapie. Therapeutisch schwierig anzugehen, am besten wirken noch Azetylsalizylsäure und Kalziumantagonisten. Versuch einer Adaptationsbehandlung mit Bädern ansteigender Temperatur.

21.3.5 Raynaud-Phänomen

21.3.5 Raynaud-Phänomen

Synonyme. Morbus Raynaud, Raynaud-Syndrom

Definition ▶

> **Definition.** Beim Raynaud-Phänomen handelt es sich um anfallsartige, schmerzhafte Spasmen der Fingerarterien mit Asphyxie und nachfolgender Hyperämie, ausgelöst durch Kältereize. Die Erkrankung findet sich überwiegend bei Frauen.

Klinik
Plötzliche, schmerzhafte Abblassung der Finger, mit anschließender Hyperämie. Trophische Störungen bei häufigen Anfällen oder langem Bestand.

Klinik. Fast immer nach Kältereiz kommt es zu einer plötzlichen Abblassung der Finger, begleitet von Schmerzen mit anschließender blauroter Verfärbung (Zyanose) und reaktiver arterieller Hyperämie, die längere Zeit anhalten kann. Häufige und schwere Anfälle können zu trophischen Störungen mit mehr oder weniger ausgeprägten Nekrosen führen.

Tabelle 83: Erkrankungen, bei denen das Raynaud-Phänomen als Begleitsymptom auftritt

- Sklerodermie
- Lupus erythematodes
- Endangiitis obliterans
- Arteriosklerose
- Skalenus-Syndrom
- Neuritis
- Syringomyelie
- Kryoglobulinämie
- Morbus Waldenström
- Polyzythaemia vera
- Intoxikationen mit Mutterkorn-Alkaloiden (Ergotismus)

Ätiologie und Pathogenese. Die Ursachen für die plötzlichen Spasmen sind nicht bekannt. Auslösend sind Kälte und mechanische Reize (z.B. Arbeit mit dem Preßlufthammer), wobei wahrscheinlich auch hormonelle und psychische Faktoren eine Rolle spielen. Als **Begleitsymptom** kommt das Raynaud-Phänomen auch vor *(Tab. 83).*

Diagnose. Charakteristische Erkrankung, die durch ein kaltes Handbad ausgelöst werden kann. Nach den genannten Grundkrankheiten muß gefahndet werden.

Differentialdiagnose. Vor allem die akrosklerotische Form der Sklerodermie kann mit Raynaud-Phänomen einhergehen.

Entscheidend ist der Nachweis von antinukleären Antikörpern (ANA), manchmal nur der Verlauf.

Therapie. Kälteschutz, Nikotinkarenz und zusätzlich physikalische Therapie. Im Anfall sind gefäßerweiternde Mittel und Kalziumantagonisten indiziert.

21.3.6 Akrodynie (Feer-Krankheit)

Definition. Seltenes Krankheitsbild mit palmoplantarer Zyanose bei Kleinkindern.

Klinik. Im Kleinkindesalter rote oder blaurote Verfärbung der Hände und Füße, bevorzugt palmoplantar, begleitet von Juckreiz, Schmerzen und Hyperhidrose. Rückbildung mit lamellöser Schuppung. Zusätzlich vielfältige neurovegetative Störungen und Muskelhypotonie.

Ätiologie und Pathogenese. In einem großen Teil der Fälle ist eine Intoxikation mit Quecksilber oder anderen Schwermetallen wie Arsen und Thallium verantwortlich.

Diagnose. Erfolgt klinisch, da eine Verwechslung mit anderen Krankheitsbildern kaum möglich ist bzw. durch den Nachweis von Schwermetallen.

Therapie. Bei Schwermetallvergiftung Detoxifikation, sonst symptomatisch.

Prognose. Im allgemeinen recht gut, da langsame spontane Rückbildung.

Ätiologie und Pathogenese
Ursache unbekannt. Symptomatisch bei vielen Krankheiten *(Tab. 83)*.

Diagnose
Provokation durch Abkühlung.

Differentialdiagnose
Akrosklerotische Form der Sklerodermie (Antikörpernachweis).

Therapie
Kälteschutz, Nikotinkarenz, physikalische Therapie, Kalziumantagonisten.

21.3.6 Akrodynie (Feer-Krankheit)

◄ Definition

Klinik
Blaurote Verfärbung der Hand- und Fußsohlen mit Juckreiz, Schmerzen und Hyperhidrose. Neurovegetative Störungen, Muskelhypotonie.

Ätiologie und Pathogenese
Symptomatisch bei Quecksilber-, Arsen- und Thallium-Vergiftung.

Diagnose
Klinisches Bild wegweisend.

Therapie
Bei Schwermetallvergiftung Detoxifikation.

Prognose
Gut, spontane Rückbildung.

21.4 Organische Angiopathien

Entzündliche Gefäßerkrankungen mit Ischämie und Gangrän *(Tab. 84)*.

21.4 Organische Angiopathien

Heterogene Gruppe von Krankheiten, bei denen es durch entzündliche Gefäßveränderungen zu Ischämie und Gangrän kommen kann *(Tab. 84)*.

Tabelle 84: Ursachen von Ischämie und Gangrän (nach Ryan 1986)	
externe Ursachen:	Kompression, Trauma, Kälte-/Hitzeeinwirkungen, kaustische Substanzen, Röntgentherapie, Schlangen- und Spinnenbisse, Artefakte.
Infektionen und parainfektiöse Ursachen:	Gasgangrän, Pseudomonas-Infektionen, Septikämie (z.B. Meningokokken), Syphilis, Anaerobier- und synergistische Gangrän, nekrotisierende Fasziitis, Fournier-Gangrän (Skrotum), Leukämie, Dermatitis ulcerosa, Purpura fulminans.
hämatogene Ursachen	Kryoglobuline, Kälteagglutinine, Hämoglobinopathien, (z.B. Sichelzellenanämie), Koagulationsstörungen
metabolische Ursachen und entzündliche Gefäßveränderungen	Diabetes mellitus, Hypercholesterinämie mit Atherosklerose, Hyperparathyreoidismus, Arteriitis, Thrombangiitis obliterans.
vasospastisch	Raynaud-Phänomen (M. Raynaud und Raynaud-Syndrom), Ergotismus, Methysergid-Vergiftung.

21.4.1 Periarteriitis nodosa

21.4.1 Periarteriitis nodosa

Synonyme. Panarteriitis, Polyarteriitis nodosa oder nekrotisierende Angiitis.

Definition ▶

> **Definition.** Es handelt sich um eine seltene Systemerkrankung mit granulomatösen und nekrotischen Gefäßläsionen, bei der es in bis zu einem Drittel der Fälle zu Hautveränderungen kommt. Betroffen sind Männer und Frauen.

Klinik
Subkutane Knoten, manchmal entlang der Arterien, Urtikaria, Exanthem, Purpura, Gangrän. Sonderform isoliert an den Beinen. Allgemeinsymptome, Blutbildveränderungen, Senkungsbeschleunigung. Mitbefall von Nieren und Gelenken.

Klinik. Vielfältiges Erscheinungsbild, bei dem es isoliert oder kombiniert zu subkutanen Knoten, Urtikaria, Exanthemen, Purpura und Gangrän kommen kann. Typische Knötchen entlang der subkutanen Arterien sind eher selten. Häufig sind Allgemeinsymptome wie Fieber und Gewichtsverlust sowie entzündliche Blutbildveränderungen mit Leukozytose, Eosinophilie, Thrombozytose und beschleunigter BSG. Bei Organbeteiligung sind oft die Nieren und die Gelenke betroffen. Eine Sonderform der Periarteriitis nodosa, nur die Beine betreffend, läßt sich abgrenzen mit protrahiertem Verlauf und guter Prognose.

Ätiologie und Pathogenese
Ursache(n) unbekannt, in einem Teil der Fälle spielt eine Immunkomplexvaskulitis eine Rolle.

Ätiologie und Pathogenese. Die Ursachen sind unbekannt. In einem Teil der Fälle spielt pathogenetisch wahrscheinlich die Schädigung der Gefäßwände durch Immunkomplexe eine Rolle.

Diagnose und Differentialdiagnose
Die Histologie mit Wandnekrose und granulomatöser Entzündung der Arterien ist wegweisend.
Abzugrenzen sind granulomatöse Vaskulitiden, symptomatische Formen, obliterierende Endangiitis und die Wegener-Granulomatose.

Diagnose und Differentialdiagnose. Entscheidend ist das histologische Bild einer ausreichend tiefen Biopsie aus sicher veränderter Haut. Dieses ist von fibrinoiden Wandnekrosen und granulomatöser Entzündung der kleineren und mittleren Arterien gekennzeichnet. Abzugrenzen sind andere granulomatöse Vaskulitiden, vor allem symptomatische Periarteriitis-Formen durch Arzneimittel bei Autoimmunkrankheiten, außerdem die obliterierende Endangiitis und die Wegener-Granulomatose.

Therapie
Kortikosteroide und Immunsuppressiva, initial in hoher Dosierung.

Therapie. Kortikosteroide, zumindest anfänglich in hoher Dosierung, kombiniert mit Immunsuppressiva (Azathioprin). Die Wirkung nichtsteroidaler Antiphlogistika ist unsicher.

Prognose. Zumeist schubweiser Verlauf mit unterschiedlich langen, individuell sehr verschiedenen Remissionsphasen. Unter immunsuppressiver Therapie klingen die Erscheinungen ab zu blanden Verlaufsformen.

21.4.2 Wegener-Granulomatose

> **Definition.** Sehr seltene, granulomatöse, destruierende Erkrankung mit dem Charakter einer malignen Systemerkrankung.

Klinik. Besonders im Gesicht und im Respirationstrakt treten leicht verletzliche, schnell zerfallende Tumoren auf. Als Initialsymptom erscheint manchmal eine extrem chronische Rhinitis, gefolgt von extrakutanen Herden in Lunge und Nieren.

Ätiologie und Pathogenese. Die Ursache ist unbekannt.

Diagnose und Differentialdiagnose. Die histologische Untersuchung, gegebenenfalls an mehreren Biopsaten, ist wegweisend. Dabei stehen ausgeprägte granulomatöse Reaktionen mit Destruktion der Gefäßwände im Vordergrund. Abzugrenzen sind maligne Lymphome und das sogenannte »lethal midline granuloma« (zentrofaziale Granulomatose), das vor allem in tropischen und subtropischen Ländern vorkommt.

Therapie. Unbefriedigend. Je nach Stadium Röntgentherapie von Einzelherden, Immunsuppressiva und Kortikosteroide, eventuell ergänzt durch die Plasmapherese. In fortgeschrittenen Stadien Zytostatika.

Prognose. Die Krankheit führt mit protrahiertem Verlauf, zumeist durch Sepsis bedingt, zum Tode.

21.4.3 Arteriitis cranialis

Synonyme. Arteriitis temporalis, Riesenzell-Arteriitis.

> **Definition.** Es handelt sich um eine schmerzhafte Entzündung insbesondere der Temporalarterien mit ungeklärter Genese. Betroffen sind vor allem ältere Menschen.

Klinik. Es imponiert die deutlich sichtbare, schmerzhafte Schwellung der Arterie im Temporalbereich. Häufig kommen Allgemeinsymptome mit Fieber und Krankheitsgefühl, »rheumatische« Beschwerden, ausgeprägte Kopfschmerzen und manchmal Schwindel dazu. In über der Hälfte der Fälle Sehstörungen durch die beeinträchtigte Augendurchblutung.

Ätiologie und Pathogenese. Unbekannt, wahrscheinlich isolierte Form der Polyarteriitis nodosa infektallergischer Genese.

Diagnose. Klinisch durch Palpation des verdickten Gefäßes. Wegweisend ist die histologische Untersuchung, wobei die Probeentnahme mit dem Risiko flächiger Nekrosen behaftet ist. Feingeweblich granulomatöse Entzündung mit Zerstörung der Arterienwand und charakteristischen Riesenzellen. Laborchemisch oft Leukozytose mit Eosinophilie sowie massive Senkungsbeschleunigung.

Therapie. Kortikosteroide, auch in Kombination mit Immunsuppressiva (Azathioprin).

Prognose. Abgesehen von der Gefahr der lokalen Nekrosebildung und der Erblindung ist die Prognose recht gut. Unter antiphlogistischer Behandlung erfolgt erst Ausheilung innerhalb von Jahren.

Prognose
Schubweiser Verlauf mit sehr unterschiedlicher Prognose.

21.4.2 Wegener-Granulomatose

◀ **Definition**

Klinik
Geschwürig zerfallende Tumoren an Haut, Schleimhäuten und später inneren Organen (Lunge, Nieren).

Ätiologie und Pathogenese
Ursachen unbekannt.

Diagnose und Differentialdiagnose
Feingewebliches Bild wegweisend durch die destruierenden Granulome mit Gefäßbeziehung. Abzugrenzen sind maligne Lymphome und die zentrofaziale Granulomatose.

Therapie
Kortikosteroide, Immunsuppressiva, Plasmapherese. In fortgeschrittenen Fällen Zytostatika.

Prognose
Schlecht.

21.4.3 Arteriitis cranialis

◀ **Definition**

Klinik
Sieht- oder tastbare, schmerzhafte Schwellung, meist der Temporalarterie. Fieber, »rheumatische« Beschwerden, Kopfschmerzen, Schwindel, Sehstörungen kommen dazu.

Ätiologie und Pathogenese
Isolierte Form der Polyarteriitis nodosa.

Diagnose
Klinische Diagnose, histologisch riesenzellreiche Arteriitis mit Zerstörung der Gefäßwand. Leukozytose, Eosinophilie, BSG beschleunigt.

Therapie
Kortikosteroide, Immunsuppressiva.

Prognose. Gut, abgesehen von der Gefahr der lokalen Nekrosebildung und der Erblindung.

21.4.4 Arteriolitiden

21.4.4 Arteriolitiden

Entzündliche Erkrankungen klein-
kalibriger Arterien und Arteriolen.

Heterogene Gruppe entzündlicher Erkrankungen der oberflächlichen, kleinka-
librigen peripheren Arterien.

21.4.4.1 Vasculitis allergica

21.4.4.1 Vasculitis allergica

Synonyme. Imunkomplex-Vaskulitis, leukozytoklastische Vaskulitis, anaphylaktoide Purpura.

Definition ▶

Definition. Das Krankheitsbild mit typischen klinischen und histologischen Veränderungen ist ausführlich im *Kapitel 4.3* über immunologische
und allergische Krankheitsbilder abgehandelt.

21.4.4.2 Dermatitis ulcerosa (Pyoderma gangraenosum)

**21.4.4.2 Dermatitis ulcerosa
(Pyoderma gan-
graenosum)**

Definition ▶

Definition. Hautgangrän mit zerfallenden, schmierig belegten Ulzera ohne
mikrobielle Genese.

Klinik
Primär Pusteln mit rapider Vergrößerung und flächenhaftem, geschwüri-
gen Zerfall *(Abb. 239)* sowie narbiger Abheilung.

Klinik. Primäreffloreszenz sind eine
oder mehrere aggregierte Pusteln, die
sich rapide vergrößern und geschwürig zerfallen *(Abb. 239)*. Dabei werden
oft große Areale geradezu »abgewei-
det«. Die Abheilung erfolgt mit plattenartigen, oft de- oder hyperpigmentierten, unschönen Narben.

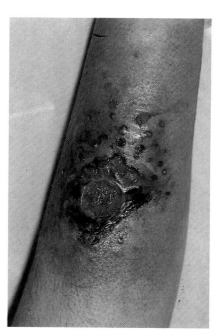

Abb. 239: Dermatitis ulcerosa (Pyoderma
gangraenosum) mit schmierig belegten,
zerfallenden Geschwürherden in
entzündlich veränderter Umgebung.

Ätiologie und Pathogenese
Wahrscheinlich heterogene Autoimmunkrankheit. Begleitend bei Darmerkrankungen wie M. Crohn und
Colitis ulcerosa.

Diagnose und Differentialdiagnose
Typisches klinisches Bild. Histolo-
gisch nur in den Frühstadien als
Vaskulitis erkennbar.

Störung verschiedener humoraler
und zellulärer Immunparameter
beschrieben (IgA-Gammopathie).

Ätiologie und Pathogenese. Wahrscheinlich ursächlich sehr heterogene
Autoimmunerkrankung. In einem Teil der Fälle als Begleiterkrankung bei Colitis ulcerosa, M. Crohn, chronischer Bronchitis und rheumatoider Arthritis zu
beobachten.

Diagnose und Differentialdiagnose. Das klinische Bild und die negative
Bakteriologie sind wegweisend. Die feingewebliche Untersuchung ist nur bei
Frühveränderungen sinnvoll, wobei sich eine leukozytoklastische Vaskulitis der
dermalen Gefäße nachweisen läßt. Ältere Veränderungen bieten nur noch das
Bild einer uncharakteristischen Entzündung mit Gewebeuntergang. Laborchemisch und immunologisch wurden zahlreiche Störungen beschrieben, insbesondere monoklonale Gammopathien (IgA).

Differentialdiagnose. Unproblematisch, da charakteristisches Krankheitsbild. Bei Lokalisation in intertriginösen Bereichen kommen die sogenannte Akne-Tetrade und die Pyodermia fistulans sinifica in Betracht.

Therapie. Mit mehr oder weniger gutem Erfolg wurden Kortikosteroide, Immunsuppressiva und Immunmodulatoren wie Interferone, Dapson und Clofazimin (Lampren) eingesetzt. Die Lokalbehandlung ist wie bei Ulzera anderer Genese zu führen, wobei die Behandlung oft durch die extreme Schmerzhaftigkeit der Ulzera erschwert wird.

21.4.4.3 Livedo racemosa

> **Definition.** Entzündliche Erkrankung der kleineren und mittleren Gefäße in der Dermis bei entsprechender Disposition und zusätzlichen Noxen (Nikotin). Betroffen sind fast ausschließlich Frauen, meist Raucherinnen und solche, die Kontrazeptiva einnehmen.

Klinik. Kennzeichnend sind asymmetrische, bizarre Gefäßzeichnung, meist mit einer Blitzfigur verglichen, an den Beinen, am Gesäß und an den Oberarmen, seltener an anderen Lokalisationen. Beteiligung anderer Gefäßgebiete, vor allem zerebraler Lokalisation mit der Gefahr eines apoplektischen Insultes oder eines Hirninfarktes kommen vor.

Ätiologie und Pathogenese. Unbekannt, wahrscheinlich genetisch bedingte Disposition (familiäre Häufung) in Verbindung mit bestimmten Noxen. Symptomatisch kommt die Livedo racemosa bei Polyarteriitis, Thrombangiitis obliterans, rheumatischen Erkrankungen und bei Pankreatitis vor.

Diagnose. Klinisch und histologisch. Die histologische Untersuchung der Dermis ergibt, im Gegensatz zur Livedo reticularis, deutliche entzündliche Veränderungen mit Alteration der Gefäßwände. Die Beteiligung weiterer Gefäßgebiete muß angiologisch abgeklärt werden.

Therapie. Ausschaltung der genannten Noxen, sonst fließverbessernde Mittel, Kortikosteroide und Immunsuppressiva. In leichteren Fällen ist manchmal Indometacin ausreichend.

Prognose. Extrem chronischer Verlauf, durch plötzliche zerebrale Insulte kompliziert.

21.4.5 Arterielle Verschlußkrankheit

> **Definition.** Vollständiger oder teilweiser Verschluß der Arterien, der zu Ischämie und Gangrän führen kann *(Tab. 82).* In diesem Kapitel werden nur die Verschlüsse der Extremitätenarterien, die dermatologisch von Interesse sind, abgehandelt.

Der progrediente Verschluß der Arterien mit Verlust der Elastizität bei gleichzeitiger Verdickung der Arterienwände mit verkalkenden Atheromen ist eine altersabhängige Systemerkrankung. Die Lumenverengung, besonders an strömungsmechanisch problematischen Stellen (Aorta, Karotiden) führt zur plötzlichen oder protrahierten Ischämie.

Besonders häufig ist der Verschluß der Beinarterien mit nachfolgender Claudicatio intermittens (intermittierendes Hinken, »Schaufensterkrankheit«).

Differentialdiagnose
Bei intertriginöser Lokalisation ist die Akne-Tetrade und die Pyodermia fistulans sinifica abzugrenzen.

Therapie
Kortikosteroide, Immunsuppressiva, Plasmapherese, Interferone, Dapson, Clofazimin, mit unterschiedlicher Wirksamkeit. Die Lokalbehandlung ist wie bei Ulzera anderer Genese zu führen.

21.4.4.3 Livedo racemosa

◄ **Definition**

Klinik
Blitzfigurenartige Gefäßzeichnung, asymmetrisch, an Beinen, am Gesäß oder an den Oberarmen. Beteiligung zerebraler Gefäße mit Insult oder Hirninfarkt.

Ätiologie und Pathogenese
Bei genetischer Disposition wird sie durch Nikotin und Hormonfaktoren ausgelöst. Symptomatisch bei Polyarteriitis.

Diagnose
Klinisches und histologisches Bild sind wegweisend. Im Gegensatz zur Livedo reticularis mit Entzündung.

Therapie
Nikotinkarenz, Kortikosteroide und Immunsuppressiva.

Prognose
Extrem chronischer Verlauf.

21.4.5 Arterielle Verschlußkrankheit
◄ **Definition**

Die Arteriosklerose ist eine altersabhängige Systemerkrankung. Durch Lumeneinengung kommt es zur plötzlichen oder protrahierten Ischämie. Besonders häufig sind die Beinarterien betroffen mit Claudicatio intermittens.

Klinik

Vier Stadien lassen sich unterscheiden: Stadium I ohne klinische Symptome, Stadium II mit Belastungsschmerzen, Stadium III mit Ruheschmerz. Stadium IV: Gangrän unterschiedlichen Ausmaßes und Lokalisation *(Abb. 240).*

Klinik. Die distale Verschlußkrankheit wird im allgemeinen in vier Stadien eingeteilt:

Stadium I: Arteriosklerotischer Gefäßverschluß ohne klinische Symptome, da Kollateralversorgung.
Stadium II: Beschwerden nur bei Belastung, dann mit typischer Claudicatio intermittens nach unterschiedlich langer Gehstrecke.
Stadium III: Stadium des Ruheschmerzes.
Stadium IV: Gangrän unterschiedlichen Ausmaßes und Lokalisation *(Abb. 240).*

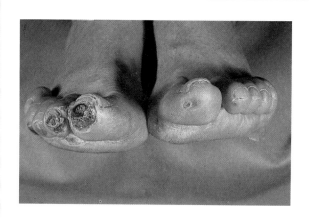

Abb. 240: Fortgeschrittene trockene Gangrän der Zehen mit Gewebeverlust bei arterieller Verschlußkrankheit Stadium IV.

Trophische Störungen mit Atrophie und trocken schuppender Haut, Onychodystrophie und Onychomykosen in allen Stadien.

Dermatologische Symptome aller Stadien sind, abgesehen von der für das Stadium IV charakteristischen Gangrän, trophische Störungen. Diese treten als trockene, schuppende, manchmal auch atrophisch glatte, glänzende Haut der Unterschenkel in Erscheinung. Nicht selten sind Nageldystrophien und Nagelmykosen.

Ätiologie und Pathogenese
Als Risikofaktoren gelten Hypertonie, Hyperlipoproteinämie, Diabetes mellitus, Nikotinabusus.

Ätiologie und Pathogenese. Die eigentlichen Ursachen der Arteriosklerose sind noch ungenügend bekannt. Risikofaktoren wie Hypertonie, Hyperlipidämie, Diabetes mellitus und Nikotinabusus scheinen eine wichtige Rolle für die obliterativen Umbauvorgänge an den Arterien zu spielen.

Diagnose
Einfache klinische Untersuchungen, Inspektion, Palpation und Auskultation im Seitenvergleich. Ultraschall-Doppler zur Auskultation und Blutdruckmessung.
Funktionsprobe nach Ratschow zur groben Überprüfung suffizienter arterieller Durchblutung.

Diagnose. Wichtige und einfache Untersuchungsmethoden sind Palpation und Inspektion der Extremitäten und -arterien des gut an die Temperatur des Untersuchungsraumes adaptierten Patienten, besonders im Seitenvergleich. Zusätzlich Auskultation und Ultraschall-Doppler-Untersuchung der zugänglichen Arterienstämme, außerdem Blutdruckmessung an den Extremitäten im Seitenvergleich. Eine einfache **Funktionsprobe** ist die **nach Ratschow:** Bei senkrecht angehobenen Beinen kräftige Bewegung der Füße in den Sprunggelenken für etwa zwei Minuten. Bei insuffizienter arterieller Versorgung verminderte Hautdurchblutung und Abblassen der Fußsohlen. Läßt man den Patienten sofort anschließend die Beine herabhängen, kommt es normalerweise schon nach wenigen Sekunden zu einer reaktiven Hyperämie. Bei arterieller Durchblutungsstörung tritt diese Hyperämie erst mit einer Verzögerung von 15–60 sec auf. Eine weitere grobe Funktionsprüfung vor allem im Stadium II ist die Messung der Gehstrecke, möglichst unter standardisierten Bedingungen.

Im Stadium II Bestimmung der Gehstrecke unter standardisierten Bedingungen.
Weiterführende Diagnostik mittels Oszillographie und Angiographie.

Zur weiterführenden Diagnostik dienen Oszillographie vor und nach Belastung sowie invasive Methoden wie Angiographie und deren Modifikationen.

Therapie
Risikofaktoren minimieren oder ausschalten, je nach Stadium Intervall-Gehtraining, gefäßaktive Substanzen, Antikoagulanzien, Gefäßchirurgie.
Bei Gangrän trockene Behandlung, Traumen vermeiden. In schweren Fällen Amputation.

Therapie. Die Möglichkeiten sind beschränkt, das Ergebnis häufig unbefriedigend. Ausschaltung oder Kompensation von Risikofaktoren, Intervall-Gehtraining, gefäßaktive Substanzen, Antikoagulanzien, Rheologika; manchmal kontrollierte Hypertension durch Mineralokortikoide. Bei isolierten Verschlüssen gefäßchirurgische Intervention (Gefäßprothese, Bypass, Thrombarteriektomie). Trockene Behandlung gangränöser Areale, um eine Superinfektion mit Übergang in die feuchte Form zu vermeiden. Nur sehr vorsichtige Nagelpflege. In schweren Fällen bleibt oft nur die Amputation.

Prognose. Da die Arteriosklerose in den meisten Fällen progredient ist, wird der Verlauf vor allem vom plötzlichen Verschluß lebenswichtiger Gefäßgebiete (Herz, Gehirn) bestimmt.

Prognose
Sehr variabel, der plötzliche Verschluß wichtiger Arterien ist bestimmend.

21.4.6 Thrombangiitis obliterans (v. Winiwarter-Buerger)

21.4.6 Thrombangiitis obliterans

> **Definition.** Diese Erkrankung mit segmental-obliterierender Entzündung von mittel- und kleinkalibrigen Gefäßen, bevorzugt an den Extremitäten, kommt hauptsächlich bei jüngeren Männern mit Nikotinabusus vor.

◄ **Definition**

Klinik. Sehr starke, anfallsartige und belastungsunabhängige Schmerzen, meist in der Nacht auftretend. Gleichzeitig besteht häufig Kälteempfindlichkeit. Im weiteren Verlauf Ischämie mit nachfolgenden Nekrosen, Ulzerationen und Gangrän wie beim arteriosklerotisch bedingten Gefäßverschluß, vor allem an den Füßen und Zehen, seltener an den Fingern.

Klinik
Nächtliche, belastungsunabhängige Schmerzattacken, später Ischämie mit nachfolgender Gangrän.

Ätiologie und Pathogenese. Ursache unbekannt, als auslösende Faktoren gelten Nikotinabusus, Kältereize und hormonelle Einflüsse bei genetisch Disponierten.

Ätiologie und Pathogenese
Genetische Disposition mit auslösenden (Mit-)Faktoren: Kältereize, Nikotinabusus.

Diagnose. Wegweisend sind verminderte oder fehlende arterielle Pulse und unilaterale bzw. asymmetrische Nekrosen und Ulzerationen. Diagnostisch wegweisend ist die histologische Untersuchung eines Gefäßexzisates, das entzündliche, stadienabhängige Veränderungen zeigt.

Diagnose
Die arterielle Durchblutung ist vermindert (Ultraschall, Arteriographie). Histologische Untersuchung mit entzündlichen Veränderungen wegweisend.

Differentialdiagnose. Abzugrenzen sind vor allem das Raynaud-Syndrom, die akrale Form von Sklerodermie und Ergotismus, besonders aber die arterielle Verschlußkrankheit arteriosklerotischer Genese.

Differentialdiagnose
Raynaud-Erkrankung, akrale Form der Sklerodermie, Ergotismus, besonders Arteriosklerose.

Therapie. Strikte Nikotinkarenz, Vermeiden von Traumen und abruptem Temperaturwechsel. Von unsicherem Wert sind gefäßerweiternde Mittel und Sympathektomie. Bei fortgeschrittener Gangrän kommt nur noch die Amputation in Betracht.

Therapie
Nikotinkarenz, Kältereize vermeiden. Evtl. gefäßerweiternde Medikamente, Sympathektomie. Bei Gangrän Amputation oft unvermeidlich.

Prognose. Je nach Krankheitsaktivität. Sowohl foudroyante als auch extrem chronische Verlaufsformen über Jahrzehnte hinweg sind beschrieben.

Prognose
Sehr variabel, da subakuter bis extrem chronischer Verlauf.

21.4.7 Diabetes mellitus und Haut

21.4.7 Diabetes mellitus und Haut

Im Verlauf des Diabetes mellitus kommt es nicht selten zu Hautveränderungen *(Tab. 85)*, die jedoch kaum Diabetes-spezifisch sind. Als ursächlich werden Störungen des Kohlehydrat- und Fettstoffwechsels, Makro- und Mikroangiopathien sowie nervale und immunologische Störungen diskutiert.

Besonders bei lang bestehendem oder schlecht eingestelltem Diabetes kommt es zu peripheren Durchblutungsstörungen aufgrund der arteriosklerotischen Angiopathie. Schwerste Veränderung ist die **diabetische Gangrän** mit sehr schmerzhaften, tiefreichenden, kaum oder nicht heilenden Ulzerationen, die zum Verlust der Extremität oder Teilen davon führen kann. Mitursache sind trophische Störungen durch die periphere Neuropathie. Steht diese im Vordergrund, kommt es zu **neurotrophen Ulzera**.

Die **diabetische Dermopathie** findet sich in Form unterschiedlich großer, meist münzenförmiger, anfangs erythematöser, später braun-atrophischer Makulä im Schienbeinbereich. Histologisch besteht Ähnlichkeit mit der Stauungsdermatose, wobei besonders eine Verdickung der Kapillarwände auffällt.

Diabetische Blasen *(Abb. 241)* treten vor allem an den distalen Extremitäten in unveränderter Haut und ohne wesentliche subjektive Symptome auf. Als Auslöser gelten Traumen und Licht.

Hautveränderungen bei Diabetes sind unspezifisch, meist durch Mikro- und Makroangiopathie, veränderte Hautoberfläche und subtile immunologische Störungen verursacht.
Periphere Durchblutungsstörungen durch Wandveränderungen großer und kleiner Gefäße können zur **diabetischen Gangrän** führen.
Bei peripherer Neuropathie kommt es zu **neurotrophen Ulzera**.

Diabetische Dermopathie mit braunroten Makulä vor allem an den Unterschenkeln.

Diabetische Blasen (Abb. 241) auf unveränderter Haut, meist an Extremitäten.

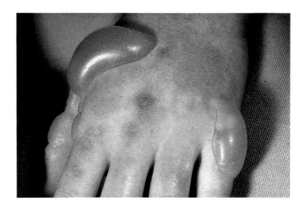

Abb. 241: Diabetische Blasen mit serösem Inhalt, prall gefüllt, auf kaum veränderter Haut.

Tabelle 85: Hautveränderungen bei Diabetes mellitus	
durch die Angiopathie	**durch Infektion**
diabetische Gangrän	Follikulitis
diabetische Dermopathie	Furunkulose
Bullosis diabetica	Impetigo
Necrobiosis lipoidica	Erysipel
Granuloma anulare diss.	Candidamykosen
	Dermatomykosen (inkl. Nägel)
	Pityriasis versicolor

Necrobiosis lipoidica mit plaqueartigen Nekrobiosen vor allem an den Schienbeinen.

Das Granuloma anulare disseminatum ist manchmal mit Diabetes mellitus assoziiert mit papulösen Hautveränderungen, vor allem am Stamm.

Hautinfekte wie Impetigo, Follikulitis, Furunkel und **Erysipel** sind beim Diabetes häufiger.
Die Behandlung erfolgt antibiotisch mit möglichst optimaler Einstellung des Diabetes mellitus.

Hefepilzinfekte vor allem intertriginös und bei intestinaler Hefemykose kommen vor und werden durch antimykotische Therapie und sorgfältige Hygienemaßnahmen behandelt.

Bei hartnäckigen **Fadenpilzinfektionen** der Haut ist Diabetes auch auszuschließen.

Der klinische Fall ▶

Bei etwa 1–3% der Diabetiker kommt es zur **Necrobiosis lipoidica** mit braungelben, indurierten, zentral oft atrophischen, selten ulzerierten Plaques von sehr variabler Größe vorzugsweise an den Unterschenkelstreckseiten. Pathogenetisch spielen Entzündung und Mikroangiopathie eine Rolle. Eine wirksame Therapie existiert nicht. Wird der Diabetes korrekt eingestellt, kommt es manchmal zu Remissionen.

Das **Granuloma anulare** in seiner disseminierten Form ist ebenfalls gelegentlich mit einem Diabetes mellitus assoziiert. Die meist kleinpapulösen, mehr oder weniger ausgedehnt disseminierten Effloreszenzen sind hautfarben oder rötlich. Eine bevorzugte Lokalisation ist der Rücken. Die Diagnose wird im allgemeinen histologisch gestellt. Therapeutisch sollen Chloroquin (Resochin) und Niacinamid in höherer Dosierung wirksam sein.

Obwohl sichere Beweise fehlen, begünstigen wahrscheinlich subtile immunologische Störungen im Rahmen eines Diabetes mellitus Hautinfekte durch Bakterien und Pilze. Nicht selten finden sich, vor allem bei adipösen Kranken, bakterielle Infekte als **Impetigo, Follikulitis, Furunkel** und **Erysipel**. Bei letzterem stellen Interdigitalmykosen, Verletzungswunden und Gangrän mögliche Eintrittspforten dar. Therapeutisch Antibiotika, möglichst nach Resistenzbestimmung.

Auch **Hefepilzinfektionen** sind bei Diabetikern nicht selten. Sie betreffen vor allem intertriginöse Areale. Mitursachen sind oft unzureichende hygienische Maßnahmen. Infektionsquelle für dort lokalisierte Veränderungen stellt oft eine gleichzeitige intestinale Hefemykose dar. Die Therapie erfolgt mit den üblichen Antimykotika, möglichst in austrocknender Grundlage sowie durch Darmsanierung.

Ob auch **Fadenpilzinfektionen** (Tinea) gehäuft bei Diabetikern auftreten, ist umstritten. Auf alle Fälle sollten hartnäckige, häufig rezidivierende oder scheinbar therapieresistente Hautinfekte, unabhängig vom Erreger, immer an einen Diabetes als Grundkrankheit denken lassen.

Der klinische Fall. Bei der jetzt 39jährigen Frau kam es seit etwa fünf Jahren zur Bildung von Pusteln, bislang ausschließlich am Stamm. Aus diesen bildeten sich innerhalb weniger Tage flache, extrem schmerzhafte, schmierig belegte Ulzera mit düsterrotem Randsaum. Bis auf eine gelegentliche Erhöhung des Serum-IgA und einer Beschleunigung der BSG ergaben sich keine pathologischen Befunde. Die im Verlauf der Jahre durchgeführten Behandlungsmaßnahmen (Plasmapherese, Immunsuppresiva, Dapson, Clofazimin und Thymuspeptide) waren nur zeitweilig wirksam. Inzwischen waren große Areale flächenhaft narbig verändert. Diagnose: Dermatitis ulcerosa.

22 Die Erkrankungen der Haare

22.1 Entwicklung, Aufbau und Wachstum des Haares

Entwicklung. Ab der neunten Embryonalwoche beginnt durch Aussprossung von primitiven Haarkeimen aus dem Ektoderm die Haarentwicklung (bei Geburt 2 Millionen Haarfollikel). Der vollentwickelte Haarfollikel besteht aus epithelialen und Bindegewebsanteilen. Die Zusammensetzung von dermalen Papillen, Gefäßen, Nerven und der Haarmatrix bildet den Haarbulbus.

Entwicklung
Die primitiven Haarkeime entwickeln sich aus dem Ektoderm ab der 9. Embryonalwoche.

Morphologie der Haare und Chemie des Haarkeratins. Auf der Haarmatrix entsteht durch Verhornung der sich etwa einmal pro Tag teilenden Zellen, vergleichbar einer holokrinen Drüse, das Haar. Diese Zellen gehören zu den aktivsten Zellen des menschlichen Körpers. Durch eingelagerte Melanozyten wird Pigment an das Haar abgegeben. Das **Terminalhaar** ist dreischichtig, besteht aus Mark, Rinde und Kutikula. Chemisch setzt es sich im wesentlichen aus Keratin zusammen, einem Strukturprotein, das im Vergleich zum Keratin der Hornschicht einen außerordentlich hohen Zystingehalt aufweist. Diese Keratin-Proteine sind in der Rinde filamentär angeordnet, bestehen aus 8 verschiedenen Keratinpolypeptiden, die mit zahlreichen Disulfid- und Wasserstoffbrücken vernetzt sind, so daß sie dem Haar die mechanisch-chemische Festigkeit geben. Die Kutikula besteht aus dachziegelartig übereinandergeschobenen Hornzellen, die als Schutzschicht gegen exogene Faktoren dienen. Das Haar wird von einem mehrschichtigen Pflasterepithel umgeben (Haarkanal). Oberhalb der Talgdrüsenmündung verhornt es und heißt Infundibulum, unterhalb folgen der Isthmus und die epitheliale Wurzelscheide. Jedes Haarfollikel unterliegt der Alterung. Das Terminalhaar wird im Alter durch Verkümmerung des Haarfollikels wieder zum Vellushaar. Das Ergrauen kommt durch einen sekundären Melaninschwund zustande.

Morphologie

Das **Terminalhaar** besteht aus Mark, Rinde und Kutikula. Keratine sind die wesentlichen filamentären Proteine des Haarschaftes.

Haarzyklus. Die Haare gehören zu den sogenannten Mausergeweben mit zyklischen Aktivitätsphasen. Jeder Follikel durchläuft asynchron mit den Nachbarfollikeln Wachstums- und Ruhepausen.

Haarzyklus
Asynchrone, zyklische Aktivitätsphasen.

● **Anagenphase.** Durch Teilung der Haarmatrixzellen und durch Keratinisierung kommt es zum Haarwachstum. Die Wachstumsgeschwindigkeit und -dauer ist regional unterschiedlich, genetisch determiniert und beträgt rund 0,34 mm pro Tag. Ungefähr 90% aller Follikel befinden sich in dieser Wachstumsphase.

Anagenphase
Etwa 90% aller Follikel befinden sich in dieser Wachstumsphase.

● **Katagenphase.** Diese Übergangsphase umfaßt die Umwandlungsvorgänge zur nachfolgenden Ruhepause und dauert etwa 14 Tage.

Katagenphase
14tägige Übergangsphase.

● **Telogenphase.** Die Dauer der Ruhepause ist regional unterschiedlich; am behaarten Kopf etwa drei Monate, an den Augenbrauen etwa sechs bis acht Monate. Der physiologische Haarverlust beträgt bis zu 100 Haare pro Tag. Durch ein **Trichogramm** kann ein Haarwurzelstatus (Haarzyklusphasen, Haarwachstumskapazität und Anteil von Haarverlusten) eingeschätzt werden. Unter standardisierten Bedingungen (fünf Tage keine Haarwäsche) werden mittels einer mit Gummi überzogenen Kocherklemme 70 bis 100 Haare an einer umschriebenen Stelle (Scheitel oder Schläfe) durch einen kräftigen Zug epiliert und im Binokularmikroskop untersucht. Die Haarfollikel werden ausgezählt und ihre prozentuale Verteilung berechnet.

Telogenphase
Regional unterschiedlich, zwischen 3–8 Monaten. Physiologischer Haarverlust bis zu 100 Haare/Tag. Der Haarwurzelstatus wird durch das **Trichogramm** gewonnen.

Hormonelle Beeinflussung. Die Tatsache, daß derselbe Haarfollikel in der Fetalzeit ein Lanugohaar, in der frühen Kindheit ein Vellushaar, im Erwachsenenalter ein Terminalhaar bildet, läßt erkennen, daß dieser Follikel nicht nur genetischen, sondern auch hormonellen Einflüssen unterliegt. Eine wesentliche Rolle spielen Androgene. Man unterscheidet:

Hormonelle Beeinflussung
Androgene spielen eine wesentliche Rolle.

● **Sexualhaar:** Primäre Geschlechtsbehaarung: Barthaare, Ohrhaare und Haare im oberen Pubisdreieck bis zum Nabel wachsen abhängig von Androgeneinflüssen.

Man unterscheidet:
● **Sexualhaar**

Ambisexualhaar

● **Ambisexualhaar:** Sekundäre Geschlechtsbehaarung: Haare von der Axille und vom unteren Pubisdreieck, wie sie bei Frauen vorkommen, sind abhängig von Androgenkonzentrationen im Plasma.

Nichtsexualhaar

● **Nichtsexualhaar:** Kopf- und Körperhaare, auch Augenbrauen und Wimpern stehen nicht unter direkter androgener Stimulation.

Exogene Veränderungen des Haarschaftes

Sie erfolgen durch äußerliche kosmetische, mechanische und traumatische Einflüsse.

Exogene Veränderungen des Haarschaftes. Exogene Schäden, wie zum Beispiel massives Kämmen und Bürsten, gehäuftes Haarewaschen, Färben, Bleichen etc. führen zu mechanischen Schäden an der Kutikula und zu vermehrter Brüchigkeit (Trichoklasie), Verlust des Haarglanzes und Trichoptilosis (»Haarspalten«). Haarverformung durch Fönstäbe, Frisiercremes, Haarsprays, Dauerwellen etc. äußert sich in Schrumpfung des Haarschaftes mit baumstammartigen Einkerbungen, Kutikulazellschäden, die beim Nachwachsen gesunden Haares voll reversibel sind, solange keine Entzündung der Kopfhaut zu einer Schädigung der Haarwurzel führt.

22.2 Alopezien

Man unterscheidet zirkumskripte (vernarbende oder nicht vernarbende) und diffuse (kongenitale oder erworbene) Haarlosigkeit.

22.2 Alopezien

Als Alopezie wird der Zustand der Haarlosigkeit bezeichnet. Dabei lassen sich zirkumskripte (herdförmige) vernarbende oder nicht vernarbende, diffuse kongenitale oder erworbene Alopezien unterscheiden. Als Effluvium bezeichnet man den dynamischen Vorgang des Haarausfalls.

22.2.1 Diffuse Alopezien

22.2.1.1 Diffuse kongenitale Alopezien
● **Atrichie**
Definiert sich als angeborene, diffuse Haarlosigkeit.

22.2.1 Diffuse Alopezien

22.2.1.1 Diffuse kongenitale Alopezien

● **Atrichie:** Es handelt sich um eine angeborene diffuse Haarlosigkeit, deren Ätiologie nicht bekannt ist. Diese Abnormalität kommt isoliert vor oder aber auch als Teilsymptom mit anderen angeborenen Defekten, öfter auch kombiniert mit ektodermalen Dysplasien. Eine Behandlung gibt es nicht.

● **Hypotrichose**
Kongenitale, schütter ausgeprägte Behaarung.

● **Hypotrichose:** Man bezeichnet damit eine kongenitale, schüttere Ausprägung der Behaarung. Die Hypotrichose ist öfter vorhanden als Teilsymptom vieler Syndrome (Thompson-Syndrom, Netherton-Syndrom), wobei oftmals nicht nur eine verminderte Haarquantität vorliegt, sondern auch qualitative Haarschaftveränderungen (Pili torti, Monilethrix) zu erkennen sind.

22.2.1.2 Erworbene diffuse Alopezien

22.2.1.2 Erworbene diffuse Alopezien

Man unterscheidet bei diesen Arten von Haarausfall eine akute, eine temporär chronische und eine progressive Form.

Akute erworbene diffuse Alopezie

Akute, erworbene, diffuse Alopezie.

Synonym. Anagen-dystrophisches Effluvium.

Klinik
Verdünntes Haar, anagen-dystrophisches Haarwurzelmuster.

Kadaverisierte Haare, wenn es zu einer Nekrose der Haarmatrix kommt.

Klinik und Definition. Bei stärkerer Schädigung der Haarmatrix kommt es innerhalb von Stunden bis Tagen zu einem starken, akuten und diffusen Haarausfall mit einem anagen-dystrophischen Haarwurzelmuster. Öfter verdünnt sich das Haar, bricht ab und tritt im Trichogramm als dystrophisches Haar in Erscheinung. Gelegentlich kommt es zu einer Nekrose der Haarmatrix, die ein trichomalazisches Degenerationsprodukt aus Melaninschollen, Resten der Wurzelscheide und Haarkeratin bildet und wie dunkle komedonenartige Verschlüsse aussieht (kadaverisierte Haare).

Diagnose
Diagnose durch Anamnese und Klinik, ergänzt durch Laborparameter.

Diagnose. Anamnese, Klinik und Laborparameter sind von größter Wichtigkeit.

Ätiologie
Siehe *Tabelle 86.*

Ätiologie. Viele Noxen kommen in Frage *(Tab. 86).*

Tabelle 86: Differentialdiagnose der Noxen bei akutem Haarausfall	
Noxen bei Alopezie vom Spättyp mit telogenem Haarwurzelmuster	**Noxen bei Alopezie vom Frühtyp mit anagen-dystrophischem Haarwurzelmuster**

• Alopezien bei Säuglingen und Neugeborenen
• postpartale Alopezien, Haarausfall durch Kontrazeptiva
• postinfektiöse, postfebrile Alopezien
• Alopezien bei Eisenmangel, bei Malignomen oder durch metabolische Störungen
• Alopezien bei Endokrinopathien
• medikamentöse Alopezien
• Alopezien durch Röntgenstrahlen
• Aloepecia areata mit geringer Progressionstendenz
• »Male pattern alopecia«
• Alopecia climacterica
	• medikamentös und chemisch ausgelöste Alopezien durch
	  – Zytostatika
	  – Antikoagulanzien
	  – Thallium
	  – Schwermetallintoxikation
	  – Pflanzentoxine usw.
	• physikalische Alopezien durch
	  – Röntgenstrahlen
	  – Trichotillomanie
	• Alopecia areata mit rascher Progressionstendenz
	• schwere Verlaufsformen von postpartalen, postinfektiösen oder postfebrilen Alopezien
	• »Male pattern alopecia«
	• Alopecia climacterica

Therapie. Der Haarnachwuchs erfolgt nur nach Ausschaltung oder Therapie der spezifischen Noxe.

Therapie
Ausschaltung möglicher Noxen entscheidend.

Chronische, erworbene diffuse Alopezie

Synonym. Telogene Alopezie

Chronische, erworbene diffuse Alopezie

Klinik. Geringfügige Haarmatrixschädigungen können zu einer Umwandlung der Anagenhaare in Telogenhaare und damit drei Monate nach dem Ereignis zum Haarausfall führen. Die Ausdehnung dieser Alopezie entspricht der Ausdehnung der vorherigen Anagenfollikelschädigung. Es fallen 100 bis 1000 Haare pro Tag aus, was zu einer diffusen Alopezie führt.

Klinik
Diffuser Haarausfall.

Ätiologie. Viele Noxen kommen in Frage (Tab. 86).

Ätiologie
Siehe *Tabelle 86.*

Diagnose. Anamnese, Laboruntersuchungen sowie ein Trichogramm führen zur Diagnose *(Tab. 86 u. 87).*

Diagnose
Anamnese, Labor und Trichogramm sind entscheidend *(Tab. 86 u. 87).*

Therapie. Die Behandlung und Beseitigung der Ursache bringt innerhalb von Wochen das Sistieren des Effluviums und einen langsamen Haarnachwuchs.

Therapie
Ausschaltung der Noxen führt zu langsamem Haarnachwuchs.

Progressive, erworbene diffuse Alopezie

Synonym. Alopecia androgenetica des Mannes, Männlicher Haarausfall.

Progressive, erworbene diffuse Alopezie (Alopecia androgenetica des Mannes)

Definition. Es handelt sich um einen sowohl genetisch determinierten als auch durch Alterung bedingten Haarausfall. Der androgenetische Haarausfall ist Ausdruck einer genetisch und individuell festgelegten, erhöhten Empfindlichkeit der Kopfhaarfollikel auf männliche Sexualhormone (Androgene).

◀ Definition

Häufigkeit und Klinik. 95% aller männlichen Alopezien gehören dazu. Die Häufigkeit der Alopecia androgenetica hängt von ethnischen und familiären Faktoren ab und betrifft 5% aller Männer vor ihrem 20. Lebensjahr. Mit der Zeit breitet sich dieses Geschehen vom Ausgangsstadium Grad I (Geheimratsecken) aus in Form einer Tonsur am Hinterkopf, Grad II. Anschließend kommt es zum Grad III *(Abb. 242)* durch Haarlichtung in der Scheitelregion und Konfluieren

Häufigkeit und Klinik
Sie macht 95% aller männlichen Alopezien aus und trifft 80% aller Männer mit unterschiedlicher Verlaufsform *(Syn. 60 u. Tab. 87).* Nur 12–15% davon erreichen Grad IV. Zum Grad III vergleiche *Abbildung 242.*

Tabelle 87

quantitative Haarveränderungen					qualitative Haarveränderungen
vermehrt	**vermindert**				**Haarschaft**
Hypertrichose Hirsutismus	**reversibel zirkumskript**	**reversibel diffus**	**irreversibel zirkumskript narbig**	**irreversibel diffus**	
endogene Hormone – Menarche, Menopause – Gravidität – Nebennierenrinde – Ovarien, Nieren – Hypophyse exogene Hormone – Anabolika – Androgene – Steroide – ACTH	– Alopecia areata – Säuglingsglatze – Trichotillomanie – Zug-Druck-Alopezie – Lues – Mykosen – Pyodermien – postinfektiös	– postpartal – Endokrinopathien – medikamentös – Lues – chronische Krankheiten – Sepsis – Radiotherapie	– Aplasia cutis – Incontinentia pigmenti – Ichthyosen – Morbus Darier – Epidermolysen – schwere virale, mykotische und bakterielle Infekte – Neoplasien – Status pseudopeladicus – Pseudopelade – Brocq	– Atrichose – Hypotrichose – Monilethrix – Alopecia androgenetica – »Male pattern alopecia« – schwere chronische Krankheiten – idiopathisch	– Monilethrix – Trichorrhexis nodosa – Pili anulati – Wollhaare – Rollhaare – Pili recurvati – Syndrom der unkämmbaren Haare – Trichonodosis – exogene Schäden

Die Kopfhaut ist nicht atrophisch, zeigt jedoch eine glänzende Oberfläche durch die verbleibende Talgdrüsenfunktion.

der Bereiche bis zum Grad IV, wo nur noch seitlich und hinten ein breites, hufeisenförmiges Haarband besteht. 80 % aller Männer zeigen bis zum 70. Lebensjahr Grad I. 12 bis 15 % der Männer entwickeln Grad IV, aber nur bei 1 bis 2 % derselben ist Grad IV mit 30 Jahren vollständig ausgebildet *(Syn. 60, Tab. 87).*

Klinisch ist die Glatze scharf begrenzt, das Haarwachstum ist im behaarten Kopfbereich stets normal, die Haut im Glatzenbereich ist nicht atrophisch, meist von vellusartigen Haaren besetzt und glänzend, da die Talgdrüsenfunktion erhalten bleibt. Das Trichogramm zeigt je nach Intensität und Progression des Effluviums einen vermehrten Prozentsatz an Telogenhaaren und ist somit von prognostischer Bedeutung.

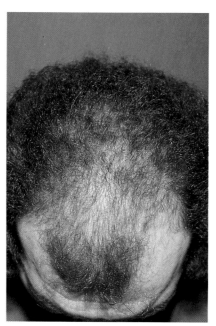

Abb. 242: Alopecia androgenetica Grad III bei einem 30jährigen Mann.

Ätiologie
Alter, androgene Hormone und **genetische Determinierung** sind die beeinflussenden Faktoren.

Ätiologie und Pathogenese. Die bestimmenden drei Faktoren sind **genetische Determinierung** (autosomal-dominant vererbt mit schwankender Expressivität), **Alter** und **androgene Hormone**. Die genetische Determinierung ist verantwortlich für das Ansprechen zur Umwandlung in die Telogenphase der individuellen Follikel in bestimmten Regionen und zu einem bestimmten Zeitpunkt. Die Aktivität der 5-alpha-Reduktase im Haarfollikel, einem Enzym, das aus Testosteron den peripher wirksamen Metaboliten Dihydrotestosteron bildet, und sich an spezielle zytoplastische Rezeptoren bindet, spielt eine wichtige Rolle zur hormonellen Ursache.

Synopsis 60: Schematische Darstellung der Stufen I–IV der androgenetischen Alopezie des Mannes (männliche Glatzenbildung).

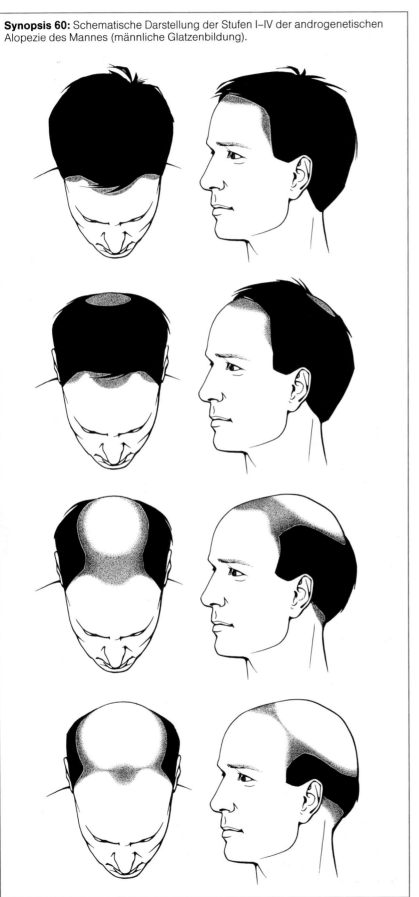

Diagnose
Diagnose durch Anamnese und
Klinik.

Diagnose. Die Diagnose ist durch Anamnese und Klinik einfach.

Therapie
Zur Zeit nicht möglich. Als Zukunfts-
therapie erstrebt man lokal
wirksame Antiandrogenmittel.

Ersatztherapien bestehen aus
Perücke oder operativen Haar-
transplantationen.

Therapie. Eine wirksame konservative Behandlung der männlichen Glatze ist zur Zeit nicht möglich. Östrogenhaltige Haarwasser sind von den Patienten günstig beurteilt, aber nur bei hoher Konzentration wirksam, wobei durch resorptive Effekte Nebenwirkungen auftreten können. Lokal wirksame Antiandrogenmittel ohne systemische Begleiterscheinung scheinen für die Zukunft die Therapie der Wahl zu werden.

Die systemische Anwendung von Antiandrogenen beim Mann ist nicht vertretbar. Einen Haarersatz (Perücke) oder mehrfache operative Transplantationen kleiner haartragender Hautstücke (Stanzen) von den seitlichen Kopfpartien in den Glatzenbereich sind möglich und können eine kosmetische Verbesserung erzielen. Wertvoll ist auch die Behandlung der starken Seborrhö, der Schuppenbildung und des Juckreizes als den oft störenden Begleiterscheinungen des männlichen Haarausfalls.

Prognose
Schwer einschätzbar.

Prognose. Je früher die Alopezie entsteht, desto schwerer ist der Verlauf. Bei langsamer Entwicklung in der 4. bis 5. Lebensdekade ist der Verlauf günstiger und begrenzt. Männer, die bis zum 4. oder 5. Dezennium keinen Haarausfall vom männlichen Typ aufweisen, bleiben davon verschont. Zusätzliche Noxen wie Kopfekzeme, Seborrhö, Pityriasis simplex capillitii, Infektionskrankheiten und Medikamente können sich fördernd auf die Entwicklung einer androgenetischen Alopezie auswirken.

Alopecia androgenetica der Frau

Alopecia androgenetica der Frau

Synonym. »male pattern alopecia« der Frau.

Definition ▶

Definition und Klinik. Weniger häufig als beim Mann stellt der »männliche Haarausfall« bei der Frau auch 95 % aller Alopezien dar. Zu einer ausgeprägten Glatze kommt es nur im Ausnahmefall, wenn eine vermehrte Androgenproduktion besteht. In jedem Fall ist dieses Krankheitsbild eine schwere psychische Belastung für die Betroffenen. Weitere Zeichen der Vermännlichung wie Hirsutismus und Virilismus sind manchmal nachweisbar (Syn. 61, Tab. 87). Klinisches Bild siehe *Abbildung 243.*

Ätiologie
Viele Noxen, die zu einer Gleich-
gewichtsstörung des Androgen-
spiegels führen, kommen in Frage.

Ätiologie. Als auslösende Noxen kommen in Frage: das adrenogenitale Syndrom, androgenproduzierende Tumoren (Ovarien, Nebennierenrinde), Medikamente mit Androgenwirkung oder erhöhte Empfindlichkeit der Haarfollikel auf den physiologischen Androgenspiegel.

Diagnostik
Fokussuche und endokrinologische
Abklärung sind angebracht.

Diagnostik. Die Anamnese und Familienanamnese, die klinische Untersuchung und die Nebenzeichen wie Hirsutismus und Virilismus führen zur Diagnose. Der Haarwurzelstatus zeigt ein telogenes Muster. Eine endokrinologische Durchuntersuchung ist angebracht (Testosteron und Dehydroepiandrosteronsulfat-Spiegel) zum Ausschluß einer erhöhten Androgenproduktion. Auf Vorerkrankungen, Medikamente, Gravidität und hormonelle Kontrazeptiva ist zur Abgrenzung anderer Formen diffusen Haarausfalls besonders zu achten.

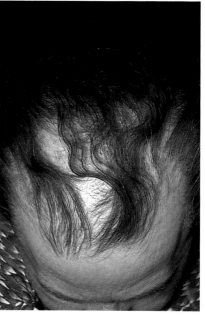

Abb. 243: Alopecia androgenetica Grad II bei einer 55jährigen Frau. Beachte, daß die Haare an der Stirnhaargrenze saumartig stehenbleiben.

Synopsis 61: Schematische Darstellung der Alopecia androgenetica der Frau
Grad I–III (»male-pattern« – Alopezie der Frau)

Therapie. Orale Antiandrogene sind wirksam, bei jüngeren Frauen Diane-35®
als Kontrazeptivum, bei Frauen in der Menopause 25 bis 50 mg Cyproteronace-
tat täglich (Androcur®). Lokal empfehlen sich östrogenhaltige Haarwasser oder
Glukokortikosteroide bei entzündlichen Begleiterscheinungen.

Therapie
Orale Antiandrogene, lokale Östro-
gene oder Steroide.

22.2.2 Alopezien bei subakuten und chronischen Krankheiten

Definition ▶

Ätiologie
Chronische Infekte und Krankheiten, die zu starker Reduzierung des Allgemeinzustandes führen (Bsp. Kollagenose – Abb. 244).

Therapie
Schwierig oder unmöglich.

22.2.2 Alopezien bei subakuten und chronischen Krankheiten

Synonym. Chronische, diffuse nichttemporäre Alopezie.

> **Definition.** Alle internistisch ausgeprägten Krankheitsbilder können durch Reduzierung des Allgemeinzustandes eine irreversible chronische, diffuse Alopezie hervorrufen. Die Haare sind verdünnt, glanzlos und pigmentarm geworden. Der Haarwurzelstatus zeigt ein gemischtes Haarwurzelmuster.

Ätiologie. Zu den Ursachen gehören alle chronischen Infekte, die zur Kachexie führen, Tuberkulose, Leukämie, schwere Leberstörungen, Neoplasien, Diabetes mellitus, systemischer Lupus erythematodes, Kollagenosen etc. *(Abb. 244).*

Diagnostik. Anamnese und Klinik führen zur Diagnose.

Therapie. Eine Behandlung ist schwierig und nicht gesichert. Es werden Polyvitaminpräparate und Vitamin D empfohlen.

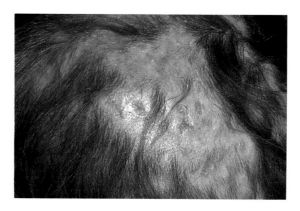

Abb. 244: Unregelmäßige vernarbende Alopezie der Kopfhaut nach einem durchgemachten diskoiden Lupus erythematodes mit partiellen, teils in Büscheln geordneten Resthaaren.

22.2.3 Zirkumskripte Alopezien

Man unterscheidet vernarbende und nicht vernarbende Formen.

22.2.3.1 Nichtvernarbende, zirkumskripte Alopezien

Alopecia areata

Definition ▶

Häufigkeit
Betrifft vorwiegend Kinder und junge Menschen, Männer mehr als Frauen.

Klinik
Eine oder mehrere, scharf begrenzte, kreisrunde Kahlstellen ohne atrophisierende Kopfhaut (Abb. 245).
Leicht zu epilierende, Kolben- oder kadaverisierte Haare am Rand der befallenen Stellen sind pathognomonisch.

22.2.3 Zirkumskripte Alopezien

Bei diesen Formen von Haarausfall unterscheidet man nichtvernarbende und vernarbende Alopezien. Diese Gliederung beruht auf dem klinischen Aspekt des Haarbodens.

22.2.3.1 Nichtvernarbende, zirkumskripte Alopezien

Alopecia areata

Synonym. »Pelade«, kreisrunder Haarausfall.

> **Definition.** Ein bis mehrere herdförmige, in der Regel reversible Kahlstellen mit leichter follikulärer Entzündung.

Häufigkeit. Die Alopecia areata ist die häufigste zirkumskripte Alopezie, sie befällt vorwiegend Kinder und junge Menschen, Männer häufiger als Frauen; in 20% der Fälle tritt die Erkrankung familiär auf.

Klinik. Ohne subjektive Symptome und ganz plötzlich kommt es zu einem oder zu mehreren, runden oder ovalen Herden mit vollständigem Haarausfall. In diesen Bezirken ist die Haut elfenbeinfarbig, zeigt zu Beginn eine follikuläre Entzündung, niemals eine Atrophie *(Abb. 245).*

Diagnostisch und prognostisch wichtig ist die genaue Untersuchung der Haare am Rand der betroffenen Stellen. Mit einer Progression ist zu rechnen, wenn sowohl die Haare leicht und schmerzlos dem Epilationszug folgen, als auch Kolbenhaare oder kadaverisierte Haare zu erkennen sind. Kolbenhaare

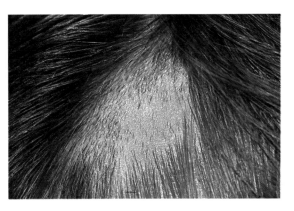

Abb. 245: Frischer Herd einer Alopecia areata. Die typischen Kolbenhaare, angereichert im Randbereich, sprechen für die Progression des Geschehens.

sind 0,2 bis 0,7 cm lang, wenig pigmentiert, am freien Ende häufig gespalten und gehen proximal in ein zugespitztes Ende über (Ausrufezeichen-Haare). Die Lokalisationen sind beliebig, bevorzugt betroffen ist jedoch die Okzipital- und Temporalgegend. Die Bartgegend, die Augenbrauen, die Wimpern und die übrigen behaarten Körperstellen sind seltener von Alopecia areata befallen. In 20% der Fälle kommt es zu Nagelveränderungen **(Tüpfel- oder Grübchennägel),** die als klinische Begleiterscheinungen gesehen werden.

Die Alopecia areata betrifft vorwiegend die Okzipital- und Temporalgegend.

Tüpfel- oder Grübchennägel treten als Begleiterscheinung auf.

Pathogenese. Die Alopecia areata ist eine entzündliche Alopezie. Folgende Argumente sprechen für eine Autoimmunpathogenese: Die Ansammlung von peribulbären Rundzellinfiltraten, die Schwellung regionärer Lymphknoten, die Assoziation mit Autoimmunkrankheiten (M. Addison) oder mit Immundefizienzsyndrom (Trisomie 21) sowie das Ansprechen auf Kortikosteroide und Zytostatika. In Ergänzung dieser klinischen Argumente haben verschiedene immunologische Studien das Konzept erweitert. Die Suche nach Autoantikörpern blieb negativ. Im peribulbären und intrabulbären (Haarmatrix) Infiltrat finden sich bis zu 90% T-Lymphozyten (T_4/T_8-Relation beträgt 4:1). Es gelingt der Nachweis von Langerhanszellen, welchen eine Bedeutung bei der Auslösung einer T-Zell-vermittelten Immunreaktion an der Haut zukommt. Normalerweise findet man Langerhanszellen nur bis zum Ansatz des Musculus arrector pili, der Bulbus ist frei. Bei der Alopecia areata findet man diese dagegen auch im peribulbären und intrabulbären Bereich.

Pathogenese
Unbekannt; eine Autoimmunpathogenese dieser entzündlichen Alopezie kommt in Frage.

Diagnose. Anamnese und Klinik sind charakteristisch, wobei Kolbenhaare und kadaverisierte Haare von großer Bedeutung sind. Der Haarwurzelstatus zeigt bei progredienten Herden im Randbereich ein telogenes oder ein telogendystrophisches Haarwurzelmuster.

Diagnose
Anamnese und Klinik sind typisch.

Differentialdiagnose. Es kommen vor allem die atrophisierende Pseudopelade Brocq und Pseudopeladezustände in Frage, die Alopecia specifica (Lues II, serologischer Ausschluß), die Mikrosporie (Pilznachweis) und die Trichotillomanie *(Tab. 88).*

Differentialdiagnose
Alle Pseudopeladezustände, Morbus Brocq *(Tab. 88),* Lues, Mikrosporie, Trichotillomanie.

Therapie. Eine kausale Therapie ist nicht möglich. Die antientzündliche Behandlung mit Steroiden lokal oder in schweren Fällen oral (Initialdosis 20–40 mg täglich) mit niedriger Dauertherapie über Monate (4–8 mg täglich) ist mindestens mittelfristig hilfreich.
  Die lokale PUVA-Therapie oder die Etablierung einer allergischen Kontaktdermatitis durch Diphencyprone oder die Auslösung einer toxischen Dermatitis durch Cignolin 0,3–0,9% werden empfohlen. In schweren Fällen ist das Tragen einer Perücke nötig.

Therapie
Steroide lokal oder oral, PUVA-Therapie, Auslösung einer kontaktallergischen oder toxischen Dermatitis werden empfohlen.

Tabelle 88: Diagnose und Differentialdiagnose des Status pseudopeladicus

Erkrankung	Manifestations-alter	Hautveränderungen	Histologie	Beteiligung innerer Organe
Pseudopelade Brocq	30–55 Jahre	Atrophie und follikuläre Entzündung	unspezifisch	keine
Alopecia areata	Kinder bis junge Erwachsene	keine	unspezifisch	keine
Status pseudope-ladicus **a) hereditäre Formen** Incontinentia pigmenti	Kindesalter	Blasen, Papeln, Pigmentation	spezifisch	Augen, Gefäße, Zähne Knochen
Epidermolysen	Kindesalter	Blasen	spezifisch	Schleimhäute
Ichthyosen	Kindesalter	Ichthyosis	spezifisch	selten
Morbus Darier	15–40 Jahre	follikuläre Dyskeratosen	spezifisch	Ösophagus
b) Granulomatosen Sarkoidose	25–60 Jahre	Tuberkuloide Infiltrate	spezifisch	Lungen und alle Organe
Necrobiosis lipoidica	30–50 Jahre	serpiginöse Herde mit zentraler Atrophie	spezifisch	Pankreas (Diabetes)
c) Bindegewebs-erkrankungen systemischer Lupus erythematodes	20–55 Jahre	Papeln, Hyperkeratose, Atrophie	spezifisch	fast alle Organe
Sklerodermie	20–50 Jahre	Akrosklerose	spezifisch	Lunge, Gefäße, Nieren
d) andere Tumoren	in jedem Alter	unterschiedlich	spezifisch	positiv bei Metastasen
Folliculitis decalvans	Erwachsene	Follikulitiden, Pusteln	spezifisch	keine
ionisierende Strahlen	Erwachsene	Radiodermatitis	spezifisch	keine
Mucinosis follicularis	Erwachsene	lichenoide Papeln	spezifisch	Knochen, Herz, Gefäße, Gehirn
Lichen ruber	Erwachsene	rötliche Papeln	spezifisch	Schleimhäute, Haut

Alopecia areata diffusa, Ophiasis *(Abb. 246)* mit betontem Befall der Nacken-, Schläfen- und Stirnregion.

Alopecia areata diffusa

Eine Alopecia areata kann auch großflächig auftreten und so ein diffuses Effluvium bewirken. Sie ist dann von den anderen Formen der Alopezien schwer zu unterscheiden, wenn man die Diagnose nicht feingeweblich sichert.

Ophiasis

Es handelt sich um eine besondere Verlaufsform der Alopecia areata, deren Herde sich in den Randgebieten des Kapillitium lokalisieren, besonders im Nakken, aber auch an den Schläfen und der Stirn. Die Prognose des Nachwachsens ist schlecht *(Abb. 246).*

Alopecia areata totalis mit vollständigem Ausfall und schlechter Prognose.

Alopecia areata totalis

Sie ist die schwerste Verlaufsform der Alopecia areata, die zum vollständigen Ausfall aller Körperhaare führt. Sämtliche Körperhaare, auch Augenbrauen, Wimpern und Schambehaarung können befallen sein. Die Prognose des Nachwachsens ist schlecht.

Prognose. Der Verlauf ist von Fall zu Fall unterschiedlich. Dies betrifft sowohl die Zeitdauer der Erkrankung als auch das Haarwachstum. Die Dauer des ersten Schubes beträgt bei 30% weniger als sechs Monate, bei 50% ein Jahr. Kein Nachwachsen findet sich nur bei 20%. Etwa 70% zeigen Rezidive nach Monaten, aber auch nach vielen Jahren.

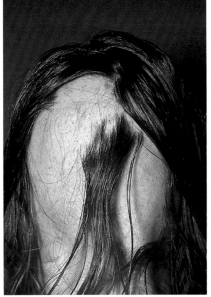

Abb. 246: Ausgedehnte Alopecia areata des Hinterkopfes (Ophiasis) bei einer 24jährigen Frau. Im kahlen Bereich sieht man follikuläre Entzündungen um kadaverisierte Haare herum. Die Prognose ist relativ schlecht.

Prognose
Sehr unterschiedlich von Fall zu Fall, bei 20% mit Persistenz der Alopezie.

Zirkumskripte, postinfektiöse Alopezie

Impetigo contagiosa, Furunkel, Karbunkel, Erysipel, Herpes zoster führen in befallenen Bereichen zu toxischen Schädigungen der Haarfollikel und zu umschriebenen Alopezien, die reversibel sind, sofern es nicht zu einer Haarmatrixdegeneration gekommen ist.

Sonderform. Zirkumskripte, entzündliche Alopezien kommen selten auch in der Umgebung von chronischen, reversiblen, entzündlichen Dermatosen, wie chronischen Ekzemen, Lichen Vidal, Psoriasis vulgaris, vor.

Zirkumskripte, postinfektiöse Alopezie

Bakterielle, virale oder entzündliche Dermatosen im behaarten Kopfbereich führen durch Schädigung des Haarfollikels zu herdförmigem reversiblen oder irreversiblen Haarausfall.

Zirkumskripte, traumatische Alopezie

Chronischer Druck und Zug führen zu regressiven Veränderungen im Haarbulbus und sind verantwortlich für verdünntes oder schütteres Haar.

Die **Alopezie durch Druck** ist öfter berufsbedingt, wie bei Korbträgerinnen, Druckstellen durch Haarschmuck, Druckverbände und Schwesternhaube.

Alopezien durch Zug zeigen das typische Zurücktreten der Haargrenze an Stirn, Schläfen oder am Hinterkopf durch bestimmte Frisuren (Pferdeschwanz, Haartrachten, Lockenwickel). Die Prognose ist nur dann ungünstig, wenn die Haarwurzel irreversibel geschädigt ist. In der Regel genügt die Verminderung des Zugs zur Erholung der Zugalopezie.

Die **Säuglingsglatze** ist das Resultat einer Teilsynchronisierung der Haarzyklen unter dem hormonellen Diktat der Mutter. Sie ist in jedem Fall reversibel.

Zirkumskripte, traumatische Alopezie
Charakteristische Alopezien entstehen durch chronischen Druck oder Zug am behaarten Kopf.

22.2.3.2 Vernarbende zirkumskripte Alopezien

Man unterscheidet hierbei entsprechend der Ursache drei Formen von Haarausfall.

22.2.3.2 Vernarbende zirkumskripte Alopezien

Alopezien bei angeborenen Hautkrankheiten

Atrophisierende Genodermatosen oder Entwicklungsdefekte können zum Untergang der Haarfollikel führen:

Sie unterscheiden sich entsprechend der Noxe in **angeborene,**

Aplasia cutis, Incontinentia pigmenti, Parakeratosis Mibelli, Ichthyosen, Dyskeratosis Darier, Atrophodermien, Poikilodermien u.a.

Erworbene, vernarbende zirkumskripte Alopezien

erworbene, oder

Durch Quetschungen, Verätzungen, Verbrennungen, bei Röntgenschäden, nach Viruserkrankungen wie Varizellen oder Zoster gangraenosus, durch bakterielle Infektionen wie Tuberkulose, Lepra, Lues III, Pustulosen und tiefe Mykosen der Haut.

Spezifische Krankheitsbilder

spezifische Krankheitsbilder

Pseudopelade Brocq

Pseudopelade Brocq

Synonym. Alopecia areata atrophicans

Definition ▶

> **Definition.** Zirkumskripter, irreversibler Haarausfall unklarer Genese, wobei die Kopfhaut atrophisch wird.

Häufigkeit
Vorwiegend bei Frauen zwischen 30 bis 55 Jahren.

Häufigkeit. Dieses Krankheitsbild wird häufiger bei Frauen und vorzugsweise im Alter von 30 bis 55 Jahren gesehen.

Klinik
Die Pseudopelade Brocq beginnt mit mehreren kleinen, haarlosen Bezirken auf einem rötlichen, entzündlichen und depigmentierten Grund.

Klinik. Die Pseudopelade Brocq beginnt unauffällig, ohne subjektive Symptome mit einem oder mehreren kleinfleckigen Alopezieherden auf einer gespannten, glänzenden, depigmentierten und leicht geröteten Kopfhaut. Einzelne gruppierte Haarbüschel innerhalb befallener Bezirke bleiben stehen. Die Pseudopelade Brocq weitet sich durch Konfluieren der Herde aus. Passagere Follikelkeratosen sind am Rande der Herde häufig an solchen Follikeln zu sehen, die im entzündlichen Infiltrat zugrunde gehen und deren Haare schon fehlen.

Ätiologie
Unbekannt.

Ätiologie. Unbekannt.

Diagnose
Ausschlußdiagnose.

Diagnose und Differentialdiagnose. Pseudopelade Brocq ist eine Ausschlußdiagnose, wenn alle anderen Alopezien und erkennbare Ursachen ausgeschlossen sind.

Therapie
Keine möglich.

Therapie. Keine möglich.

Prognose. Langsam progredienter Haarverlust.

Pseudopeladezustände

Pseudopeladezustände

Synonym. Status pseudopeladicus.

Definition ▶

> **Definition.** Pseudopeladezustände sind die zirkumskripten, irreversiblen, atrophisierenden Alopezien, deren Ätiologie festgelegt werden kann *(Abb. 247)*.

Klinik
Scharf begrenzte, atrophische, haarlose Bezirke bei erkennbarer Grunderkrankung, z.B. Kollagenosen, Mykosen u.a.

Klinik. Es handelt sich hierbei um eine erkennbare Grunderkrankung, deren befallene, kleinfleckige Bezirke atrophisch und haarlos sind. Histologisch und klinisch kann man anhand der aktiven Krankheitsherde die Ursache diagnostizieren. In Frage kommen: LE, zirkumskripte Sklerodermie, atrophisierender Lichen ruber, hereditäre Epidermolysen, Necrobiosis lipoidica, Sarkoidose, Lupus vulgaris, Favus, Mucinosis follicularis, Porphyrien, Folliculitis decalvans, ionisierende Strahlen und bösartige Hauttumoren.

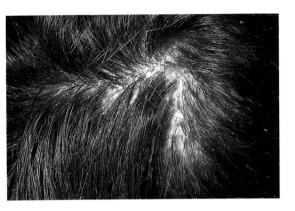

Abb. 247: Pseudopelade (Status pseudopeladicus) mit umschriebenen, kleinfleckigen atrophischen Herden, die gruppiert stehen. Haut und Haarfollikel sind atrophisiert. Die Ursache ist nicht mehr erkennbar.

Diagnose und Differentialdiagnose. Anamnestisch, klinisch und histologisch gesicherte nachweisbare Ursachen führen zur Diagnose. Als Differentialdiagnose kommt die Alopecia areata in Frage. Die Unterscheidung ist wichtig, wegen der besseren Prognose *(Tab. 88).*

Diagnose
Siehe *Tabelle 88.*

Therapie. Nur durch Behandlung der Grunderkrankung.

Therapie
Durch Behandlung der Grunderkrankung.

Prognose. Entspricht der des therapeutischen Ansprechens der Grunderkrankung.

Dermatosen der Kopfhaut

Viele Dermatosen können am behaarten Kopf auftreten und zu zirkumskriptem oder diffusem Haarausfall führen: die Cutis verticis gyrata, die Pityriasis simplex, die Pityriasis simplex capitis, das seborrhoische Ekzem, die Acne necroticans und die Tinea amiantacea.

Dermatosen der Kopfhaut

Seborrhoisches Ekzem und Pityriasis simplex können ebenfalls zu umschriebenen Dermatosen führen.

22.3 Veränderungen des Haarschaftes

22.3.1 Kongenitale Veränderungen

22.3 Veränderungen des Haarschaftes
22.3.1 Kongenitale Veränderungen

Monilethrix

Synonym. Spindelhaar.

Monilethrix

Klinik. Das Monilethrix wird durch ein autosomal-dominantes Gen mit hoher Penetranz und wechselnder Expressivität vererbt. Die Kopfhaare sehen wie angesengt aus und fühlen sich beim Darüberstreichen stumpf an. Mikroskopisch erkennt man perlschnurartig angeordnete, spindelförmige Verdickungen des Haarschaftes; dieser ist durch starke Brüchigkeit an den zwischen den Knoten liegenden dünnen Bereichen gekennzeichnet. Gleichzeitige Keratosis follicularis und Koilonychie sind nicht selten *(Syn. 62).*

Klinik
Perlschnurartig angeordnete, spindelförmige Verdickung des Haarschaftes, die zu erhöhter Haarbrüchigkeit führt. Vergleiche *Synopsis 62.*

Therapie. Nicht möglich.

Therapie
Nicht möglich.

Trichorrhexis nodosa

Trichorrhexis nodosa

> *Definition.* Es handelt sich um eine lokalisierte, knotige Verdickung des Haares mit Bruchanomalien an diesen Stellen.

◀ **Definition**

Klinik. Nicht pathognomonisch für ein bestimmtes Krankheitsbild, aber häufiges Vorkommen zusammen mit Pili torti bei Ichthyosen, Ektodermaldysplasien, Menkes-Syndrom und Björnstedt-Syndrom. Klinisch findet man am Haarschaft

Klinik
Im Zusammenhang mit spezifischen Krankheitsbildern ist der Haarschaft

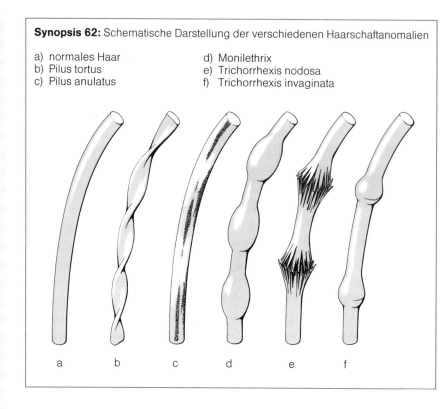

Synopsis 62: Schematische Darstellung der verschiedenen Haarschaftanomalien

a) normales Haar
b) Pilus tortus
c) Pilus anulatus

d) Monilethrix
e) Trichorrhexis nodosa
f) Trichorrhexis invaginata

a   b   c   d   e   f

durch knotenförmige Verdickungen gekennzeichnet *(Syn. 62).* Sie neigen zu Auflockerungen und führen zur borstenpinselartigen Aufsplitterung des Haarschaftes.

Diagnose
Durch Klinik und lichtmikroskopisch.

knotenförmige Verdickungen und Auflockerungen, die zu einer borstenpinselartigen Aufsplitterung führen. Oft sind die Haare knapp über der Kopfhaut abgebrochen. Die nicht abgebrochenen Haare sind glanzlos, wirken strohig und fühlen sich rauh an *(Syn. 62).*

Diagnose. Klinisch und mittels Lichtmikroskop leicht zu erkennen.

Trichorrhexis invaginata

Klinik
Bambushaare *(Syn. 62).*

Trichorrhexis invaginata

Klinik. Knotige Verdickung in regelmäßigen Abständen am Haarschaft, die an Bambusstangen erinnern *(Syn. 62).*

Diagnose. In Kombination mit Trichorrhexis invaginata, Ichthyosis linearis circumflex Comel und Atopie ist die Trichorrhexis invaginata für die Diagnose eines Netherton-Syndroms beweisend.

Pili anulati, Ringelhaare

Pili anulati

Synonym. Ringelhaare.

Definition ▶

> *Definition.* In Lichtreflektion zeigt das Haar einen regelmäßigen, rhythmischen Wechsel von dunklen und helleren Strecken, wobei die letzteren einer höheren Lichtreflektion entsprechen *(Syn. 62).*

Klinik
Harmlose Haarveränderung.

Klinik. Insgesamt wächst das Haar normal bei dieser autosomal-dominant vererbten, harmlosen Haarveränderung.

Therapie. Nicht möglich.

Pili torti

Synonym. Torsionshaare.

Klinik. Eine der häufigsten Haarschaftanomalien im Zusammenhang mit verschiedenen Syndromen. Die Haare sind seitlich abgeflacht und regelmäßig oder unregelmäßig, oft gruppiert in drei, sechs oder zehn Torsionen, um die Längsachse gedreht. Klinisch sind die Haare brüchig, was bis zur Kahlheit führen kann.

Häufigkeit. Häufig bei Kindern und Mädchen mit blonden Haaren, im Rahmen ektodermaler Dysplasien (Netherton-Syndrom, Menkes-Syndrom, Björnstedt-Syndrom; *Syn. 62).*

Ätiologie. Bis heute ungeklärt.

Therapie. Eine kosmetische Verbesserung kommt in Frage.

Sonderformen. Menkes-Syndrom: X-chromosomal rezessive, erbliche, neurodegenerative Stoffwechselstörung der intestinalen Kupferresorption, bei der Pili torti eines der Mitsymptome darstellen.

Weitere Haarformen

● **Wollhaare**

Klinik. Der Haarschaft ist eng gekräuselt und unkämmbar, häufig ähnelt er dem Haar der Neger. Bei Weißen sind Wollhaare selten; dann aber familiär mit einem autosomal-dominanten Erbgang.

● **Pili recurvati**

Klinik. Bei schwarzhaarigen, kraushaarigen Männern finden sich am Unterkiefer und im Halsbereich gekrümmte Haare, die mit der Spitze wieder in die Haut stechen, was zu entzündlichen Fremdkörperreaktionen (Pseudofolliculitis barbae) führt.

● **Rollhaare**

Klinik. Einzelne Haare sind dicht unterhalb der Follikelmündung spiralförmig aufgerollt. Lokalisation: Unterbauch, Rücken und Streckseiten der Extremitäten.

● **Syndrom der unkämmbaren Haare**

Klinik. Unkämmbares, rauhes (oft blondes) Haar seit Geburt, das mit diffuser Alopezie verbunden sein kann.

22.3.2 Erworbene Haarschaftveränderungen

Diese entstehen zum Beispiel wie bei der Trichonodosis (schleifenartige Verknotung bei stark gewelltem Haar) infolge pruriginöser Kopfdermatosen, bei der Trichomykose und der Piedra durch Mykosen im Haarbereich und durch exogene Schäden.

● **Trichonodosis**
Vereinzelte, schleifenartige Verknotungen bei stark gewelltem Haar infolge pruriginöser Kopfdermatosen oder intensiven Durchkämmens.

● **Haarschaftveränderungen durch exogene Schäden**

Pili torti

Klinik
Häufige und brüchige Haarschaftveränderung, die durch Torsionen um die Längsachse des Haares gekennzeichnet ist.

Häufigkeit
Oft bei Kindern und blondem Haartyp *(Syn. 62).*

Ätiologie
Unbekannt.

Therapie
Nicht möglich.

Weitere Haarformen

● **Wollhaare**

● **Pili recurvati**

● **Rollhaare**

● **Syndrom der unkämmbaren Haare**

22.3.2 Erworbene Haarschaftveränderungen
Die häufigsten erworbenen Haarschaftveränderungen sind die **Trichonodosis**, durch exogene Schäden, und Trichomykosen.

● **Haarschaftveränderungen durch exogene Schäden**

● Trichomykose und Piedra

● Veränderungen der Haarfarbe
Man unterscheidet den Albinismus,
die Poliose, die Vitiligo, die Canities,
die Canities praecox und symptomatica sowie Heterochromien.

● **Trichomykose und Piedra** *(Kapitel 7.1)*

● **Veränderung der Haarfarbe**
Bei der rezessiv vererbten Melaninsynthesestörung des Albinismus kommt es zu farblosen (weiß-gelblichen) Haaren. Bei der Poliose stehen erworbene, herd-förmige, pigmentlose Haarbüschel im Bereich von entzündlichen Kopfhauther-den (Alopecia areata, Vitiligo, nach Bestrahlungen und bei Morbus Reckling-hausen). Graue und weiße Haare, wie beim physiologischen Altersvorgang, kennzeichnet man als Canities.

Canities praecox: Vorzeitiges Ergrauen der Haare ab dem 20. Lebensjahr.

Canities symptomatica kann auftreten bei Malignomen, perniziöser Anämie, schweren endokrinologischen Störungen, akuten fieberhaften Zuständen, Mal-nutrition, durch Arzneimittel (Chloroquin) und spontan. Heterochromien sind individuelle Farbunterschiede zwischen Kopf-, Bart- und Körperhaaren oder exogen bedingt durch Kosmetika, Metalle, Säuren (akzidentiell), Cignolin und farbstoffbildende Mikroorganismen (Trichomykosen).

22.4 Hypertrichose

Definition ▶

22.4 Hypertrichose

> **Definition.** Man bezeichnet damit verstärkte Körperbehaarung ohne Betei-ligung der Sexualhaare, wobei sich die Haare von kurzen Vellushaaren in dicke, markhaltige und längere Terminalhaare umwandeln.

Umschriebene Hypertrichose

Man unterscheidet hier **nävoide Hypertrichose** (Tierfellnävus) und **erworbene, umschriebene Hypertri-chose** (traumatisch, durch Steroide).

Umschriebene Hypertrichose

Nävoide Hypertrichose: Alle Pigmentnävi können mit dunklen langen Haaren bestückt sein. Besonders deutlich ist dieses Phänomen beim Naevus pigmento-sus et pilosus, bei der Becker-Melanose und beim Tierfellnävus.

Erworbene umschriebene Hypertrichosen

Lang andauernde mechanische Belastungen der Haut, Entzündungen, Verlet-zungen oder lokale Anwendung von Steroiden führen gelegentlich zu einer lokalen Vermehrung der Behaarung. Die Erscheinungen sind reversibel.

Diffuse Hypertrichosen

Sie treten infolge rassischer Unter-schiede, genetischer Bedingungen, Paraneoplasien, Allgemeinerkran-kungen oder als Arzneimittel-Nebeneffekt auf.

Diffuse Hypertrichosen

Rassische Hypertrichose. Vorwiegend an den Armen, Beinen und an den Wangen tritt die familiäre und rassisch bedingte diffuse Hypertrichose auf. Die Behaarungsintensität und das Behaarungsmuster sind individuell verschieden, in der Regel bedeutend stärker bei dunkelhaarigen Frauen aus dem Mittelmeer-raum als bei blonden Nordeuropäerinnen, schwach bei Asiatinnen.

Hypertrichosis lanuginosa congenita. Genetisch bedingte Persistenz der fetalen Lanugohaare an den Extremitäten.

Hypertrichosis lanuginosa acquisita. Paraneoplastisch bedingte, erwor-bene Hypertrichose bei metastasierenden Karzinomen.

Symptomatische Hypertrichose. Diffuse Hypertrichose, insbesondere an Stirn und Schläfen, beobachtet man bei kutanen Porphyrien, Hypothyreose, Anorexie, Akromegalie, Dermatomyositis, Kopfverletzungen, Streßsituationen und dienzephalen Geschehen.

Medikamentöse Hypertrichosen. Durch systemische Behandlung kann es zu Wachstum und verstärkter Pigmentierung der Vellushaare kommen; zum Beispiel unter Minoxidil, Diphenylhydantoin, Psoralen, Streptomycin und Penicillamin.

22.5 Hirsutismus

22.5 Hirsutismus

◄ Definition

> **Definition.** Der Hirsutismus ist eine dem männlichen Behaarungstyp entsprechende verstärkte Körper- und Sexualbehaarung bei der Frau mit oder ohne gleichzeitige Virilisierung (Klitorishypertrophie, Libidosteigerung, männliche Glatzenbildung, Amenorrhö, Mammaatrophie und Stimmveränderung). Neben der Einwirkung von androgenen Hormonen (Ovarien, Nebennierenrinde) spielt auch eine individuelle, ethnische oder rassische Empfindlichkeit der Haarfollikel eine wichtige Rolle.

Klinik. Der Hirsutismus betrifft Frauen. Man sieht eine verstärkte Behaarung an Oberlippe, Kinn und Wangen, an den Schultern und im oberen Rückenbereich, zwischen den Brüsten sowie am Stamm. Die endokrinologische Untersuchung ist notwendig.

90% aller Hirsutismusformen sind idiopathisch. Bei den übrigen 10% kommen viele Ursachen in Frage: Androgenproduzierende Tumoren in Ovar oder Nebenniere, Cushing-Syndrom, kongenitales oder postpubertäres adrenogenitales Syndrom, Akromegalie, Hyperprolaktinämie, Hypogonadismus-Syndrom, Pseudohermaphroditismus masculinus und Gonadendysgenesie, Anorexia nervosa, Porphyrien und neurologische Erkrankungen. Auch Androgene, Anabolika, Progesteronderivate, ACTH und Steroide als Medikamente können zum Hirsutismus führen.

Therapie. Neben einer hormonellen Therapie (Diane®, Androcur®) kommen vor allem physikalische Methoden in Betracht: Rasur, Bleichung, Epilation, Dauerepilation (Elektrokoagulation mit Epilationsnadel) und operative Entfernung ganzer Bereiche.
Diese Therapien gelten für den idiopathischen Hirsutismus, bei dem eine Beseitigung einer auslösenden Ursache unmöglich ist.

Klinik
Tritt bei Frauen auf und kennzeichnet sich durch ein dem männlichen ähnliches, stark ausgeprägtes Behaarungsmuster.

Bei etwa 10% ist eine auslösende Noxe festzustellen (z.B. androgenproduzierende Tumoren im Ovar oder der Nebenniere).

Therapie
Neben hormonellen kommen beim idiopathischen Hirsutismus physikalische Methoden zum Einsatz (Rasur, Bleichung, Epilation).

23 Nagelveränderungen

Zur Anatomie des Nagels vergleiche *Synopsis 63.*

Im **Alter** und bei **Durchblutungsstörungen** ist das Nagelwachstum verlangsamt oder eingestellt, die Nägel zu hart oder zu weich.

Angeborene Nagelstörungen treten bei kongenitalen Ektodermalsyndromen und Verhornungsstörungen auf *(Abb. 248).*

Proliferationsstörungen der Nagelmatrix durch Allgemeinerkrankungen zeigen sich als **Tüpfelnägel** oder als **hypoplastische Querrillen.**

Onycholysen haben wenig Krankheitswert.

Nach Verletzungen im Bereich der Nagelmatrix kann es zu bleibenden Nagelveränderungen kommen, *(Abb. 249).*

Leukonychie stellt eine kosmetische Störung dar.

Das **Yellow-Nail-Syndrom** tritt bei pulmonalen Störungen und bei mechanischer Belastung der Finger auf.

Infektionen des Nagels, oft im Zusammenhang mit Paronychien, führen zu Ablösung, Verkrümelung und Verfärbung *(Abb. 250).*

Diagnose
● Mykologie,
● Mikrobiologie,
● Histologie.

Die **chronische Paronychie** ist in Leitungsanästhesie zu operieren.

23 Nagelveränderungen

Der Nagel ist eine epidermale Struktur durch Einstülpung der Epidermis. Er wächst aus der Nagelmatrix, 1 mm in zehn Tagen, und schiebt sich auf dem Nagelbett, welches die ventrale Schicht dazuliefert, vor *(Syn. 63).* Nagelläsionen, die auf einer Matrixstörung beruhen, wandern mit dem Nagel nach vorne, solche des Nagelbettes sind stationär. Nagelveränderungen können angeboren oder erworben auftreten und sind reversibel oder irreversibel.

Im **Alter** und bei **Durchblutungsstörungen** ist das Nagelwachstum verlangsamt oder eingestellt; die Nägel hart und brüchig oder dünn und weich. Die Oberfläche zeigt eine streifige oder eine schindelförmige Längsrillung und gelegentlich Rauhigkeit.

Angeborene, irreversible **Nagelstörungen** mit Verdickung, Dystrophie *(Abb. 248),* Atrophie oder Fehlen der Nägel treten bei einer Vielzahl von kongenitalen Ektodermalsyndromen und bei Verhornungsstörungen auf. Uhrglasnägel finden sich bei Trommelschlegelfingern und pulmonalen Syndromen.

Proliferationsstörungen der Nagelmatrix durch schwere Systemerkrankungen, Vergiftungen, Zytostatika, lokale Entzündungen und lokale Infektionen führen zu punktförmigen Defekten der Nagelplatte (**Tüpfelnägel** bei Psoriasis, *vgl. Abb. 223,* Lichen ruber und Alopecia areata), meistens aber zu **hypoplastischen Querrillen,** die nach vorne auswachsen. Solche können auch mehrfach hintereinander auftreten und, sofern der Schaden kontinuierlich ist, in eine Nageldystrophie übergehen.

In der Folge von Infektionen kann es zur Ablösung der Nagelplatte kommen *(Onycholysis),* eine reversible Veränderung, die aber auch idiopathisch vorkommt. Weiche, eingedellte »Löffelnägel« treten bei Anämien auf. Verletzungen, Narben, Fibrome, Nävi etc. im Bereich der Nagelmatrix führen zu **längsstreifigen Dystrophien,** Farbveränderungen oder Kanalbildungen *(Abb. 249).* Erworbene und sich ausdehnende, braunschwarze Farbveränderungen sind von Hämatomen abzugrenzen und weisen auf subunguale Nävi oder ein akrolentiginöses Melanom hin. **Pigmentveränderungen der Nägel** können als punktförmige oder streifige weiße Flecken **(Leukonychie)** sehr oft vorkommen und haben keinen Krankheitswert. Selten werden die Nägel durch die Einnahme von Medikamenten homogen verfärbt: Chloroquin blaß-braun, Karotine gelblich. Als **Yellow-Nail-Syndrom** wird eine gelbliche Verdickung der Nägel bei pulmonalen Störungen, bei chronischer Lymphstauung der Endphalangen oder bei mechanischer Überlastung bezeichnet.

Inhomogene, meist vom Rand ausgehende braunschwarze Verfärbungen treten bei **Infektionen des Nagels** durch Pilze, Bakterien oder vor allem bei Mischinfektionen auf, die vom Nagelwall in den Nagel und in die Matrix einwachsen. Nagelinfektionen gehen in der Regel von akuten oder chronischen **Paronychien** *(Abb. 250)* aus, die wiederum oft vergesellschaftet sind mit Panaritien. Die Infektion wird begünstigt durch eingewachsene Nägel, durch Verletzungen bei der Nagelpflege oder durch Arbeiten im Wasser.

Diagnose von Nagelveränderungen. Neben der morphologischen Diagnostik steht eine gezielte mikrobiologische und mykologische Diagnostik im Vordergrund, wobei die am meisten veränderten Nagelstücke zur Untersuchung und Kultivierung verwendet werden müssen. Bei Verdacht auf Vorliegen eines subungualen Tumors (Glomustumor, Nävus, Melanom) ist eine histologische Klärung unentbehrlich. Diese ist durch den Nagel hindurch (Stanze) oder nach Entfernung der Nagelplatte durch Biopsie zu erreichen. Eine Histologie der Nagelplatte ist bei mykotischem Befall ebenfalls sehr hilfreich und dauert weniger lang als eine Kultur.

Die akute und die **chronische Paronychie** wie auch **Panaritien** sind in Leitungsanästhesie operativ zu eröffnen (Entfernung des Eiters, Nachhilfe mit dem scharfen Löffel). Bei eingewachsenen Nägeln ist meist nur die proximale oder die seitliche Verkürzung des Nagelbettes auf die Dauer hilfreich (Emmert-Plastik).

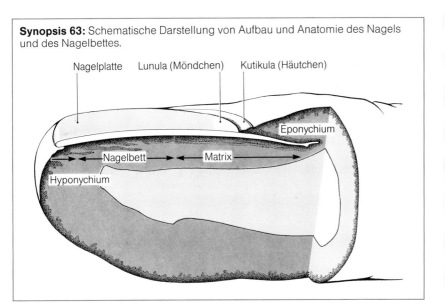

Synopsis 63: Schematische Darstellung von Aufbau und Anatomie des Nagels und des Nagelbettes.

Nagelplatte   Lunula (Möndchen)   Kutikula (Häutchen)

Eponychium

Nagelbett   Matrix

Hyponychium

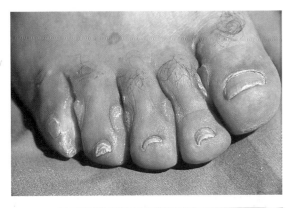

Abb 248: Nageldystrophie und umschriebene hyperkeratotische Polster bei Pachyonychia congenita.

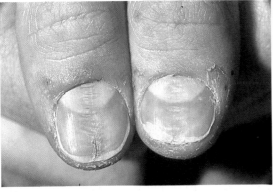

Abb. 249: Dystrophia canalifomis mediana, dauerhafte Nagelwachstumsstörung nach Verletzung des Nagelbettes.

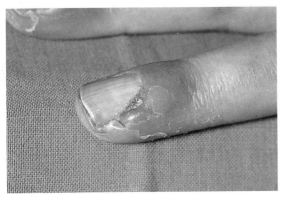

Abb. 250: Akute Paronychie nach Verletzung bei inadäquater Nagelpflege mit Ausdehnung zum subungualen Panaritium.

24 Pigmentstörungen der Haut

Melanin wird in den Melanozyten gebildet und an die Keratinozyten abgegeben. Die rötliche Variante heißt Phäomelanin, die braunschwarze Eumelanin.

Bei dunkelhäutigen Menschen wird das Melaninpigment in der Epidermis nicht abgebaut, es persistiert.

Melanozyten können in ihrer Aktivität gesteigert und in ihrer Proliferation stimuliert werden. Entzündung, Wärme, UV-Bestrahlung, hormonelle Reize und Kombinationen führen zu Hyperpigmentierungen.

Der angeborene Defekt der Tyrosinase führt zu Pigmentmangel (Albinismus), während chemische und immunologische Vorgänge erworbene Pigmentstörungen bewirken.

24.1 Hyperpigmentierungen:

● **Melasma**

Bizarre und flächige, meist symmetrische Pigmentierung des Gesichtes während der Schwangerschaft oder unter hormoneller Kontrazeption.

● **Melanodermitis toxica**

Fleckige, graubraune, bizarr und scharf begrenzte Hyperpigmentierung an den seitlichen Gesichtspartien und an der Brust. Pflanzenbestandteile, Duftstoffe und Teerprodukte bewirken zusammen mit UVA diese meist persistenten Phänomene.

24 Pigmentstörungen der Haut

Die Melaninpigmente der menschlichen Haut werden in den epidermalen Melanozyten gebildet und als Melanosomen an die Keratinozyten abgegeben. Dort werden sie gelagert und im Laufe der Differenzierung enzymatisch abgebaut. Bei den hellhäutigen Menschen handelt es sich um rötliche Pigmente (Phäomelanin), die nicht immer homogen gebildet werden. Sie finden sich in den Sommersprossen und nur wenig in den weißen Stellen dazwischen. Bei den übrigen hellhäutigen Menschen und bei pigmentierten Rassen findet sich das braunschwarze Eumelanin. Bei dunkelhäutigen Menschen (Negern) wird das Melaninpigment in den Keratinozyten nicht abgebaut, so daß es bis in die Hornschicht persistiert und den dunklen Farbton ausmacht.

Melanozyten können durch verschiedene Reize zu einer Steigerung ihrer Aktivität (Melaninproduktion) und in manchen Fällen auch zu einer Proliferation (Vermehrung der Melanozyten) stimuliert werden. So führen Entzündung (postinflammatorische Pigmentierung), Wärme, UV-Stimulierung und Kombinationen dieser Einflüsse zu einer Hyperpigmentierung, die manchmal passagerer und manchmal persistenter Natur ist. Je nach Ausdehnung des Stimulus ist die Pigmentierung flächig oder regional, oft auch bizarr begrenzt. Auch hormonelle Reize können eine Hyperpigmentierung bewirken.

Kongenital durch Defekte des melaninbildenden Enzyms Tyrosinase kommt es zu angeborenen und genetisch determinierten Pigmentmangelsyndromen **(Albinismus),** während chemische oder immunologische Vorgänge an den Melanozyten zu passageren oder persistenten Depigmentierungen führen können.

Abgeleitet von den entsprechenden Krankheitsbildern versucht man die pathogenetischen Prinzipien einer Krankheit als therapeutisches Werkzeug zur Behandlung der entgegengesetzten Veränderungen einzusetzen.

24.1 Hyperpigmentierungen

● **Melasma**

Synonym. Chloasma uterinum.

Großfleckige, meist symmetrische Hyperpigmentierungen des Gesichtes mit bizarren Formen an Stirn und Schläfen, die während einer Schwangerschaft oder unter der Einnahme von oralen Kontrazeptiva auftreten. Nach Beendigung des hormonellen Ausnahmezustandes bildet sich das Melasma bei $2/3$ der Patientinnen zurück, während es bei den anderen über Jahre persistiert. Sonnenbestrahlung verstärkt die Hyperpigmentierung.

● **Melanodermitis toxica**

Synonym. Dermatitis pigmentaria.

Es zeigen sich fleckige, graubraune, oft bizarr und scharf begrenzte Hyperpigmentierungen seitlich an den Wangen und am Hals, gelegentlich auch an der Brust. Es handelt sich um eine Hyperpigmentierung durch chronisch-rezidivierende phototoxische Einflüsse, die im suberythematösen Bereich bleiben. Pflanzenbestandteile, Duftstoffe (z.B. Berloque-Dermatitis) und Teerprodukte wirken zusammen mit einer UVA-Bestrahlung ursächlich. Oft kann allerdings der anamnestische Bezug nur schwer hergestellt werden. Die Melanodermitis toxica persistiert Monate und Jahre lang, sie wird durch UV-Bestrahlung verstärkt.

24.2 Depigmentierungen

● **Erworbene Depigmentierungen** können infolge von Lichtschäden (Hypomelanosis guttata), im Laufe der Hautalterung und unter dem Einfluß von melanozytotoxischen Chemikalien (z.B. Hydrochinone, Azelainsäure u.a.) auftreten. Sie persistieren in der Regel.

● **Vitiligo**

Synonym. Weißfleckenkrankheit.

> **Definition.** Es handelt sich um eine häufige, erworbene, gelegentlich reversible, multilokuläre Hypo- bis Depigmentierung der Haut bei sonst erhaltener Struktur und Funktion derselben.

Häufigkeit. Die Vitiligo ist häufig und tritt meist in der Adoleszenz oder im frühen Erwachsenenalter auf. Sie befällt Männer und Frauen in gleicher Weise, ist harmlos, jedoch kosmetisch sehr störend. Familiäre Häufung kommt vor.

Klinik. Die Vitiligo tritt als multiple, klein- bis mittelgroße weiße Fleckung auf und kann sich chronisch-progredient oder schubweise ausdehnen, wobei große, fast immer pseudosymmetrisch angeordnete weiße Felder überhand nehmen *(Abb. 251)*. Im Extremfall kann die Vitiligo den ganzen Körper betreffen. Sie tritt mit einer akralen Betonung an Handrücken und Extremitäten auf oder zeigt als zweites Verteilungsmuster eine inverse Anordnung an Genitalien, um die Brüste und an den Haut-Schleimhaut-Grenzen periokulär sowie perioral. In einem Teil der Fälle stehen auf der vitiliginösen Haut gefärbte Haare, in einem anderen Teil der Fälle aber verlieren die dort stehenden Haare ihr Pigment. Dies führt am behaarten Kopf und im Bartbereich zu weißen Strähnen (Poliosis). Die Haut und die Anhangsgebilde der Haut sind bei der Vitiligo morphologisch und histologisch normal.

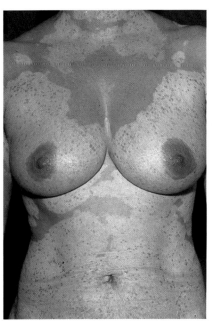

Abb. 251: Symmetrische Vitiligo mit großer Ausdehnung und bizarren Rändern. In den weißen Bereichen sieht man follikuläre Repigmentierungen.

Ätiologie und Pathogenese. Die Ätiologie ist unbekannt, pathogenetisch werden Autoimmunmechanismen mit passagerer oder permanenter Blockierung und Destruktion der Melanozyten angenommen. Selten sind andere Autoimmunerkrankungen mit der Vitiligo assoziiert: Alopecia areata, Diabetes mellitus, Schilddrüsenkrankheiten, perniziöse Anämie. Ähnliche Phänomene werden bei der Vitiligo um einen Nävus (Halo-Nävus) und bei Melanomkranken beobachtet.

Die Haut der Vitiligo ist wegen fehlenden Pigmentschutzes besonders sonnenempfindlich. Gelegentlich finden sich auch lichtinduzierte Spätveränderungen bis zu Lichtkrebsen.

Diagnose und Differentialdiagnose. Als erworbene Hypopigmentierung ist die Vitiligo leicht von den kongenitalen Pigmentmangelzuständen (Albinismus) zu unterscheiden. Infolge der normalen Hautstruktur ist sie vom Lichen sclerosus mit Epidermisatrophie abzugrenzen.

24.2 Depigmentierungen

● **Hypomelanosis guttata** im Laufe der Hautalterung. Chemische Depigmentierung.

● **Vitiligo**

◄ **Definition**

Häufigkeit
Die Vitiligo ist häufig, tritt in der Adoleszenz oder bei Erwachsenen auf, sie betrifft Männer und Frauen.

Klinik
Multiple, kleine, mittelgroße und großflächige Depigmentierungen in pseudosymmetrischer Anordnung, entweder akral oder invers angeordnet *(Abb. 251)*.

Stehen auf den Vitiligo-Herden depigmentierte Haare, so ist eine Repigmentierung kaum zu erwarten.

Ätiologie und Pathogenese
Ätiologie unbekannt. Zur Pathogenese werden Autoimmunmechanismen diskutiert. Assoziierung mit anderen Autoimmunkrankheiten ist möglich.

Diagnose und Differentialdiagnose
Abgrenzung zum Albinismus (erblicher Pigmentmangel) und zum Lichen sclerosus (Epidermisatrophie).

Therapie
Bei der Hälfte der Vitiligopatienten kann durch UV-Bestrahlung oder orale PUVA-Behandlung eine follikuläre Repigmentierung erreicht werden. Nur ein Teil dieser Patienten kommt zu einer flächigen Repigmentierung. Rückfälle sind möglich.

Prognose
Gut, jedoch oft psychosomatische Auswirkungen.

Der klinische Fall ▶

Therapie. Bei 30 bis 50% der Vitiligopatienten kann durch eine intensive UVA-Bestrahlung oder durch eine orale Photochemotherapie eine follikuläre Repigmentierung erreicht werden, die bei der Hälfte dieser Patienten durch Fortschreiten der Behandlung über Monate bis zu zwei Jahren auch zu einer flächigen Repigmentierung zu führen ist. Manchmal ist die Repigmentierung persistent und manchmal kommt es nach Absetzen der Therapie zu einem Rückfall der Vitiligo. Vitiligostellen mit depigmentierten Haaren reagieren kaum auf die Pigmentstimulierung.

Prognose. Die Prognose der Vitiligo in bezug auf die Repigmentierung ist mit großer Vorsicht zu stellen. Allerdings stellt die Vitiligo keine Hautkrankheit mit subjektiver Symptomatik dar, sie ist aber kosmetisch oft so störend, daß sich schwerwiegende psychosomatische Fehlentwicklungen anschließen.

Der klinische Fall. Bei einer 24jährigen Krankenschwester nahm eine seit acht Jahren bestehende Vitiligo einen stark progredienten Verlauf, ohne daß assoziierte Autoimmunkrankheiten nachweisbar gewesen wären. Der symmetrische akrale und inverse Befall führte zu einer starken Scheckung im Gesicht und an den Händen und Vorderarmen, so daß zunehmend eine Kontakthemmung im privaten, aber auch im beruflichen Bereich auftrat. Es kam soweit, daß die Patientin den Beruf aussetzte, »bis die Vitiligo geheilt sei«. Mit einer intensiven, unter stationären Verhältnissen begonnenen systemischen Photochemotherapie kam es zur follikulären Repigmentierung *(Abb. 251)* nach zwei Monaten, die durch ambulante Weiterführung der systemischen Photochemotherapie mit 8-MOP und später nach einem Wechsel auf Khelin zu einer fast vollständigen Repigmentierung führte. Die gleichzeitige psychosomatische Betreuung führte zusammen mit der Repigmentierung zur Ausgeglichenheit der Patientin und zur Wiederaufnahme ihres Berufes.

25 Dermatologische Lokalbehandlung

Die dermatologische Lokalbehandlung dient der gezielten Behandlung von Hautkrankheiten durch umschriebene oder generalisierte (großflächige) Behandlung der Haut und der hautnahen Gewebe unter bestmöglicher Schonung der anderen Organe. Dazu stehen in vielen Anwendungsformen Markenpräparate und galenische Zubereitungen zu Verfügung. Letztere umfassen einen großen, traditionellen Erfahrungsschatz und sind in wesentlichen Zügen im deutschen Arzneimittelbuch (9. Auflage des DAB 1986) unter Einschluß der europäischen Arzneimittelbücher, im deutschen Arzneimittelcodex (DAC) und in den neuen Rezeptformeln (NRF) zusammengefaßt.

Alle äußerlich anzuwendenden Arzneimittel umfassen einen Träger (Grundlage), in welchen differente Wirkstoffe eingearbeitet sind. Als Arzneimittelträger kommen feste Stoffe (Puder), Flüssigkeiten (Lösungen für Umschläge, Spülungen, Bäder oder Packungen) sowie streichfähige Fette oder Öle in Frage. Die meisten der streichfähigen Grundlagen, Salben, Cremes, Gele, Pasten sind aus zwei Phasen zusammengesetzt und verfügen über Hilfsstoffe, die einerseits der Phasenvermittlung (Emulgatoren) und andererseits der Stabilität dienen. Daneben finden sich noch eine Reihe von speziellen Anwendungsformen wie Stifte, Sprays, Pflaster und therapeutische Systeme. Der Zusammenhang der Trägersysteme ist in *Synopsis 64* als Phasendreieck dargestellt.

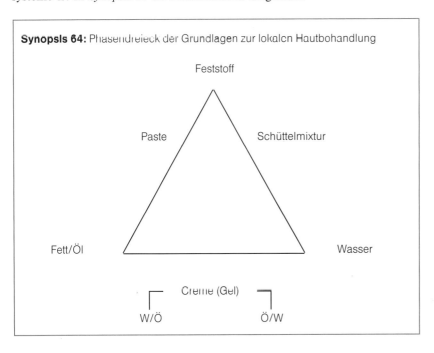

Synopsis 64: Phasendreieck der Grundlagen zur lokalen Hautbehandlung

Feststoff

Paste

Schüttelmixtur

Fett/Öl

Wasser

Creme (Gel)

W/Ö

Ö/W

> Die Wahl der Trägersysteme und damit der Grundlagen richtet sich nach der Körperregion, der geplanten Anwendung und nach dem Hautzustand. Dabei ist von wesentlicher Bedeutung, ob die Hornschicht und deren Lipidbarriere intakt ist oder ob sie durch die Krankheit alteriert wurde.

Bei intakter Hornschicht und Lipidbarriere sind lipophile Träger zur Vermittlung von lipophilen Wirkstoffen am effektivsten und vermitteln die beste Tiefenwirkung. Demgegenüber sind hydrophile Träger und hydrophile Wirkstoffe bei nässenden Dermatosen vorzuziehen.

Die weiteste Verbreitung fanden und finden die **streichfähigen Grundlagen:**
Salben als wasserfreie, streichfähige Grundlagen mineralischer (Vaseline), tierischer (Wollfette) oder synthetischer Provenienz.

Cremes sind streichfähige Emulsionssysteme, welche fetthaltige Produkte, Wasser und Emulgatoren enthalten. Man unterscheidet **lipophile Cremes** (W/Ö-System), in welchen Wassertröpfchen in der fetten äußeren Phase emul-

25 Dermatologische Lokalbehandlung

Der Lehrbuchtext umfaßt zu diesem Thema nur wenige Seiten und und ist bereits maximal verdichtet. Auf die Erstellung einer Marginalie für dieses Kapitel wurde daher verzichtet.

giert sind und somit mit Fett unbegrenzt mischbar sind, von **hydrophilen Cremen** (Ö/W-Systeme), die umgekehrt kombiniert sind und unbegrenzt mit Wasser vermischbar sind. Wirkstoffe können in die wäßrige oder in die ölige Phase eingearbeitet werden.

Transparente Gele sind als Sonderformen von Cremes ähnlich aufgeteilt.

Pasten sind Salben mit einem Pulveranteil, der sie relativ konsistent, aber doch noch streichbar gestaltet. Sie haften der Hautoberfläche an und stoßen Wasser ab.

Eine Auswahl der Wirkstoffe

Lokale Steroide. Zur Behandlung von entzündlichen und auch gutartig proliferativen Hauterkrankungen haben sich die lokal angewandten Kortikosteroide dank ihrer exzellenten Wirksamkeit bewährt. Sie werden in vier Gruppen eingeteilt, wobei die Gruppe I (schwach) nur eine antientzündliche Wirkung ausübt und keine Proliferationshemmung bewirkt. Die Gruppen II-IV sind sowohl in der antientzündlichen wie in der antiproliferativen Wirkung gestaffelt. Sie sind, in verschiedenste Grundlagen eingearbeitet, bei einer Vielzahl von Hautkrankheiten gezielt und kontrolliert angewandt, ein Segen für den Patienten. Dabei spielen das Lebensalter, die Körperregion der Anwendung, die Natur und der Zustand der Hauterkrankung bei der Indikation, der Auswahl des Präparates, der Anwendungsart, der Anwendungsfrequenz und vor allem der Anwendungsdauer eine entscheidende Rolle. Limitierend ist die Persistenz der Erkrankung, das Auftreten von Nebeneffekten und auch die Provokation von neuen, steroidinduzierten Hautveränderungen. Gefürchtet sind vor allem die **Nebenwirkungen** der antiproliferativen Kortikosteroidwirkung: **Atrophien**, Teleangiektasen, Blutungsneigung, **Striae distensae** und **Hypertrichose**. Bei den steroidprovozierten Krankheiten ist neben der **Rosazea-ähnlichen Steroiddermatitis** auch an **Superinfektionen** bakterieller und mykotischer Provenienz zu denken. Eine Klassifikation der lokalen Kortikosteroide nach den Wirkgruppen I–IV ist in *Tabelle 89* versucht.

Lokale Antimykotika. Die modernen Antimykotika zur lokalen Anwendung an der Haut und den hautnahen Schleimhäuten zeigen eine breite Wirksamkeit bei den Dermatophyten, Hefen und Schimmelpilzen. Daneben kontrollieren sie auch noch gewisse bakterielle Besiedelungen. In *Tabelle 90* sind einige lokale Antimykotika aufgeführt, welche die früher gebräuchlichen galenischen Zubereitungen weitgehend abgelöst haben.

Lokale Antibiotika. Lokale Antibiotika sind geeignet bei oberflächlichen und umschriebenen bakteriellen Infekten. **Dabei sollen solche Antibiotika zur Anwendung kommen, welche wenig oder nicht systemisch angewandt werden, damit Resistenzentwicklungen oder Allergisierungen anläßlich der lokalen Behandlung nicht zu Therapieversagen bei einem späteren systemischen Bedarf führen.** Zudem ist auf die Empfindlichkeit der Keimbesiedelung abzustellen und die relativ hohe Sensibilisierungsrate der Aminoglykoside und Polypeptidantibiotika zu berücksichtigen.

Unter diesen Gesichtspunkten kann folgende **allgemeine Regel** gelten:

Bei **Impetigo, Pyodermien** und Superinfektionen bieten sich Bacitracin, Gramycetin, Erythromycin, Clindamycin und Fusidinsäure an.

Bei **follikulärem Überwuchern** durch obligate Hautoberflächenkeime (Akne, Follikulitis) bieten sich Erythromycin, Clindamycin und Tetrazykline an.

Bei **gramnegativen Infekten** (gramnegative Follikulitis und gramnegativer Fußinfekt) bieten sich Neomycin und Gentamicin an.

Tabelle 89: Klassifikation lokaler Kortikosteroide (nach R. Niedner 1987)

Freinamen	Konz.	Handelsnamen	Anwendungsform
Gruppe I (schwach)			
Hydrocortison	0,2500%	Schericur	S
		Hydrocort Dermale	L
Hydrocortison	0,5000%	Ficortril mite	S
		Ficortril Lotio	Lo
		Hydrocort	L
	1,0000%	Ficortril Salbe	S
Hydrocortisonacetat	1,0000%	Scheroson F Salbe	S
		Cordes H	C, S
Prednisolon	0,4000%	Linola H	E (O/W)
		Linola H Fett	E (W/O)
Hydrocortison	2,0000%	Hydrocort forte	L
		Ficortril Spray	Spray
	2,5000%	Ficortril Salbe	S
Fluocortinbutylester	0,7500%	Vaspit	S, FS, C
Triamcinolonacetonid	0,0018%	Volonimat Spray	Spray
Dexamethason	0,0120%	Sokaral	L
Clobetasonbutyrat	0,0500%	Emovate	S, C
Fluorometholon	0,1000%	Efflumidex Liquifilm AT	L
Gruppe II (mittelstark)			
Dexamethason	0,100%	Dexalocal, Lokalisch-F Salbe	S, C, L/S
Alclometasondipropionat	0,0500%	Delonal	S, C
Flumetasonpivalat	0,0200%	Locacorten	S, C, Lo, Sch
Triamcinolonacetonid	0,0089%	Volon A Spray	Spray
	0,0250%	Extracort	C
Fluprednidenacetat	0,0500%	Decoderm	S
	0,1000%	Decoderm	C, Lo
	0,1500%	Etacortin	S, C, T, P
Fluorandrenolon	0,0250%	Sermaka 1/2	S, C
Hydrocortisonbutyrat	0,1000%	Alfason	S, C, CreSa, L
Betamethasonbenzoat	0,025%	Euvaderm	C
Fluocortolonpivalat plus -hexanoat	je 0,1000%	Ultracur	S, FS, C
Fluocortolon	0,2000%	Syracort	S, C
Clocortolonpivalat plus -hexanoat	je 0,1000%	Kaban	S, C
Desonid	0,0500%	Tridesilon	S, C
	0,1000%	Sterax 0,10%	C
Fluorandrenolon	0,0500%	Sermaka	S, C, Lo, Folie
Betamethasonvalerat	0,0500%	Betnesol V crinalite	L
		Betnesol V mite	S, C
		Celestan V mite	S, C
Triamcinolonacetonid	0,1000%	Volon A	S, HS, C
		Delphicort	S, C
Prednicarbat	2,5000%	Dormatop	S, FS, C
Fluocinolonacetonid	0,0100%	Jellin Gamma	C
Desoximetason	0,0500%	Topisolon mite	S
Fluocinonid	0,0100%	Topsym	S
Halcinonid	0,0250%	Halcimat	C
Gruppe III (stark)			
Dexamethasonvalerat	0,1000%	Dexavate	S, C, L
Betamethasonvalerat	0,1000%	Betnesol V crinale	L
		Betnesol V	S, C, Lo
		Celestan V crinale	L
		Celestan V	S, C
Bethamethasondipropionat	0,0500%	Diprosone	S, C, L
		Diprosis	S, G
Fluocortolon plus			
Fluocortolonhexanoat	je 0,2500%	Ultralan	C, S, FS, Spray, M
Fluocinolonacetonid	0,0250%	Jellin	S, C, Sch, G, L, Lo
Diflorasondiacetat	0,0500%	Florone	S, C
Desoximetason	0,2500%	Topisolon	S, FS, Lo
Fluocinonid	0,0500%	Topsym	S, FS, L
Amcinonid	0,100%	Amciderm	S, FS, C, L
Halcinonid	0,1000%	Halog	S, FS, L
Diflucortolonvalerat	0,1000%	Nerisona	S, FS, L
		Temetex	S, FS, C

Fortsetzung Tabelle 89

Freinamen	Konz.	Handelsnamen	Anwendungsform
Gruppe IV (sehr stark)			
Fluocinolonacetonid	0,2000%	Jellin ultra	C
Diflucortolonvalerat	0,3000%	Nerosona forte	FS
		Temetex forte	FS
Clobetasolpropionat	0,0500%	Dermoxinale	L
		Dermoxin	S,C

S = Salbe; C = Creme; E = Emulsion; Lo = Lotio; L = Lösung; FS = Fettsalbe; CreSa = Creme-Salbe;
Sch = Schaum; T = Tinktur; G = Gel; M = Milch; HS = Haftsalbe.

Tabelle 90: Lokale Antimykotika (Auswahl)

Freinamen	Handelsnamen
Mit Wirkung auf Dermatophyten, Hefen und Schimmelpilze (DHS-System):	
Bifonazol	Mycospor®
Ciclopiroxolamin	Batrafen®
Econazol	Epi-Pevaryl®
Isoconazol	Travogen®
Ketokonazol	Nizoral®
Miconazol	Daktar®
	Epi-Monistat®
Naftifin	Exoderil®
Oxiconazol	Oceral®

Wirksam ist, mit Einschränkungen bei den Schimmelpilzen, auch Clotrimazol.

Mit Wirkung auf Hefeinfektion:	
Amphotericin B	Ampho-Moronal®
Nystatin	Biofanal®
	Candio-Hermal®
	Moronal®
	Nystatin®
	Pimafucin®

Oberflächendesinfektion bei Hauterkrankungen. Zur flächigen Desinfektion bei bakteriell, mykotisch oder viral bedingten oder superinfizierten Hauterkrankungen bieten sich die leider verschmutzenden, aber gut desinfizierenden und auf der Haut haftenden **Farbstoffe** an, die 0,25–1,0%ig in wäßriger Lösung auch großflächig angewandt werden können: Eosin, Gentianaviolett und Brillantgrün. Auch halogenierte Chinolinderivate (Vioform u.ä.), Phenolderivate (z.B. Hexachlorophen), quaternäre Ammoniumverbindungen, Quecksilberverbindungen (Mercurochrom), Gerbsäure (Tannin) und halogenierte Salicylanilide (Tribromsalan, Triclosan u.ä.) kommen zur Anwendung.

Galenische Wirkstoffe. Außer den Fertigpräparaten zur differenten Dermatotherapie gibt es auch wirksame galenische Stoffe mit definierten Effekten, die in geeigneten Grundlagen zur Rezeptur verfügbar sind. Einige Beispiele sind in *Tabelle 91* aufgeführt.

Tabelle 91: Ausgewählte Wirkstoffe zur Rezeptur in Lokaltherapeutika

Wirkung	Wirkstoff	Konzentrations-bereich
Keratolyse	Acidum salicylicum (Salizylsäure)	3–10%
	Urea pura (Harnstoff)	5–10%
	Sulfur praeciputatum (Schwefel)	2–10%
Entzündungshemmung	Ichthyol	5–10%
	Tumenol	3–10%
Proliferationshemmung	Dithranol und Anthralin	0,1–2,0%
	Pix lithanthracis und Pflanzenteere Tinctura Arning (DAB)	10–100%
Juckreizstillung	Thesit	1–5%
	Menthol	0,5–2,0%

Weiterführende Literatur

Braun-Falco, O., Plewig, G., Wolff, H.H.: Dermatologie und Venerologie, 3. Auflage, Springer Berlin, Heidelberg 1984.

Gloor, M., Pharmakologie dermatologischer Externa. Springer Berlin, Heidelberg 1982.

Grigoiru, D., Delacrétaz, J., Borelli, D. Lehrbuch der medizinischen Mykologie. Huber, Bern 1984.

Kappert, A.: Lehrbuch und Atlas der Angiologie, 12. Auflage. Huber, Bern 1982.

Lichscha, G., Jung, E.G.: Lichtkrankheiten der Haut, 2. Auflage, perimed, Erlangen 1982.

Luger, A., Gschnait, F.: Dermatologische Onkologie. Urban & Schwarzenberg, München 1983.

Mumcuoglu, Y., Rufli, Th.: Dermatologische Entomologie, perimed, Erlangen 1982.

Plewig, G., Kligman, A.M.: Acen. Morphogenesis and Treatment. Springer Berlin, Heidelberg 1975.

Ring, J.: Angewandte Allergologie. MMW Medizin Verlag, München 1983.

Roitt, I., Brostoff, J., Male, D.: Gower Medical. Publ., London, New York 1985.

Schnyder, U.W.: Histopathologie der Haut, 2. Auflage. Springer Berlin, Heidelberg 1978

Steigleder, G.K.: Dermatologie und Venerologie. 5. Auflage Thieme, Stuttgart 1987.

Stein, E.: Protologie. Lehrbuch und Atlas. Springer Berlin, Heidelberg 1986.

Stüttgen, G., Haas, N., Mittelbach, F., Rudolph R.: Umweltdermatosen. Springer Wien 1982.

Vorländer K.-O.: Immunologie. Thieme, Stuttgart 1983.

Wuppermann, Th.: Varizen, Ulcus cruris und Thrombose, 5. Auflage Springer Berlin, Heidelberg 1986

Zeitschriften

Aktuelle Dermatologie. Thieme, Stuttgart.

Archives of Dermatological Research. Springer Berlin, Heidelberg.

Dermatologica. Karger, Basel.

Der Hautarzt. Springer Berlin, Heidelberg.

Photodermatology, clincial and experimental. Munksgaard, DK-Kopenhagen.

Zeitschrift für Hautkrankheiten. Grosse, Berlin.

Sachverzeichnis

Ablagerungskrankheiten 302 ff
Abszeß, periproktischer 387
Abt-Letterer-Siwe-Syndrom 256
Acanthosis nigricans maligna 238
Acarus siro var. hominis 155
Aciclovir 116, 124, 125
Acne
- aestivalis 367
- comedonica 364
- conglobata 364
- - Tetrade 131
- excoriée des jeunes filles 366
- fulminans 365
- mechanica 367
- medicamentosa 366
- necroticans 366
- neonatorum 367
- papulopustulosa 364
- rosacea 369
- vulgaris 364
Acrodermatitis
- chronica atrophicans Herxheimer 141
- papulosa eruptiva infantilis 120
Acrokeratosis (psoriasiformis) Basex 239
Actinomyces israelii 132
Adenoma, sebaceum 317, (Tab.) 318
Aderhautmelanom 227
Adsorgan-Argyrie 302
Adult-T-cell-lymphoma/leukemia (ATLL) 250
Ag-Rezeptoren 36
AIDS 177
AIDS-related complex (ARC) 177, 235
Akanthokeratolyse 330
Akantholyse 270
Akanthose 19
Ak-Idiotyp 39
Akne
- akneähnliche Erkrankungen 364 ff
- Kosmetik- 367
- Mallorca- 367
- Steroid- 366
- Tetrade 365, 387, 397
- Therapie 368
Akrodynie 390, 393
Akrogerie 321
Akrosklerodermie 85
Akrosklerose 85
Akrozyanose 141, 390
- Hyperämie 390
Aktinisches Retikuloid 76, 252
Aktinomykose, kutane 132
Alkaliresistenztest 29, 62
Allergenkarenz 352
Allergie 44 ff
Allergische Alveolitis 55
Allergisches Kontaktekzem 56
ALM 226
Alopecia
- androgenetica
- - der Frau 403

- - des Mannes 403
- areata 408
- - diffusa 410
- - totalis 410
- areolaris 169
- mucinosa 313
Alopezien
- bei angeborenen Hautkrankheiten 411
- bei subakuten und chronischen Krankheiten 408
- diffuse 402 ff
- erworbene 412
- nichtvernarbende 408
- Ophiasis 410
- postinfektiöse 411
- spezifische Krankheitsbilder 412
- - Dermatosen der Kopfhaut 413
- - Pseudopelade Brocq 412
- - Pseudopeladezustände 412
- traumatische 411
- vernarbende 411
- Vitamin D 408
- zirkumscripte 408
Alterspemphigoid 277
Alveolitis, allergische 55
Ambisexualhaar 402
AMM 227
Amöbiasis 154
Ampicillin-Exanthem 67
Amputation 398
Amyloidose 310 f
- Amyloidosis cutis nodularis 310
- Amyloidtumoren 310
- hereditäre 310
- idiopathische 310
- Lichen amyloidosus 310
- makulöse Haut- 310
- sekundäre 310
Analekzem 383
Anale Papille 383
Analfalte 384
- Rhagade 384
Analfissur 386
- Primäreffekt 386
Analfistel 387
Analhygiene 384
Analprolaps 384
Analthrombose 385
Anaphylaktischer Schock 51
Anaphylaktoide Reaktionen 52
Anaphylatoxine 36
Anaphylaxie 353
ANA s.a. Antinukleäre Antikörper 80
Anastomosen, arteriovenöse 388
Anchoring fibrils 23, 27
Androgene 404
Andrologie 182
- Diagnostik 186
- - immunologische 190
- Therapie

- - immunologische 193
- - Psycho- 193
Andrologische Diagnostik 186
Angiitis, nekrotisierende 394
Angina specifica 169
Angiofibrome 222
Angiographie 398
Angiokeratoma corporis diffusum 309
Angiokeratome 208, 222, 229, 235
Angiolupoid Broq-Pautrier 259
Angioma serpiginosum 388
Angioödem s.a. Quincke-Ödem 47
Angiopathien, organische 394
Angiosarkom 233, 235
Anoderm 383
Anorektaler Übergang 383
Anthrax 143
Antibiotika 424
Antigene 36
- Rezeptoren 42
Antikörper 38
- antinukleäre 80
- blockierende 352
- Suppressor-T-Zellen 41
Antimykotika (Tab.) 426
- hefewirksame
- - Aphotericin 106
- - 5-Fluorozytosin 106
- - Imidazol 106
- lokale 106
- systemische
- - dermatophytenwirksame
- - - Allylamine 106
- - - Griseofulvin 106
- - - Imidazol-Derivate 106
Aplasien, germinale 184
Apoplektischer Insult 397
aquired deficiency syndrome s.a. AIDS 177
ARC 177, 235
Arbovirus-Infektion 160
Arcus venosus dorsalis 375, (Tab.) 376
Argon-Laser 389
Argyrose 302
Arndt-Grotton-Syndrom 315
Arsen 393
Arterielle Verschlußkrankheit 397
- Gehstrecke 398
Arterien 388 ff
- Anatomie 388
- Physiologie 388
Arteriitis
- cranialis 395
- Riesenzell- 395
- temporalis 395
Arteriolen 388
Arteriolitiden 396
Arteriosklerose 393
Arthritis
- gonorrhoica 163
- urica s.a. Gicht 305

Arthus-Reaktion 52, 54
Arylsulfatase-C-Mangel 329
Arzneiexantheme 66 ff
- akneiforme 366
- fixes 70
Aspermie 189
Asteroide 262
Asthenozoospermie 189
Ataxia teleangiectatica 388, 390
- mentale Retardierung 390
- Transfer-Faktor 390
- Wachstumsverzögerung 390
- zerebellare Symptomatik 390
Atherome 194, 197
Atopie 348
Atrichie 402
Atrophie 145
- blanche 381
Autoantikörperbildung 78, 274
Autoimmunkrankheit 36
- Lupus erythematodes 78
Azathioprin 271
Azetylsalizylsäure 392
Azetylsalizylsäure-Additiva-Intoleranz
    48
Azoospermie 189

Balanitis circinata 292, (klin. Fall) 293
Balanoposthitis, chronica 214
Bartholinitis 163
Basaliom 214 ff, 219 ff, 229, 319, 387
- fibroepitheliomatöser Tumor 221
- metatypisches 221
- pigmentiertes 221
- Pinkus-Tumor 221
- Rumpfhaut- 221
- sklerodermiformes 220
- solides 219
- zikatrisierendes 219
Basalioma
- exulcerans 220
- terebrans 220
Basalmembran 23
- Antikörper 278
Basalzellkarzinom s.a. Basaliom 219
Basalzellnävussyndrom 222
Bassi Perforans (Tab.) 376
Becker-Nävus 198
Behçet-Syndrom 379
Beinödem 376
Biphasische Pilze 102
Birbeck-Granula 22
Bläschen 32, (Abb.) 33
- -drüsen 182
Blase 32, (Abb.) 33, 94
Blepharitis granulomatosa 265
Blepharo-Konjunktivitis, eitrige 162
Bloom-Syndrom 240, 388
Blow-out-Ulzera 379
Blue-Rubber-Bleb-Naevus 208
Blutrückfluß 377
Blutstropfenphänomen 362
Boecksches Sarkoid 259
Borkenkrätze s.a. Scabies norwegica 156
Borrelia burgdorferi 138 ff, 251
- Infektion 138, 160
- - chronisches Stadium 141

- - Frühstadium 140
- - Spätstadium 140
Borrelien-Lymphozytom 140
Bowen-Karzinom 210, 387
Boyd'sche Perforans (Tab.) 376
Brevibakterien 131
Bronzediabetes 303
Broqsche Kürette 30
Buruli-Ulkus 149
Bypass-Operation 379

Café-au-lait-Flecke 316 f
Calcinosis 90
- cutis 88
Calculus cutaneus 304
Calsinosis s. Kalzinosen
Candida-Stomatitis 178
Carcinoma, in situ 213
Cervixdysplasien 181
C1-Esterase-Inhibitor s.a.
    C1-Inaktivator 50
Chancroid s.a. Ulcus molle 174
Cheilitis granulomatosa 265
Cheyletiella species 157
CHILD-Syndrom 329
Chlamydia trachomatis 164
Chlamydieninfektion 164
- genitale 164
- perinatale 165
Chlorocyclohexan 157
Chloroquin 400
Cholasma 420
Chromatintest 190
Chromomykose 148
Chromosomen
- Analyse 190
- Anomalien 184
- Untersuchung 190
Chronische Bronchitis 396
Chronisch-venöse Insuffizienz
    141, 375, 379, 381
Cimex lectularius s.a. Wanzen 158
Cimikose 158
C1-Inaktivator 50
Claudicatio intermittens 397
Clofazimin 151, 397
Cockett
- I (Tab.) 376
- II (Tab.) 376
- III (Tab.) 376
- -Gruppe 375
Colitis ulcerosa 387, 396
Compound-Nävi 200
Condylomata
- acuminata 128, 177, 181, 214
- gigantea Buschke Löwenstein 181
- lata 169, 181, 387
- plana 181
Cornu cutaneum 209
Corona phlebectatica 381
Corynebacterium
- minutissimum 130
- tenuis 130
Credé-Prophylaxe 162, 165
Creeping eruption 154
Cremes 423
Crosse 375

CRST-Syndrom 85, 90
- Calcinosis 90
- Sklerodaktylie 90
- Teleangiektasie 90
Cutis
- marmorata 391
- verticis gyrata 240

DADPS 151
Dapson 151, 397
Darmkarzinome 237
DDS 151
Defäkation 383
Demodex folliculorum 157
Demodikose,
    rosazeaartige Erkrankung 370
Depigmentierungen 421
Dermale Matrix 27
Dermatitis
- atopische 343
- - diagnostische Kriterien (Tab.) 346
- atrophicans lipoides diabetica 267
- exfoliativa neonatorum Ritter von
    Rittershain 137
- herpetiformis Duhring 240, 270, 280
- papulöse 178
- periorale 372
- seborrhoische 177
- ulcerosa 396
Dermatofibrom 229
Dermatofibrosarkom 232
Dermatomyositis 91, 240, 388
Dermatophytosen 98
- Epidermomykosen 99
- - palmoplantare Mykosen 99
- - Zehenzwischenraummykose 99
- Favus 100
- Mikrosporie 101
- Nagelmykosen 102
- - eponychiale 102
- - hyponychiale 102
- Onychomykosen 102
- Trichomycosis granulomatosa
    nodularis cruris 101
- Trichomykosen 99
- - Herkunft des Erregers 99
- - oberflächliche 99
- - tiefe 100
- - - Differentialdiagnose 100
Dermis 26 f
Dermite ocre 381
Dermoepidermale Junctionszone 23
Dermoidzysten 387
Dermopathie, diabetische 399
Desmoplakine 19
Desmosomen 19
Diabetes mellitus 392, 398, 399
Diabetische
- Blasen 399
- Dermopathie 399
- Gangrän 399
Diagnostik, andrologische 186
Diaskopie 259
Diät
- glutenarme 282
- jodarme 282
Diathermie-Nadel 389

Differenzierung, terminale epidermale 19
Diffuse Alopezien
- erworbene
- - akute 402
- - chronische 403
- - kadaverisierte Haare 402
- - progressive 403
- - - alopecia androgenetica
- - - - der Frau 406, (Tab.) 407
- - - - des Mannes 403
- kongenitale 402
- - Atrichie 402
- - Hypotrichose 402
Disseminiertes Kaposi-Sarkom bei AIDS
   (DKS) 235
DLE 77
Doddsche Perforantes 376
Doppler-Ultraschalluntersuchung
   186, 377
Dreitagefieber-Exanthem s.a. Exan-
   themum subitum 120
Drüsen
- apokrine 25
- Talg- 25
Drusen 132
Dyskeratosis bullosa hereditaria 283
Dyskeratotls follicularis (Darier) 341
Dysurie 162, 165

Ecthyma
- cerebrans 134
- contagiosum 114
Eczema
- herpeticatum 124, 344
- molluscatum 344
Eczéma craquelé 63
Effektorreaktionen 42
- ADDC 43
- Antikörpervermittelte Zytotoxizität 43
- spezifische 43
- unspezifische 43
Effloreszenzen 30 ff
Ehtambutol 146
Ejakulation, retrograde 185
Ejakulatvolumen 187
Ekzem
- endogenes 343
- nummuläres 222
- Stauungs- 381
- superinfiziertes 138
Ekzemkrankheiten 56
- Dyshydrotisches Ekzem 65
- Eczéma craquelé 63
- Exsikkationsekzem (Abb.) 62
- Kumulativ-toxisches Kontaktekzem 62
- Nummuläres Ekzem 63
- Seborrhoisches Ekzem 64
- Toxisches Kontaktekzem 60
Elastin 27
Elastische Fasern 27
Elektromyogramm 91
Elephantiasis s.a. Lymphödem 134, 154
Endangiitis obliterans 392 ff
Endomyosin-Antikörper 272
Enteropathie 280
- glutensensitive 281
Entzündungszeichen 34

Eosinophilie 394
Epidermale Melanineinheit 22
Epidermis 18
- -zysten 194, 197
Epidermodysplasia verruciformis 129
Epidermolysen
- hereditäre 333
- Therapie 337
Epidermolysin 137
Epidermolysis
- bullosa 335
- - acquisita 336
- - dystrophica inversa
   (Gedde-Dahl) 336
- - hereditaria
- - - dystrophica (Hallopeu-
   Siemens) 335
- - - letalis (Herlitz) 334
- - simplex 334
Epidermolysis acuta toxica s.a.
   Lyell-Syndrom 73
Epidermomykosen 99
Epididymitis 162, 164
- gonorrhoica 164 f
Epikutantestung 58
Epithelioma
- basocellulare s.a. Basaliom 219
- spinocellulare s.a. Spinaliom 214
Epizoonosen 155 ff
EPP 323
Epstein-Barr-Virus-Infektion 177
Erblindung 395
Erfrierungen 141, 391
Ergotismus 393
Erntekrätze 157
Erosion 32, (Abb.) 34
Erysipel 134, 137, 380, 400
- Gesichts- 134
Erysipelas carcinomatosum 238
Erysipeloid 142
Erysipelothrix rhusiopathiae 142
Erythem, Schmetterlings- 77
Erythema
- anulare centrifugum 240
- chronicum migrans 140
- exsudativum multiforme 71
- gyratum repens Gammel 239
- induratum 144, 391
- infectiosum 119
- migrans s.a. Borrelia-burgdorferi-In-
   fektion 138
- - Zeckenbißreaktion 139
- necroticans migrans 240
- nodosum 68, 259, 293, 365, 380
- - leprosum 150
Erythrasma 130
Erythrocyanosis crurum puellarum 391
Erythrodermia
- congenitalis ichtyosiformis
- - bullöse 329
- - desquamativa Leiner 65
- - nichtbullöse 330
Erythrodermien 240, 254
- lymphatisch leukämische 253
- Melano- 248
Erythrokeratodermien 340
Erythromelalgie 392

Erythroplasie Queyrat 210
Erythropoetische Protoporphyrie
   (EPP) 323
Exanthem 169, 394
- akneiformes 371
- Arznei- 66 ff, 366
- scharlachartiges 137
Exanthema subitum 120
Exkoriation 32
Exogene Veränderungen des
   Haarschaftes 402

Facies
- leontina 253
- myopathica 87
Fadendrainage 387
Fadenpilzinfektionen 400
Faltenzunge 265
Fasern, elastische 27
Faszienlücken 377
Fasziitis, nekrotisierende 137
Favus 100
Feer-Krankheit 393
Feigwarzen s.a. Condylomata
   acuminata 181
Felderhaut 17
Fertilitätsstörungen des Mannes 182
- immunologische 186
- Therapie 190
Fibrinogentest 381
Fibroblasten 26
Fibroma, pendulans 194
Fibrome 194 ff
Fibrosarkom 232
Filariosen 154
Filzläuse s.a. Pediculosis pubis 158
Fingerkuppennekrosen (Abb.) 92
Fite-Faraow 151
Fixes Arzneiexanthem 70
Flecken
- blattförmige 317, (Abb.) 318
- Café-au-lait- 316 f
Flöhe
- Erkrankungen 160
- - Pulikose 160
Flora
- residente 129
- Standort- 129, 132
- transiente 129
Fogo selvagem 270
Folliculitis, barbae 135
Follikularkeratosen 340
Follikulitiden, gramnegative 368
Follikulitis 135, 400
- gramnegative bakterielle 138
- superfizielle 135
- tiefe 135
Frostbeulen 391
Frühsommermeningoenzephalitis 160
Frühstadium 140
Funktionsprobe nach Ratschow 398
Furunkel 135, 400
Fußinfekt, gramnegativer bakterieller 138
Fußvolumetrie 378

Gametentransfer 192
Gammopathien, monoklonale 396

Gangrän 394, 398
- diabetische 399
- venöse 381
Gastrocnemiuspunkt (Tab.) 376
Gaucher-Krankheit 309
Gedächtniszellen (T) 41
Gefäßerweiterung 388
- anatomische 388
- funktionelle 388
Gefäßkrankheiten, funktionelle 390
Gefäßnävi 205
Gefäßversorgung
- Anatomie 388
- Physiologie 388
Gele 423
Generalisierte essentielle Teleangi-
  ektasien 388
Genitalpapeln, bowenoide 242
Genodermatosen 269
Gesetz zur Bekämpfung der Geschlechts-
  krankheiten 161, (Tab.) 162
Gesichtserysipel 134
Gestagene 89
Gianotti-Crosti-Syndrom s.a. Acroderma-
  titis papulosa cruptiva infantilis 120 f
Gicht 305
- akute 305
- chronische 305
Gingivostomatitis herpetica 123
Glasspateldruck 30
Gliadin-Antikörper 272
Globozoospermie 184
Glomerulonephritis, postinfektiöse 133
Glomustumor 229, 235
glutenarme Diät 282
Glykoprotein, desmosomales 274
Gonokokkeninfektion, disseminierte 163
Gonokokkensepsis, benigne 163
Gonorrhö 161, 165
- extragenitale 163
- oropharyngeale 163
- unkomplizierte 164
Graft versus Host 43
- Lupus erythematodes 43
Granulom, eosinophiles,
  des Gesichtes 266
Granuloma 268
- anulare 264, 400
- - disseminierte Form 264
- - subkutane Knotenform 264
- faciale eosinophilicum 266
- fisuratum 94
- fungoides 245
- nitidum 268
- pyogenicum 229
Granulomatose
- Wegener- 395
- zentrofaziale 395
Granulomatöse Erkrankungen 259 ff, 394
Granulomatosis disciformis chronica et
  progressiva (Miescher) 268
Granulome
- perifolliculäre 148
- tuberkuloide 145
Granulozyten 37
Grübchennägel 409
Gumma 171, 217

Gummibandligatur 386
Gummisammler-Ulkus 153
Gürteltiere 149

Haarbalg 24
- -milbe 157
Haare
- Androgene 401
- Ektoderm 401
- holokrine Drüse 401
- kadaverisierte 408
- Melanozyten 401
- Verhornung 401
Haarfollikel 23 f
- -entzündung 135
Haarleukoplakie, orale 177
Haarpapille 23
Haarschaft 24
- exogene Veränderungen 402
- - Trichoklasie 402
- - Trichoptilosis 402
Haartypen
- Lanugohaar 24
- Terminalhaar 24
- Vellushaar 24
Haarwurzel 24
Haarzyklus
- Anagenphase 401
- Katagenphase 401
- Telogenphase 401
Halogenoderme 146
Hämangiom 205 ff, 229
Hämangiosarkom 233
Hämatom, subunguales 229
Hämochromatosen 303
Hämorrhoiden 384, 385
- Prolaps 386
Hand-Fuß-Mund-Exanthem 113
Haptene 58
Harlekin-Fetus 331
Hautarztbericht 59
Hautdurchblutung 388
Hautfunktionsteste 29
- Alkaliresistenztest 29
- Epikutantestung 58
- Läppchentest
- - belichteter epikutaner 75
Hautgangrän 396
Hautmilzbrand 143
Hautschäden
- mechanische 94 ff
- - Blasen 94
- - Granuloma fisuratum 94
- - Klavus 94
- - Schwielen 94
- Strahlenschäden 96
- - PUVA-Verbrennung 96
- - Röntgenschäden 96
- - Sonnenbrand 96
- - Wiesengräserdermatitis 96
- Verbrennung 94
- Wiesengräserdermatitis (Abb.) 95
Hauttuberkulosen 144 ff
Haut- und Schleimhautveränderungen
  bei HIV-Infektionen 177
Heerfordt-Syndrom 262
Hefepilzinfektionen 400

Helfer-T-Zellen 36
Hemidesmosomen 23
Hereditäre Epidermolysen 333
Heredopathia atactica
  polyneuritiformis 309
Herpangina Zahorsky 113
Herpes
- genitalis 125, 145
- gestationis 276, 279 f
Herpes simplex
- Infektion
- - genitale 182
- - ulzeröse 177
- recidivans 214
- - in loco 124
- Virus 122
- - Typ 2 182
Herxheimer-Reaktion 174
Herzvitien 390
Heuschnupfen 348
- allergologische Testung
- - Prick-Test 350
- - Radio-Allergo-Sorbent-Test (RAST)
  350
- Antihistaminika 350
- Blühkalender 349
- Hyposensibilisierung
- - spezifische 350
- Pollenflugvorhersage 349
- Provokation 350
Hidradenitis suppurativa 131
Hidroystom 218
Hinken, intermittierendes 397
Hirninfarkt 397
Hirnsklerose, tuberöse 317
Hirsutismus 406, 417
Histamin 26, 46
Histiozyten 26
Histiozytom 194, 229
Histiozytosen 254 f
Histiozytosis X 255
Histokompatibilitätsantigene 43
HIV-Infektion 235
- akute 177
- Haut- und Schleimhautveränderungen
  177
- Latenzphase
- - asymptomatische 177
HLA-System 43
Hoden 182
- -biopsie 190
- -dystrophie 184
- -schaden
- - primärer 184
- - sekundärer 185
- -volumen 186
Hormontherapie 191
Humanes Immundefizienz-Virus
  (HIV) 175
Hutchinson-Trias 172
Hyalinosen 304 f
Hyalinosis cutis et mucosae 304
Hydargyrose 302
Hyperämie, reaktive arterielle 392
Hypergammaglobulinämie 178
Hyperhidrose 390
Hyperkeratosen 28, 292

Hyperlipidämie 398
Hyperlipoproteinämien
- primäre 309
- sekundäre 309
Hyperpigmentierungen 420
- kleinfleckige 316
Hyperplasie
- pseudoepitheliomatöse 218
- pseudokarzinomatöse 242
Hypertonie 398
Hypertrichose
- diffuse
- - Hypertrichosis languinosa
- - - acquisita 240, 415
- - - congenita 415
- - medikamentöse 416
- - Rassische Hypertrichose 415
- - symptomatische 415
- umschriebene 416
- - erworbene 41, 415
Hypertrichosis lanuginosa acquisita 240
Hypogonadismus
- hypergonadotroper 189
- hypogonadotroper 189
- normogonadotroper 189
Hypomimie 87
Hypopyon-Iritis 293
Hypotrichose 402

Ichtyosen 327
- bei Heredopathia atactica polyneuiti-formis 331
- Ichtyosis
- - hysterix 331
- - linearis cirumflexa (Comèl) 331
- - vulgaris 327
- Ichtyosishand 327
- lamelläre 331
- symptomatische (Tab.) 333
- Therapie 332
- X-chromosomale (XRI) 328
IgE-Antikörper 46, 352
Immotile-Cilia-Syndrom 184
Immunadhärenz 39
Immunantwort 36, 40d
- Antigen-Präsentierung 42
- Antigen-Rezeptoren 42
- Gedächtniszellen 40
- Primärreaktion 40
- Sekundärreaktion 40
Immunglobuline (Ig) 38
- Ak-Idiotyp 39
- antiidiotypische Antikörper 39
- FAB-Teile 39
- Klassen
- - IgA 38
- - IgD 38
- - IgE 38, 46
- - IgG 38
- - IgM 38
- Komplementaktivierung 39
- Struktur 38
- - FAB-Teile 39
- - FC-Teil 39
Immunkomplex-Vaskulitis 396
Immunozytom 248

Immunreaktion
- anaphylaktische 45
- Immunkomplexe 45
- spezifische 43
- zellvermittelte 45
- zytotoxische 45
Immunsuppressiva 397
Impetigo 400, 424
- contagiosa 133
Impotencia
- coeundi 182
- generandi 182
Index, prognostischer 230
Indometacin 397
Infekte, gramnegative 424
Infektionen, sekundäre bakterielle 138
Infertilität 162 f
INH 146
Insemination 192
Insuffizienz
- chronisch-venöse 141, 375, 379, 381
- - und Folgezustände 381
- Perforansvenen- 379
Interferone 397
Intersphinktärraum 383
Intestinalmykose 384
Intoleranzprovokation 49
Intoleranzsyndrom 48
In-vitro-Fertilisierung 192
Irisblenden-Phänomen 390
Ixodes ricinus 138, 160

Jadassohn-Lewandowsky-Syndrom 339
jodarme Diät 282
Jodempfindlichkeit 281
Junktionsnävi 200

KA 222, 229, 241
Kälteurtikaria 240
Kalzinosen 88, 90, 303
- dystrophische 304
- idiopathische 304
- metastatische 304
Kalziumantagonisten 392 f
Kandelabergefäße 388
Kandidose 107
- der Schleimhaut und des Übergangs-epithels 108
- - Anguli infectiosi candidamycetica 108
- - Balanitis candidamycetica 108
- - Candidosis mucosae oris 108
- - Vulvovaginitis candidamycetica 108
- Differentialdiagnose 108
- Erregernachweis
- - kulturell 107
- - mikroskopisch 107
- - serologisch 107
- Haut-
- - akute 108
- Organ- 108
- Pathogenese 107
- - Keimdichte 107
- - Parasitäre Phase von Candida 107
Kapillaren 388
Kaposi-Sarkom 177 f 234
- disseminiertes bei AIDS (DKS) 235

- klassisches idiopathisches 236
Karbunkel 135 f
Kartagener Syndrom 184
Karzinome
- Basalzell- s.a. Basaliom 219
- Darm- 237
- Lungen- 237
- Magen- 237
- Mamma- 237
- Nieren- 237
- Uterus- 237
Karzinome der Anal- und Perianalregion 217
Kasabach-Meritt-Syndrom 208
Katzenkratzkrankheit 145
Keloidnarben 364
Keloide 194, 196
Keratin 19
Keratinozyten 18d, 19
- Terminal-Stadium 21
- Transformationsstadium 21
Keratoakanthom (KA) 222, 229, 241
Keratohylingranula 21
Keratolysis sulcata plantaris 131
- seborrhoische 222
Keratose
- aktinische 218
- Arsen- 210, 218
- Röntgen- 210
- seborrhoische 218, 222, 229
- Teer- 210
Keratosis
- actinica 209
- follicularis 340
- palmoplantaris
- - cum degeneratione granulosa 338
- - diffusa circumscripta (Unna-Thost) 338
- - papulosa s. macula 338
- - transgrediens (Stulli) 339
- - varians 338
- senilis 209
- solaris 209
Kerion Celsi s.a. Trichomykosen 100
Kernfluoreszenzmuster 86
Kerzentropfenphänomen 362
Klassisches idiopathisches Kaposi-Sarkom 236
Klavus 94
Kleiderläuse 158
Kletterpuls 381
Klinefelter Syndrom 184
Klippel-Trénaunay-Syndrom 206
Knötchen 31 f
Knoten 32, (Abb.) 33
- fibroide 141
Koagulation 386
Köbner-Phänomen 286, 356
Koenen-Tumoren 317
Kokarde 71
Kolbenhaare 409
Kollagen 27
- Fasern 26
- Synthese 89
Kollodium-Baby 330
Kolon 383
Koloskop 383

Komedo
- geschlossener 364
- offener 364
Komplement 38
- Anaphylatoxine 39
- C3 39
- C5b-9 39
Komplementaktivierung 39
Kompressionsverband 380
Kondylome, spitze 181, 385, 387
Konjunktivitis, serös-eitrige 165
Kontaktekzem
- allergisches 56
- kumulativ-toxisches 62
- toxisches 60
Kontinenz 383
Kopfläuse 157
Korrektur, operative 386
Kortex 24
Kortikosteroide 397
Korynebakterien s.a.
    Corynebacterium 131
Kranzfurchen-Phlebitis 380
Krätze s.a. Scabies 155
Kreatinphosphokinase 91
Krosse 375
Kruste 32
Kryoglobulinämie 390, 393
Kryptitis 387
Kryptokokkose 110
- Erregernachweis 111
- - kulturell 111
- - mikroskopisch 111
- - serologisch 112
Kupferfinne s.a. Rosazea 369
- Kupferrose 369
Kutane Aktinomykose 132
Kutikula 24
Kveim-Test 259, 262

Lactatdehydrogenase 91
Lamina
- densa 23
- lucida 23
Lampren 397
Langerhans-Zellen 18, 22, 37, 255, 409
Langer-Spaltlinien 17
Lanugohaar 23, 401
Läppchentest, belichteter epikutaner 75
Larva migrans 154
- oestrosa 154
Laufmilben 157
Läuse 157
- Erkrankungen 157
- Nissen 158
Leishmania recidivans 153
Leishmaniose 153, 263
- anergische 153
- espundia 153
- Kala-Azar 153
- mukokutane 153
- viszerale Form 153
Leistenhaut 17
Leitvenen 379
Lentigo maligna 212
- Melanom 212
Lentigo-maligna-Melanom (LMM) 226

Leomym 194
Lepra 149, 263
- Borderline- 150
- dimorphe 150
- Downgrading 150
- indeterminata 150
- Kontagiosität 149
- lepromatosa 150
- Reaktionen 150
- tuberculoides 150
- Upgrading 150
Leprominreaktion 150
Lesch-Nyhan-Syndrom 306
Leser-Tréylat-Syndrom 195, 240
lethal midline granuloma 395
Leukoderm 169
Leukonychie 418
Leukoplakia
- nicotinica 289
- spreckled 213
Leukoplakie 213, 217
- Carcinoma in situ 213
Leukozytose 394
Leydigzellen 182
- Insuffizienz 185
Lichen
- amyloidosus 310
- invisibilis 298
- myxoedematosus 314
- nitidus 148, 268
- ruber 286 f
- - acuminatus 148, 287
- - mucosae 287
- - planus 384
- - verrucosus 287
- sclerosus et atrophicans 214, 300
- scrofulosorum 144
- Vidal 298
Lichtdermatose, polymorphe 294
Lichtreaktion
- chronische ekzematoide 252
- persistente 76
Lichtreflexionsrheographie (LRR) 378
Lichtschwiele 28
Lila-Krankheit s.a. Dermatomyositis 91
Linea
- anocutanea 383
- dentata 383
Lineare IgA-Dermatose 282
Lingua plicata 265
Linton'sche Linie (Tab.) 376
Lipidablagerungskrankheiten 307 ff
Lipogranulomatose 309
Lipome 194
Lippenkarzinome 216
Lish-Knötchen 316
Livedo
- racemosa 391, 397
- Livedo reticularis 240, 391, 397
- - e calore 391
- - e frigore 391
- - mit Sommerulzeration 391
LLR 378
LMM 226
Löfgren-Syndrom 259
Lokalbehandlung 423
- Cremes 423

- Gele 423
- Pasten 423
- Salben 423
- Schüttelmixtur 423
Lokalisierte essentielle Tele-
    angiektasien 388
Lokaltherapeutika (Tab.) 427
Louis-Bar-Syndrom 388, 390
Lucio-Phänomen 150
Lues 235, 263, 409
- connata tarda 172
- maligna 168 f
Lues s.a. Syphilis 168
Lungenembolie 380 f
Lungenkarzinome 237
Lupus
- diskoider 77
- erythematodes 43, 77 ff, 380, 388, 393
- Immunhistologie 78
- integumentalis 81
- pernio 260
- profundus 84
- systemischer 77
- vulgaris 144, 146, 214, 263
Lupusband 78, (Abb.) 79
Lutznerzellen 247
Lyell-Syndrom s.a. Epidermolysis
    acuta toxica 73
- medikamentöses 137
- staphylogenes 133, 137
Lyme disease s.a. Borrelia-burgdorferi-
    Infektion 138, 141
Lymphadenopathie, dermopathische
    246
Lymphadenopathiesyndrom (LAS)
    177, 235
Lymphadenosis cutis benigna 140, 250
- - circumscripta 253
Lymphangiome 376
Lymphangiosarkom 233, 235
Lymphatische Organe
- primäre 36
- sekundäre 36
Lymphkapillaren 375
Lymphödem 376
- chronisches 134
Lymphogranuloma inguinale 166
Lymphogranulomatose 245
- Prurigo lymphogranulomatotica 245
Lymphokine 38 f
Lymphom 244 ff
- immunoblastisches 249
- lymphoblastisches 249
- Pseudo- 250, 263
- zentroblastisches 249
Lymphozyten
- B- 36
- - Ag-Rezeptoren 36
- - Helfer-T-Zellen 36
- - lymphatische Organe 36
- - primäre 36
- - sekundäre 36
- Nullzellen 37
- Subpopulationen 178
- Suppressor-T-Zellen 36, 41
- T- 36
- zytotoxische T-Zellen 36

Lymphozytom 250
Lymphsystem 375

Maculae coeruleae 158
Madonnenfinger 86
Mafucci-Syndrom 208
Magenkarzinome 237
major histocompatibility complex s.a.
  MHC 41, 43
- DTH-Zellen (Delayed type hyper-
  sensivity) 41
- T-Gedächtniszellen 41
- Ig-class switch 41
- MHC-Restriktion 41
- Plasmazellen 41
- Suppressor-T-Zellen 41
Makel 31
Makrocheilie 265
Makrophagen 37
Maldescensus testi 184, 191
- Hormontherapie 191
- Orchidopexie 191
Malignome 91
Mammakarzinome 237
Marginales Band 21
Mariskon 384
Masern 118
Mastozytom 256
Mastozytosen 256 f, 388
Mastzellen 26
Maul- und Klauenseuche 115
Medikamentenexanthem,
  akneiformes 366
Medulla 24
Melanineinheit, epidermale 22
Melanoakanthom 194, 229
Melanodermitis toxica 420
Melanoerythrodermie 248
Melanom 222, 319
- Aderhaut- 228
- amelanotisches 218
- benignes
- - juveniles 229
- Lentigo-maligna- 226
- malignes 223, 387
- - akrolentiginöses 226
- - amelanotisches 227
- - primär noduläres 224
- - superfiziell spreitendes 226
- oberflächlich spreitendes (SSM) 213
Melanosis circumscripta praeblasto-
  matosa Dubreuilh s.a.
  Lentigo maligna 212
Melanosomen 22
Melanozyten 18, 21
Melasma 420
Meleda-Krankheit 339
Melkerknoten 114
Melkersson-Rosenthal-Syndrom 265
membrane-coating granules 21
Merkel-Zellen 18, 21
Merkelzell-Tumoren 21
Metallablagerungen 302 f
Metalues 171
Metastasen, kutane 237
Metopitis granulomatosa 265
MHC 41, 43

Mikrobiologische Besiedelung 129 ff
Mikrofibrillen 23
Mikrosporie 101, 409
Mikrostomie 85
Milben 155 f
Milchschorf 343
Miliarlupoid, benignes 259
Milien 194, 197
Milzbrand der Haut s.a. Anthrax 143
Mitsuda-Reaktion 150
Molluscum contagiosum 112, 177
Mondor-Krankheit 380
Mongolenfleck 199
Monilethrix 402
Mononeuritis 150
Mononukleäres Phagozytensystem
  (MPS) 37
- Monozyten 37
- -leukämie 254
Montenegro-Test 153
Morbus
- Addison 409
- Behçet 293 f
- Besnier-Boeck-Schaumann s.a. Sarko-
  idose 259
  Bourneville-Pringle 317
- Bowen 210, 217 f, 222
- Crohn 387, 396
- Darier 341
- Durbreilh s.a. Lentigo maligna 212
- Fabry 309
- Hailey-Hailey 283
- Hodgkin 244
- Osler 388
- Paget 211, 222
- - extramammärer 212
- Raynaud s.a. Raynaud-Symptomatik
  392
- Reiter 291
- Waldenström 393
Morgagnische Krypte 383
Morphaea 85, 299
Mosaik-Fungi 102
Mucinosis
- erythematosa reticularis 314
- follicularis 240, 312
- papulosa seu lichenoides 314
- idiopathische 313
- symptomatische 313
Mucophanerosis intrafollicularis et sebo-
  glandularis s.a. Mucinosis
  follicularis 313
Mukopolysaccharidstoffwechsel-
  störungen 311
Musculus arrector pili 23
- levator ani 383
- puborectalis 383
- sphincter ani
- - exterior 383
- - interior 383
Muskelvenen 379
Mutilationen 146
Muzinose 311 ff
- plaqueartige kutane 314
- retikuläre erythematöse 314
Mycobacterium
- kansaii 148

- leprae 148 f
- marinum 148
- tuberculosis 144, 148
- ulcerans 149
Mycoplasma hominis 168
Mycosis fungoides 245, 286
- d'emblée 246
- prämykosides Stadium 245
Mykobakterien 145, 148
Mykobakteriosen 144 ff
- atypische 145, 148
Mykoplasmeninfektion 165
- genitale 168
Mykosen, der Haut 97 ff
- Definition 97
- intertriginöse 384
- klinische Nomenklatur 97
- mikroskopische Diagnostik 103ff,
  (Syn.) 106
- Mykoseerreger
- - primäre 97
- - sekundäre 97
- Nagel- 102
- Systematik
- - D-H-S-System 97
- tiefe 145
- Tricho- 99
- Unterscheidung 97
Myositis 91
Myxodermien 311
Myxödem
- diffuses 311
- - echtes 311
- prätibiales 312
Myxoedema
- circumscriptum praetibiale symmetricum 312
Myxoedermia
- circumscripta symmetrica
  praetibialis 312
- papulosa 314

Naevus
- araneus 389
- bleu 222
- Blue-Rubber-Bleb 208
- coeruleus 199, 229
- flammeus 205, 388
- fusco-coeruleus 199
- papillomatosus et pigmentosus 229
- pigmentosus et pilosus 202
- spilus 198
- Sutton 202
Nageldystrophien 358, 398
Nagelmykosen 102, 398
- eponychiale 102
- hypnoychiale 102
Nagelveränderungen 418
- Querrillen 418
Narben, zipflige 147
Narbensarkoidose 260
Nävi 194, 198 ff
- Becker- 198
- Compound- 200
- dermale 200
- - melanozytäre 199
- epidermale 203

- Gefäß- 205
- Junktions- 200
- Nävuszell- 200 f, 229
- Spider- 206, 388
- Spinnen- 206, 388
- Talgdrüsen- 204
Necrobiosis lipoidica 148, 267, 400
Neisseria gonorrhoeae 161
Nekrolyse, staphylogene toxische
  epidermale 137
Nekrose 32
Nekrotisierende Angiitis 394
Neodym-YAG-Laser 389
Netherton-Syndrom 331
Neuritis 393
- Mono- 150
- Oligo- 150
Neurodermitis 148
- atopica 343
Neurofibromatosis generalisata 316
Neurofibrome 316
Neurolues 174
neurosekretorische Granula 21
Niacinamid 400
Nichtsexualhaar 402
Niemann-Pick-Krankheit 309
Nierenkarzinome 237
Nikolski-Phänomen 73, 271
Nikotin 390
Nikotinabusus 398
Nissen 158
NM 224
Noduli rheumatosi 269
Normozoospermie 189
Null-Zellen 37

Oligoneuritis 150
Oligozoospermie 187, 189
Onchozerkome 154
Onchozerkose 154
Onycholysen 358, 418
Opsonisierung 37, 39, 43
Orchidopexie 191
Orf s.a. Ecthyma contagiosum 114
Orientbeule 153
Orthokeratose 19
Osteofollikulitis Bockhart 135
Ostitis multiplex cystoides Jüngling 262
Oszillographie 398

Pachyonychia-congenita-Syndrom 339
Paget's disease of the nipple
  s.a. Morbus Paget 211
Palmoplantare Mykosen 99
Palmoplantarkeratosen 338
Panaritium 137, 418
Pankreatitis 397
Papel 31 f
Papillenspitzen
- Abszeß 272
- dermale 280
Papillomviren 125
- humane 181
Papillon-Lefèvre-Syndrom 339
Papulose
- bowenoide 242
- lymphomatoide 251

Parakeratose 19
Paraneoplasien 209 ff, 278
Paraneoplastische Syndrome 238
Parapsoriasis 284 f
- en plaques 285
Parasitäre Hauterkrankungen 155 ff
Parästhesien 390
Pareiitis granulomatosa 265
Paronychie
- chronische 418
- eitrige s.a. Panaritium 137
Pasten 423
Pautrier-Mikroabszesse 247
Pediculosis
- capitis 157
- pubis 158
- vestimentorum 158
Pemphigoid
- Alters- 277
- Antikörper 278
- bullöses 240, 276
- Schleimhaut- 276
Pemphigus
- Antikörper 270
- chronicus benignus familiaris 270, 283
- erythematosus 270
- foliaceus 270
- vegetans 270
- vulgaris 240, 270
Pemphiguszellen 270, 276
- Tzanck-Test 276
Pendelblut 379
D-Penicillamin 89
Peniskarzinom 217
Perforans laterale (Tab.) 376
Perianalhaut 383
Periarteriitis 394
- nodosa 394
Perifollikulitis 135
Perihepatitis acuta Fitz-Hugh-Curtis 163
Periorale Dermatitis 372
Perniosis 391
Petechie 53
Phimosen 191, 214
- Zirkumzision 191
Phlebitiden 379
Phlebitis
- Kranzfurchen- 380
- migrans (saltans) 380
Phlebodynamometrie 378
Phlebographie 378
Phlebothrombose 380
Phlebotomus 153
Phlegmasia coerulea dolens 381
Phlegmone 136
Photoallergische Reaktionen 74
Photochemotherapie 363, 422
Phototoxische Reaktionen 75
Phthiriasis s.a. Pediculosis pubis 158
Phytansäurethesaurismose 309
Pigmentstörungen 420
- Depigmentierungen 421
- Hyperpigmentierungen 420
Pili torti 402
Pilonidalsinus 365
Pilze, biphasische 102
Pinkus-Tumor 221

Pitted keratolysis s.a. Keratolysis sulcata
  plantaris 131
Pityriasis (Tab.) 291
- alba 345
- lichenoides 284
- rosea 289
- simplex capillitii 406
- versicolor 110
- - alba 110
- - Häufigkeit 110
- - Klinik 110
- - Therapie 110
Pityrosporum-Follikulitis 110
Plaques muqueuses 169
Plasmapherese 395
Plasmazellen 36
Plasminogentest 381
Plattenepithelkarzinom s.a.
  Spinaliom 214
Plexus haemorrhoidalis 383
Plica transveralis recti 383
Pneumonie 166
Podagra s.a. Gicht 305
Poikilodermatomyositis 91
Pollenasthma 349
Pollinose 348
Polyarteriitis 397
Polyarteriitis nodosa 394
Polymorphe Lichtdermatose 294
Polyneuropathie, sensible 141
Polyzythaemia vera 393
Polyzythämie 392
Porphyria
- cutanea tarda 325
- erythropoetica congenita 325
Porphyrin
- Krankheiten 322
- Produktion 130
Post-Kala-Azar-Dermatose 153
Postthrombotisches Syndrom 381
PPP 242
Präkanzerose 209 ff, (Tab.) 214
- aktinische 209 f
- bowenoide 210
- melanotische 212
Prämelanosomen 22
Prick-Test 350
Primärkomplex
- syphilitischer 145, 169
- tuberkulöser 144
Progerie 320, 321
Prognostischer Index 230
Progressive Paralyse 171
Progressive systemische Sklerodermie
  s.a. PSS 85
Proktitis 165
Proktologie 375, 383 ff
Proktoskop 383
- Blond 383
Prolaps 386
Prolidase-Mangel 382
Propionibacterium acnes 367
Prosopitis granulomatosa 265
Prostata 182, 383
Prostatitis 165
Protoporphyrie, erythropoetische
  (EPP) 323 f

Prurigo
- acuta 295
- leucaemica 254
- simplex subacuta 296
Pruritus sine materia 240, 254
Pseudoallergie 44
Pseudokanzerosen 241
Pseudolymphome 250, 263
Pseudopelade Brocq 409, 412
Pseudopeladezustände 409, 412
Pseudosklerodermie 240
Psoriasis 222, 356 ff
- arthropathica 356, 359
- Phototherapie 363
- pustulosa 356, 360
- vulgaris 356, 384
PSS 85
Pufferkapazität 28
Pulikose 160
Pulpitis sicca 345
Purinstoffwechselstörungen 305
Purpura 394
- anaphylaktoide 396
- chronica progressiva 68
- Schönlein-Henoch s.a.
  Vasculitis allergica 52
Pustel 32, (Abb.) 34
Pustula maligna s.a. Anthrax 143
Pustulose, subkorneale 240
PUVA-Verbrennung 96
- Therapie 409
Pyoderma
- fistulans sinifica 397
- gangraenosum 240, 396
Pyodermie 132, 424
- vegetierende 145
Pytyriasis, lichenoides et vario-
  liformis 148

Quaddel 31
Quecksilber 393
Quincke-Ödem 46
- hereditäres 50
- Therapie 51

Radioderm 214
Raynaud-Symptomatik 85, 89, 390, 392
Reaktionen
- Herxheimer- 174
- Lepra- 150
- Lepromin- 150
- Mitsuda- 150
- photoallergische 75
- phototoxische 75
Refsum-Syndrom 309, 331
Rektosigmoidskopie 383
Rektoskop 383
Rektum 383
- -ampulle 383
- -karzinom 386
- -muskulatur 383
REM-Syndrom 314
Reproduktionsorgane
- männliche
- - Anatomie 182
- - Physiologie 182
- - endokrine Regulation 183

Resochin 400
Respirations-Atopien 348
- Allergen-Extrakte 352
- Allergenkarenz 352
- Antikörper
- - blockierende 352
- Heuschnupfen 348
- Hyposensibilisierung
- - orale 353
- IgE-Antikörper 352
- nichtsaisonale Inhalationsallergene 351
Retikulin-Antikörper 272
Retikulinfasern 27
Retikuloid, aktinisches 252
Rezidivexantheme 169
Rheumaknoten s.a. Noduli
  rheumatosi 269
- rheumatische Knoten 269
- rheumatoide Knötchen 269
Rhinophym 370
Richner-Hanhart-Syndrom 339
Riesenkondylome 181
Riesenzell-Arteriitis 395
Rifampicin 146, 151
Ringelröteln s.a. Erythema
  infectiosum 119
Röntgenschäden 96
Rosazea 369, 388
- Acne rosacea 369
- Dermatitis
- - rosazeaartige 372
- lupoide 370
- minor 373
- Rhinophym 370
- Steroid- 370, 373
Röteln 119
Rothmund-Thomson-Syndrom 388
Rotlauf s.a. Erysipeloid 142
Rud-Syndrom 330

Salben 423
Salpingitis 163, 165, 168
Sandmücken 153
Saphena-magna-Stammvarikosis 378
Sarcoptes scabiei 155
Sarkoidose 146, 235, 259 ff
Sarkolemm-Schläuche 91
Säureschutzmantel 28
- Pufferkapazität 28
Scabies 155 f
- Acarus siro var. hominis 155
- norwegica 156
- Sarcoptes scabiei 155
Schanker
- harter s.a. Syphilis 168
- weicher s.a. Ulcus molle 174
Schaufensterkrankheit 397
Schaumann-Körper 262
Schaumriesenzellen 308
Schleimhautpemphigoid 276
- vernarbendes 278
Schmerzsinn 29
Schmetterlingserythem 77
Schmucktätowierungen 306
Schmutztätowierungen 306
Schocksyndrom, toxisches 143
Schuppung 32

Schüttelmixtur 423
Schweinerotlauf des Menschen s.a.
  Erysipeloid 142
Schweißbildung 28
Schweißdrüsen
- Abszesse der Erwachsenen 131
- ekkrine 25
Schwielen 94
Schwimmbadgranulom 148
SCL 70, 88
Seborrhiasis 177
Seborrhö 25, 367, 406
Seborrhoide Schuppung 275
Seborrhoische Säuglingsdermatitis 64
Sebostase 25
Sekundärsyphilis 387
Seminalplasma 188
Serumkrankheit 52, 55, 353
Sexualhaar 401
sexually transmitted diseases s. sexuell
  übertragene Krankheiten
Sexuell übertragene Krankheiten 161
- Chlamydieninfektionen, genitale 164
- genitale Mykoplasmeninfektion 168
- Gonorrhö 161
- - extragenitale 163
- - komplizierte 164
- - oropharyngeale 163
- - unkomplizierte 164
- HIV-Infektion 175
- Infertilität 162 f, 165
- Meldepflicht 161
- Syphilis 168
- Tripper 161
Sézary-Syndrom 248
Sichelzell-Anämie 382
Siderose 303
Sigma 383
Sinus cavernosus-Thrombose 136
Sinus-pilonidalis-Zysten 387
Sjögren-Larsson-Syndrom 330
Skabies, larvierte 156
Skalenus-Syndrom 393
Skleradenitis 169
Sklerodaktylie 90
Sklerodermie (Syn.) 86, 299 f,
  388, 390, 393
- diffuse 85
- Madonnenfinger 86
- progressive systemische 85 ff
- Zentromeren-Antikörper (Syn.) 86
Skleromyxödem 240
- Arndt-Grotton 315
Sklerose 85
Sklerosierung 386
Skrofuloderm 145
SLE 77
Soleuspunkt (Tab.) 376
Sondenphänomen 259
Sonnenbrand 96
Soor s.a. Kandidose 107
Spermaanalyse, funktionelle 190
Spermakonservierung 193
Spermatozoendefekte 184
Spermatozoenmotilität 187
Spermatozoenzahl 187
Spermienvitalität 188

Spermiogenese 182
Spermiogramm 187
Sphingomyelinose 309
Sphinktertonus 383
Spider-Nävi 206, 388 f
Spinaliome 209, 213, 214 ff, 222, 319
– Karzinome der Anal- und Perianal-
  region 217
– Lippenkarzinome 216
– Peniskarzinome 217
– Vulvakarzinom 217
– Zungenkarzinom 217
Spinnennävi 206, 388 f
Spinozelluläres Karzinom 214
Spitztumor 202
Sporotrichose 148
spreckled leukoplakia 213
SSM 213, 226
SSSS s.a. Lyell-Syndrom 137
Stachelzellkarzinom s.a. Spinaliom
  214
Stammvarikose 375
– der V. saphena parva 378
Standortflora 129, 132
Staphylococcal scalded skin syndrome
  137
Staphylococcus, aureus 132 f, 135,
  137, 143
Staphylokokken-Exotoxin 137
Stauungsdermatose 399
Stauungsekzem 381
Stauungsinduration 381
STD s.a. sexuell übertragene Krank-
  heiten 161
Steatocystoma multiplex 197
Steinschnittlage 383
Sternberg-Riesenzelle 245
Sternberg-Zelle 245
Steroide 424, (Tab.) 425
Steroidsulfatasemangel-Syndrom 328
Stevens-Johnson-Syndrom 71
Stewart-Treves-Syndrom 233
Stichinzision 380, 385
Stomatitis aphtosa 293
Störungen
– angeborene 184
– extratestikuläre genitale 185
– im Fettstoffwechsel 307
Strahlenschäden 96
Stratum
– basale 18
– corneum 19
– lucidum 19
– papillare 27
– reticulare 27
– spinosum 18
Streptokinase 381
Streptokokken
– hämolysierende 132
– ß-hämolysierende 133
Streuung, hämatogene 146
Stukko-Keratese 194
Sturge-Weber-Syndrom 205
subepidermal 277
Sulcus coronarius penis 380
Sulfonamide 282
Sulfone 282

Superinfektionen 138
Suppositorien 386
Suppressor-T-Zellen 36
Sweet-Syndrom 70
Sycosis barbae 135
Sykosis parasitaria s.a.
  Trichomykosen 100
Sympathektomie 399
Syndrom
– Abt-Letterer-Siwe- 256
– Arndt-Grotton- 315
– Behçet- 379
– Bloom- 240, 388
– CHILD- 329
– der dysplastischen Nävi 202, 228
– Gianotti-Crosti- 120 f
– Heerfordt- 262
– infantiles akrolaterales papulo-
  vesikuläres 121
– Jadassohn-Lewandowsky- 339
– Kartagener- 184
– Kasabach-Meritt- 208
– Klinefelter 184
– Klippel-Trénaunay- 206
– Lesch-Nyhan- 306
– Leser-Tréylat- 195, 240
– Löfgren- 259
– Louis-Bar- 388, 390
– Lymphadenopathie- 235
– Mafucci- 208
– Melkersson-Rosenthal- 265
– Netherton- 331
– Pachyonychia-congenita- 339
– Papillom-Lefèvre- 339
– paraneoplastisches 238
– postthrombotisches 381
– Raynaud- 390, 392
– Refsum- 309, 331
– REM- 314
– Richner-Hanhart- 339
– Rothmund-Thomson- 388
– Rud- 330
– Sézary- 248
– Sjögren-Larsson- 330
– Skalenus- 393
– Steroidsulfatasemangel- 328
– Stewart-Treves- 233
– Sturge-Weber- 205
– Urbach-Wiethe- 304
– Vergreisungs- 320
– Von Hippel-Lindau- 206
– Werner- 321
– Yellow-Nail- 418
Synechien 279
Syphilide 169
Syphilis 168, 379
– connata 171
– Latenzstadium 171
– Metalues 171
– Nachweis im Dunkelfeld 172
– Primäraffekt 168
– progressive Paralyse 171
– Sekundär- 387
– Stadium I 168
– Stadium II 169
– Stadium III 171, 382
– Stadium IV 171

Syphilome 171
Syringomyelie 393

Tabes dorsalis 171
taches bleues 158
Talgdrüsen 23, 25
– -adenom 218
– ektopische 25
– holokrin 25
– -lymphome 222
– -Nävus 204
Tamponaden 386
Tangier-Krankheit 309
Taschenklappen 375
Tastsinn 29
Tätowierungen 306
– Schmuck- 306
– Schmutz- 306
Teleangiectasia
– hereditaria haemorrhagica 206
– macularis perstans 388
Teleangiektasie 90, 388
– Argon-Laser-Therapie 389
– generalisierte 389
– – csscnticllc 388
– hereditäre hämorrhagische 388, 389
– lokalisierte 389
– – essentielle 388
– Nasenbluten 389
– primäre 389
Temperatur-Rezeption 29
Teratozoospermie 189
Terminale epidermale Differenzierung 19
Terminalhaar 24, 401
– Indundibulum 401
– Keratin 401
– Terminalhaar 24
Terminal-Stadium 21
Tertiärsyphilis 382
Tests
– nach Perthes 377
– nach Trendelenburg 377
Thalidomid 151
Thallium 393
Therapie, tuberkulostatische 145
Thesaurismosis hereditaria lipoidica 309
Thrombangiitis, obliterans
  (v. Winiwarter-Buerger) 397, 399
Thrombektomie 381
Thrombolyse 381
Thrombophlebitis
– oberflächliche 379
– migrans 240
Thrombozytose 394
Tiermilben 157
Tinea 400
– barbae 135
T-Lymphozyten 36, 409
Toleranz 36
Tonofilamente 19
Touton-Zellen 308
Toxic-shock-syndrome Toxin 1 143
Toxisches Schocksyndrom 143
TPHA-Test 172
TPI-Test 172
Transformationsstadium 21
Transplantatabstoßung 43

Treponema pallidum 168
Treponemenantigene 171
Trichilemmtumor 218
Trichobacteriosis palmellina 130
Trichogramm 401 ff
Trichomykose 100
- oberflächliche 100
- tiefe 100
Trichotillomanie 409
Triff 151
Tripper 161
Trisomie 21 409
Trombicula autumnalis 157
Trombidiose 157
Tuberculosis
- colliquativa 144, 387
- luposa 146
- miliaris disseminata cutis 147
- verrucosa 144
Tuberkelbazillen 145
Tuberkulide 144
- mikropapulöse 144
- nodös 144
- papulös 144
Tuberkulintest 145
Tuberkulose 379
- Behandlung
- - tuberkulostatische 145
- hämatogene 144
- Inokulations- 144
- Miliar- 144
- peroffizielle 144
- Primärkomplex
- - syphilitischer 145
- - tuberkulöser 145
- Reinfektions- 145
- sekundäre 144
Tuberkulostatika 145
Tuberöse Hirnsklerose 317
Tubuli seminiferi 182
Tubulusinsuffizienz 185
Tularämie 145
Tumordicke nach Breslow 230
Tumoreindringtiefe nach Clark 230
Tumoren
- fibroepitheliomatose 221
- Glomus- 229
- gutartige 194 ff
- Koenen- 317
- maligne 209
- Pinkus 221
Tumorsuche 278
Tüpfelnägel 358, (Abb.) 359, 409, 418
Typ I-Reaktion 46
Typ II-Reaktion 52
Typ III-Reaktion 52
Typ IV-Reaktion 56 f
- Allergisches Kontaktekzem 56
- Definition 56
- Toxische Kontaktekzeme 60
Tzank-Test 276
T-Zell-Erythrodermie 248

Ulcus 32, (Abb.) 34
- Blow-out- 379
- Buruli- 149
- cruris 375

- durum 168
- Gummisammler- 153
- molle 174
- neurotropher 399
- rodens 220
- serpiginöser 147
- terebrans 220
- tropicum 149
Umlauf s.a. Panaritium 137
Uranitis granulomatosa 265
Urbach-Wiethe-Syndrom 304
Ureaplasma urealyticum 168
Urethritis 168
- seröse 165
Urethro-Prostatitis, chronische 162
Urokinase 381
Urticaria pigmentosa 256
Urtikaria 46 ff, 394
- immunologisch bedingt 48
- pharmakologisch bedingt 48
- physikalische 49
- Therapie 51
Uteruskarzinome 237

Valsalva-Preßversuch 377
Varikophlebitis 379
Varikose, primäre 378
Varikozele 186, 191
Variola 118
Varizellen 122
Vasculitis allergica 52, 396
Vaskulitiden 144
Vaskulitis
- Immunkomplex- 396
- leukozytoklastische 396
- nekrotisierende 150
VDRL-Test 172
Vellushaar 24, 401
Vena
- poplitea 375, (Tab.) 376
- saphena
- - magna 375, (Tab.) 376
- - parva 375, (Tab.) 376
- thoracoepigastrica 380
Venae
- communicantes 375
- perforantes 375
Venen 375
- Bypass-Operation 379
- Leit- 379
- Muskel- 379
- Sklerosieren 379
- Strippen 379
- Taschenklappen 375
- tiefe 375
- Verödungsbehandlung 379
Venenkrankheiten 375
Venenstern 375
Venensystem
- epifasziales 375
- subfasziales 375
Venenthrombosen, tiefe 376
Venenverschlußplethysmographie 378
Veränderungen des Haarschaftes 413
- erworbene 415
- - durch exogene Schäden 415
- - Piedra 415

- - Trichomykose 415
- - Trichonodosis 415
- - Veränderung der Haarfarbe 415
- kongenitale 413
- - Monilethrix 413
- - Pili 414
- - - anulati 414
- - - torti 415
- - Trichorrhexis 414
- - - invaginata 414
- - - nodosa 413
- - weitere Haarformen 415
- - - Pili recurvati 415
- - - Rollhaare 415
- - - Syndrom der unkämmbaren
      Haare 415
Verbrennungen 94
Verflüssigungszeit 187
Vergreisungssyndrome 320 f
Verkäsung 145
Verödungsbehandlung 379
Verrucae
- plantares 127
- vulgare 126, 218
Verschlüsse der samenableitenden
      Wege 191
Vimentinfilamente 22
Virchow-Trias 380
Virilismus 406
Viskositätsstörungen 187
Vitamin D 408
Vitiligo 421
Von Hippel-Lindau-Syndrom 206
Vorpostenfalte 384
Vulvakarzinom 217
Vulvovaginitis herpetica 124

Wächter 384
Wadenkrämpfe 376
Wandnekrosen, fibrinoide 394
Wanzen 158
Warzen
- plane 126
- seborrhoische 194
- - eruptive 240
- - vulgare 145
Wegener-Granulomatose 394, 395
Weißfleckenkrankheit 421
Werner-Syndrom 321
Wickham-Streifung 286 ff
Wiesengräserdermatitis (Abb.) 95
Windeldermatitis 61
Wood-Licht 130
Wundrose s.a. Erysipel 134
Wurzelscheide 24

Xanthelasmen 307
- Xanthochromia palmaris striata aut
      papulosa 308
- Xanthoma
- - eruptivum 307
- - planum 307
- - tendinosum et articulare 307
- - tuberosum 307
Xanthochromia palmaris aut papulosa 308
Xanthogranulom
- juveniles 255

Xanthomatosen 307 f
- Xanthelasmen 307
Xanthome 307
Xanthomzellen 256
Xeroderma pigmentosum 319

Yellow-Nail-Syndrom 418

Zecken 160
- -bißreaktion 139

- -granulom 160
Zehenzwischenraummykose 99
Zentromeren-Antikörper 86, 88
Zerkariendermatitis 154
Zervizitis 162, 165
Zoster 116
- generalisatus 240
Zungenkarzinom 217

Zyanose 392
Zysten 194, 197
- Atherome 197
- Epidermal- 197
- Epidermis- 194
- Milien 197
Zytokeratine 19
Zytokine 37
Zytoskelett 19

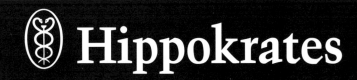
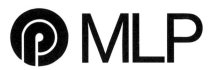

Drei Unternehmen – ein Gedanke:
Sie mit mehr Information weiterzubringen.

Mit der vorliegenden Buchreihe haben die beteiligten Sponsoren ein ganz neues Kapitel aufgeschlagen: Sie erhalten studiennahe, in der Qualität einmalige Information zu einem Preis, der in der Relation zum Nutzen, den Sie daraus ziehen können, außerordentlich ist.

MLP als einer der führenden unabhängigen Anbieter von Finanzdienstleistungen für die Heilberufe konnte zu diesem Zweck zwei namhafte Partner aus der Versicherungswirtschaft gewinnen: die Hallesche-Nationale Krankenversicherung aG und die Alte Leipziger Versicherungsgruppe, beide in ihren Angebotsbereichen für die Heilberufe der Inbegriff für Sicherheit und Kompetenz.

Die außergewöhnliche und einzigartige Initiative der drei Unternehmen begleitet ein Wunsch: daß Sie aus dieser Buchreihe für Ihr Studium, für Ihr Examen viel Nutzen ziehen können, der sich schnell in Erfolg umsetzen läßt. Dann hat sich dieses Engagement gelohnt.

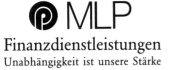

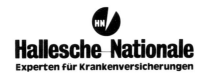

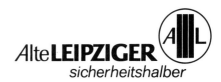

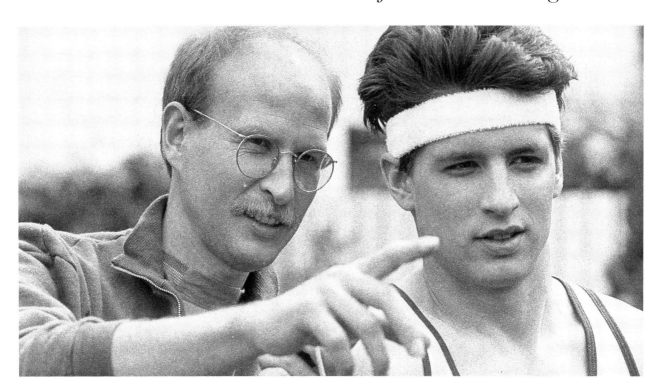

Wenn Ihnen bewußt wird, wie wertvoll doch Ihre Gesundheit ist...

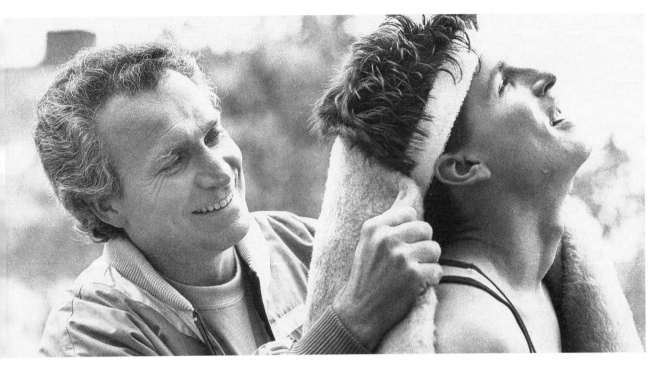

... ist es gut zu wissen, daß alles, was im Krankheitsfall zum schnellen Gesundwerden notwendig ist, von der Hallesche-Nationale übernommen wird: Sie haben den Komfort und die Leistungen eines Privatpatienten und die Betreuung des Arztes Ihrer Wahl. Und das alles zu Sonderkonditionen, die speziell für das Studentenbudget errechnet wurden.

Auch Spezialtarife für Ärzte

Nach Ihrer Studienzeit ist es wichtig, daß Ihre bisherige Krankenversicherung nahtlos in den künftigen speziellen Versicherungsschutz des Arztes übergeht. Auch in diesem Fall sind unsere Tarife ganz für Ihre Gesundheit da.

**Hallesche-Nationale
Krankenversicherung aG
Reinsburgstraße 10
7000 Stuttgart 1
Telefon 07 11 / 66 03-550**

Sicherheit für Ihr ganzes Leben

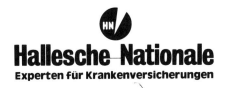

Hallesche-Nationale
Experten für Krankenversicherungen

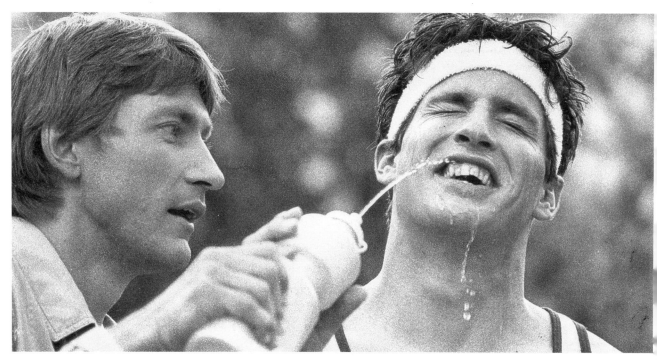
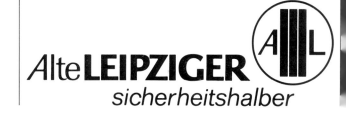